The IASGO Textbook of Multi-Disciplinary Management of Hepato-Pancreato-Biliary Diseases

IASGO 肝胆胰疾病多学科管理指南

原著 [日] Masatoshi Makuuchi [日] Norihiro Kokudo [罗马尼亚] Irinel Popescu
[法] Jacques Belghiti [韩] Ho-Seong Han [日] Kyoichi Takaori
[美] Dan G. Duda
主审 沈 锋 金 钢
主译 王 葵 夏 勇

中国科学技术出版社
·北 京·

图书在版编目（CIP）数据

IASGO肝胆胰疾病多学科管理指南 /（日）幕内雅敏等原著；王葵，夏勇主译 . -- 北京：中国科学技术出版社，2025. 6. -- ISBN 978-7-5236-1347-4

Ⅰ. R57-62

中国国家版本馆CIP数据核字第2025T9J936号

著作权合同登记号：01-2024-4369

First published in English under the title
The IASGO Textbook of Multi-Disciplinary Management of Hepato-Pancreato-Biliary Diseases
edited by Masatoshi Makuuchi, Norihiro Kokudo, Irinel Popescu, Jacques Belghiti, Ho-Seong Han, Kyoichi Takaori, Dan G. Duda

---

策划编辑 丁亚红　孙　超
责任编辑 丁亚红
文字编辑 张　龙
装帧设计 佳木水轩
责任印制 徐　飞

出　　版 中国科学技术出版社
发　　行 中国科学技术出版社有限公司
地　　址 北京市海淀区中关村南大街16号
邮　　编 100081
发行电话 010-62173865
传　　真 010-62179148
网　　址 http://www.cspbooks.com.cn

开　　本 889mm × 1194mm　1/16
字　　数 950千字
印　　张 34
版　　次 2025年6月第1版
印　　次 2025年6月第1次印刷
印　　刷 北京盛通印刷股份有限公司
书　　号 ISBN 978-7-5236-1347-4/R · 3481
定　　价 358.00元

译者名单

主　审　沈　锋　金　钢

主　译　王　葵　夏　勇

副主译　吴　寒

译　者　（以姓氏汉语拼音为序）

白石磊　陈良瑞　刁永康　方一木　胡志亮　李风伟　李　尧　施晓冬

武烨晔　谢　伟　宣俭兵　薛　辉　姚岚清　庄国琨

内容提要

本书引进自Springer出版社，由国际知名肝胆胰外科及肿瘤学领域专家和教授联袂编写，国内肝胆外科一线临床专家共同翻译。书中所述涵盖了肝胆胰疾病的各个方面，从多学科角度对肝胆胰多种疾病的外科解剖、分型、生理病理学特征、临床适应证、并发症、诊疗方案及预后等内容进行了详细阐述，同时汇集了世界各地肝胆胰疾病专家新近的诊疗研究成果和循证医学数据，可帮助读者系统地学习肝胆胰疾病。本书内容全面，阐释简洁，图文并茂，实用性强，既可作为国内广大医学生的学习实践指南，又可供对肝胆胰外科感兴趣的人士借鉴参考。

原书序

我怀着激动和充满期冀的心情，为本书撰写序。

当 Nikolaos Lygidakis 教授于 1988 年成立此协会时，他有一个愿景：在同一次会议上，汇聚来自世界各地的医生、专家、教师和学员，交流消化道疾病所有相关领域和专业知识，包括外科、胃肠病科及肿瘤科。当我第一次参会时，我很惊讶地看到还有人来自非会员国家，因为他们渴望学习并分享自己的经验。

后来，在 Thomas Starzl、Meinhard Classen 和 Enrique Moreno-Gonzalez 教授之后，我被邀请担任协会主席，我感到非常高兴和荣幸。以前曾被称为“Gastro Surgical Club”的年轻学术团体已经发展成为一个由数千名外科医生、胃肠科医生和肿瘤科医生组成的大型协会，即 Nick Lygidakis 教授发起的富有远见的项目，目前已经转变成 IASGO 这样一个全球性的独特组织。

本书很好地反映了国际外科、消化科及肿瘤科医师协会（International Association of Surgeons，Gastroenterologists and Oncologists，IASGO）的历史、我们协会的广度和深度及它在全球的推广情况。本书由 IASGO 主席 Masatoshi Makuuchi 教授、秘书长 Kyoichi Takaori 教授及其他外科学和肿瘤学家共同撰写，对富有挑战性的肝胆胰疾病多学科诊疗的最新方法和未来方向进行了出色的阐述。

我相信，除了它的历史意义外，本书还会激励更多继承我们协会精神和愿景的新一代医学专家。

Henri Bismuth
Honorary President, IASGO
Paris, France

译者前言

现代医学分科越来越精细，很多三级甲等医院会将肝胆胰外科单独分出，甚至有些医院分得更细，如肝脏外科、胆道外科、胰腺外科。然而，患者的疾病往往合并发生，甚至会以相同的症状来就医。

在我看到这本书之前，其实并不知晓有 IASGO 这个组织，纯粹出于对内容的好奇。由于临床上肝胆胰外科很难完全分割，我们不得不面临越来越多的肝胆胰领域多学科疾病处理问题，因此，我发自内心地想知道本书内容的实用性。随着阅读的深入，我发现有很多惊喜。首先，原著者 Masatoshi Makuuchi 教授是世界肝胆胰外科领域最著名外科专家之一，而其他编者几乎都是肝胆胰外科领域的顶级专家，这给我增添了信心。其次，本书是一部肝胆胰疾病多学科管理的教材，内容深入浅出，从多学科角度介绍了肝胆胰多种疾病的解剖、分型、诊疗原则、预后和新进展。最后，对肝胆胰外科医生来说，在当下信息化等技术日新月异、患者需求不断增长的时代，本书能提供更广、更深、更精的知识，着实是一部很好的教材。

我想把这本书介绍给致力于肝胆胰疾病外科或内科的医学生及年轻医生，与大家一道为患者提供全程、优质、精准的诊疗服务。

衷心感谢我的老师——沈锋教授的热情鼓励和具体指导，感谢长海医院金钢教授的大力支持，以及夏勇教授、吴寒博士和全体译者的辛勤工作。

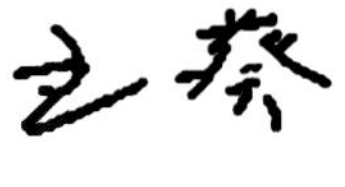

原书前言

IASGO 于 1988 年在阿姆斯特丹成立。今天，我们有幸在 70 多个国家拥有强大的 IASGO 分会，这将有助于评估教育需求。协会的主要目标一直是通过一个结构良好、组织严密的继续医学教育体系，实现医学知识和专业知识的全球化。这样的远见卓识极大影响了医疗界和各国年轻专家的职业生涯。

我谨代表各位主创，与 Norihiro Kokudo 博士、Irinel Popescu 博士、Jacques Belghiti 博士、Ho-Seong Han 博士、Kyoichi Takaori 博士和 Dan G. Duda 博士一起，感谢所有撰稿人。治疗这些复杂疾病的多学科、创新和创造性方法的多样化展示，完美体现了我们协会的使命和愿景。借此机会，我对协会前任主席 Henri Bismuth 教授一贯的大力支持表示衷心感谢。我还想把本书献给 IASGO 的创始人——已故的 Nikolaos Lygidakis 教授。

Masatoshi Makuuchi

President, IASGO

Tokyo, Japan

面对肝胆胰疾病的复杂性和侵袭性，几十年来，外科、胃肠病科和肿瘤科医生一直在努力改进其治疗方法。然而，尽管经过不懈地努力，这些疾病的诊治对专业人员来说仍是一个挑战，而且在很大程度上仍是未被满足的医学需求。更糟糕的是，这些领域的癌症发病率正在全球范围内以惊人的速度增长。由于复杂的解剖结构、侵袭性的生物学行为和不良的预后，治疗肝胆胰疾病变得尤为困难。

IASGO 是由已故的 Nikolaos Lygidakis 教授在 30 多年前基于协会的主要原则创立的。为了与协会创立的独特愿景保持一致，除了年度世界大会，我们还在世界各地组织了许多高级研修班。这些项目的主要特点是多学科和全球化。这些研修课程都会与国家学术中心或地方政府合作举办，旨在向参与者提供外科学、胃肠病学、肿瘤学、放射学、病理学和肿瘤生物学领域，以及放射和内镜治疗的最新发展和信息。

我们通过这部 *The IASGO Textbook of Multi-Disciplinary Management of Hepato-Pancreato-Biliary Diseases* 持续扩大影响。本书由 Masatoshi Makuuchi 博士、Norihiro Kokudo 博士、Irinel Popescu 博士、Jacques Belghiti 博士、Ho-Seong Han 博士、Kyoichi Takaori 博士和 Dan G. Duda 博士共同撰写，共 70 章，均由来自肝胆疾病各个领域的专家团队编写。我们很幸运有这些顶尖的专家作为我们的 IASGO 同事和朋友。

我们要感谢 Irinel Popescu 教授和 Florin Botea 博士，他们的努力对本项目的推进和本书的出版至关重要。最后，也是最重要的，我们想把这本书献给全球所有的同道和患者。

Kyoichi Takaori
Secretary General, IASGO
Kyoto, Japan

Dan G. Duda
Secretary General, IASGO
Boston, USA

目　录

第 1 章 肝脏的外科解剖

Surgical Anatomy of the Liver

Kenji Yoshino Kojiro Taura Kyoichi Takaori Yosuke Kasai Etsuro Hatano 著

摘要

肝脏是人体最大的内脏器官，占体重的 2.5%，其特点是内部血管和管道结构较为复杂。尽管肝脏的生理学和病理学研究取得了进展，但其解剖仍然没有完全明确。几十年来，Couinaud 描述的肝脏详细解剖一直是外科学技术和诊断的基础。然而，肝脏的解剖变异却并不罕见，据报道，肝动脉、门静脉和胆管变异的发生率分别约为 45%、14% 和 43%。目前，由于诊断成像技术的进步，我们可以在手术前详细预测个体病例的解剖结构。然而，即使使用现代诊断工具，也不能可靠地检测到所有异常。因此，了解肝脏的基本解剖和解剖变异对确保肝脏手术的安全和成功至关重要。

许多解剖学家和外科医生为我们目前对肝脏解剖的理解做出了贡献。法国解剖学家和外科医生 Couinaud 详细描述了肝脏的解剖结构，并证明肝脏功能解剖基于血管和胆道，而非基于表面形态 [1]。Bismuth 通过对门静脉蒂的分布和肝静脉的位置进行细致的分析，进一步完善了肝脏功能解剖的概念，旨在提高肝胆外科手术的可行性和安全性 [2]。此外，随着复杂性的增加，将肝胆外科手术做得更先进的需求也越来越大，因此我们必须在术前对肝脏血管和胆道系统进行精确的解剖学评估。肝脏的管道系统由肝动脉、门静脉、胆管和肝静脉组成。肝脏手术及内镜和放射学诊疗的最新进展要求全面了解肝脏的复杂解剖结构，以避免可能的并发症并获得最佳效果。成像技术的发展，如具有三维血管造影重建的多层计算机断层扫描（multidetector CT，MDCT）和高分辨率磁共振胰胆管成像（magnetic resonance cholangiopancreatography，MRCP），使我们能够进行高精度的解剖学评估 [3, 4]。在本章中，利用新一代成像技术，我们描述了肝脏的外科解剖，特别是肝动脉、门静脉、胆管和肝静脉。

一、动脉解剖

来自肝总动脉（common hepatic artery，CHA）的肝动脉供应占肝血流入量的 20%～25%。CHA 侧向走行并发出肝固有动脉（proper hepatic artery，PHA）和胃十二指肠动脉。PHA 上行进入肝十二指肠韧带。在典型的肝动脉解剖中，PHA 分为肝右动脉（right hepatic artery，RHA）和肝左动脉（left hepatic artery，LHA）[3, 5, 6]。80% 的

LHA 位于左侧门静脉分支横截面的前方和下方，20% 位于左侧门静脉分支的后方[7, 8]。肝中动脉（middle hepatic artery，MHA）来源于 LHA 和 RHA 的分支，起源于 LHA 的占 54%，起源于 RHA 的占 34%，起源于 PHA 的占 8%，起源于 CHA 的占 4%[8]。胆囊动脉由 RHA 在位于胆囊管（cystic duct，CD）和胆总管（common bile duct，CBD）之间的胆囊三角中分出。然而，肝外动脉的解剖结构特别复杂，存在许多解剖变异。肝脏的典型血管解剖如图 1–1 所示，根据 Michel 分类，肝动脉的解剖变异如表 1–1[9] 所示。在 10%～21% 的个体中，迷走 RHA 最常起源于肠系膜上动脉（superior mesenteric artery，SMA）（图 1–2），而在 3%～10% 的个体中迷走胃左动脉（left gastric artery，LGA）可能起源于 LHA[5, 10, 11]。此外，1%～8% 存在副 LHA 和副 RHA。另外还有一个变异是 CHA，它在约 1.5% 的人群中来自 SMA[5, 10, 11]。

与肝外动脉相比，肝内的动脉解剖变异相对较小。在肝内或肝外，RHA 分为右前和右后动脉，然后这些动脉一般都进一步分支以供应各自的亚段[2, 7]。解剖变异有时非常重要，如 LHA 走行于门静脉脐部右侧，肝右后动脉跨绕 RPV 颅侧（8 段），因此它们就可能改变胆管癌肝切除术的手术流程。通向尾状叶的动脉分支也起源于 RHA，供应尾状突和右侧尾叶。肝方叶的血供由左内区动脉供应。左外区动脉分为左外上动脉和下动脉。此外，肝左动脉向尾状叶发出分支，供应其左侧。

二、门静脉解剖

大部分入肝血流（75%～80%）来自门静脉。门静脉在入肝之前分成左右分支。一般而言，门静脉在肝动脉和胆管的肝叶和区段分布中位于肝动脉和胆管的后方。

门静脉的左支具有较长的肝外段并呈水平走行，通常向尾状叶发出一个小分支。然而，尾状叶的分支亦可来自门静脉主干或门静脉右支，因为门静脉尾叶支常有变异。门静脉的左支经过肝圆韧带的汇入部，在此先分出Ⅱ段支，然后再分出Ⅲ段支、Ⅳ段支。

门静脉的右支位于尾状突的前方，它向尾状叶发出分支，然后是右前和右后分支。最后，右前和右后分支分别发出Ⅴ段支、Ⅷ段支及Ⅵ段支、Ⅶ段支。

根据 Akgul 的门静脉分支分型如表 1–2[12] 所示。65%～99% 的人群中存在所谓的经典门静脉

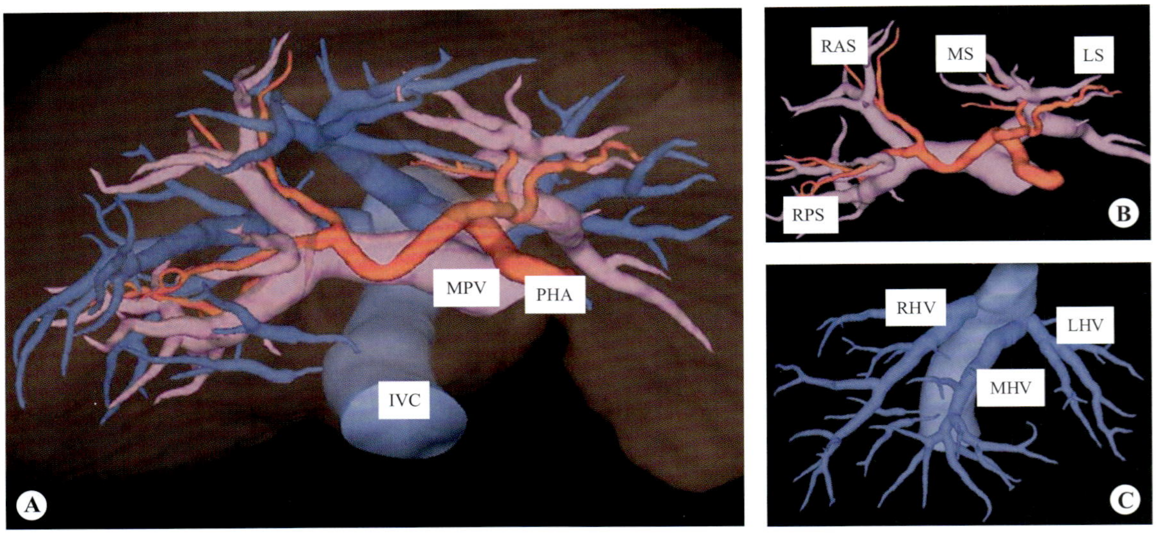

▲ **图 1–1　肝脏的 CT 血管成像**

A. 肝脏的典型血管解剖；B. 门静脉、肝动脉和肝段；C. 肝静脉。IVC. 下腔静脉；LHV. 肝左静脉；LS. 肝左外区；MHV. 肝中静脉；MPV. 门静脉主干；MS. 肝中区；PHA. 肝固有动脉；RAS. 右前区；RHV. 肝右静脉；RPS. 右后区

表 1-1 Michel 肝动脉分支的解剖学分型

类型	模式	比例
1	正常（RHA、MHA、LHA）	55%
2	发自 LGA 的迷走 LHA	10%
3	发自 SMA 的迷走 RHA	11%
4	发自 SMA 的迷走 MHA 发自 LGA 的迷走 LHA	1%
5	小 LHA 和发自 LGA 的副 LHA	8%
6	小 RHA 和发自 SMA 的副 RHA	7%
7	RHA 和来自 SMA 的副 RHA LHA 和来自 LGA 的副 LHA	1%
8	发自 SMA 的迷走 RHA，发自 LGA 的副 LHA 或发自 LGA 的迷走 LHA，发自 SMA 的副 RHA	2%
9	CHA 缺失，整个肝动脉干来源于 SMA	2.5%
10	CHA 缺失，整个肝动脉干来源于 LGA	0.5%

CHA. 肝总动脉；LGA. 胃左动脉；LHA. 肝左动脉；MHA. 肝中动脉；RHA. 肝右动脉；SMA. 肠系膜上动脉

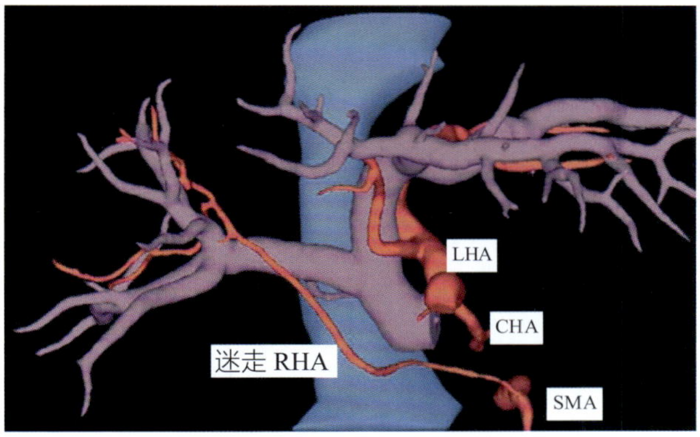

▲ 图 1-2 迷走 RHA 的 CT 成像（源自肠系膜上动脉）

RHA 起源于 SMA（根据 Michel 分类为 3 型）是最常见的变异之一。CHA. 肝总动脉；LHA. 肝左动脉；RHA. 肝右动脉；SMA. 肠系膜上动脉

解剖（Ⅰ型）。15% 的个体中，门静脉在分叉处分为右前、右后和门静脉左支[12]。此外，7% 的个体中，右后门静脉可能来自门静脉主干而不是门静脉右支[13]。在以前的报道中，Ⅴ型、Ⅵ型和Ⅶ型的存在率也低于 0.3%[13, 14]。根据这些解剖异常是否存在，手术流程也随机应变。此外，解

表 1-2 Akgul 门静脉分支的解剖学分型

类型	模式	比例
Ⅰ	MPV 二分叉（经典）	86.2%
Ⅱ	MPV 三分叉	12.3%
Ⅲ	RPPV 发自 MPV，LPV 和 RAPV 共干	0.3%
Ⅳ	RPPV 发自 MPV，RAPV 发自 LPV	0.9%
Ⅴ	LPV 缺失	0%
Ⅵ	RPV 无分支	0%
Ⅶ	LPV 发自 RAPV，LPV 水平段缺失	0%
Ⅷ	MPV 分支为 RAPV 和 RPPV，LPV 来自 RAPV	0.3%

LPV. 门静脉左支；MPV. 门静脉主干；RAPV. 门静脉右前支；RPPV. 门静脉右后支；RPV. 门静脉右支

剖变异可能不限于门静脉，动脉和胆管也可能存在。例如，在活体供肝移植的供肝切除术中，在Ⅲ型解剖变异和动脉变异的情况下，需要左三区切除，而不是右肝切除（图 1–3）[15]。因此，外科医生需要提前规划手术流程，并考虑可能的解剖变异。

三、胆管解剖

肝段胆管分支伴随着被 Glisson 鞘包裹的动脉和门静脉。通常，Ⅱ段、Ⅲ段和Ⅳ段胆管汇合成左肝管（left hepatic duct，LHD），而Ⅴ段、Ⅵ段、Ⅶ段和Ⅷ段胆管汇合成右肝管（right hepatic duct，RHD）。Ⅰ段则通常由多个小分支引流至 RHD 和 LHD（80%），因此，外科医生在肝门部手术时应注意胆管的解剖结构。LHD 和 RHD 位于门静脉一级分支的上方，它们在门静脉主干的前方和右侧汇合。汇合后的肝总管（common hepatic duct，CHD）向下行走时，与胆囊管连接，形成胆总管，并汇入十二指肠。

根据 Smadja 和 Blumgart 的分类，胆管的解剖分为 6 种类型（表 1–3）[16]。经典的胆道解剖出现在约 60% 的人群中[17]。最常见的解剖变异是 11%～14% 的胆管汇合呈三分叉模式。7%～16% 的个体存在右后上胆管（right posterior superior duct，RPSD）引流至 CHD，1%～4% 的个体观察到右前上胆管（right anterior superior duct，RASD）引流到 CHD[18, 19]。在肝移植供体中进行左肝切除术时，必须充分认识到这种异常，以防止胆瘘和胆管梗阻。

四、肝静脉解剖

来自肝脏的血液通过 3 支主要肝静脉和一系列肝短静脉回流入下腔静脉。在 60% 的个体中，肝中静脉（middle hepatic vein，MHV）和肝左静脉（left hepatic vein，LHV）共干，然后汇入 IVC[20]。

LHV 位于左肝裂的上部，回流肝Ⅱ段、Ⅲ段和Ⅳ段。肝中静脉位于正中裂，回流Ⅳ、Ⅴ和Ⅷ段。肝右静脉（right hepatic vein，RHV）通常较粗大，具有短的肝外段，并回流Ⅴ～Ⅶ段和Ⅷ段的一部分。Sureka 描述的 3 种主要肝静脉的变异如表 1–4[21] 所示。

次要肝静脉（包括肝短静脉、右肝中静脉和

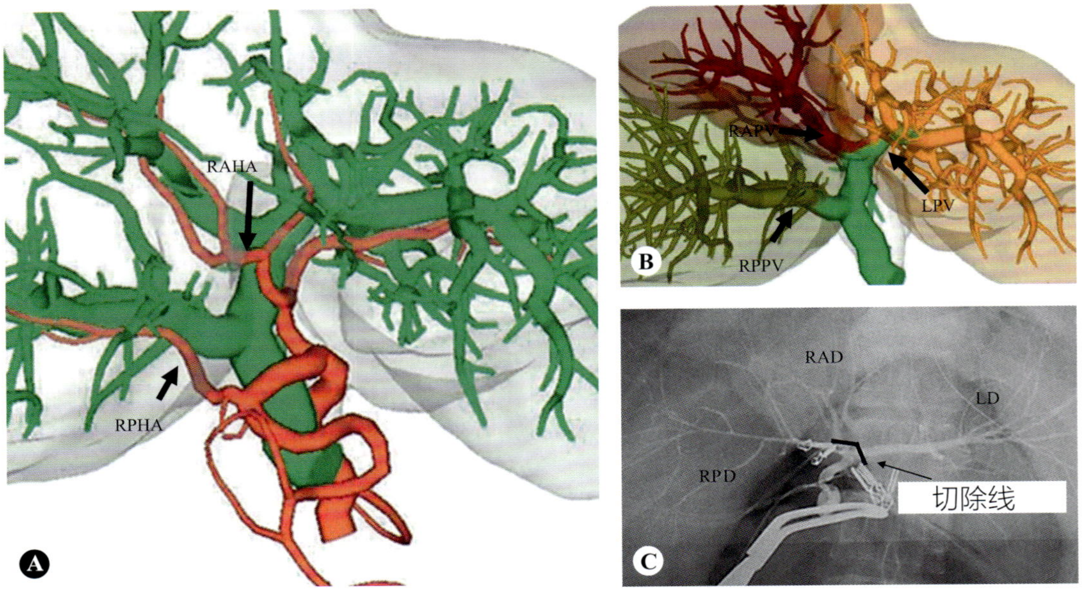

▲ **图 1–3　接受活体供肝移植左三区肝切除术的供者的肝血管解剖变异**

A. 肝右前动脉起源于肝左动脉；B. 门静脉右前支从脐部发出；C. 肝总管分叉成左、前、后三支。LD. 左肝管；LPV. 门静脉左支；RAD. 右前肝管；RAHA. 肝右前动脉；RAPV. 门静脉右前支；RPD. 右后肝管；RPHA. 肝右后动脉；RPPV. 门静脉右后支

表 1-3　Smadja 和 Blumgart 胆管引流的解剖学分型模式

类　型	模　式		比　例
Ⅰ	正常		57%
Ⅱ	RASD、RPSD 和 LHD 三分叉汇合		12%
Ⅲ	低位汇合	RPSD 汇入 CHD	16%
		RASD 汇入 CHD	4%
Ⅳ	异常汇合	RPSD 汇入 LHD	5%
		RASD 汇入 LHD	1%
Ⅴ	CHD 是由每个肝叶的两个或两个以上的胆管合并而成		3%
Ⅵ	RPSD 汇入 CD		2%

CD. 胆囊管；CHD. 肝总管；LHD. 左肝管；RASD. 右前叶肝管；RPSD. 右后叶肝管

表 1-4　Sureka 肝静脉数量和分支的解剖学变异模式

模　式		比　例
RHV 变异	单支 RHV	92%
	RHV 起始处分支	40%
2 支 RHV	共干	5.4%
	分别独立引流	1.8%
3 支 RHV	共干	0.6%
	分别独立引流	0%
	有右后下 RHV	37%
	RHV 较小而发达的 MHV	1.2%
MHV 和 LHV 变异	MHV 和 LHV 共干	81%
	MHV 和 LHV 分别汇入 IVC	19%

IVC. 下腔静脉；LHV. 肝左静脉；MHV. 肝中静脉；RHV. 肝右静脉

右后下肝静脉）出现在肝门后间隙的下部，并立即汇入 IVC，引流紧邻 IVC 的区域。这些次要肝静脉和 3 支主要肝静脉引流的肝脏体积如表 1-5[22] 所示。这些小支的引流体积并不小。当游离肝脏时，尤其是在大块肝切除术时，必须始终保持对发自 IVC 的血管分支的了解。

结论

肝内外血管解剖较为复杂，存在许多常见和不常见的解剖变异。术前明确这些解剖结构是我们制定最佳手术方案和减少术后并发症的必要条件。此外，术中导航和肝实质切除技术的进步使肝脏手术更安全、更有效[23]。外科、胃肠病科、肿瘤科、放射科医生和其他专家都应尊重肝脏解剖结构的复杂性和细微差别，而且需要终身学习。

声明：作者无利益冲突。

表 1-5　肝静脉引流区域的体积

肝静脉分支		体积（ml）	占肝脏总体积的百分比（%）
主要肝静脉	LHV	234.2 ± 61.6	20.7 ± 4
	MHV	369.3 ± 96.6	32.7 ± 7
	RHV	456.7 ± 188.1	39.6 ± 12
次要肝静脉	右肝中静脉	88.4 ± 53.7	8.0 ± 4
	右后下肝静脉	117.3 ± 75.6	10.6 ± 6

LHV. 肝左静脉；MHV. 肝中静脉；RHV. 肝右静脉

参考文献

[1] Couinaud C. Liver lobes and segments: notes on the anatomical architecture and surgery of the liver. Presse Med. 1954;62(33):709-12.
[2] Bismuth H. Surgical anatomy and anatomical surgery of the liver. World J Surg. 1982;6(1):3-9.
[3] Arifuzzaman M, Nasim Naqvi SS, Adel H, Adil SO, Rasool M, Hussain M. Anatomical variants of celiac trunk, hepatic and renal arteries in a population of developing country using multidetector computed tomography angiography. J Ayub Med Coll Abbottabad. 2017;29(3):450-4.
[4] Reinbold C, Bret PM, Guibaud L, Barkun AN, Genin G, Atri M. MR cholangiopancreatography: potential clinical applications. Radiographics. 1996;16(2):309-20.
[5] Noussios G, Dimitriou I, Chatzis I, Katsourakis A. The main anatomic variations of the hepatic artery and their importance in surgical practice: review of the literature. J Clin Med Res. 2017;9(4):248-52.
[6] Sahani D, Mehta A, Blake M, Prasad S, Harris G, Saini S. Preoperative hepatic vascular evaluation with CT and MR angiography: implications for surgery. Radiographics. 2004;24(5):1367-80.
[7] López D. Anatomy of the Liver (A05.8.01.001). Worldwide review, 2019. New findings, concepts and definitions support a division of the liver into seven portal segments. Int J Morphol. 2019;37(3):1179-86.
[8] Suzuki H. Correlation and anomalies of the vascular structure in Glisson's area around the hepatic hilum, from the standpoint of hepatobiliary surgery. Nihon Geka Hokan. 1982;51(5):713-31.
[9] Michels NA. Newer anatomy of the liver and its variant blood supply and collateral circulation. Am J Surg. 1966;112(3):337-47.
[10] Shukla PJ, Barreto SG, Kulkarni A, Nagarajan G, Fingerhut A. Vascular anomalies encountered during pancreatoduodenectomy: do they influence outcomes? Ann Surg Oncol. 2010;17(1):186-93.
[11] Hiatt JR, Gabbay J, Busuttil RW. Surgical anatomy of the hepatic arteries in 1000 cases. Ann Surg. 1994;220(1):50-2.
[12] Akgul E, Inal M, Soyupak S, Binokay F, Aksungur E, Oguz M. Portal venous variations. Prevalence with contrast-enhanced helical CT. Acta Radiol. 2002;43(3):315-9.
[13] Cheng YF, Huang TL, Lee TY, Chen TY, Chen CL. Variation of the intrahepatic portal vein; angiographic demonstration and application in living-related hepatic transplantation. Transplant Proc. 1996;28(3):1667-8.
[14] Fraser-Hill MA, Atri M, Bret PM, Aldis AE, Illescas FF, Herschorn SD. Intrahepatic portal venous system: variations demonstrated with duplex and color Doppler US. Radiology. 1990;177(2):523-6.
[15] Taura K, Kaido T, Anazawa T, Yagi S, Okajima H, Uemoto S. Living donor liver transplantation with a left trisegmental graft from a donor with anomalous branching of the portal vein. Liver Transpl. 2017;23(6):853-6.
[16] Smadja C, Blumgart LH. The biliary tract and the anatomy of biliary exposure. In: Blumgart LH, editor. Surgery of the liver and biliary tract, vol. 1. 3rd ed. Edinburgh: Churchill Livingstone; 2000. p. 19.
[17] Cucchetti A, Peri E, Cescon M, Zanello M, Ercolani G, Zanfi C, et al. Anatomic variations of intrahepatic bile ducts in a European series and meta-analysis of the literature. J Gastrointest Surg. 2011;15(4):623-30.
[18] Cucchetti A, Ercolani G, Cescon M, Ravaioli M, Zanello M, Del Gaudio M, et al. Recovery from liver failure after hepatectomy for hepatocellular carcinoma in cirrhosis: meaning of the model for end-stage liver disease. J Am Coll Surg. 2006;203(5):670-6.
[19] Garga S, Kumarb KH, Sahnia D, Yadavb TD, Aggarwala A, Guptaa T. Surgical anatomy of the vasculobiliary apparatus at the hepatic hilum as applied to liver transplantations and major liver resections. J Anat Soc India. 2018;67:61-9.
[20] Alonso-Torres A, Fernández-Cuadrado J, Pinilla I, Parrón M, de Vicente E, López-Santamaría M. Multidetector CT in the evaluation of potential living donors for liver transplantation. Radiographics. 2005;25(4):1017-30.
[21] Sureka B, Sharma N, Khera PS, Garg PK, Yadav T. Hepatic vein variations in 500 patients: surgical and radiological significance. Br J Radiol. 2019;92(1102):20190487.
[22] Tani K, Shindoh J, Akamatsu N, Arita J, Kaneko J, Sakamoto Y, et al. Venous drainage map of the liver for complex hepatobiliary surgery and liver transplantation. HPB (Oxford). 2016;18(12):1031-8.
[23] Nishino H, Hatano E, Seo S, Nitta T, Saito T, Nakamura M, et al. Real-time navigation for liver surgery using projection mapping with indocyanine green fluorescence: development of the novel medical imaging projection system. Ann Surg. 2018;267(6):1134-40.

第2章　胰腺的外科解剖

Surgical Anatomy of the Pancreas

Akihiko Horiguchi　Masahiro Ito　Yukio Asano　Satoshi Arakawa　Hiroyuki Kato　Masahiro Shimura　著

摘要

胰十二指肠切除术是胃肠外科手术中一项困难的手术，它需要扎实的解剖知识和外科技能才能安全完成。在进行胰十二指肠切除术时，当离断了从胰头流向肠系膜上静脉的静脉时，因胰头和十二指肠的瘀血而发生静脉出血，将会阻碍后续操作。如果手术早期处理胰头的供血动脉，则可以防止胰头和十二指肠瘀血，该动脉即胰十二指肠下动脉。尽管胰十二指肠下动脉的走行有多种形式，但动脉优先入路是安全进行手术的有效方法，因为它是在操作前进行动脉优先确认。采用这种方法，不仅可以减少术中出血，而且可以安全可靠地对胰头癌进行肠系膜上动脉周围淋巴结和神经丛的清扫。在本章中，我们描述了基于MDCT成像的胰头和十二指肠静脉和动脉解剖，这在进行胰十二指肠切除术时非常有用。

一、背景

在胃肠外科手术中，胰十二指肠切除术（pancreatoduodenectomy，PD）是一项较难的手术，需要扎实的解剖知识和手术技巧才能安全完成。在进行PD时，当离断从胰头回流肠系膜上静脉（superior mesenteric vein，SMV）的静脉时，可能会遇到胰头和十二指肠静脉瘀血导致的静脉出血。这种出血可能会阻碍后续手术操作。通过在手术早期处理来自胰头的供血动脉，即胰十二指肠下动脉（inferior pancreato duodenal artery，IPDA），可以防止胰头和十二指肠的瘀血。这被称为动脉优先入路的PD[1]或IPDA入路的PD[2-4]。使用此方法不仅可以减少术中出血量，而且可以安全可靠地进行肠系膜上动脉周围淋巴结和神经丛的解剖。近年来，腹腔镜PD的应用越来越多，这使得明确判断胰头的解剖结构变得更加重要。在本章中，我们将报道主要使用MDCT成像对胰头和十二指肠的静脉和动脉进行解剖重建的结果。

胰头/十二指肠动脉

胰头由胃十二指肠动脉（gastroduodenal artery，GDA）和SMA的血流控制，胰头的动脉在前表面和后表面形成弧形。这些动脉的分支和走向都会发生变异。

1. IPDA

IPDA通常从第一空肠动脉发出，由SMA的背侧向左延伸，再穿过右背侧，并分支为胰十二指肠下后动脉（posterior inferior pancreaticoduodenal artery，PIPDA）和胰十二指肠下前动脉（anterior inferior pancrearticoduodenal artery，AIPDA）。IPDA 的形态，基于手术前后的 MDCT 动脉重建图像[3]显示出三种不同的类型：与第一空肠动脉形成共同主干（72%）（图 2–1A），从 SMA 直接发出（18.7%）（图 2–1B），以及其两分支分别发出（图 2–1C）[4]。此外，当进行 PD 时，操作时可能会遇到由于来自 PD 侧的瘀血而导致的出血。首先处理流入胰头的动脉，即 GDA 和 IPDA，可以防止 PD 相关的静脉出血，并减少总出血量。依据 MDCT 容易确认 IPDA 的走行，我们可以观察到具有第一空肠动脉共干或直接从 SMA 发出独立分支的情况，并可以确认结肠中动脉（middle colic artery，MCA）的起始部。从那里可以在背侧沿着 SMA 在 2cm 中心范围内确认第一空肠动脉[4]。对于独立分支型，AIPDA 可在 MCA 起点 2cm 中心范围内确认，PIPDA 可位于 SMA 起点下游 2cm 范围内[5]。此外，对于肝右动脉发自 SMA 的类型，许多病例的 PIPDA 从肝右动脉分支。因此，确认 IPDA 的一种简单方法是从头部抬起横结肠，以确认 MCA 在 SMA 的腹侧分支，松解 Treitz 韧带，并从 SMA 的左侧验证 IPDA（Treitz 韧带入路）。

2. 胰十二指肠上后动脉

胰十二指肠上后动脉（posterior superior pancreatoduodenal artery，PSPDA）是 GDA 的第一个分支，从肝总动脉发出，通常从距 GDA 起点 1～2cm 处的胆总管前表面左侧穿过。之后，它从胆总管的后表面到达胰腺实质。在罕见的情况下，有的从肝固有动脉发出。此外，PSPDA 有一个分支，沿着胆总管背侧的下段胆管周围过去滋养主乳头。

3. 胰十二指肠上前动脉

在 GDA 发出 PSPDA 后，它发出胃网膜右动脉和胰十二指肠上前动脉（anterior superior pancreatoduodenal artery，ASPDA），前者沿着胃幽门的胃大弯走行，后者从胰腺的前表面延伸到后表面，逐渐走行在胰腺实质和十二指肠之间。ASPDA 有细小的分支，延伸至十二指肠和胰腺实质，并在 Vater 乳头的前表面与十二指肠形成前血管弓。Vater 乳头的动脉来自 PSPDA；然而，当在保留 ASPDA 的同时可以确认有一条分支通向 Vater 乳头，因此它亦由 ASPDA 滋养。

胰十二指肠下后动脉和胰十二指肠下前动脉：通常，IPDA 分为 PIPDA 和 AIPDA。PIPDA 从胰腺后筋膜延伸到胰腺实质的右上侧，以连接 PSPDA。PSPDA 和 PIPDA 都穿过胰腺后筋膜的后表面。AIPDA 在胰腺钩突出中浅浅地穿过胰腺

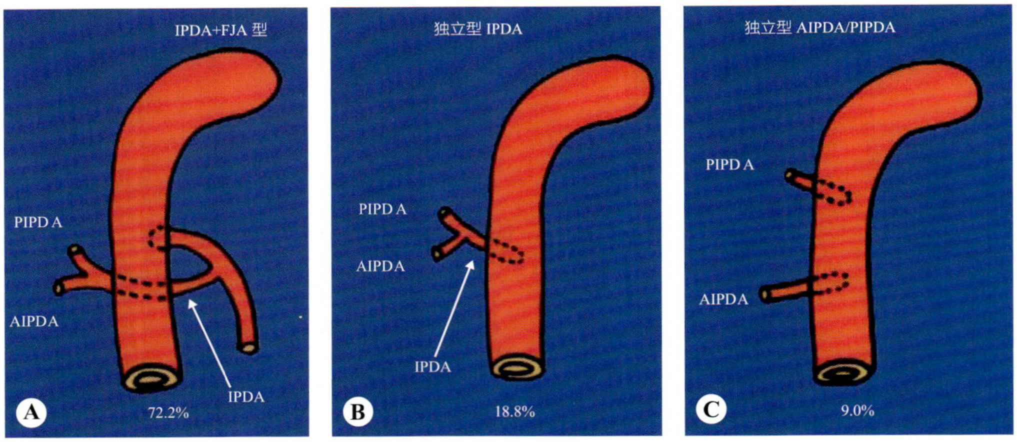

▲ 图 2–1 胰十二指肠下动脉起源的变异

A. IPDA 发自第一空肠支。B. IPDA 直接从肠系膜上动脉发出。IPDA. 胰十二指肠下动脉；C. PIPDA 和 AIPDA 分别发自肠系膜上动脉。PIPDA. 胰十二指肠下后动脉；AIPDA. 胰十二指肠下前动脉；IPDA. 胰十二指肠下动脉；FJA. 第一空肠动脉；IPDA+FJA 型 .IPDA 与第一空肠分支共干；独立型 IPDA. IPDA 直接从肠系膜上动脉发出；独立型 AIPDA/PIPDA. AIPDA 和 PIPDA 分别起源于肠系膜上动脉。IPDA. 胰十二指肠下动脉；FJA. 第一空肠动脉（引自参考文献 [4]）

实质。

4. 胰背动脉

PD 手术过程中，当在门静脉前横断胰头时，胰背动脉（dorsal pancreatic artery，DPA）存在于残余胰腺当中。然而，如果由于胰头癌而在 SMA 附近存在肿瘤组织时行 PD，有时是在 SMA 前面断胰头。在这种情况下，必须注意 DPA 的走行情况。MDCT 显示 DPA 分支走行时（图 2–2），可见其40%起源于脾动脉，25.7%来自肝总动脉，20.0%来自 SMA[3]。在 IPDA 和 GDA（流入动脉）结扎后，在胰腺解剖过程中，可以从胰腺的头端观察到动脉出血。在这种情况下，DPA 和 GDA 之间形成动脉弓。因此，在需要提前处理 DPA 的情况下，确定其分支走行非常重要。

二、胰腺的静脉

行 PD 时，十二指肠会发生瘀血的情况。如果在胰头供血动脉结扎之前结扎流出静脉，胰头和十二指肠将瘀血而导致术中出血量增加。

因此，全面了解胰头静脉的解剖结构非常重要。胃结肠静脉干是胰头的一条重要静脉，外科医生在 PD、胃或结肠癌手术时经常会遇到，如果发生出血，后续手术进行时则困难增加。Henle[6] 在 1868 年报道，右结肠静脉和胃网膜右静脉形成了一个共干，称为 Henle 胃结肠干，并流入肠系膜上静脉。汇入 SMV 的该共干亦被称为 Henle 静脉干，从该区域至回结肠静脉汇入间的 SMV 主干被称为外科干。在进行右半结肠切除术时，牢记这些静脉解剖结构是非常重要的。流入右结肠静脉和胃网膜右静脉的胰十二指肠上前静脉（anterior superior pancreatoduodenal vein，ASPDV）穿过胰腺前表面，成为胰十二指肠下前静脉（anterior inferior pancreaticoduodenal vein，AIPDV），形成一条静脉弓，最后汇入 SMV。胰十二指肠上后静脉（posterior superior pancreatoduodenal vein，PSPDV）是引流十二指肠第二部和胰胆管的一支静脉，它穿过胆管或胰腺后表面，进入门静脉主干。胰十二指肠下后静脉（posterior inferior pancreatoduodenal vein，PIPDV）是十二指肠乳头的静脉，从十二指肠回流。它直接流入第一空肠

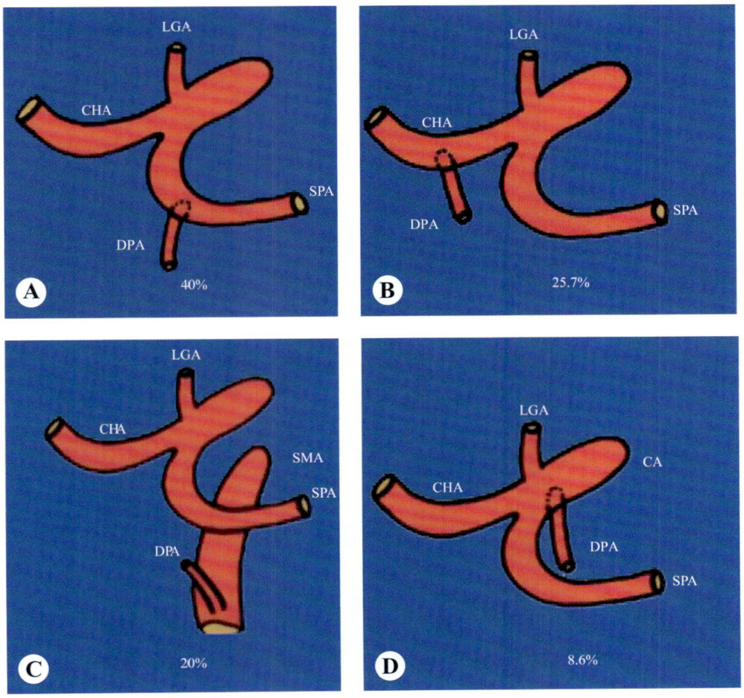

▲ 图 2–2　胰背动脉起源的变异

SPA. 脾动脉；CHA. 肝总动脉；SMA. 肠系膜上动脉；LGA. 胃左动脉；CA. 腹腔动脉；DPA. 胰背动脉（引自参考文献 [4]）

静脉或 SMV（图 2–3）。在某些情况下，PSPDV 和 PIPDV 可以形成静脉弓。Takamuro 等[7] 提到，PSPDV 和 PIPDV 在某些情况下形成静脉弓，而在某些情况下则不形成静脉弓。

肠系膜下静脉（inferior mesenteric vein，IMV）最常与 SMV 合并；然而，其次常见的是与脾静脉合并。其余是流入 SMV 和脾静脉的汇合处。如果胰腺癌侵犯 SMV 和脾静脉的汇合处，则需要进行脾静脉解剖。尽管在大多数情况下不需要重建脾静脉，在一些罕见的病例中，由于术中脾脏充血可能会导致脾肿大。因此，使用术前 MDCT 确定 IMV 汇入部位非常重要。

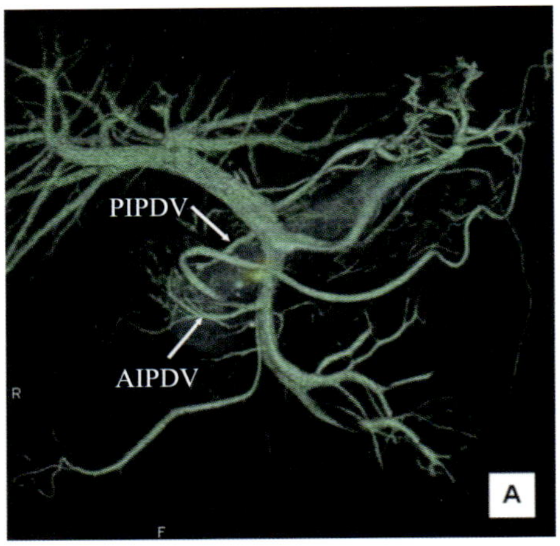

▲ 图 2–3　胰十二指肠下静脉
PIPDV. 胰十二指肠下后静脉；AIPDV. 胰十二指肠下前静脉

三、手术技术

动脉先行 PD 的 Treitz 韧带入路

首先将横结肠向颅侧抬起，同时切开位于 Treitz 韧带上方的后腹膜，找到第一空肠动脉和结肠中动脉，并显露 SMA 干。尽可能松解 Treitz 韧带以便于结扎 IPDA。在 SMA 起点悬吊一根橡胶带，打开 Treitz 韧带从右向左侧牵引有助于识别 SMA 和 IPDA 的起源。肠系膜下静脉通常位于 SMA 主干的左侧（Treitz 韧带的颅侧左侧），这会限制 IPDA 的识别，在这种情况下需将其解剖。当朝向 SMA 的起点解剖胰头下缘时，可在其中央背侧的结肠中动脉起始处发现 IPDA。确定后结扎两道。尽管左侧入路可提供良好的视野，但当脂肪组织较少时，亦可右侧入路。IPDA 存在多种变异，如可从第一空肠分支（图 2–4），或者直接从 SMA 分支（图 2–5），或者在 SMA 单独分支（图 2–6），术前明确非常重要。在处理胰头供血动脉以防止胰头和十二指肠瘀血及相关出血后，将上段空肠游离并牵向右侧。建立门静脉隧道，用手术刀对胰腺进行锐性解剖。同时解剖并结扎从胰腺切除侧回流 SMV 的静脉，然后行 PD。尽管在常规的 PD 中，胰腺十二指肠在术中会充血并在某些情况下肿胀，从而增加出血。

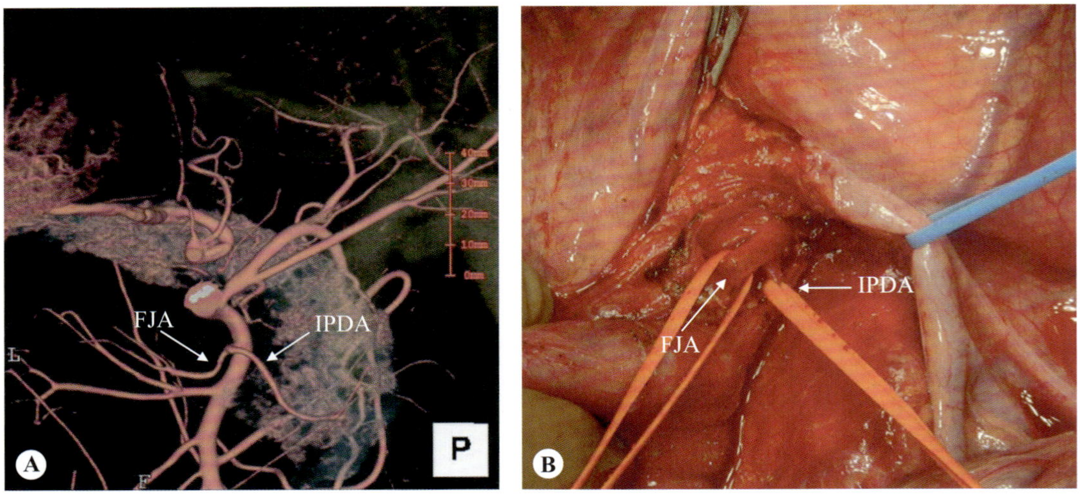

▲ 图 2–4　IPDA+FJA 型
A. MDCT 的 3D 血管造影；B. 术中照片。IPDA. 胰十二指肠下动脉；FJA. 第一空肠动脉

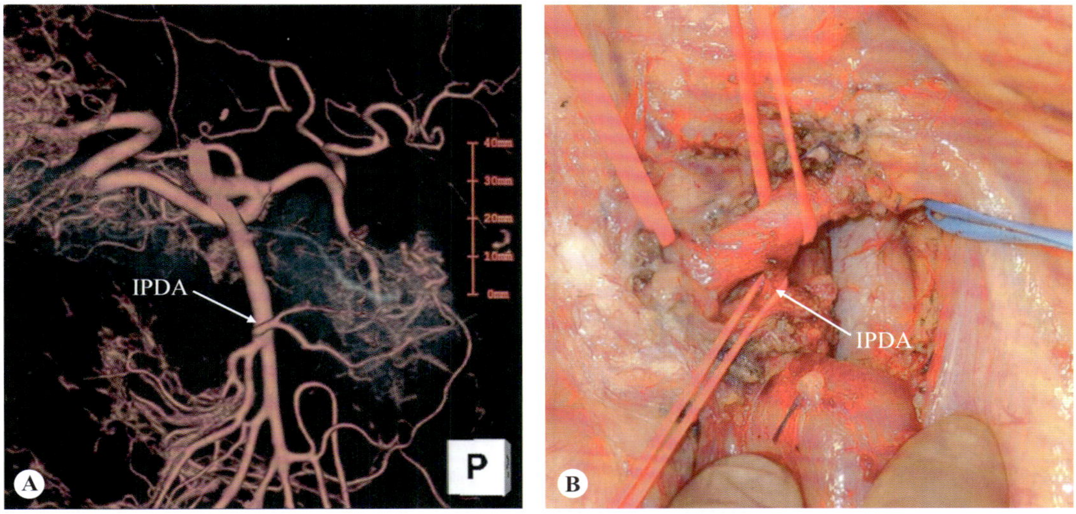

▲ **图 2-5　独立型 IPDA**

A. MDCT 的 3D 血管造影；B. 术中照片。IPDA. 胰十二指肠下动脉

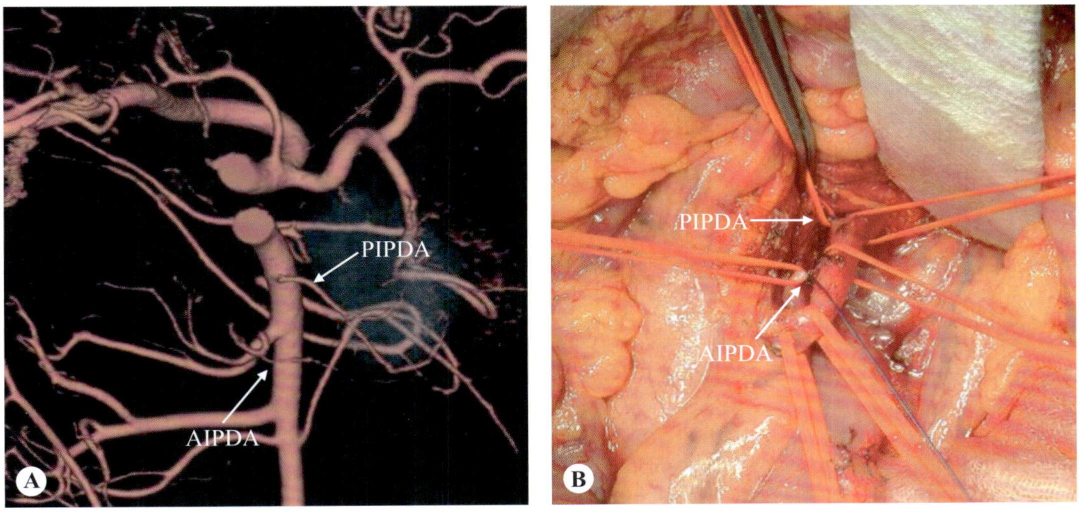

▲ **图 2-6　独立型 AIPDA/PIPDA**

A. MDCT 的 3D 血管造影；B. 术中照片。AIPDA. 胰十二指肠下前动脉；PIPDA. 胰十二指肠下后动脉

而 IPDA 入路的 PD 出血减少，手术则可以安心进行。对于腹腔镜手术，非常好的尾侧视野使得剖腹手术通常很难获得良好视野的手术可以从前入路进行。同时，放大效应亦有助于 SMA 的识别（图 2-4）。

由于 PIPDA 和 AIPDA 独立发出的情况较为复杂，因此在使用术前 MDCT 成像确认动脉和静脉位置的同时，操作必须十分仔细。每种情况下，在手术前熟悉分支走行都很重要。Horiguchi 等从左侧确认 IPDA，进行结扎并用胶带悬吊，然后再解剖空肠，将 IPDA 从 SMA 和门静脉后侧拉到右侧，在彻底移除 SMA 周围的淋巴结之前，再次在胰头钩突处确认 IPDA，随后予以进行双重结扎。

四、讨论

IPDA 呈现多种分支形式[8]。Horiguchi 等[3]根据 MDCT 成像将其大致分为 3 种不同类型：

①直接来自 SMA；②与第一空肠动脉形成共同干；③从来源于 SMA 的肝右动脉发出。使用 Treitz 韧带入路的动脉优先的 PD 是减少出血量的有效方法，这使得从胰头到 SMV 的静脉易于分离。

2012 年，Sanjay 等首次报道了动脉优先入路[1]。SMA 解剖方法有多种。1993 年，Nakao 等[9]报道了一种肠系膜入路法，这被认为是世界上第一个动脉入路的 PD。2007 年，Horiguchi 等[2]报道了 SMA 的左侧入路对处理 IPDA 很有帮助。然而，动脉优先的概念用于腹腔镜 PD 是有优势的。2011 年，作者报道了日本首例机器人辅助腹腔镜 PD[10, 11]。Nagakawa 等报道了腹腔镜 PD 时从 SMA 右侧处理 IPDA 的方法[12]。这是安全处理 SMA 右侧的空肠静脉的有效方法。Sugiyama 等报道了一种易于处理 IPDA 的小肠系膜旋转法，该方法包括通过旋转胰头和十二指肠进行复杂的胰头和胰十二指肠解剖[13]。

胰头的血管解剖很复杂，因此术前用 MDCT 获得相关信息是非常有用的。

结论

未来，预计腹腔镜 PD 和开腹 PD 的病例数都将增加，而明确胰头血管结构对于安全进行 PD 极其重要。

参考文献

[1] Sanjay P, Takaori K, Govil S, Shrikhande SV, Windsor JA. 'Artery-first' approaches to pancreatoduodenectomy. Br J Surg. 2012;99:1027-35.
[2] Horiguchi A, Ishihara S, Ito M, Nagata H, Shimizu T, Furusawa K, et al. Panceatoduodenectomy in which dissection of the efferent arteries of the head of the pancreas is performed first. J Hepato-Biliary-Pancreat Surg. 2007; 14:575-8.
[3] Horiguchi A, Ishihara S, Ito M, Nagata H, Asano Y, Yamamoto T, et al. Multislice CT study of pancreatic head arterial dominance. J Hepato-Biliary-Pancreat Surg. 2008; 15:322-6.
[4] Horiguchi A, Ishihara S, Ito M, Asano Y, Furusawa K, Tsuda K, et al. Vascular anatomy of the pancreas head region. Tan to Sui. 2011;32:1143-8.
[5] Horiguchi A, Ishihara S, Ito M, Asano Y, Yamamoto T, Miyakawa S, et al. Three-dimensional models of arteries constructed using multidetector-row CT images to perform pancreatoduodenectomy safely following dissection of the inferior pancreaticoduodenal artery. J Hepato Biliary Pancreat Sci. 2010;17:523-6.
[6] Henle J. Handbuch der systematischen Anatomie des Menschen. Druck und Verlag von Friedrich Vieweg und Sohn. 391. Braun schweig. 1868. (cited by ref. 7 Gillot et al. 1964).
[7] Takamuro T, Oikawa I, Murakami G, Hirata K. Venous drainage from the posterior aspect of the pancreatic head and duodenum. Okajimas Folia Anat Jpn. 1998;75:1-8.
[8] Bertelli E, Di Gregorio F, Bertelli L, Civeli L, Mosca S. The arterial blood supply of the pancreas: a review. III. The inferior pancreaticoduodenal artery. An anatomical review and a radiological study. Surg ZRadiol Anat. 1996;18:67-74.
[9] Nakao A, Takagi H. Isolated pancreatectomy for pancreatic head carcinoma using catheter bypass of the portal vein. Hepato-Gastroenterology. 1993;40:426-9.
[10] Horiguchi A, Uyama I, Miyakawa S. Robot-assisted laparoscopic pancreaticoduodenectomy. J Hepatobiliary Pancreat Sci. 2011;18:287-91.
[11] Horiguchi A, Uyama I, Ito M, Ishihara S, Asano Y, Yamamoto T, et al. Robot-assisted laparoscopic pancreatic surgery. J Hepatobiliary Pancreat Sci. 2011;18:488-92.
[12] Nagakawa Y, Hosokawa Y, Sahara Y, Takishita C, Nakajima T, Hijikata Y, et al. A novel "artery first" approach allowing safe resection in laparoscopic pancreaticoduodenectomy: the uncinate process first approach. Hepato-Gastroenterology. 2015;62:1037-40.
[13] Sugiyama M, Suzuki Y, Nakazato T, Yokoyama Y, Kogure M, Abe N, et al. Intestinal derotation procedure for facilitating pancreatoduodenectomy. Surgery. 2016;159:1325-32.

第 3 章 胆道的外科解剖

Surgical Anatomy of the Biliary Tract

Eduardo Olivera Pertusso　Joaquin Garcia　Luis Ruso Martinez　著

摘要

- 胆道及其血供的解剖学具有特殊的外科意义。当肝动脉主要分支损伤时，围绕肝蒂的肝门脉管–胆管结构的 Glisson 鞘（肝门板）区域，以及动脉血管的交通支，都具有重要意义。
- 上段胆管汇合处、胆囊管的起源及其与胆囊动脉关系的解剖变异是决定 Calot 三角形状的因素，也是安全的胆囊切除和避免胆管手术损伤的关键。
- 左肝管的长度允许其被较广泛地显露，因此 Hepp-Couinaud 入路借此行肝管空肠吻合术。
- 所谓的肝蒂是由胆总管、门静脉和肝动脉构成的。其结构实际上是恒定的，但有 15% 的人肝右动脉在胆总管前面。
- 本章描述了胆道的解剖结构、形态、最重要的变异及其血供等。

准确了解胆管树的解剖对于肝胆外科手术获得最佳效果及避免胆管的手术损伤至关重要。

在本章中，我们根据现有的知识描述了胆道系统的解剖结构、形态、最重要的变异及其血管走行[1-13]。

胆管树是一个逐渐变粗的管道系统，将肝脏分泌的胆汁输送到十二指肠。它起源于肝实质中的微小胆管，其管壁由肝细胞构成。

按部位，胆管树可分为肝内胆管和肝外胆管。后者由肝总管和胆总管，这些主要胆管及胆管附件（包括胆囊和胆囊管）组成。

从外科角度来看，有 3 个基本方面：①熟悉上段肝门部胆管汇合的方式是进行正确肝胆肿瘤手术的关键；②与胆囊管相关的解剖变异及其与胆囊动脉的关系决定了 Calot 三角的位置，对于安全的胆囊切除术也非常重要；③在主要的肝动脉（肝右动脉和肝左动脉）受损的情况下，肝门板水平的血管动脉化形成替代血流。

一、肝内胆管

肝内胆管是门静脉三联的一部分，被内陷的 Glisson 鞘所包裹。门静脉的分支，其命名基于 2000 年布里斯班共识。

从胆囊窝到下腔静脉右边缘的 Cantlie 线将肝实质一分为二。每个半肝的胆汁由在肝门板水平处相连的左右肝管排出，形成上段的胆道汇合处，肝总管由此生成。

（一）右肝管汇合部及其前后分支

右肝管短（0～23mm）且垂直，其路径位于肝实质外。它由扇形的右后肝管和右前肝管汇合而成，分别排出 6、7 和 5、8 肝段的胆汁。

右后肝管呈扇形且呈水平和前后方向走行。它比右前肝管长，位于其上方，经过门静脉右前支的上方，并在右前肝管后表面与其汇合。有 20% 病例的右后肝管走行于门静脉右前支下方。

右前肝管亦为扇形且为垂直的，位于门静脉右前支的前方和左侧。20% 的病例位于门静脉后方。它引流 5 段和 8 段肝管；当然，也存在变异（8 段可能汇入右后肝管，5 段可能汇入右肝管、右后肝管或肝总管）。

（二）左肝管汇合部及其分支

左肝管比右肝管长（20～50mm），并有一段呈水平型，在方叶后缘向后方延伸。最初位于门静脉左支的上后方，后经过其上表面，来到门静脉横部前方。它在肝门区有很长一段位于肝实质外。这种长的肝外路径具有外科的重要性，使其可更好游离和显露，从而成为通过 Hepp-Couinaud 入路实现较宽肝管空肠吻合口之关键。

左肝管引流来自 2、3 和 4 段的胆汁，这些分支通常分阶段汇合于一段共同的肝管。2 段肝管是上斜型的，而 3 段中的一支较宽且凹形走行，其汇合处通常在圆韧带的左侧。

来自 4 段的胆汁通常经 4 支肝管，上下各 2 支，再经过一段共干汇入左肝管，亦可部分或者全部独立地汇入左肝管。

（三）1 段的胆管引流

尾状叶通过位于门静脉分支下方的 1～6 根肝管引流。在大多数情况下，存在双侧引流，尾叶肝管从右肝管和左肝管的后表面汇入，靠近左右肝管汇合处。有 15% 的人全部汇入左肝管，而全汇入右肝管的只有 5%。

（四）副肝管

最初由 Luschka 描述，它们是细的肝管，通常起源于肝右叶并引流亚段区域，汇入肝内胆管、右肝管或胆总管。胆囊下肝管是最常见的副肝管（30%～35%），它位于肝脏的脏面和胆囊的表面之间。有时形成一个异常的小胆管网，终止于胆囊窝的胆囊底部，并和肝管相通。它们是胆囊切除术后胆瘘的常见原因，因此应该对胆囊床的该部位进行夹闭和结扎。

有时亦有罕见的，从肝脏发出到胆囊的异常胆管。

（五）胆管汇合部及其变化

左右肝管在肝门部汇合并被胆管板包围，即包含血管 – 胆道结构的 Glisson 鞘增厚的结构，其黏附在胆管壁上，致密而难以分离。分为 3 部分：胆囊板（胆囊前面）、脐板（与左胆管树相关）和上段胆管汇合处前的肝门板。这些都是行肝门手术入路的关键。肝门板的组织进入门静脉三联周围的肝实质，向下则与肝十二指肠韧带和小网膜相延续（图 3–1）。

通常的情况下（68%），胆总管是左右肝管在肝实质外汇合形成的，位于门静脉右支的前方并稍偏右侧。上段胆管汇合处的解剖变异也并不罕见，主要的是右后肝管汇入处变异。

在 18% 的人当中，右肝管与左肝管汇合，形成胆道的三支汇合或称为三分叉。此时，右后肝管通常位于右前支上方，即没有右肝管。

在 8% 的人当中，其中一个扇区的分支，通常是右后肝管，在左肝管的后表面汇入，形成一个锐角三角形。在这些情况中，左肝管引流左半肝和右肝前叶的胆汁。

在 6% 的人当中，右后肝管变异，可以汇入右肝管、上段胆管汇合处至胆总管的任何地方，甚至在胆囊管的上缘汇入。这种形态学变异是胆囊切除术中胆道损伤的重要危险因素。

两叶各段的细小肝管亦可以独立地汇入胆总管，这一现象被称为“分层汇聚”或交错汇合。

二、肝外胆管

肝门部胆管起源于肝总管，在接受胆囊管汇入后，即胆总管。胆囊管汇入处，即其与胆总管下段的汇合可以发生在距肝总管汇合的任何距离，因此以下这一段称为胆总管。

从形态的角度来看，胆总管可分为 3 部分：十二指肠上段，它是肝蒂的一部分；胰十二指肠后段，位于十二指肠第一段及胰头的后面；壁

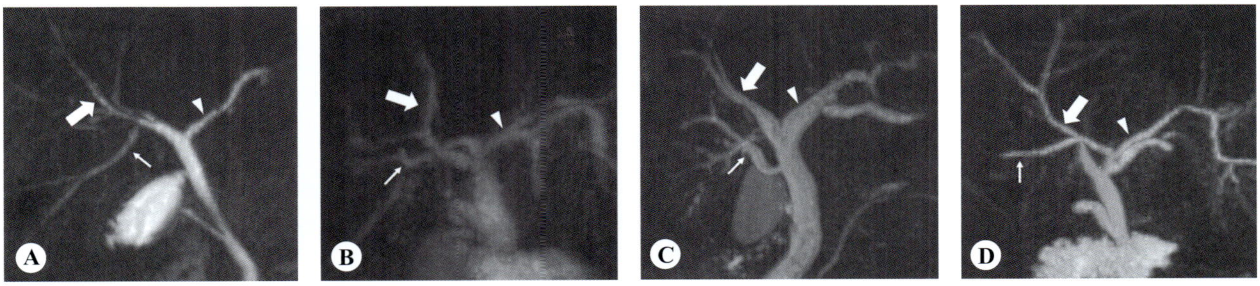

▲ 图 3–1　胆管汇合及其变异情况

A. 典型结构；B. 胆管的三部汇合或三分叉；C. 右后肝管变异；D. 右后肝管汇入至左肝管。箭头示左肝管；细箭示右后肝管；粗箭示右前肝管

内段，经过十二指肠壁，在十二指肠大乳头中开口。

（一）十二指肠上段：肝蒂部

该部从胆总管的起点延伸至十二指肠第一段的上缘。由于这两个部分解剖位置紧邻，因此在肝门解剖过程中，当抬起肝并从肝门下行分离，即可显著显露这一部分（图 3–2）。

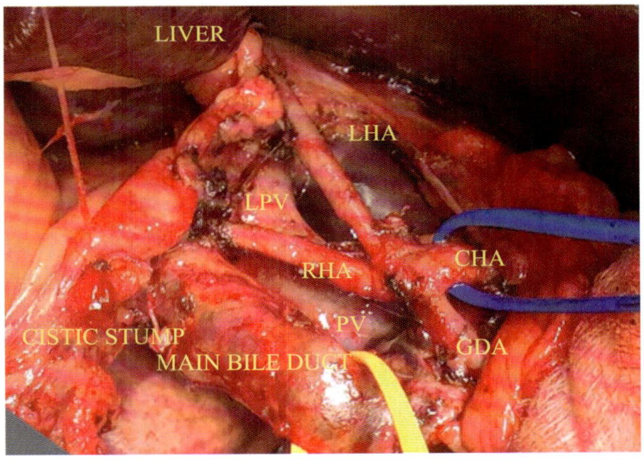

▲ 图 3–2　肝蒂，十二指肠上段

CHA. 肝总动脉；GDA. 胃十二指肠动脉；RHA. 肝右动脉；LHA. 肝左动脉；PV. 门静脉；LPV. 门静脉左支；MAIN BILE DUCT. 主胆管；LIVER. 肝脏；CISTIC STUMP. 胆囊管残端

在其起源处，胆总管在小网膜的游离缘或“松弛部”过渡，位于两层脏腹膜之间，周围有独立的筋膜，允许在手术探查过程中进行游离。

它位于门静脉前方，稍偏右侧，左侧有肝动脉。与门静脉的关系实际上是恒定的，尽管有报道称胆总管位于腹膜后。

通常，肝固有动脉在肝下缘附近分为两支，肝右动脉位于胆总管之后、胆总管和门静脉之间。15% 的人肝右动脉位于胆总管前方。

如果存在源自肠系膜上动脉的异位肝右动脉或肝总动脉，这些动脉可能走行于门静脉后方并位于胆总管的右侧缘。

（二）胰十二指肠后段

胆总管的胰十二指肠后段指从与十二指肠第一段上缘的交叉处延伸到十二指肠壁这一段，该段胆总管成为一个腹膜后器官，Treitz 筋膜将其与下腔静脉前表面隔开。Kocher-Vautrin 手法是分离该筋膜，并进入十二指肠 – 胰腺的后表面，从而接近胰后胆总管。

当胆总管下行时，胆总管与十二指肠球部的后表面和胰头相连，在大多数情况下，胆总管被胰腺组织瓣覆盖或完全被腺实质包围。12% 的人该段胆总管后表面裸露。

在胰头后走行时，胆总管向后和向右弯曲，汇入十二指肠的降部。在此，它与门静脉分离，门静脉即脾 – 肠系膜静脉汇合处位于其左侧。在胃十二指肠动脉及胰十二指肠上后动脉的起点处划定了门 – 胆 – 十二指肠三角。胰十二指肠上后动脉在胆管的前面，而它的同名静脉位于后面。它们都发出多个细口径分支，这些分支为胆道和十二指肠 – 胰腺提供血管。

（三）壁内段

胆总管斜形穿过十二指肠壁，80% 的人汇入十二指肠第二部即降段水平的十二指肠大乳头与后壁结合处。在其他情况下，胆总管可能汇入十二指肠第三段即水平部或降段的拐角（形似膝盖）处。穿过十二指肠壁时，胆总管通过所谓十二指肠窗的一个肠壁固有层中的开口。

通常，胆管和主胰管汇入一个长度为1～12mm、口径为4.4mm的共同通道，该管道在十二指肠大乳头的顶点开口。这种被称为“Opie解剖”的形态学使我们能够解释急性结石性胰腺炎的病理生理学。在70%的病例中，胆总管扩张，称为Vater壶腹。

有时，胆胰管短暂平行走行后独立地汇入十二指肠大乳头，胆总管开口位于主胰管的上方和左侧。不太常见的情况是，我们可以在十二指肠的不同位置找到两个管道的独立开口。

在主胰管和胆总管的远端，有一个由Ruggero Oddi描述的复杂的括约肌系统，由圆形和纵向平滑肌纤维形成，具有精细的神经和体液调节。Boyden更准确地描述了这一点，而如今人们已经认识到其中三个主要组成部分：围绕远端的胆总管括约肌和胰管括约肌，以及存在时围绕两者汇合部的壶腹括约肌。

三、胆管的血供

与接受动脉和门静脉双重血管的肝实质相反，胆道的血管完全来自于动脉。胆道的动脉血供在肝门、十二指肠胰后和壁内水平都非常丰富，但在十二指肠上段水平较差，因此该段是手术操作过程中最易发生缺血和狭窄的部分。

（一）胆管汇合部的血供

胆管汇合部的管壁从丰富的动脉丛中获得血供，该动脉丛由肝右动脉和肝左动脉及胆囊动脉的分支形成，它们连接在一起形成一个称为尾状动脉弓的肝外动脉弓。除了供应胆管外，该动脉网还作为肝脏动脉侧支循环的一种方式，当肝动脉出现单侧损伤时，通过该途径建立动脉替代网络。

（二）胆总管的血供

十二指肠上段胆总管由6～8条纵向排列的小动脉向上下方向形成血供，这些动脉通过横向通道相互吻合。2/3的动脉血流来自胰十二指肠上后动脉、十二指肠上动脉、胃十二指肠动脉和门后动脉的向上分支，而其余1/3来自肝左右动脉和胆囊动脉下行分支。肝固有动脉很少直接分支到胆总管。

在胆总管的左右缘，可识别出2条主要动脉，分别命名为左边缘动脉和右边缘动脉或3点钟动脉和9点钟动脉，这证明了胆总管切开术纵向的合理性。在某些情况下，第三条主要的供血动脉可于后表面或6点钟位置被发现。

胆总管的十二指肠胰后段由胰十二指肠上后动脉的许多分支形成血供，以及门后动脉供血。

胆总管的静脉回流源于位于胆总管表面的静脉丛，该静脉丛汇入胆总管旁静脉丛，胆总管旁丛由平行于胆管的静脉形成，这些静脉组成2个边缘静脉，称为3点钟静脉和9点钟静脉，在特殊情况下存在6点钟边缘静脉。

边缘静脉汇入胃静脉、胰十二指肠上后静脉和胃结肠静脉干。向上，它们与肝门静脉丛相通，肝门静脉丛属于尾状叶和4段门静脉的流域。在门静脉血栓形成的情况下，这种复杂的静脉系统可以形成门静脉侧支循环，扩张并进展而形成门静脉海绵状血管瘤。

（三）十二指肠大乳头血供

十二指肠大乳头的动脉血供是由起源于胰十二指肠前、后动脉弓的直行血管提供的，这些血管起源于胃十二指肠和肠系膜下动脉。其中，胰十二指肠上后动脉是主要供血动脉。

直行血管起源于两个血管弓，供应乳头的数量是可变的，其中2条较为突出：一条9点钟的动脉起源于后弓，一条3点钟的动脉来源于前弓。这决定了在11点钟和1点钟间存在血管较少的“安全区域”，该区域在括约肌切开术中可供选择。

四、胆道的附属结构

（一）胆囊和胆囊管

胆囊是一个梨状囊，位于肝脏下表面的胆囊窝中。当它膨胀时，它的尺寸为40mm宽，70～100mm长。胆囊可以分为3个部分。底是一个位于肝下缘的盲端，投影在第9肋软骨水平的右肋缘与锁骨中线的交叉处。体是它的较大部分，位于肝脏的脏面和十二指肠的球部之间。再向下移行时囊腔变小，形成与颈部连续的漏斗。在胆囊颈部右侧，慢性梗阻患者有时会呈现一个凹陷，称为 Hartmann 囊（图 3-3）。

脏腹膜覆盖胆囊的下表面，但在某些情况下，它可能覆盖胆囊的两侧表面，并形成将其与肝脏腹膜连接的胆囊系膜（漂浮的胆囊）。胆囊上表面通过胆囊板与肝实质隔离，胆囊板是与肝门板连续的结缔组织增厚层。

胆囊的异常是罕见的，一些病例报道胆囊位于肝脏左侧或完全包含在肝实质中。胆囊发育不全和胆囊隔膜，无论是双胆囊或是重复胆囊，都极为罕见。

胆囊管与胆囊颈部连续，为 4～65mm 长，平均直径为 4mm。覆盖胆囊管的黏膜有 5～12 个倾斜褶皱，形成一个螺旋瓣膜，称为 Heister 瓣。

在大多数情况下，胆总管和胆囊管汇合距离胆总管上段左右肝管汇合处约 20mm，可分为倾斜、平行或螺旋形。当它在汇入胆总管时，它会出现多种变异，如非常低位的汇合，靠近十二指肠大乳头，这被称为胆囊管的低位汇入，或者非常靠近左右肝管的汇合处。

在大多数情况下，胆囊管汇入胆总管的右侧壁。在 10% 的病例中，它可能会汇入到胆总管的后壁或前壁，或者少见地汇入到左壁。有关于异常胆囊管的报道，这些胆囊管多汇入左右肝管或直接进入十二指肠。

（二）血供

胆囊的动脉血供由胆囊动脉提供，胆囊动脉是肝右动脉的一个分支；其起源于肝左动脉、胃十二指肠或肠系膜上动脉的频率较低。它从胆囊

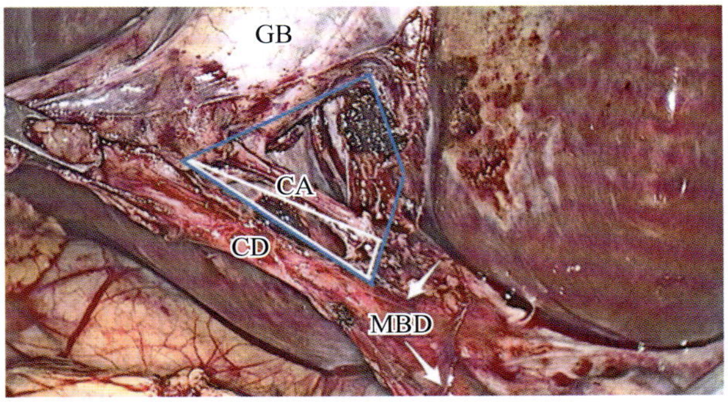

▲ 图 3-3 胆囊三角

MBD. 胆总管；箭示 MBD 路径；CD. 胆囊管；CA. 胆囊动脉；GB. 胆囊；白色框示 Calot 三角；蓝色框示肝胆囊三角或 Buddé 三角

管的上缘一直延伸到胆囊颈，在那里它分为两个分支，一个是沿着胆囊下表面的浅支，另一个是位于上表面和肝脏之间的深支。胆囊动脉与 Calot 三角和胆囊管的关系通常是可变的，这使其在胆囊切除术中容易受到损伤。在 65%～85% 的病例中，它在某个点穿过 Calot 三角，但 3% 与胆囊平行，甚至走行于胆囊表面。

胆囊静脉回流是肝内静脉的分支，没有伴随动脉的胆囊静脉。

（三）胆囊三角

在肝门水平上，定义了两个具有重要外科意义的三角：Calot 三角定义由胆囊动脉、胆囊管和肝总管构成。通常，Calot 三角易与另一个定义由肝脏下表面、胆囊管和肝总管之间的三角形混淆，后者被称为胆管的肝胆囊三角或 Buddé 三角。在这个三角形内可以发现胆囊动脉和神经节、肝右动脉和淋巴管。这个区域还可能走行右胆管或副肝右动脉或其他变异动脉等。

参考文献

[1] Babu C, Ramesh S, Sharma M. Biliary tract anatomy and its relationship with venous drainage. J Clin Exp Hepatol. 2014;4:S18-26.
[2] Castaing D. Surgical anatomy of the biliary tract. HPB. 2008;10:72-6.
[3] Catalano O, et al. Vascular and biliary variants in the liver: implications for liver surgery. Radiographics. 2008;28:359-78.
[4] Cedrón H, Gutiérrez C, Ocaña J. Arteria cística: variantes anatómicas. In: Anales de la Facultad de Medicina, vol. 57. Universidad Nacional Mayor de San Marcos; 1996. p. 109-12.
[5] Ding Y, Wang B, Wang W, Wang P, Yan J. New classification of the anatomic variations of cystic artery during laparoscopic cholecystectomy. World J Gastroenterol: WJG. 2007; 2007(13): 5629.

[6] Belghiti J, Clavien P, Gadzijev E, Garden J, Lau W, Makuuchi M, Strong W. The Brisbane 2000 Terminology of Liver Anatomy and Resections Terminology Committee of the International Hepato-Pancreato-Biliary Association: Chairman, SM Strasberg (USA). HPB (Oxford). 2000;2:333-9.
[7] Horiguchi S, Kamisawa T. Major duodenal papilla and its normal anatomy. Digest Surg. 2010;27:90-3.
[8] Kawarada Y, Das B, Taoka H. Anatomy of the hepatic hilar area: the plate system. J Hepato-Biliary-Pancreat Surg. 2000;7:580-6.
[9] Keplinger K, Bloomston M. Anatomy and embryology of the biliary tract. Surg Clin. 2014;94(2):203-17.
[10] Lamah M, Karanjia N, Dickson G. Anatomical variations of the extrahepatic biliary tree: review of the world literature. Clin Anat. 2001;14:167-72.
[11] Mirjalili S, Stringer M. The arterial supply of the major duodenal papilla and its relevance to endoscopic sphincterotomy. Endoscopy. 2011;43:307-11.
[12] Vakili K, Pomfret E. Biliary anatomy and embryology. Surg Clin N Am. 2008;88:1159-74.
[13] Couinaud C. Lobes et segments hépatiques. Presse Med. 1954;62:709.

第 4 章　肝功能和肝切除术后肝衰竭

Liver Function and Posthepatectomy Liver Failure

Takanobu Hara　Susumu Eguchi　著

摘要

肝切除的可行性通常取决于根治性手术的技术可行性及预期残肝的体积和代偿能力。随着外科技术和围术期管理的进步，肝切除术变得更加安全。然而，肝切除术后肝衰竭（post hepatectomy liver failure，PHLF）是肝切除术后最严重的并发症之一，仍然是围术期并发症和死亡的主要原因。本文回顾了 PHLF 的定义和已报道的用于手术决策的肝功能评估工具。根据吲哚菁绿（indocyanine green，ICG）试验的安全标准，可以降低肝切除术后并发症和死亡率。影像学的最新进展使精确的术前手术规划和预期剩余肝体积计算成为可能。结合影像学结果和肝功能检测，将实现更准确的术前手术规划以避免 PHLF。

肝切除术是一种公认的原发性及转移性肝脏肿瘤患者唯一的治愈性治疗手段。随着手术技术及围术期管理的不断进步，肝切除术变得更加安全，并且术后并发症和死亡率在过去的 10 年里已经有效降低了[1–4]。肝切除的可行性通常由根治性手术的技术可行性和剩余肝体积（future liver remnant，FLR）和功能来决定。最近的报道显示 25% 的 FLR 对没有肝脏器质性疾病的患者已然足够，而对于有实质性肝病的患者而言，40%～50% 的 FLR 是必要的[5–7]。此外，肝脏三维体积分析也为精准手术规划做出了重大贡献[8–10]。尽管有了这些进展，但 PHLF 仍然是肝切除术后最严重的并发症之一，并且 PHLF 仍然是围术期并发症和死亡的主要原因。通常 PHLF 的发病率为 1.2%～32%，在最近的文献中，PHLF 发生率仍高达 8%[11, 12]。PHLF 的发生率范围如此之广，可归因于 PHLF 缺乏统一的定义。通过评估术前肝功能来预测 PHLF 可以帮助肝胆外科医生决定是否可以安全地进行肝切除术，以及在计划肝切除术之前是否需要进行额外的干预。

本章阐述了 PHLF 的定义，并讨论了关于进行安全的肝切除术之前，目前如何准确且真实地进行术前肝功能评估。

一、肝切除术后肝衰竭

目前有较多报道关于 PHLF 的定义。PHLF 最常用的定义是通过术后的实验室检测，所使用的是多种指标，如血清胆红素浓度和凝血酶原时间国际标准化比值（prothrombin time-international normalized ratio，PT-INR）。2005 年，Balzan 等分析了 704 例接受部分肝切除术的患者的临床结局，并提出了 PHLF 的定义为：术后第 5 天 PT＜50% 且血清胆红素＞50μmol/L（2.9mg/dl），即“50–50 标准”[13]。该定义预测住院死亡率的灵敏度为 69.6%，特异度为 98.5%。Mullen 等分析了 2007 年接受肝切除术的 1059 例术前肝功能正常患者的临床结局。作者提出了一个不同的标准，即术后胆红素峰值＞7.0mg/dl（120μmol/L）。该标准预测肝衰竭相关死亡的灵敏度为 93.3%，特异度为 94.3%[14]。2011 年，国际肝脏外科研究组（International Study Group of Liver Surgery，ISGLS）将 PHLF 定义为术后肝脏维持其合成、分泌和解毒功能的恶化，其特征为术后第 5 天或之后 PT-INR 增加和伴随的高胆红素血症（表 4–1）[12]。其所建议的分级系统是基于对 1928 项研究的回顾分析所得到的结果，包括上述文献在内。该 ISGLS 的定义很容易对比，因而被广泛地应用。ISGLS 将 PHLF 的严重程度分为 A～C3 个等级，其中 B 级和 C 级通常被认为是临床相关的 PHLF [15]。

二、术前肝功能评估

（一）门静脉高压

根据 AASLD/BCLC 指南，门静脉高压被认为是肝脏切除术的禁忌证 [16]。临床相关门静脉高压定义为肝静脉压力梯度＞10mmHg 或存在食管静脉曲张或脾肿大伴血小板计数＜100 × 10^9/L[17]。在肝硬化和非肝硬化的肝脏中，肝脏大部切除术都会增加门静脉的压力。尽管有报道称门静脉高压与肝癌肝切除术后不良长期预后之间存在关联 [18, 19]，但门静脉压力升高似乎对术后早期并发症和死亡率没有直接影响 [20]。最近的报道表明，在肝功能代偿期和中度门脉高压症患者中，限制性肝切除可获得竞争性生存结果 [21]。因此，2018 年 EASL 临床实践指南不认为门脉高压症是小范围肝切除术的禁忌证 [21]。

（二）终末期肝病模型评分

终末期肝病模型（Model for End-Stage Liver Disease，MELD）评分最初被报道用于预测经颈静脉肝内门体分流术后肝硬化患者的生存情况 [22]。为了提高评分的准确性，MELD 评分增加了移植前透析情况和血清钠浓度，现在被广泛用于肝移植候选者的分配 [23]。随后，几项研究证实了该评分可以用于预测 PHLF。Teh 等回顾性研究了 82 例接受肝切除术的肝硬化患者，报道术前 MELD 评分≥9 分是术后死亡的显著危险因素 [24]。2006 年，Cucchetti 等分析了 200 例接受肝切除术的肝硬化 HCC 患者，结果表明术前 MELD 评分≥11 分和术后第 3～5 天 MELD 评分的增加是 PHLF 的独立预测因素 [25]。Citterio 等回顾了 543 例因肝癌而行肝切除术的慢性肝病患者的数据，并报道了联合门静脉高压和 MELD 评分是 PHLF 的有效预测因子 [26]。相反，Schroeder 等报道术前 MELD 评分并不能准确预测并发症或死亡率 [27]。

表 4–1　ISGLS 对肝切除术后肝衰竭的定义和分级 *

PHLF 的定义		术后获得性的肝功能恶化（在肝功能正常和异常的患者中），包括维持肝脏合成、分泌和排毒功能的减退，其特征是在术后第 5 天或之后上升的 INR（或需要凝血因子维持正常的 INR）和高胆红素血症（依据当地实验室确定的正常临界值）。如果术前 INR 或血清胆红素水平增加，则 PHLF 定义为在术后第 5 天或之后，与前一天相比 INR 上升（凝血酶原时间缩短）和血清胆红素浓度增加。其他明显的导致生化和临床类似改变的病因如胆道梗阻，应当被排除
分级	A	PHLF 导致检验指标异常，但不需要改变患者的临床治疗方案
	B	PHLF 导致偏离常规临床治疗方案，但无须侵入性治疗即可控制
	C	PHLF 导致偏离常规临床治疗方案，需要侵入性治疗

PHLF. 肝切除术后肝衰竭；INR. 国际标准化比值
*. 引自 Rahbari 等 [12]

MELD可能不能准确预测无肝硬化患者的死亡率，因为最初的评分公式是为肝功能极差的患者开发的，而这些患者被认为不需要接受肝切除术治疗[28]。

（三）生化检测

多项研究报道术前血小板计数＜10～15×10^4/μl与PHLF或患者死亡率相关[29-31]。2003年，Wai等提出了天冬氨酸转氨酶（aspartate aminotransferase，AST）与血小板的比值[即APRI=AST水平/AST正常上限/血小板计数（10^9/L）×100]作为慢性丙型肝炎患者明显肝纤维化和肝硬化的一项简单预测指标[32]。Ichikawa等回顾性的评估了366例患者，并报道了APRI在预测PHLF方面的有效性[33]。同样，Mai等评估了1044例接受肝切除术的HCC患者，并报道APRI评分预测PHLF的灵敏度和特异度分别为72.2%和68.0%。APRI评分＞0.55的患者PHLF的发生率及分级明显高于评分较低的患者[34]。

2015年，白蛋白–胆红素（albumin-bilirubin，ALBI）评分建立并用于预测HCC患者肝切除术后的总生存率。Zhang等分析了338例接受肝切除的HCC患者，应用ALBI评分根据ISGLS标准预测PHLF。研究中PHLF的发生率为7.7%，ALBI评分越高，PHLF分级也越高。值得注意的是，与使用ROC分析的MELD和Child-Pugh-Turcotte（CP）评分相比，ALBI是一个更好的预测工具[35]。Zou等评估了229例HCC患者，并报道ALBI对PHLF的预测价值高于CP评分。此外，标准化剩余肝体积（standardized future liver remnant，sFLR）和ALBI评分的组合比单独的sFLR或ALBI评分更能预测PHLF[36]。

（四）吲哚菁绿清除试验

ICG是一种与血浆蛋白高度结合的水溶性阴离子有机三碳菁染料。测量ICG清除率是研究肝功能储备的一种动态方法。静脉注射后，ICG被有机阴离子转运多肽（organic anion transporting polypeptides，OATP）和Na$^+$–牛磺胆酸共转运多肽所吸收，它们大量分布在肝细胞的基底膜外侧上[37]。ICG几乎完全由肝脏摄取并分泌到胆汁中，而不经历肝内生物转化[38]。它的排泄被认为依赖于肝细胞功能、肝脏血供和胆汁分泌[39]。

ICG在15min后的滞留率（ICG-R15）是指注射后15min ICG浓度与初始浓度的比值。1993年，Makuuchi等报道了一种基于ICG-R15的手术决策算法，纳入了包括ICG-R15、是否存在腹水、血清总胆红素浓度等因素[40]。对总胆红素＜1mg/dl且无腹水，ICG-R15低于20%的患者可行肝大部切除术（图4–1）[41]。这种算法确实帮助降低了日本的手术死亡率[1]。

最近，Kokudo等提出了白蛋白–吲哚菁绿评估（albumin-indocyanine green evaluation，ALICE）分级系统，作为评估HCC肝切除术患者术前肝功能储备的工具[42]。与依据是否存在门静脉高压的风险分级相比，该评分在预测术后长期和短期预后方面更胜一筹。2018年，该研究小组分析了1025例连续的接受肝切除术的HCC患者数据，以评估肝功能指标在预测术后大容量腹水和PHLF中的作用。其中大容量腹水的发生率为13.9%，而PHLF发生率为3.7%。作者报道ALICE评分是大容量腹水和PHLF的最强预测因子[43]。另一项研究提出了ALICE评分预测HIV/HCV共感染合并血友病患者门静脉高压的可能性[44]。

ICG血浆清除率（plasma disappearance rate of ICG，KICG）可以用线性回归分析和血浆ICG浓度来计算[45]。KICG被认为可以比ICG-R15更准确地反映ICG的药代动力学特征。术前KICG降低和ICG-R15升高被认为是PHLF的预测因子[46]。

虽然ICG清除试验是一种相对可靠的动态肝功能试验，但在胆汁淤积患者中应仔细解释结果，因为胆红素和ICG竞争性结合到相同的OATP上，如1B3转运体[37]。在肝内分流或肝窦毛细血管化患者中也可观察到ICG清除率降低，因为ICG清除率结果亦取决整个肝脏的血流量[47]。

三、M2BPGi

最近的许多研究报道了Mac-2结合蛋白糖基化异构体（Mac-2 binding protein glycosylation isomer，M2BPGi）作为慢性肝病患者肝功能失代偿和HCC进展的预测因子[48, 49]。2017年，

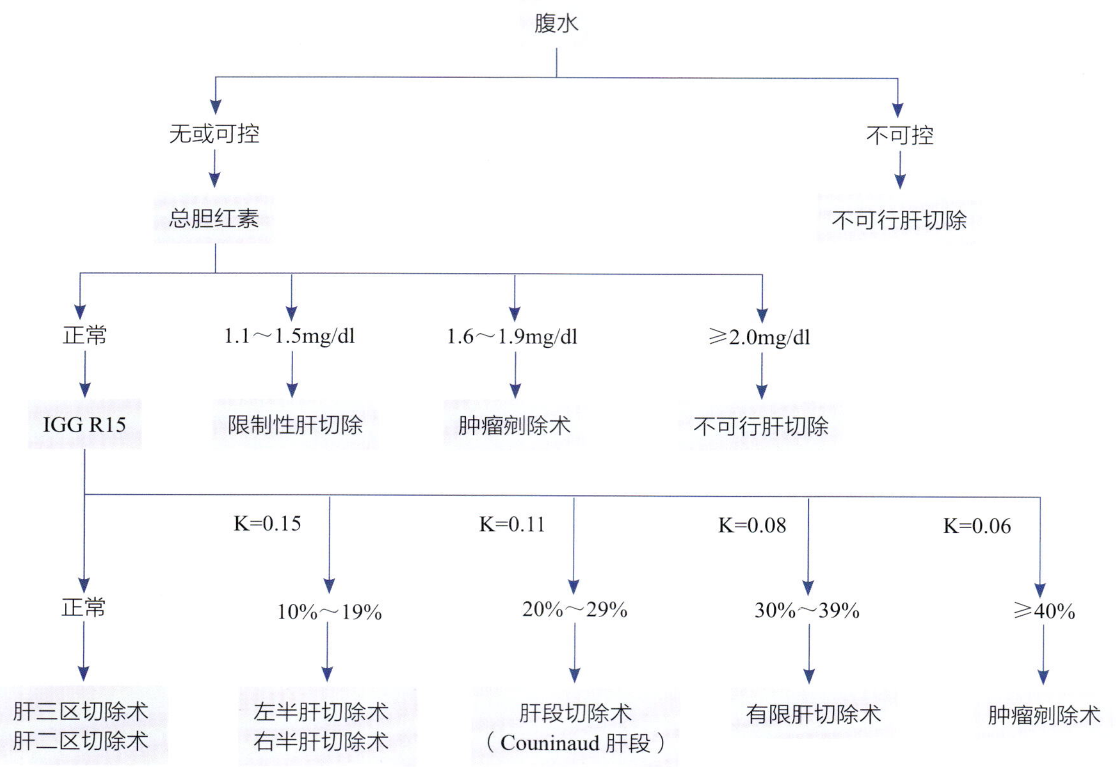

▲ **图 4-1　Makuuchi 等提出的肝切除术决策树，包括是否存在不可控腹水、血清胆红素水平和 ICG-R15**
因为 ICG-R15 不是一个线性定量参数，所以对应每个 ICG 类别只给出了推荐的手术名称，而无法给出肝实质切除率的确切数字。肝切除术的名称已经根据布里斯班 2000 年肝脏解剖和切除术语而修改

Okuda 等评估了 138 例接受肝切除术的 HCC 患者的 PHLF，作者报道了 M2BPGi、血小板计数和肝切除比例与 PHLF 分级≥B 级具有相关性。在 HCV 感染的患者中，M2BPGi 对 PHLF 的预测能力高于其他参数[50]。

四、闪烁法

脱唾液酸糖蛋白受体位于肝细胞的血窦面，参与清除循环中含有末端半乳糖残基的糖蛋白[51]。闪烁法使用 ^{99m}Tc 标记的二乙烯三胺五乙酸半乳糖人血清白蛋白（galactosyl human serum albumin，GSA），这是一种类似于脱唾液酸糖蛋白的物质，已被广泛用于评估受损肝脏的功能[52]。^{99m}Tc-GSA 单光子发射计算机断层扫描（single-photon emission computed tomography，SPECT）的发展使评估肝脏中 GSA 的局部积累成为可能。由于 ^{99m}Tc-GSA 的摄取不受血清高胆红素水平的影响，因此 ^{99m}Tc-GSA 成像适用于胆汁淤积性肝病患者[53]。从肝脏和心脏时间活性数据中获得的受体指数参数用于评估肝功能，即静脉注射 ^{99m}Tc-GSA（LHL15）后 15min 肝脏放射性与肝脏加心脏放射性的比值，因为该比值与血清白蛋白水平、血清胆红素水平、凝血酶原时间、ICG-R15 或 CT 评分相关[54, 55]。在我们机构中，应用 ICG-R15 和 LHL15 来做出安全肝切除术的手术决策，这些可以反映中度受损的肝脏中门静脉高压的严重程度和肝细胞功能[56]（图 4-2）。

在欧洲，^{99m}Tc 标记的美溴非林在肝胆系统的成像比 ^{99m}Tc-GSA 的应用更加广泛。美溴非林进入肝细胞之后，未经代谢即排出胆管；因此，^{99m}Tc 标记的美溴非林肝胆闪烁扫描术可用于检测肝细胞摄取和排泄的动力学过程[57]。

与 ICG 清除试验相比，影像学的检测法在明确肝段之间的功能异质性方面具有优势。

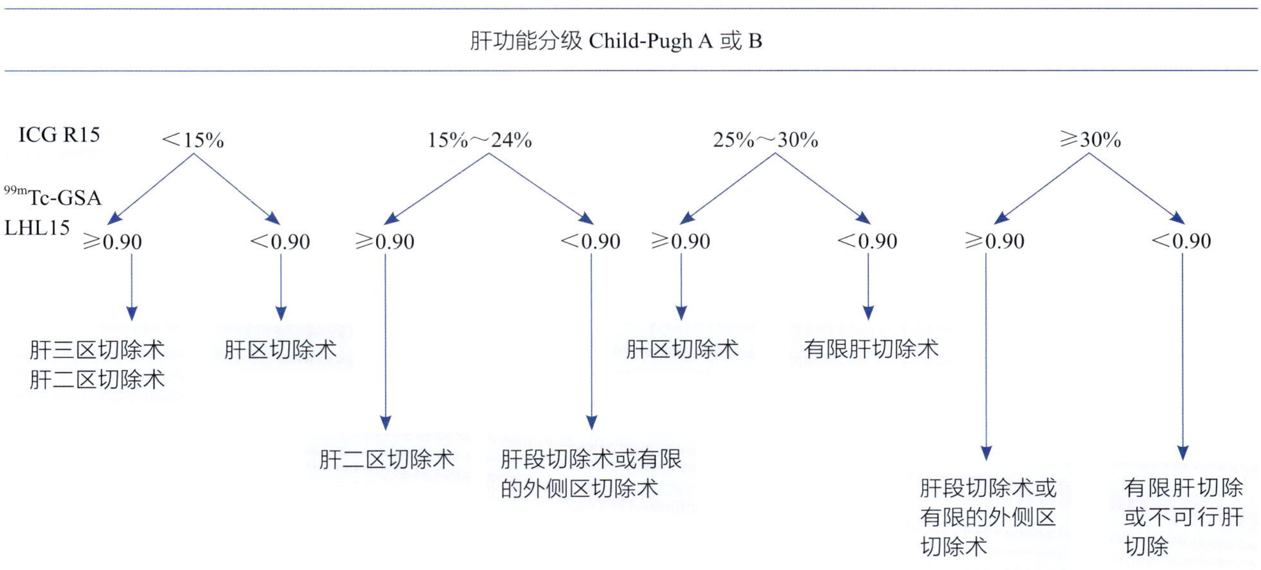

▲ **图 4-2　长崎大学肝切除术决策树**

该算法涉及 ICG-R15 和 ^{99m}Tc-GSA 闪烁法即 LHL15。术中门静脉压高于 20cmH_2O 时，应立即缩小切除体积

五、测量剩余肝体积

术前计算 FLR 体积是评估 PHLF 风险的选择之一。一些报道通过计算体表面积或体重来证明 FLR 的有效性 [58, 59]。Truant 等建议用剩余肝体积与体重的比值≥0.5% 的临界值来评估 PHLF[60]。目前关于患者保留正常肝脏最低安全 FLR 体积的共识为有功能肝总体积的 25%~30%，其中肝脏体积不包括肿瘤所占体积 [7, 61, 62]。然而，只有当假设整个肝脏的肝功能均匀时，通过 CT 体积分析测定的剩余肝功能才完全可靠 [61]。

六、检测 FLR 功能

关于术前 FLR 功能评估，报道有几种结合肝体积和肝功能的方法。Nagino 等评估了胆管癌患者在行门静脉栓塞（portal vein embolization，PVE）和扩大肝切除术前后 FLR 体积和 KICG 的变化，提出了利用 FLR 的 KICG［公式为 KICG × FLR（ml）/ 总肝体积（ml）］≥0.05 作为安全肝切除术的标准 [63]。

由于使用 ^{99m}Tc-GSA SPECT 检测受损肝脏中各肝段之间的功能异质性已被报道，该方法被推荐用于精确预测受损肝脏术后肝功能储备的有效性 [64–66]。Kwon 等评估了从 SPECT 图像测量获得的 FLR 中 ^{99m}Tc-GSA 的最大清除率（GSA-R_{max}）。根据他们对 178 例患者的分析，7 例患者 FLR 的 GSA-R_{max} 值<0.15 发生了术后高胆红素血症，2 例患者 FLR 的 GSA-R_{max} 值<0.1 而死于术后肝衰竭。作者认为 FLR 的 GSAR_{max} 应维持在>0.15，以避免术后高胆红素血症或肝衰竭，对于 FLR 的 GSA-R_{max} 为<0.15 病例，术前应考虑 PVE[67]。

最近三维 CT 的发展还不足以精确地进行术前手术规划。因此，^{99m}Tc-GSA SPECT 与 CT 的融合图像对术前手术决策有重要帮助。Iimuro 等评价了 ^{99m}Tc-GSA SPECT 与 CT 的融合图像，以克服 SPECT 用于外科模拟时相对较差的解剖分辨率。作者计算肝脏摄取比率（肝脏放射性 / 注射放射性 × 100%）（liver radioactivity/injected radioactivity，LUR），并报道了预估的剩余 LUR 与术后肝功能显著相关，而不是预估的 FLR 体积与之相关 [68]。

在欧洲国家，使用 ^{99m}Tc– 美溴非林的肝胆闪烁造影法被用于评估肝脏的功能分布。de Graaf 等提出使用≤2.69%/（min · m^2）的值纳入公式作为 PHLF 的预测因子，公式为 ^{99m}Tc 标记的美溴非林在 FLR 中的摄取率（%/min）除体表面积（m^2）。

作者建议在 FLR 美溴非林摄取<2.69%/（min·m^2）时进行术前 PVE[69]。

还有一种更简单的评估 FLR 功能的方法是磁共振成像（magnetic resonance imaging，MRI），静脉注射的钆塞酸二钠（gadolinium ethoxybenzyl diethylenetriamine pentaacetic acid，Gd-EOB-DTPA）转运至肝细胞。FLR 肝胆期信号强度较未增强期增强可能是反映 FLR 功能的一个指标，进而可以预测 PHLF 的风险[70, 71]。Chuang 等报道，MRI 测量 Gd-EOB-DPTA 的剩余对比度增强比可以很好地预测术后肝衰竭[72]。Orimo 等引入标准化剩余肝摄取指数（standardized remnant hepatocellular uptake index，SrHUI），计算公式为 FLR 体积 ×［（肝胆期图像中剩余肝信号强度 / 肝胆期图像中脾脏信号强度）–1］/ 体表面积。作者报道，预测 PHLF 和 PHLF 分级≥B 级的 SrHUI 临界值分别为 0.313L/m^2 和 0.257L/m^2[73]。

结论

本文回顾了已报道的用于手术决策的各类肝功能评估工具。根据 ICG-R15 的安全标准，可以降低肝切除术后的并发症和死亡率。影像学的新进展使得精确的术前手术规划和 FLR 体积计算成为可能。通过结合影像学和肝功能的检测，可以实现更准确的术前手术规划，以避免 PHLF。

参考文献

[1] Imamura H, Seyama Y, Kokudo N, Maema A, Sugawara Y, Sano K, et al. One thousand fifty-six hepatectomies without mortality in 8 years. Arch Surg (Chicago, IL: 1960). 2003;138(11):1198-1206; discussion 1206.
[2] Virani S, Michaelson JS, Hutter MM, Lancaster RT, Warshaw AL, Henderson WG, et al. Morbidity and mortality after liver resec-tion: results of the patient safety in surgery study. J Am Coll Surg. 2007;204(6):1284-92.
[3] Dokmak S, Fteriche FS, Borscheid R, Cauchy F, Farges O, Belghiti J. 2012 Liver resections in the 21st century: we are far from zero mortality. HPB (Oxford). 2013;15(11):908-15.
[4] Kenjo A, Miyata H, Gotoh M, Kitagawa Y, Shimada M, Baba H, et al. Risk stratification of 7,732 hepatectomy cases in 2011 from the National Clinical Database for Japan. J Am Coll Surg. 2014;218(3):412-22.
[5] Adams RB, Aloia TA, Loyer E, Pawlik TM, Taouli B, Vauthey JN, et al. Selection for hepatic resection of colorectal liver metastases: expert consensus statement. HPB (Oxford). 2013;15(2):91-103.
[6] Cieslak KP, Runge JH, Heger M, Stoker J, Bennink RJ, van Gulik TM. New perspectives in the assessment of future remnant liver. Dig Surg. 2014;31(4-5):255-68.
[7] Shoup M, Gonen M, D'Angelica M, Jarnagin WR, DeMatteo RP, Schwartz LH, et al. Volumetric analysis predicts hepatic dysfunction in patients undergoing major liver resection. J Gastrointest Surg. 2003;7(3):325-30.
[8] Wigmore SJ, Redhead DN, Yan XJ, Casey J, Madhavan K, Dejong CH, et al. Virtual hepatic resection using three-dimensional reconstruction of helical computed tomography angioportograms. Ann Surg. 2001;233(2):221-6.
[9] Kokudo T, Hasegawa K, Uldry E, Matsuyama Y, Kaneko J, Akamatsu N, et al. A new formula for calculating standard liver volume for living donor liver transplantation without using body weight. J Hepatol. 2015;63(4):848-54.
[10] Mise Y, Hasegawa K, Satou S, Shindoh J, Miki K, Akamatsu N, et al. How has virtual hepatectomy changed the practice of liver surgery?: Experience of 1194 virtual hepatectomy before liver resection and living donor liver transplantation. Ann Surg. 2018;268(1):127-33.
[11] Paugam-Burtz C, Janny S, Delefosse D, Dahmani S, Dondero F, Mantz J, et al. Prospective validation of the "fifty-fifty" criteria as an early and accurate predictor of death after liver resection in intensive care unit patients. Ann Surg. 2009;249(1):124-8.
[12] Rahbari NN, Garden OJ, Padbury R, Brooke-Smith M, Crawford M, Adam R, et al. Posthepatectomy liver failure: a definition and grading by the International Study Group of Liver Surgery (ISGLS). Surgery. 2011;149(5):713-24.
[13] Balzan S, Belghiti J, Farges O, Ogata S, Sauvanet A, Delefosse D, et al. The "50-50 criteria" on postoperative day 5: an accurate predictor of liver failure and death after hepatectomy. Ann Surg. 2005;242(6):824-828, discussion 828-829.
[14] Mullen JT, Ribero D, Reddy SK, Donadon M, Zorzi D, Gautam S, et al. Hepatic insufficiency and mortality in 1,059 noncirrhotic patients undergoing major hepatectomy. J Am Coll Surg. 2007;204(5):854-862; discussion 862-854.
[15] Kishi Y, Vauthey JN. Issues to be considered to address the future liver remnant prior to major hepatectomy. Surg Today. 2020.
[16] Bruix J, Reig M, Sherman M. Evidence-based diagnosis, staging, and treatment of patients with hepatocellular carcinoma. Gastroenterology. 2016;150(4):835-53.
[17] Forner A, Llovet JM, Bruix J. Hepatocellular carcinoma. Lancet. 2012;379(9822):1245-55.
[18] Hidaka M, Takatsuki M, Soyama A, Tanaka T, Muraoka I, Hara T, et al. Intraoperative portal venous pressure and long-

term outcome after curative resection for hepatocellular carcinoma. Br J Surg. 2012;99(9):1284-9.

[19] Berzigotti A, Reig M, Abraldes JG, Bosch J, Bruix J. Portal hypertension and the outcome of surgery for hepatocellular carcinoma in compensated cirrhosis: a systematic review and meta-analysis. Hepatology. 2015;61(2):526-36.

[20] Kanematsu T, Furui J, Yanaga K, Okudaira S, Kamohara Y, Eguchi S. Measurement of portal venous pressure is useful for selecting the optimal type of resection in cirrhotic patients with hepatocellular carcinoma. Hepato-Gastroenterology. 2005;52(66):1828-31.

[21] European Association for the Study of the Liver. Electronic address eee, European Association for the Study of the L. EASL Clinical Practice Guidelines: Management of hepatocellular carcinoma. J Hepatol. 2018;69(1):182-236.

[22] Malinchoc M, Kamath PS, Gordon FD, Peine CJ, Rank J, ter Borg PC. A model to predict poor survival in patients undergoing transjugular intrahepatic portosystemic shunts. Hepatology. 2000;31(4):864-71.

[23] Freeman RB Jr, Wiesner RH, Harper A, McDiarmid SV, Lake J, Edwards E, et al. The new liver allocation system: moving toward evidence-based transplantation policy. Liver Transpl. 2002;8(9):851-8.

[24] Teh SH, Christein J, Donohue J, Que F, Kendrick M, Farnell M, et al. Hepatic resection of hepatocellular carcinoma in patients with cirrhosis: Model of End-Stage Liver Disease (MELD) score predicts perioperative mortality. J Gastrointest Surg. 2005;9(9):1207-1215; discussion 1215.

[25] Cucchetti A, Ercolani G, Cescon M, Ravaioli M, Zanello M, Del Gaudio M, et al. Recovery from liver failure after hepatectomy for hepatocellular carcinoma in cirrhosis: meaning of the model for end-stage liver disease. J Am Coll Surg. 2006;203(5):670-6.

[26] Citterio D, Facciorusso A, Sposito C, Rota R, Bhoori S, Mazzaferro V. Hierarchic interaction of factors associated with liver decompensation after resection for hepatocellular carcinoma. JAMA Surg. 2016;151(9):846-53.

[27] Schroeder RA, Marroquin CE, Bute BP, Khuri S, Henderson WG, Kuo PC. Predictive indices of morbidity and mortality after liver resection. Ann Surg. 2006;243(3):373-9.

[28] Kokudo T, Hasegawa K, Shirata C, Tanimoto M, Ishizawa T, Kaneko J, et al. Assessment of preoperative liver function for surgical decision making in patients with hepatocellular carcinoma. Liver Cancer. 2019;8(6):447-56.

[29] Maithel SK, Kneuertz PJ, Kooby DA, Scoggins CR, Weber SM, Martin RC, 2nd, et al. Importance of low preoperative platelet count in selecting patients for resection of hepatocellular carcinoma: a multi-institutional analysis. J Am Coll Surg. 2011;212(4):638-648; discussion 648-650.

[30] Tomimaru Y, Eguchi H, Gotoh K, Kawamoto K, Wada H, Asaoka T, et al. Platelet count is more useful for predicting posthepatectomy liver failure at surgery for hepatocellular carcinoma than indocyanine green clearance test. J Surg Oncol. 2016;113(5):565-9.

[31] Golriz M, Ghamarnejad O, Khajeh E, Sabagh M, Mieth M, Hoffmann K, et al. Preoperative thrombocytopenia may predict poor surgical outcome after extended hepatectomy. Can J Gastroenterol Hepatol. 2018;2018:1275720.

[32] Wai CT, Greenson JK, Fontana RJ, Kalbfleisch JD, Marrero JA, Conjeevaram HS, et al. A simple noninvasive index can predict both significant fibrosis and cirrhosis in patients with chronic hepatitis C. Hepatology. 2003;38(2):518-26.

[33] Ichikawa T, Uenishi T, Takemura S, Oba K, Ogawa M, Kodai S, et al. A simple, noninvasively determined index predicting hepatic failure following liver resection for hepatocellular carcinoma. J Hepato-Biliary-Pancreat Surg. 2009;16(1):42-8.

[34] Mai RY, Ye JZ, Long ZR, Shi XM, Bai T, Chen J, et al. Preoperative aspartate aminotransferase-to-platelet-ratio index as a predictor of posthepatectomy liver failure for resectable hepatocellular carcinoma. Cancer Manag Res. 2019;11:1401-14.

[35] Johnson PJ, Berhane S, Kagebayashi C, Satomura S, Teng M, Reeves HL, et al. Assessment of liver function in patients with hepatocellular carcinoma: a new evidence-based approach-the ALBI grade. J Clin Oncol. 2015;33(6):550-8.

[36] Zou H, Wen Y, Yuan K, Miao XY, Xiong L, Liu KJ. Combining albumin-bilirubin score with future liver remnant predicts post-hepatectomy liver failure in HBV-associated HCC patients. Liver Int. 2018;38(3):494-502.

[37] de Graaf W, Hausler S, Heger M, van Ginhoven TM, van Cappellen G, Bennink RJ, et al. Transporters involved in the hepatic uptake of (99m)Tc-mebrofenin and indocyanine green. J Hepatol. 2011;54(4):738-45.

[38] Paumgartner G. The handling of indocyanine green by the liver. Schweiz Med Wochenschr. 1975;105(17 Suppl):1-30.

[39] Iimuro Y. ICG clearance test and 99mTc-GSA SPECT/CT fusion images. Visc Med. 2017;33(6):449-54.

[40] Makuuchi M, Kosuge T, Takayama T, Yamazaki S, Kakazu T, Miyagawa S, et al. Surgery for small liver cancers. Semin Surg Oncol. 1993;9(4):298-304.

[41] Seyama Y, Kokudo N. Assessment of liver function for safe hepatic resection. Hepatol Res. 2009;39(2):107-16.

[42] Kokudo T, Hasegawa K, Amikura K, Uldry E, Shirata C, Yamaguchi T, et al. Assessment of preoperative liver function in patients with hepatocellular carcinoma - The Albumin-Indocyanine Green Evaluation (ALICE) grade. PLoS One. 2016;11(7):e0159530.

[43] Shirata C, Kokudo T, Arita J, Akamatsu N, Kaneko J, Sakamoto Y, et al. Albumin-Indocyanine Green Evaluation (ALICE) grade combined with portal hypertension to predict post-hepatectomy liver failure. Hepatol Res. 2019;49(8):942-9.

[44] Yoshimoto T, Eguchi S, Natsuda K, Hidaka M, Adachi T, Ono S, et al. Relationship between various hepatic function scores and the formation of esophageal varices in patients with HIV/hepatitis C virus co-infection due to contaminated blood products for hemophilia. Hepatol Res. 2019;49(2):147-52.

[45] Uesaka K, Nimura Y, Nagino M. Changes in hepatic lobar function after right portal vein embolization. An appraisal by biliary indocyanine green excretion. Ann Surg. 1996;223(1):77-83.

[46] Haegele S, Reiter S, Wanek D, Offensperger F, Pereyra D, Stremitzer S, et al. Perioperative non-invasive indocyanine green-clearance testing to predict postoperative outcome after liver resection. PLoS One. 2016;11(11):e0165481.

[47] Imamura H, Sano K, Sugawara Y, Kokudo N, Makuuchi

M. Assessment of hepatic reserve for indication of hepatic resection: decision tree incorporating indocyanine green test. J Hepato-Biliary-Pancreat Surg. 2005;12(1):16-22.
[48] Hanai T, Shiraki M, Ohnishi S, Miyazaki T, Ideta T, Kochi T, et al. Impact of serum glycosylated Wisteria floribunda agglutinin positive Mac-2 binding protein levels on liver functional reserves and mortality in patients with liver cirrhosis. Hepatol Res. 2015;45(11):1083-90.
[49] Yamasaki K, Tateyama M, Abiru S, Komori A, Nagaoka S, Saeki A, et al. Elevated serum levels of Wisteria floribunda agglutinin-positive human Mac-2 binding protein predict the development of hepatocellular carcinoma in hepatitis C patients. Hepatology. 2014;60(5):1563-70.
[50] Okuda Y, Taura K, Yoshino K, Ikeno Y, Nishio T, Yamamoto G, et al. Usefulness of Mac-2 binding protein glycosylation isomer for prediction of posthepatectomy liver failure in patients with hepatocellular carcinoma. Ann Surg. 2017;265(6):1201-8.
[51] Ashwell G, Morell A. The dual role of sialic acid in the hepatic recognition and catabolism of serum glycoproteins. Biochem Soc Symp. 1974;40:117-24.
[52] Kudo M, Todo A, Ikekubo K, Yamamoto K, Vera DR, Stadalnik RC. Quantitative assessment of hepatocellular function through in vivo radioreceptor imaging with technetium 99m galactosyl human serum albumin. Hepatology. 1993;17(5):814-9.
[53] Mimura T, Hamazaki K, Sakai H, Tanaka N, Mimura H. Evaluation of hepatic functional reserve in rats with obstructive jaundice by asyaloglycoprotein receptor. Hepato-Gastroenterology. 2001;48(39):777-82.
[54] Kudo M, Todo A, Ikekubo K, Hino M, Yonekura Y, Yamamoto K, et al. Functional hepatic imaging with receptor-binding radiopharmaceutical: clinical potential as a measure of functioning hepatocyte mass. Gastroenterol Jpn. 1991;26(6):734-41.
[55] Kudo M, Todo A, Ikekubo K, Hino M. Receptor index via hepatic asialoglycoprotein receptor imaging: correlation with chronic hepatocellular damage. Am J Gastroenterol. 1992;87(7):865-70.
[56] Kamohara Y, Takatsuki M, Hidaka M, Soyama A, Kanematsu T, Eguchi S. 99mTc-Galactosyl sialyl albumin (GSA) scintigram adjusts hepatic resection range in ICG based estimation. Hepato-Gastroenterology. 2011; 58(112): 2058-61.
[57] Krishnamurthy S, Krishnamurthy GT. Technetium-99m-iminodiacetic acid organic anions: review of biokinetics and clinical application in hepatology. Hepatology. 1989;9(1):139-53.
[58] Kishi Y, Abdalla EK, Chun YS, Zorzi D, Madoff DC, Wallace MJ, et al. Three hundred and one consecutive extended right hepatectomies: evaluation of outcome based on systematic liver volumetry. Ann Surg. 2009;250(4):540-8.
[59] Truant S, Boleslawski E, Sergent G, Leteurtre E, Duhamel A, Hebbar M, et al. Liver function following extended hepatectomy can be accurately predicted using remnant liver volume to body weight ratio. World J Surg. 2015;39(5):1193-201.
[60] Truant S, Oberlin O, Sergent G, Lebuffe G, Gambiez L, Ernst O, et al. Remnant liver volume to body weight ratio > or =0.5%: a new cut-off to estimate postoperative risks after extended resection in noncirrhotic liver. J Am Coll Surg. 2007;204(1):22-33.
[61] Schindl MJ, Redhead DN, Fearon KC, Garden OJ, Wigmore SJ, Edinburgh Liver S, et al. The value of residual liver volume as a predictor of hepatic dysfunction and infection after major liver resection. Gut. 2005;54(2):289-96.
[62] Ferrero A, Vigano L, Polastri R, Muratore A, Eminefendic H, Regge D, et al. Postoperative liver dysfunction and future remnant liver: where is the limit? Results of a prospective study. World J Surg. 2007;31(8):1643-51.
[63] Nagino M, Kamiya J, Nishio H, Ebata T, Arai T, Nimura Y. Two hundred forty consecutive portal vein embolizations before extended hepatectomy for biliary cancer: surgical outcome and long-term follow-up. Ann Surg. 2006;243(3):364-72.
[64] Akaki S, Mitsumori A, Kanazawa S, Togami I, Takeda Y, Hiraki Y. Lobar decrease in 99mTc-GSA accumulation in hilar cholangiocarcinoma. J Nucl Med. 1999;40(3):394-8.
[65] Sugahara K, Togashi H, Takahashi K, Onodera Y, Sanjo M, Misawa K, et al. Separate analysis of asialoglycoprotein receptors in the right and left hepatic lobes using Tc-GSA SPECT. Hepatology. 2003;38(6):1401-9.
[66] Imaeda T, Kanematsu M, Asada S, Seki M, Doi H, Saji S. Utility of Tc-99m GSA SPECT imaging in estimation of functional volume of liver segments in health and liver diseases. Clin Nucl Med. 1995;20(4):322-8.
[67] Kwon AH, Matsui Y, Kaibori M, Ha-Kawa SK. Preoperative regional maximal removal rate of technetium-99m-galactosyl human serum albumin (GSA-Rmax) is useful for judging the safety of hepatic resection. Surgery. 2006;140(3):379-86.
[68] Iimuro Y, Kashiwagi T, Yamanaka J, Hirano T, Saito S, Sugimoto T, et al. Preoperative estimation of asialoglycoprotein receptor expression in the remnant liver from CT/99mTc-GSA SPECT fusion images correlates well with postoperative liver function parameters. J Hepatobiliary Pancreat Sci. 2010;17(5):673-81.
[69] de Graaf W, van Lienden KP, Dinant S, Roelofs JJ, Busch OR, Gouma DJ, et al. Assessment of future remnant liver function using hepatobiliary scintigraphy in patients undergoing major liver resection. J Gastrointest Surg. 2010;14(2):369-78.
[70] Asenbaum U, Kaczirek K, Ba-Ssalamah A, Ringl H, Schwarz C, Waneck F, et al. Post-hepatectomy liver failure after major hepatic surgery: not only size matters. Eur Radiol. 2018;28(11):4748-56.
[71] Kim DK, Choi JI, Choi MH, Park MY, Lee YJ, Rha SE, et al. Prediction of posthepatectomy liver failure: MRI with hepatocyte-specific contrast agent versus indocyanine green clearance test. AJR Am J Roentgenol. 2018;211(3):580-7.
[72] Chuang YH, Ou HY, Lazo MZ, Chen CL, Chen MH, Weng CC, et al. Predicting post-hepatectomy liver failure by combined volumetric, functional MR image and laboratory analysis. Liver Int. 2018;38(5):868-74.
[73] Orimo T, Kamiyama T, Kamachi H, Shimada S, Nagatsu A, Asahi Y, et al. Predictive value of gadoxetic acid enhanced magnetic resonance imaging for posthepatectomy liver failure after a major hepatectomy. J Hepatobiliary Pancreat Sci. 2020;27(8):531-40.

第5章　肝胆胰疾病的手术治疗

Surgical Approach to Pancreas, Liver, Biliary Physiologic Impairment

Alexandra W. Acher　Amir A. Rahnemai-Azar　Sharon M. Weber　Timothy M. Pawlik　著

摘要

肝胆疾病的多学科管理包括良性和恶性病变的治疗。肝脏良性病变可分为非感染性病变和感染性病变。最常见的感染性病变包括脓肿、寄生虫、真菌和肉芽肿性疾病。而最常见的非感染性原发性肝良性病变包括单纯肝囊肿、肝血管瘤、局灶性结节增生、肝腺瘤和胆道囊腺瘤。最常见的肝脏恶性肿瘤包括非肝脏原发的转移性恶性肿瘤，其次是肝细胞癌、肝内胆管癌和较罕见的肝血管肉瘤。肝脏恶性肿瘤的治疗应依靠内科和放射肿瘤学家、介入放射学家、病理学家和肝胆外科医生之间的多学科合作。对于治疗计划至关重要的是，能够根据患者的疾病负担、合并症和肝功能贮备，将内外科治疗选择结合起来。本文就肝胆良恶性疾病的病理生理学及手术治疗策略进行综述。

一、良性肝病：病理生理学和手术治疗适应证

良性肝脏病变可分为非感染性病变和感染性病变。最常见的感染性病变包括脓肿（化脓性、阿米巴脓肿）、寄生虫病（细粒棘球绦虫或包虫病、多房棘球绦虫、血吸虫病）、真菌病（念珠菌病、隐球菌）和肉芽肿病（结核、组织胞浆菌病）[1]。根据病因和症状的不同，感染性病变的治疗方法主要是药物治疗，有时辅以经皮引流治疗，但很少进行手术干预。因此，本部分着重于非感染性病变的病理生理学和手术策略。而最常见的非感染性原发性肝良性病变包括单纯肝囊肿、肝血管瘤、局灶性结节增生、肝腺瘤和胆道囊腺瘤。

（一）血管瘤

肝血管瘤是肝动脉供血的良性血管病变，可包含较厚的纤维间隔和内部血栓[2, 3]。肝血管瘤可为单发或多灶性，直径从几毫米到20cm以上不等。虽然有观察到血管瘤在妊娠和补充雌激素时生长，但针对性的研究亦未证明雌激素增多状态与血管瘤发病率或生长之间存在关联[4, 5]。血管瘤被认为是先天性肝内血管形成失调的结果，其大小很少增大，但常常因为血管扩张或膨胀继发性增大，而不是血管肥大或增生[2, 3]。虽然血管瘤是高度血管性病变，但由于其壁厚和内部分隔，其自发性出血或破裂的风险很低；随着时间的推移，大多数患者没有症状[2, 3]。

患者治疗应当以症状影响患者生活质量的程度为指导。彻底的评估需排除其他病因的症状。对于无症状或轻微症状的病变，没有手术干预或定期监测的指征。对于症状明显的健康者，根据肿瘤的大小和位置，可以通过腹腔镜或开放式肿瘤摘除、楔形切除及常规的肝脏切除来进行治疗。尽管相关数据仅限于少数病例报道，巨大血管瘤和弥漫性多灶性肝血管瘤也可进行肝移植[6]。对于不适合手术治疗的有症状患者，可采用放疗和动脉栓塞治疗，但两者均为仅在短期有疗效且只能作为改善生活质量的姑息性治疗[7–9]。

（二）局灶性结节增生

局灶性结节增生（focal nodular hyperplasia，FNH）源于肝细胞和胆管细胞过度增殖，是先天性动静脉畸形的局部细胞反应[4]。虽然 FNH 病变可能是雌激素受体阳性，但雌激素升高状态（妊娠或使用雌激素）不会增加 FNH 病变的发生率或大小[10]。在轴向成像上，FNH 常表现为中心星状瘢痕，但这种病理特征也可能不存在（图 5–1）[4]。有趣的是，星状瘢痕的形成是继发于动静脉畸形中固有的过量含氧血液引起的氧化应激，激活了星状细胞，这也是肝纤维化的主要驱动因素[11]。

由于 FNH 是良性、大部分无症状和非进展性的，FNH 的治疗是以观察为基础，很少推荐手术。

（三）单纯性肝囊肿

单纯性囊肿壁薄，内衬立方上皮，可包含隔膜。单纯性肝囊肿直径可在 1～20cm 以上，并且很少有症状。单纯性囊肿被认为是先天形成的，当肝小胆管未能与发育中的相邻胆道系统汇合，随着时间的推移，可发生扩张，继而上皮性的囊壁分泌囊液成为伴有黄色浆液性囊液的囊肿[12, 13]。

治疗方案包括观察、抽液联合或不联合硬化治疗、囊肿开窗术或手术切除[14, 15]。抽液（± 硬化治疗）复发率高，因此在需手术治疗患者中大部分已被囊肿开窗术所取代[14]。肝囊腺瘤虽然罕见，但在轴向成像上与单纯肝囊肿难以区分，而囊腺瘤由于其具有浸润性癌的相关风险是需要切除的[16]。因此，囊肿开窗术是大的外周性囊肿或有症状囊肿的明确治疗方法，因为术中可活检或行细胞学检查，当发现囊腺瘤或囊腺癌时可及时调整手术计划。囊肿开窗术可以用腹腔镜或开放性方法安全地进行。腹腔镜下囊肿开窗术与开放式开窗术相比，复发率相当，围术期发病率较低，但因囊肿位置的不同，开放式手术可能有助于更彻底的开窗术[17–19]。对于复发性囊肿，开放手术也是首选。

（四）肝腺瘤

肝腺瘤是一种罕见、柔软、界限清晰并以肝细胞为主的肿瘤，由肝动脉来源的小动脉供血，表现为单发或多灶性病变。肝腺瘤通常被认为是良性病变，但也有可能有恶变趋势。孤立性腺瘤与性别为女、口服避孕药、肥胖、饮酒和合成代谢类固醇有关[20, 21]。与之相反，肝腺瘤病（＞10 个病灶）可与糖原贮积症相关[20, 22]。高达 20% 的病变发生腺瘤破裂和出血，并与肿瘤体积增大（4～5cm）、外生型和外周肿瘤位置、肿瘤位于左外叶和轴向成像上明显的供血动脉有关[23]。其发生恶变仅与某些亚型相关，总的发生率约为 4%[24, 25]。虽然肝腺瘤在常规成像方式上难以与 FNH 和肝细胞癌区分，但 Gd-EOB-DTPA 增强 MRI 的使用将诊断灵敏度从 50% 提高到 96%，能够更准确地对这些肿瘤进行鉴别[26, 27]。小病灶（＜2cm）仍难以鉴别，因而活检可能对一些患者有必要。鉴于肝腺瘤的每一亚型有不同程度的恶性潜能，活检的临床获益随着肝腺瘤的突变分型而增加[28]。

第一种肝腺瘤亚型与 *TCF*1 基因突变相关且最常见，*TCF1* 基因编码肝细胞核因子 1α（hepatocyte nuclear factor-1 alpha，HNF-1α）， 即一种参与肝细胞自稳、代谢和细胞分化的转录因子。该突变使 HNF-1α 失活，导致非调节细胞分化[25, 29]。HNF-1α 亚型腺瘤表现为脂肪变性，发生恶变的频率为 7%[25, 30]。第二种亚型源于 *CTNNB1* 基因的激活突变，该基因编码转录共调节蛋白 β– 连环蛋白，即一种促进 c-Myc 和 CycinD-1 癌基因的转录共调解蛋白[25, 30, 31]。β–连环蛋白亚型腺瘤具有假腺管型细胞，并伴有一

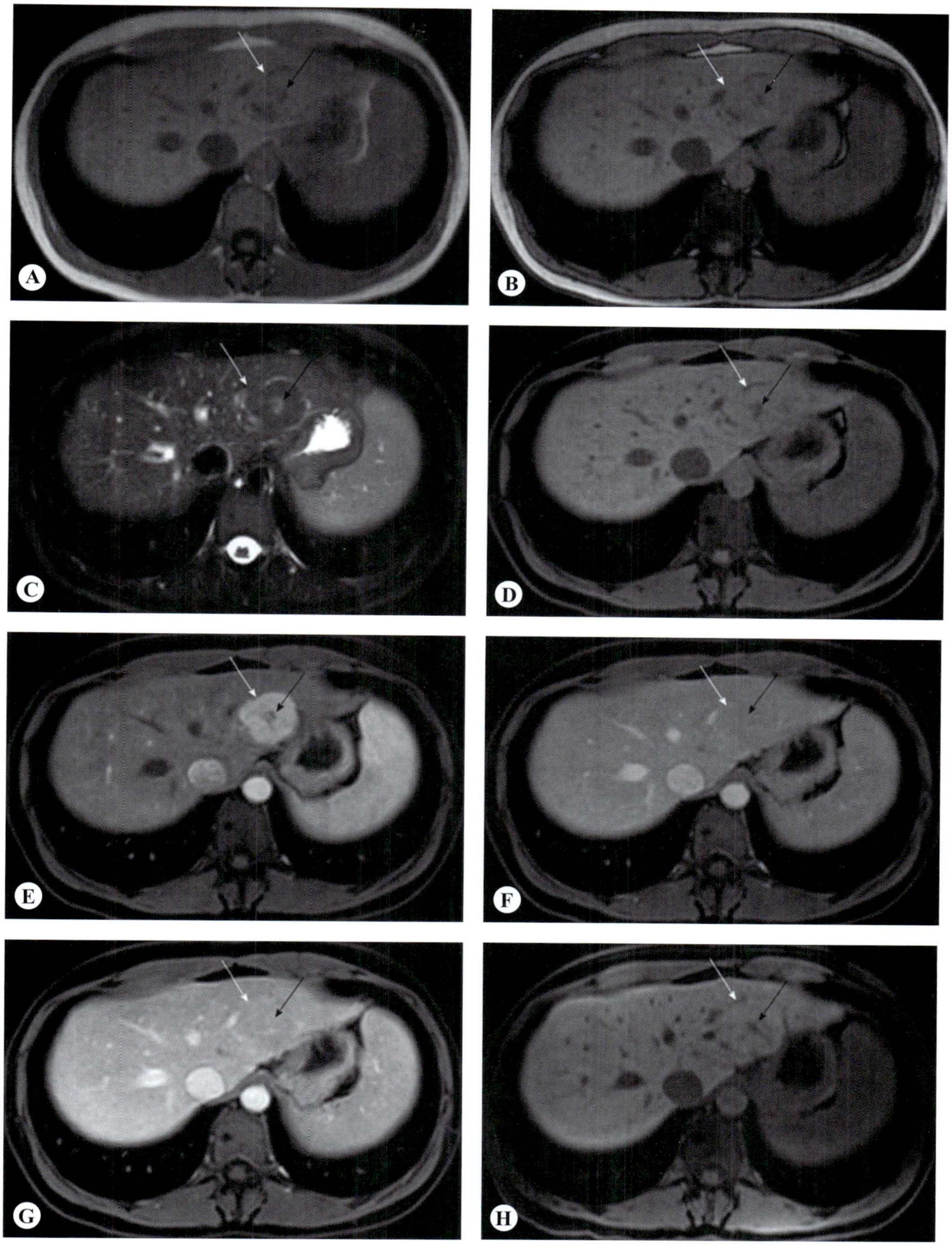

▲ 图 5-1　星形瘢痕与局灶性结节增生：GRE T_1WI 的同相位（A）和反相位（B），FSE T_2WI 压脂（C），肝细胞特异性对比剂（Eovist）压脂 3D-GRE T_1WI 平扫（D）和增强后，动脉期（E），门静脉期（F），平衡期（G），肝胆期（H）

肝左叶病变（白箭，A 至 H），在平扫期 T_1WI（A、B 和 D）和 T_2WI（C）上显示与周围肝脏相比信号等强。病灶还显示中央瘢痕（黑箭，A 至 H），在 T_1WI 上为低信号（A、B 和 D），在 T_2WI 上为高信号（C）。早期增强后图像显示病灶均匀强化（E），之后背景肝实质呈等强度（F 和 G）。中央瘢痕的进行性强化可在延迟造影后图像上显示（G）。在肝胆期，在给予肝细胞特异性对比剂 20min 后，病灶显示摄取对比剂，与周围肝实质相比，呈轻度高信号。而中央瘢痕没有肝细胞，因此无对比剂摄取，与肝脏及病变等其他部分相比，中央瘢痕显示为更低信号。GRE. 梯度回波；FSE. 快速自旋回波；T_1WI. T_1 加权像；T_2WI. T_2 加权像

些细胞学异常，恶变频率为 46%[25, 30]。第三种亚型与多种癌基因突变相关，导致 IL-6 炎症通路不受控制地激活。炎症型肝腺瘤被定义为炎症性浸润和营养不良的血管，未表现出恶性潜能[25, 30]。第四种亚型，称为未分类亚型，与突变或炎症无关。未分类亚型没有明显的脂肪变性、细胞学异常或炎症浸润，但由堆积的肝细胞组成，恶变的频率为 13%[25, 30]。最后一种亚型，被称为 Sonic Hedgehog 亚型，由参与脂质代谢和肝脏再生的 Sonic Hedgehog 通路激活引起。该亚型与肥胖相关，虽然它没有增加恶性潜能，但与出血高风险相关[25]。除上述亚型外，男性和肿瘤大小（＞5cm）亦与恶变风险增加相关[32, 33]。

鉴于亚型和临床表现的多样性，肝腺瘤的治疗策略必须权衡患者的性别和合并症、外源性雌激素或雄激素暴露、基因亚型、肿瘤大小和手术固有的风险等。考虑到男性患者恶变的风险增加，建议停用雄激素并手术切除治疗作为一线治疗[24, 25, 34]。对于肿瘤＜5cm 的女性患者，初始保守治疗可包括停止任何外源性雌激素或雄激素治疗，减轻体重，并进行 6～12 个月的影像学监测[34]。停用口服避孕药以后，高达 79% 的患者发生肿瘤消退[35]。对于激素停用后肿瘤进展或肿瘤＞5cm 的女性患者，推荐手术切除为一线治疗方法[34]。微波消融可作为替代手术切除治疗的选项[36, 37]。随着对某些肝腺瘤亚型恶性潜能的深入了解，许多临床医生主张手术切除 β- 连环蛋白亚型腺瘤，无论其大小，而炎症亚型或 HFN-1α 亚型可以更保守地处理[25, 34]。

如果患者表现为腺瘤破裂和出血，可行经动脉栓塞术（transarterial embolization，TAE）栓塞供血血管。大多数活动性出血的患者破裂部位得以栓塞并稳定下来。TAE 后的肿瘤完全消退率为 10%，部分消退率可接近 75%[38]。然而，手术切除往往是最好的治疗[38]。

（五）胆管囊腺瘤及囊腺癌

胆管囊腺瘤是由胆道柱状上皮细胞组成的罕见的多室囊性肿瘤。有趣的是，其中也可能存在纺锤形和卵巢样间质细胞，可有助于了解其他不明确的病因[39]。这些病变多与肝内胆道系统相关，部位以左肝为主[39]。胆管囊腺瘤是一种生长缓慢的病变，大小不一，影像学上难以与单纯肝囊肿或胆管囊腺癌区分[39]。最终的病理报告发现，10% 的囊腺瘤实际为胆管囊腺癌[39]。

囊腺瘤的治疗方法历经了开窗术、楔形切除及正规的肝切除术。然而，目前的标准治疗是进行囊肿摘除或传统的肝脏切除术，以降低复发率和囊腺癌的风险[40]。囊肿开窗的复发率为 49%，部分肝切除术 / 去核术为 15%，传统肝切除术为 10%[39]。与复发风险增加相关的其他因素包括 R_1/R_2 切除、纺锤形和卵巢样间质细胞（存在于高达 90% 的胆道囊腺瘤中）[39]。如果最终病理检查发现为胆管囊腺癌，只要患者合并症、囊肿位置和未来剩余肝体积等因素符合指征，可以考虑传统的肝切除术。术前胆道囊腺瘤与囊腺癌的鉴别尤其重要，因为轴向成像方式（CT 或 MRI）的灵敏度（80%）和特异度（21%）相对不高[39]。拟行部分肝切除术或囊腺瘤摘除时，外科医生应告知患者，如果病理检查发现囊腺癌，则可能需要进行传统的肝切除术。

二、恶性肝脏疾病：病理生理及手术指征

最常见的肝脏恶性肿瘤包括非肝原发转移性病变，其次是肝细胞癌、肝内胆管癌和较罕见的肝血管肉瘤。肝脏恶性肿瘤的治疗方法应该基于内科和放疗、介入放射、病理和肝胆外科之间的多学科合作。治疗方法最关键的重点是，能够根据患者的疾病负担、合并症、肝功能储备和 FLR 将手术和药物的选择结合起来。通常情况下，肝脏功能正常患者的 FLR 应＞20%，肝纤维化或脂肪性肝病患者的 FLR 应≥30%，肝硬化患者的 FLR 应≥40%[41]。然而，切除的范围也应根据患者的年龄、功能状态和对所有新辅助治疗的反应来进行评估，因为这些因素是已知影响肝切除术后结局的因素[41, 42]。肝功能可通过 Child-Pugh 或 MELD 评分系统进行评估[43, 44]。

（一）肝细胞癌

肝细胞癌（HCC）是最常见的原发性肝脏恶性肿瘤。其发病率因地区而异，在乙型肝

炎流行地区（即撒哈拉以南非洲、东亚、地中海国家）发病率较高。在全球范围内，非活动性 HBV 携带者发生 HCC 的平均 5 年累积风险为 0.1%～0.3%，慢性乙型肝炎病毒（hepatitis B virus，HBV）患者为 0.6%～2.4%，慢性 HBV 和肝硬化患者为 10%～15%[46]。然而，在 HBV 的流行地区，这种风险更高[46]。易发生 HCC 的其他致病因素包括肝硬化的慢性丙型肝炎感染（北美和南美最常见的病因）、伴有肝硬化的酒精性肝病、非酒精性脂肪性肝病、毒素暴露（黄曲霉毒素、聚氯乙烯、氯化物）和伴有肝硬化的非酒精性脂肪性肝炎[45]。所有这些情况的共同点是慢性肝内炎症状态（主要通过 IL-6 炎症途径介导），而炎症被认为可以促进肝细胞的异常增生和恶变[45]。此外，潜在的炎症和基因突变之间可能存在协同和致癌关系，加剧了 HCC 的风险[47]。最常见的肝癌致癌基因突变的例子包括端粒酶逆转录酶（telomerase reverse transcriptase，TERT）启动子基因、编码 β- 连环蛋白的 *CTNNB1* 和编码抑癌蛋白 p53 的 *TP53*[47, 48]。

HCC 的治疗较为复杂，需要包括内科和放疗、介入放射、病理和肝胆外科医生的多学科联合诊疗。肝功能评估和疾病分期对术前准备至关重要，并具有非常重要的预后意义，应结合手术风险和患者的治疗目标一道权衡。肝功能可通过 Child-Pugh 或 MELD 评分系统进行评估。巴塞罗那临床肝癌（Barcelona Clinic Liver Cancer，BCLC）分期系统是最常用的指导治疗策略的工具之一，该系统综合了肿瘤的分期、肝功能和患者的功能状态进行，同时纳入了每种治疗方法的预后（图 5-2）[49]。总的来说，极早期和早期的 HCC 可以考虑进行肿瘤消融、切除或移植。根据临床实践，米兰或加州大学旧金山分校（University of California San Francisco，UCSF）标准可用于指导基于肿瘤数量和大小的肝移植受体选择（表 5-1）[50]。BCLC 中期推荐化疗栓塞，晚期患者可参加全身治疗临床试验[49]（目前已有系统治疗的更新，具体可参考最新的 BCLC 指南及中国原发性肝癌诊疗指南 2024 版）。尽管一些 BCLC 中期 HCC 患者也可能需要手术切除。在拟手术患者中，门静脉栓塞可用于在肿瘤切除前诱导对侧肝增生肥大。^{90}Y 内放射治疗可用于治疗原发肿瘤并诱导对侧肝增大，以达到最终行肿瘤切除的治疗目的。尽管有这些治疗策略，中晚期 HCC 的 3 年生存率仅为 20%～40%[49]。

（二）转移性肿瘤

肝脏是多种原发癌转移扩散的常见部位。大多数肝转移癌源于胃肠道（70%～75%），近 50% 起源于结肠或直肠[51]。此外，其他常见的癌症来源包括胃癌、胰腺癌、胆管癌、乳腺癌、皮肤癌和肺癌。肝转移瘤切除最常见指征是结直肠癌肝转移。在适合手术治疗的结直肠癌肝转移患者中，完全切除转移瘤与生存获益相关[52–59]。适当地选择原发于胰腺或胃肠道的神经内分泌肿瘤的肝转移患者进行肝转瘤手术，也可能获益[60]。支持乳腺癌其他转移性病变肝切除的数据正在不断积累，因而可以考虑对经过适当选择的该类患者进行肝切除术[61]。

（三）肝内胆管癌

肝内胆管癌（intrahepatic cholangiocarcinoma，ICC）较为罕见，主要是起源于在肝内胆管树内壁胆管细胞的恶变（图 5-3）[62]。ICC 虽然本质上是胆道源性的，但被定义是原发性肝癌[62]。原发性硬化性胆管炎、胆总管囊肿、慢性乙型或丙型肝炎感染、肝硬化、脂肪性肝病、毒物暴露（石棉）、寄生虫感染、肥胖和糖尿病与 ICC 发生风险的增加相关[63]。与 HCC 相似，ICC 被认为是慢性炎症和基因变异之间协同作用的结果。相关突变包括：*KRAS* 基因即编码 RAS/MAPK 通路 K-Ras 信号蛋白的基因，该蛋白对细胞增殖和分化至关重要；编码肿瘤抑制蛋白 P53 的 *TP53*；编码异枸橼酸脱氢酶的 *IDH1* 基因，异枸橼酸脱氢酶是 NADPH 依赖性细胞代谢和活性氧螯合的关键酶[64]。其他细胞信号通路，包括 Hedgehog（前述与肝腺瘤亚型相关）和 WNT/β- 连环蛋白（前述与肝腺瘤亚型恶性潜能和 HCC 相关）也发生了改变[64]。与 HCC 中一样，IL-6 可能在慢性炎症状态和基因改变中及促进胆管细胞恶性转化方面发挥重要作用[64]。

手术切除是治疗 ICC 患者的唯一治愈性选

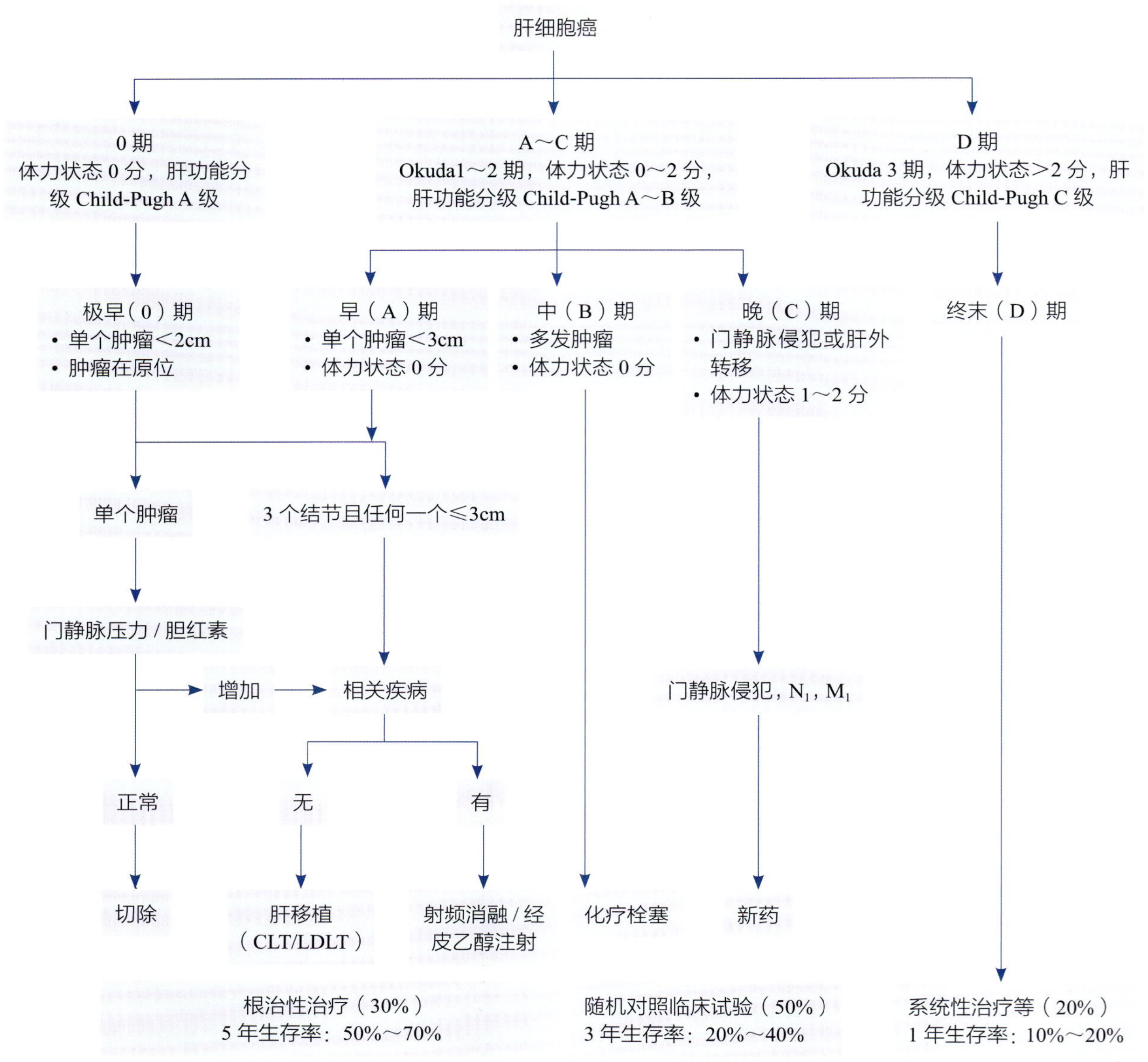

▲ **图 5-2　BCLC 分期及治疗方案**

CLT/LDLT. 尸体 / 活体肝移植

表 5-1　肝细胞癌肝移植的米兰和 UCSF 标准

米兰标准	UCSF 标准
单个肿瘤＜5cm 或者 1～3 个肿瘤，每个＜3cm	单个肿瘤＜6.5cm 或者 1～3 个肿瘤，每个＜4.5cm 或者 肿瘤直径总和＜8cm

择。不幸的是，大多数晚期患者不能接受根治性切除。切除的禁忌证包括肝外病变、左右肝多发或多中心肿瘤及淋巴结转移[65]。与 HCC 一样，随着肿瘤生物学标志物的发现，肿瘤生物学研究可能在帮助识别最有可能从手术中受益的患者方面发挥越来越大的作用，无疑将改变 HCC 的外科治疗现状[66]。

（四）肝血管肉瘤

肝血管肉瘤是一种罕见但具有侵袭性的血管

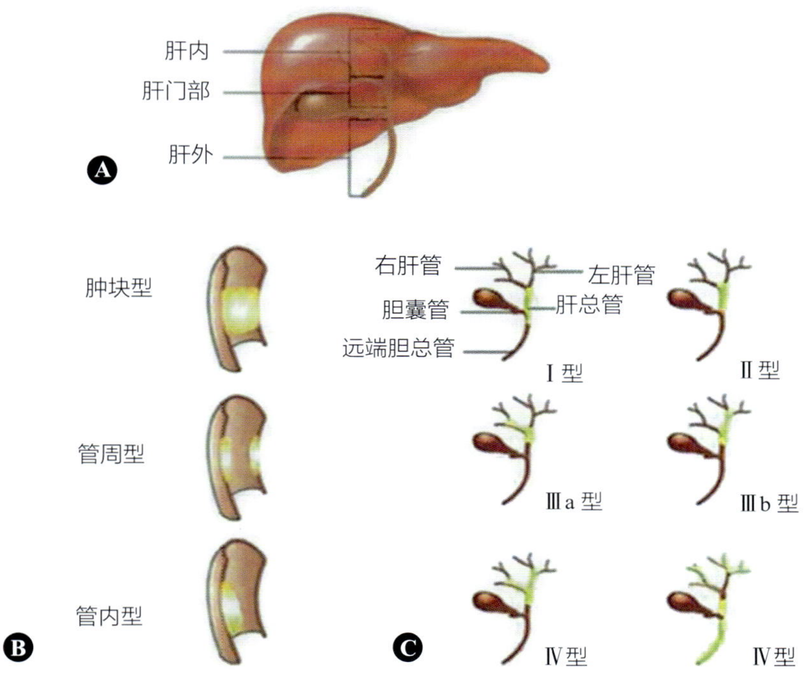

▲ 图 5-3　胆管癌的解剖分型

A. 胆管癌的分类可根据解剖位置，分为肝内型、肝门型或肝外型；B. 非肝门病变可表现为肿块型、管周型或管内型；C. 肝门部病变的 Bismuth 分型。Ⅰ型胆管癌仅累及肝总管；Ⅱ型胆管癌累及肝总管及左右肝管汇合处；Ⅲa 型和Ⅲb 型胆管癌分别累及肝总管和右肝管或左肝管；Ⅳ型胆管癌累及胆道汇合处，延伸至左右肝管或肝内胆管多个部位

性肿瘤，可表现为伴卫星病变的实性单发或弥漫浸润性肿块。这些肿瘤由血管内皮细胞恶变而成且易出血。该病的发病机制尚不清楚，但 25% 可能是由于血色素沉着症或以前接触过二氧化钍、砷类杀虫剂或氯乙烯 [67]。大多数患者可出现转移性疾病，并在发病后 6 个月内死亡；不幸的是，即使是接受治疗的患者，3 年生存率也只有 3%[67]。

肝移植和肝切除术都是潜在的治疗方案。然而，鉴于肝移植的高复发率和死亡率该已被去除。早期患者可行肝脏切除术，但复发的可能性同样极大。经导管动脉化疗栓塞术亦报道用于出血患者的姑息治疗 [67]。

三、良性胆道疾病：病理生理及手术指征

最常见的肝外良性胆道疾病包括急性或慢性结石性胆囊炎、无结石性胆囊炎、胆道运动障碍、胆道结石病、逆行性胆管炎、胆石性胰腺炎和 Oddi 括约肌功能障碍。不常见但同样具有潜在病变可能的包括胆总管囊肿和良性胆道狭窄等。

结石性胆囊炎、胆总管结石、逆行性胆管炎、胆源性胰腺炎都是胆结石的潜在并发症。胆结石继发于胆汁的三种成分（磷脂、胆盐和胆固醇）的不平衡，其成分主要是胆固醇结石（70%）或胆色素结石（30%）。与促溶性磷脂和胆盐相比，胆固醇的相对过剩会导致胆固醇结晶，继而形成胆固醇结石 [68]。胆囊和胆管上皮细胞分泌黏液糖蛋白、结合脂质和胆色素，而胆囊动力减弱，催化了胆固醇结石的沉淀 [68, 69]。胆色素结石可以是黑色或棕色；一些溶血性疾病（镰状细胞贫血、遗传性球形红细胞增多症、吉尔伯特综合征）时，胆红素聚合物结合黏液糖蛋白后，产生黑色色素结石在胆囊腔内沉淀 [68, 70]。棕色结石继发于细菌副产物，是由于细菌副产物增加了未结合胆红素的浓度，后者再与钙结合形成结石 [68, 70]。

（一）急性结石性胆囊炎

急性结石性胆囊炎是一种胆囊炎症，最常见的原因是位于漏斗部或胆囊管的结石导致出口阻塞[71]。胆囊管出口梗阻导致胆囊膨胀、囊壁水肿和炎症，导致血管充血，如果不及时治疗，则发展为胆囊壁坏死和胆囊底穿孔。20% 的急性胆囊炎患者发生胆汁细菌定植[72]，少数患者（＜10%）发生菌血症，但与死亡率增加有关[73]。在 87% 的菌血症患者中，鉴定出单一的细菌分离物，最常见的是大肠杆菌或肺炎克雷伯菌[73]。

东京指南可用于评估胆囊炎严重程度和预测 30 天死亡率，并有助于综合患者的症状、合并症及治疗目标来指导治疗方案[74]。对于需要手术的患者，标准的治疗手段是紧急腹腔镜胆囊切除术，做或不做术中胆管造影，造影是为了验证胆道解剖结构并确保胆总管畅通。有证据表明安全地造影可以降低胆管损伤的风险[75]。术中要游离肝囊三角的脂肪和纤维组织，并从胆囊板上解剖胆囊的下 1/3，可观察到只有两个结构，即胆囊管和胆囊动脉连接胆囊[76]。如果周围炎症严重导致无法安全游离胆囊三角，则需要转开腹[75, 77]。转为开放式手术的影响因素包括：男性、肥胖、白细胞增多、血清胆红素升高和既往手术史[78–80]。如果不能达到安全要求，则可以进行胆囊开窗及次全切除术或次全胆囊切除重建术[81]。胆囊开窗次全切除术包括切除腹侧胆囊，原位保留胆囊后壁，并缝合结扎胆囊管[81]。次全胆囊切除重建术包括切除腹侧胆囊并闭合胆囊下部（缝合或吻合器），以重建一个小胆囊腔连接未闭合的胆囊管[81]。开窗术与较高的术后胆瘘发生率（18% vs. 7%）、伤口感染发生率（11% vs. 3%）和较长的住院时间（5 天 vs. 3 天）相关；然而，重建术与胆道结石等复发的高风险相关（18% vs. 9%）[82]。

非手术治疗急性结石性胆囊炎对于不合适手术或其胆囊周围炎症较重而不能安全游离的患者是必要的。经皮胆囊造瘘可立即改善超过 80% 患者的临床状况，并可对部分患者进行择期胆囊切除术（放置后至少 6 周进行）[83–85]。

对于非手术适应证患者（晚期癌症），最近的一种治疗方案包括使用自膨胀金属支架（lumen-apposing self-expandable metallic stents，LASEMS）进行内引流，放置在胃或十二指肠和胆囊之间，以促进肠道引流[86]。虽然初步观察性研究报道并发症少且症状缓解率高，但临床结果和随机对照研究仍有待进一步开展[86]。

（二）慢性胆囊炎

慢性胆囊炎是由于反复发生的一过性胆囊排出道的梗阻，最常见的原因是胆囊管或漏斗部的间歇性结石嵌塞。这种病理似乎在肥胖女性患者中更为常见，并被认为与该类人群胆汁的胆固醇浓度升高有关[87]。

黄色肉芽肿性胆囊炎是一种慢性胆囊炎，超声和轴向成像表现与胆囊癌相似。胆囊壁明显炎症和纤维化，壁不对称型增厚，形成肿块，胆汁外渗至胆囊壁[88, 89]。其确切的发病机制尚不清楚，但与胆结石和地域有关（印度发病率较高），并可能发生胆囊癌的风险增加[89]。

慢性胆囊炎和黄色肉芽肿性胆囊炎的治疗方法与急性胆囊炎类似，当然，考虑到症状进展较慢，不必急诊行胆囊切除术。

（三）无结石性胆囊炎

无结石性胆囊炎继发于重大疾病（如败血症、严重外伤或烧伤）、严重血管疾病或晚期糖尿病的胆囊蠕动停止[90–93]。在这些病理生理状态下，可能因胆囊收缩不足而导致胆汁停滞和淤积，最终导致胆囊壁水肿、炎症和感染[94, 95]。

由于伴随严重疾病，无结石性胆囊炎的治疗多是非手术为主。主要是通过经皮胆囊造瘘使得胆囊减压，以及择期行胆囊切除术。不幸的是，无结石性胆囊炎患者行经皮胆囊造瘘术的死亡率约为 15%，这可能是由于严重全身性疾病的影响，而非胆囊炎的特异性死亡[96, 97]。

（四）胆囊运动障碍

胆囊运动障碍是一种有症状的胆囊功能障碍，病因尚不明确，但可能是由胃肠道代谢和（或）胆囊运动障碍引起的。患者有胆道症状（餐后右上腹疼痛伴右肩放射、恶心、厌食），但是超声无胆囊结石或胆囊炎症迹象。肝胆二乙酸扫描（hepatobiliary diacetic acid scan，HIDA）与胆囊排泄分数已用于辅助诊断。在存在胆道疼痛但无结石或胆囊炎症时，排泄分数＜35% 可支持胆囊运动障碍的诊断 [98, 99]。对于临床症状确凿的患者，应选择腹腔镜胆囊切除术。

（五）胆总管结石

当结石嵌顿在胆总管时，就会发生症状性胆总管结石。胆总管结石可以是一过性或临床无症状的；胆囊管开放的胆结石患者行胆囊切除术时，术前检查中 4% 会发现胆总管结石 [100]。但胆总管结石也可表现为胆道绞痛或更严重的临床并发症，如阻塞性黄疸伴或不伴胆管炎、胆源性胰腺炎等。原发性胆总管结石是指形成于胆总管的结石，色素结石多见 [101]。相比之下，继发性胆总管结石是指在胆囊中形成的结石通过胆囊管迁移到胆总管，更常见的是胆固醇结石 [101]。

手术治疗症状性胆总管结石需要清空胆总管并行胆囊切除术。胆总管的清空可通过内镜逆行胰胆管造影（endoscopic retrograde cholangiopancreatography，ERCP）联合括约肌切开术及导管球囊扩张术、腹腔镜经胆囊管联合胆管镜胆总管探查术、腹腔镜胆总管切开联合胆总管探查术，以及较少见的开腹胆囊切除术联合十二指肠切开及取石术。二期手术包括胆囊切除术前或术后 ERCP 下括约肌切开及球囊扩张术，一期手术是指胆囊切除联合胆总管探查及术中取石。这两种方法都是有效的策略，具有相同的取石成功率和并发症发病率 [102]。

对于出现逆行性胆管炎（伴有或不伴有胆源性胰腺炎）的患者，首选二期手术，即先行 ERCP 取石再行胆囊切除术，既可以控制源头，也可以增加最终胆囊切除术的安全性。然而，对于伴有梗阻性黄疸或胆源性胰腺炎而无脓毒症的患者，观察一段时间亦可，因为高达 75% 的结石会自发排出 [103]。症状缓解后，这些患者可进行腹腔镜胆囊切除术，术中胆管造影以确保胆总管通畅。这一步骤尤其重要，因其可避免 ERCP 和 ERCP 后胰腺炎的可能性，ERCP 术后胰腺炎发生率为 10%～15%，可导致严重的全身情况 [104]。

（六）Oddi 括约肌功能障碍

Oddi 括约肌功能障碍病因不明，可能继发于 Oddi 括约肌收缩功能受损，导致反复发作的胆绞痛或胰腺炎。Oddi 括约肌功能障碍最常见于胆囊切除术后胆绞痛患者。治疗方法仍然存在争议，诊断本身也是如此。在括约肌切开术与假手术的随机对照试验中，胆囊切除术后胆道症状患者行括约肌切开术的症状并没有很大的改善 [105]。然而，在比较经测压证实括约肌张力异常患者症状缓解情况的随机试验中，与接受假手术的患者相比，接受括约肌切开术的括约肌异常患者症状改善更明显 [106, 107]。

（七）胆总管囊肿

胆总管囊肿（choledochal cysts，CC）的定义是肝内和（或）肝外胆管系统扩张。虽然被认为主要是良性病变，但某些亚型的 CC 具有显著的恶变潜能。根据胆道受累部位和程度，CC 分为 5 种亚型（图 5–4）。Ⅰ型是最常见的亚型（50%～80%），表现为胆总管梭状扩张，缺乏胆管黏膜细胞 [108, 109]。Ⅱ型是罕见的（2%）真性胆道憩室，从胆总管突出，组织学上与胆囊一致 [108, 109]。Ⅲ型少见（2%～5%），为十二指肠壁内段（胆总管）即胰胆共同通道扩张，内衬十二指肠黏膜细胞 [108, 109]。Ⅳ型 CC（15%～25%）分为 2 种亚型，均缺乏胆道黏膜细胞：ⅣA 型为肝总管和肝内胆道树多处扩张，而ⅣB 型仅涉及肝外胆道多个区域扩张（“珠串型”）[108, 109]。Ⅴ型（20%）为整个肝内胆道系统弥漫性扩张（Caroli 病），与肝纤维化（Caroli 综合征）相关 [108, 109]。关于 CC 的起源有许多理论，但大多数专家支持以下假设：CC 继发于胰腺和胆管的先天性汇合异常（十二指肠外或距壶腹远端超过 15mm 以上）[109]。这种异常的解剖结构可导致腐蚀性的胰液回流至胆道系统，易导致胆道囊性扩张 [109]。这一假设在Ⅰ型和Ⅳ型 CC 可以得到验证，但Ⅱ型、Ⅲ型和Ⅴ型 CC 在位置、组织学和恶性潜能上的差异可能是其他致病机制方能更好地解释 [109]。

10%～30% 的Ⅰ型和Ⅳ型 CC 可发生恶变，认为是由于碱性胰酶暴露、胆汁淤积和潜在的 K-Ras、p53 和 DPC-4 突变之间的协同作用而继发 [109]。最常见的肿瘤是肝外胆管癌（占相关癌症的 50%～60%）、胆囊癌（占相关癌症的

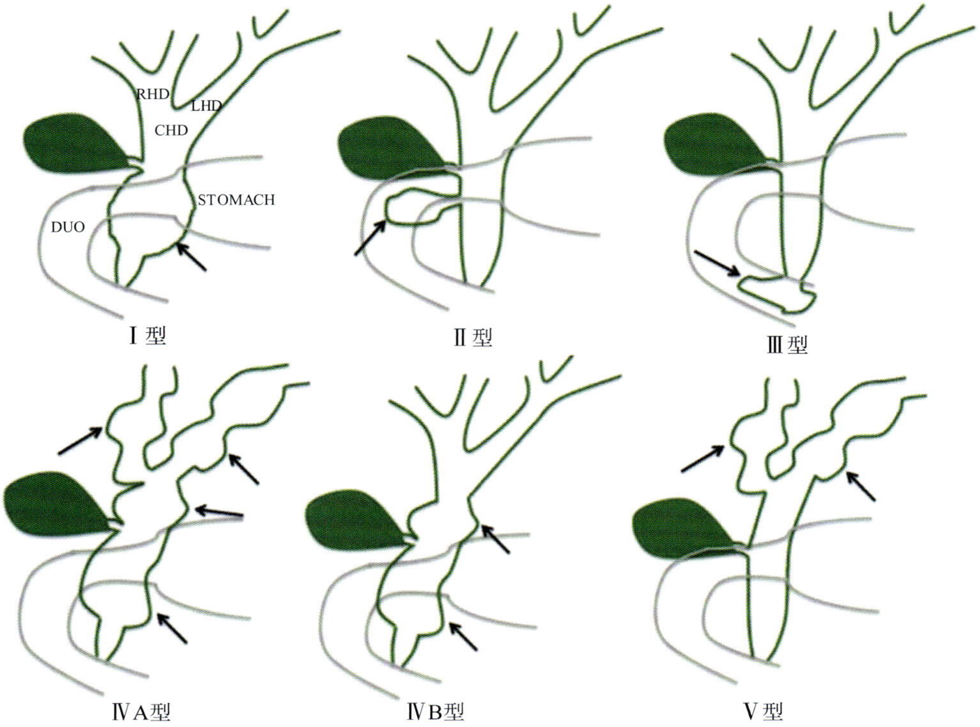

▲ 图 5-4 胆总管囊肿的分类

Ⅰ型，胆总管梭状扩张。Ⅱ型，真正的 CBD 憩室。Ⅲ型，十二指肠内共同通道的扩张。ⅣA 型，肝内和肝外胆管多处扩张；ⅣB 型，肝外胆管多处扩张，但肝内胆管树正常。Ⅴ型，或称 Caroli 病，肝内胆道囊性扩张。RHD. 右肝管；LHD. 左肝管；CHD. 肝总管；DUO. 十二指肠

38%～46%），肝内胆管癌较少（占相关癌症的 3%）[110]。癌变可发生在胆总管囊肿或囊肿引起的胆汁淤积部位（如胆囊等）[110]。按 CC 亚型划分，68% 的癌变发生在Ⅰ型 CC，5% 发生在Ⅱ型，2% 发生在Ⅲ型，21% 发生在Ⅳ型，6% 发生在Ⅴ型[110, 111]。

Ⅰ～Ⅳ型 CC，建议手术或内镜切除以降低恶变的风险，但手术的范围取决于分型。Ⅰ型和Ⅳ型 CC 需要完全切除肝外胆总管囊肿至胰管水平，以及切除胆囊，随后进行胆道重建（胆管十二指肠吻合术或 Roux-en-Y 胆管空肠吻合术）。然而，ⅣA 型 CC 如果肝内囊肿很小，可行部分肝切除术。Ⅱ型通常采用憩室切除术。较大的Ⅲ型 CC 可经十二指肠切除，较小的Ⅲ型 CC 则可行内镜下括约肌切开术及引流。至于Ⅴ型 CC，由于主要在肝内，最终需行肝切除术或原位肝移植。需要重点关注的是，如果Ⅴ型 CC 行肝切除术时未切除病变胆管，患者仍有胆道持续淤积和恶变的风险[109]。接受囊肿切除术的患者即使在切除术后仍有胆道恶变的风险，因此需要常规实验室和影像学监测[109]。

（八）原发性硬化性胆管炎

原发性硬化性胆管炎（primary sclerosing cholangitis，PSC）被认为是一种自身免疫性的，胆道的反复损伤而导致炎症、胆道瘀血，最终形成瘢痕并易癌变。此外，这种炎症性循环亦可导致门静脉高压、肝硬化和肝衰竭。70% 的 PSC 与炎症性肠病（inflammatory bowel disease，IBD）相关，但只有 5% 的 IBD 患者会发生 PSC[112]。也有人认为，PSC 合并结肠炎代表了一种疾病过程，既不同于独立的 IBD，也不同于独立的 PSC，因为它的结肠炎症模式与 IBD 不同[112]。PSC 最常见相关的肿瘤是胆管癌，发生率为 10%～15%[113-115]。然而，这也可能被低估了，因为 10% 的 PSC 肝移植患者在其肝脏病理检查中发现有临床隐匿性胆管癌[116]。3%～14% 的 PSC 患者也可见胆囊癌，

可独立于狭窄区域发生[115]。PSC患者发生肝细胞癌的风险也增加[115]。

PSC相关胆道狭窄的干预措施取决于其程度和位置。对于孤立性肝外狭窄，可采用ERCP加狭窄部活检和球囊扩张。随机试验表明，与球囊扩张相比，横跨狭窄部的支架置入术具有相同的成功率和复发率，但与更高的并发症发生率相关。因此，支架不应常规使用[117]。如果内镜入路不成功或在解剖学上不可能，对于适合手术的患者，可考虑胆道切除重建[118]。值得注意的是，胆道重建在技术上可能会使未来的肝移植复杂化，而肝移植是晚期PSC的标准治疗。既往胆道手术也与PSC患者肝移植后生存率降低有关[119]。PSC的肝移植适应证包括顽固性或无法治疗的黄疸、严重复发性胆管炎、肝功能受损导致的肝硬化、合并小肝癌或未转移的胆管癌[119]。不幸的是，PSC肝移植患者有20%～40%会再次复发[119]。

（九）胆道良性狭窄

非PSC良性胆道狭窄可能是由于慢性胰胆管炎症（复发性胰腺炎、复发性胆管炎）、医源性原因（手术中胆管损伤）、胆道–胆道或胆肠吻合术后瘢痕，或者反复内镜下括约肌切开术后瘢痕。推荐初始治疗可考虑内镜下球囊扩张（先活检以排除恶性肿瘤）和括约肌切开术[120]。也可以放置临时的塑料支架，但支架有移位风险，并且需要更换[120]。

四、恶性胆道疾病的病理生理及手术适应证

最常见的恶性肝外胆道肿瘤包括肝外胆管癌（extrahepatic cholangiocarcinoma，ECC）和胆囊癌（gall bladder cancer，GBC）。恶性肝外胆道肿瘤的治疗方法应基于内科和放射肿瘤学、介入放射学、病理学和外科之间的多学科合作。

（一）肝外胆管癌

ECC起源于肝外胆管的上皮细胞。ECC分为远端和肝门部（图5–3）。肝门胆管癌的分类依据其相对于左右肝管汇合处的位置[121]。Bismuth-Corlette分型（图5–3）：Ⅰ型肿瘤累及肝总管，位于左右肝管汇合处下方，胆囊管起点上方；Ⅱ型肿瘤累及左右肝管汇合处，但不向上方延伸；Ⅲ型肿瘤累及肝管汇合处，并延伸至右肝管（ⅢA型）或左肝管（ⅢB型）近端；Ⅳ型肿瘤从汇合处延伸至双侧肝管，可累及至双侧的二级胆管。ECC最常见与PSC相关；事实上，30%的胆管癌是在PSC患者中发生的。多达30%的胆总管囊肿患者也会发生ECC[109]。此外，ECC与毒素暴露（如钍对比剂）、胆道结石和慢性胰腺炎亦相关[122, 123]。虽然确切的发病机制尚不清楚，但ECC被认为是继发于胆道炎症和胆汁淤积。相比之下，ICC与慢性乙型或丙型肝炎病毒感染、肝硬化、脂肪性肝病、毒素暴露（石棉）、寄生虫感染、肥胖和糖尿病、PSC和CC有关[63]。

ECC的治疗应遵循多学科的角度。ECC长期生存较为罕见，仅当切缘为阴性（R_0）时有可能[124, 125]。远端ECC可行胰十二指肠切除术。Bismuth-Corlette Ⅰ～Ⅲ型肿瘤需要行胆管切除、规则肝切除和尾状叶切除术及胆道重建[124]。既往，Bismuth-Corlette Ⅳ型ECC因其围术期发病率（14%～66%）、死亡率（某些系列为19%）和复发率高被认为是不可切除的[125]。然而，一些中心已经证明，当选择合适的患者进行积极手术（胆道切除合并肝大部切除术、门静脉和肝动脉重建）时，可提高5年生存率（30%～41%，历史对照组为11%）[126, 127]。切除的一般禁忌证包括门静脉干或门静脉左右分支受累、单侧肝动脉伴对侧肝管受累或有转移[124]。术前门静脉栓塞可增加FLR[124, 125]。即使进行了治愈目的的手术，并且手术切缘为R_0，仍有65%的患者复发，中位复发时间为12～43个月[125]。因此，原位肝移植成为局部晚期肝门胆管癌患者的一种治疗选择。初步研究表明，肝门部胆管癌肝移植患者的复发率高，5年生存率低（分别为50%和28%）[128]。然而，非常严格选择的早期肝门部胆管癌患者新辅助放疗、近距离放疗和化疗（5-FU和口服卡培他滨）后，移植的5年生存率为82%。然而，这项研究的结果亦有可能因严格的入组标准中固有的选择性偏倚而受到较大影响[129]。因此，尽管有多种手术方法，ECC的预后仍然很差。

（二）胆囊癌

胆囊癌是最常见的肝外胆道肿瘤，组织学上最常见的腺癌（80%）。胆囊癌源于慢性胆囊炎，诱发胆管上皮细胞恶变[127]。不幸的是，大多数胆囊癌临床症状隐匿，发现时为晚期而不能进行手术切除[127]。

手术方法取决于肿瘤的 T 分期。肿瘤侵犯胆囊最内层，即固有层时（T_{1a}），可行胆囊切除术治疗。侵犯固有肌层（T_{1b}）或肌周结缔组织（T_2）的肿瘤采行根治性胆囊切除术（胆囊切除术伴 4b 段和 5 段肝切除）。T_3 期肿瘤（侵犯肝脏或其他腹膜器官）必须行根治性胆囊切除术，同时如果胆囊管边缘阳性，则需要切除胆管并重建[130]。在根治性胆囊切除术中都应进行肝门淋巴结清扫术。不分 T 期所有的胆囊癌术后 5 年生存率为 40%，而 T_{1a} 肿瘤为 92%，T_{1b} 为 87%，T_2 为 64%，T_3 为 19%～27%，T_4＜10%[131]。不幸的是，一线全身治疗仅提供很小的生存获益（1 年），且几乎所有患者都没有缓解[127]。

五、胰腺良性疾病：病理生理及手术指征

急性和慢性胰腺炎是常见的良性疾病，具有潜在的严重全身影响。胰腺肿瘤可根据胰腺内分泌或外分泌功能受累而区分，具有不同程度的恶性潜能。

（一）急性胰腺炎

急性胰腺炎是胰腺损伤或过度刺激引起腺泡内蛋白酶激活导致正常胰腺实质自动消化的炎症过程。随后释放促炎细胞因子（TNF-α、IL-1、IL-2、IL-6），导致基底外侧膜的通透性增加，进一步放大这种炎症级联反应[132]。在西方国家，胆结石和酒精是急性胰腺炎最常见的两种病因（占病例的 80%～90%）。然而，只有不到 7% 的胆结石和不到 10% 的慢性酒精成瘾者发生急性胰腺炎[132]。其他不常见的病因包括高甘油三酯血症（遗传性和获得性）、内镜逆行胆管造影、创伤、药物、Oddi 括约肌功能障碍、先天性异常（胰腺分裂、环形胰腺）和遗传易感性等[132]。

亚特兰大标准可用于急性胰腺炎的诊断、严重程度的分级和治疗方案指导（表 5–2）[133]。急性胰腺炎的大多数后遗症（脓毒症、胰周积液、胰周和胰腺坏死、假性囊肿、壁性坏死）都需要治疗，涉及经皮或内镜引流手术[134]。既往感染坏死性胰腺炎的患者需行坏死组织清除手术；然而，内镜下经胃坏死组织清除术和腹膜后引流术是近期比较有前途的治疗策略。对感染坏死性胰腺炎的患者，随机试验比较了开放性坏死组织清除切除术与内镜下经胃坏死组织清除和引流术，结果表明内镜组中 IL-6 的正常化更快，器官衰竭、出血、肠瘘和胰瘘的发生率更低[135]。

（二）慢性胰腺炎

慢性胰腺炎继发于急性胰腺炎反复发作的累积影响，其定义为永久性形态学改变、实质萎缩及外分泌和内分泌功能降低[136]。长期饮酒、吸烟和高甘油三酯血症是与慢性胰腺炎相关的常见病因。此外，慢性胰腺炎可由遗传易感性或自身免疫性胰腺炎引起。急性胰腺炎的反复发作易导致胰管狭窄，继而增加了胰管梗阻和急性胰腺炎的复发。胰腺先天异常（胰腺分离、环状胰腺）通常表现为儿童期复发性胰腺炎[136]。

慢性胰腺炎的治疗具有挑战性，需要胃肠病、肝胰胆外科、介入放射科医生及营养学家的合作。手术主要适用于内科和内镜治疗失败的患者。手术方式包括胰管减压（Puestow 手术）、胰腺实质切除伴胆道减压或重建（胰十二指肠切除术、远端胰腺切除术、Beger 手术、Frey 手术），或者在高度选择的患者中行全胰切除术伴胰岛细

表 5–2　急性胰腺炎亚特兰大分级标准（修订版）

轻度
• 无器官衰竭
• 无局部或全身并发症
中重度
• 器官衰竭，48h 内恢复
• 局部或全身并发症，无持续性器官衰竭
重症
• 持续性器官衰竭＞48h
• 多器官衰竭

胞自体移植。最佳的方法取决于胰管的大小、胰管梗阻的位置和程度、胰腺萎缩的程度、患者治疗目标和合并症[137]。

（三）胰腺神经内分泌肿瘤

胰腺神经内分泌肿瘤（pancreatic neuroendocrine tumors，PNET）起源于胰腺内的内分泌细胞，具有不同程度的恶性潜能。这些肿瘤来自多能干细胞的分化，导致成熟胰腺内分泌细胞（即A细胞、B细胞、D细胞、肠嗜铬细胞、G细胞和胰腺多肽细胞）过度增殖[138]。根据其成分所涉及的细胞类型，PNET可表现为特定的临床综合征。虽然大多数PNET是散发的，但它们有时与其他遗传疾病有关：80%～100%的多发性内分泌腺瘤病Ⅰ型（multiple endocrine neoplasia Type I，MEN1）、10%～20%的von Hippel-Lindau综合征患者、10%的神经纤维瘤病患者会发生PNET[138]。有趣的是，*Kras*和*p53*癌基因突变在PNET中并不常见[138]。10%～30%的PNET是功能性肿瘤，而大多数是非功能性的（60%～90%）[138, 139]。最常见的功能性PNET综合征是胰岛素瘤，其次是胃泌素瘤（Zollinger-Ellison综合征）[138, 139]。罕见的功能性PNET为分泌血管活性肠肽、胰高血糖素、生长抑素、生长激素、ACTH和5-羟色胺等[139]。更罕见的功能PNET与肾素、促黄体生成素、促红细胞生成素、胰岛素样生长因子、胆囊收缩素和胰高血糖素样肽的分泌有关[139]。肿瘤类型、分级、Ki-67指数和有丝分裂计数对肿瘤分期和预后至关重要。最具恶性潜能的PNET为胃泌素瘤（60%～90%）、舒血管肠肽瘤（40%～70%）、胰高血糖素瘤（50%～80%）、生长激素释放抑制激素瘤（＞70%）、分泌生长激素（＞60%）和分泌ACTH的PNET（＞95%）[139]。相比之下，胰岛素瘤的恶性潜能相对较低（＜10%）[139]。

PNET的管理和治疗是复杂的，需要针对患者的合并症、症状、肿瘤位置、分级和恶性潜能、患者治疗目标进行多学科团队合作的个体化诊疗。小的（＜2cm）低级别无功能PNET通常是惰性的，可以常规复查[139]。较大或临床症状明显的PNET的处理，应包括内科治疗和尽可能手术切除。病变转移不是治愈性手术的禁忌[139]。在某些情况下，切除肝转移瘤也是合适的[138, 139]。在原发病灶切除后，有极少数患者可考虑肝移植治疗不可切除的肝转移，但有可能复发[140]。

（四）胰腺囊性肿瘤

胰腺囊性肿瘤（pancreatic cystic neoplasms，PCN）来源于胰腺外分泌细胞，分为上皮性或非上皮性、肿瘤性或非肿瘤性[141]。常见的无恶性潜能的PCN包括浆液性囊腺瘤（浸润性癌SCN发生率＜3%）、假性囊肿（胰腺炎后遗症）、淋巴上皮囊肿和表皮样囊肿。常见的具有恶性潜能的PCN包括黏液性囊性肿瘤（mucinous cystic neoplasm，MCN）、导管内黏液性乳头状肿瘤（intraductal mucinous papillary neoplasm，IPMN）及实性假乳头状肿瘤[142]。

具有恶性潜能的PCN的管理较为复杂，尽管发表了许多基于各个学会的指南，但仍缺乏最佳管理实践的正式共识[143]。治疗应由放射科、病理学、外科和胃肠病医生组成的多学科团队合作进行，以针对PCN的类型、侵袭性癌的存在与否、患者症状、合并病和诊疗目标。鉴于PCN的发病机制和治疗的复杂性，以下简要总结了最常见的PCN的特征及其治疗等包括手术。

1. 胰腺导管内乳头状肿瘤

IPMN是产生黏液性蛋白的肿瘤，具有最大的恶性潜力（30%～68%的进展发生率），并分为肠、嗜酸细胞、胰胆管或胃等亚型。肠型是最常见的，而罕见的胰胆管亚型由于与浸润性癌相关（63%），导致复发率最高（32%～71%），5年生存率最低（36%～52%）[142]。IPMN可累及主胰管或侧支胰管，可孤立发生或累及整个胰管。与恶性转化相关的IPMN特征可作为手术切除的指征，包括黄疸、壁结节或相关实性肿块强化、细胞学上的异常增生或恶性细胞、主胰管5～10mm扩张。然而，不同学会的管理指南却有所不同，并且分类很细（图5-5）[141-143]。侵袭性IPMN比胰腺导管腺癌患者预后更好（5年总生存率为28%～68%，胰腺导管腺癌患者约＜10%）[142]。

2. 黏液性囊性肿瘤

MCN来源于导管上皮产生黏蛋白的细胞，与IPMN的区别在与胰管无关，并且主要分布

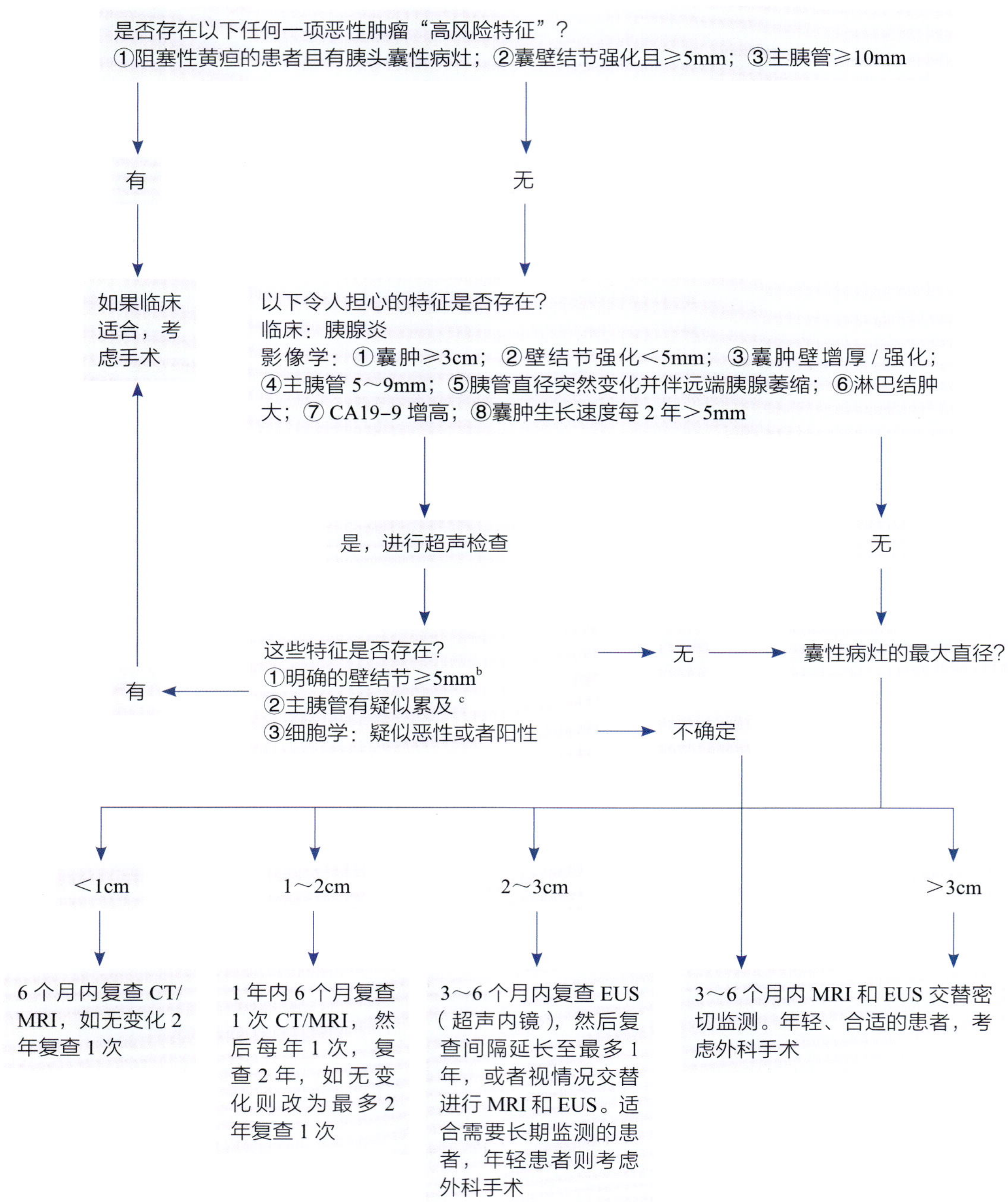

▲ **图 5-5　胰腺 IPMN 福冈指南**

a. 胰腺炎可能是症状缓解性手术的指征；b. 鉴别诊断包括黏蛋白，黏蛋白可随患者体位的变化而移动，在囊肿灌洗时可被抽出，并且无多普勒血流，真正的肿瘤结节的特征包括缺乏活动性，多普勒血流和结节的 FNA 显示有肿瘤组织；c. 主胰管受累可表现为任何一种形式的壁增厚、导管内黏蛋白或壁内结节。如果没有，则不确定主胰管受累。BD-IPMN. 分支导管内乳头状黏液性肿瘤；FNA. 细针抽吸活检

在胰腺尾部。约 17% 的 MCN 中发现浸润性癌，并与其较大直径（≥3cm）和壁结节的存在有关[142, 144, 145]。手术指征包括有相关症状、壁内结节或肿瘤>3～4cm，但因指南而异[141-143]。侵袭性 MCN 的预后与侵袭性 IPMN 相似，5 年生存率为 26%～57%[144, 145]。

3. 实性假乳头状瘤

实性假乳头状瘤缺乏腺细胞，以退行性假乳头状结构为特征，预后较好，恶性潜力较低（实性假乳头状瘤切除术时发生率为 8%～20%，5 年总生存率为>95%）[141]。由于预后良好，手术是标准的治疗方法，甚至可能被推荐用于局部晚期、转移性或复发性疾病的高选择性患者[141, 142]。

六、胰腺恶性肿瘤：病理生理及手术指征

最常见的胰腺原发癌是胰腺导管腺癌，但是胰腺癌的其他类型可以由囊性肿瘤（导管内乳头状黏液囊腺癌、黏液性囊腺瘤、实性假乳头状癌，甚至浆液性囊腺癌，尽管超级罕见）和神经内分泌肿瘤（前述）发展而来。

胰腺癌

胰腺导管腺癌（pancreatic ductal adencancer，PDAC）是由导管上皮细胞恶性转化，并伴有胰腺囊性肿瘤或胰腺上皮内瘤变（pancreatic intraepithelial neoplasia，PanIN）。*KRAS* 突变被认为促进导管上皮细胞的异常发育，形成 PanIN-1 病变，并增殖为 PanIN-2 和 PanIN-3 病变后进展为侵袭性导管腺癌。其他遗传异常（如 *CDKN2A*、*TP53*、*SMAD4*、*BRCA2*、*PRSS1*）和协同环境暴露（如吸烟、酒精、肥胖、慢性胰腺炎）可能进一步促进这种增殖[146]。PDAC 还与遗传性乳腺和卵巢癌综合征（*BRCA1/2* 基因）、遗传性乳腺癌（*PALB2* 基因）、家族性非典型多痣黑色素瘤（*p16/CDKN2A* 基因）、家族性胰腺炎（*PRSS1* 基因）、Lynch 综合征 /HNPCC（*MLH1/MLH2* 基因）和 Peutz-Jeghers 综合征（*STK11* 基因）相关。预后取决于分期：局限于局部的肿瘤 5 年生存率为 37%，扩散到区域的肿瘤为 12%，有转移的肿瘤为 3%[147]。不幸的是，大多数患者表现为已有区域或远处转移[147]。

该病的管理仍应协同放射科、病理学、内科和放射肿瘤学及胰腺外科医生的多学科进行。鉴于大多数患者在诊断时已处于晚期，除了预后不良外，护理团队和患者就治疗目标进行有效沟通至关重要。虽然切缘阴性（R_0）切除仍然是长期生存的唯一希望，但全身系统性治疗对于任何手术都是必不可少的，并且应联合规划[148–152]。基于肿瘤位置的手术可能包括胰十二指肠切除术或远端胰腺切除术合并区域淋巴结清扫术。胰头癌需要胆道和肠道重建。血管切除和重建需要以得到阴性切缘为目标[153–155]。不幸的是，尽管积极的手术和系统治疗的进步，治疗后的中位生存期仍仅为 15～18 个月[149, 150, 153–157]。

参考文献

[1] Talwani R, Gilliam BL, Howell C. Infectious diseases and the liver. Clin Liver Dis. 2011;15:111-30.
[2] Toro A, Mahfouz AE, Ardiri A, et al. What is changing in indications and treatment of hepatic hemangiomas. A Rev Ann Hepatol. 2014;13:327-39.
[3] Bajenaru N, Balaban V, Savulescu F, Campeanu I, Patrascu T. Hepatic hemangioma-review. J Med Life. 2015;8 Spec Issue:4-11.
[4] Marrero JA, Ahn J, Rajender Reddy K, Americal College of G. ACG clinical guideline: the diagnosis and management of focal liver lesions. Am J Gastroenterol. 2014;109:1328-47; quiz 48.
[5] Gemer O, Moscovici O, Ben-Horin CL, Linov L, Peled R, Segal S. Oral contraceptives and liver hemangioma: a case-control study. Acta Obstet Gynecol Scand. 2004;83:1199-201.
[6] Lee JH, Yoon CJ, Kim YH, et al. Living-donor liver transplantation for giant hepatic hemangioma with diffuse hemangiomatosis in an adult: a case report. Clin Mol Hepatol. 2018;24:163-8.
[7] Okazaki N, Yoshino M, Yoshida T, Ohno T, Kitagawa T. Radiotherapy of hemangioma cavernosum of the liver. Gastroenterology. 1977;73:353-6.
[8] Biswal BM, Sandhu M, Lal P, Bal CS. Role of radiotherapy in cavernous hemangioma liver. Indian J Gastroenterol. 1995;14:95-8.
[9] Gaspar L, Mascarenhas F, da Costa MS, Dias JS, Afonso JG, Silvestre ME. Radiation therapy in the unresectable cavernous hemangioma of the liver. Radiother Oncol. 1993;29:45-50.
[10] Mathieu D, Kobeiter H, Maison P, et al. Oral contraceptive use and focal nodular hyperplasia of the liver. Gastroenterology. 2000;118:560-4.
[11] Cole CA, Wirth PH. Health care litigation: recent trends in the law of noneconomic damages - emotional distress. Med Staff Couns. 1990;4:41-9.

[12] Lantinga MA, Gevers TJ, Drenth JP. Evaluation of hepatic cystic lesions. World J Gastroenterol. 2013;19:3543-54.
[13] Carrim ZI, Murchison JT. The prevalence of simple renal and hepatic cysts detected by spiral computed tomography. Clin Radiol. 2003;58:626-9.
[14] Rawla P, Sunkara T, Muralidharan P, Raj JP. An updated review of cystic hepatic lesions. Clin Exp Hepatol. 2019;5:22-9.
[15] Macedo FI. Current management of noninfectious hepatic cystic lesions: a review of the literature. World J Hepatol. 2013;5:462-9.
[16] Choi HK, Lee JK, Lee KH, et al. Differential diagnosis for intrahepatic biliary cystadenoma and hepatic simple cyst: significance of cystic fluid analysis and radiologic findings. J Clin Gastroenterol. 2010;44:289-93.
[17] Moorthy K, Mihssin N, Houghton PW. The management of simple hepatic cysts: sclerotherapy or laparoscopic fenestration. Ann R Coll Surg Engl. 2001;83:409-14.
[18] Ardito F, Bianco G, Vellone M, et al. Long-term outcome after laparoscopic fenestration of simple liver cysts. Surg Endosc. 2013;27:4670-4.
[19] Zhang JY, Liu Y, Liu HY, Chen L, Su DW, Wang YB. Comparison of the recurrence rates of nonparasitic hepatic cysts treated with laparoscopy or with open fenestration: a meta-analysis. Surg Laparosc Endosc Percutan Tech. 2018;28:67-72.
[20] Liau SS, Qureshi MS, Praseedom R, Huguet E. Molecular pathogenesis of hepatic adenomas and its implications for surgical management. J Gastrointest Surg. 2013;17:1869-82.
[21] Chang CY, Hernandez-Prera JC, Roayaie S, Schwartz M, Thung SN. Changing epidemiology of hepatocellular adenoma in the United States: review of the literature. Int J Hepatol. 2013;2013:604860.
[22] Lee PJ. Glycogen storage disease type I: pathophysiology of liver adenomas. Eur J Pediatr. 2002;161(Suppl 1):S46-9.
[23] Bieze M, Phoa SS, Verheij J, van Lienden KP, van Gulik TM. Risk factors for bleeding in hepatocellular adenoma. Br J Surg. 2014;101:847-55.
[24] Stoot JH, Coelen RJ, De Jong MC, Dejong CH. Malignant transformation of hepatocellular adenomas into hepatocellular carcinomas: a systematic review including more than 1600 adenoma cases. HPB (Oxford). 2010;12:509-22.
[25] Vedie AL, Sutter O, Ziol M, Nault JC. Molecular classification of hepatocellular adenomas: impact on clinical practice. Hepat Oncol. 2018;5:HEP04.
[26] Park YS, Lee CH, Kim JW, Shin S, Park CM. Differentiation of hepatocellular carcinoma from its various mimickers in liver magnetic resonance imaging: What are the tips when using hepatocyte-specific agents? World J Gastroenterol. 2016;22:284-99.
[27] Bieze M, van den Esschert JW, Nio CY, et al. Diagnostic accuracy of MRI in differentiating hepatocellular adenoma from focal nodular hyperplasia: prospective study of the additional value of gadoxetate disodium. AJR Am J Roentgenol. 2012;199:26-34.
[28] Dhingra S, Fiel MI. Update on the new classification of hepatic adenomas: clinical, molecular, and pathologic characteristics. Arch Pathol Lab Med. 2014;138:1090-7.
[29] Wang X, Hassan W, Zhao J, et al. The impact of hepatocyte nuclear factor-1alpha on liver malignancies and cell stemness with metabolic consequences. Stem Cell Res Ther. 2019;10:315.
[30] Zucman-Rossi J, Jeannot E, Nhieu JT, et al. Genotype-phenotype correlation in hepatocellular adenoma: new classification and relationship with HCC. Hepatology. 2006;43:515-24.
[31] Shang S, Hua F, Hu ZW. The regulation of beta-catenin activity and function in cancer: therapeutic opportunities. Oncotarget. 2017;8:33972-89.
[32] Farges O, Dokmak S. Malignant transformation of liver adenoma: an analysis of the literature. Dig Surg. 2010;27:32-8.
[33] Bossen L, Gronbaek H, Lykke Eriksen P, Jepsen P. Men with biopsy-confirmed hepatocellular adenoma have a high risk of progression to hepatocellular carcinoma: A nationwide population-based study. Liver Int. 2017;37:1042-6.
[34] Tsilimigras DI, Rahnemai-Azar AA, Ntanasis-Stathopoulos I, et al. Current approaches in the management of hepatic adenomas. J Gastrointest Surg. 2019;23:199-209.
[35] van Aalten SM, Witjes CD, de Man RA, Ijzermans JN, Terkivatan T. Can a decision-making model be justified in the management of hepatocellular adenoma? Liver Int. 2012;32:28-37.
[36] Rhim H, Lim HK, Kim YS, Choi D. Percutaneous radiofrequency ablation of hepatocellular adenoma: initial experience in 10 patients. J Gastroenterol Hepatol. 2008;23:e422-7.
[37] van Vledder MG, van Aalten SM, Terkivatan T, de Man RA, Leertouwer T, Ijzermans JN. Safety and efficacy of radiofrequency ablation for hepatocellular adenoma. J Vasc Interv Radiol. 2011;22:787-93.
[38] van Rosmalen BV, Coelen RJS, Bieze M, et al. Systematic review of transarterial embolization for hepatocellular adenomas. Br J Surg. 2017;104:823-35.
[39] Arnaoutakis DJ, Kim Y, Pulitano C, et al. Management of biliary cystic tumors: a multi-institutional analysis of a rare liver tumor. Ann Surg. 2015;261:361-7.
[40] Thomas KT, Welch D, Trueblood A, et al. Effective treatment of biliary cystadenoma. Ann Surg. 2005;241:769-73; discussion 73-5.
[41] Guglielmi A, Ruzzenente A, Conci S, Valdegamberi A, Iacono C. How much remnant is enough in liver resection? Dig Surg. 2012;29:6-17.
[42] Shindoh J, Tzeng CW, Aloia TA, et al. Optimal future liver remnant in patients treated with extensive preoperative chemotherapy for colorectal liver metastases. Ann Surg Oncol. 2013;20:2493-500.
[43] Kamath PS, Kim WR, Advanced Liver Disease Study G. The model for end-stage liver disease (MELD). Hepatology. 2007;45:797-805.
[44] Kamath PS, Wiesner RH, Malinchoc M, et al. A model to predict survival in patients with end-stage liver disease. Hepatology. 2001;33:464-70.
[45] Mittal S, El-Serag HB. Epidemiology of hepatocellular carcinoma: consider the population. J Clin Gastroenterol. 2013;47(Suppl):S2-6.
[46] Varbobitis I, Papatheodoridis GV. The assessment of

hepatocellular carcinoma risk in patients with chronic hepatitis B under antiviral therapy. Clin Mol Hepatol. 2016;22:319-26.
[47] Teufel A, Staib F, Kanzler S, Weinmann A, Schulze-Bergkamen H, Galle PR. Genetics of hepatocellular carcinoma. World J Gastroenterol. 2007;13:2271-82.
[48] Llovet JM, Montal R, Sia D, Finn RS. Molecular therapies and precision medicine for hepatocellular carcinoma. Nat Rev Clin Oncol. 2018;15:599-616.
[49] Pons F, Varela M, Llovet JM. Staging systems in hepatocellular carcinoma. HPB (Oxford). 2005;7:35-41.
[50] Jarnagin W, Chapman WC, Curley S, et al. Surgical treatment of hepatocellular carcinoma: expert consensus statement. HPB (Oxford). 2010;12:302-10.
[51] de Ridder J, de Wilt JH, Simmer F, Overbeek L, Lemmens V, Nagtegaal I. Incidence and origin of histologically confirmed liver metastases: an explorative case-study of 23,154 patients. Oncotarget. 2016;7:55368-76.
[52] Petrowsky H, Gonen M, Jarnagin W, et al. Second liver resections are safe and effective treatment for recurrent hepatic metastases from colorectal cancer: a bi-institutional analysis. Ann Surg. 2002;235:863-71.
[53] Lemke J, Cammerer G, Ganser J, et al. Survival and prognostic factors of colorectal liver metastases after surgical and nonsurgical treatment. Clin Colorectal Cancer. 2016;15:e183-e92.
[54] Ueno S, Sakoda M, Kitazono M, et al. Is delayed liver resection appropriate for patients with metachronous colorectal metastases? Ann Surg Oncol. 2011;18:1104-9.
[55] Tan MC, Castaldo ET, Gao F, et al. A prognostic system applicable to patients with resectable liver metastasis from colorectal carcinoma staged by positron emission tomography with [18F] fluoro-2-deoxy-D-glucose: role of primary tumor variables. J Am Coll Surg 2008;206:857-68; discussion 68-9.
[56] Hallet J, Sa Cunha A, Adam R, et al. Factors influencing recurrence following initial hepatectomy for colorectal liver metastases. Br J Surg. 2016;103:1366-76.
[57] House MG, Ito H, Gonen M, et al. Survival after hepatic resection for metastatic colorectal cancer: trends in outcomes for 1,600 patients during two decades at a single institution. J Am Coll Surg. 2010;210(744-52):52-5.
[58] Imai K, Allard MA, Benitez CC, et al. Early recurrence after hepatectomy for colorectal liver metastases: what optimal definition and what predictive factors? Oncologist. 2016;21:887-94.
[59] Vigano L, Capussotti L, Lapointe R, et al. Early recurrence after liver resection for colorectal metastases: risk factors, prognosis, and treatment. A LiverMetSurvey-based study of 6,025 patients. Ann Surg Oncol. 2014;21:1276-86.
[60] Yu X, Gu J, Wu H, Fu D, Li J, Jin C. Resection of liver metastases: a treatment provides a long-term survival benefit for patients with advanced pancreatic neuroendocrine tumors: a systematic review and meta-analysis. J Oncol. 2018;2018:6273947.
[61] Fairhurst K, Leopardi L, Satyadas T, Maddern G. The safety and effectiveness of liver resection for breast cancer liver metastases: a systematic review. Breast. 2016;30:175-84.
[62] de Groen PC, Gores GJ, LaRusso NF, Gunderson LL, Nagorney DM. Biliary tract cancers. N Engl J Med. 1999;341:1368-78.
[63] Khan SA, Toledano MB, Taylor-Robinson SD. Epidemiology, risk factors, and pathogenesis of cholangiocarcinoma. HPB (Oxford). 2008;10:77-82.
[64] Patel T. New insights into the molecular pathogenesis of intrahepatic cholangiocarcinoma. J Gastroenterol. 2014;49:165-72.
[65] Weber SM, Ribero D, O'Reilly EM, Kokudo N, Miyazaki M, Pawlik TM. Intrahepatic cholangiocarcinoma: expert consensus statement. HPB (Oxford). 2015;17:669-80.
[66] Rahnemai-Azar AA, Weisbrod AB, Dillhoff M, Schmidt C, Pawlik TM. Intrahepatic cholangiocarcinoma: current management and emerging therapies. Expert Rev Gastroenterol Hepatol. 2017;11:439-49.
[67] Kumar A, Sharma B, Samant H. Cancer, liver angiosarcoma. StatPearls Treasure Island (FL). 2020.
[68] Venneman NG, van Erpecum KJ. Pathogenesis of gallstones. Gastroenterol Clin N Am. 2010;39:171-83, vii.
[69] Lee SP, LaMont JT, Carey MC. Role of gallbladder mucus hypersecretion in the evolution of cholesterol gallstones. J Clin Invest. 1981;67:1712-23.
[70] Ostrow JD. The etiology of pigment gallstones. Hepatology. 1984;4:215S-22S.
[71] Sjodahl R, Tagesson C, Wetterfors J. On the pathogenesis of acute cholecystitis. Surg Gynecol Obstet. 1978;146:199-202.
[72] den Hoed PT, Boelhouwer RU, Veen HF, Hop WC, Bruining HA. Infections and bacteriological data after laparoscopic and open gallbladder surgery. J Hosp Infect. 1998;39:27-37.
[73] Reinders JS, Kortram K, Vlaminckx B, van Ramshorst B, Gouma DJ, Boerma D. Incidence of bactobilia increases over time after endoscopic sphincterotomy. Dig Surg. 2011;28:288-92.
[74] Yokoe M, Hata J, Takada T, et al. Tokyo Guidelines 2018: diagnostic criteria and severity grading of acute cholecystitis (with videos). J Hepatobiliary Pancreat Sci. 2018;25:41-54.
[75] Strasberg SM. Commentary on: feasibility and value of the critical view of safety in difficult cholecystectomies. Ann Surg. 2019;269:e42.
[76] Strasberg SM, Brunt LM. The critical view of safety: why it is not the only method of ductal identification within the standard of care in laparoscopic cholecystectomy. Ann Surg. 2017;265:464-5.
[77] Strasberg SM, Brunt LM. Rationale and use of the critical view of safety in laparoscopic cholecystectomy. J Am Coll Surg. 2010;211:132-8.
[78] Rosen M, Brody F, Ponsky J. Predictive factors for conversion of laparoscopic cholecystectomy. Am J Surg. 2002;184:254-8.
[79] Alponat A, Kum CK, Koh BC, Rajnakova A, Goh PM. Predictive factors for conversion of laparoscopic cholecystectomy. World J Surg. 1997;21:629-33.
[80] Kanaan SA, Murayama KM, Merriam LT, et al. Risk factors for conversion of laparoscopic to open cholecystectomy. J Surg Res. 2002;106:20-4.
[81] Strasberg SM, Pucci MJ, Brunt LM, Deziel DJ. Subtotal cholecystectomy-"fenestrating" vs "reconstituting" subtypes and the prevention of bile duct injury: definition of the

optimal procedure in difficult operative conditions. J Am Coll Surg. 2016;222:89-96.
[82] van Dijk AH, Donkervoort SC, Lameris W, et al. Short- and long-term outcomes after a reconstituting and fenestrating subtotal cholecystectomy. J Am Coll Surg. 2017;225:371-9.
[83] Byrne MF, Suhocki P, Mitchell RM, et al. Percutaneous cholecystostomy in patients with acute cholecystitis: experience of 45 patients at a US referral center. J Am Coll Surg. 2003;197:206-11.
[84] Hatzidakis AA, Prassopoulos P, Petinarakis I, et al. Acute cholecystitis in high-risk patients: percutaneous cholecystostomy vs conservative treatment. Eur Radiol. 2002;12:1778-84.
[85] Vauthey JN, Lerut J, Martini M, Becker C, Gertsch P, Blumgart LH. Indications and limitations of percutaneous cholecystostomy for acute cholecystitis. Surg Gynecol Obstet. 1993;176:49-54.
[86] Patil R, Ona MA, Papafragkakis C, Anand S, Duddempudi S. Endoscopic ultrasound-guided placement of the lumen-apposing self-expandable metallic stent for gallbladder drainage: a promising technique. Ann Gastroenterol. 2016;29:162-7.
[87] St George CM, Shaffer EA. Spontaneous obesity and increased bile saturation in the ground squirrel. J Surg Res. 1993;55:314-6.
[88] Agarwal AK, Kalayarasan R, Javed A, Sakhuja P. Mass-forming xanthogranulomatous cholecystitis masquerading as gallbladder cancer. J Gastrointest Surg. 2013;17:1257-64.
[89] Hale MD, Roberts KJ, Hodson J, Scott N, Sheridan M, Toogood GJ. Xanthogranulomatous cholecystitis: a European and global perspective. HPB (Oxford). 2014;16:448-58.
[90] Parithivel VS, Gerst PH, Banerjee S, Parikh V, Albu E. Acute acalculous cholecystitis in young patients without predisposing factors. Am Surg. 1999;65:366-8.
[91] Ryu JK, Ryu KH, Kim KH. Clinical features of acute acalculous cholecystitis. J Clin Gastroenterol. 2003;36:166-9.
[92] Savoca PE, Longo WE, Zucker KA, McMillen MM, Modlin IM. The increasing prevalence of acalculous cholecystitis in outpatients. Results of a 7-year study. Ann Surg. 1990;211:433-7.
[93] Gu MG, Kim TN, Song J, Nam YJ, Lee JY, Park JS. Risk factors and therapeutic outcomes of acute acalculous cholecystitis. Digestion. 2014;90:75-80.
[94] Hakala T, Nuutinen PJ, Ruokonen ET, Alhava E. Microangiopathy in acute acalculous cholecystitis. Br J Surg. 1997;84:1249-52.
[95] Warren BL. Small vessel occlusion in acute acalculous cholecystitis. Surgery. 1992;111:163-8.
[96] Wang AJ, Wang TE, Lin CC, Lin SC, Shih SC. Clinical predictors of severe gallbladder complications in acute acalculous cholecystitis. World J Gastroenterol. 2003;9:2821-3.
[97] Colonna AL, Griffiths TM, Robison DC, et al. Cholecystostomy: Are we using it correctly? Am J Surg. 2019;217:1010-5.
[98] Ziessman HA. Hepatobiliary scintigraphy in 2014. J Nucl Med Technol. 2014;42:249-59.
[99] Middleton GW, Williams JH. Diagnostic accuracy of 99Tcm-HIDA with cholecystokinin and gallbladder ejection fraction in acalculous gallbladder disease. Nucl Med Commun. 2001;22:657-61.
[100] Collins C, Maguire D, Ireland A, Fitzgerald E, O'Sullivan GC. A prospective study of common bile duct calculi in patients undergoing laparoscopic cholecystectomy: natural history of choledocholithiasis revisited. Ann Surg. 2004;239:28-33.
[101] European Association for the Study of the Liver. Electronic address eee. EASL Clinical Practice Guidelines on the prevention, diagnosis and treatment of gallstones. J Hepatol. 2016;65:146-181.
[102] Dasari BV, Tan CJ, Gurusamy KS, et al. Surgical versus endoscopic treatment of bile duct stones. Cochrane Database Syst Rev. 2013:CD003327.
[103] Tranter SE, Thompson MH. Spontaneous passage of bile duct stones: frequency of occurrence and relation to clinical presentation. Ann R Coll Surg Engl. 2003;85: 174-7.
[104] Kochar B, Akshintala VS, Afghani E, et al. Incidence, severity, and mortality of post-ERCP pancreatitis: a systematic review by using randomized, controlled trials. Gastrointest Endosc. 2015;81(143-9):e9.
[105] Cotton PB, Durkalski V, Romagnuolo J, et al. Effect of endoscopic sphincterotomy for suspected sphincter of Oddi dysfunction on pain-related disability following cholecystectomy: the EPISOD randomized clinical trial. JAMA. 2014;311:2101-9.
[106] Geenen JE, Hogan WJ, Dodds WJ, Toouli J, Venu RP. The efficacy of endoscopic sphincterotomy after cholecystectomy in patients with sphincter-of-Oddi dysfunction. N Engl J Med. 1989;320:82-7.
[107] Neoptolemos JP, Bailey IS, Carr-Locke DL. Sphincter of Oddi dysfunction: results of treatment by endoscopic sphincterotomy. Br J Surg. 1988;75:454-9.
[108] Todani T, Watanabe Y, Narusue M, Tabuchi K, Okajima K. Congenital bile duct cysts: Classification, operative procedures, and review of thirty-seven cases including cancer arising from choledochal cyst. Am J Surg. 1977;134:263-9.
[109] Soares KC, Arnaoutakis DJ, Kamel I, et al. Choledochal cysts: presentation, clinical differentiation, and management. J Am Coll Surg. 2014;219:1167-80.
[110] Singham J, Yoshida EM, Scudamore CH. Choledochal cysts: part 1 of 3: classification and pathogenesis. Can J Surg. 2009;52:434-40.
[111] Todani T, Tabuchi K, Watanabe Y, Kobayashi T. Carcinoma arising in the wall of congenital bile duct cysts. Cancer. 1979;44:1134-41.
[112] Dyson JK, Beuers U, Jones DEJ, Lohse AW, Hudson M. Primary sclerosing cholangitis. Lancet. 2018;391:2547-59.
[113] Lee YM, Kaplan MM. Primary sclerosing cholangitis. N Engl J Med. 1995;332:924-33.
[114] Rosen CB, Nagorney DM. Cholangiocarcinoma complicating primary sclerosing cholangitis. Semin Liver Dis. 1991;11:26-30.
[115] Razumilava N, Gores GJ, Lindor KD. Cancer surveillance in patients with primary sclerosing cholangitis.

Hepatology. 2011;54:1842-52.
[116] Marsh JW Jr, Iwatsuki S, Makowka L, et al. Orthotopic liver transplantation for primary sclerosing cholangitis. Ann Surg. 1988;207:21-5.
[117] Ponsioen CY, Arnelo U, Bergquist A, et al. No superiority of stents vs balloon dilatation for dominant strictures in patients with primary sclerosing cholangitis. Gastroenterology. 2018;155:752-9 e5.
[118] Pawlik TM, Olbrecht VA, Pitt HA, et al. Primary sclerosing cholangitis: role of extrahepatic biliary resection. J Am Coll Surg 2008;206:822-30; discussion 30-2.
[119] Bjoro K, Schrumpf E. Liver transplantation for primary sclerosing cholangitis. J Hepatol. 2004;40:570-7.
[120] Costamagna G, Boskoski I. Current treatment of benign biliary strictures. Ann Gastroenterol. 2013;26:37-40.
[121] Bismuth H, Nakache R, Diamond T. Management strategies in resection for hilar cholangiocarcinoma. Ann Surg. 1992;215:31-8.
[122] Sahani D, Prasad SR, Tannabe KK, Hahn PF, Mueller PR, Saini S. Thorotrast-induced cholangiocarcinoma: case report. Abdom Imaging. 2003;28:72-4.
[123] Welzel TM, Graubard BI, El-Serag HB, et al. Risk factors for intrahepatic and extrahepatic cholangiocarcinoma in the United States: a population-based case-control study. Clin Gastroenterol Hepatol. 2007;5:1221-8.
[124] Soares KC, Kamel I, Cosgrove DP, Herman JM, Pawlik TM. Hilar cholangiocarcinoma: diagnosis, treatment options, and management. Hepatobiliary Surg Nutr. 2014;3:18-34.
[125] Valero V 3rd, Cosgrove D, Herman JM, Pawlik TM. Management of perihilar cholangiocarcinoma in the era of multimodal therapy. Expert Rev Gastroenterol Hepatol. 2012;6:481-95.
[126] Nagino M, Nimura Y, Nishio H, et al. Hepatectomy with simultaneous resection of the portal vein and hepatic artery for advanced perihilar cholangiocarcinoma: an audit of 50 consecutive cases. Ann Surg. 2010;252:115-23.
[127] Ebata T, Ercolani G, Alvaro D, Ribero D, Di Tommaso L, Valle JW. Current status on cholangiocarcinoma and gallbladder cancer. Liver Cancer. 2016;6:59-65.
[128] Meyer CG, Penn I, James L. Liver transplantation for cholangiocarcinoma: results in 207 patients. Transplantation. 2000;69:1633-7.
[129] Heimbach JK, Gores GJ, Haddock MG, et al. Liver transplantation for unresectable perihilar cholangiocarcinoma. Semin Liver Dis. 2004;24:201-7.
[130] D'Angelica M, Dalal KM, DeMatteo RP, Fong Y, Blumgart LH, Jarnagin WR. Analysis of the extent of resection for adenocarcinoma of the gallbladder. Ann Surg Oncol. 2009;16:806-16.
[131] Ishihara S, Horiguchi A, Miyakawa S, Endo I, Miyazaki M, Takada T. Biliary tract cancer registry in Japan from 2008 to 2013. J Hepatobiliary Pancreat Sci. 2016;23:149-57.
[132] Elfar M, Gaber LW, Sabek O, Fischer CP, Gaber AO. The inflammatory cascade in acute pancreatitis: relevance to clinical disease. Surg Clin North Am. 2007;87:1325-40, vii.
[133] Banks PA, Bollen TL, Dervenis C, et al. Classification of acute pancreatitis - 2012: revision of the Atlanta classification and definitions by international consensus. Gut. 2013;62:102-11.
[134] van Santvoort HC, Besselink MG, Bakker OJ, et al. A step-up approach or open necrosectomy for necrotizing pancreatitis. N Engl J Med. 2010;362:1491-502.
[135] Bakker OJ, van Santvoort HC, van Brunschot S, et al. Endoscopic transgastric vs surgical necrosectomy for infected necrotizing pancreatitis: a randomized trial. JAMA. 2012;307:1053-61.
[136] Whitcomb DC, Frulloni L, Garg P, et al. Chronic pancreatitis: an international draft consensus proposal for a new mechanistic definition. Pancreatology. 2016;16: 218-24.
[137] Andersen DK, Frey CF. The evolution of the surgical treatment of chronic pancreatitis. Ann Surg. 2010;251: 18-32.
[138] Vinik A, Perry RR, Casellini C, Hughes MS, Feliberti E. Pathophysiology and Treatment of Pancreatic Neuroendocrine Tumors (PNETs): new developments. In: Feingold KR, Anawalt B, Boyce A, et al., eds. Endotext. South Dartmouth (MA) 2000.
[139] Falconi M, Eriksson B, Kaltsas G, et al. ENETS consensus guidelines update for the management of patients with functional pancreatic neuroendocrine tumors and non-functional pancreatic neuroendocrine tumors. Neuroendocrinology. 2016;103:153-71.
[140] Kim J, Zimmerman MA, Hong JC. Liver transplantation in the treatment of unresectable hepatic metastasis from neuroendocrine tumors. J Gastrointest Oncol. 2020;11:601-8.
[141] European Study Group on Cystic Tumours of the P. European evidence-based guidelines on pancreatic cystic neoplasms. Gut. 2018;67:789-804.
[142] Pusateri AJ, Krishna SG. Pancreatic cystic lesions: pathogenesis and malignant potential. Diseases. 2018;6.
[143] Hasan A, Visrodia K, Farrell JJ, Gonda TA. Overview and comparison of guidelines for management of pancreatic cystic neoplasms. World J Gastroenterol. 2019;25: 4405-13.
[144] Crippa S, Salvia R, Warshaw AL, et al. Mucinous cystic neoplasm of the pancreas is not an aggressive entity: lessons from 163 resected patients. Ann Surg. 2008;247:571-9.
[145] Jang KT, Park SM, Basturk O, et al. Clinicopathologic characteristics of 29 invasive carcinomas arising in 178 pancreatic mucinous cystic neoplasms with ovarian-type stroma: implications for management and prognosis. Am J Surg Pathol. 2015;39:179-87.
[146] Maitra A, Hruban RH. Pancreatic cancer. Annu Rev Pathol. 2008;3:157-88.
[147] Society AC. Cancer Facts & Figures 2020. Atlanta, GA: American Cancer Society; 2020.
[148] Ghaneh P, Kleeff J, Halloran CM, et al. The impact of positive resection margins on survival and recurrence following resection and adjuvant chemotherapy for pancreatic ductal adenocarcinoma. Ann Surg. 2019;269:520-9.
[149] Neoptolemos JP, Moore MJ, Cox TF, et al. Effect of adjuvant chemotherapy with fluorouracil plus folinic acid or gemcitabine vs observation on survival in patients

with resected periampullary adenocarcinoma: the ESPAC-3 periampullary cancer randomized trial. JAMA. 2012;308:147-56.
[150] Neoptolemos JP, Palmer DH, Ghaneh P, et al. Comparison of adjuvant gemcitabine and capecitabine with gemcitabine monotherapy in patients with resected pancreatic cancer (ESPAC-4): a multicentre, open-label, randomised, phase 3 trial. Lancet. 2017;389:1011-24.
[151] Neoptolemos JP, Stocken DD, Dunn JA, et al. Influence of resection margins on survival for patients with pancreatic cancer treated by adjuvant chemoradiation and/or chemotherapy in the ESPAC-1 randomized controlled trial. Ann Surg. 2001;234:758-68.
[152] Neoptolemos JP, Stocken DD, Tudur Smith C, et al. Adjuvant 5-fluorouracil and folinic acid vs observation for pancreatic cancer: composite data from the ESPAC-1 and -3(v1) trials. Br J Cancer. 2009;100:246-50.
[153] Martin RC 2nd, Scoggins CR, Egnatashvili V, Staley CA, McMasters KM, Kooby DA. Arterial and venous resection for pancreatic adenocarcinoma: operative and long-term outcomes. Arch Surg. 2009;144:154-9.
[154] Kluger MD, Rashid MF, Rosario VL, et al. Resection of locally advanced pancreatic cancer without regression of arterial encasement after modern-era neoadjuvant therapy. J Gastrointest Surg. 2018;22:235-41.
[155] Yekebas EF, Bogoevski D, Cataldegirmen G, et al. En bloc vascular resection for locally advanced pancreatic malignancies infiltrating major blood vessels: perioperative outcome and long-term survival in 136 patients. Ann Surg. 2008;247:300-9.
[156] Bockhorn M, Burdelski C, Bogoevski D, Sgourakis G, Yekebas EF, Izbicki JR. Arterial en bloc resection for pancreatic carcinoma. Br J Surg. 2011;98:86-92.
[157] Psarelli EE, Jackson R, Neoptolemos JP, et al. Beyond ESPAC-4: better surgery and systemic therapy. Lancet. 2017;389:1517-8.

第 6 章　胆道功能与损伤

Biliary Tract Functions and Impairment

Hideo Ohtsuka　Michiaki Unno　著

摘要

胆道包括从肝脏到十二指肠的整个胆道排泄路径。胆汁由肝细胞分泌进入胆管，它最终通过胆道排泄到十二指肠。胆汁的主要成分包括胆汁酸、磷脂、胆固醇和胆红素。其中一些物质成分在肠道中被重新吸收，并通过门静脉返回肝脏，这一循环称为肠肝循环。肠肝循环涉及生理活性物质，并确保其有效使用。胆道的功能由自主神经系统控制。由交感神经和迷走神经组成的肝丛分支分布于胆道。十二指肠乳头 Oddi 括约肌和胆囊在控制胆汁外排中起着重要作用，当它们的运动受到抑制时，就会出现功能障碍。胆囊功能障碍是一种运动障碍，引起类似慢性胆囊炎的疼痛。Oddi 括约肌调节胆汁的排泄，防止十二指肠液的反流。乳头功能障碍时，Oddi 括约肌过度收缩，抑制胆汁和胰液的排泄。胰胆管汇合异常是指胰管和胆管在十二指肠壁外汇合的先天性畸形。在这种情况下，Oddi 括约肌不能调节胰管和胆管的汇合部，导致胆汁和胰液双向反流，胆管和胰腺出现各种并发症。

一、胆道结构

胆道是指胆管和胆囊，它包括从肝脏到十二指肠的整个胆汁排泄路线。胆汁分泌到位于肝细胞之间的胆小管中。再经终末胆管（Haring 管，直径＜15μm）和小叶间小管（15～100μm）进入肝内胆管，再经左右肝管和胆总管到达十二指肠[1, 2]（图 6–1）。肝内胆管平行于门静脉的分支和肝动脉的一或两个分支，形成 Glisson 三联管，也称为门静脉三联。胆囊管连接胆囊和肝总管。胆囊管长 2～3cm，直径 2～3mm。胆囊管与肝总管汇合形成胆总管，胆总管经十二指肠第一段后侧，经胰腺实质进入十二指肠腔。胆总管开口部与十二指肠内的胰管构成壶腹。在大约 80% 的人中，胆总管与十二指肠壁内的胰管相连，形成共同通道[3]。Oddi 括约肌位于壶腹部，可分别预防胆总管和胰管的胆汁及胰液反流（图 6–2）。胆道的功能由自主神经系统控制，特别是交感神经系统的腹腔神经节和副交感神经系统的迷走神经。由交感神经和迷走神经形成的肝丛分支分布在胆囊、胆管和乳头上，控制胆汁的分泌[4]。

二、胆道的功能

（一）胆囊

胆汁流入十二指肠是通过胃肠和神经内分泌

胆管的分级	
肝内胆管	
小胆管［管周腺体（－）］	
毛细胆管（Haring 管）	＜15μm
小叶间胆管	15～100μm
间隔胆管	100～300μm
大胆管［管周腺体（＋）］	
区域胆管	300～400μm
肝段胆管	400～800μm
肝外胆管	
左右肝管	＞800μm
肝总管	

▲ 图 6-1　不同部位的胆管直径

系统的功能集成来控制的。胆囊的肌肉组织收缩和十二指肠乳头处的 Oddi 括约肌在控制胆汁流出中起重要作用。

胆囊由单层上皮细胞、固有层、固有肌层、肌周结缔组织和浆膜层组成[5]。胆汁中含有胆汁酸、水和电解质，胆囊上皮细胞吸收水和电解质，而浓缩胆汁。胆囊上皮细胞也吸收胆汁酸和胆固醇[6]。胆汁酸是胆汁的主要成分，并由几种特殊的酸组成。疏水胆汁酸具有细胞毒性。胆囊和胆管的上皮细胞分泌黏液蛋白，通过灭活疏水胆汁酸产生的自由基来保护上皮细胞。

胆囊的收缩和舒张是由迷走神经、内脏神经和一种胃肠激素［即胆囊收缩素（cholecystokinin，CCK）］控制的。在消化间期，Oddi 括约肌收缩而胆囊舒张。胆汁从肝脏经肝管分泌到胆囊。大约 90% 的胆汁流入胆囊并储存在那里。胆囊在消化期间保持适度的持续性收缩。它在上消化道的复合位移运动（migrating motor complex，MMC）循环中反复舒张和收缩[7]。浓缩的胆汁容易在胆囊底体部沉淀。反复的收缩和舒张通过在胆囊上部用相对较低浓度的胆汁取代沉淀胆汁，提高了胆汁的浓缩效率。同时这样也可防止胆固醇沉积导致不溶性胆汁成分的形成，包括胆结石[8]。当食物到达十二指肠时，CCK 从十二指肠和空肠分泌，诱导胆囊收缩和 Oddi 括约肌松弛，导致储存的胆汁排入十二指肠。与胃肠道的其他部分一样，消化过程中胆囊的运动受消化的头期、胃

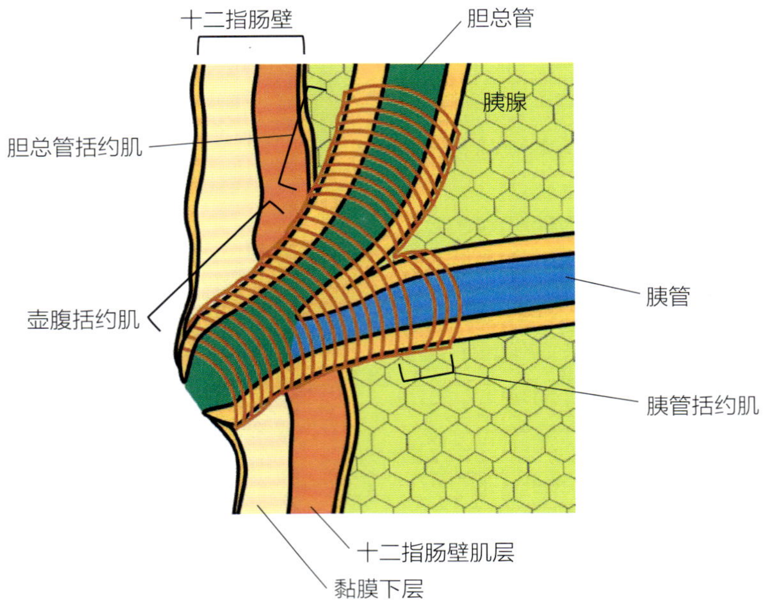

▲ 图 6-2　Oddi 括约肌和壶腹部解剖

期和十二指肠期的影响[9]。头期是由中枢神经系统受到嗅觉和味觉刺激开始的，胆囊在迷走神经系统的刺激下收缩，在此阶段有30%～40%的胆汁从胆囊释放出来。胃期时当食物到达胃，从幽门窦到胆囊的区域会产生反射性收缩。十二指肠期，即食物到达十二指肠时，CCK从十二指肠和近端空肠释放，胆囊几乎所有剩余的内容物都被排出[10]。

（二）Oddi括约肌

Oddi括约肌是一种平滑肌结构，大约1cm长。它在十二指肠的交界处调节胆胰管，防止胆汁和胰液及十二指肠内容物的反流（图6-2）。Oddi括约肌的功能受神经内分泌系统的调节[11]。在消化期间，Oddi括约肌以蠕动方式收缩，调节胆汁流入十二指肠，并帮助胆囊储存胆汁。在消化过程中，CCK和自主神经相互协调放松Oddi括约肌和十二指肠邻近段。这有助于胆汁有效地排泄到十二指肠。自主神经对Oddi括约肌的舒张涉及迷走神经的非肾上腺素能抑制神经元和以内脏神经为输入和输出通路的神经脊髓反射介导的刺激。吗啡和戊唑辛可收缩Oddi括约肌，增加胆道内压。相反，阿托品、溴丁基东莨菪碱、硝酸甘油和钙通道阻滞药可放松肌肉，导致张力降低和运动抑制[12]。

三、胆道损伤

（一）胆囊功能障碍

胆囊和Oddi括约肌含有肌纤维。当其运动受抑制时，会出现功能障碍。胆囊功能障碍是一种由代谢异常或胆囊运动紊乱引起的运动障碍，但这种情况的后果尚未明确。胆囊功能障碍引起的疼痛类似于慢性胆囊炎[13]。根据用于诊断功能性胃肠疾病的一套诊断标准，即Rome Ⅳ标准，从上腹部到右季肋区持续中重度疼痛30min或以上时，应诊断为胆囊动力障碍[14]。此外，在诊断运动障碍之前，需要通过影像学检查（如腹部超声检查）排除胆结石和其他器质性疾病。当静脉注射CCK时，胆囊运动障碍患者的诊断性胆囊造影观察到胆囊排泄分数降低。腹腔镜胆囊切除术可解除胆囊结石和胆囊运动障碍的症状。

（二）Oddi括约肌功能障碍

Oddi括约肌调节胆汁和胰液的排泄，并防止十二指肠液反流到胆管和胰管。乳头状功能障碍时，Oddi括约肌过度收缩，胆汁和胰液的排泄受阻[14, 15]。这导致胆胰管内压增加，从而引起各种症状。Oddi括约肌功能障碍可大致分为胰腺型和胆道型。胰腺型的特点是血清的胰酶、淀粉酶、脂肪酶增高，并伴有腹痛等症状。胆道型常见于胆囊切除术后出现持续或复发性腹痛的患者，其特征为谷丙转氨酶（alanine transaminase，ALT）和碱性磷酸酶（alkaline phosphatase, ALP）升高，以及胆管扩张。硝苯地平和硝酸甘油可用于治疗Oddi括约肌功能障碍。如果药物无效，可以进行内镜下十二指肠乳头切开术，如果乳头切开术无效，则进行手术。

（三）胰胆合流异常

胰胆合流异常是指胰管和胆管在十二指肠壁外连接，形成一条较长的共同通道的先天性畸形。胰胆汇合不正常的患者，Oddi括约肌不能调节胰管和胆管的汇合部，导致胆汁和胰液双向反流。由于胰液和胆汁的异常往复流动，胆道和胰腺可发生各种并发症。胰液反流至胆道与胆管炎和胆管癌的高发有关。先天性胆管扩张，又称"先天性胆总管囊肿"，是一种肝外胆管，或者肝外胆管和肝内胆管以各种方式扩张，并导致胰胆合流异常的疾病。对于先天性胆管扩张的患者，由于肝外胆管癌或胆囊癌的发生率增高，标准的治疗方法就是预防性切除扩张的肝外胆管及胆囊，并行肝肠吻合术[16]。

四、胆汁的功能

（一）胆汁的生理学

胆汁呈弱碱性（pH 7.1～7.3），每天产生和分泌的胆汁总量为600～1200ml，胆汁的主要成分包括胆汁酸、磷脂、胆固醇和胆红素。胆汁还含有蛋白质、无机盐和代谢或解毒的药物。肝胆汁排泄到胆管，并通过胆管储存在胆囊。水和电解质在胆囊被上皮细胞重新吸收，浓缩5～10倍形成胆囊胆汁。胆汁可分为肝细胞分泌的小管内胆汁和胆管上皮细胞分泌的胆管内胆汁。小管内胆汁的分泌由胆汁酸依赖型胆汁流和胆汁酸非依赖型胆汁流组成[17]。这两种类型的胆汁流导致钠离子和水排入胆管。胆汁酸依赖的胆汁流出主要成分为胆汁酸，胆汁酸从肝细胞中主动排出；胆汁酸非依赖型胆汁流的主要成分为谷胱甘肽，谷胱甘肽也从肝细胞产生。胆管细胞分泌的胆汁含有大量的碳酸氢盐，通过囊性纤维化跨膜传导调节因子（cystic fibrosis transmembrane conductance regulator，CFTR），即一种氯离子通道分泌（图 6-3）[18]。促胰液素是一种消化激素，通过环磷酸腺苷（cyclic adenosine monophosphate，cAMP）促进胆管中胆汁的分泌；相反，生长抑素、胃泌素和胰岛素阻断分泌素受体，抑制胆管中的胆汁分泌[19, 20]。

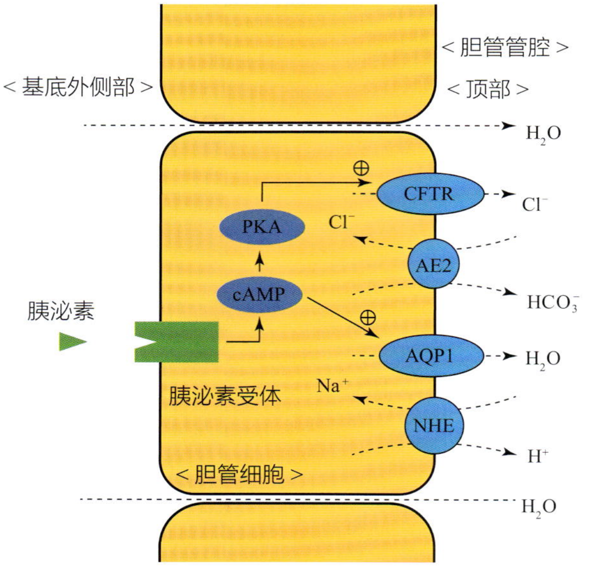

▲ 图 6-3 促胰液素对胆管细胞碳酸氢盐分泌的调控

AQP. 水通道蛋白；AE2. Cl^-/HCO_3^- 阴离子交换泵 2；NHE. Na^+/H^+ 交换泵；PKA. 蛋白激酶 A

（二）肠肝循环

胆汁由肝细胞分泌进入胆小管，它最终通过胆道系统排泄到十二指肠。胆汁含有在肝脏中代谢的生物物质和药物。这些物质中的一部分在肠道中被重新吸收，并通过门静脉返回肝脏后第二次分泌排出，这一循环称为肠肝循环。肠肝循环包括肝脏合成的胆汁酸和一些生理活性物质，如维生素 D_3、维生素 B_{12} 和叶酸，确保了这些物质的有效利用。吗啡、华法林和地高辛等药物在肝脏中代谢并进入肠肝循环。这些药物在肝细胞内与葡萄糖醛酸结合后排入胆汁。葡萄糖醛酸结合物具有高度极性，小肠中不易吸收。然而，它们被来自肠道细菌的 β- 葡萄糖醛酸酶水解并代谢为原型化合物时，就增加了该化合物的脂溶性和肠道吸收。

（三）胆汁酸

胆汁酸由初级胆汁酸（胆酸和鹅去氧胆酸）和次级胆汁酸（去氧胆酸和石胆酸）组成。初级胆汁酸是由肝细胞内的胆固醇合成的，次级胆汁酸是由肠道细菌对初级胆汁酸进行生物转化产生的。胆汁酸是两性分子，同时包含亲水和疏水部分。因此，胆汁酸作为一种生物表面活性剂，形成外亲水、内疏水的微粒。人胆汁酸含有大量的共轭氨基酸，如甘氨酸和牛磺酸。与游离胆汁酸相比，共轭胆汁酸具有高度极性伴溶解度增加。胆汁酸排泄到肠内，大部分胆汁酸通过肠肝循环在小肠内再吸收。肝细胞的血窦面吸收和胆小管面的排泄系统在这一机制中起着重要作用。钠依赖性牛磺胆酸共转运多肽（sodium-dependent taurocholate co-transporting polypeptide，NTCP）（一种钠依赖性转运载体）和 OATP 在血窦面参与胆汁酸的摄取[21]。NTCP 对胆汁酸具有很高的底物特异性，而 OATP 参与疏水有机化合物的摄取，如胆红素和吲哚菁绿。肝细胞胆汁酸的排泄受药物转运体的调节，如胆盐输出泵（bile salt export pump，BSEP）和多药耐药相关蛋白 2 和 3（multidrug resistance-associated proteins 2 and 3，MRP2 和 MRP3）。BSEP 和 MRP2 在胆小管面表达，MRP3 在肝细胞的血窦面表达。这些外排转运蛋白认为是进行依赖于 ATP 的初级主动转运[20]。

（四）胆固醇和胆色素

胆汁中的胆固醇是疏水游离形式，而不是亲水的酯的形式。胆固醇与由胆汁酸和磷脂形成的混合微粒，成为可溶解的疏水物质。当胆汁中胆固醇含量高于胆汁酸和磷脂时，胆固醇以晶体形式析出，形成胆结石。

胆汁和粪便的颜色受胆色素的影响。胆红素是最重要的胆色素之一。胆红素来源于血红蛋白，如血红蛋白、过氧化氢酶和细胞色素，它被在肝细胞血窦面上表达 OATP 所吸收。胆红素与葡萄糖醛酸结合后，由外排转运蛋白 MRP2 分泌到胆汁中。结合胆红素被肠道细菌还原代谢为尿胆素原，随粪便排出体外。部分胆红素通过肠肝循环再吸收。

（五）核受体与胆汁酸代谢

胆固醇和胆汁酸的代谢主要由核受体即肝脏 X 受体（liver X receptor，LXR）和法尼酯 X 受体（farnesoid X receptor，FXR）[22] 调节（图 6–4）。LXR 被配体氧甾酮激活。LXR 通过上调胆固醇 –7α– 羟化酶（cholesterol-7α-hydroxylase，CYP7A1）活性促进胆汁酸的合成。FXR 由配体胆汁酸激活。FXR 抑制 CYP7A1 活性，降低 NTCP 和 OATP 的表达。这些调节机制共同调节肝脏胆固醇水平的升高或降低。当肝脏胆固醇水平高时，胆汁酸的合成会增加。相反，当胆汁酸水平高时，胆汁酸合成减少。

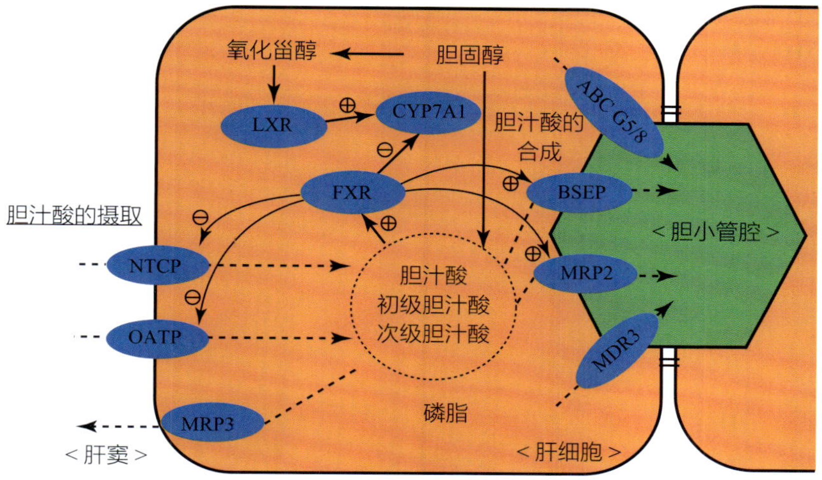

▲ 图 6–4 肝细胞中的胆固醇和胆汁酸的代谢

参考文献

[1] Saxena R and Theise. Canals of Hering: recent insights and current knowledge. Semin Liver Dis. 2004;24:43-48.
[2] Ludwig J. New concepts in biliary cirrhosis. Semin Liver Dis. 1987;7:293-301.
[3] RienHoff WF, Pickrell KR. Pancreatitis; an anatomic study of the pancreatic and extrahepatic biliary systems. Arch Surg. 1945;51:205-19.
[4] Berthoud HR, Kressel M, Neuhuber WL. An anterograde tracing study of the vagal innervation of rat liver, portal vein and biliary system. Anat Embryol (Berl). 1992;186:431-42.
[5] Odze RD, Goldblum JR, editors. Surgical pathology of the GI tract, liver, biliary tract and pancreas, chapter 29, part 2. Philadelphia, PA: Saunders; 2009.
[6] Svanvik J, Pellegrini CA, Allen R, et al. Transport of fluid and biliary lipids in the canine gallbladder in experimental cholecystitis. J Surg Res. 1986;41:425-31.
[7] Itoh Z, Takahashi I. Periodic contractions of the canine gallbladder during the interdigestive state. Am J Phys. 1981;240:183-9.
[8] Behar L, Lee KY, Thompson WR, et al. Gallbladder contraction in patients with pigment and cholesterol stones. Gastroenterology. 1989;97:1479-84.
[9] Takahashi I, Kern MK, Dodds WJ, et al. Contraction pattern of opossum gallbladder during fasting and after feeding. Am J Phys. 1986;250:227-35.
[10] Burhol PG, Rayford PL, Jorde R, et al. Radioimmunoassay of plasma cholecystokinin (CCK), duodenal release of CCK, diurnal variation of plasma CCK, and immunoreactive plasma CCK components in man. Hepato-Gastroenterology. 1980;27:300-9.
[11] Peeters TL, Vantrappen G, Janssens J. Bile acid output and the interdigestive migrating motor complex in normals and in cholecystectomy patients. Gastroenterology. 1980;79:678-81.
[12] Toouli J, Baker RA. Innervation of the sphincter of Oddi: physiology and considerations of pharmacological

intervention in biliary dyskinesia. Pharmac Ther. 1991;49:269-81.
[13] Wu JM, Wu YM, Lee CY. Is early laparoscopic cholecystectomy a safe procedure in patients when the duration of acute cholecystitis is more than three days? Hepato-Gastroenterology. 2012;59:10-2.
[14] Cotton PB. Gallbladder and sphincter of Oddi disorders. Gastroenterology. 2016;150:1420-9.
[15] Sherman S, Troiano FP, Hawes RH, et al. Frequency of abnormal sphincter of Oddi manometry compared with the clinical suspicion of sphincter of Oddi dysfunction. Am J Gastroenterol. 1991;86:586-90.
[16] Kamisawa T, Kaneko K, Itoi T, et al. Pancreaticobiliary maljunction and congenital biliary dilatation. Lancet Gastroenterol Hepatol. 2017;2:610-8.
[17] Nathanson MH, Boyer JL. Mechanisms and regulation of bile secretion. Hepatology. 1991;14:551-66.
[18] Kanno N, LeSege G, Glaser S, et al. Secretin regulation of Cholangiocyte bicarbonate secretion. Am J Phys. 2001;281:G612-25.
[19] Glaser SS, Rodgers RE, Phinizy JL, et al. Gastrin inhibits secretin-induced ductal secretion by interaction with specific receptors on rat cholangiocytes. Am J Phys. 1997;273:G1061-70.
[20] Lesage GD, Marucci L, Alvaro D, et al. Insulin inhibits secretin-induced ductal secretion by activation of PKC alpha and inhibition of PKA activity. Hepatology. 2002;36:641-51.
[21] Paumgarter G. Biliary physiology and disease: reflactions of a physician-scientist. Hepatology. 2010;51:1095-106.
[22] Calkin AC, Tontonoz P. Transcriptional integration of metabolism by the nuclear sterol-activated receptors LXR and FXR. Nat Rev Mol Cell Biol. 2012;13:213-24.

第 7 章　胆管的癌前病变：胆管上皮内瘤变和胆管内乳头状肿瘤

Preinvasive Intraductal Biliary Neoplasm: Biliary Intraepithelial Neoplasm and Intraductal Papillary Neoplasm of Bile Duct

Yasuni Nakanuma　Katsuhiko Uesaka　Takuro Terada　著

摘要

胆管上皮内瘤变（biliary intraepithelial neoplasm，BilIN）和胆管内乳头状肿瘤（intraductal papillary neoplasm of the bile duct，IPNB）是一种导管内非侵袭性肿瘤，病理上被认为是侵袭性胆管癌（cholangiocarcinoma，CCA）的前驱病变。这些癌前病变见于肝外和肝内大胆管，而不在肝内小胆管。BilIN 是一种镜下病变，可分为低级别和高级别。高级别 BilIN 以前被称为胆管原位癌，该病变推测为胆管周围结节性 / 硬化性生长的 CCA。术前检测出高级别 BilIN 可能是判断 CCA 风险的重要步骤。相反，IPNB 在扩张的胆管腔内显示明显的外生性生长，组织学上为绒毛状 / 乳头状肿瘤上皮，有的表面覆盖着细纤维血管支的管状结构。有趣的是，大约一半的 IPNB 在手术切除时显示间质浸润（IPNB 与浸润性癌相关）。IPNB 分为低级别和高级别异型增生。最近将 IPNB 分为 1 型（低级别异型增生和有结构规则的高级别异型增生）和 2 型（高级别异型增生，结构不规则）可能比两级系统（低级别和高级别异型增生）更适用于临床实践。IPNB 的预后比经过 BilIN 癌变的 CCA 更好一些。最近对两种癌前胆道病变的认识可能会促进 CCA 的临床和基础研究进一步深入。

上皮性肿瘤的概念在人类各种癌症中得到证实，即由非侵袭性上皮内异型增生或新生物引起 [1]。近年研究表明，胆管癌前病变胆管癌变发生前至少有两种类型：胆管上皮内瘤变和胆管内乳头状肿瘤 [2–5]。BilIN 是显微镜下方可识别的上皮肿瘤，而 IPNB 是肉眼可见的覆盖细纤维血管支的上皮肿瘤（图 7–1 和图 7–2）。BilIN 可能是结节硬化型、肝门部和远端 CCA（perihilar and distal CCA，p/dCCA）和大胆管型肝内 CCA（intrahepatic CCA，iCCA）最常见的前期病变。IPNB 具有独特的病理特征，大约 50% 的 IPNB 在手术切除时表现为间质侵犯。近期，世界卫生组织（World Health Organization，WHO）发布了消化系统肿瘤分类第 5 版（2019），其中 BilIN 和

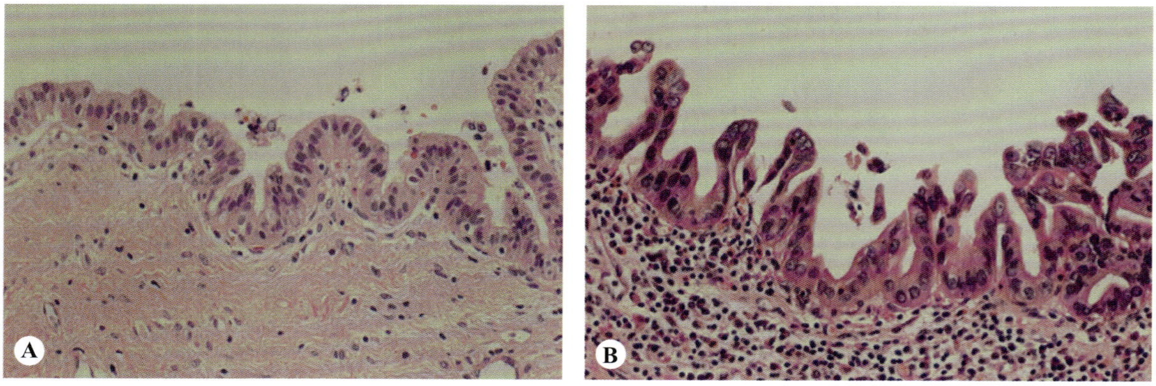

▲ 图 7-1　胆管上皮内瘤变

A. 低级别的 BilIN，显示轻度核分层和深染；B. 高级别的 BilIN 表现出无序的核极性和多形性，HE 染色

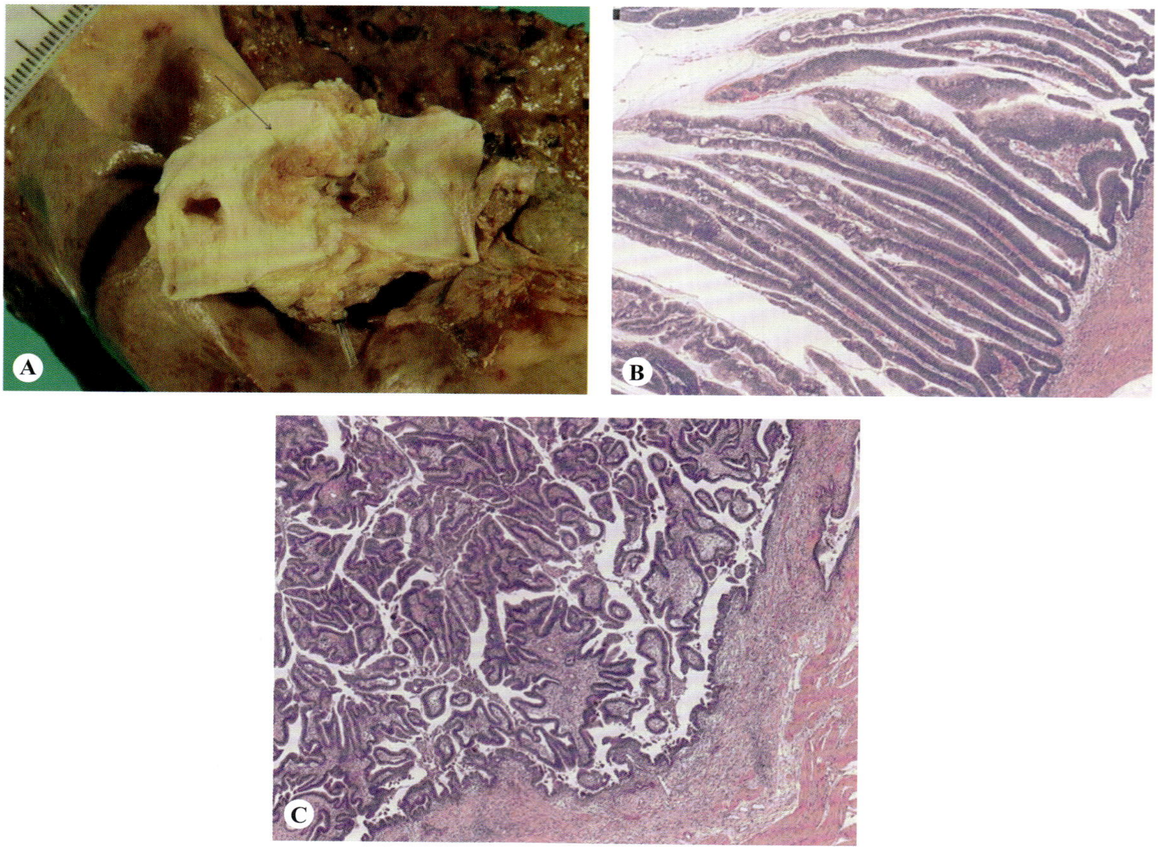

▲ 图 7-2　胆管内乳头状肿瘤

A. 可见肝外胆管乳头状瘤灶（箭）；B. 1 型 IPNB，胆管内可见规则的乳头状肿瘤，HE 染色；C. 2 型 IPNB，胆管内可见不规则乳头状肿瘤，管状成分及间质增宽，HE 染色

IPNB 分别在不同章节进行了介绍[3, 4]。

本文就 BilIN 和 IPNB 的病理特点，根据 WHO 的分类，结合临床和分子遗传学特点进行综述。

（一）BilIN 和 IPNB 的临床特征、风险因素、病变背景和影像学表现

1. 临床特点、风险因素及背景病变

(1) BilIN：目前还没有关于胆管上皮内瘤变的临床或实验室特征的报道。在与侵袭性 CCA 无关的病例背景中，肝内胆管结石、原发性硬化性胆管炎、肝吸虫感染、胰胆管汇合异常等患者偶见 BilIN，特别是高级别 BilIN，也可在因其他原因切除的胆管和胆囊标本中偶然发现[5, 6]。此外，BilIN 常出现在结节型 / 硬化型 CCA 邻近的黏膜中。胆管上皮内瘤变通常无过多的黏蛋白分泌。

(2) IPNB：IPNB 通常影响中老年人，并表现出男性多见[7]。间歇性或反复发作的右上腹疼痛和急性胆管炎或黄疸是最常见的临床表现，但有一定比例的患者在诊断[7]时没有症状。有报道 ALP、CEA 和 CA19-9 水平的升高，但它们对诊断 IPNB[7] 敏感性或特异性不高。

在东亚人群中，IPNB 占所有胆管肿瘤的 10%～38%，而在西方人群中，IPNB 仅占所有胆管肿瘤的 7%～12%[8]。肝内胆管结石和肝吸虫感染［华支睾吸虫病（Clonorchiasis sinensis, CS）或泰国肝吸虫（Opisthorchis viverrini, OV）感染］是远东国家发生 IPNB 的主要危险因素。据报道，PSC 和先天性胆道疾病也会发生 IPNB。有趣的是，这些病因也被认为是结节硬化型 p/dCCA 和大胆管型 iCCA 的主要危险因素[2]，提示这些因素可能与 IPNB 的发生有因果关系，也可能通过 BilIN 过程进而发生 CCA 有关[9]。

最近，据报道，在日本一家印刷公司的胶印彩色防伪印刷部门的年轻成年工人中暴发了 IPNB[10]。他们长期暴露在氯化有机溶剂中，包括二氯甲烷和 1,2- 二氯丙烷。有趣的是，IPNB 或浸润性癌相关的 IPNB 主要出现在扩张的肝内和肝门周围胆管内。

2. 影像学表现

(1) BilIN：现有的影像学方法无法准确地在术前识别 BilIN。偶尔，在与 CCA[11] 无关的病例中，它们被检出为局灶性胆管狭窄或扩张。

(2) IPNB：最重要的形态学改变：①胆管扩张；②导管内肿块；③囊性病变；④肝脏浸润[12, 13]。胆管扩张的类型有弥漫性胆管扩张、局部胆管扩张和囊性胆管扩张。在 OV 感染患者中，IPNB 病变多见于右侧肝内胆管而非左侧肝内胆管，并且外周多于中心[11]。在超声上，IPNB 多为高回声结节（37.5%）、局灶性胆管扩张（37.5%）和弥漫性胆管扩张伴胆管内结节（25%）[11]。MRI 显示 IPNB 在 T_1 加权像上为等强到低强度信号的肿块，在 T_2 加权像上为高强度肿块。在 CT 上，IPNB 的增强模式在动脉期晚期为等密度或高密度，而在门静脉期和延迟期为非高密度。其他 CT 表现为肿瘤沿导管壁浸润，病变基部边缘强化。

（二）BilIN 和 IPNB 的病理

1. 大体病理

(1) BilIN：BilIN 病变不能在大体上准确识别，但它表现为细微的、非特异性的颗粒状或粗糙的胆管黏膜，尤其是在侵袭性 CCA 周围[5, 6]。从解剖位置上看，与 CCA 无关的 BilIN 病例多发生于右肝内胆管，在 OV 感染的病例中，主要发生于右后叶下段和右后叶上段的周围支[11]。

(2) IPNB：亚洲国家的 IPNB 多位于肝内胆管（67%），而西方国家的 IPNB 多位于肝外或肝门部[12-14]胆管。有些病例同时累及肝内和肝外胆管。当 IPNB 在肝内胆管时，多见于左侧胆管系统[7]。然而，在 OV 感染的患者中，IPNB 多见于右肝内胆管而非左肝内胆管，并且外周位置多于中心位置[11]。

一般来说，IPNB 呈乳头状或绒毛状或息肉状，外生性生长（1～6cm）（图 7-2A）[2, 3, 5]；其典型高度在扩张的胆管中距离邻近胆道黏膜至少为 5mm；然而，一些具有相似组织病理的乳头状肿瘤偶尔也会是>3mm 且<5mm 的高度[15]。这些外生性病变通常是较小或较高的息肉样病变的集合体，但也会遇到单个或孤立的息肉样病变。位于肝内胆管的 IPNB 往往比位于肝外胆管的 IPNB 更大更长。

IPNB 的大体特征取决于其解剖位置、黏液蛋白过度分泌的状态及对肝脏的侵犯[3, 12]。一些 IPNB，特别是肝外胆管的 IPNB，表现为圆柱形或梭形形态，受累胆管中度扩张，呈铸管样结构，而其他 IPNB，特别是肝内胆管的 IPNB，表现为明显的扩张或单房或多房囊性改变。这些囊性改变代表胆管囊性扩张，通常表现为与邻近胆管的管腔相通。囊性病变内表面光滑或细颗粒状，常可见乳头状壁结节。IPNB 可沿胆道树表现出不同阶段的独立多发病变，既可表现为同步也可以非同步[7]。有些可表现为胆管黏膜多次发生 IPNB，具有肿瘤易感性，而另一些则是由于主要的乳头状肿瘤细胞沿胆道树在腔内植入或播散[16]。与肝外 IPNB 相比，肝内 IPNB 更多见的是黏液蛋白分泌过度。位于 IPNB 上下游的胆管因管腔内分泌的黏液蛋白过量而明显扩张。

主要乳头状病变聚集区域周围不同比例的黏膜可见颗粒状或小乳头状病变，提示肿瘤性黏膜改变与主要病变部位是连续的[3]。

(3) 争议案例：BilIN 或 IPNB。部分胆管内癌前胆道肿瘤性病变因其尺寸微小，在影像学和肉眼观察上表现为胆管弥漫性扩张，未见胆管内肿瘤[17]。确实，一些病例报道描述了广泛的充满黏蛋白的胆管扩张，并有表面扩散，以及镜下可见的非侵袭性胆道新生物，但没有明显可识别的乳头状肿瘤[18]。这些病例是属于胆管扩张、黏蛋白高分泌的 BilIN 变异型，还是属于镜下可见肿瘤的 IPNB 变异型，尚不清楚。

2. 组织学

(1) BilIN：BilIN 表现为扁平或微乳头状的胆道上皮内肿瘤，偶有腺样体形成，由增大的柱状或立方状上皮细胞组成，细胞核层状深染且核质比高（图 7–1）[2, 4, 5]。还可发现核多形性和核仁。胆管壁内管周腺体可持续受累。BilIN 通常出现在肝外和肝内的大胆管中，但也在胆囊中发现。虽然大多数 BilIN 是胰胆管表型，但胃和肠道表型也会遇到。

BilIN 分级采用“低”和“高”两级分级系统，以区分临床意义重要和不重要的患者。高级别 BilIN 以前被称为胆管原位癌。主要特征性差异如表 7–1 所示[2, 4]。高级别 BilIN 通常在胆道黏膜上形成肿瘤上皮细胞病变的扩散区域。免疫组织学上，高级别 BilIN 在 S-100P 上常为弥漫性强阳性，这是与低级别 BilIN 或反应性改变的区别[5]。高级别 BilIN 表达 CEA 和 MUC1，亦选择性胰岛素样生长因子Ⅱ mRNA 结合蛋白（IMP3）染色阳性[19]。

高级别 BilIN 常在结节硬化型 CCA 周围的胆管黏膜中发现[2, 5, 16]，可能是此类 CCA 的癌前病变。事实上，在没有肉眼可见 CCA 的高级别 BilIN 患者中，偶可见管状腺癌的间质浸润，提示高级别 BilIN 浸润性生长导致传统的 CCA 发生发展。

(2) IPNB：IPNB 是一种癌前的乳头状 / 绒毛状胆道肿瘤，其变的管状成分覆盖着细纤维血管芽或扩张胆管有纤维间质成分（图 7–2B 和 C）。

表 7–1 低级别 BilIN 与高级别 BilIN 区别

特　征	低级别 BilIN（BilIN-1/2）	高级别 BilIN（BilIN-3）
组织学	• 扁平 / 假乳头状 / 微乳头状 • 核深染 • N/C 比增高 • 分层或多层核 • 核极性保留	• 扁平 / 假乳头状 / 微乳头状 • 细胞核深染和不规则 • N/C 比增高，多形性、奇异核 • 单层或分层核 • 核极性扰乱
胆管黏膜分布区域	相对较小的病灶或区域	相对广泛的区域或分布
S-100P 的表达	弱或分散的阳性	强、广泛阳性

一些 IPNB 病例，特别是嗜酸型，由于水肿伴炎性细胞浸润，间质轻度增宽[3]。IPNB 的组织学呈异质性，取决于亚型和异型性级别。

根据 IPNB 的细胞学谱系，在组织学上可分为四种亚型，包括肠型 IPNB（intestinal IPNB，iIPNB）、胃型 IPNB（gastric IPNB，gIPNB）、胰胆型 IPNB（pancreatobiliary IPNB，pbIPNB）和嗜酸细胞型 IPNB（oncocytic IPNB，oIPNB）[2, 3]。虽然许多病例主要由一个单独的亚型组成，但有时也会观察到其他亚型混杂和有争议亚型的混合型病例。免疫组化检测黏液核心蛋白和细胞角蛋白可帮助区分分型。发病率方面，iIPNB 是最常见的亚型，其次是 gIPNB、pbIPNB 和 oIPNB。四种亚型的 IPNB 在性别和年龄上无明显差异。

IPNB 异型性的分级：IPNB 传统上分为低级别和高级别，主要依据细胞异型性和结构改变，尤其是核的异型性和改变[2, 3, 20]。例如，高级别的 IPNB 表现出核深染，核仁、细胞核与细胞多形性，极性丧失，而低级别的 IPNB 则没有。一些 IPNB 是低级别的，而另一些是高级别或高级别的伴有低级别病灶。

IPNB 表现为结构变化或改变：部分病例表现为规则的乳头状、绒毛状或管状结构，外观较为匀称（1 型），另一些病例表现为不规则的乳头状、绒毛状或管状结构，外观不匀称（2 型）。日韩胆道病理学家主要基于这些结构改变，提出了 IPNB 新的亚分类，包括 1 型和 2 型[15]。低级别（约占所有 IPNB 的 10%）和高级别且结构规则的 IPNB（30%）属于 1 型，其余高级别且结构不规则的 IPNB（60%）属于 2 型。在 1 型中，乳头状纤维血管芽一般较细（取决于亚型），而在某些情况下，纤维血管芽在基底侧变宽。此外，2 型病变中也常见复杂病灶，如筛样、实性成分，以及较大的囊性变，奇异细胞及核变化的病灶。2 型也有凝固性坏死。2 型 IPNB 中有神经内分泌分化的报道。1 型和 2 型之间的主要差异如表 7–2 所示。

至于其他特征，1 型倾向于出现在肝内胆管，而 2 型相应地出现在肝外和肝内胆管。此外，根据最近的研究，1 型和 2 型还表现出其他临床病理和分子遗传差异[21–23]：1 型 IPNB 通常与非侵袭性、肠型和嗜酸细胞型、肝内胆管扩展、黏蛋白分泌过度、相对较好的预后和老年有关，而 2 型 IPNB 与侵袭性、胰胆型有关，常在肝外胆管进展，预后比 1 型 IPNB 差。

侵袭性：一系列手术表明，IPNB 引起的浸润性癌的发生率很高，其发生率为 40%～70%[7]。然而，根据 IPNB 的解剖位置不同，侵袭性发生率也不同，约 30% 的侵袭性病例为肝内 IPNB，而许多肝外 IPNB 在手术切除时至少已经表现为局灶性间质浸润[15, 19, 23]，这表明肝内 IPNB 的侵袭性低于肝外 IPNB。IPNB 的浸润部分通常表现为管状腺癌伴结缔组织增生，偶尔表现为胶质癌样病灶。嗜酸型显示有嗜酸细胞性腺癌浸润。

（三）发病机制：BilIN 和 IPNB 的分子和遗传改变

BilIN 和 IPNB 具有共同的关键发病和分子途径，但存在一些差异。

1. BilIN 和 IPNB 的进展

BilIN 的生长模式由扁平 / 微乳头状突出发展为管状腺癌的 CCA 管周生长模式[2, 4]。IPNB 也可能从低级别发展到高级别，然后发展为浸润性腺癌（IPNB 与浸润性癌有关）[3]。慢性胆道炎症可引起包括 BilIN 在内的胆道上皮的癌变。

2. BilIN 和 IPNB 的分子改变

BilIN 和 IPNB 显示出逐步获得影响常见癌基因的分子改变，如细胞周期相关分子[3, 14, 24]。例如，p21、cyclin D1 和 Dpc4 参与了 BilIN 和 IPNB 的癌变，而 p53 的表达在 BilIN 和 IPNB 中受到不同的调控。SMAD4 的缺失发生在 BilIN 病变的晚期。β– 连环蛋白和 E– 钙黏素膜表达减少是 BilIN 和 IPNB 肿瘤发生的早期事件。Cyclin D1 和 c-myc 是 Wnt 信号的靶分子，在 IPNB 中经常呈阳性，有趣的是，核 β– 连环蛋白染色仅在 IPNB 中观察到，这表明 Wnt 信号在 IPNB 肿瘤发生中的重要性。在低级别和高级别 BilIN、IPNB 和浸润性癌中，自噬相关蛋白的表达增加，提示肝内胆管结石中 BilIN 和 IPNB 早期自噬失调在内的作用[24]。

Zeste基因同源物 2（enhancer of zeste homolog 2，EZH2）多梳群蛋白增强子的过表达也参与

表 7-2 胆管内乳头状肿瘤分类

		1 型 IPNB	2 型 IPNB
结构		• 规则绒毛状，乳头状或管状结构 • 外观匀称	• 不规则且复杂的绒毛状、乳头状或管状结构 • 外观不匀称
上皮内肿瘤异型性		• 低度发育不良 • 高度发育不良，组织学规则	高度发育不良，组织不规则
胆管的定位		通常为肝内胆管	肝内和肝外胆管
黏蛋白产生过剩		频繁	罕见
间质侵犯		罕见	常见
亚型	肠型	罕见	常见
	胃型	相同	相同
	胰胆型	罕见	常见
	嗜酸细胞型	常见	罕见
与 IPMN 原分型相似处		相似（取决于亚型）	变量不同（取决于亚型）
分化差，如实性或筛状，凝固性坏死，明显恶性特征，囊性变		几乎缺乏	常见
高度不典型的细胞和核变化		缺乏	罕见
纤维血管芽		细（取决于亚型）	从细到变宽（取决于亚型）

了该过程，即 BilIN 与 IPNB 的进展[19, 25]。p16 INK4a 在高级别 BilIN 和浸润性癌中表达降低，而 EZH2 在低级别 BilIN 到高级别 BilIN 再到浸润性癌中表达逐步升高，提示在肝胆管结石的 BilIN 进展过程中，EZH2 过表达可诱导 p16 INK4a 启动子过甲基化，随后 p16 INK4a 表达降低。在 IPNB 中，EZH2 的过表达与 MUC1 表达上调、MUC6 下调并行，也可能与恶变相关[24, 25]。

3. BilIN 和 IPNB 的基因变异

(1) BilIN：KRAS 突变已在低级别 BilIN 中被发现，并在肝内胆管结石患者进展为高级别 BilIN 和侵袭性腺癌时略有增加[26]。与 IPNB 相比，BilIN 病变似乎没有 GNAS1 突变。最近报道了 BilIN 的进展中 miRNA-451a 和 miRNA-144-3p（一种抑癌因子）的下调，支持 BilIN 作为侵袭性 dCCA 直接癌前病变的概念[1]。

(2) IPNB：Yang 等在 IPNB 中发现了 *KRAS*（49%）、*GNAS*（32%）、*RNF43*（24%）、*APC*（24%）、*TP53*（24%）和 *CTNNB1*（11%）的频繁突变[21]。*KRAS* 和 *p16* 改变较早发生在低级别 IPNB 中，并且在 *PT53* 表达增加之前发生[27]。

IPNB 的 4 种亚型：在东亚地区，不到一半的 IPNB 病例检测到 *GNAS* 突变，并且所有发生 *GNAS* 突变的病例均存在肠型分化[22, 28–30]。抑癌基因 *RNF43* 的突变在肠型 IPNB 中也很常见[29, 30]。当以肝内和肝外分类时，在肝内胆管产生的肠型 IPNB 中，*GNAS* 和 *KRAS* 突变频繁，如在肠型 IPMN 中观察到的一样[28]。对于非肠型 IPNB，*APC* 或 *CTNNB1* 均属于 Wnt/β- 连环蛋白通路，在 1/4 的 IPNB 中观察到 *APC* 或 *CTNNB1* 突变，并且相互排斥[31]。有趣的是，*APC* 和 *CTNNB1* 的突变是 IPNB 特有的[31]。在肝外胆管的肠型 IPNB 中也经常出现 *SMAD4*、*PIK3CA*、*APC*、*CTNNB1* 等结直肠肿瘤中的基因突变[28]，肝外胆管中产生的胰胆型也出现 *CTNNB1* 突变[30, 31]。鉴于这些先前的发现，Wnt/β- 连环蛋白信号通路的激活可能与肝外胆管中非肠型 IPNB 及 iIPNB 的发生发展有关[31]。

（四）BilIN 和 IPNB 的预后和转归

1. BilIN

虽然高级别 BilIN 是一种具有恶变潜能的肿瘤病变，但其预后仍有争议。在一份报道中，在手术边缘有高级别 BilIN 的患者的生存和复发结果与没有 BilIN 的患者相似[32]，而在另一项研究中，手术切除的淋巴结阴性的肝门周围 CCA 患者的胆管切缘高度发育不良与较差的生存相关[33]。Yoon 等据报道，在 CCA 患者中，BilIN 病变的存在并不罕见，并且与肝外 CCA 患者更好的无病生存和总生存显著相关[34]。为了评估高级别 BilIN 在结节型 / 硬化型 CCA 手术切缘的意义，有必要进行统一标准的 Meta 分析。

2. IPNB

与通过 BilIN 致癌的传统意义的 CCA 相比，IPNB 患者术后中位生存更佳[7, 35, 36]。Luvira 等报道 102 例 IPNB 患者术后中位生存期为 1728 天，1、3、5 年总生存率分别为 86.3%、63.7%、44.8%[8]。已报道的与不良结局相关的因素包括高水平血清 CA19-9、淋巴结转移、R_0 或 $R_{1/2}$ 切除术、侵袭性 IPNB、肿瘤多发性及肿瘤组织中 MUC1 的高表达[2, 7, 20]。伴有微乳头状病变的囊变型 IPNB 患者生存良好，并且肝内 IPNB 比肝外胆管发生的 IPNB 预后好。已知 1 型与良好的预后相关，而 2 型与预后较差相关[15]，最近的研究亦有证实[22, 23]。手术切除后，由于 IPNB 瘤细胞的植入或癌变，可能导致 IPNB 或 CCA 复发。

结论

CCA 的主要癌前病变为 BilIN 和 IPNB：BilIN 为镜下病变，IPNB 为肉眼可见病变。IPNB 分为肠型、胃型、胰胆管和嗜酸细胞型，其中肠型最常见，其次是其他亚型；相反，大多数 BilIN 是胰胆管型。BilIN 和 IPNB 都是由两级系统分级的：低级别和高级别。此外，IPNB 还分为 1 型和 2 型，其中 1 型由低等级 IPNB 和结构规则的高级别 IPNB 组成，2 型由结构不规则的高级别 IPNB 组成。1 型和 2 型 IPNB 表现出不同的临床病理特征，包括黏液分泌过剩和术后生存及独特的遗传改变等的不同。认识到这两种导管内浸润性的癌前胆道上皮肿瘤将有助于更好地理解 CCA 的临床病理特征和治疗方法。

参考文献

[1] Loeffler MA, Hu J, Kirchner M, et al. miRNA profiling of biliary intraepithelial neoplasia reveals stepwise tumorigenesis in distal cholangiocarcinoma via the miR-451a/ATF2 axis. J Pathol. 2020;252(3):239-51.
[2] Nakanuma Y, Sudo Y. Biliary tumors with pancreatic counterparts. Semin Diagn Pathol. 2017;34(2):167-75.
[3] Nakanuma Y, Basturk O, Esposito I, et al. Intraductal papillary neoplasm of the bile duct. In: The WHO Classification of Tumours Editoral Board. WHO Classification of Tumors, Digestive System Tumours . 5th ed., Lyon: International Agency for Research on Cancer. 2019. pp. 279-82.
[4] Basturk O, Aishima S, Esposito I. Biliary intraepithelial neoplasia. In: The WHO Classification of Tumours Editoral Board. WHO Classification of Tumors, Digestive System Tumours. 5th ed., Lyon: International Agency for Research on Cancer. 2019. pp. 273-5.
[5] Hucl T. Precursors to cholangiocarcinoma. Gastroenterol Res Pract. 2019 Nov 13; eCollection 2019.
[6] Nakanuma Y, Uchida T, Sato Y, et al. An S100P-positive biliary epithelial field is a preinvasive intraepithelial neoplasm in nodularsclerosing cholangiocarcinoma. Hum Pathol. 2017;60:46-57.
[7] Gordon-Weeks AN, Jones K, Harriss E, et al. Systematic review and meta-analysis of current experience in treating IPNB: Clinical and pathological correlates. Ann Surg. 2016;263(4):656-63.
[8] Luvira V, Pugkhem A, Bhudhisawasdi V, et al. Long-term outcome of surgical resection for intraductal papillary neoplasm of the bile duct. J Gastroenterol Hepatol. 2017;32(2):527-33.
[9] Nakanuma Y, Kakuda Y. Pathologic classification of cholangiocarcinoma: New concepts. Best Pract Res Clin Gastroenterol. 2015;29(2):277-93.

[10] Kubo S, Nakanuma Y, Takemura S, et al. Case series of 17 patients with cholangiocarcinoma among young adult workers of a printing company in Japan. J Hepatobiliary Pancreat Sci. 2014;21(7):479-88.
[11] Siripongsakun S, Sapthanakorn W, Mekraksakit P, et al. Premalignant lesions of cholangiocarcinoma: characteristics on ultrasonography and MRI. Abdom Radiol (NY). 2019;44(6):2133-46.
[12] Luvira V, Somsap K, Pugkhem A, et al. Morphological classification of intraductal papillary neoplasm of the bile duct with survival correlation. Asian Pac J Cancer Prev. 2017;18(1):207-13.
[13] Yoon HJ, Kim YK, Jang KT, et al. Intraductal papillary neoplasm of the bile ducts: description of MRI and added value of diffusion-weighted MRI. Abdom Imaging. 2013;38(5):1082-90.
[14] Schlitter AM, Born D, Bettstetter M, et al. Intraductal papillary neoplasms of the bile duct: stepwise progression to carcinoma involves common molecular pathways. Mod Pathol. 2014;27(1):73-86.
[15] Nakanuma Y, Jang KT, Fukushima N, et al. A statement by the Japan-Korea expert pathologists for future clinicopathological and molecular analyses toward consensus building of intraductal papillary neoplasm of the bile duct through several opinions at the present stage. J Hepatobiliary Pancreat Sci. 2018;25(3):181-7.
[16] Yokode M, Yamashita Y, Zen Y. Biliary intraductal papillary neoplasm with metachronous multiple tumors - true multicentric tumors or intrabiliary dissemination: a case report and review of the literature. Mol Clin Oncol. 2017;6(3):315-20.
[17] Tsuyuguchi T, Sakai Y, Sugiyama H, et al. Endoscopic diagnosis of intraductal papillary mucinous neoplasm of the bile duct. J Hepatobiliary Pancreat Sci. 2010;17(3):230-5.
[18] Nanashima A, Sumida Y, Tamaru N, et al. Intraductal papillary neoplasm of the bile duct extending superficially from the intrahepatic to extrahepatic bile duct. J Gastroenterol. 2006;41(5):495-9.
[19] Sasaki M, Matsubara T, Yoneda N, et al. Overexpression of enhancer of zeste homolog 2 and MUC1 may be related to malignant behaviour in intraductal papillary neoplasm of the bile duct. Histopathology. 2013;62(3):446-57.
[20] Nakanuma Y, Kakuda Y, Uesaka K. Characterization of intraductal papillary neoplasm of the bile duct with respect to the histopathologic similarities to pancreatic intraductal papillary mucinous neoplasm. Gut Liver. 2019;13(6):617-27.
[21] Yang CY, Huang WJ, Tsai JH, et al. Targeted next-generation sequencing identifies distinct clinicopathologic and molecular entities of intraductal papillary neoplasms of the bile duct. Mod Pathol. 2019;32(11):1637-45.
[22] Aoki Y, Mizuma M, Hata T, Aoki T, et al. Intraductal papillary neoplasms of the bile duct are consisted of two distinct types specifically associated with clinicopathological features and molecular phenotypes. J Pathol. 251(1):38-48.
[23] Kubota K, Jang JY, Nakanuma Y, et al. Clinicopathological characteristics of intraductal papillary neoplasm of the bile duct: a Japan-Korea collaborative study. J Hepatobiliary Pancreat Sci. 2020;27(9):581-97.
[24] Sasaki M, Nitta T, Sato Y, Nakanuma Y. Autophagy may occur at an early stage of cholangiocarcinogenesis via biliary intraepithelial neoplasia. Hum Pathol. 2015;46(2):202-9.
[25] Sasaki M, Yamaguchi J, Itatsu K, et al. Over-expression of polycomb group protein EZH2 relates to decreased expression of p16 INK4a in cholangiocarcinogenesis in hepatolithiasis. J Pathol. 2008;215(2):175-83.
[26] Hsu M, Sasaki M, Igarashi S, et al. KRAS and GNAS mutations and p53 overexpression in biliary intraepithelial neoplasia and intrahepatic cholangiocarcinomas. Cancer. 2013 May 1;119(9):1669-74.
[27] Sasaki M, Matsubara T, Nitta T, et al. GNAS and KRAS mutations are common in intraductal papillary neoplasms of the bile duct. PLoS One. 2013 Dec 2, eCollection.
[28] Nakanuma Y, Kakuda Y, Fukumura Y, et al. The pathologic and genetic characteristics of the intestinal subtype of intraductal papillary neoplasms of the bile duct. Am J Surg Pathol. 2019;43(9):1212-20.
[29] Tsai JH, Liau JY, Yuan CT, et al. RNF43 mutation frequently occurs with GNAS mutation and mucin hypersecretion in intraductal papillary neoplasms of the bile duct. Histopathology. 2017;70(5):756-65.
[30] Tsai JH, Yuan RH, Chen YL, et al. GNAS Is frequently mutated in a specific subgroup of intraductal papillary neoplasms of the bile duct. Am J Surg Pathol. 2013;37(12):1862-70.
[31] Fujikura K, Akita M, Ajiki T, et al. Recurrent mutations in APC and CTNNB1 and activated Wnt/β-catenin signaling in intraductal papillary neoplasms of the bile duct: a whole exome sequencing study. Am J Surg Pathol. 2018; 42(12): 1674-85.
[32] Shin D, Lee S, Lee JH, et al. Prognostic implication of high grade biliary intraepithelial neoplasia in bile duct resection margins in patients with resected perihilar cholangiocarcinoma. J Hepatobiliary Pancreat Sci. 2020; 27(9): 604-13.
[33] Higuchi R, Yazawa T, Uemura S, et al. High-grade dysplasia/carcinoma in situ of the bile duct margin in patients with surgically resected node-negative perihilar cholangiocarcinoma is associated with poor survival: a retrospective study. J Hepatobiliary Pancreat Sci. 2017; 24(8): 456-65.
[34] Yoon KC, Yu YD, Kang WH, et al. Prevalence and clinical significance of Biliary Intraepithelial Neoplasia (BilIN) in Cholangiocarcinoma. Am Surg. 2019;85(5):511-7.
[35] Kubota K, Nakanuma Y, Kondo F, et al. Clinicopathological features and prognosis of mucin-producing bile duct tumor and mucinous cystic tumor of the liver: a multi-institutional study by the Japan Biliary Association. J Hepatobiliary Pancreat Sci. 2014;21(3):176-85.
[36] Paik KY, Heo JS, Choi SH, et al. Intraductal papillary neoplasm of the bile ducts: the clinical features and surgical outcome of 25 cases. J Surg Oncol. 2008;97(6):508-12.

第 8 章　胆道恶性肿瘤的病理

Pathology of Biliary Tract Cancers

Claudio Luchini　Michele Simbolo　Aldo Scarpa　著

摘要

胆管恶性肿瘤是高度恶性肿瘤，包括胆管癌（CCA）和胆囊癌。根据其解剖位置，胆管癌分为两大类：肝内胆管癌和肝外胆管癌。每种类型表现出独特的临床病理和分子特征。肝内胆管癌（iCCA）分为小胆管型和大胆管型。小胆管型 iCCA 通常累及间隔和叶间胆管，发生肿块性病变，预后优于大胆管型 iCCA，并且无已知癌前病变。大胆管型 iCCA 通常累及肝胆管第一至第三级分支，浸润模式为导管周围浸润，预后较小胆管型差，可起源于胆管上皮内瘤变和胆管内乳头状肿瘤两种癌前病变。肝外胆管癌（extrahepatic cholangiocarcinomas，eCCA）包括肝门周胆管癌（所谓的 Klatskin 肿瘤）和远端胆管癌。组织学上，eCCA 为典型的胰胆管腺癌的形态。胆囊癌是一种主要累及胆囊底的恶性肿瘤（70% 的病例），具有典型的胰胆管腺癌的组织学特征。从分子角度来看，所有 CCA 亚型中均可发现影响驱动基因 *KRAS* 和 *TP53* 的突变。值得注意的是，影响 *IDH1* 和 *IDH2* 基因及染色质重塑基因 *ARID1A*、*BAP1* 和 *PBRM1* 的突变通常在 iCCA 中富集，而 *ELF3* 和 *ARID1B* 在 eCCA 中更常见。在 GBC 中，*ERBB2* 的扩增更为典型，也是一种治疗靶点。

胆道恶性肿瘤是最致命的胃肠道恶性实体肿瘤之一[1]，以胆管癌和胆囊癌为代表。

胆管癌按其解剖位置分为肝内胆管癌和肝外胆管癌两大类。肝内胆管癌又分为大胆管和小胆管两个亚型[2]。

临床上，在肝脏肿块鉴别诊断时肝内胆管癌常需要考虑在内；而肝外胆管癌和胰头癌是阻塞性黄疸最致命的病因。胆囊癌是胆道恶性肿瘤中最常见的一种，占到 80%。胆囊癌的临床表现不明显，因而不幸的是，其诊断时常常为晚期[3]。

在此，我们将描述胆道恶性肿瘤的主要病理和分子特征。焦点是将描述指导临床病理学家实践中对这一大类恶性肿瘤进行组织病理学诊断的独特特征。

一、肝内胆管癌

（一）大体特征

肝内胆管癌有两种主要亚型：小胆管型 iCCA（图 8–1A）和大胆管型 iCCA（图 8–1B）。

小胆管型 iCCA 累及隔间胆管和叶间胆管，深嵌在肝实质内；大胆管型 iCCA 累及肝胆管第一至第三级分支，因此位于肝门附近[1]。

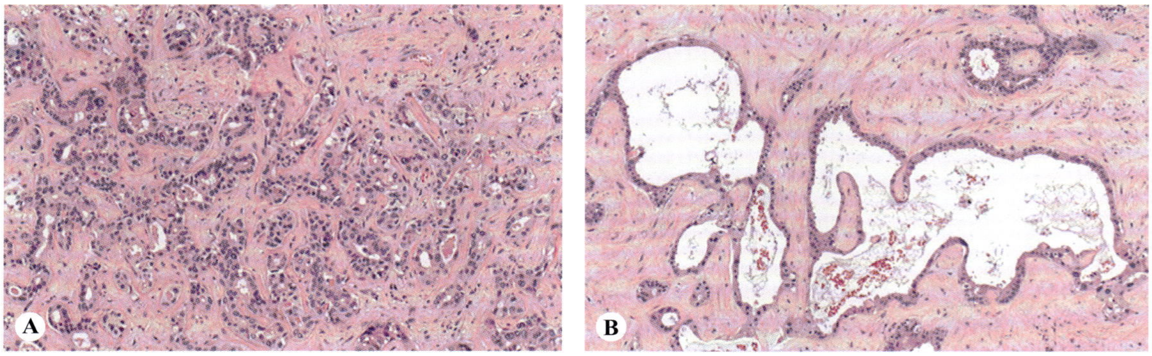

▲ 图 8-1　肝内胆管癌两种主要亚型的代表性图像

A. 小胆管型；B. 大胆管型。HE 染色，10×

大体生长模式有两种：管周浸润（periductal infiltrating，PI）型，特征为白色硬化性病变，以纵向方式包裹并浸润左、右肝管近端分支；肿块（mass-forming，MF）型，特征为累及肝实质的白灰色实性结节性病变。

大胆管型多呈 PI 型，有时伴 MF 成分；小胆管型几乎只表现为 MF 病变 [3]。

ICCA，特别是 MF 型，应该与位于肝脏的肿块型其他恶性肿瘤鉴别。主要需鉴别诊断的是肝细胞癌（hepatocellular carcinoma，HCC），其次是转移性结直肠癌。胆管癌为无包膜的白灰色硬化性病变，通常很少坏死或无坏死，多发生于非肝硬化肝脏。HCC 多为单发或多发结节，呈黄褐色至绿棕色，常有部分或完整包膜和（或）坏死。此外，所谓的结中结的生长模式是 HCC 的特征，而 iCCA 中从未发现。转移性结肠癌因其黄白色和分叶状边缘而与 iCCA 相似；两者进行大体上鉴别诊断最可靠的是转移性结肠癌经常出现坏死和简单的临床症状。

（二）镜下特征

无论位置如何，iCCA 都具有三级分级和共同的镜下表现，即管状或导管型浸润性腺癌，伴有丰富的纤维间质和较强的结缔组织反应。然而，其主要亚型之间存在差异。

大胆管型 iCCA 表现为黏液腺伴有柱状或立方状上皮，常见有淋巴结转移和周围神经侵犯。因此，与小胆管型相比，其预后较差 [1]。此外，大胆管型 iCCA 有两种已知的癌前病变：胆管上皮内瘤变和胆管内乳头状肿瘤。与胰腺相似，BilIN 是一种大胆管的微观病变，其特征为扁平或微乳头状结构；在这里，异型增生分为低级别或高级别，但也可以分为三级（BilIN-1、BilIN-2 和 BilIN-3）[4]。胆管内乳头状肿瘤是一种肉眼可见的癌前乳头状病变，可由低级别异型增生发展至高级别异型增生，最终形成腺癌 [5]。

小胆管型 iCCA 没有已知的癌前病变。有两种镜下的亚型：①细胆管癌，其特征为类似良性胆管反应的小胆管非特异性增生；②伴胆板畸形，其特征为扩张和不规则的肿瘤腺体，内衬单层立方或低柱状癌细胞和不规则突起 [6, 7]。

（三）分子特征

iCCA 中最常见的突变基因是 *TP53*[8]。该基因在小胆管型 iCCA、eCCA 和胆囊癌中也有相似频率的突变，不被认为是特异性标记物。同样，*KRAS* 突变亦可以在所有类型的 CCA 中发现。另外，*IDH1* 和 *IDH2* 突变具有高度的亚型特异性，几乎只在 iCCA 中发生 [9–11]。这两个基因的突变集中在特定的区域（*IDH1* 为 R132，*IDH2* 为 R172），iCCA 突变的发生率为 5%～40%。iCCA 的另一个分子标志是特定染色质重塑基因的改变：*ARID1A*、*BAP1* 和 *PBRM1*（6%～26%）[12]。有趣的是，不同的研究已经阐明，这些基因的改变与 *IDH1/2* 突变相互排斥，在大多数情况下亦与 *KRAS* 突变相互排斥 [9, 11–14]。此外，一些酪氨酸激酶受体在 iCCA 亚组中有扩增；按扩增频率如下：*ERBB2*（4%～22%）、*EGFR*（2%～12%）、

ERBB3（7%）、*MET*（2%～7%）。此外，一小部分 iCCA 含有 *CCND1* 基因的扩增（13%）[14]。在不同 CCA 中，融合基因主要存在于 iCCA 中。FGFR2 基因融合（14%～23%）是 iCCA 另一个标志，其中 *BICC1* 是最常见的重排伴侣 [15]。其他研究指出，iCCA 可根据其病因和肿瘤发生过程中发生的基因组改变进行划分。有无肝吸虫感染，如泰国肝吸虫和华支睾吸虫，将 iCCA 划分为两个大的遗传亚群。其中，吸虫阳性 iCCA 的单核苷酸变异率、*TP53* 等参与 DNA 修复的基因改变率、*ERBB2* 扩增率和 *AKT1*、*CTNNB1*、*WNT5B* 突变率较高。相比之下，*BAP1* 和 *ID* 因突重排几乎只在吸虫阴性样本中，这些样本也有更高的基因拷贝数改变率。观察到这些改变也会影响基因组的甲基化类型。推测吸虫阳性肿瘤具有 CpG 岛的过度甲基化，是由胞嘧啶脱氨和突变这一较长且多步骤的过程引起的 [13]。

二、肝外胆管癌

（一）大体特征

肝外胆管癌累及肝管的肝外段，也可累及胆总管。从大体上看，它们往往表现为硬化型病变，导致导管受累狭窄；尽管不太常见，但仍可见于结节性和乳头状病变 [3]。

eCCA 的主要位于肝门周围区（肝门周围 eCCA），靠近左右肝管汇合处 [16]。这些病变也被称为 Klatskin 肿瘤，Bismuth 等基于狭窄模式对其进行了分类，有 4 种主要类型 [17]。

Ⅰ型：狭窄位于肝总管不涉及肝管汇合部。

Ⅱ型：狭窄涉及肝管汇合部。

Ⅲ型：①狭窄涉及右肝管和右肝管区段汇合部；②狭窄涉及左肝管和左肝管区段汇合部。

Ⅳ型：狭窄涉及左右肝管二级分支。

位于胆总管远端的病变（远端 eCCA）可引起梗阻性黄疸，并可通过 Whipple 手术进行切除。

（二）镜下特征

在大多数病例中，eCCA 的组织学图像是典型的胰胆管腺癌，不规则成角的腺体嵌在致密的结缔组织增生间质中，并经常侵犯周围神经和血管（图 8–2A）。

还有多种罕见的腺癌组织学类型，包括肠型、凹窝型、幽门腺型、肝样、微乳头型和印戒型 [18–21]。尽管非常罕见，其他罕见的非腺癌肿瘤类型有鳞癌、腺鳞癌、肉瘤样和未分化癌 [3, 22]。

肝外 CCA 可由先前在 iCCA 中描述的相同癌前病变引起：BilIN 和胆管内乳头状肿瘤。

由于 eCCA 与胰腺导管腺癌惊人的相似，发生在胆总管远端部分的 eCCA 可能难以与胰腺原发癌区分；此外，这两种癌症倾向于表达相同的细胞角蛋白（CK7、CK19）和黏蛋白（如 MUC1 和 MUC4）[23]。鉴别诊断的关键在于分辨出手术标本中的癌前病变，高级别 PanIN 的存在有利于胰腺原发的可能性；相反，胆道上皮高度异型增生支持胆道原发。

（三）分子特征

迄今为止，研究 eCCA 分子全景的主要研究

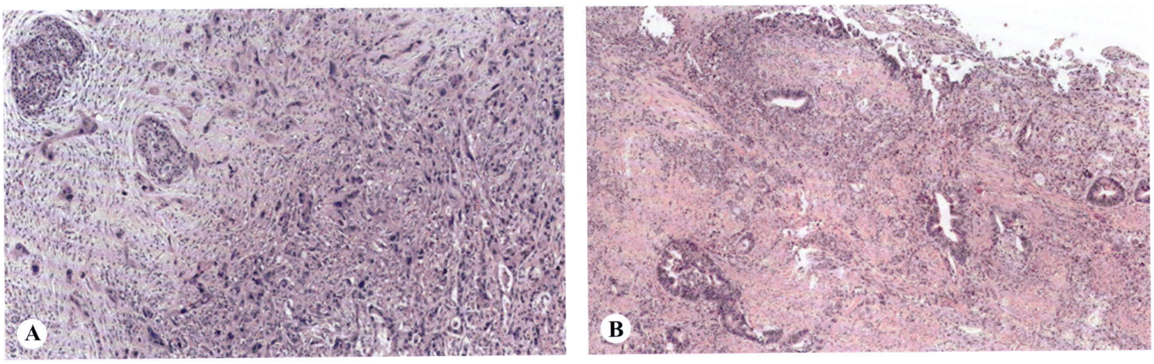

▲ 图 8–2　肝外胆管癌（A）和胆囊癌（B）的代表性图像

前者从胰内胆总管延伸至周围实质组织内，后者通常与胆道上皮高度异型增生有关。HE 染色，10×

将肝门周围和远端 eCCA 结合起来，没有突出它们的差异。这两种胆管癌在 *TP53*（18%～45%）、*KRAS*（8%～47%）、*ARID1A/B*（5%～16%）、*BRCA1/2*（1%～4%）、*SMAD4*（11%～25%）、*ELF3*（8%）和 *PIK3CA*（7%～9%）中具有相同的基因变异，其中 *ELF3* 和 *ARID1B* 突变在远端 eCCA 中表现出更高的频率 [9]。在 *YEATS4*（6%）、*MDM2*（5%）、*CCNE1*（3%）、*CDK4*（1%） 和 *ERBB2*（1%）中观察到反复的染色体扩增，其中 *ERBB2* 突变和扩增在有乳头状组织的肿瘤中更为普遍（33%）[24]。融合基因分析显示，在胆道肿瘤中，仅在 eCCA 中观察到涉及 *PRKACA* 和 *PRKACB* 基因的重排 [9]。而直接比较肝门周围 eCCA 和远端 eCCA 的结果有冲突，需要进一步证实 [24]。最近对这些肿瘤的基因表达谱进行了分析。对解剖部位采用非监督学习方法进行分析，得到 4 个分子亚群：①代谢型；②增生型；③间充质型；④免疫型 [24]。代谢型表现为肝细胞标记的过表达，并富含与胆汁酸代谢失调相关的基因特征。相反，在增生型中观察到 *MYC* 靶标的过表达、*ERBB2* 变异和癌基因 *mTOR*、DNA 修复和细胞周期通路的富集。在这个亚群中，观察到 eCCA 和乳头状组织的高发。此外，间充质型表现出异常的 Hedgehog 和 TNF-α 信号通路，与较差的预后相关，而免疫型具有一些免疫相关的特征，包括 PD-1/PD-L1 的过表达和更多的淋巴细胞浸润。

三、胆囊癌

（一）大体特征

胆囊癌最常见的部位是胆囊基底部，占 70%；大约 1/3 出现在体部，剩下的 10% 位于颈部。

GBC 通常伴有结石，并倾向于以浸润模式生长。有趣的是，高达 30% 的 GBC 是大体上非常不明显的 [25]；因此，强烈建议在胆囊切除标本中进行广泛的取样，其特征是结石且具有坚韧和白色的增厚囊壁。结节性、乳头状和实质息肉样病变较少见；它们的存在通常与肉瘤样和未分化的亚型有关 [3]。

（二）镜下特征

绝大多数 GBC 为腺癌。

最常见的类型是胰胆管型腺癌，其形态和令人沮丧的临床表现与胰腺癌相同（图 8-2B）。

胰胆型 GBC 分化范围较广：低分化病例表现为明显的多形性、奇异核和单细胞或片状浸润；分化良好的病例可类似良性病变，有时表现为泡沫样腺体 [26]。然而，大多数病例表现为管状，类似于胰腺腺癌。微乳头状型的存在通常与侵袭性更强有关 [3]。

在胆囊中遇到的其他类型的腺癌包括：①肠型腺癌，诊断需要排除结肠原发腺癌；②黏液性腺癌，由＞50% 的细胞外黏蛋白组成，与普通 GBC 相比预后较差；③透明细胞癌，几乎总是伴随着传统 GBC 点状病灶；④伴有或不伴有印戒细胞黏性差的癌。

腺鳞癌（定义为＞25% 的鳞状细胞成分）和纯鳞状细胞癌极为罕见；它们往往表现出广泛的角化，与普通 GBC 相比预后较差 [27]。肝样腺癌非常罕见，必须与涉及胆囊的肝细胞癌区分；肉瘤样癌也有报道，可表现为细胞多形性或异质性分化 [3]。

分化良好的 GBC 的主要鉴别诊断是与良性实体病变伴浸润性生长区分。

Rokitansky-Aschoff 窦是上皮细胞通过胆囊壁纤维肌层增生和突出的结果，通常被称为腺肌瘤病。它们可显示腺体增生和类似周围神经侵犯的特征，因此必须仔细评估并与腺癌区分开 [28]。Luschka 导管是一种发育异常，可在高达 10% 的胆囊切除术标本中发现。它们表现为直径 1～2mm 的胆管，通常位于右肝下的胆囊窝内。在上皮细胞红润增生的情况下，它们可能非常类似于胰胆型 GBC。因此，了解这些非肿瘤性实体病变的组织学和典型解剖位置是很重要的 [29]。

（三）分子特征

GBC 的分子特征仍在不断研究。最近的研究表明 *TP53* 基因是最常改变（29%～50%）[9, 30]。与所有胆道恶性肿瘤一样，*KRAS* 突变的比例不可忽略（高达 20%）[11, 31, 32]。另外，与其他胆道恶性肿瘤相比，GBC 中 *ERBB* 家族和 *ELF3*

基因的改变更为频繁（高达 11%）[9, 31, 32]。在 GBC 中也发现了融合基因。其中大多数涉及 *TPPP* 的外显子 1 和 *BRD9* 的内含子 9 之间的断裂点，可在高达 19% 的病例中观察到[30]。基于监督生存结果的方法分析，显示存在 3 种分子图谱[30–32]。3 种图谱与不同的组织形态相关：①胆型；②胃小凹型；③肠型。胃小凹型这一组的生存率最高，*TPPP-BRD9* 融合发生率高。其他 2 种则更频繁地表现为影响缺氧信号通路的改变。此外，肠型的特点是与吸烟有很强的相关性，诊断时瘤变处于晚期，表明有更强的侵袭性行为。

参考文献

[1] Aishima S, Oda Y. Pathogenesis and classification of intrahepatic cholangiocarcinoma: different characters of perihilar large duct type versus peripheral small duct type. J Hepato-Biliary-Pancreat Sci. 2015;22:94-100.

[2] Akita M, Fujikura K, Ajiki T, Fukumoto T, Otani K, Azuma T, Itoh T, Ku Y, Zen Y. Dichotomy in intrahepatic cholangiocarcinomas based on histologic similarities to hilar cholangiocarcinomas. Mod Pathol Off J U S Can Acad Pathol Inc. 2017;30:986-97.

[3] WHO Classification of Tumours Editorial Board: Digestive System Tumours. International Agency for Research on Cancer; 2019.

[4] Nakanuma Y, Sudo Y. Biliary tumors with pancreatic counterparts. Semin Diagn Pathol. 2017;34:167-75.

[5] Jung G, Park K-M, Lee SS, Yu E, Hong S-M, Kim J. Long-term clinical outcome of the surgically resected intraductal papillary neoplasm of the bile duct. J Hepatol. 2012;57:787-93.

[6] Sempoux C, Fan C, Singh P, Obeidat K, Roayaie S, Schwartz M, Fiel MI, Thung SN. Cholangiolocellular carcinoma: an innocent-looking malignant liver tumor mimicking ductular reaction. Semin Liver Dis. 2011;31:104-10.

[7] Nakanuma Y, Sato Y, Ikeda H, Harada K, Kobayashi M, Sano K, Uehara T, Yamamoto M, Ariizumi S, Park YN, Choi JH, Yu E. Intrahepatic cholangiocarcinoma with predominant «ductal plate malformation» pattern: a new subtype. Am J Surg Pathol. 2012;36:1629-35.

[8] Banales JM, Marin JJG, Lamarca A, Rodrigues PM, Khan SA, Roberts LR, Cardinale V, Carpino G, Andersen JB, Braconi C, Calvisi DF, Perugorria MJ, Fabris L, Boulter L, Macias RIR, Gaudio E, Alvaro D, Gradilone SA, Strazzabosco M, Marzioni M, Coulouarn C, Fouassier L, Raggi C, Invernizzi P, Mertens JC, Moncsek A, Rizvi S, Heimbach J, Koerkamp BG, Bruix J, Forner A, Bridgewater J, Valle JW, Gores GJ. Cholangiocarcinoma 2020: the next horizon in mechanisms and management. Nat Rev Gastroenterol Hepatol. 2020;17:557-88.

[9] Nakamura H, Arai Y, Totoki Y, Shirota T, Elzawahry A, Kato M, Hama N, Hosoda F, Urushidate T, Ohashi S, Hiraoka N, Ojima H, Shimada K, Okusaka T, Kosuge T, Miyagawa S, Shibata T. Genomic spectra of biliary tract cancer. Nat Genet. 2015;47:1003-10.

[10] Churi CR, Shroff R, Wang Y, Rashid A, Kang HC, Weatherly J, Zuo M, Zinner R, Hong D, Meric-Bernstam F, Janku F, Crane CH, Mishra L, Vauthey J-N, Wolff RA, Mills G, Javle M. Mutation profiling in cholangiocarcinoma: prognostic and therapeutic implications. PLoS One. 2014;9:e115383.

[11] Simbolo M, Fassan M, Ruzzenente A, Mafficini A, Wood LD, Corbo V, Melisi D, Malleo G, Vicentini C, Malpeli G, Antonello D, Sperandio N, Capelli P, Tomezzoli A, Iacono C, Lawlor RT, Bassi C, Hruban RH, Guglielmi A, Tortora G, de Braud F, Scarpa A. Multigene mutational profiling of cholangiocarcinomas identifies actionable molecular subgroups. Oncotarget. 2014;5:2839-52.

[12] Jiao Y, Pawlik TM, Anders RA, Selaru FM, Streppel MM, Lucas DJ, Niknafs N, Guthrie VB, Maitra A, Argani P, Offerhaus GJA, Roa JC, Roberts LR, Gores GJ, Popescu I, Alexandrescu ST, Dima S, Fassan M, Simbolo M, Mafficini A, Capelli P, Lawlor RT, Ruzzenente A, Guglielmi A, Tortora G, de Braud F, Scarpa A, Jarnagin W, Klimstra D, Karchin R, Velculescu VE, Hruban RH, Vogelstein B, Kinzler KW, Papadopoulos N, Wood LD. Exome sequencing identifies frequent inactivating mutations in BAP1, ARID1A and PBRM1 in intrahepatic cholangiocarcinomas. Nat Genet. 2013;45:1470-3.

[13] Jusakul A, Cutcutache I, Yong CH, Lim JQ, Huang MN, Padmanabhan N, Nellore V, Kongpetch S, Ng AWT, Ng LM, Choo SP, Myint SS, Thanan R, Nagarajan S, Lim WK, Ng CCY, Boot A, Liu M, Ong CK, Rajasegaran V, Lie S, Lim AST, Lim TH, Tan J, Loh JL, McPherson JR, Khuntikeo N, Bhudhisawasdi V, Yongvanit P, Wongkham S, Totoki Y, Nakamura H, Arai Y, Yamasaki S, Chow PK-H, Chung AYF, Ooi LLPJ, Lim KH, Dima S, Duda DG, Popescu I, Broet P, Hsieh S-Y, Yu M-C, Scarpa A, Lai J, Luo D-X, Carvalho AL, Vettore AL, Rhee H, Park YN, Alexandrov LB, Gordân R, Rozen SG, Shibata T, Pairojkul C, Teh BT, Tan P. Whole-genome and epigenomic landscapes of etiologically distinct subtypes of cholangiocarcinoma. Cancer Discov. 2017;7:1116-35.

[14] Farshidfar F, Zheng S, Gingras M-C, Newton Y, Shih J, Robertson AG, Hinoue T, Hoadley KA, Gibb EA, Roszik J, Covington KR, Wu C-C, Shinbrot E, Stransky N, Hegde A, Yang JD, Reznik E, Sadeghi S, Pedamallu CS, Ojesina AI, Hess JM, Auman JT, Rhie SK, Bowlby R, Borad MJ, Cancer Genome Atlas Network, Zhu AX, Stuart JM, Sander C, Akbani R, Cherniack AD, Deshpande V, Mounajjed T, Foo WC, Torbenson MS, Kleiner DE, Laird PW, Wheeler DA, McRee AJ, Bathe OF, Andersen JB, Bardeesy N, Roberts LR, Kwong LN. Integrative genomic analysis

of cholangiocarcinoma identifies distinct IDH-mutant molecular profiles. Cell Rep. 2017;19:2878-80.

[15] Abou-Alfa GK, Sahai V, Hollebecque A, Vaccaro G, Melisi D, Al-Rajabi R, Paulson AS, Borad MJ, Gallinson D, Murphy AG, Oh D-Y, Dotan E, Catenacci DV, Van Cutsem E, Ji T, Lihou CF, Zhen H, Féliz L, Vogel A. Pemigatinib for previously treated, locally advanced or metastatic cholangiocarcinoma: a multicentre, open-label, phase 2 study. Lancet Oncol. 2020;21:671-84.

[16] Kondo S, Takada T, Miyazaki M, Miyakawa S, Tsukada K, Nagino M, Furuse J, Saito H, Tsuyuguchi T, Yamamoto M, Kayahara M, Kimura F, Yoshitomi H, Nozawa S, Yoshida M, Wada K, Hirano S, Amano H, Miura F. Japanese Association of Biliary Surgery, Japanese Society of Hepato-Biliary-Pancreatic Surgery, Japan Society of Clinical Oncology: Guidelines for the management of biliary tract and ampullary carcinomas: surgical treatment. J Hepato-Biliary-Pancreat Surg. 2008;15:41-54.

[17] Bismuth H, Nakache R, Diamond T. Management strategies in resection for hilar cholangiocarcinoma. Ann Surg. 1992;215:31-8.

[18] Albores-Saavedra J, Chablé-Montero F, Méndez-Sánchez N, Mercado MÁ, Vilatoba-Chapa M, Henson DE. Adenocarcinoma with pyloric gland phenotype of the extrahepatic bile ducts: a previously unrecognized and distinctive morphologic variant of extrahepatic bile duct carcinoma. Hum Pathol. 2012;43:2292-8.

[19] Wang Y, Liu Y-Y, Han G-P. Hepatoid adenocarcinoma of the extrahepatic duct. World J Gastroenterol. 2013;19:3524-7.

[20] Yoshizawa T, Toyoki Y, Hirai H, Haga T, Toba T, Sakuraba S, Okano K, Wu Y, Seino H, Morohashi S, Hakamada K, Kijima H. Invasive micropapillary carcinoma of the extrahepatic bile duct and its malignant potential. Oncol Rep. 2014;32:1355-61.

[21] Ogata S, Kimura A, Hatsuse K, Yamamoto J, Shimazaki H, Nakanishi K, Kawai T. Poorly differentiated adenocarcinoma with signet-ring cell carcinoma of the extrahepatic bile duct in a 42-year-old Japanese female: a case report. Acta Med Okayama. 2010;64:63-5.

[22] Goto T, Sasajima J, Koizumi K, Sugiyama Y, Kawamoto T, Fujibayashi S, Moriichi K, Yamada M, Fujiya M, Kohgo Y. Primary poorly differentiated squamous cell carcinoma of the extrahepatic bile duct. Int Med Tokyo Jpn. 2016;55:1581-4.

[23] Yonezawa S, Higashi M, Yamada N, Yokoyama S, Goto M. Significance of mucin expression in pancreatobiliary neoplasms. J Hepato-Biliary-Pancreat Sci. 2010;17:108-24.

[24] Montal R, Sia D, Montironi C, Leow WQ, Esteban-Fabró R, Pinyol R, Torres-Martin M, Bassaganyas L, Moeini A, Peix J, Cabellos L, Maeda M, Villacorta-Martin C, Tabrizian P, Rodriguez-Carunchio L, Castellano G, Sempoux C, Minguez B, Pawlik TM, Labgaa I, Roberts LR, Sole M, Fiel MI, Thung S, Fuster J, Roayaie S, Villanueva A, Schwartz M, Llovet JM. Molecular classification and therapeutic targets in extrahepatic cholangiocarcinoma. J Hepatol. 2020;73:315-27.

[25] Bal MM, Ramadwar M, Deodhar K, Shrikhande S. Pathology of gallbladder carcinoma: current understanding and new perspectives. Pathol Oncol Res POR. 2015;21:509-25.

[26] Adsay V, Logani S, Sarkar F, Crissman J, Vaitkevicius V. Foamy gland pattern of pancreatic ductal adenocarcinoma: a deceptively benign-appearing variant. Am J Surg Pathol. 2000;24:493-504.

[27] Roa JC, Tapia O, Cakir A, Basturk O, Dursun N, Akdemir D, Saka B, Losada H, Bagci P, Adsay NV. Squamous cell and adenosquamous carcinomas of the gallbladder: clinicopathological analysis of 34 cases identified in 606 carcinomas. Mod Pathol Off J US Can Acad Pathol Inc. 2011;24:1069-78.

[28] Albores-Saavedra J, Keenportz B, Bejarano PA, Alexander AAZ, Henson DE. Adenomyomatous hyperplasia of the gallbladder with perineural invasion: revisited. Am J Surg Pathol. 2007;31:1598-604.

[29] Singhi AD, Adsay NV, Swierczynski SL, Torbenson M, Anders RA, Hruban RH, Argani P. Hyperplastic Luschka ducts: a mimic of adenocarcinoma in the gallbladder fossa. Am J Surg Pathol. 2011;35:883-90.

[30] Nepal C, Zhu B, O'Rourke CJ, Bhatt DK, Lee D, Song L, Wang D, Van Dyke A, Choo-Wosoba H, Liu Z, Hildesheim A, Goldstein AM, Dean M, LaFuente-Barquero J, Lawrence S, Mutreja K, Olanich ME, Bermejo JL, CGR Exome Studies Group(,), Ferreccio C, Roa JC, Rashid A, Hsing AW, Gao Y-T, Chanock SJ, Araya JC, Andersen JB, Koshiol J. Integrative molecular characterization of gallbladder cancer reveals microenvironment-associated subtypes. J Hepatol. 2020.

[31] Li M, Zhang Z, Li X, Ye J, Wu X, Tan Z, Liu C, Shen B, Wang X-A, Wu W, Zhou D, Zhang D, Wang T, Liu B, Qu K, Ding Q, Weng H, Ding Q, Mu J, Shu Y, Bao R, Cao Y, Chen P, Liu T, Jiang L, Hu Y, Dong P, Gu J, Lu W, Shi W, Lu J, Gong W, Tang Z, Zhang Y, Wang X, Chin YE, Weng X, Zhang H, Tang W, Zheng Y, He L, Wang H, Liu Y, Liu Y. Whole-exome and targeted gene sequencing of gallbladder carcinoma identifies recurrent mutations in the ErbB pathway. Nat Genet. 2014;46:872-6.

[32] Pandey A, Stawiski EW, Durinck S, Gowda H, Goldstein LD, Barbhuiya MA, Schröder MS, Sreenivasamurthy SK, Kim S-W, Phalke S, Suryamohan K, Lee K, Chakraborty P, Kode V, Shi X, Chatterjee A, Datta K, Khan AA, Subbannayya T, Wang J, Chaudhuri S, Gupta S, Shrivastav BR, Jaiswal BS, Poojary SS, Bhunia S, Garcia P, Bizama C, Rosa L, Kwon W, Kim H, Han Y, Yadav TD, Ramprasad VL, Chaudhuri A, Modrusan Z, Roa JC, Tiwari PK, Jang J-Y, Seshagiri S. Integrated genomic analysis reveals mutated ELF3 as a potential gallbladder cancer vaccine candidate. Nat Commun. 2020;11:4225.

第 9 章　多发性肝癌：基因组和转录组的异质性

Multifocal Hepatocellular Carcinoma: Genomic and Transcriptional Heterogeneity

Ming Kuang　Lixia Xu　Sui Peng　Manling Huang　Xin Liu　Guanrui Liao　著

摘要

肝细胞癌临床上常表现为多发性病灶，其有效的治疗措施有限。多发性肝癌的肿瘤异质性是导致治疗失败的原因之一。多发性肝癌的基因组和转录组异质性的研究主要利用二代测序技术，检测项目包括肿瘤突变谱、拷贝数变异（copy number alterations，CNA）、结构变异（structure variations，SV）及肿瘤进化轨迹、RNA 表达谱及肿瘤免疫微环境表达谱等指标。此外，近期数据提示肿瘤药物靶点及免疫环境的异质性可能影响了多发性肝癌靶向及免疫治疗的疗效。因此，全面及精准的了解肿瘤异质性对于改善多发性肝癌的治疗效果及肝癌个体化治疗的发展都具有关键作用。在本章中，我们回顾了之前关于多发性肝癌基因组和转录组异质性的研究，重点讨论了如何利用这些信息来优化多发性肝癌患者的临床处置。

肝细胞癌是全球癌症死亡率中排名第四位的恶性肿瘤[1]。50%～75% 的肝细胞癌患者在临床诊断时即表现为多发性病灶，但是仅 20%～30% 的患者可以接受手术治疗[2-4]。对于处于进展期且失去手术机会的多发性肝癌患者，靶向药物是目前推荐的一线治疗方案，但其无进展生存期仅为 3.6～7.3 个月[5, 6]。免疫治疗是一种在 HCC 治疗中被寄予厚望的方法。在进展期 HCC 的一线治疗中，细胞程序性死亡蛋白 -1（programmed cell death protein-1，PD-1）即免疫检查点抑制药将这些患者的中位生存时间延长至 28.6 个月；当作为二线治疗时，PD-1 免疫检查点抑制药同样使这些患者的中位生存时间延长至 12.9～15.0 个月[7-9]。然而，PD-1 抑制药单药治疗的总体反应率低于 20%[8, 9]。直至最近，IMbrave150 研究显示免疫治疗联合 VEGF 抑制药可以显著改善进展期 HCC 患者的预后[10]。这项研究强调了联合治疗模式在 HCC 治疗中的重要地位。与先前的单药治疗模式对比，联合模式可以针对更广泛的肿瘤靶点，从而对不同克隆起源的肿瘤同时进行干预。

肿瘤的异质性意味着肿瘤细胞具有不同的形

态及表型特征，包括基因表达、代谢途径、增殖能力及转移潜能等[11]。多发性肝癌的肿瘤异质性可能比孤立性肝癌更加复杂[12-14]。最新的研究利用检测肿瘤的基因突变谱、CNA、SV 和 HBV-DNA 整合特征来评估多发性肝癌的基因组异质性[15-19]。除此之外，转录组异质性，尤其是免疫相关的转录组异质性最近被证实存在于多发性肝癌中，并与免疫治疗的药物反应有着千丝万缕的联系[18-20]。

在接下来的章节中，我们将回顾多发性肝癌中基因组和转录组异质性的相关研究，尝试在分子水平解释多发性肝癌的瘤间异质性，并讨论如何利用这些信息来改进多发性肝癌患者的临床治疗及干预策略。

一、多发性肝癌的异质性

（一）基因组异质性

多发性肝癌可分为多中心发生（multicentric occurrence，MO-HCC）或肝内播散（intrahepatic metastases，IM-HCC）肝细胞癌两种类型。针对单个患者处于不同部位的肿瘤利用二代测序技术进行检测，包括突变谱、CNA、SV 和肿瘤克隆进化等指标，研究发现每个肿瘤突变谱之间有明显的基因组异质性。所有肿瘤结节共有的突变程度差异明显，在 IM-HCC 中实际的基因共享突变率为 8%～97%，而在 MO-HCC 中则几乎不存在共同的肿瘤突变区域[3, 21, 22]。多发性肝癌中存在大范围的 CNA 以及明显不同比例的基因组变异。例如，在 IM-HCC 中共同存在的 CNA 比例为 22.2%～100%，而在 MO-HCC 中该比例最多只有 46.7%[23]。我们之前的研究，通过全外显子测序技术结果发现多发性肝细胞癌各肿瘤之间的突变谱和 CNA 谱存在不同程度的异质性[18]。在 HBV 感染的早期阶段，HBV-DNA 就能整合到乙肝相关性肝癌患者的宿主染色体中，使每个肿瘤克隆都有它独特的 HBV-DNA 整合信息[13, 14]。例如，拥有相同 HBV-DNA 整合位点的肿瘤极可能是肝内播散的同源性肿瘤[21]。有研究显示 IM-HCC 拥有相同的 HBV-DNA 整合位点，MO-HCC 则相反[23, 24]。这个研究结论和我们之前采用全基因组测序的研究不谋而合。同样，多发性肝癌中也存在基因组结构变异的异质性[16]。我们最新的研究结果显示在同一个患者中，肿瘤直径越小，它的 SV 数量可能就越多[19]。

根据所有体细胞突变信息所描绘的进化树图谱，同样提示多发性肝癌存在基因组异质性[18, 22, 23, 25]。众所周知的驱动基因突变，包括可用药靶点，都可以对应到进化树图谱。研究结果显示，有 9%～85% 的驱动基因突变位于进化树主干部分，揭示了多发性肿瘤的发生发展主要遵循肿瘤进化树分支进化的原则[21, 23]。我们最近的研究结果发现只有 30%（18/60）的驱动基因突变处于进化树的主干部分，而位于进化树主干且可成药突变仅为 20%（3/15）。以上结论再次印证了多发性肝癌的不同瘤体之间存在明显的肿瘤异质性。

（二）转录组异质性

现阶段的研究，一般采用通过对多发肝癌的肿瘤组织与相对应的癌旁组织进行转录组测序的方法来描绘多发性肝癌的转录组表达谱[18, 25]。将肿瘤组织与癌旁组织中进行差异基因表达比对，从中确认肿瘤组织中表达上调或下调的基因。通过基因本体数据库（Gene Ontology，GO）的基因集分析，我们的结果显示肿瘤组织中表达下调的基因，其功能主要集中在免疫反应与蛋白质 / 代谢相关通路上[18]。同样，Miao 等的研究显示多发性肝癌中免疫反应与代谢的信号通路富集[25]，这与另外一项大型肝癌整合研究的结果相一致[26]。我们同时发现与细胞增殖的相关通路多富集于多发性肝癌中直径较大的肿瘤，如血管生成、VEGF 和 PI3K-AKT 信号通路等；而与免疫相关的信号通路则主要富集于直径较小的肿瘤，包括 TNF-α、INF-α 和 T 细胞和 B 细胞受体信号通路等[19]。这些结论也许可以解释在临床上常观察到一个多发性肝癌患者中的不同肿瘤对于免疫治疗的反应也各不相同。

此外，RNA 表达谱可以预测多发性肝癌的增殖和侵袭能力，为术后辅助治疗的研究提供了新思路[27]。近期我们对来自 6 个 HCC 患者的 34 个病灶的 RNA 表达谱信息进行了分层聚类分析，结果发现组织病理中 Edmondson-Steiner 2 级与 3 级肝癌之间的 RNA 表达大相径庭，这提示 RNA 表达谱与肿瘤分化程度有关[3]。在一项来自中国的 HBV 相关 HCC 患者的回顾性研究中，研究者尝试通过转录组数据来预测临床预后。他们发现了细胞骨架重构和细胞外基质组织相关基因的表达上调与肿瘤转移密切相关，而细胞增殖、核酸代谢、蛋白质翻译和大分子装配相关基因的表达上调则与临床预后更差相关。这些结果提示了 RNA 表达谱有助于预测肿瘤的临床特征[25]。

免疫治疗是 HCC 治疗中一种新兴的有前途的治疗手段，但较低的反应率及不同肿瘤中的效果差异性仍是它需要面临的主要挑战。不同 HCC 肿瘤的独特免疫环境，包括细胞因子、免疫抑制细胞、基质细胞和生长因子等，共同形成了多发性肝癌异质性的免疫微环境。多发性肝癌的免疫特征对于我们了解肿瘤的免疫逃逸机制至关重要，能帮助我们开发更加有效的免疫治疗手段[3]。

基于免疫相关转录组分析结果，可以将多发性肝癌分为 3 种亚型：免疫激活型、免疫缺陷型和免疫抑制型。不同亚型肿瘤之间的免疫细胞组成差异较大。免疫激活型肿瘤中 T 细胞浸润正常，但是 B 细胞浸润较少；免疫缺陷型肿瘤中淋巴细胞含量较少，但是树突状细胞和自然杀伤细胞较多；免疫抑制型肿瘤中则含有较多的 Treg 细胞、Breg 细胞及 M_2 巨噬细胞，同时伴随 PD-1、PD-L1、CTLA-4 和 Tim-1 的表达水平升高[21]。除此之外，有研究显示 IM-HCC 中含有较多肿瘤新抗原和庞大的 TCR 受体，其 M_2 巨噬细胞浸润较多，少见 T 细胞浸润；而 MO-HCC 中免疫检查点抑制及免疫编辑相关的分子水平明显升高[3]。我们的研究也提示多发性肝癌存在免疫异质性，具体表现为不同瘤体中免疫细胞浸润程度各异。有趣的是，富含 $CD8^+$T 细胞肿瘤中，CTLA-4、PD-1 和 PD-L1 等信号通路上调，导致其很难发挥抗肿瘤功能[18]。因此，对于富含 $CD8^+$T 细胞的肿瘤，PD-1/PD-L1 免疫检查点抑制药能够解除其免疫抑制状态，从而增强 $CD8^+$T 细胞的抗肿瘤作用。

二、基因组和转录组异质性对多发性肝癌诊疗的影响

多发性肝癌的肿瘤数量与患者的总体生存密切相关[28, 29]。肿瘤数目<3 个的多发性肝癌的首选治疗方式是手术治疗。当肿瘤数目超过 3 个时，如果肿瘤局限在同一段或同一侧肝叶时，抑或是位于手术切除范围以外的病灶能够在术中同时应用射频消融技术损毁时，手术治疗的效果可能优于其他治疗方式[28, 30]。随着外科技术和围术期管理的不断进步，很多亚洲的癌症诊疗中心提倡采取更积极的治疗方式应对中期肝癌，使部分患者的预后得到了改善[31-34]。由日本肝脏外科专家 Makuuchi 教授提出的“解剖性肝切除”理念，在 HCC 手术治疗中占有重要地位[35, 36]。这一先进的技术理念已经在多发性肝癌的外科治疗中广泛应用，它为多发性肝癌的克隆起源及瘤间异质性的基础研究提供了肿瘤组织样本[37, 38]。

随着多发性肝癌多组学分析技术不断进展，对于其基因异质性的理解也越来越深入，同时给不可切除进展期多发性肝癌的诊疗方式带来了更多新见解。利用 NGS 技术来搜索可成药的主干基因靶点，可帮助我们预防术后肿瘤复发，以及治疗部分经过筛选的多发性肝癌患者。我们最新研究显示仅有 1/6 的患者拥有索拉非尼药物可作用的主干基因靶点（包括 *BRAF*、*PDGFRB* 和 *VEGFA* 扩增），这也许可以解释该药物在临床实践时所表现出来的低反应率[18]。以上这些数据揭示了成药靶点的异质性可能是靶向药物对多发性肝癌反应率不理想的原因之一。

HCC 治疗已经进入了免疫联合治疗时代，对于精准选择最优免疫治疗方案的需求与日俱增。例如，无创影像学检查结合人工智能分析和循环肿瘤细胞 DNA 等相关技术近期都在尝试预测治疗靶点和监测治疗效果。我们的多组学研究显示相较于直径较大的肿瘤，直径较小的肿瘤中免疫相关通路处于激活状态且免疫浸润细胞更多，这也许可以部分解释临床上大、小肿瘤对于 PD-1 抑制药反应大不相同。此外，我们还探索了免疫药物联合抗增殖 / 致癌药物（如酪氨酸激酶抑制

药）治疗多发性肝癌的协同作用[19]。因为多发性肝癌具有免疫微环境异质性，所以我们需要针对不同患者采取不同治疗方法或采取联合的治疗模式[19, 21]。免疫检查点抑制药能够重新激活免疫抑制微环境中免疫细胞的抗肿瘤活性，因此对多发性肝癌患者采取个体化的免疫治疗策略有助于提高其治疗反应率。

随着 IMbrave 150“阿替利珠单抗加贝伐单抗治疗不可切除的肝细胞癌”研究结果的公布，给进展期 HCC 患者的治疗带来了新希望[10]。这种联合治疗近期已经被中国国家食品药品监督管理局（National Medical Products Administration，NMPA）和美国食品药品管理局（Food and Drug Administration，FDA）批准用于进展期 HCC 的一线治疗，同时它对于进展期和不可切除多发性肝癌的治疗也至关重要。随着 IMbrave 150 研究的成功，将来会有更多免疫联合治疗模式应用于多发性肝癌的临床试验出现，最终改善这部分 HCC 患者的预后。

综上所述，未来将会有越来越多的多组学研究聚焦于多发性肝癌不同瘤体之间的基因组和转录组异质性。可成药靶点分布和免疫微环境的特征将会帮助我们精准预测多发性 HCC 患者靶向药物和免疫药物的有效性（图 9–1）。

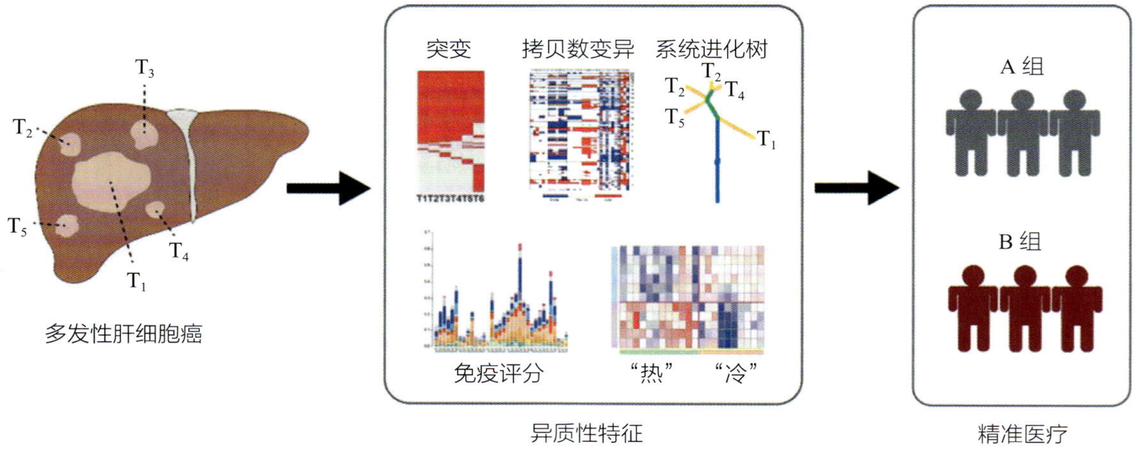

▲ 图 9–1　多发性 HCC 的基因组和转录组异质性

参考文献

[1] International Agency For Research On Cancer WHO. Cancer today. https://gco.iarc.fr/today/home
[2] Kudo M, Izumi N, Ichida T, Ku Y, Kokudo N, et al. Report of the 19th follow-up survey of primary liver cancer in Japan. Hepatol Res. 2016;46:372-90.
[3] Dong LQ, Peng LH, Ma LJ, Liu DB, Zhang S, et al. Heterogeneous immunogenomic features and distinct escape mechanisms in multifocal hepatocellular carcinoma. J Hepatol. 2020;72:896-908.
[4] Xie DY, Fan HK, Ren ZG, Fan J, Gao Q. Identifying clonal origin of multifocal hepatocellular carcinoma and its clinical implications. Clin Transl Gastroenterol. 2019;10:e6.
[5] Kudo M, Finn RS, Qin S, Han KH, Ikeda K, et al. Lenvatinib versus sorafenib in first-line treatment of patients with unresectable hepatocellular carcinoma: a randomised phase 3 non-inferiority trial. Lancet. 2018;391:1163-73.
[6] Llovet JM, Ricci S, Mazzaferro V, Hilgard P, Gane E, et al. Sorafenib in advanced hepatocellular carcinoma. N Engl J Med. 2008;359:378-90.
[7] Crocenzi TS, El-Khoueiry AB, Yau TC, Melero I, Sangro B, et al. Nivolumab (nivo) in sorafenib (sor)-naive and-experienced pts with advanced hepatocellular carcinoma (HCC): CheckMate 040 study. J Clin Oncol. 2017;15:4013.
[8] El-Khoueiry AB, Sangro B, Yau T, Crocenzi TS, Kudo M, et al. Nivolumab in patients with advanced hepatocellular carcinoma (CheckMate 040): an open-label, non-comparative, phase 1/2 dose escalation and expansion trial. Lancet. 2017;389:2492-502.
[9] Zhu AX, Finn RS, Edeline J, Cattan S, Ogasawara S, et al. Pembrolizumab in patients with advanced

hepatocellular carcinoma previously treated with sorafenib (KEYNOTE-224): a non-randomised, open-label phase 2 trial. Lancet Oncol. 2018;19:940-52.

[10] Finn RS, Qin S, Ikeda M, Galle PR, Ducreux M, et al. Atezolizumab plus bevacizumab in unresectable hepatocellular carcinoma. N Engl J Med. 2020;382:1894-905.

[11] Marusyk A, Polyak K. Tumor heterogeneity: causes and consequences. Biochim Biophys Acta. 2010;1805:105-17.

[12] Lin DC, Mayakonda A, Dinh HQ, Huang P, Lin L, et al. Genomic and epigenomic heterogeneity of hepatocellular carcinoma. Cancer Res. 2017;77:2255-65.

[13] Huang A, Zhao X, Yang XR, Li FQ, Zhou XL, et al. Circumventing intratumoral heterogeneity to identify potential therapeutic targets in hepatocellular carcinoma. J Hepatol. 2017;67:293-301.

[14] Torrecilla S, Sia D, Harrington AN, Zhang Z, Cabellos L, et al. Trunk mutational events present minimal intra- and inter-tumoral heterogeneity in hepatocellular carcinoma. J Hepatol. 2017;67:1222-31.

[15] Gao Q, Wang ZC, Duan M, Lin YH, Zhou XY, et al. Cell culture system for analysis of genetic heterogeneity within hepatocellular car-cinomas and response to pharmacologic agents. Gastroenterology. 2017;152:232-42.

[16] Furuta M, Ueno M, Fujimoto A, Hayami S, Yasukawa S, et al. Whole genome sequencing discriminates hepatocellular carcinoma with intrahepatic metastasis from multi-centric tumors. J Hepatol. 2017;66:363-73.

[17] Zhai W, Lim TK, Zhang T, Phang ST, Tiang Z, et al. The spatial organization of intra-tumour heterogeneity and evolutionary trajectories of metastases in hepatocellular carcinoma. Nat Commun. 2017;8:4565.

[18] Xu LX, He MH, Dai ZH, Yu J, Wang JG, et al. Genomic and transcriptional heterogeneity of multifocal hepatocellular carcinoma. Ann Oncol. 2019;30:990-7.

[19] Huang ML, He MH, Guo Y, Li HP, Shen SL et al. The influence of immune heterogeneity on the effectiveness of immune checkpoint inhibitors in multifocal hepatocellular carcinomas. Clin Cancer Res. 2020.

[20] Sia D, Jiao Y, Martinez-Quetglas I, Kuchuk O, Villacorta-Martin C, et al. Identification of an immune-specific class of hepatocellular carcinoma. Based Mol Features Gastroenterol. 2017;153:812-26.

[21] Zhang Q, Lou Y, Yang J, Wang J, Feng J, et al. Integrated multiomic analysis reveals comprehensive tumour heterogeneity and novel immunophenotypic classification in hepatocellular carcinomas. Gut. 2019;68:2019-31.

[22] Xue R, Li R, Guo H, Guo L, Su Z, et al. Variable intra-tumor genomic heterogeneity of multiple lesions in patients with hepatocellular carcinoma. Gastroenterology. 2016;150:998-1008.

[23] Duan M, Hao J, Cui S, Worthley DL, Zhang S, et al. Diverse modes of clonal evolution in HBV-related hepatocellular carcinoma revealed by single-cell genome sequencing. Cell Res. 2018;28:359-73.

[24] Chen XP, Long X, Jia WL, Wu HJ, Zhao J, et al. Viral integration drives multifocal HCC during the occult HBV infection. J Exp Clin Cancer Res. 2019;38:261.

[25] Miao R, Luo H, Zhou H, Li G, Bu D, et al. Identification of prognostic biomarkers in hepatitis B virus-related hepatocellular carcinoma and stratification by integrative multi-omics analysis. J Hepatol. 2014;61:840-9.

[26] Comprehensive and Integrative Genomic Characterization of Hepatocellular Carcinoma. Cell. 2017;169:1327-41.

[27] Feo F, Pascale RM. Multifocal hepatocellular carcinoma: intrahepatic metastasis or multicentric carcinogenesis? Ann Transl Med. 2015;3:4.

[28] Yin L, Li H, Li AJ, Lau WY, Pan ZY, et al. Partial hepatectomy vs. transcatheter arterial chemoembolization for resectable multiple hepatocellular carcinoma beyond Milan Criteria: a RCT. J Hepatol. 2014;61:82-8.

[29] Zhao WC, Yang N, Zhu N, Zhang HB, Fu Y, et al. Patients with multiple hepatocellular carcinomas within the UCSF criteria have outcomes after curative resection similar to patients within the BCLC early-stage criteria. World J Surg. 2012;36:1811-23.

[30] Torzilli G, Belghiti J, Kokudo N, Takayama T, Capussotti L, et al. A snapshot of the effective indications and results of surgery for hepatocellular carcinoma in tertiary referral centers: is it adherent to the EASL/AASLD recommendations?: an observational study of the HCC East-West study group. Ann Surg. 2013;257:929-37.

[31] Ohkubo T, Midorikawa Y, Nakayama H, Moriguchi M, Aramaki O, et al. Liver resection of hepatocellular carcinoma in patients with portal hypertension and multiple tumors. Hepatol Res. 2018;48:433-41.

[32] Wada H, Eguchi H, Noda T, Ogawa H, Yamada D, et al. Selection criteria for hepatic resection in intermediate-stage (BCLC stage B) multiple hepatocellular carcinoma. Surgery. 2016;160:1227-35.

[33] Liu W, Wang K, Bao Q, Sun Y, Xing BC. Hepatic resection provided long-term survival for patients with intermediate and advanced-stage resectable hepatocellular carcinoma. World J Surg Oncol. 2016;14:62.

[34] Ho MC, Huang GT, Tsang YM, Lee PH, Chen DS, et al. Liver resection improves the survival of patients with multiple hepatocellular carcinomas. Ann Surg Oncol. 2009;16:848-55.

[35] Makuuchi M, Hasegawa H, Yamazaki S. Ultrasonically guided subsegmentectomy. Surg Gynecol Obstet. 1985;161:346-50.

[36] Makuuchi M. Surgical treatment for HCC - special reference to anatomical resection. Int J Surg. 2013;11(Suppl 1):S47-9.

[37] Makuuchi M, Sano K. The surgical approach to HCC: our progress and results in Japan. Liver Transpl. 2004;10:S46-52.

[38] Ishizawa T, Hasegawa K, Aoki T, Takahashi M, Inoue Y, et al. Neither multiple tumors nor portal hypertension are surgical contraindications for hepatocellular carcinoma. Gastroenterology. 2008;134:1908-16.

第 10 章　胰腺导管内肿瘤

Intraductal Neoplasms of the Pancreas

Toru Furukawa　著

摘要

胰腺导管内肿瘤主要由导管内乳头状黏液性肿瘤（intraductal papillary mucinous neoplasms，IPMN）、导管内嗜酸细胞乳头状肿瘤（intraductal oncocytic papillary neoplasms，IOPN）和导管内管状乳头状肿瘤（intraductal tubuleo papillary neoplasms，ITPN）组成。在本章中，将对它们的定义、流行病学、病因学、临床特征、放射学特征、病理学特征、治疗方式及临床预后进行归纳总结。IPMN 是由黏液分泌细胞组成的导管内上皮实性肿瘤。IPMN 在临床中较为常见，但是病因不明。它在影像学上通常表现为主胰管、分支胰管或者两者同时出现囊性扩张。IPMN 的肿瘤细胞形态在病理上表现为乳头状，可分为低级别和高级别异型增生。根据分泌黏液蛋白的特征，这种乳头状肿瘤可表现为不同的形态学特征，如胃型、肠型和胰胆管型。IPMN 经常可以发现 *KRAS* 和 *GNAS* 的基因突变。当病理提示腺癌伴有导管或黏液成分时，IPMN 则可发展成浸润型。可手术切除的低级别异型增生 IPMN 患者的疾病特异性生存较好，高级别异型增生的 IPMN 患者次之，浸润型 IPMN 最差。IOPN 是一种生长在扩张胰腺导管内的肉眼可见的囊性上皮性肿瘤，由衬覆嗜酸性细胞的树状乳头组成。IOPN 发病年龄平均＜65 岁且较为罕见，它的影像学表现与 IPMN 类似。病理学上，IOPN 多表现为高级别异型增生肿瘤，偶可见浸润性成分。IOPN 通常含有融合基因：*ATP1B1-PRKACB*、*DNAJB1-PRKACA* 和 *ATP1B1-PRKACA*。据报道，可手术切除的 IOPN 患者的 5 年疾病特异性生存率可达 84%，10 年疾病特异性生存率为 73%。ITPN 位于导管内，是起源于主胰管和分支胰管的肉眼可见的实体肿瘤。ITPN 非常罕见，其影像学具有"双管征"和"酒瓶软木塞征"的特点。病理学上，ITPN 主要表现为密集的管状乳头腺体结构，其肿瘤细胞呈立方形，细胞核形态不典型，并且体积较大，通常在细胞质中没有黏液蛋白。ITPN 所包含的基因突变有 *PIK3CA*、*KMT2C*、*KMT2D* 及 *BAP*。它经常表现为具有侵袭性，预后往往较差。

一、胰腺导管内乳头状黏液性肿瘤

（一）定义

IPMN是一种肉眼可见的由黏液分泌细胞组成的导管内上皮肿瘤。它位于主胰管（main pancreatic duct，MPD）或其分支[1, 2]。肿瘤的上皮通常呈乳头状，但也包括管状腺体，其黏液分泌、导管扩张和异型增生的程度可有所不同[3]（图10-1）。根据细胞结构的异型性程度，非浸润型IPMN可分为两类：低级别和高级别异型增生（原位癌）[4]。如果包含有浸润性癌的成分，那么它则被定义为IPMN伴浸润性癌[4]。

（二）流行病学

IPMN是相当常见的，特别是在老年人中。据报道，临床上应用CT监测的检出率为1.7%～2.8%[5, 6]，其发病率在60岁以上的人群中增加1倍，而70岁以上人群中则增加2倍[6]。

（三）病因学

目前尚不清楚与IPMN发病明确相关的环境因素。然而，患有Peutz-Jeghers综合征、家族性腺瘤性息肉病和McCune Albright综合征的患者发生IPMN的风险更大[7–9]。有胰腺癌家族史者的胰腺中常含有囊性病变，该病变也可能是IPMN[10]。

（四）临床特征

因疾病导致主胰管扩张的临床表现包括上腹疼痛、慢性胰腺炎、体重减轻、糖尿病和黄疸[11–15]；而分支胰管的扩张往往没有症状，是在对其他一些疾病的临床评估中偶然发现的[16]。

（五）影像学特征

影像学检查显示了3种不同类型的IPMN，包括分支胰管型、主胰管型和混合型[16–18]。分支胰管型IPMN表现为直径>5mm的次级胰管扩张，无主胰管扩张。而主胰管型IPMN表现为节段性或弥漫性的MPD扩张，并且排除了其他原因造成的梗阻。混合型IPMN则显示出以上两种IPMN的影像学特征[16, 18]。附壁结节和（或）不规则增厚的管壁可能是高级别或浸润型肿瘤的影像学标志[19, 20]。

（六）病理学特征

1. 大体标本

IPMN可见含有黏液的扩张导管。扩张的分支胰管类似囊肿，在胰腺的任何区域都可以观察到。涉及主胰导的IPMN可见节段性/梭形或弥漫性/纡曲型导管扩张，常伴有次级胰管的扩张[3]，以及常见包含有壁结节或息肉状肿瘤。

2. 组织病理学以及分型

IPMN的组织病理学特征是含有黏液的高大柱状细胞的乳头状增生[1]（图10-1）。乳头的形状是多样的，细胞的不典型增生也不同。根据乳头的形状，IPMN被细分为胃型、肠型和胰胆管型[21–23]。胃型IPMN表现为粗大的指状乳头，类似于胃泡细胞，或者幽门腺的管状结构。肠型

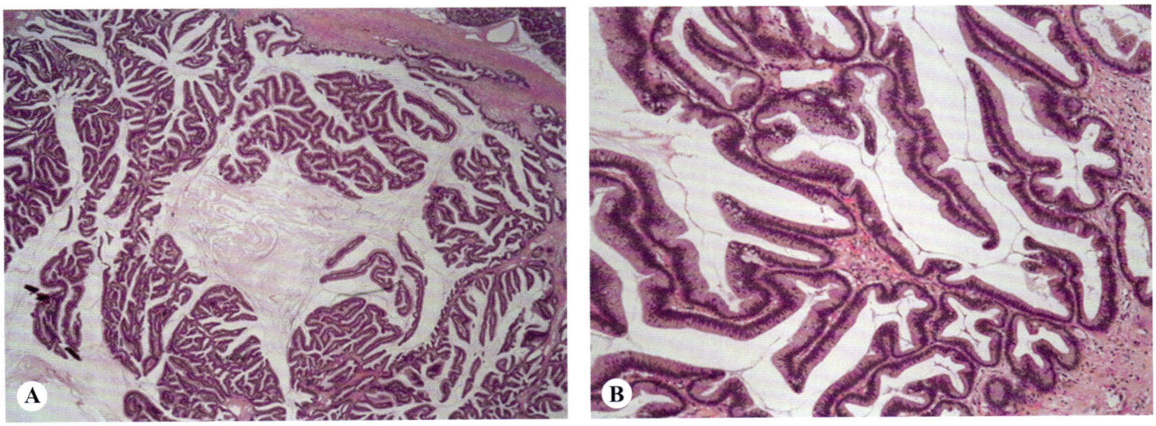

▲ **图10-1 IPMN的组织病理学图像**

A. IPMN为充满黏液的囊状扩张的导管，在扩张的管道内可以见形态结构规则的乳头状肿瘤；B. 乳头状肿瘤是由含有黏液的高大柱状细胞组成。非典型增生的等级可能从低级到高级不等。HE染色。A. 20×；B. 100×

IPMN 的病理组织学表现为类似绒毛状结肠肿瘤的绒毛状乳头，而胰胆管型则表现为复杂的树状乳头结构。

3. 免疫组织化学

导管的免疫组化标志物，包括 CK7/19/CA19-9 和 CEA，这些在大多数 IPMN 中都有强阳性表达 [24, 25]。根据组织中黏蛋白 MUC1、MUC2、MUC5AC 和 MUC6 的特异表达模式，将 IPMN 分为不同的亚型 [21, 26–28]。其中胃型 IPMN 表达 MUC5AC 和 MUC6，肠型 IPMN 表达 MUC2 和 MUC5AC，而胰胆管型 IPMN 则表达 MUC1、MUC5AC 和 MUC6[22, 29]。

4. 病理分级

根据细胞结构异型性的程度，IPMN 可以分为低级别或高级别异型增生 [4]。高级别异型增生即是原位癌。若存在浸润性癌的成分，IPMN 则被定义为 IPMN 伴浸润性癌 [4]。

5. 鉴别诊断

黏液性囊性肿瘤（mucinous cystic neoplasm，MCN）、少囊浆液性囊肿（oligocystic serous cystic neoplasm，OSC）、导管内管状乳头状肿瘤（ITPN）、淋巴上皮囊肿（lymphoepithelial cyst，LEC）和含有潴留囊肿或假性囊肿的慢性胰腺炎（chronic pancreatitis，CP）应与 IPMN 进行鉴别诊断。MCN 的囊壁上具有特征性的卵巢型基质 [30]。OSC 是由不同的富含糖原的立方体细胞线性排列而成 [31]。ITPN 是一种可以引起阻塞的导管内实体肿瘤，形态呈管状乳头状，由高级别立方体细胞组成 [32]。LEC 则是由角质化的鳞状上皮细胞及其周围淋巴样基质共同组成 [33]。当 CP 的囊壁由扁平上皮细胞组成时，它们被称为潴留囊肿，否则它们被称为假性囊肿 [34]。

6. 分子病理学

60%～80% 的 IPMN 携带 *KRAS* 的体细胞突变，此外还有 50%～70% 的 IPMN 携带了 *GNAS* 的体细胞突变 [35, 36]。尽管 *KRAS* 突变在胰腺导管腺癌中很常见，但 *GNAS* 突变在 PDAC 中却很少见，这使得其成为 IPMN 的一个分子学特征 [36–38]。IPMN 中约 14% 含有 *RNF43* 的体细胞突变 [36, 39, 40]。在 10%～40% 高级别异型增生 IPMN 及 40%～60% 的 IPMN 伴浸润性癌中发现了 p53 的过度表达，这可能提示 *TP53* 存在错义突变 [29, 38, 41, 42]。而 SMAD4 的表达缺失是很罕见的 [43, 44]，18%～39% 的 IPMN 可见 β– 连环蛋白的核表达 [38, 45]。

7. 治疗及预后

伴有高级别异型增生结节或浸润性癌的 IPMN 应进行手术切除。根据 IPMN 患者管理的国际指南和共识 [16]，当囊肿≥3cm、强化的＜5mm 附壁结节、强化的增厚囊壁、MPD 直径为 5～9mm、MPD 直径突变伴远端胰腺萎缩、淋巴结肿大、血清 CA19-9 水平升高、囊肿以每 2 年＞5mm 的速度快速增长等高风险或令人担忧的特征时，推荐手术治疗。高风险特征通常为梗阻性黄疸、强化的实体瘤成分及直径≥10mm 的 MPD。具有这样特征的 IPMN 患者应立即进行手术治疗，而具有令人担忧特征的 IPMN 患者则需要进行超声内镜检查，依据是否存在附壁结节或是否累及 MPD，来进一步对病变进行风险分层。高级别异型增生的病变可以通过囊液或胰液细胞学检查进行评估 [16]。

可手术切除的低级别型 IPMN 的患者的 5 年生存率为 100%，可手术切除的高级别型 IPMN 的患者 5 年生存率为 85%～95%[22, 46, 47]。IPMN 伴浸润性癌的生存率为 36%～90%，与病理分期密切相关 [22, 46–48]。IPMN 的形态亚型也可以作为一个预后指标，胃型 IPMN 的 5 年生存率为 94%，肠型的 5 年生存率为 90%，而胰胆型的 5 年生存率则为 50%[22, 48]。

二、胰腺导管内嗜酸细胞乳头状肿瘤

（一）定义

IOPN 是一种由嗜酸性上皮细胞组成的导管内树突状肿瘤 [49]（图 10–2）。因与 IPMN 相似，它被归类为 IPMN 的一个变种，即有黏液分泌的导管内实体肿瘤 [21]。然而，一些研究报道指出 IOPN 具有独特的分子特征，因此在现阶段第 5 版的世界卫生组织消化道肿瘤分类中将其与 IPMN 区分开来 [50]。

（二）流行病学

IOPN 相当罕见，仅占胰腺囊性肿瘤的

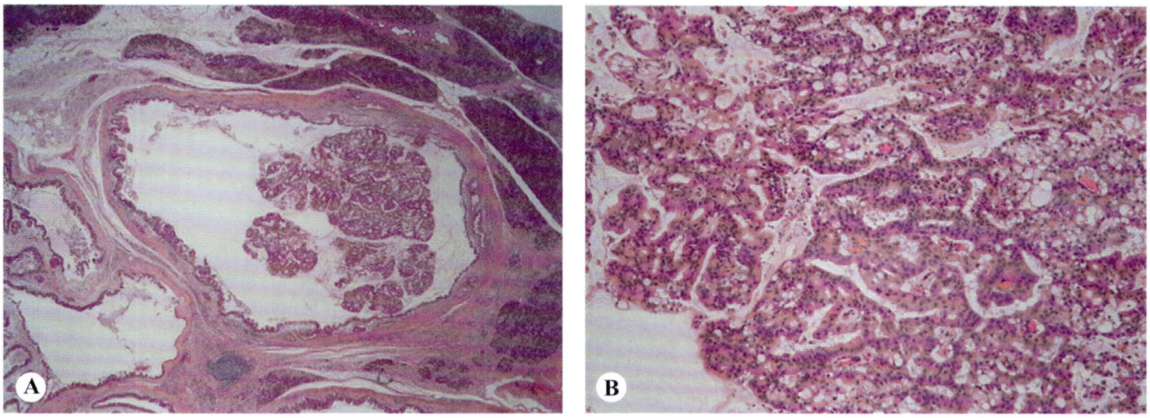

▲ **图 10-2　IOPN 的组织病理学图像**

A. IOPN 显示扩张的管道中充满黏液，其内部可以观察到树突状乳头；B. 高级别不典型增生 IOPN 的乳头状突起，由嗜酸性细胞组成，其细胞核增大、核仁突出。上皮细胞内腔往往可以发现细胞分布。HE 染色。A. 20×；B.100×

4.5%～8.4%[22, 51]。IOPN 的男性发病率多于女性，发病年龄为 20—80 岁。IOPN 的发病平均年龄＜65 岁，较 IPMN 年轻（＞65 岁）[49, 51-53]。

（三）病因学

目前尚不清楚与 IOPN 相关的病因。

（四）临床特征

IOPN 的临床表现与 IPMN 相同，包括腹痛、体重减轻、糖尿病和黄疸[49, 51]。

（五）影像学特征

与 IPMN 一样，IOPN 表现为胰腺导管的囊性扩张，亦可分为分支胰管型、主胰管型和混合型。扩张的导管内常可见到附壁结节[53]。

（六）病理学特征

1. 大体标本

IOPN 表现为充满黏液的囊性扩张导管[49, 53]，这与 IPMN 无异，病变可能累及分支胰管或主胰管。扩张的导管内常可见到形态呈息肉样纡曲的肿瘤。

2. 组织病理学

高级别不典型增生 IOPN 中扩张的导管常常被由细胞核增大，并且核仁突出的嗜酸性细胞所构成的树突状乳头所覆盖[21, 49]。乳头状肿瘤中常可见到上皮内腔（图 10-2）。少数情况下，肿瘤可浸润至胰腺实质的间质，临床上诊断为 IOPN 伴浸润性癌。这种富有浸润性的肿瘤通常表现为在黏蛋白池中布满成簇的嗜酸性细胞群[54]。

3. 免疫组织化学

肿瘤细胞中通常表达 HepPar1 和 mesothelin 两种蛋白[54]。此外，肿瘤始终表达黏液蛋白 MUC5AC 和 MUC6，而 MUC1 和 MUC2 的表达则罕见且多为局灶阳性[21, 54]。

4. 鉴别诊断

IOPN 应与囊性肿瘤进行鉴别诊断，包括 IPMN、黏液性囊性肿瘤、少囊性浆液性囊性肿瘤、淋巴上皮囊肿及假性乳头状实体肿瘤等。

5. 分子病理学

与 IPMN 不同，IOPN 很少出现 *KRAS* 和 *GNAS* 的体细胞突变[36, 40]。相反，它们常常携带融合基因，如 *ATP1B1-PRKACB*、*DNAJB1-PRKACA* 和 *ATP1B1-PRKACA* 等[55, 56]。有趣的是，这些融合基因上调了蛋白激酶 A 通路，它是 *GNAS* 的主要靶点。在 IPMN 中也经常可以出现的类似的功能获得性突变，这表明 IOPN 和 IPMN 都是由蛋白质激酶 A 途径的激活所驱动。在超过 10% 的 IOPN 中可以观察到 p53 或 SMAD4 的异常表达[52]，其中约 30% 显示 β- 连环蛋白的核积聚[48]，而关于 *RNF43* 突变则未见相关报道[40, 57]。据报道，一位带有胚系基因 *SMAD4* 突变的患者诊断为 IOPN[58]。

6. 治疗及预后

IOPN 推荐行手术切除。据报道，可行手术切除的 IOPN 患者的 5 年疾病特异性生存率为

84%，10 年疾病特异性生存率为 73%[22]。

三、胰腺导管内管状乳头状肿瘤

（一）定义

ITPN 是一种起源于 MPD 或其分支且肉眼可见的导管内实体肿瘤 [32]。其囊性病变比较少见，有时仅在局部和周边可见。肿瘤上皮细胞具有管状和乳头状的混合结构，肿瘤细胞呈现一致的高级别不典型增生 [32]（图 10–3）。ITPN 的侵袭性通常较高，这类侵袭性较高的肿瘤可诊断为 ITPN 伴浸润性癌。

（二）流行病学

ITPN 非常罕见，仅占胰腺外分泌肿瘤的 0.9% 和胰腺导管内肿瘤的 3%[32]。

（三）病因学

目前尚不清楚与 ITPN 相关的病因。

（四）临床特征

临床表现包括腹痛、恶心、呕吐、黄疸、体重减轻和糖尿病加重 [32, 59]。某些患者有急性胰腺炎的病史 [32]。

（五）影像学特征

ITPN 患者的 CT 影像表现为扩张的胰管中含有一个强化的实体肿瘤。MRCP 则表现为扩张的管腔内存在充盈缺损或扩张的导管突然中断。这种实体肿瘤被扩张导管所包裹的影像学特征被称为“双管征”和“酒瓶软木塞征”[60]。当 ITPN 累及 MPD 时，在 MRI 中显示出类似香肠的图像特征 [61]。

（六）病理学特征

1. 大体标本

ITPN 多为扩张胰管包裹的实体肿瘤，没有可见的黏蛋白分泌。因肿瘤阻塞的导管外围偶尔可见囊性扩张的导管分布 [32, 59]。

2. 组织病理学以及分型

ITPN 可由立方形细胞或柱状细胞构成，其细胞核增大，细胞质中很少发现黏液蛋白，肿瘤呈实性管状乳头状生长 [32, 59]。有些 ITPN 可能含有管状腺体。肿瘤细胞表现为均匀的高级别不典型性增生（图 10–3）。导管内常常出现绒毛状坏死。当在导管周围的实质中观察到成簇的管状乳头状腺体，常常提示间质受浸润。在静脉中偶尔会发现癌栓的存在 [32]。

3. 免疫组织化学

ITPN 的肿瘤细胞中始终表达 CK7 和 CK19。此外，ITPN 黏蛋白糖蛋白、MUC1 和 MUC6 的表达为阳性，而 MUC2 和 MUC5AC 的表达则为阴性 [32, 59]。胰蛋白酶，即一种腺泡标志物，它的表达也为阴性。

4. 鉴别诊断

胰腺腺泡细胞癌和胰腺导管内神经内分泌肿

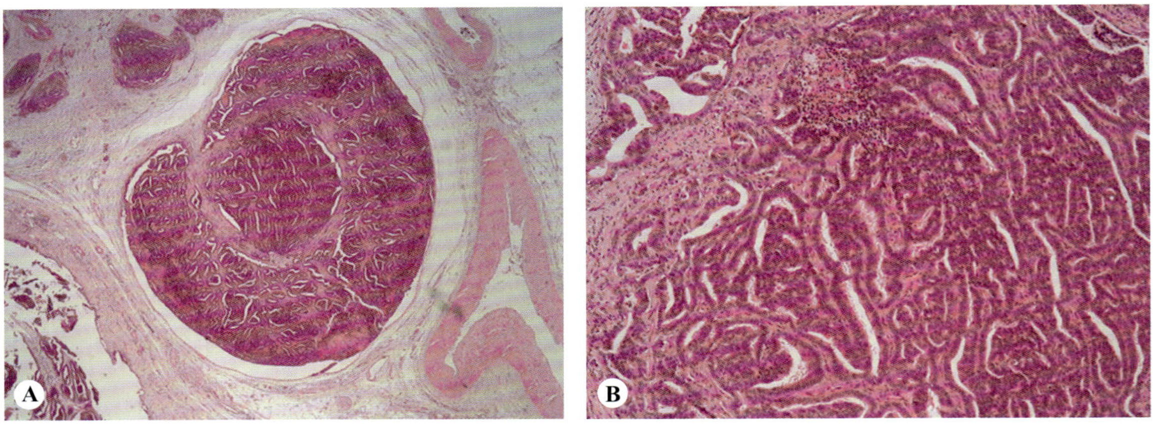

▲ **图 10–3　ITPN 的组织病理学图像**

A. ITPN 表现为扩张的胰管中可见实体肿瘤阻塞，周围未见明显的黏蛋白，在肿瘤阻塞的导管外围偶尔可见囊性导管；B. ITPN 由立方体至柱状细胞组成，细胞核增大，细胞质黏液少，呈实心管状乳头状生长，周围常可见到坏死灶。HE 染色。A. 20×；B.100×

瘤中也可以观察到胰腺导管内实体肿瘤，并且在导管内表现出来的肿瘤形态千变万化 [62, 63]。组织学上，神经内分泌肿瘤很容易区分；但是，部分导管内形态独特的胰腺腺泡细胞癌可能表现为管状实体肿瘤，可伴有坏死，与 ITPN 极其相似。胰腺腺泡细胞癌通常表达胰蛋白酶，可作为与 ITPN 相鉴别的一种免疫组织化学标记物 [32]。IPMN 偶尔可表现为扩张的胰导管内的实性结节。特别是 IPMN 的幽门腺亚型常表现为扩张的胰导管内出现主要由管状腺体构成的息肉样肿瘤。然而，IPMN 的幽门腺亚型的管状腺体形态规则，边界清晰且多伴低级别不典型性增生，而且其具有独特的黏蛋白表达模式，即 MUC1 表达阴性和 MUC5AC 表达阳性 [64]，以上这些足以将它与 ITPN 区分开来。

5. 分子病理学

ITPN 经常携带有 *PIK3CA*、*KMT2C*、*KMT2D* 和 *BAP1* 的体细胞突变 [65, 66]。部分肿瘤还携带有 *FGFR2* 融合基因 [66]。*KRAS* 或 *GNAS* 突变在 IPMN 中很常见，但在 ITPN 中却罕见。据报道，超过 70% 的 ITPN 患者含有 p16 和 p53 的异常表达，而 SMAD4 的非经典表达则比较少见 [32, 59]。

（七）治疗及预后

手术切除是 ITPN 患者的首选治疗方法，但部分患者在进行胰腺切除手术后可能还是要经历残存胰腺组织中的肿瘤复发 [32, 59]。如果 ITPN 病灶弥漫性分布于胰管，则需要进行全胰切除术 [32, 59, 67]。术后辅助治疗的作用尚不清楚。据报道约 10% 的 ITPN 患者死于该病 [32, 59]，而这些患者都为浸润性肿瘤。

参考文献

[1] Hruban RH, Takaori K, Klimstra DS, Adsay NV, Albores-Saavedra J, Biankin AV, et al. An illustrated consensus on the classification of pancreatic intraepithelial neoplasia and intraductal papillary mucinous neoplasms. Am J Surg Pathol. 2004;28(8):977-87.
[2] Tanaka M, Chari S, Adsay V, Fernandez-del Castillo C, Falconi M, Shimizu M, et al. International consensus guidelines for management of intraductal papillary mucinous neoplasms and mucinous cystic neoplasms of the pancreas. Pancreatology. 2006;6(1-2):17-32.
[3] Furukawa T, Takahashi T, Kobari M, Matsuno S. The mucus-hypersecreting tumor of the pancreas. Development and extension visualized by three-dimensional computerized mapping. Cancer. 1992;70(6):1505-13.
[4] Basturk O, Hong SM, Wood LD, Adsay NV, Albores-Saavedra J, Biankin AV, et al. A revised classification system and recommendations from the baltimore consensus meeting for neoplastic precursor lesions in the pancreas. Am J Surg Pathol. 2015;39(12):1730-41.
[5] Laffan TA, Horton KM, Klein AP, Berlanstein B, Siegelman SS, Kawamoto S, et al. Prevalence of unsuspected pancreatic cysts on MDCT. AJR Am J Roentgenol. 2008;191(3):802-7.
[6] Chang YR, Park JK, Jang JY, Kwon W, Yoon JH, Kim SW. Incidental pancreatic cystic neoplasms in an asymptomatic healthy population of 21,745 individuals: large-scale, single-center cohort study. Medicine (Baltimore). 2016; 95(51):e5535.
[7] Su GH, Hruban RH, Bansal RK, Bova GS, Tang DJ, Shekher MC, et al. Germline and somatic mutations of the STK11/LKB1 Peutz-Jeghers gene in pancreatic and biliary cancers. Am J Pathol. 1999;154(6):1835-40.
[8] Maire F, Hammel P, Terris B, Olschwang S, O'Toole D, Sauvanet A, et al. Intraductal papillary and mucinous pancreatic tumour: a new extracolonic tumour in familial adenomatous polyposis. Gut. 2002;51(3):446-9.
[9] Wood LD, Noe M, Hackeng W, Brosens LA, Bhaijee F, Debeljak M, et al. Patients with McCune-Albright syndrome have a broad spectrum of abnormalities in the gastrointestinal tract and pancreas. Virchows Arch. 2017;470(4):391-400.
[10] Canto MI, Hruban RH, Fishman EK, Kamel IR, Schulick R, Zhang Z, et al. Frequent detection of pancreatic lesions in asymptomatic high-risk individuals. Gastroenterology. 2012;142(4):796-804; quiz e14-5.
[11] Kloppel G. Clinicopathologic view of intraductal papillary-mucinous tumor of the pancreas. Hepato-Gastroenterology. 1998;45(24):1981-5.
[12] Traverso LW, Peralta EA, Ryan JA Jr, Kozarek RA. Intraductal neoplasms of the pancreas. Am J Surg. 1998; 175(5):426-32.
[13] Yasuda H, Takada T, Amano H, Yoshida M. Surgery for mucin-producing pancreatic tumor. Hepato-Gastroenterology. 1998;45(24):2009-15.
[14] Salvia R, Fernandez-del Castillo C, Bassi C, Thayer SP, Falconi M, Mantovani W, et al. Main-duct intraductal papillary mucinous neoplasms of the pancreas: clinical predictors of malignancy and long-term survival following resection. Ann Surg. 2004;239(5):678-685; discussion 85-7.
[15] Sohn TA, Yeo CJ, Cameron JL, Hruban RH, Fukushima N, Campbell KA, et al. Intraductal papillary mucinous neoplasms of the pancreas: an updated experience. Ann Surg. 2004;239(6):788-97; discussion 97-9.
[16] Tanaka M, Fernandez-Del Castillo C, Kamisawa T, Jang

JY, Levy P, Ohtsuka T, et al. Revisions of international consensus Fukuoka guidelines for the management of IPMN of the pancreas. Pancreatology. 2017;17(5):738-53.
[17] Kobari M, Egawa S, Shibuya K, Shimamura H, Sunamura M, Takeda K, et al. Intraductal papillary mucinous tumors of the pancreas comprise 2 clinical subtypes: differences in clinical characteristics and surgical management. Arch Surg. 1999;134(10):1131-6.
[18] Tanaka M, Fernandez-del Castillo C, Adsay V, Chari S, Falconi M, Jang JY, et al. International consensus guidelines 2012 for the management of IPMN and MCN of the pancreas. Pancreatology. 2012;12(3):183-97.
[19] Furukawa T, Oohashi K, Yamao K, Naitoh Y, Hirooka Y, Taki T, et al. Intraductal ultrasonography of the pancreas: development and clinical potential. Endoscopy. 1997; 29(6): 561-9.
[20] Koito K, Namieno T, Nagakawa T, Hirokawa N, Ichimura T, Syonai T, et al. Pancreas: imaging diagnosis with color/power Doppler ultrasonography, endoscopic ultrasonography, and intraductal ultrasonography. Eur J Radiol. 2001;38(2):94-104.
[21] Furukawa T, Kloppel G, Adsay NV, Albores-Saavedra J, Fukushima N, Horii A, et al. Classification of types of intraductal papillary-mucinous neoplasm of the pancreas: a consensus study. Virchows Arch. 2005;447(5):794-9.
[22] Furukawa T, Hatori T, Fujita I, Yamamoto M, Kobayashi M, Ohike N, et al. Prognostic relevance of morphological types of intraductal papillary mucinous neoplasms of the pancreas. Gut. 2011;60(4):509-16.
[23] Basturk O, Tan M, Bhanot U, Allen P, Adsay V, Scott SN, et al. The oncocytic subtype is genetically distinct from other pancreatic intraductal papillary mucinous neoplasm subtypes. Mod Pathol. 2016;29(9):1058-69.
[24] Terada T, Ohta T, Nakanuma Y. Expression of oncogene products, anti-oncogene products and oncofetal antigens in intraductal papillary-mucinous neoplasm of the pancreas. Histopathology. 1996;29(4):355-61.
[25] Terada T, Ohta T, Kitamura Y, Ashida K, Matsunaga Y. Cell proliferative activity in intraductal papillary-mucinous neoplasms and invasive ductal adenocarcinomas of the pancreas: an immunohistochemical study. Arch Pathol Lab Med. 1998;122(1):42-6.
[26] Adsay NV, Merati K, Basturk O, Iacobuzio-Donahue C, Levi E, Cheng JD, et al. Pathologically and biologically distinct types of epithelium in intraductal papillary mucinous neoplasms: delineation of an "intestinal" pathway of carcinogenesis in the pancreas. Am J Surg Pathol. 2004;28(7):839-48.
[27] Nakamura A, Horinouchi M, Goto M, Nagata K, Sakoda K, Takao S, et al. New classification of pancreatic intraductal papillary-mucinous tumour by mucin expression: its relationship with potential for malignancy. J Pathol. 2002;197(2):201-10.
[28] Adsay NV, Merati K, Andea A, Sarkar F, Hruban RH, Wilentz RE, et al. The dichotomy in the preinvasive neoplasia to invasive carcinoma sequence in the pancreas: differential expression of MUC1 and MUC2 supports the existence of two separate pathways of carcinogenesis. Mod Pathol. 2002;15(10):1087-95.
[29] Furukawa T, Fujisaki R, Yoshida Y, Kanai N, Sunamura M, Abe T, et al. Distinct progression pathways involving the dysfunction of DUSP6/MKP-3 in pancreatic intraepithelial neoplasia and intraductal papillary-mucinous neoplasms of the pancreas. Mod Pathol. 2005;18(8):1034-42.
[30] Compagno J, Oertel JE. Mucinous cystic neoplasms of the pancreas with overt and latent malignancy (cystadenocarcinoma and cystadenoma). A clinicopathologic study of 41 cases. Am J Clin Pathol. 1978;69(6):573-80.
[31] Lewandrowski K, Warshaw A, Compton C. Macrocystic serous cystadenoma of the pancreas: a morphologic variant differing from microcystic adenoma. Hum Pathol. 1992;23(8):871-5.
[32] Yamaguchi H, Shimizu M, Ban S, Koyama I, Hatori T, Fujita I, et al. Intraductal tubulopapillary neoplasms of the pancreas distinct from pancreatic intraepithelial neoplasia and intraductal papillary mucinous neoplasms. Am J Surg Pathol. 2009;33(8):1164-72.
[33] Truong LD, Rangdaeng S, Jordan PH Jr. Lymphoepithelial cyst of the pancreas. Am J Surg Pathol. 1987;11(11):899-903.
[34] Kloppel G. Pseudocysts and other non-neoplastic cysts of the pancreas. Semin Diagn Pathol. 2000;17(1):7-15.
[35] Wu J, Matthaei H, Maitra A, Dal Molin M, Wood LD, Eshleman JR, et al. Recurrent GNAS mutations define an unexpected pathway for pancreatic cyst development. Sci Tansl Med. 2011;3(92):92ra66.
[36] Furukawa T, Kuboki Y, Tanji E, Yoshida S, Hatori T, Yamamoto M, et al. Whole-exome sequencing uncovers frequent GNAS mutations in intraductal papillary mucinous neoplasms of the pancreas. Sci Rep. 2011;1:161.
[37] Wu J, Jiao Y, Dal Molin M, Maitra A, de Wilde RF, Wood LD, et al. Whole-exome sequencing of neoplastic cysts of the pancreas reveals recurrent mutations in components of ubiquitin-dependent pathways. Proc Natl Acad Sci USA. 2011;108(52):21188-93.
[38] Kuboki Y, Shimizu K, Hatori T, Yamamoto M, Shibata N, Shiratori K, et al. Molecular biomarkers for progression of intraductal papillary mucinous neoplasm of the pancreas. Pancreas. 2015;44(2):227-35.
[39] Amato E, Molin MD, Mafficini A, Yu J, Malleo G, Rusev B, et al. Targeted next-generation sequencing of cancer genes dissects the molecular profiles of intraductal papillary neoplasms of the pancreas. J Pathol. 2014;233(3):217-27.
[40] Sakamoto H, Kuboki Y, Hatori T, Yamamoto M, Sugiyama M, Shibata N, et al. Clinicopathological significance of somatic RNF43 mutation and aberrant expression of ring finger protein 43 in intraductal papillary mucinous neoplasms of the pancreas. Mod Pathol. 2015;28(2):261-7.
[41] Biankin AV, Biankin SA, Kench JG, Morey AL, Lee CS, Head DR, et al. Aberrant p16(INK4A) and DPC4/Smad4 expression in intraductal papillary mucinous tumours of the pancreas is associated with invasive ductal adenocarcinoma. Gut. 2002;50(6):861-8.
[42] Abe K, Suda K, Arakawa A, Yamasaki S, Sonoue H, Mitani K, et al. Different patterns of p16INK4A and p53 protein expressions in intraductal papillary-mucinous neoplasms and pancreatic intraepithelial neoplasia. Pancreas. 2007;34(1):85-91.
[43] Iacobuzio-Donahue CA, Klimstra DS, Adsay NV, Wilentz

RE, Argani P, Sohn TA, et al. Dpc-4 protein is expressed in virtually all human intraductal papillary mucinous neoplasms of the pancreas: comparison with conventional ductal adenocarcinomas. Am J Pathol. 2000;157(3):755-61.
[44] Inoue H, Furukawa T, Sunamura M, Takeda K, Matsuno S, Horii A. Exclusion of SMAD4 mutation as an early genetic change in human pancreatic ductal tumorigenesis. Genes Chromosomes Cancer. 2001;31(3):295-9.
[45] Chetty R, Serra S, Salahshor S, Alsaad K, Shih W, Blaszyk H, et al. Expression of Wnt-signaling pathway proteins in intraductal papillary mucinous neoplasms of the pancreas: a tissue microarray analysis. Hum Pathol. 2006;37(2):212-7.
[46] Chari ST, Yadav D, Smyrk TC, DiMagno EP, Miller LJ, Raimondo M, et al. Study of recurrence after surgical resection of intraductal papillary mucinous neoplasm of the pancreas. Gastroenterology. 2002;123(5):1500-7.
[47] Maire F, Hammel P, Terris B, Paye F, Scoazec JY, Cellier C, et al. Prognosis of malignant intraductal papillary mucinous tumours of the pancreas after surgical resection. Comparison with pancreatic ductal adenocarcinoma. Gut. 2002;51(5):717-22.
[48] Mino-Kenudson M, Fernandez-del Castillo C, Baba Y, Valsangkar NP, Liss AS, Hsu M, et al. Prognosis of invasive intraductal papillary mucinous neoplasm depends on histological and precursor epithelial subtypes. Gut. 2011;60(12):1712-20.
[49] Adsay NV, Adair CF, Heffess CS, Klimstra DS. Intraductal oncocytic papillary neoplasms of the pancreas. Am J Surg Pathol. 1996;20(8):980-94.
[50] Basturk O, Esposito I, Fukushima N, Furukawa T, Hong SM, Klöppel G, et al. Pancreatic intraductal oncocytic papillary neoplasm. In: Gill AJ, Klimstra DS, Lam AK, Washington MK, editors. WHO Classification of Digestive System Tumours. WHO Classification of Tumours 1. Lyon: International Agency for Research on Cancer; 2019. p. 315-6.
[51] Marchegiani G, Mino-Kenudson M, Ferrone CR, Warshaw AL, Lillemoe KD, Fernandez-del CC. Oncocytic-type intraductal papillary mucinous neoplasms: a unique malignant pancreatic tumor with good long-term prognosis. J Am Coll Surg. 2015;220(5):839-44.
[52] Xiao HD, Yamaguchi H, Dias-Santagata D, Kuboki Y, Akhavanfard S, Hatori T, et al. Molecular characteristics and biological behaviours of the oncocytic and pancreatobiliary subtypes of intraductal papillary mucinous neoplasms. J Pathol. 2011;224(4):508-16.
[53] D'Onofrio M, De Robertis R, Tinazzi Martini P, Capelli P, Gobbo S, Morana G, et al. Oncocytic intraductal papillary mucinous neoplasms of the pancreas: imaging and histopathological findings. Pancreas. 2016;45(9):1233-42.
[54] Basturk O, Chung SM, Hruban RH, Adsay NV, Askan G, Iacobuzio-Donahue C, et al. Distinct pathways of pathogenesis of intraductal oncocytic papillary neoplasms and intraductal papillary mucinous neoplasms of the pancreas. Virchows Arch. 2016;469(5):523-32.
[55] Singhi AD, Wood LD, Parks E, Torbenson MS, Felsenstein M, Hruban RH, et al. Recurrent rearrangements in *PRKACA* and *PRKACB* in intraductal oncocytic papillary neoplasms of the pancreas and bile duct. Gastroenterology. 2020;158(3):573-82 e2.
[56] Vyas M, Hechtman JF, Zhang Y, Benayed R, Yavas A, Askan G, et al. *DNAJB1-PRKACA* fusions occur in oncocytic pancreatic and biliary neoplasms and are not specific for fibrolamellar hepatocellular carcinoma. Mod Pathol. 2020;33(4):648-56.
[57] Chang XY, Wu Y, Jiang Y, Wang PY, Chen J. RNF43 mutations in IPMN cases: a potential prognostic factor. Gastroenterol Res Pract. 2020;2020:1457452.
[58] Takai E, Nakamura H, Chiku S, Kubo E, Ohmoto A, Totoki Y, et al. Whole-exome sequencing reveals new potential susceptibility genes for japanese familial pancreatic cancer. Ann Surg. 2020.
[59] Basturk O, Adsay V, Askan G, Dhall D, Zamboni G, Shimizu M, et al. Intraductal tubulopapillary neoplasm of the pancreas: a clinicopathologic and immunohistochemical analysis of 33 cases. Am J Surg Pathol. 2017;41(3):313-25.
[60] Motosugi U, Yamaguchi H, Furukawa T, Ichikawa T, Hatori T, Fujita I, et al. Imaging studies of intraductal tubulopapillary neoplasms of the pancreas: 2-tone duct sign and cork-of-wine-bottle sign as indicators of intraductal tumor growth. J Comput Assist Tomogr. 2012;36(6):710-7.
[61] Lu ZF, Kang B, Li JM, Sun C. Intraductal tubulopapillary neoplasm of the pancreas presenting as sausage. Am J Gastroenterol. 2020.
[62] Basturk O, Zamboni G, Klimstra DS, Capelli P, Andea A, Kamel NS, et al. Intraductal and papillary variants of acinar cell carcinomas: a new addition to the challenging differential diagnosis of intraductal neoplasms. Am J Surg Pathol. 2007;31(3):363-70.
[63] Fabre A, Sauvanet A, Flejou JF, Belghiti J, Palazzo L, Ruzniewski P, et al. Intraductal acinar cell carcinoma of the pancreas. Virchows Arch. 2001;438(3):312-5.
[64] Yamaguchi H, Kuboki Y, Hatori T, Yamamoto M, Shimizu K, Shiratori K, et al. The discrete nature and distinguishing molecular features of pancreatic intraductal tubulopapillary neoplasms and intraductal papillary mucinous neoplasms of the gastric type, pyloric gland variant. J Pathol. 2013;231(3):335-41.
[65] Yamaguchi H, Kuboki Y, Hatori T, Yamamoto M, Shiratori K, Kawamura S, et al. Somatic mutations in PIK3CA and activation of AKT in intraductal tubulopapillary neoplasms of the pancreas. Am J Surg Pathol. 2011;35(12):1812-7.
[66] Basturk O, Berger MF, Yamaguchi H, Adsay V, Askan G, Bhanot UK, et al. Pancreatic intraductal tubulopapillary neoplasm is genetically distinct from intraductal papillary mucinous neoplasm and ductal adenocarcinoma. Mod Pathol. 2017;30(12):1760-72.
[67] Kosmidis C, Varsamis N, Atmatzidis S, Koimtzis G, Mantalovas S, Anthimidis G, et al. Total pancreatectomy with splenectomy for multifocal Intraductal Tubulopapillary Neoplasm (ITPN) of the pancreas associated with invasive component: report of a rare case. Am J Case Rep. 2020;21:e924760.

第 11 章　胰腺黏液性囊性肿瘤

Mucinous Cystic Neoplasms

Noriyoshi Fukushima　著

摘要

原发性胰腺囊性上皮肿瘤最常见的类型包括胰腺导管内乳头状黏液性肿瘤（intraductal papillary mucinous neoplasm，IPMN）、胰腺浆液性囊性肿瘤（serous cystic neoplasm，SCN）和胰腺黏液性囊性肿瘤（mucinous cystic neoplasm，MCN），MCN 是其中之一。从另一个角度看，PanIN、IPMN 和 MCN 均为胰腺浸润性腺癌的癌前病变。MCN 几乎只发生在中年女性的远端胰腺。大体而言，MCN 典型表现为“囊中囊”模式生长，并被厚纤维壁完整包裹。在组织病理学上，由黏液性肿瘤上皮细胞和被称为“卵巢型”间质的上皮下细胞间质组成。根据 MCN 上皮细胞发育不良的程度可分为低级别不典型增生和高级别不典型增生，部分 MCN 可以伴有浸润性癌。MCN 具有一些特征性的基因和表观遗传改变，其中一些特征与侵袭性胰腺导管腺癌一致。一些研究表明，“卵巢型”间质中有类固醇生成。非浸润性 MCN 的 5 年生存率为 100%，MCN 伴 T_{1a} 和 T_{1b} 期的浸润性癌预后也很好。然而，在一项研究中，MCN 伴浸润性癌的临床预后较差，3 年和 5 年生存率仅分别为 44% 和 26%。一方面，在欧洲指南中，当没有其他危险因素时，MCN 直径＜40mm 可以选择保守治疗。另一方面，在国际和美国的指南中，MCN 无论直径大小都有手术切除的绝对指征。对于 MCN 的病理和分子变化的深入了解将有助于 MCN 患者的诊疗。

随着影像诊断技术的进步，越来越多的胰腺囊性病变被发现，其中大多数为良性的囊性非肿瘤性病变，如潴留囊肿和假性囊肿[1]。囊性肿瘤性病变在胰腺囊性病变中只占少数。原发性胰腺囊性上皮肿瘤最常见的 3 种包括：胰腺导管内乳头状黏液性肿瘤（IPNN）、胰腺浆液性囊性肿瘤（SCN）和胰腺黏液性囊性肿瘤（MCN）[1, 2]。1978 年，Compagno 和 Oertel 发现了浆液性囊性肿瘤和黏液性囊性肿瘤之间的区别[3]。1982 年，Ohashi 等首次描述了“黏液性胰腺癌”，现已被归类为 IPMN[4]。在 20 世纪 90 年代的大部分时间里，因为 MCN 的细胞基质成分尚未被重视，MCN 和分支胰管型 IPMN 之间的鉴别诊断是混淆不清且饱含争议的。正如目前世界卫生组织指南所描述的那样，现在我们认识到 MCN 是一个肉眼可见的多囊性病变，与胰腺导管之间互不交通；这个囊性病变可能包含立方细胞和柱状肿瘤上皮细胞，至少部分细胞的黏蛋白表达呈阳性，伴不同的程度的不典型增生；呈卵巢样间充质基质，局灶 ER 和（或）PR 表达阳性[2]。

从另一个角度来看，MCN 是胰腺浸润性腺癌的三大癌前病变之一，包括 PanIN、IPMN 和 MCN。即 MCN 可转变或伴随发生浸润性癌，与 PanIN 和 IPMN 类似。因此，临床决策的制定、手术切除或定期随访对于 MCN 诊疗至关重要。

接下来，本文就MCN的临床病理特征进行回顾。

一、临床特征

MCN 多见于中青年女性，发病的平均年龄约为 48 岁[2, 5, 6]。MCN 伴浸润性癌的患者发病年龄比非浸润性 MCN 患者大 5—10 岁。绝大多数 MCN 位于胰腺体尾部[1, 2]。直径较小的 MCN 通常是无症状的，体检中偶然发现；而直径较大的 MCN 多有症状，如可触及的肿块和由肿瘤压迫邻近组织而导致的相应不适症状等。全身疲劳和体重减轻较少见。

MCN 的典型影像学表现是 CT/MR 增强扫描可见强化增厚的囊壁。囊肿边缘偶见钙化。囊肿为单房或多房性，在大体特性上表现为所谓的“囊中囊”外观。

在手术切除的 MCN 中，MCN 伴浸润性癌的发生率各不相同，最高可达 30% 左右，这取决于 MCN 的手术切除指征。随着近年来影像诊断学的进步，据报道越来越多的 MCN 早期病变被发现。此外，年龄超过 56 岁、血清癌胚抗原升高、CA19-9 升高、肿瘤直径大小超过 51mm、存在附壁结节与 MCN 伴浸润性癌密切相关[7]。

二、病理学特征

（一）大体特征

MCN 是边界清楚、包膜完整的类圆形囊性肿块，通常最大直径可达 35cm，近些年在直径较小的疾病早期就已能够被临床发现[8-11]。瘤体切面显示单房或多房性囊肿，表现为“囊中囊”，其纤维性囊壁和（或）间隔厚度不等，常伴发钙化（图 11-1）。囊肿通常含有黏液，但亦可见水样液体、出血和（或）坏死物质。囊壁内侧面可为光滑，亦可见布满乳头状生长的软组织肿瘤或实性结节。乳头状肿瘤的直径大小与肿瘤的病理分级和侵袭性癌成分相关。肿瘤通常与胰腺导管系统无交通。

（二）组织病理学

MCN 由黏液性肿瘤上皮和上皮下卵巢型间质（ovarian-type stroma，OS）组成。特别是 OS，它是 MCN 最典型的组织病理学特征，可用以区别 IPMN 或其他囊性肿瘤[1, 2]。

囊肿的内壁由柱状黏液上皮细胞构成，多表现为单层结构伴有局部区域乳头状生长（图 11-2A 和 B）。与 IPMN 相似，MCN 的肿瘤上皮细胞可分为胃小凹型、幽门腺型、肠型或胰胆管型，不同 MCN 的分型可能不同，但有时同一瘤

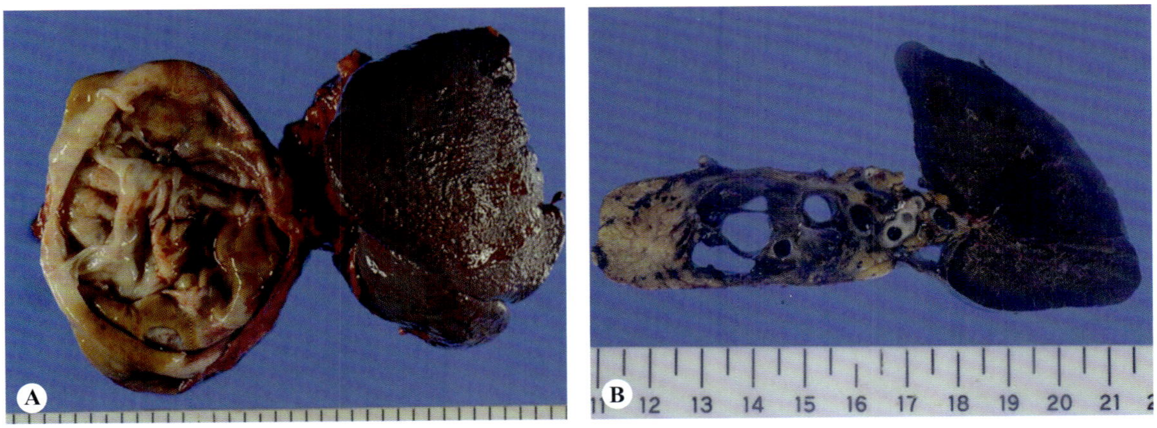

▲ 图 11-1 胰腺黏液性囊性肿瘤的大体特征

A. 为单房性巨大 MCN；B. 瘤体切面显示多房性囊肿，表现所谓“囊中囊”外观

体中亦可能同时混有几种不同类型的肿瘤上皮细胞。根据肿瘤上皮发育不良程度(图 11-2A 和 B)，可以把 MCN 分为低级别或高级别不典型增生。根据目前 WHO 的分类标准，MCN 的原位癌（非浸润性癌）被定义为高级别 MCN[2]。

黏液上皮下的卵巢型间质是经典的 MCN 细胞基质 [5, 12, 13]（图 11-2A 和 B，图 11-3A）。随着时间的推移和（或）囊内压力的增加，该间质可逐步转变为透明纤维带，导致有时很难识别。在此特定情况下，以下组织病理学特征有助于鉴别“卵巢型”间质：分层结构（OS 通常紧邻于上皮层下方），出现类似黄体细胞的小圆形嗜酸细胞，某些区域存在细胞核重叠现象，与毛细血管交织，以及波浪状梭形细胞等 [5]。

OS 中的梭形细胞可表达波形蛋白、平滑肌肌动蛋白 [12]、孕酮受体（progesterone receptors，PR）（图 11-2B）和雌激素受体（estrogen receptors，ER）[1, 2, 5]。“黄体化细胞”偶可表达 α- 抑制素和（或）类固醇激素合成急性调节蛋白（steroidogenic acute regulatory，STAR）[13]。

MCN 的侵袭性特征通常类似于胰腺导管腺癌（图 11-2C）。胶质 / 黏液性癌很少见，但在约半数的 MCN 中可发现其肿瘤上皮细胞有 CDX2 的局灶性表达 [14]。有报道称，具有恶性“肉瘤样基质”的 MCN 很可能是梭形细胞癌，而不是间质性肿瘤（图 11-2D）[15]。

临床上依据 UICC/AJCC 标准对 MCN 伴有浸润性癌的进行分期。按照浸润性癌的体积大小，可将其分为 pT_{1a}（＜0.5cm）、pT_{1b}（0.5～1cm）、pT_{1c}（＞1cm）和 pT_2（＞2cm）[16]。

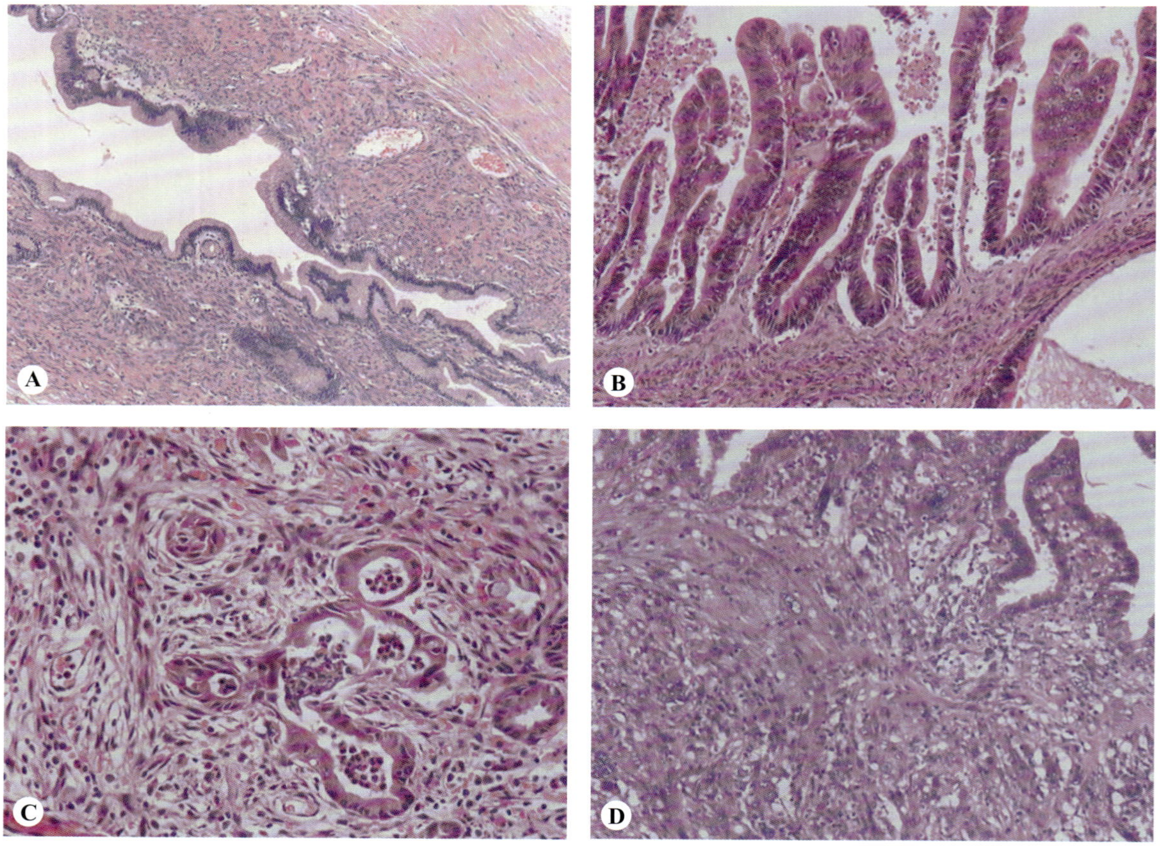

▲ 图 11-2　胰腺黏液性囊性肿瘤的组织病理学图像

A. 黏液柱状上皮细胞伴有低级别不典型增生和上皮下卵巢型间质；B. MCN 伴高级别不典型增生，其上皮细胞具有明显细胞异型性，呈不规则乳头状生长；C. 浸润性成分显示为管状腺癌；D. MCN 中浸润性癌成分为梭形细胞（未分化癌），其细胞核体积增大且形态不规则

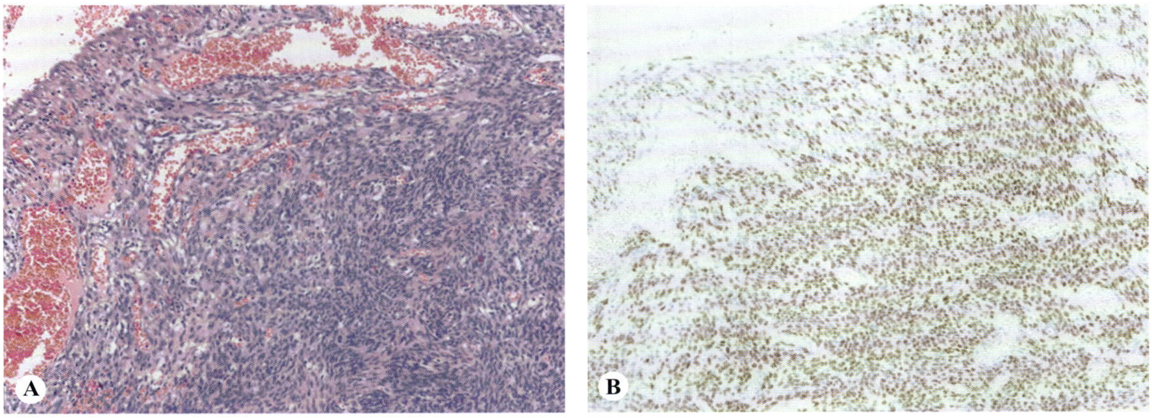

▲ 图 11-3　**A.** 细胞基质存在，但表面上皮细胞成分脱落；**B.** 间质细胞中可见孕酮受体的核表达，以此确认 **MCN**

三、分子特征

在过去的 30 年里，我们对胰腺肿瘤（包括 MCN）的分子生物学特征有了更深层次的理解。由 PanIN 发展到胰腺导管腺癌的经典路径上，经常可以发现以下 4 个基因的重复突变：*KRAS*、*TP53*、*CDKN2A* 和 *SMAD4*[17]。利用二代测序技术，研究发现高危 MCN 中反复出现的分子学改变特征与 PanIN 和 PDAC 所描述的相似[17, 18]。Jimenez 等发现仅 20% 的良性肿瘤中存在 *KRAS* 突变，而在恶性肿瘤中比例则高达 89%[19]。低级别 MCN 中较低的 *KRAS* 突变率表明了其恶性进展的风险较低。*KRAS* 基因在 MCN 致癌的发病机制中具有重要作用。超过 50% 的高级别 MCN 中可以发现 *TP53* 基因突变，它有望成为高级别 MCN 和（或）MCN 伴浸润性癌的标志物。RNF43 是一种编码具有内源性 E3 泛素连接酶活性蛋白质的基因，该基因改变主要发生在非浸润性 MCN 中[18, 20]。一些研究报道了 *PIK3CA* 基因的体细胞突变存在于多种肿瘤中，包括 MCN[21]，但在 PDAC 中没有发现。此外，*PIK3CA* 基因突变倾向于发生在高级别 MCN 中。*GNAS* 基因突变是 IPMN 中常见的早期基因变化，尤其是肠型 IPMN[22, 23]。而 MCN 中则不存在 *GNAS* 基因突变。

我们之前报道了在 OS 中表达的若干基因，包括 *ESR1* 和 *STAR*[12, 13]。STAR 蛋白在类固醇激素合成中起着关键作用。此外，3β-HSD、17α-羟化酶和 5αRED-1 也有报道在 MCN 的 OS 中过表达[24, 25]。

关于 OS 的起源目前尚不清楚，目前存在两种假说：第一种假说是 MCN 可能源于胰腺中的异位卵巢间质；第二种假说是 MCN 可能源于胚胎发生过程中被胰腺内雌激素刺激的导管周围未成熟间质。异位卵巢间质可释放多种激素和生长因子，使上皮细胞增殖，形成囊性肿瘤。在 OS 中发现了 ER 和其他类固醇生成相关蛋白的表达，以及近期临床上报道了数例妊娠相关的 MCN 出现了快速增长的病例[26]。这些都提示了雌激素在 MCN 的发病机制中可能占有重要地位。

四、治疗及预后

大多数 MCN 病程发展缓慢。几乎所有的非浸润性 MCN 都可以通过手术切除治愈[10]。与 IMPN 相比，MCN 通常是低级别的且很少伴有浸润性癌的成分。此外，据报道处于 T_{1a} 和 T_{1b} 期的 MCN 伴浸润性癌（＜1cm）临床预后良好，与非浸润性 MCN 相似[10, 11]。这表明，密切随访可能是管理 MCN 伴微小浸润性癌更好的方法，而不是积极的系统治疗。由于大多数患者相对年轻且考虑到疾病有进展至 MCN 伴浸润性癌的风险，因此建议尽早手术切除。MCN 通常位于胰腺体、尾部，需要进行远端胰腺切除术，该术式安全性相对较高。

此外，MCN 患者也可以表现为迅速进展的病程。Jang 等报道 MCN 伴浸润性癌 3 年和 5 年的生存率分别为 44% 和 26%。然而，该研究中 12 例为进展期 MCN 伴浸润癌（>2cm），而且 29 例中有 5 例为未分化型癌[27]。上述所有报道都是针对手术切除的病例，可能会受到手术适应证标准的影响。

目前存在一些关于胰腺囊性病变管理的指南，特别是关于 IPMN 和 MCN 此类囊性病变[28-30]。依据最新的研究，这些指南建议对非高危特征且体积较小的 MCN，特别是老年患者，采用非手术治疗。然而，这些建议之间存在分歧。欧洲指南和美国胃肠病学会（American Gastroenterological Association，AGA）指南主要针对胰腺囊性病变；另外，国际胰腺学会（International Association of Pancreatology，IAP）指南主要关注分支胰管型 IPMN 的管理。在欧洲指南中，MCN≥40mm（囊肿直径）应进行手术切除。对于有症状的 MCN（无论其直径大小）或 MCN 伴有附壁结节等危险因素时，均建议手术切除[29]。对于直径<40mm 且无附壁结节或症状的 MCN，可接受 MRI 和（或）EUS 的影像学随访检查。随访的第 1 年建议每 6 个月复查 1 次，如果期间未观察到肿瘤变化，则调整为每年复查 1 次。AGA 指南推荐只有当存在两种相关特征时才建议手术治疗：如体积增大（>3cm）或主胰管扩张，肿瘤伴有实性成分，囊液或囊壁的细胞学分析考虑为恶性或可疑的高级别不典型增生等[30]。IAP 指南推荐对老年患者进行观察随访。然而，考虑到大多数 MCN 患者年纪较轻，建议所有适合手术的患者均应进行手术切除，术后需要进行长期的基于高分辨率成像的影像学随访[28]。

更清楚地了解 MCN 病理学和分子变化特征，将有助于 MCN 患者的管理。

参考文献

[1] Hruban RH, Pitman MB, Klimstra DS. Tumors of the Pancreas (AFIP Atlas of Tumor Pathology; 4th Series Fascicle 6) American Registry of Pathology; 2007.

[2] Gill AJ, Klimstra DS, Lam AK, Washington MK (eds). Tumours of the pancreas. In WHO classification of tumours - 5th edition - Digestive System, 294-373, IARC Press, Lyons, 2019.

[3] Compagno J, Oertel JE. Microcystic adenomas of the pancreas (glycogen-rich cystadenomas): a clinicopathologic study of 34 cases. Am J Clin Pathol. 1978;69:289-98.

[4] Ohashi K, Murakami Y, Maruyama M. Four cases of a mucous secreting pancreatic cancer [in Japanese]. Prog Dig Endosc. 1982;20:348-51.

[5] Zamboni G, Scarpa A, Bogina G, et al. Mucinous cystic tumors of the pancreas: clinicopathological features, prognosis, and relationship to other mucinous cystic tumors. Am J Surg Pathol. 1999;23:410-22.

[6] Thompson LD, Becker RC, Przygodzki RM, Adair CF, Heffess CS. Mucinous cystic neoplasm (mucinous cystadenocarcinoma of low-grade malignant potential) of the pancreas: a clinicopathologic study of 130 cases. Am J Surg Pathol. 1999;23:1-16.

[7] Ohtsuka T, Nakamura M, Hijioka S, et al. Prediction of the probability of malignancy in mucinous cystic neoplasm of the pancreas with ovarian-type stroma: a nationwide multicenter study in Japan. Pancreas. 2020;49(2):181-6.

[8] Crippa S, Salvia R, Warshaw AL, et al. Mucinous cystic neoplasm of the pancreas is not an aggressive entity: lessons from 163 resected patients. Ann Surg. 2008;247(4):571-9.

[9] Yamao K, Yanagisawa A, Takahashi K, et al. Clinicopathological features and prognosis of mucinous cystic neoplasm with ovarian-type stroma: a multi-institutional study of the Japan pancreas society. Pancreas. 2011;40:67-71.

[10] Griffin JF, Page AJ, Samaha GJ, et al. Patients with a resected pancreatic mucinous cystic neoplasm have a better prognosis than patients with an intraductal papillary mucinous neoplasm: a large single institution series. Pancreatology. 2017;17(3):490-6.

[11] Hui L, Rashid A, Foo WC, et al. Significance of T1a and T1b carcinoma arising in mucinous cystic neoplasm of pancreas. Am J Surg Pathol. 2018;42(5):578-86.

[12] Fukushima N, Mukai K, Kanai Y, et al. Intraductal papillary tumors and mucinous cystic tumors of the pancreas. Clinicopathologic study of 38 cases. Hum Pathol. 1997;28:1010-7.

[13] Fukushima N, Sato N, Yeo CJ, Cameron JL, Hruban RH, Goggins M. Characterization of mucinous cystic neoplasms (MCNs) of the pancreas using oligonucleotide-microarrays. Oncogene. 2004;23:9042-51.

[14] Baker ML, Seeley ES, Pai R, et al. Invasive mucinous cystic neoplasms of the pancreas. Exp Mol Pathol. 2012;93:345-9.

[15] Albores-Saavedra J, Manivel C, Dorantes-Heredia R, et al. Nonmucinouscystadenomas of the pancreas with pancreatobiliary phenotype and ovarian-like stroma. Am J Clin Pathol. 2013;139:599-604.

[16] Brierley J, Gospodarowicz MK, Wittekind C. TNM

classification of malignant tumours. 8th ed. Hoboken, New Jersey: Wiley-Blackwell; 2017. p. 93-5.

[17] Hruban RH, Adsay NV, Esposito I, et al. Pancreatic ductal adenocarcinoma. In WHO classification of tumours - 5th edition - Digestive System (Eds: the WHO classification of tumours editorial board), 322-332, IARC Press, Lyons, 2019.

[18] Wu J, Jiao Y, Dal Molin M, et al. Whole-exome sequencing of neoplastic cysts of the pancreas reveals recurrent mutations in components of ubiquitin-dependent pathways. Proc Natl Acad Sci USA. 2011;108(52):21188-93.

[19] Conner JR, Mariño-Enríquez A, Mino-Kenudson M, et al. Characterization of low- and high-grade pancreatic mucinous cystic neoplasms reveals recurrent KRAS alterations in "high-risk" lesions. Pancreas. 2017;46(5):665-71.

[20] Noë M, Niknafs N, Fischer CG, et al. Genomic characterization of malignant progression in neoplastic pancreatic cysts. Nat Commun. 2020;14;11(1):4085.

[21] Garcia-Carracedo D, Chen ZM, Qiu W, et al. PIK3CA mutations in mucinous cystic neoplasms of the pancreas. Pancreas. 2014;43(2):245-9.

[22] Furukawa T, Kuboki Y, Tanji E, et al. Whole-exome sequencing uncovers frequent GNAS mutations in intraductal papillary mucinous neoplasms of the pancreas. Sci Rep. 2011;1:161.

[23] Dal Molin M, Matthaei H, Wu J, et al. Clinicopathological correlates of activating GNAS mutations in intraductal papillary mucinous neoplasm (IPMN) of the pancreas. Ann Surg Oncol. 2013;20(12):3802-8.

[24] Ishiguro H, Kato K, Kishimoto T, et al. Expression of steroidogenic enzymes by luteinizing cells in the ovarian-type stroma of a mucin-producing cystic tumour of the pancreas. Histopathology. 2003;43:94-100.

[25] Kumata H, Murakami K, Ishida K, et al. Steroidogenesis in ovarian-like mesenchymal stroma of hepatic and pancreatic mucinous cystic neoplasms. Hepatol Res. 2018;48(12):989-99.

[26] Revoredo F, de Vinatea J, Reaño G, et al. Mucinous cystic neoplasms of the pancreas associated with pregnancy: two case reports. Medicine (Baltimore). 2020;31;99(31):e21471.

[27] Jang KT, Park SM, Basturk O, et al. Clinicopathologic characteristics of 29 invasive carcinomas arising in 178 pancreatic mucinous cystic neoplasms with ovarian-type stroma: implications for management and prognosis. Am J Surg Pathol. 2015;39(2):179-87.

[28] Tanaka M, Fernández-del Castillo C, Adsay V, et al. International consensus guidelines 2012 for the management of IPMN and MCN of the pancreas. Pancreatology. 2012;12(3):183-97.

[29] European evidence-based guidelines on pancreatic cystic neoplasms. European Study Group on Cystic Tumours of the Pancreas. Gut. 2018;67:789-804.

[30] Scheiman JM, Hwang JH, Moayyedi P. American gastroenterological association technical review on the diagnosis and management of asymptomatic neoplastic pancreatic cysts. Gastroenterology. 2015;148(4):824-48.e22.

第 12 章 胰腺癌的病理学特征

Pathology of Pancreatic Cancer

Ralph H. Hruban　Elizabeth Thompson　著

摘要

病理学为深入研究胰腺导管腺癌生物学行为提供了机会，也是胰腺癌患者临床管理的基础。因此，了解胰腺癌的病理学对该疾病的研究及临床治疗至关重要。本章将回顾胰腺癌的病理学特征，特别关注其临床意义。我们还更深入的探究该疾病的若干特征，包括肿瘤侵犯组织时容易引起强烈的间质纤维增生反应，以及肿瘤细胞易累及静脉系统。以上这两个特点可能是胰腺癌化疗敏感性较差的原因，以及为何这类肿瘤会经常性地转移到肝脏。

一、背景

胰腺癌是所有实体瘤中最致命的一种。但许多胰腺癌在组织学上表现得平淡无奇，导致难以诊断[1, 2]。这是病理学中的一个大谜团，如此致命的癌症在显微镜下怎么会看起来如此无害？在本章中，我们将对胰腺导管腺癌的病理进行概述，在此称为“胰腺癌”。

首先，我们将描述胰腺癌的大体和镜下的外观及病理学家实际操作中用来诊断胰腺导管腺癌的特征。然后，我们将重点阐述有助于指导患者康复的病理学特征。最后展望未来，我们将讨论鉴别胰腺癌的若干特征，这些特征在其他类型的肿瘤中罕见，它们可能为未来胰腺癌的研究进展提供思路。第一个特征是几乎所有的胰腺癌都存在强烈的间质纤维增生反应[3]。第二个特征是胰腺癌的肿瘤细胞倾向侵袭静脉系统[4, 5]。不幸的是，淋巴组织侵犯在大多数癌症中都很常见。而静脉侵犯，特别是肿瘤细胞侵入具有肌层的静脉壁，在胰腺癌中特别常见，这也可能是它如此致命的原因之一[4]。

此外，认识到胰腺癌之间存在着显著的差异是至关重要的。过去有人说，“如果你见过一个胰腺癌，那就等于见过了所有的胰腺癌”。事实上，尽管胰腺癌在表面上往往具有统一的导管嵌入致密基质的外观，但还是可以发现有许多重要临床意义的胰腺癌病理学分型。其中一些特定的胰腺癌病理学分型与特定的基因改变有关，有助于将它们归类为特殊类型的肿瘤[6–14]。

（一）一般特征

大体上看，大多数胰腺癌表现为质硬、灰白色且边界不清的浸润性肿块[2, 15]。当它们侵及主胰管时，可引起梗阻段以远胰管的扩张（图 12–1A）。较大的病灶可能出现中心性坏死，癌症浸润的边缘区域常常包裹着血管（图 12–1B）。

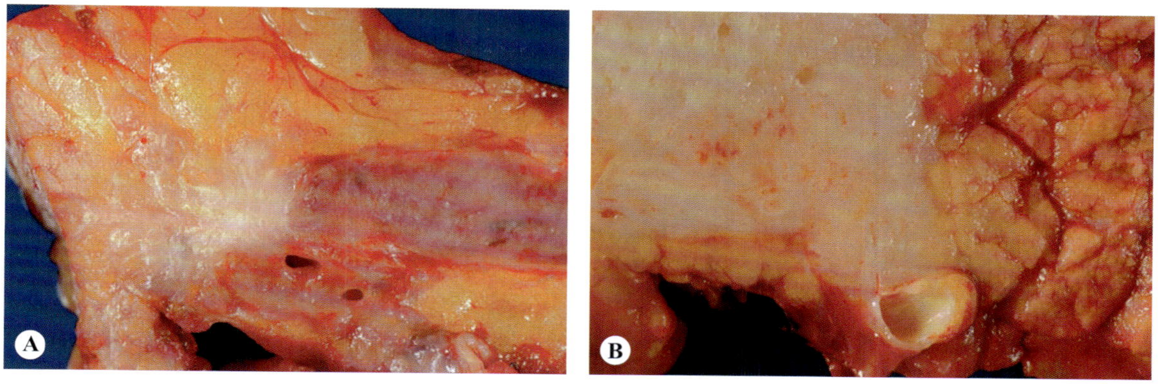

▲ 图 12-1 浸润性胰腺导管腺癌的大体照片
可见肿瘤组织致部分胰管狭窄，从而继发梗阻段远端胰管扩张（A），以及大血管受侵（B）

胰腺癌在镜下表现为浸润性腺体样肿瘤[2, 15]。肿瘤性腺体的排列是杂乱无章的，多呈浸润型，并会诱发强烈的间质纤维增生（图 12-2）。它们甚至可以从基质生长回胰腺导管系统，这一过程被称为“导管癌变”[16]。值得注意的是，这些胰腺导管中的癌细胞似乎对治疗的反应较差[17]。

在高度分化的胰腺癌中，其腺体是由排列方向和核仁大小一致且可以产生黏液的细胞所覆衬。在中度分化的胰腺癌中，腺体发育不成熟，肿瘤细胞有明显的多形性，并可以观察到有丝分裂的痕迹。在低度分化的胰腺癌中细胞多形性更为明显，常伴有大量的有丝分裂，腺体发育不良，部分区域可见单个细胞浸润。

胰腺癌的病理学诊断需要借助免疫标记技术，它通常可以被细胞角蛋白（CK7、CK8、CK18 和 CK19）、黏蛋白（MUC1、MUC3、MUC4 和 MUC5AC）、糖蛋白[癌胚抗原（carcinoembryonic antigen，CEA）、CA19-9、B72.3、CA125]、间皮素和 Claudin-4 的抗体所标记[2, 15, 18, 19]。此外，免疫标记也可作为基因状态的替代标记，如 smad4 蛋白的标记与 *SMAD4* 基因状态相关，而 p53 蛋白的标记与 *TP53* 基因状态相关[20, 21]。

（二）诊断

胰腺癌预后极差且有效的治疗方法匮乏，因此，明确和精准的诊断标准是至关重要的[2, 15]。如表 12-1 所强调，有 7 个组织学特征可用于区分胰腺导管腺癌和胰腺炎。

第一个特征是在低倍镜下可以观察到胰腺癌的无序生长，与正常胰腺实质的小叶状排列和非肿瘤性腺体的有序分支生长形成对比。良性腺体即使在严重萎缩的情况下也会保留有序的小叶模式，如慢性胰腺炎。我们喜欢把良性腺体想象成

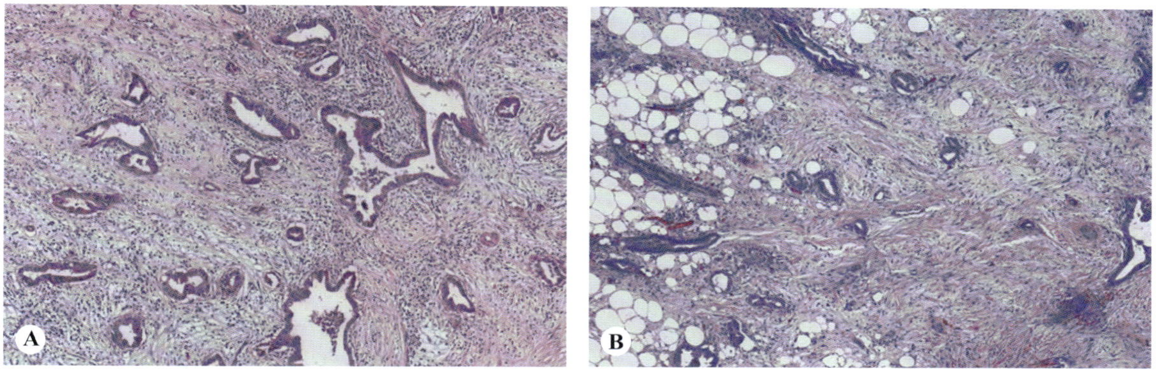

▲ 图 12-2 浸润性胰腺导管腺癌的组织切片
A. 可见不规则排列的腺体；B. 强烈的间质纤维增生反应。两者均为 HE 染色

表 12-1　浸润性胰腺导管腺癌与反应性腺体的组织病理学诊断特征

特　征	浸润性导管癌	反应性腺体
排列	杂乱无序	小叶状
与有平滑肌的血管关系	紧邻	被实质及基质分隔
与神经关系	侵犯神经	与神经分隔
与血管关系	血管浸润	无血管浸润
细胞核异型性	直径比值＞4∶1	直径比值＜4∶1
腺体完整性	不完整，管腔与基质相接触	在管腔和基质之间始终有上皮细胞
管腔坏死	管腔含有坏死细胞碎片	无坏死

类似于葡萄藤上排列有序的葡萄，即使葡萄已经干枯（萎缩），葡萄树仍保留着一串串分叶状排列的葡萄。相比之下，肿瘤性腺体的排列就没有任何规律可循（图 12-2A）。

第二个特征是腺体紧邻血管肌层（图 12-3A）。正常胰腺的导管被腺泡细胞的小叶所包围，由此与具有平滑肌的血管分开。相比之下，胰腺癌中常见的是紧邻血管的腺体[2, 15, 22, 23]。人类胰腺癌组织的三维分析显示，上述现象的发生是因为胰腺癌的浸润性腺体优先与血管平行生长[5, 22]。

第三个特征是病理学诊断的神经侵犯，可用于良性和恶性腺体的鉴别诊断。除了极其罕见的例外情况，良性腺体一般不会侵犯胰腺中的神经组织[2, 15, 24–26]。除了用于病理学诊断以外，胰腺癌周围神经侵犯还具有一定的临床意义，如它与疼痛及癌肿范围超出胰腺和侵及腹膜后有关[27–29]。

第四个特征是病理学诊断的血管浸润，亦可用于良性和恶性腺体的鉴别诊断。值得注意的是，血管内的肿瘤性腺体通常沿着血管内壁生长，从而取代内皮细胞，并在被入侵的血管通道内形成方向整齐的管道状结构（图 12-3B）[5, 30]。需注意这些病灶是很容易被忽略的！因为这种血管侵犯的模式与良性导管相似，直到发现肿瘤细胞在血管中出现。

第五个特征是病理学诊断的细胞的多形性，即每个细胞之间的核大小和形状都不相同[2, 15]。众所周知的“四比一规则”，核体积变化超过 4 倍则支持胰腺癌的诊断。这一特征虽然非常有帮助，但不幸的是，在最迫切需要解决的分化良好胰腺癌和良性腺体的鉴别诊断中却未必发挥作用。

第六个特征是病理学诊断的腺体管腔存在坏死的细胞碎片（“管腔坏死”），而第七个特征则是管腔内不完整的上皮细胞内衬（“不完整的管腔”）[2, 15]。

严格遵循这七个病理特征，能明显提高胰腺癌病理学诊断的敏感性和特异性[2, 15, 31]。

（三）临床意义

病理学为临床预后提供了重要信息，可用于指导临床治疗。美国癌症联合委员会（American Joint Committee on Cancer，AJCC）分期系统认为肿瘤大小、淋巴结状态和有无远处转移是最重要的临床预后特征[32]。此外，组织学分化程度、切缘状态和有无静脉浸润也是重要的预后因素[30]。一些体细胞基因突变也提供了预后信息，包括 *SMAD4* 的丢失与生存率低有关，以及染色质调节基因之一（*MLL*、*MLL2*、*MLL3* 和 *ARID1A*）的突变与生存延长有关[33, 34]。*GATA6* 的高表达与胰腺癌“经典”RNA 亚型有关，并且对化疗的反应更好[35, 36]。尽管以上这些特征很有用，但现实是，绝大多数患者还是死于该疾病[1]。因此我们需要做的不仅仅是预测临床预后，更需要的是改

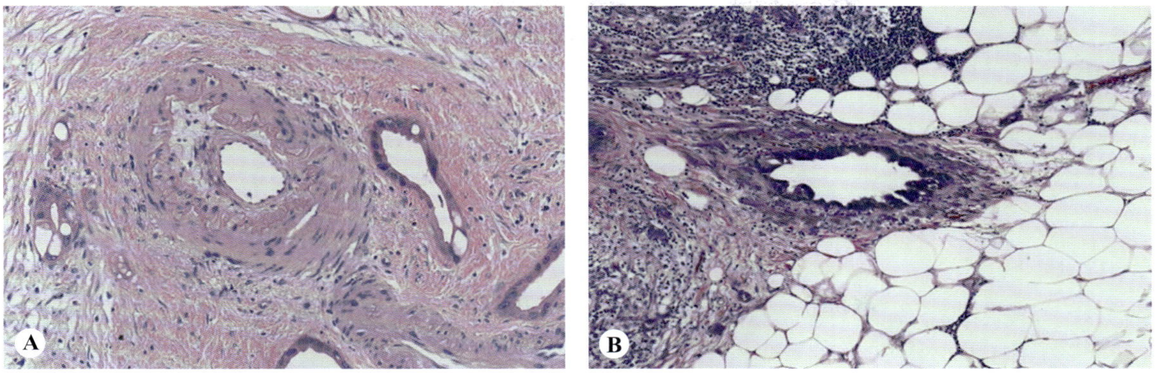

▲ 图 12-3　浸润性导管腺癌的组织学切片

A. 注意紧邻血管肌层的肿瘤性腺体；B. 静脉侵犯。两者均采用 HE 染色

善临床预后。

我们相信，胰腺癌独特的病理学特征中蕴藏着能给临床诊疗提示的海量信息。在接下来的章节中，我们将重点关注病理学特征如何为改善胰腺癌患者的临床预后而提供线索。

（四）间质纤维增生反应

胰腺癌的病理学特征之一是强烈的间质纤维增生反应（图 12-2B），有许多重要的临床意义，值得进一步深入探讨[2, 3, 15]。肿瘤的非肿瘤性基质通常占肿瘤的主要部分，以至于大部分胰腺癌中实际上仅含有相对较少的肿瘤细胞[2, 15, 37]。这会对活检组织的诊断产生影响，因为分散在丰富肿瘤基质中的少量癌细胞可能无法被精准采样。这对胰腺癌的研究有着深远的影响，因为对胰腺癌的研究实际上得到的是间质而不是肿瘤细胞本身。最近对胰腺癌的 RNA 表达模式的研究很好地解释了这个问题[35, 36, 38–40]。正如癌症基因组图谱（cancer genome atlas，TCGA）对胰腺癌的研究所示，非肿瘤性基质的干扰可导致胰腺癌的错误分型，因为采集肿瘤组织样本部位的不同，会产生相应的不同程度的基质干扰[35, 36, 38–40]。

间质纤维增生反应也具有重要的临床意义，因为它可能会阻碍系统性药物进入癌细胞[3, 37]。例如，Hingorani 及其同事的研究表明，基质中存在的高水平透明质酸可以减少小分子药物在胰腺癌组织中的浓度[41]。他们和其他人甚至认为，消除基质的疗法可能会增加药物在肿瘤中的浓度，从而提高化疗的疗效[41–43]。显然，未来对基质生物学研究的深入有可能帮助我们开启治疗胰腺癌的新方法。

（五）静脉侵犯

几乎所有胰腺癌都具有的第二个显著病理学特征是静脉侵犯（图 12–3）。几乎所有的胰腺癌，哪怕是处于早期的胰腺癌都可以发现侵犯胰腺的小静脉[4, 5, 22, 30, 44]。在常规 HE 染色的切片中，可手术切除的胰腺癌中约 65% 都伴有静脉侵犯[30, 44]。当使用组织透视等技术对胰腺癌进行三维成像时，静脉侵犯的病例比例上升到 90% 以上[4, 5, 22]。

胰腺癌静脉侵犯的高发率对临床有着深远的影响。首先，它可以解释胰腺癌乏血供的特点[45]。如果静脉被肿瘤细胞阻塞，那么血液既无法进入肿瘤也无法顺利流出。其次，由于胰腺中的静脉直接流入肝脏，这也解释了为什么胰腺癌患者的肝转移率极高[4]。未来随着对静脉侵犯生物学研究的深入，有可能开启治疗胰腺癌的新方法，以消除胰腺癌早期即转移到肝脏的致命生物学倾向。

（六）胰腺癌的病理学分型

胰腺癌有几个病理学分型需要特别注意，因为它们具有独特的临床意义。

腺鳞癌，顾名思义，它的特点是胰腺癌组织中可见部分组织（至少 30%）出现鳞状分化[6]（图 12–4A）。这些鳞状分化的肿瘤细胞可用 p63、p40 和 CK5/6 标记，并且其 GATA6 的表达水平很低。它们虽然往往具有极强的侵袭性且临床预后不佳，但部分肿瘤对铂类化疗药物敏感[7, 35, 36, 38–40]。

黏液腺癌，其特点是可产生大量的细胞外黏蛋白（图 12–4B）。这类肿瘤常与肠型胰腺导管内乳头状黏液性肿瘤一起出现，它们的预后往往比一般的胰腺导管腺癌好[8, 9]。由于黏液腺癌是与 IPMN 一起出现的，因此，它们往往包含 IPMN 相关基因 *GNAS* 和 *RNF43* 的突变[46]。

髓样癌，这类肿瘤多呈合胞状生长（细胞似乎相互融合），可推挤边界，常伴活跃的炎症浸润[47, 48]（图 12–4C）。识别这类肿瘤特别重要，因为它们通常具有微卫星不稳定性（MSI 高）的特点，而且临床预后相对较好[47, 48]。最重要的是 MSI 高的恶性肿瘤可能对免疫疗法更敏感[49]。

未分化癌，正如其名，肿瘤细胞缺乏明确的分化方向。值得注意的是，具有横纹肌瘤特征的未分化癌往往具有独特的基因变化，即至少含有一个 SWI/SNF 复合物成员的表达缺失[12–14]。这包括 SMARCB1（INI1）、SMARCA2（BRM）、SMARCA4（BRG1）或 ARID1A 的表达缺失[12–14]。展望未来，这些包含特定基因改变类型的肿瘤可能更容易受到靶向治疗的影响。

伴破骨细胞样巨细胞的未分化癌在显微镜下具有鲜明的外观，即巨型破骨细胞样细胞分散在高度不典型的单核细胞中（图 12–4D）[11]。分子学研究表明，非不典型单核细胞即是肿瘤细胞，而破骨细胞样细胞是反应性细胞和非肿瘤细胞[11]。这类独特的癌症可能比通常的胰腺导管腺癌预后更差，但最近的文献表明，预后可能没有最初想象的那么糟糕[11, 50]。

（七）家族性综合征的病理特征

在本章结束之前，我们应该注意到，有胰腺癌家族史和有胚系突变（如 *BRCA2* 和 *CDKN2A* 的胚系变异）的患者有患胰腺癌的倾向，需要对他们进行胰腺癌病理学的相关研究[51–53]。以上两个群体癌前病变（IPMN 和胰腺上皮内瘤变）的发病率似乎都有所增加，这表明筛查工作可能在疾病早期就发现这些患者并挽救其生命[51–55]。前文提到了髓样癌与高 MSI 的关系，同样一些高 MSI 的

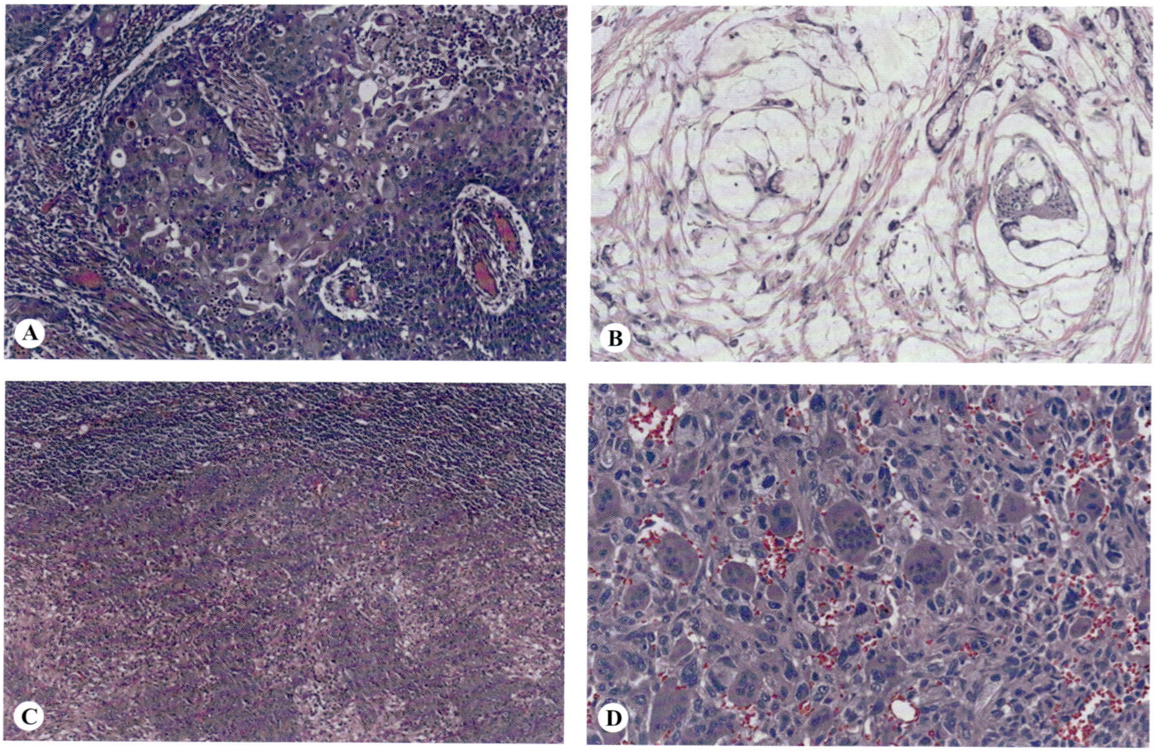

▲ 图 12–4　胰腺癌的病理学分型包括腺鳞癌（A）、黏液腺癌（B）、髓样癌（C）和伴随破骨细胞样巨细胞的未分化癌（D）。以上所有标本均采用 HE 染色

癌肿也可以出现在 Lynch 综合征患者身上[56]。

结论

胰腺癌的病理学是胰腺癌患者临床预后的基础，它为了解这种癌症为何如此致命提供了独特的见解[4]。展望未来，我们相信将胚系突变、体细胞突变与肿瘤形态相结合起来，将使患者得到更精确的治疗；而对间质纤维增生反应和静脉侵犯的进一步研究，将使人们更好地了解胰腺癌的侵袭性生物学特性，并找到新的治疗方法。最后，我们相信更好的理解胰腺病理学能进一步降低患者的死亡率。

参考文献

[1] Siegel RL, Miller KD, Jemal A. Cancer statistics, 2020. CA Cancer J Clin. 2020;70:7-30.
[2] Hruban RH, Pitman MB, Klimstra DS. Tumors of the pancreas. American Registry of Pathology: Washington, DC, 2007. 422 pp.
[3] Whittle MC, Hingorani SR. Fibroblasts in pancreatic ductal adenocarcinoma: biological mechanisms and therapeutic targets. Gastroenterology. 2019;156:2085-96.
[4] Hruban RH, Gaida MM, Thompson E, et al. Why is pancreatic cancer so deadly? The pathologist's view. J Pathol. 2019;248:131-41.
[5] Hong SM, Jung D, Kiemen A, et al. Three-dimensional visualization of cleared human pancreas cancer reveals that sustained epithelial-to-mesenchymal transition is not required for venous invasion. Mod Pathol. 2020;33:639-47.
[6] Brody JR, Costantino CL, Potoczek M, et al. Adenosquamous carcinoma of the pancreas harbors KRAS2, DPC4 and TP53 molecular alterations similar to pancreatic ductal adenocarcinoma. Mod Pathol. 2009;22:651-9.
[7] Voong KR, Davison J, Pawlik TM, et al. Resected pancreatic adenosquamous carcinoma: clinicopathologic review and evaluation of adjuvant chemotherapy and radiation in 38 patients. Hum Pathol. 2010;41:113-22.
[8] Seidel G, Zahurak M, Iacobuzio-Donahue C, et al. Almost all infiltrating colloid carcinomas of the pancreas and periampullary region arise from in situ papillary neoplasms: a study of 39 cases. Am J Surg Pathol. 2002;26:56-63.
[9] Adsay NV, Merati K, Nassar H, et al. Pathogenesis of colloid (pure mucinous) carcinoma of exocrine organs: Coupling of gel-forming mucin (MUC2) production with altered cell polarity and abnormal cell-stroma interaction may be the key factor in the morphogenesis and indolent behavior of colloid carcinoma in the breast and pancreas. Am J Surg Pathol. 2003;27:571-8.
[10] Hruban RH, Molina JM, Reddy MN, Boitnott JK. A neoplasm with pancreatic and hepatocellular differentiation presenting with subcutaneous fat necrosis. Am J Clin Pathol. 1987;88:639-45.
[11] Westra WH, Sturm P, Drillenburg P, et al. K-ras oncogene mutations in osteoclast-like giant cell tumors of the pancreas and liver: genetic evidence to support origin from the duct epithelium. Am J Surg Pathol. 1998;22:1247-54.
[12] Agaimy A, Daum O, Markl B, et al. SWI/SNF complex-deficient undifferentiated/rhabdoid carcinomas of the gastrointestinal tract: a series of 13 cases highlighting mutually exclusive loss of SMARCA4 and SMARCA2 and frequent co-inactivation of SMARCB1 and SMARCA2. Am J Surg Pathol. 2016;40:544-53.
[13] Agaimy A, Haller F, Frohnauer J, et al. Pancreatic undifferentiated rhabdoid carcinoma: KRAS alterations and SMARCB1 expression status define two subtypes. Mod Pathol. 2015;28:248-60.
[14] Sano M, Homma T, Hayashi E, et al. Clinicopathological characteristics of anaplastic carcinoma of the pancreas with rhabdoid features. Virchows Arch. 2014;465:531-8.
[15] Bosman FT, Carneiro F, Hruban RH, Theise ND. WHO classification of tumours of the digestive system. 4th ed. Lyon: International Agency for Research on Cancer; 2010.
[16] Hutchings D, Waters KM, Weiss MJ, et al. Cancerization of the pancreatic ducts: demonstration of a common and under-recognized process using immunolabeling of paired duct lesions and invasive pancreatic ductal adenocarcinoma for p53 and Smad4 expression. Am J Surg Pathol. 2018;42:1556-61.
[17] Fujikura K, Hutchings D, Braxton AM, et al. Intraductal pancreatic cancer is less responsive than cancer in the stroma to neoadjuvant chemotherapy. Mod Pathol. 2020;
[18] Swartz MJ, Batra SK, Varshney GC, et al. MUC4 expression increases progressively in pancreatic intraepithelial neoplasia. Am J Clin Pathol. 2002;117:791-6.
[19] Argani P, Iacobuzio-Donahue C, Ryu B, et al. Mesothelin is overexpressed in the vast majority of ductal adenocarcinomas of the pancreas: identification of a new pancreatic cancer marker by serial analysis of gene expression (SAGE). Clin Cancer Res. 2001;7:3862-8.
[20] Wilentz RE, Su GH, Dai JL, et al. Immunohistochemical labeling for dpc4 mirrors genetic status in pancreatic adenocarcinomas: a new marker of DPC4 inactivation. Am J Pathol. 2000;156:37-43.
[21] Baas IO, Hruban RH, Offerhaus GJ. Clinical applications of detecting dysfunctional p53 tumor suppressor protein. Histol Histopathol. 1999;14:279-84.
[22] Noë M, Rezaee N, Asrani K, et al. Immunolabeling of cleared human pancreata provides insights into three-dimensional pancreatic anatomy and pathology. Am J Pathol. 2018;188:1530-5.
[23] Sharma S, Green KB. The pancreatic duct and its arteriovenous relationship: an underutilized aid in the diagnosis and distinction of pancreatic adenocarcinoma from pancreatic intraepithelial neoplasia. A study of 126 pancreatectomy specimens. Am J Surg Pathol. 2004;28:613-20.
[24] Liebig C, Ayala G, Wilks JA, Berger DH, Albo D. Perineural invasion in cancer: a review of the literature. Cancer.

2009;115:3379-91.
[25] Jurcak NR, Rucki AA, Muth S, et al. Axon guidance molecules promote perineural invasion and metastasis of orthotopic pancreatic tumors in mice. Gastroenterology. 2019;157:838-50 e6.
[26] Nagakawa T, Mori K, Nakano T, et al. Perineural invasion of carcinoma of the pancreas and biliary tract. Br J Surg. 1993;80:619-21.
[27] Liang D, Shi S, Xu J, et al. New insights into perineural invasion of pancreatic cancer: More than pain. Biochim Biophys Acta. 2016;1865:111-22.
[28] Tanaka M, Mihaljevic AL, Probst P, et al. Meta-analysis of recurrence pattern after resection for pancreatic cancer. Br J Surg. 2019;106:1590-601.
[29] Demir IE, Friess H, Ceyhan GO. Neural plasticity in pancreatitis and pancreatic cancer. Nat Rev Gastroenterol Hepatol. 2015;12:649-59.
[30] Hong SM, Goggins M, Wolfgang CL, et al. Vascular invasion in infiltrating ductal adenocarcinoma of the pancreas can mimic pancreatic intraepithelial neoplasia: a histopathologic study of 209 cases. Am J Surg Pathol. 2012;36:235-41.
[31] Cioc AM, Ellison EC, Proca DM, Lucas JG, Frankel WL. Frozen section diagnosis of pancreatic lesions. Arch Pathol Lab Med. 2002;126:1169-73.
[32] Allen PJ, Kuk D, Castillo CF, et al. Multi-institutional validation study of the American Joint Commission on Cancer (8th edition) changes for T and N staging in patients with pancreatic adenocarcinoma. Ann Surg. 2017;265:185-91.
[33] Blackford A, Serrano OK, Wolfgang CL, et al. SMAD4 gene mutations are associated with poor prognosis in pancreatic cancer. Clin Cancer Res. 2009;15:4674-9.
[34] Sausen M, Phallen J, Adleff V, et al. Clinical implications of genomic alterations in the tumour and circulation of pancreatic cancer patients. Nat Commun. 2015;6:7686.
[35] Collisson EA, Sadanandam A, Olson P, et al. Subtypes of pancreatic ductal adenocarcinoma and their differing responses to therapy. Nat Med. 2011;17:500-3.
[36] Collisson EA, Bailey P, Chang DK, Biankin AV. Molecular subtypes of pancreatic cancer. Nat Rev Gastroenterol Hepatol. 2019;16:207-20.
[37] Seymour AB, Hruban RH, Redston M, et al. Allelotype of pancreatic adenocarcinoma. Cancer Res. 1994;54:2761-4.
[38] Moffitt RA, Marayati R, Flate EL, et al. Virtual microdissection identifies distinct tumor- and stroma-specific subtypes of pancreatic ductal adenocarcinoma. Nat Genet. 2015;47:1168-78.
[39] Rashid NU, Peng XL, Jin C, et al. Purity Independent Subtyping of Tumors (PurIST), a clinically robust, single-sample classifier for tumor subtyping in pancreatic cancer. Clin Cancer Res. 2020;26:82-92.
[40] Cancer Genome Atlas Research Network. Electronic address aadhe, Cancer Genome Atlas Research N. Integrated Genomic Characterization of Pancreatic Ductal Adenocarcinoma. Cancer Cell. 2017;32:185-203 e13.
[41] Maloney E, DuFort CC, Provenzano PP, et al. Non-invasive monitoring of stromal biophysics with targeted depletion of hyaluronan in pancreatic ductal adenocarcinoma. Cancers (Basel) 2019;11.
[42] Ireland L, Santos A, Ahmed MS, et al. Chemoresistance in pancreatic cancer is driven by stroma-derived insulin-like growth factors. Cancer Res. 2016;76:6851-63.
[43] Neesse A, Algul H, Tuveson DA, Gress TM. Stromal biology and therapy in pancreatic cancer: a changing paradigm. Gut. 2015;64:1476-84.
[44] Yamada M, Sugiura T, Okamura Y, et al. Microscopic venous invasion in pancreatic cancer. Ann Surg Oncol. 2018;25:1043-51.
[45] Olive KP, Jacobetz MA, Davidson CJ, et al. Inhibition of Hedgehog signaling enhances delivery of chemotherapy in a mouse model of pancreatic cancer. Science. 2009;324: 1457-61.
[46] Amato E, Molin MD, Mafficini A, et al. Targeted next-generation sequencing of cancer genes dissects the molecular profiles of intraductal papillary neoplasms of the pancreas. J Pathol. 2014;233:217-27.
[47] Goggins M, Offerhaus GJ, Hilgers W, et al. Pancreatic adenocarcinomas with DNA replication errors (RER+) are associated with wild-type K-ras and characteristic histopathology. Poor differentiation, a syncytial growth pattern, and pushing borders suggest RER+. Am J Pathol. 1998;152:1501-7.
[48] Wilentz RE, Goggins M, Redston M, et al. Genetic, immunohistochemical, and clinical features of medullary carcinoma of the pancreas: a newly described and characterized entity Am J Pathol. 2000;156:1641-51.
[49] Le DT, Uram JN, Wang H, et al. PD-1 blockade in tumors with mismatch-repair deficiency. N Engl J Med. 2015;372:2509-20.
[50] Reid MD, Muraki T, HooKim K, et al. Cytologic features and clinical implications of undifferentiated carcinoma with osteoclastic giant cells of the pancreas: an analysis of 15 cases. Cancer Cytopathol. 2017;125:563-75.
[51] Brune K, Abe T, Canto M, et al. Multifocal neoplastic precursor lesions associated with lobular atrophy of the pancreas in patients having a strong family history of pancreatic cancer. Am J Surg Pathol. 2006;30:1067-76.
[52] Singhi AD, Ishida H, Ali SZ, et al. A histomorphologic comparison of familial and sporadic pancreatic cancers. Pancreatology. 2015;15:387-91.
[53] Hutchings D, Jiang Z, Skaro M, et al. Histomorphology of pancreatic cancer in patients with inherited ATM serine/threonine kinase pathogenic variants. Mod Pathol. 2019;32:1806-13.
[54] Canto MI, Almario JA, Schulick RD, et al. Risk of neoplastic progression in individuals at high risk for pancreatic cancer undergoing long-term surveillance. Gastroenterology. 2018;155:740-51 e2.
[55] Goggins M, Overbeek KA, Brand R, et al. Management of patients with increased risk for familial pancreatic cancer: updated recommendations from the International Cancer of the Pancreas Screening (CAPS) Consortium. Gut. 2020;69:7-17.
[56] Kastrinos F, Mukherjee B, Tayob N, et al. Risk of pancreatic cancer in families with Lynch syndrome. JAMA. 2009;302:1790-5.

第 13 章　CT 在肝胆胰疾病手术中的应用

CT in Hepato-Bilio-Pancreatic Surgical Pathology

Loana G. Lupescu　Mugur C. Grasu　著

摘要

CT 是目前评估肝胆胰（hepato-biliary-pancreatic，HBP）外科疾病的最主要工具。MDCT 为 HBP 疾病的术前、术后提供了一种快捷、稳固、可重复并且可靠的诊断方法。应用特定而正确的 CT 流程扫描 HBP 区域，并结合多层重建、最大密度投影和 3D 重建技术，CT 能够提供详细而一致的信息，如肿块类型、体积、局部扩展范围，了解血管侵犯与肿瘤的可切除性，以及远处转移的存在。

一、肝胆胰 CT 检查技术

CT 是评估 HBP 的最快速可行的影像学方法，现应用于内科和急诊及占位性病灶的诊疗中[1-4]。HBP 的 MDCT 检查，包括一次非增强的 CT 平扫（nonenhanced CT，NECT），以及之后的通过静脉注射非离子型碘对比剂（contrast material，CM）的多期动态增强扫描，这又由注射对比剂后 30～35s 采集的动脉晚期（arterial phase，AP）、50～70s 采集的门静脉期（portal venousphase，PVP）及 3～5min 采集的延迟期（late phase，LP）组成。对比剂采用 1.5ml/kg 体重的剂量团注，以 2.5～3ml/s 的速率注射（图 13-1）。

多平面重建（multiplanar reconstructions，MPR）、3D 重建、最大密度投影（maximum intensity projection，MIP）、立体绘制透明（volume rendering transparency，VRT）重建和增强 CT 图像分析一起，实现了对病灶特征的全面描述，以及血管与胆管的成像、肝脏的分段、血管与胆管解剖变异的确定、肝实质或肿瘤的容积测量、虚拟手术方案的制订、剩余肝体积测量等。这些对于肝脏手术尤为重要，对包括肝脏供者在内的肝移植手术而言不可或缺[1-10]。在一个怀疑有 HBP 区域肿瘤占位的患者的术前分析中，CT 的作用是对肿瘤进行全面的分析，包括肿瘤定位、大小、数量、对邻近血管胆管解构的侵犯、是否存在淋巴结肿大及肝外转移[4, 10-14]。

对于慢性肝病伴肝细胞癌，并达到肝移植（liver transplantation，LT）标准的患者，最佳的治疗便是肝移植[9]。MRP，尤其是冠状面和矢状面重建，对血管侵犯的评估十分有用[4, 10-18]。门静脉（portal vein，PV）主干、门静脉交汇处、肝静脉（hepatic vein，HV）或下腔静脉（inferior vena cava，IVC）癌栓形成及受侵犯者，较之仅

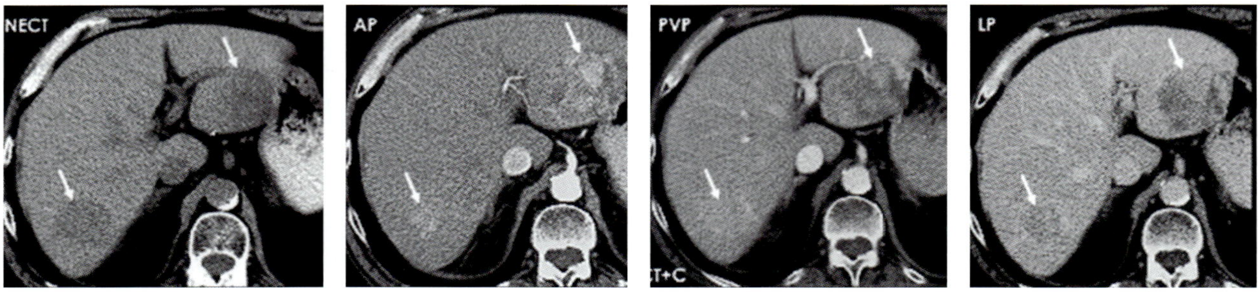

▲ 图 13-1　CT 检查评估肝内局灶性病变

CT 平扫，与非离子型碘对比剂增强的动脉晚期、门静脉期及延迟期，显示肝左、右叶大结节型肝细胞癌（白箭）

门静脉二级分支受累者，往往预后更差。CT 能够检测出脂肪性肝病、肝纤维化和肝硬化，以及所有的解剖变异[8, 19]。举例而言，肝动脉（hepatic artery，HA）发源于肠系膜上动脉的肝脏捐献者及受捐者，便需额外的手术步骤。而根据 Michel 标准，2、3、5、9 型肝动脉变异存在更高的手术风险。在 CT 报告中明确存在的门静脉变异十分重要，如三支型门静脉、门静脉右支异常汇入或副门静脉[3, 8, 19, 20]。迷走肝动脉和肝静脉也应当报告。肝内、肝外胆管（bile ducts，BD）的变异同样需明确，如三支型胆管、迷走胆管（胆瘘风险）或胆囊管汇入位置较低[3, 20]。腹水、胸水和门脉高压（脾大、胃食管静脉曲张、门－体循环交通）提示严重的肝功能不全[8]。在 CT 报告中明确肝脏病灶类型也很重要。肝内病灶根据 LI-RADS 可分为 5 类：LR-1，明确的良性病灶；LR-2，良性可能性大；LR-3，HCC 与良性可能性对半；LR-4，HCC 可能性大；LR-5，明确的 HCC。LR-TIV 表示肿瘤有明确的血管侵犯。LR-M 则代表了一个不首先考虑为 HCC 的恶性肿瘤。一个接受过局部治疗的肝脏肿瘤表示为 LR- 治疗后病灶（治疗方法）。对病灶的描述须包含以下内容：结节大小（小于或大于 2cm）；富血供或等、乏血供的强化表现（早期强化），伴有门静脉期或延迟期强化洗脱；是否存在包膜；6 个月内复查对比前片结节最大径增加≥50%，6 个月以上复查结节最大径增加≥100%，24 个月内复查发现新增≥10mm 的结节[9]。

对于胰腺肿瘤，须详细说明以下内容：肿瘤部位（头、颈、体、尾），肿瘤大小（cm），强化表现（低、等、高强化），胆管是否受累，主胰管（wirsung duct，WD）形态，淋巴结是否肿大，远处转移是否存在，腹水或胰周积液是否存在，血管受累程度（90°、180°、360°），腹腔干、肠系膜上动脉、肠系膜上静脉或其他血管是否受侵犯，解剖变异，静脉侧支开放，腹腔干与肠系膜上动脉粥样硬化，肿瘤与 SMV 的距离（mm）[1-3, 5-8]。

对于胆道的恶性肿瘤（胆管癌），CT 报告须详细说明肿瘤的类型（肿块型、管周浸润型及管内型）、肿瘤两端的扩展范围、邻近结构侵犯、平扫及增强表现（低密度，边缘中度强化，延迟后中心强化，边缘环状洗脱）、邻近包膜皱缩、门静脉及肝静脉受累但不伴癌栓形成、卫星灶是否存在[1-3, 5-8]。

二、局灶性肝肿块的 CT 表现

（一）肝良性肿瘤

肝囊肿（hepatic cyst，HC），是肝内第二常见的良性肿瘤（发生率为 2%～5%），仅次于血管瘤。肝囊肿可以是先天性的，与结节性硬化症、多囊肝和多囊肾相关，或者由创伤、炎症、寄生虫感染后导致[1-3, 5-8]。CT 显示，边界清楚的圆形或椭圆形病灶，呈均匀水样密度（0～10HU）；囊壁多不可见；单纯囊肿无强化；病灶大小从几毫米到 20cm 不等[1-3, 5-8, 12]。CT 报告须包括病灶部位、形态，单或多发，排除囊性肿瘤性病变（转移瘤、囊腺瘤）的征象（出血、感染），以及其他相关病灶。

肝血管瘤是肝内最常见的良性肿瘤（发生率为5%～7%）。CT显示，在CT平扫上，小血管瘤呈均匀低密度（与血池密度相似）；大的血管瘤密度不均；增强后小血管瘤（<1cm）呈快速完全强化；>2cm的血管瘤表现为边缘向中心填充的明显渐进性强化，延迟期完全填充，病灶内对比剂持续存在；海绵状血管瘤内部结构不均（中心纤维化、钙化），故延迟期并非完全强化。CT报告须包括病灶形态、数量，排除富血供的原发或继发性肝恶性肿瘤，以及其他相关病灶（图13-2）。

局灶性结节增生占原发性肝良性肿瘤的8%，是第二常见的肝良性实性肝肿瘤，主要发生于30—40岁以上人群。FNH通常为<5cm的实性肿瘤，可能与血管瘤相关。20%～30%的病灶中可见中心星芒状瘢痕[1-3, 5-8, 12]。CT显示，平扫呈等或低于肝实质密度的肿块，动脉期强化明显，门静脉期轻度强化减低，延迟期呈低密度；中心瘢痕平扫呈低密度，延迟期强化。CT报告须包括病灶部位、形态，单或多发，排除富血供的恶性肿瘤或肝灌注异常。

肝细胞腺瘤（hepatocellular adenoma，HA）是口服避孕药的年轻女性（20—40岁）中最常见的肿瘤，存在恶变风险。HA多为单发，并且体积较大（可达30cm），其内结构不均，包括脂肪浸润、坏死及出血区[1-3, 5-8]。肝腺瘤病是一种少见的疾病，已存在10个以上的肝腺瘤病灶为特征。CT显示，通常为较大肿块（>5cm），低密度（可能包含脂肪或坏死区），或者瘤内出血时呈高密度；动脉期不均匀强化，延迟期洗脱；外周有包膜。CT报告中，HA、FNH及HCC有时难以鉴别[1-3, 5-8, 12]。

血管平滑肌脂肪瘤（angiomyolipoma，AML）是一种少见的良性间叶源性肿瘤，含有肌肉样、血管样及脂肪样成分；与Bourneville病（结节性硬化症）相关[1, 5, 6]。CT显示，肿瘤内脂肪岛呈低密度（-80～-40HU），血管成分增强后早期强化。CT报告须包括病灶形态分析（脂肪和血管成分），排除含脂肪的恶性肿瘤[4, 11]。

（二）肝恶性肿瘤

肝细胞癌是最常见的肝原发性恶性肿瘤（80%～90%）。60%～90%的HCC继发于有乙肝或丙肝背景的肝硬化，由再生结节（regeneration nodules，RN）向低或高级别不典型增生结节（dysplastic nodules，DN）演变，再向小HCC演变[3, 9, 14, 18]，同时伴有门静脉血流减少，肝动脉血流增加。HCC可呈单发、多发或弥漫性，24%的HCC有包膜，10%～20%病例可见钙化，约48%的病例中可见血管侵犯。HCC可转移至肺、肾上腺、骨和淋巴结[1-12]。CT显示，低密度、少数等密度、高密度肿块（含出血、脂肪区域）；动脉期强化（80%），门静脉期强化洗脱，延迟期呈低密度（图13-3）；大HCC密度不均（图13-1）；边缘包膜呈平扫低密度，延迟后强化[13, 17, 21, 22]。CT报告须包括阳性诊断（Li-RADS标准：富血供病灶，动脉期强化明显，门静脉期及延迟期洗脱[23]）；可能伴有的门静脉、肝静脉或下腔静脉侵犯；分期；排除假肿瘤性病变或良性肿瘤[3, 7-9, 12]。

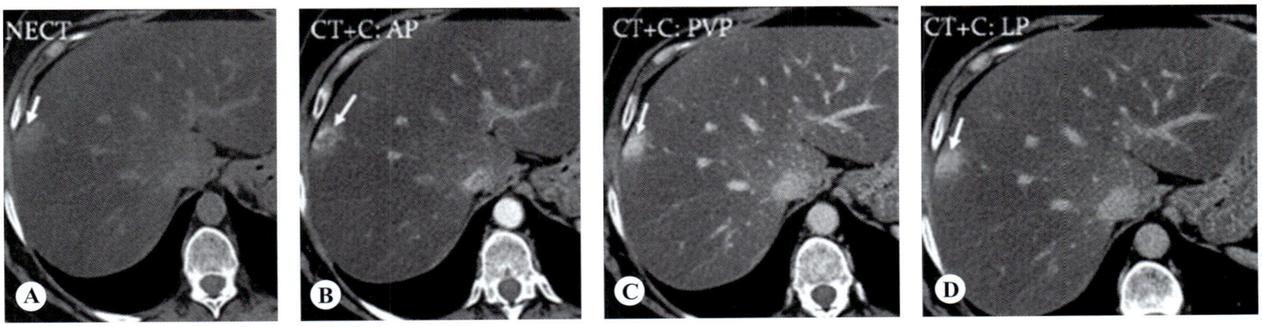

▲ 图13-2　肝血管瘤（白箭）及脂肪性肝病
结节周围显著强化，向中心填充，延迟期对比剂完全填充，持续存在

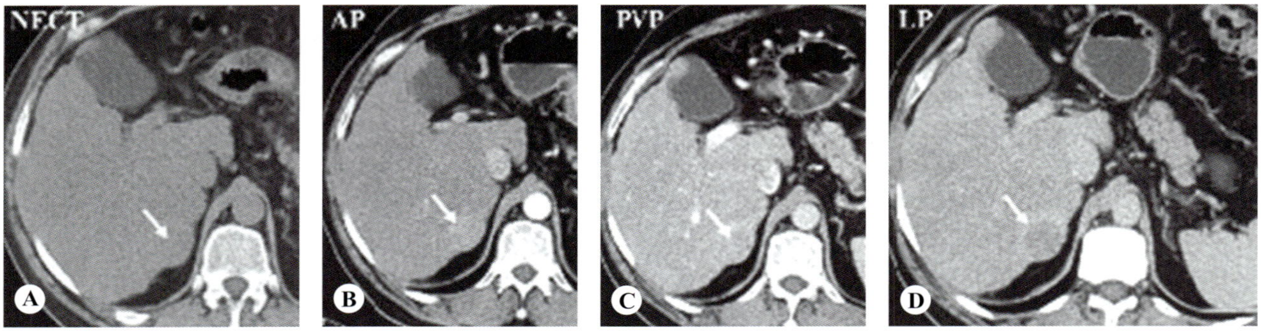

▲ 图 13-3　肝细胞癌：结节型

等密度结节，动脉期强化，延期洗脱（白箭）

纤维板层肝细胞癌（fibrolamellar hepatocellular carcinoma，FLC）是一种少见的原发性肝恶性肿瘤（发生率：占所有 HCC 的 1%～9%），好发于年轻人，主要特征为有包膜的富血供肿块；中心瘢痕（45%～60%）；结节状、星芒状、点状钙化（35%～55%）；大小为 5～20cm；包膜皱缩（10%）；10%～20% 的病例中存在卫星灶；血管侵犯少见（少于 5%）；淋巴结肿大（50%～70%）；肺和腹膜转移[1-3, 5-7]。CT 显示，平扫低密度肿块；增强后动脉期及门静脉期不均匀强化；中心瘢痕无强化。CT 报告须排除其他肿瘤或富血流肝内病灶[23]，以及相关损伤。

肝母细胞瘤（hepatoblastoma，HB）是儿童最常见的肝恶性肿瘤，通常为巨大、单发、边界清楚、边缘分叶的病灶；在 20% 的病例中 HB 呈多发病灶[3, 6]。50% 的病理中可见无定形钙化。CT 显示不均匀的低密度肿块，伴不规则钙化、分隔及边缘强化。CT 报告须包含肿块部位、强化表现、血管侵犯征象；排除其他不均质肝肿瘤；相关损伤。

肝内胆管癌（intrahepatic cholangiocarcinoma，IHCC）占肝内恶性肿瘤的 15%，20%～30% 起源于小的肝内胆管上皮，在伴有原发性硬化性胆管炎及肝内胆管结石的患者中更多见。IHCC 类型：结节型（图 13-4）；管周浸润型；管内息肉型[1-3, 5-7, 12]。CT 显示，圆形均质肿块，低密度，伴边缘不规则；乏血供；肿瘤边缘早期短暂强化，之后强化渐进填充，伴边缘洗脱（边缘洗脱征），延迟后强化均匀（74% 的病例）。CT 报告须包括肿瘤部位、影像表现、可切除标准，排除肝细胞癌。

肝转移瘤（liver metastasis，LM）是最常见的肝脏恶性肿瘤，20 倍于原发性恶性肝肿瘤，可通过体循环或门静脉血流播散。肝转移瘤的原发灶最常见于肺、乳腺、胃肠道、胰腺，或来源于黑色素瘤、肉瘤。LM 的类型如下所述。囊性 LM 好发于卵巢黏液癌、结肠癌、肉瘤、黑色素瘤、肺癌、类癌。出血性 LM 好发于结肠癌、甲状腺癌、乳腺癌、绒毛膜癌、黑色素瘤、肾癌。富血供 LM 好发于肾细胞癌、类癌、胰腺内分泌肿瘤、黑色素瘤、甲状腺癌、绒毛膜癌、囊腺癌、肉瘤、嗜铬细胞瘤。乏血供 LM 好发于胃、结肠、胰腺、肺、乳腺肿瘤[1-3, 5-7]。CT 显示，平扫呈等或低密度，大部分为乏血供；富血供 LM 动脉期强化明显，门静脉期及延迟期强化减低[4]。CT 报告须包括病灶数量、部位、大小，其他相关病灶（图 13-5）。

（三）肝感染及寄生虫疾病

肝脓肿

细菌性脓肿（图 13-6）可继发于胆道或消化系统手术、胆管炎、胆石症、炎症性肠病或憩室炎[1-3, 5-7, 12]。

真菌性脓肿（念珠菌、隐球菌、曲霉菌感染）发生于免疫缺陷患者[3]。CT 显示，中心为低密度无强化区（密度为 20～40HU），周围壁包绕，厚度均匀（2～4mm），平扫呈低密度，静脉注射对比剂后中度强化。真菌性脓肿可表现为多发的小的边界清楚的无强化病灶，弥漫分布于肝脏

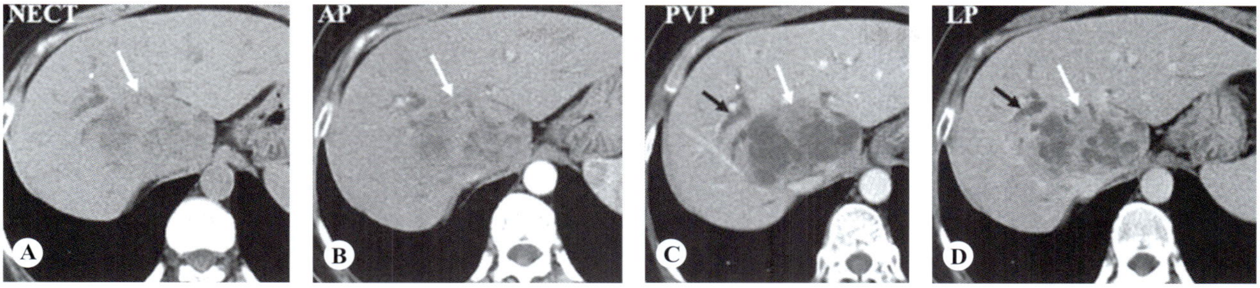

▲ 图 13-4　肝内胆管癌
大的不均质的乏血供肿块，内含实性及囊性成分，累及肝尾状叶（白箭），伴邻近胆管扩张（黑箭）

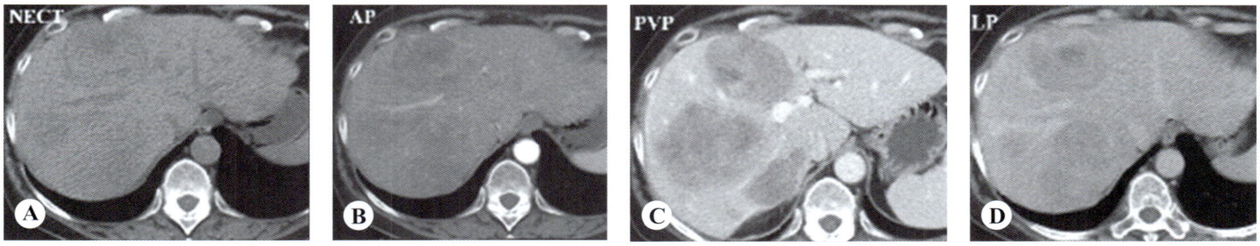

▲ 图 13-5　肝转移瘤：结肠癌患者，肝内多发大的不均质肿块，累及肝右叶及肝Ⅳ段

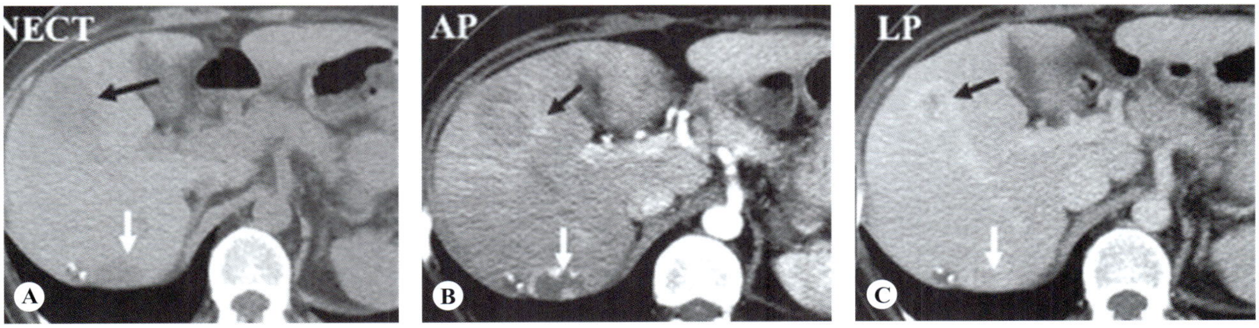

▲ 图 13-6　肝脓肿
中心低密度无强化区，周围厚度均匀脓肿壁，注射对比剂后强化（黑箭）；注意脓肿周围肝实质异常灌注，以及血管瘤（白箭）

甚至脾脏之中。阿米巴脓肿可呈低密度肿块，伴周围环形强化，单发或多发，可见碎片，壁不规则。CT 报告须包括支持脓肿的表现，并强调潜在的病因或病理基础。

肝包虫病囊肿（hepatic hydatic cyst，HHC）是一种由细粒棘球蚴引起的地方性寄生虫感染疾病，累及肝与肺实质。CT 显示，液性密度，常伴有边缘钙化灶，有时可见子囊。水上浮莲征提示内囊脱落，形成了飘荡起伏的囊内膜。囊肿破裂至胆管内是主要并发症（10%～15%），其直接征象为胆管 – 囊肿交通，间接征象为囊壁扁平伴肝内胆管扩张。囊内密度增高与气液平的存在提示感染。CT 报告须满足 CT 诊断标准，并排除肝单纯性囊肿。

（四）CT 在肝移植术前后的应用

肝移植是急性暴发性、慢性肝衰竭及肝功能储备不足的 HCC 患者的唯一治愈方法[5]。医学影像在术前评估及患者术后监测中扮演着重要角色[2, 7, 19, 22–25]。

肝移植前 CT 评估：MDCT 血管成像（MDCTA）

为供体提供了全面的肝实质与血管（肝动脉、门静脉和肝静脉）的解剖图像，实现了肝脏体积的精准测量，这对虚拟手术计划的制定非常重要。在了解这些解剖变异的基础上，手术医生可以详细地制定相应的动脉、静脉和胆管重建计划 [2, 7, 19, 20, 24]。对于受体，CT 图像有助于排除肝移植绝对禁忌证：肝外转移，浸润性或弥漫性肝肿瘤，门静脉及肠系膜上静脉癌栓形成 [2, 7, 20, 25]。

肝移植后 CT 评估：肝移植后可早期出门静脉周围水肿（21%）、肝门区积液、肝周或肝下血肿、左侧胸腔少量积液 [25–30]。

对于血管性并发症（vascular complications，VC），MDCTA 是一个可选择的评估方法。血管性并发症表现包括：肝动脉狭窄、肝动脉血栓形成（图 13–7）、肝动脉假性动脉瘤、下腔静脉狭窄、门静脉吻合处狭窄、肝静脉或下腔静脉血栓形成 [25–31]。

胆管并发症采用超声及 MRI 评估，表现为胆道梗阻、胆瘘或胆管结石 [3, 31]。

肝实质并发症（intraparenchymal complications，IPC）主要有肝脏感染、肝梗死、急性或慢性排斥反应、恶性肿瘤，常见的新生物为 HCC 复发和淋巴增生综合征 [32, 33]。

三、CT 在肝胆胰创伤中的应用

肝外伤 MDCT 是评估肝外伤的最佳影像方法。CT 显示，撕裂伤呈不规则线样、分支状低密度影；不同级别的肝实质破裂；肝血管损伤（动、静脉）或活动性出血。急性血肿表现为积聚于肝实质与肝包膜之间或肝实质内的高于正常肝实质的高密度影 [3, 12]。CT 报告须全面详列肝实质与血管损伤，以及其他相关的腹内创伤后病灶或非创伤性病灶。

胰腺外伤 CT 显示，直接征象为胰腺肿大伴低密度的胰腺实质撕裂，实质强化不均，液性积聚（假性囊肿、脓肿或血肿形成），胰管断裂。间接征象为胰周脂肪渗出，胰腺与脾静脉之间积液或血肿形成，胰周积液，肾周筋膜增厚 [3, 6]。

胆道和胆囊损伤的 CT 显示，胆囊周围游离液体，囊壁内或囊周高密度血肿形成，或囊壁增厚。囊壁边界不清、轮廓异常或塌陷，尤其是伴有囊周积液者，胆囊穿孔可能性增大。在胆囊撕脱的病例中，胆囊与正常位置分离或异位。胆管损伤的 CT 显示，右上腹临近胆管树的游离或包裹性积液（胆汁瘤）[3, 7]。

四、CT 在获得性胆管疾病中的应用

原发性硬化性胆管炎是一种自身免疫性疾病，其肝内外胆管炎症、瘢痕形成、狭窄或梗阻。CT 表现与报告显示，胆管扩张改变或局部狭窄，呈“枯枝”状；受累肝叶萎缩；肝脓肿；肝硬化形成，伴门脉高压；胆管恶性肿瘤形成 [3, 5, 34]。继发性硬化性胆管炎，可由以下原因产生：继发于胆管狭窄、胆总管结石的慢性细菌性胆管炎；缺

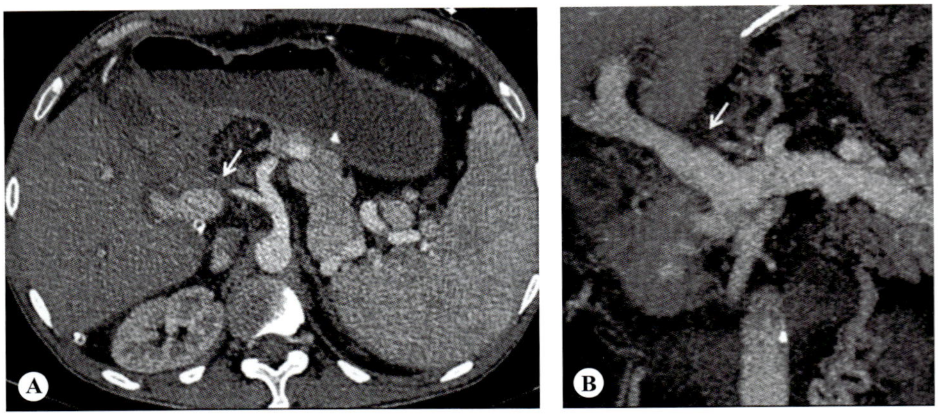

▲ 图 13–7　肝移植术后患者 MDCTA
轴位图像（A）与冠状面重建（B）显示肝动脉血栓形成（白箭）

血后胆管改变；AIDS 所致感染性胆管炎；先天性胆管畸形；胆管内新生物；手术后胆管改变[3,31]。

CT 表现与报告显示，胆管扩张，管径不等，胆管壁强化；高密度的胆管结石[3,5,31]。

胆管结石组成：胆固醇（70%），包括透明（93%）或钙化结石（7%）；略低于胆汁的低密度；纯胆固醇结石（透明结石）；小结石（胆固醇＋胆红素＋钙质），CT 平扫呈高密度。部位包括肝内胆管、肝外胆管、胆囊、胆囊管[3,5]。CT 显示，60%～70% 的结石可见。CT 报告须包括部位、形态、结石大小、梗阻征象、并发症（图 13-8）及相关病灶[3,5,7,8]。

急性胆囊炎（acute cholecystitis，AC）CT 显示，胆囊膨胀，胆囊壁厚度＞3mm，密度增高；黏膜强化；致密的胆囊内容物；胆囊周围脂肪渗出或积液；动脉早期肝灌注改变，呈胆囊周围肝实质短暂强化。

并发症：气肿性胆囊炎（胆囊投影区空气透亮影）；胆囊周围脓肿；Mirizzi 综合征；坏疽；Bouveret 综合征（结石侵蚀胆囊壁，到达十二指肠肠腔内，并造成梗阻）；胆源性肠梗阻，胆囊结石经胆管－消化道瘘管迁移至胃肠道内，并梗阻于消化道狭窄处，如 Treitz 角、回盲瓣或乙状结肠，以消化道梗阻、胆管积气和高密度结石三联症为特征[3,6-8]；坏疽性胆囊炎，发生于免疫缺陷患者，引发囊壁坏死、穿孔，穿孔可向腹腔内或消化道（十二指肠、结肠）内，或者在胆囊床形成周围脓肿[3-6]。CT 报告须包括胆囊管结石、胆囊周围炎性改变及并发症，排除急性胰腺炎或十二指肠溃疡穿孔。

慢性胆囊炎是一种慢性的胆囊壁炎症。造成慢性胆囊炎的原因可以是胆囊结石和胆道梗阻。胆囊壁增厚（平均 5mm），伴规则或不规则边界。黄色肉芽肿性胆囊炎属于慢性胆囊炎，但在临床上与影像上均与胆囊癌表现相似[3,7,8]。瓷化胆囊表现为碳酸钙沉积于胆囊壁，90% 的病例与胆囊结石有关[3]。

CT 表现与报告显示，胆囊壁及内容物密度改变（瓷化胆囊为高密度内容物），排除胆囊癌[3,7,8]。

胆道系统肿瘤

胆管癌（cholangiocarcinoma，CC）是起源于胆管上皮的恶性肿瘤，可发生在外周（肝内）、中央区（肝门区，Klatshin 肿瘤）或肝外胆管（extrahepatic BD，EHBD）水平，包括肝总管和胆总管。肝内胆管癌约占所有胆管癌的 20%，是仅次于 HCC 的肝内第二常见肿瘤。Klatskin 肿瘤或位于肝外胆管的肿瘤可有以下表现：梗阻伴 U 形或 V 形截断（70%～85%）；狭窄伴边缘不规则（10%～25%）；胆管内息肉样肿瘤伴上游胆管扩张（5%～6%）。Klatskin 肿瘤占胆管癌的 70%。可伴有淋巴转移（48%）、肝实质浸润（23%）及腹膜种植（9%），而血源播散（至肝、肺、腹膜）较少见。

CT 显示，肝内胆管癌，肝内胆管局灶或节段性扩张（图 13-4）；胆管节段性狭窄，或胆管内息肉样肿物[35]；肿块平扫呈低密度，增强后呈不均匀边缘强化，伴中心渐进强化，强化速率与程

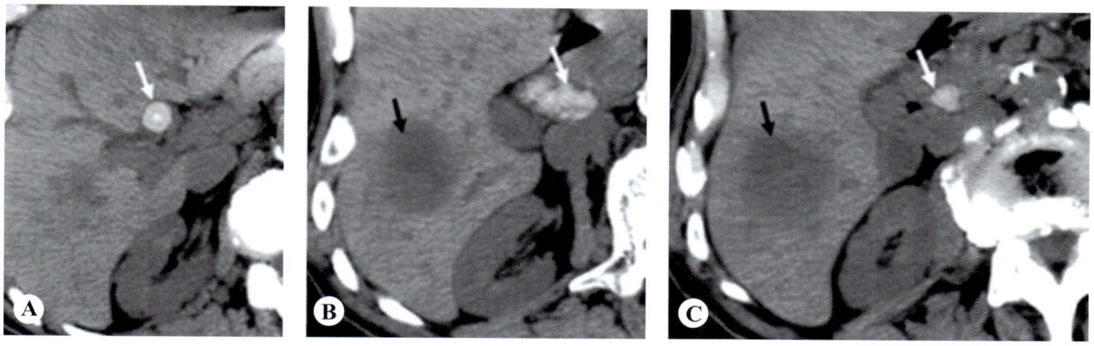

▲ 图 13-8 胆管钙化结石，累及肝总管及胆总管（白箭），伴肝脓肿（黑箭）

度取决于中心纤维化程度；可伴有肝段萎缩；门脉侵犯少见[2, 3, 5–8, 36, 37]。肝门部胆管癌，肝内胆管扩张，远端肝外胆管无扩张。肝门部胆管癌分期（Bismuth 和 Corlette 标准）：Ⅰ期，肿瘤浸润肝总管，分叉处不受累；Ⅱ期，肿瘤浸润肝总管，并累及分叉处；Ⅲa 期，肿瘤浸润肝总管，并累及分叉处、右肝管及二级分支；Ⅲb 期，肿瘤浸润肝总管，并累及分叉处、左肝管及二级分支；Ⅳ期，肿瘤累及肝总管、分叉处、左右肝管及其二级胆管分支[2, 3, 5–8, 36, 37]。肝总管癌，肿块包绕肝总管，浸润或息肉型（图 13–9），伴上游胆管扩张。胆总管癌，浸润病灶更多见，息肉样病灶少见。伴有胆囊、肝总管及肝内胆管的扩张[2, 3, 5–8, 36, 37]。

CT 报告须准确而全面地评估肿瘤，可切除标准，排除良性胆道疾病，以及相关病变[12]。

胆囊癌是消化系统第四常见的恶性肿瘤[5, 6]。胆囊癌有两种类型：结节型，以及局限性或弥漫性胆囊壁增厚的浸润型。后者与硬化萎缩性胆囊难以鉴别。胆囊癌可向肝门区、肝蒂及肝实质（肝Ⅵ段、Ⅴ段或Ⅳ段）迅速扩展。区域性肿大淋巴结可见于肝蒂及胰周。肝外胆管受累可由肿瘤直接侵犯，以及肿大淋巴结 / 肿瘤自身压迫肝总管或胆总管造成[2, 3, 5–8, 36, 37]。

五、CT 在胰腺疾病中的应用

急性胰腺炎（acute pancreatitis，AP）为胰腺组织的急性炎症，可导致结构及功能的改变[1, 5, 6]。

CT 表现与报告显示，Balthazar 评分分为 5 期：A 期为正常胰腺，B 期对应水肿型胰腺炎，C 期为胰腺炎伴有胰腺周围炎症，D 期和 E 期为广泛而复杂的胰腺炎伴有胰腺外边界不清的积液。98% 的 CT 检查中胰腺可见。CT 观察重点包括：胰腺肿大，边界凸起；低密度或无强化的胰腺组织坏死区；胰腺周围脂肪渗出；肾周筋膜增厚；出血性胰腺炎可见高密度区（50～70HU）；胰腺内或胰周积液（图 13–10）；积液、假性囊肿或脓肿的鉴别；评估急性胰腺炎后包裹性积液的可能性与最佳治疗方案[1, 3, 5–8]。

慢性胰腺炎是一种持续的进展性的胰腺组织炎症，可导致胰腺解剖结构与功能不可逆的改变。慢性胰腺炎可分为以下几种：钙化性胰腺炎、阻塞性胰腺炎、自身免疫性胰腺炎、假肿瘤性胰腺炎、沟槽型胰腺炎[1, 3, 5, 6]。CT 表现与报告显示，主胰管串珠样扩张；胰腺内或胰管内钙化（CT+++）；胰腺萎缩；胰腺内或胰腺外假性囊肿；胰腺局限性或弥漫性肿大；胆总管稍扩张；其他病灶（如脾大、脾静脉血栓形成、假性动脉瘤形成、胰腺周围的筋膜增厚[1, 3, 5, 6, 12, 38, 39]）。

胰腺假性囊肿是由纤维组织所界定的包裹性积液，大小通常为 2～10cm。部位包括：2/3 位于胰腺内；非典型区域涉及腹膜内，腹膜后，（肝、脾、肾）包膜下，纵隔，宫颈部。可与胃、十二指肠或脾交通[1, 3, 5–8, 12]。CT 表现与报告显示，液体或近似液体密度（0～30HU）的积聚，其壁境界清晰而钙化少见；胰周脂肪改变。并发症包括破裂、出血、感染、肠道梗阻[1, 3, 5–8, 12]。

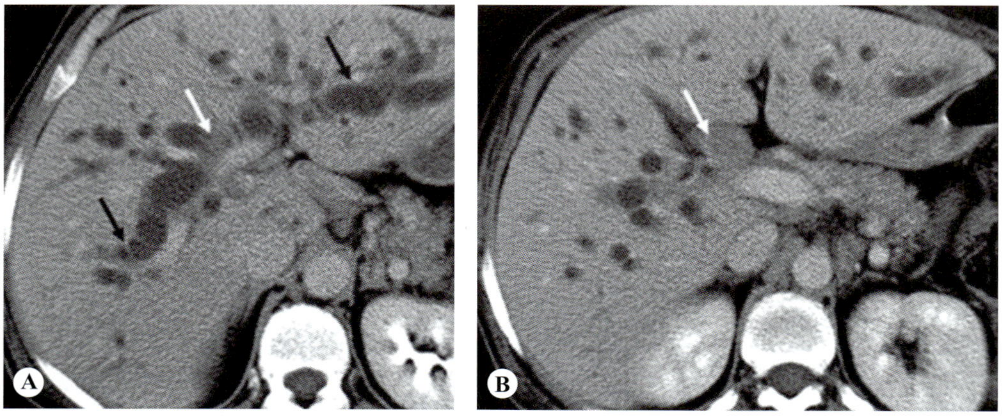

▲ 图 13–9　肝门区息肉型胆管癌（白箭），累及肝总管及分叉处，伴肝内胆管对称扩张（黑箭）

胰腺肿瘤

浆液性囊腺瘤占所有胰腺囊性肿瘤的 50% 及外分泌肿瘤的 1%～2%，可能与 VHL 综合征有关 [1, 5, 6]。

CT 显示，蜂窝状囊性灶，增强后分隔与边缘强化；特异征象是中心纤维瘢痕有时可钙化。

黏液性囊腺瘤 / 癌呈单囊状或多发肿块，壁厚，界清，有时囊壁内侧可见高密度结节，囊内含黏液 [1, 3, 5–8, 12]。CT 显示，肿瘤内分隔，囊内液性密度，肿瘤多为乏血供，增强后囊壁及分隔强化，钙化，肝内转移瘤呈圆形，壁厚规则。

导管内乳头状黏液性肿瘤表现为黏液性胰管扩张，存在恶性潜能。病变部位可为主胰管或分支胰管内，前者可造成局限性或弥漫性胰管扩张 [3, 6, 12]。CT 表现与报告显示，主胰管及其分支囊状扩张，恶性病变中可见壁结节与较厚的分隔，胰腺实质萎缩 [3, 6, 12, 40]。

实性假乳头状肿瘤为囊实性低度恶性肿瘤 [3, 7, 8, 12]。CT 显示，不均质肿块，静脉期对比剂高摄取（图 13–11）；30% 病例中可见钙化。

胰腺导管腺癌是胰腺最常见的恶性肿瘤。65% 的病例向外侵袭性生长，在诊断时已有远处转移。21% 的病例存在淋巴结转移。只有 14% 的肿瘤局限于胰腺内。

CT 显示，胰腺可见肿块（95%）、弥漫增大（4%）或表现为正常（1%）；肿瘤低密度，乏血供；胆总管与胰管扩张，但未见明确肿块（4%）；肝内、外胆管扩张（38%）；主胰管扩张（67%）；胰腺体、尾部萎缩（20%）；假性囊肿（11%）；钙化（2%）；动、静脉侵犯（图 13–12）；淋巴结转移；静脉侧支循环；Gerota 筋膜（肾筋膜）增厚；向后浸润；肝门及脾门受累；直接侵犯邻近器官（十二指肠、胃、肠系膜根部）。

CT 报告包括以下 3 个方面。

- 可切除标准：与腹腔干、肠系膜上动脉及肝总动脉无接触，与肠系膜上静脉及门静脉无接触。
- 不可切除的局部进展状态（图 13–12）。动脉：包绕（肿瘤 – 血管接触＞180°）肠系膜上动脉、肝动脉或腹腔干，包绕或紧贴（肿瘤 – 血管接触＜180°）肠系膜上动脉第一空肠支，或紧贴腹腔干及主动脉。静脉：肠系膜上静脉或门静脉阻塞、癌栓形成，以及紧贴、包绕肠系膜上静脉第一空肠支；不可切除的远处转移包括非区域性的淋巴结转移。
- 交界性可切除的病灶。动脉：紧贴或局限性包绕肝总动脉，并且腹腔干或肝动脉分叉处未受累，或者紧贴肠系膜动脉或变异动脉；包绕或紧贴腹腔干，但未累及主动脉、胃十二指肠动脉及肠系膜上动脉。静脉：紧贴或局限包绕肠系膜上静脉或门静脉，或者短距离的静脉闭塞 [1, 3, 5–8, 12, 41–47]。

胰腺内分泌肿瘤，也叫胰腺神经内分泌肿瘤，是产生激素分泌并引起特异症状的少见肿瘤，最常见的类型为胰岛素瘤和胃泌素瘤，可与

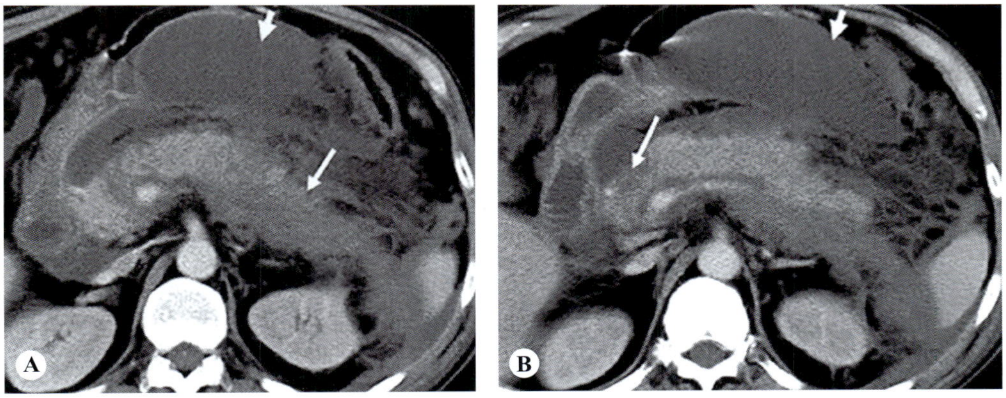

▲ 图 13–10　急性胰腺炎伴坏死（白箭），胰周多发积液（短箭）

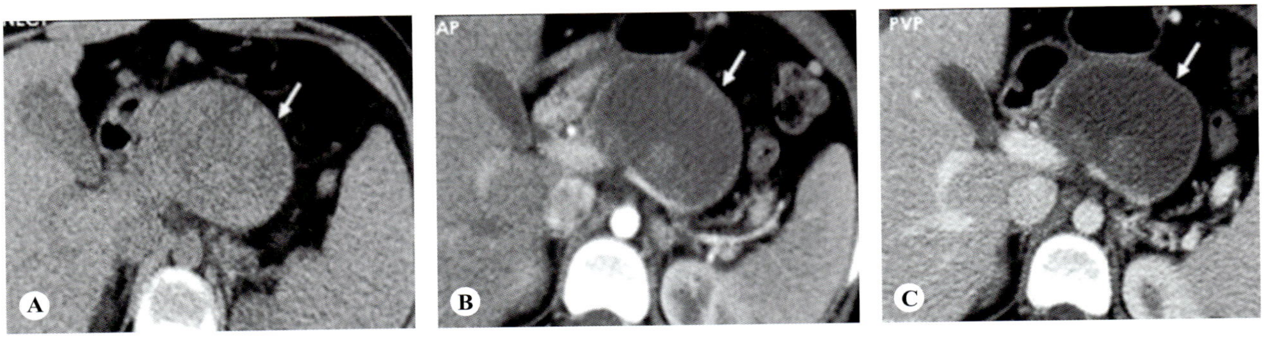

▲ 图 13-11　实性假乳头状瘤

大的不均质胰腺团块，内有囊性及实性区（白箭）

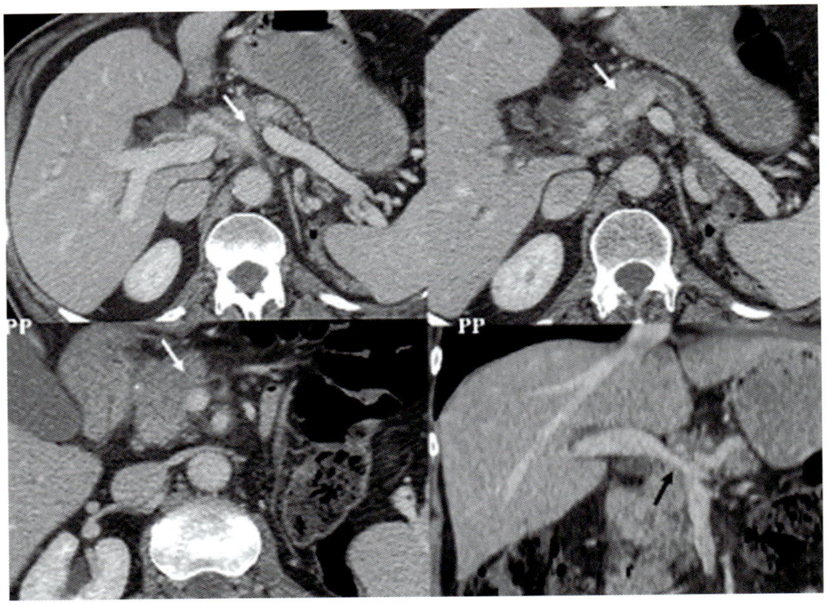

▲ 图 13-12　侵袭性胰腺癌

胰头区乏血供肿块（白箭），侵犯腹腔干、肝动脉、肠系膜上静脉及门静脉

MEN1、VHL 综合征、神经纤维瘤病或结节性硬化症有关，其恶性程度不等[1, 3, 5–8, 12]。CT 显示，肿瘤直径多<3cm，富血供；较大的肿块多伴坏死、出血区；多数病例中主胰管无梗阻。CT 报告须包括部位、数量、肿瘤形态表现、恶变征象和远处转移。

无功能性胰腺内分泌肿瘤常大于有分泌功能的胰腺神经内分泌肿瘤；80% 的肿瘤为富血供，20% 为乏血供；囊变坏死成分常见；大的肿瘤可能存在钙化；>5cm 的肿瘤常为恶性，并可造成主胰管梗阻、扩张。

CT 显示，80% 的病例为显著强化；大的肿块密度不均，可见坏死区及钙化灶。CT 报告须包括部位、数量、肿瘤形态表现、恶变征象和远处转移。

胰腺转移瘤发生于原发性肿瘤的终末阶段，多见于肾细胞癌。原发肿瘤包括肾、肺、乳腺、结肠癌，黑色素瘤，软组织肉瘤[1, 3, 5–8, 12]。CT 显示，密度不均的结节（60%），或者均匀的结节（17%），等密度或低密度；乏血供或富血供[1, 3, 5–8, 12]。

六、CT在肝胆胰术后并发症中的应用

由于手术过程的复杂性，HBP手术的术后并发症并不少见。MDCT是术后最有效的影像工具，应用于术后早期发热、白细胞增高、腹痛、黄疸、怀疑出血或腹膜炎的情况。早期并发症包括积液，血栓形成，胆系、胰腺或血管损伤。晚期并发症主要与原始疾病的复发有关。MDCT检查包括无增强的平扫（用于发现高密度积液如积血），动脉期（用于发现活动性出血）及静脉期（用以发现、描述并发症，如肝脓肿或门静脉、肠系膜血管血栓形成）。

（一）肝损伤

胆道积气、门静脉周围水肿及软组织渗出是HBP手术患者术后早期阶段的常见征象。短暂性积液于HBP术后常见，多无须引流，除非有临床症状。CT显示，积液通常为浆液性、积血、胆汁瘤、胰瘘或脓肿（图13-13）。MDCT对于诊断与分析复杂性积液的准确性高于超声，并且必要时可用于侵入性治疗中。CT能评估积液的大小、部位及内在成分。诊断需结合临床、实验室检查及手术过程。确诊常需要CT引导下的操作（穿刺抽吸，径皮引流）。积血在平扫上呈高密度（50～70HU），存在活动性出血时血管外可见对比剂。与胆瘘或胰瘘相关的积液呈较低密度（10～20HU），并局限于胆管、胰腺吻合口附近。胆汁瘤通常位于右上腹，在MDCT上表现为圆形或卵圆形的边界清晰的积液。伴有积血或感染的复杂胆汁瘤CT值可高于20HU。积液内含气泡，伴壁强化者，高度提示脓肿（图13-13）。脓肿在MDCT上的典型表现为边界清晰的圆形低密度肿块，内有气泡（小于20%的病例中），注射静脉对比剂后脓肿壁强化。

（二）血管损伤与血栓形成

HBP手术后血栓形成较少见，可发生于肝静脉、脾静脉、肝静脉、肝动脉、肠系膜上动脉。MDCTA应用于对血管树的准确评估。CT显示，血栓的典型表现为血管腔内无强化的充盈缺损，急性血栓呈平扫高密度。MDCT还可见相关征象，如小肠缺血或肝灌注异常。

（三）胆管损伤

胆囊切除术后胆管损伤可由止血夹放置异常所致肝总管狭窄及胆管误伤所造成。CT显示，MDCT增强可显示积液、扩张的胆管及损伤水平、可能存在的于血管相关的损伤（动脉－静脉瘘、血管－胆管瘘）。

（四）胰腺损伤

最常见的胰腺术后并发症为胰瘘（与主胰管损伤有关）、腹部脓肿、腹内出血及吻合口漏，可造成腹膜炎及残余胰腺炎。CT显示，胰瘘是胰腺部分切除后最常见的并发症，最主要的CT表现是持续存在的腹腔积液，有时可见气泡影。

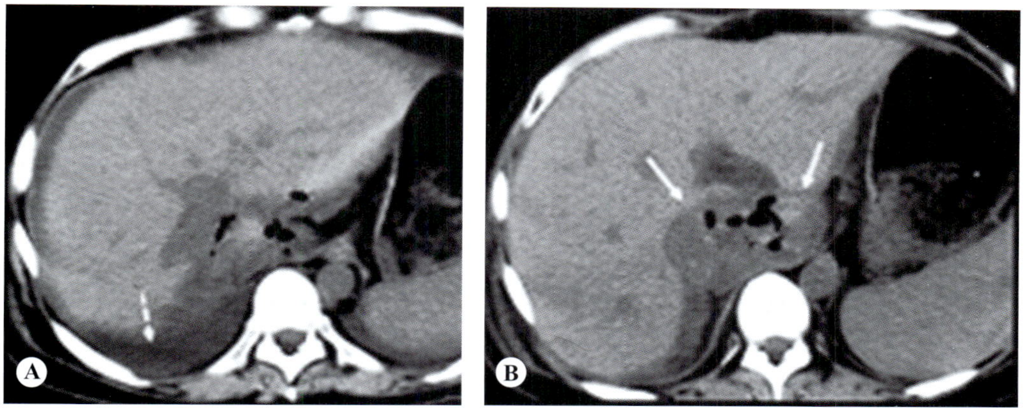

▲ 图13-13　不均质的包裹性积液区，伴多发气泡，提示脓肿（白箭）；右侧胸腔少量积液（虚箭）

参考文献

[1] Catalano OA, Singh AH, Uppot RN, et al. Vascular and biliary variants in the liver: implications for liver surgery. Radiographics. 2008;28:359-78.

[2] Lupescu IG, Boros M, Georgescu SA. Imagistica Ficatului, în Tratat de Chirurgie sub redacția Popescu I, vol IX, Chirurgie generala (partea a II-a). Editura Academiei Romane. 2009;51:580-634.

[3] Federle MP, Jeffrey RB, Tublin ME, Borhani AA. Hepatobiliary and pancreas. Amyrsis. 2013;I-54-74, I240-329, II-2-172:3-2-63.

[4] Murakami T, Kim T, Takamura M, et al. Hypervascular hepatocellular carcinoma: detection with double arterial phase multi-detector row helical CT. Radiology. 2001;218(763-76):18.

[5] Brambs H-J. Foie, Vesicule et voies biliaire, pancreas în Appareil Digestif. Lavoisier. 2010:1-137.

[6] Choi BI (editor). Radiology illustrated: hepatobiliary and pancreatic radiology. Springer 2014, 3-719.

[7] Lupescu IG, Stoica ZS. Radiologia gastrointestinală şi abdominală, în Radiologie Imagistică Medicală sub redacția Dudea SM. Editura Medicală. 2015;I(7):672-704.

[8] Ioana G Lupescu. Imagistica in patologia chirurgicala hepato-bilio-pancreatica., in Tratat de chirurgie hepato-biliopancreatica si transplant heptic, coordonator Irinel Popescu. Editura Academiei Romane, 2016;cap 3:38 pag.

[9] CT/MRI LI-RADS® v2018. https://www.acr.org/Clinical-Resources/Reporting-and-Data-Systems/LI-RADS/CT-MRI-LI-RADS-v2018.

[10] Iannaccone R, Laghi A, Catalano C, et al. Hepatocellular carcinoma: role of unenhanced and delayed phase multidetector row helical CT in patients with cirrhosis. Radiology. 2005;234:460-7.

[11] Hayashi M, Matsui O, Ueda K, Kawamori Y, Gabata T, Kadoya M. Progression to hypervascular hepatocellular carcinoma: correlation with intranodular blood supply evaluated with CT during intraarterial injection of contrast material. Radiology. 2002;225:143-9.

[12] Erturk SM, Ichikawa T. Teaching Atlas of hepatobiliary and pancreatic Imaging, Springer 2016, 1-221.

[13] Matsui O, Kobayashi S, Sanada J, et al. Hepatocelluar nodules in liver cirrhosis: hemodynamic evaluation (angiography-assisted CT) with special reference to multi-step hepatocarcinogenesis. Abdom Imaging 2011; 36(3): 264-272. 27.

[14] Taouli B, Goh JS, Lu Y, et al. Growth rate of hepatocellular carcinoma: evaluation with serial computed tomography or magnetic resonance imaging. J Comput Assist Tomogr. 2005;29:425-9.

[15] Jha RC, et al. LI-RADS categorization of benign and likely benign findings in patients at risk of hepatocellular carcinoma: a pictorial Atlas. AJR. 2014;203:W48-69.

[16] Brancatelli G, Baron RL, Peterson MS, Marsh W. Helical CT screening for hepatocellular carcinoma in patients with cirrhosis: frequency and causes of false-positive interpretation. AJR. 2003;180:1007-14.

[17] Hwang GJ, Kim MJ, Yoo HS, Lee JT. Nodular hepatocellular carcinomas: detection with arterial-, portal-, and delayed-phase images at spiral CT. Radiology. 1997;202:383.

[18] Lim JH, Kim MJ, Park CK, Kang SS, Lee WJ, Lim HK. Dysplastic nodules in liver cirrhosis: detection with triple phase helical dynamic CT. Br J Radiol. 2004;77(911-916):47.

[19] Erbay N, Raptopoulos V, Pomfret EA, et al. Liver donor-liver transplantation in adults: vascular variants important in surgical planning for donors and recipients. AJR. 2003;16(181):109-14.

[20] Singh AK, Cronin CG, Verma HA, et al. Imaging of preoperative liver transplantation in adults: What radiologists should know. Radiographics. 2011;31:1017-30.

[21] Iannaccone R, Laghi A, Catalano C, et al. Hepatocellular carcinoma: role of unenhanced and delayed phase multidetector row helical CT in patients with cirrhosis. Radiology. 2005;234:460-7.

[22] Vitale A, Cucchetti A, et al. Is resectable hepatocellular carcinoma a contraindication to liver transplantation? A novel decision model based on "number of patients needed to transplant" as measure of transplant benefit. J Hepatol. 2014;60:1165-71.

[23] Li JP, Zhao DL, et al. Assessment of tumor vascularization with functional computed tomography perfusion imaging in patients with cirrhotic liver disease. Hepatobiliary Pancreat Dis Int. 2011;10(1):43-9.

[24] Araújo CCV, Balbi E, Pacheco-Moreira LF, et al. Evaluation of living donor liver transplantation: causes for exclusion. Transpl Proc. 2010;42(2):424-5.

[25] Zamboni GA, Pedrosa I, Kruskal JB, et al. Liver transplantation in imaging in transplantation, Editor Bankier A Springer, 2008, 99-134.

[26] Caiado AH, et al. Complications of liver transplantation: multimodality imaging approach. Radiographics. 2007;27(5):1401-17.

[27] Dani G, Sun RMM, Bennett AE. Imaging of liver transplant and its complications. Semin Ultrasound CT MRI. 2013;4: 365-77.

[28] Quiroga S, Sebastia MC, Margarit C, et al. Complications of orthotopic liver transplantation: spectrum of findings with helical CT. Radiographics. 2001;21(1085-2201):72.

[29] Itri JN, Heller TM, Tublin ME. Hepatic transplantation: postoperative complications. Abdom Imaging. 2013;38:1300-33.

[30] Camacho JC, et al. Nonvascular PostLiver transplantation complications: from US screening to crosssectional and interventional imaging. Radiographics. 2015;35:87-104.

[31] Catalano OA, et al. Biliary infections: spectrum of imaging findings and management. Radiographics. 2009;29(7): 2059-80.

[32] Aberg F, Pukkala E, Höckerstedt K, Sankila R, Isoniemi H. Risk of malignant neoplasms after liver transplantation: a population-based study. Liver Transpl. 2008;14(10): 1428-36.

[33] McCaughan GW, Vajdic CM. De novo malignant disease after liver transplantation? Risk and surveillance strategies. Liver Transpl. 2013;19(suppl 2):S62-7.
[34] Nakazawa T, Ohara H, Sano H, Ando T, Joh T. Schematic classification of sclerosing cholangitis with autoimmune pancreatitis by cholangiography. Pancreas. 2006;32(2):229.
[35] Lim JH, Yoon KH, Kim SH, et al. Intraductal papillary mucinous tumor of the bile ducts. Radiographics. 2004; 24(1):53-67. 3.
[36] Kim JH, Kim TK, Eun HW, et al. CT findings of cholangiocarcinoma associated with recurrent pyogenic cholangitis. AJR Am J Roentgenol. 2006;187(6):1571-7.
[37] Chung YE, Kim M-J, Park YN. Varying appearances of cholangiocarcinoma: radiologic pathologic correlation. Radiographics. 2009;29:683-700.
[38] Shanbhogue AKS, Najla Fasih N, Surabhi VR, et al. A clinical and radiologic review of uncommon types and causes of pancreatitis. Radiographics. 2009;29:1003-26.
[39] Kim JK, Altun E, Elias J, et al. Focal pancreatic mass: distinction of pancreatic cancer from chronic pancreatitis using gadolinium-enhanced 3D-gradient-echo MRI. J Magn Reson Imaging. 2007;26:313-22.
[40] Ichikawa T, Sou H, Araki T, et al. Duct-penetrating sign at MRCP: usefulness for differentiating inflammatory pancreatic mass from pancreatic carcinomas. Radiology. 2001;221:107-16.
[41] Park HS, Lee JM, Choi JY, et al. Preoperative evaluation of bile duct cancer: MRI combined with MR cholangiopancreatography versus MDCT with direct cholangiography. AJR. 2008;190(2):396-405.
[42] Tajima Y, Kuroki T, Tsutsumi R, Kim T, et al. Pancreatic carcinoma coexisting with chronic pancreatitis versus tumor forming pancreatitis: diagnostic utility of the timesignal intensity curve from dynamic contrast-enhanced MR imaging. World J Gastroenterol. 2007;13:858-65.
[43] Leung TK, Lee CM, Wang FC, et al. Difficulty with diagnosis of malignant pancreatic neoplasms coexisting with chronic pancreatitis. World J Gastroenterol. 2005;11:5075-8.
[44] Chun YS, Milestone BN, Watson JC, et al. Defining venous involvement in borderline resectable pancreatic cancer. Ann Surg Oncol. 2010;17(11):2832-8.
[45] Morgan DE, Waggoner CN, Canon CL, et al. Resectability of pancreatic adenocarcinoma in patients with locally advanced disease downstaged by preoperative therapy: a challenge for MDCT. AJR. 2010;194(3):615-22.
[46] Cassinotto C, Cortade J, Belleannée G, et al. An evaluation of the accuracy of CT when determining resectability of pancreatic head adenocarcinoma after neoadjuvant treatment. Eur J Radiol. 2013;82(4):589-93.
[47] Hong SB, Lee SS, Kim JH, et al. Pancreatic cancer CT: prediction of resectability according to NCCN criteria. Radiology. 2018;289(3):710-8.

第 14 章　肝纤维化的磁共振弹性成像评估

Magnetic Resonance Elastography (MRE) to Assess Hepatic Fibrosis

Aliya Qayyum　著

摘要

根据 1999—2018 年的数据，慢性肝病和肝硬化是全球主要的卫生健康问题，是全美国第 11 位主要致死原因[1]。慢性肝病有许多病因，包括肝毒性因素，如乙型和丙型肝炎病毒、酒精、非酒精性脂肪性肝病、血色素沉着症和自身免疫性肝炎，以及胆道因素（有害物质影响），如原发性硬化性胆管炎和原发性胆汁性肝硬化。虽然肝活检是诊断和监测肝纤维化的标准手段，但它是一种伴有不可忽视的并发症风险的侵入性方法[2]。500 例肝活检中约有 1 例会发生出血，2500～10 000 例肝活检可能有 1 例患者出现严重出血[3]。其他严重的并发症还包括败血症、气胸和血胸。据报道，肝活检的死亡风险达 0.3%[4]。除了并发症，肝活检不是一个准确的参考标准。由于弥漫性肝病的异质性，肝脏活检的最大局限性是标本量太小（约为肝脏的 1/50 000），容易导致采样误差；同时，读片者内部和相互之间也存在差异性[5-12]。

超声、CT 和 MRI 的横断面成像可以描述部分肝硬化患者的形态学变化，但早期肝纤维化的肝形态学通常是正常的。磁共振弹性成像（MR Elastography，MRE）是一种用于定量评估组织硬度的非侵入性技术，目前已在全球超过 1500 台 MRI 系统配备此功能。MRE 通常作为评估慢性肝病的标准肝脏 MRI 的一部分。正常肝脏是一个质地较软的实质器官，其结构主要由肝实质的细胞外基质（主要包含胶原蛋白和纤维结缔组织被膜）提供支持。在慢性肝损伤中，肝星状细胞活化为肌成纤维细胞导致纤维化。纤维化与肝血流改变相关。这两者都有助于肝硬度的增加。可能导致肝硬化的其他病理过程包括静脉瘀血、胆道梗阻和肝脏内的炎症[13]。病损肝脏组织的力学性能发生改变是临床中 MRE 检查的基础。迄今为止，MRE 已成功用于肝纤维化的检测和分期，并在过去 10 年中进一步推广了 MRE 的使用。正常肝脏的硬度值通常约为 2kPa（类似于皮下脂肪），而肝硬化肝脏的硬度值可能＞5kPa。在具有更高硬度的组织中传播的剪切波将具有更大的波长和更快的速度。MRE 的基本原理是利用了剪切波在较硬组织中的较快传播和在较软组织中的较慢传播。在 MRE 期间，对目标器官施加振动与剪切波相位的改变对比 MRI 脉冲序列同步。MRE 测量剪切波传播的速度。MRE 数据用于生成“弹性图”，即灰度或彩色“硬度图”［即组织剪切系数的大小，单位为千帕（kPa），俗称“剪切硬度”或简称“硬度”]。肝脏硬度与磁场强度无关，MRE 可在 1.5T 或 3T 临床扫描仪上进行。然而，在相同的振动频率下进行肝脏 MRE 是非常有必要的，以便获得可比较的测量结果（硬度取决于频率）。根据报道，较好的肝脏 MRE 研究应当在当测量到的肝硬度变化为 19% 或更大时，硬度的真实变化达到 95% 置信区间[13-16]。据报道，MRE 的诊断准确度（纤维化>2 期为 0.994，纤维化>3 期为 0.985，纤维化>4 期为 0.998）高于其他检测方法，如瞬时弹性成像技术（transient elastography，TE）、血清天冬氨酸转移酶与血小板比值指数（aspartate aminotransferase to paltelets ratio index，APRI）或两者联合[16]。

一、MRE 技术

MRE 有 3 个关键组件：①传感器；②用于数据采集的脉冲序列；③将原始图像转换为弹性图或硬度图的后处理。换能器产生机械波并将其传输到身体中的目标器官（如肝脏）。目前市面上所有的 MRE 系统都使用位于磁体室外的“主动驱动器”来产生低频压力波。这些波通过耦合管传输到放置在肝脏上方胸壁上的小型鼓状装置（“被动驱动器”）（图 14-1）。被动驱动器将压力波转换为胸壁中的振动，从而在肝脏中产生剪切波。

MRE 基于相位对比脉冲序列，其中叠加的循环运动编码梯度与换能器的机械波同步。MRE 脉冲序列可以是二维（2D）或三维（3D）。典型的 MRE 序列包括改进的 2D 回波平面成像（echo-planar imaging，EPI）[TR/TE 600ms/min 最大（约 554.4ms/min）；切片 / 间隙 8mm/2mm；翻转角度默认值（90°）；视野 42cm；矩阵 64 × 64；带宽 250kHz；激发次数（NEX）2 次；肝脏的最大切面采集 4～6 个层面]（图 14-1）。采集时间为 16～19s（屏息状态下）。

MRE 后处理包括以下步骤：①将原始相位数据转换为位移；②去除压缩波分量生成剪切波图像；③由不同相位偏移的剪切波生成波速；④用波速反演算法生成弹性图（测量单位为千帕）。标准 MRE 后处理采用多模型直接反演算法（multimodel direct inversion，MMDI）[17]。置信度图作为在硬度图上的棋盘式叠加，以突出显示低置信度区域，显示了反演算法不可靠的地方（噪音数据）。在避免方格状区域的情况下，肝脏硬度的计算是取多个肝脏层面的 ROI 测量值的平均值[14]。

二、MRE 的性能

MRE 的技术故障率很低。据报道其发生率

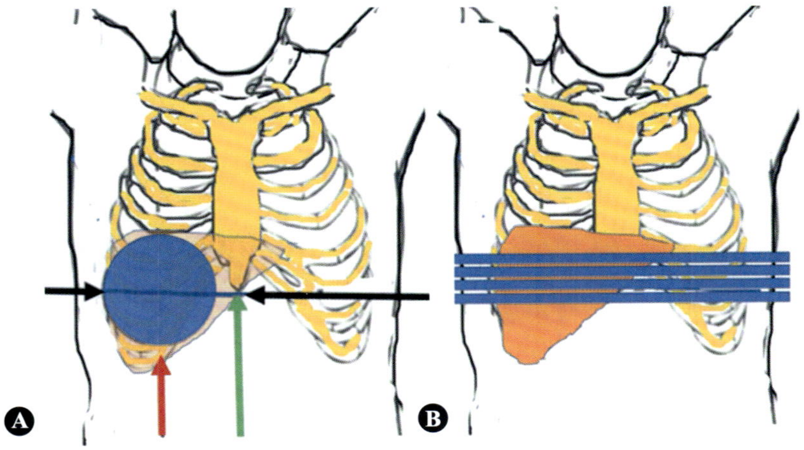

▲ 图 14-1　**A.** 被动驱动器（蓝色圆圈）置于肝表面的右侧下胸壁，驱动器的垂直中心，与右侧锁骨中线（红箭）一致，驱动器水平平面（黑箭）与剑突尖（绿箭）对齐；**B.** MRE 图像在肝脏最宽层面（蓝线）获取 **4**～**6** 层（**8mm** 层厚，间隔 **2mm**），同时避开肝顶和肝最下缘

为 2%～5%[14, 18]。肝脏 MRE 具有可重复和再现性，观察者间和观察者自身的一致性较高 [19–22]。MRE 测量的肝脏硬度在不同供应商之间也具有可比性 [23, 24]，在检测严重和晚期纤维化方面，MRE 报告的准确性优于常规血清肝功能检测 [25–27]。与基于超声的技术相比，MRE 的主要优势是大视野，可以在更大的肝脏体积中进行评估。鉴于弥漫性肝病分布的异质性，这一点尤为重要。同时，与基于超声的定量弹性成像相比，患者因素也更难以影响 MRE。在一篇包含 153 项研究的综述中，MRE 是唯一对轻度纤维化诊断具有合理准确性的非侵入性技术 [27]。此外，有研究表明 MRE 可能有助于预测非酒精性脂肪性肝炎患者在发生纤维化之前的炎症变化 [28]。

肝纤维化的检测和分期：正常肝脏质地柔软，其平均硬度值为 2.05～2.44kPa，报道的范围为 1.54～2.87kPa[23, 29–31]。肝硬度随着纤维化的发展而增加。MRE 能在横断面影像学上观察到形态学改变之前检测出肝纤维化。据报道，MRE 的准确度为 89%～99%，灵敏度为 80%～98%，特异度为 90%～100%[13, 25, 26, 28–32]。肝纤维化的诊断阈值为 2.4～2.93kPa[13, 16, 25, 28–33]。检测阈值的变化可能与不同肝病病因的人群差异有关。图 14–2 显示了用于肝脏纤维化分期的 MRE 硬度阈值 [14]。纤维化阶段的阈值之间的重叠表明，在临床背景和测试结果中解释肝脏硬度测定值的重要性。

肝硬度是通过在肝脏的 4～6 个轴位取感兴趣区域，以计算其平均值。一般认为肝硬度＜2.5kPa 为正常。图 14–3 显示了一位平均肝硬度为 1.6kPa 患者的图像，符合正常肝脏（无纤维化）表现。

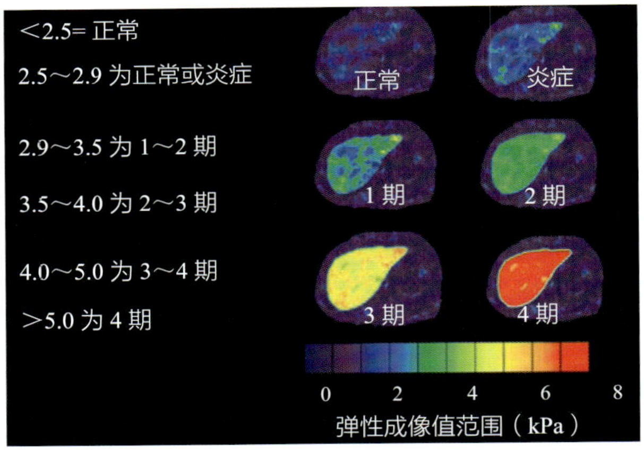

▲ 图 14–2 MRE 弹性成像弹性值范围（kPa）用于肝纤维化分期，弹性成像弹性值范围与肝纤维化分期相关

肝纤维化的严重程度可以通过将色阶应用于弹性图的硬度值，很容易地识别。例如，图 14–4 中显示了两位因慢性肝病而具有不同纤维化分期患者的图像。

弥漫性肝病通常具有异质性（图 14–5）。彩色 MRE 弹性图可以很容易识别肝纤维化的变化，并说明肝活检因为取决于取样的区域，从而导致对纤维化分期的不正确估计。

如前所述，剪切波在更硬的组织中传播更快，并且与更长的波长相关。较长的波长为波在 MRE 波上的传播宽度（图 14–6）。较长的波长反映在分配给剪切硬度值的任意色阶中。如图 14–7 所示，MRE 发现的肝纤维化在常规 MRI 上可能不明显。随着 MRE 对肝纤维化诊断的敏感性提

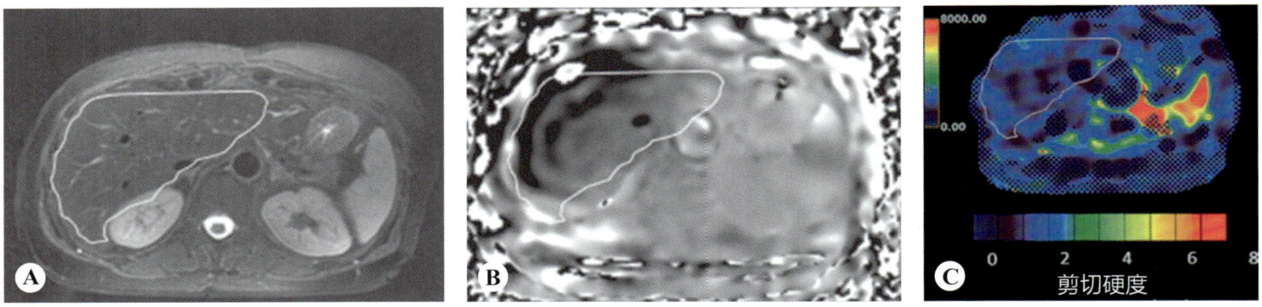

▲ 图 14–3 肝脏正常患者的 MRI

A. 轴位 T_2 加权像，显示白线勾勒出的肝脏；B. 经肝 MRE 相位 / 波图像；C. 彩色弹性图与棋盘图叠加，以突出低置信区域。根据色阶，肝脏是紫色 / 蓝色的。肝脏硬度平均值为 1.6kPa，硬度正常

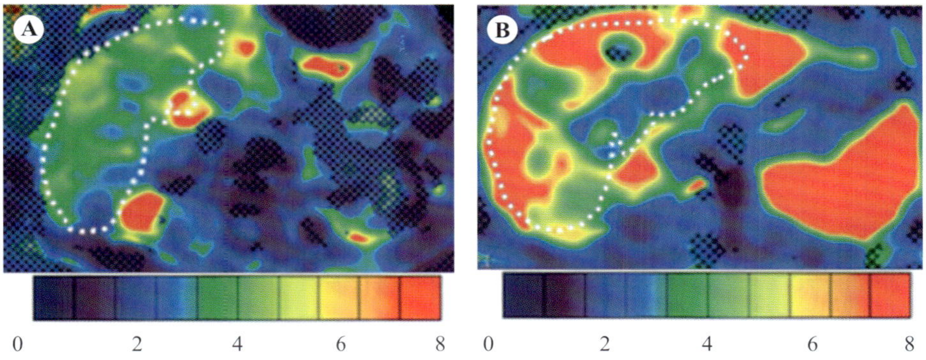

▲ 图 14-4　2 例慢性肝病患者的彩色弹性成像图

A. 在第 1 例患者中，肝脏的平均硬度（用折线描出）为 3.5kPa（主要为绿色），对应纤维化分期为 2～3 期；B. 第 2 例的肝脏硬度平均值为 8kPa，以红色为主，对应纤维化 4 期

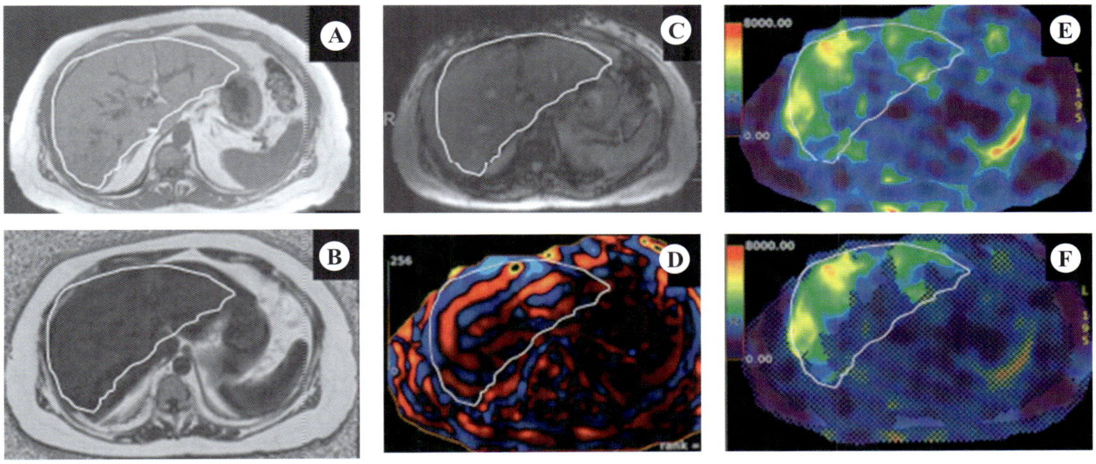

▲ 图 14-5　非酒精性脂肪性肝炎患者

A. 肝脏的 T_1 加权像（由白线勾勒）；B. 脂肪分数图，估计肝脏脂肪分数为 7（轻度脂肪变性）；C. MRE 幅度图像；D. MRE 波束图像；E. 彩色的 MRE 显示肝脏颜色 / 硬度不均匀；F. 棋盘格叠加的 MR 弹性图，以突出低置信区域。该患者的肝活检显示门脉纤维化 1 期。然而，从肝脏多个水平测量得到的平均肝脏硬度为 3.9kPa，对应较高的总体纤维化分期 2～3 期

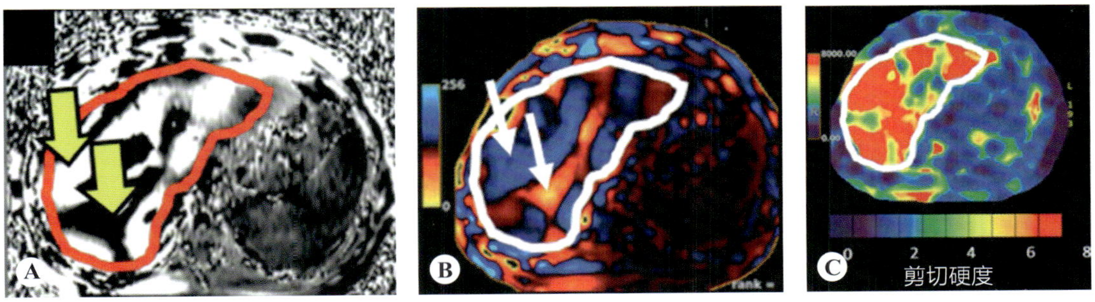

▲ 图 14-6　4 期纤维化患者

A 和 B. 灰阶（A）和彩色（B）MRE 波图像显示肝内长波长的宽剪切波（箭）；C. 彩色弹性图，大面积红色区域任意选择，以表示肝脏内较高的硬度（由白线勾勒）。肝脏硬度为 6.8kPa，符合 4 期纤维化

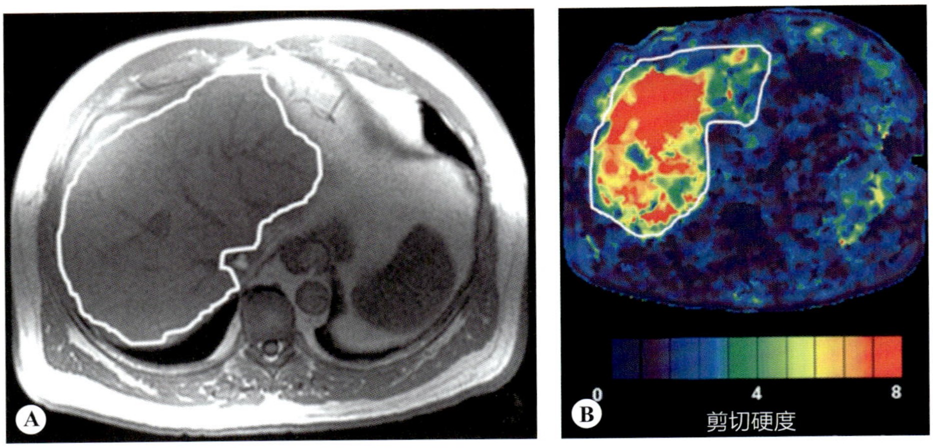

▲ **图 14–7　1/3 的美国人患非酒精性脂肪性肝病，患者的肝脏图像常规肝脏 MRI 检查未见纤维化证据**

A. 肝脏的 T_1 加权像（白色轮廓）；B. MRE 彩色弹性成像显示肝内广泛的红色，符合肝硬度增加和进展性纤维化

高，MRE 与常规肝脏 MRI 在肝脏疾病评估中的应用逐渐增多。

三、硬度测量中的缺陷

肝脏硬度测量需要在 MRI 上进行手动分割肝脏，同时避免肝脏中的低置信区域。同样重要的是，避开非肝细胞组织（如大血管）和易产生伪影的区域［如左肝（心脏搏动伪影）、膈肌和肝脏边缘（部分容积平均效应导致人为增加硬度）］。由于与非肿瘤肝实质相比，肿瘤和瘤栓的硬度水平更高些，因此在评估背景肝脏硬度时不应包括肝脏内的肿瘤。例如，图 14–8 显示了一位有广泛浸润的肝细胞癌和门静脉癌栓患者的图像，导致肝脏硬度明显增加。然而，硬度的增加可能是由于肿瘤和门静脉癌栓，而不是反映肝纤维化。在测量肝硬度时，利用亮度图像进行解剖引导有助于将位置与弹性图正确匹配（使用表格位置 / 切片位置参数）。匹配解剖有助于在弹性图上识别局灶性病变。随访影像学检查应使用与基线扫描时相似的肝脏层面 [34]。

四、技术的局限性

有几个技术和生物学因素可能影响 MRE 检查是否成功。

传感器故障和设置不正确（如不正确的波频和振幅），以及错误的驱动器位置（驱动器未覆盖肝脏）。其他导致 MRE 失败的因素包括被动驱动器与患者之间接触不良、导管和被动驱动器之间的连接松动、主动驱动器与 MRE 序列同步失败（图 14–9）。

如图 14–10 所示，患者的活动会降低 MRE 图像，还有一些内在的混杂因素，如肝脏铁增加（降低 MRI 信号），以及餐后进入肝脏的门静脉血流增加（增加肝脏硬度）。在过去，在较高场强（3T）时，检查失败更为常见，但这些已通过改进脉冲序列得到解决。例如，腹水和高 BMI 并不是最新 MRE 技术失败的重要原因。根据最近的一项 Meta 分析，MRE 的总体技术失败率约为 2%，最常见的原因是肝脏内的铁过载。

多种策略可提高 MRE 检查的诊断质量。在呼气末获得 MRE 数据，因为这样可以获得比吸气末重复性更高的膈肌位置，并减少呼吸运动造成的伪影。使用自旋回波平面回波成像等回波时间较短的序列进行 MRE 可减少肝脏铁增加导致的信号损失。患者在禁食状态下（4～6h）进行影像学检查，可降低餐后门静脉血流相关的人为增加肝硬度的可能性 [35, 36]。MRE 的回波时间（time-to-echo，TE）应接近或处于同相位成像的 TE，以

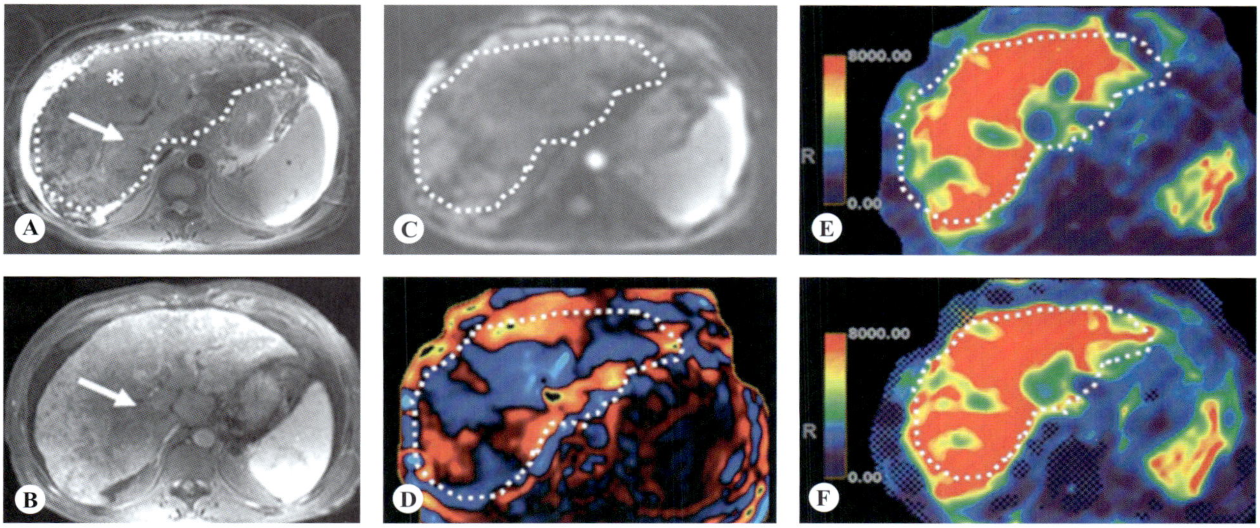

▲ 图 14-8　一名 44 岁男性，患浸润性肝细胞癌和癌栓

A. T_2 加权像，肝脏（白色虚线）由于浸润性 HCC 呈现广泛的高信号强度（*），门静脉左右支可见充满癌栓（箭）；B. 增强图像；C. MRE 幅度图像；D. 彩色 MRE 波图像，宽带颜色表明更长波长和更快波速；E. 彩色弹性图，显示肝脏内主要为红色，与硬度增加一致；F. 彩色弹性图，与棋盘格叠加以突出低置信区域。虽然测量肝硬度＞6kPa，但这不能解释为纤维化，因为肿瘤和门静脉癌栓导致肝硬度增高

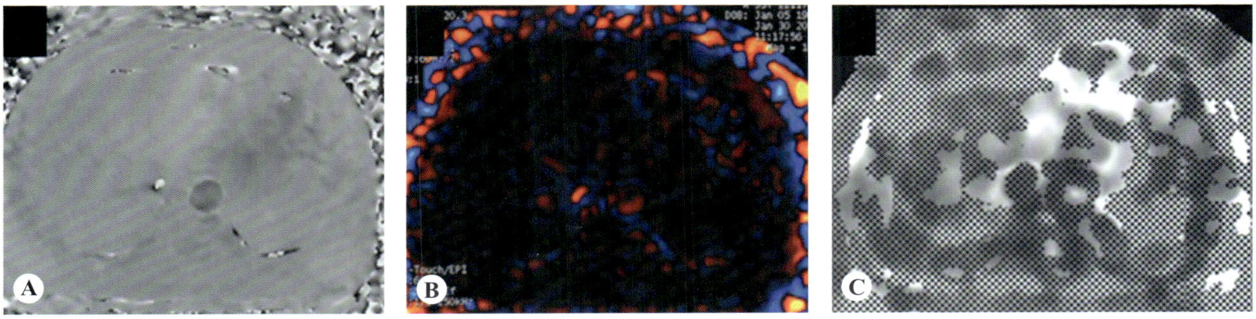

▲ 图 14-9　由于耦合管连接不当导致驱动器故障

A. 相位图出现“平坦”，没有波形显示；B. 相位图像上显示信号损失的彩色波图（黑色区）；C. 显示低置信区域的棋盘覆盖弹性图整个图像。不可能进行弹性测量

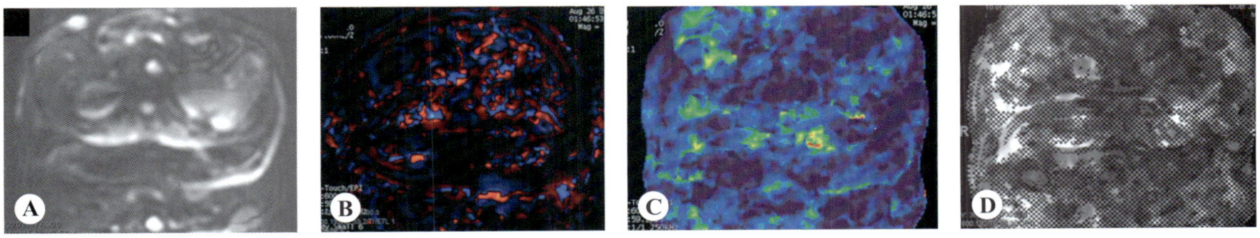

▲ 图 14-10　严重呼吸运动伪影导致 MRE 失败

A. 亮度图像显示的相位编码伪影导致图像中的重叠 / 重影；B. 相位图上波的彩色图，显示信号丢失（暗区）；C. 带有运动伪影的弹性（硬度图）颜色图；D. 棋盘格覆盖的弹性图显示明显的整个图像为低置信区域。不能进行弹性测量

最大限度地显示肝实质的信号强度，避免肝脏脂肪信号丢失。随着后处理技术的不断发展，应使用更新的后处理技术。例如，在 3T 磁体强度下，与之前使用的多尺度直接反演算法（multiScale direct inversion，MSDI）相比，新的多模型直接反演算法具有更好的图像质量和略低的硬度值[17]。在肝脏内仔细设置多个感兴趣区域来获得平均肝硬度，以减少异质性疾病分布的影响。

MRE 的进展：目前市面上的 MRE 软件包采用二维波传播模式（2D MRE），该模型设定剪切波在采集平面传播，而忽略了沿斜方向传播的波。这一假设可能导致高估肝硬度。最近，3D MRE 被引入，它通过波动成像并对波动图像进行三维处理来计算组织硬度。3D MRE 测量肝硬度更可靠，重复性高，覆盖范围更大，对肝脏局灶性病变评估更准确。此外，3D MRE 允许测量复剪切模量的子分量，即实分量和虚分量，他们分别代表组织的弹性特性（储存模量，G′）和黏性特性（损失模量，G″）。这些定量生物标志物有望无创性评估组织病理学过程，如炎症 UCSF[14, 37, 38]。

结论

肝脏 MRE 是一种可靠的肝硬度定量技术。MRE 是目前肝纤维化检测和分期最准确的无创方法。MRE 技术的进步可能会进一步加深我们对弥漫性和局灶性肝病的认识，并在未来改善患者的管理。

致谢

感谢明尼苏达州罗切斯特市 Mayo 诊所的 Richard L. Ehman 博士。

参考文献

[1] Centers for Disease Control and Prevention, National Center for Health Statistics. Underlying Cause of Death 1999-2018 on CDC WONDER Online Database, released in 2020. Data are from the Multiple Cause of Death Files, 1999-2018, as compiled from data provided by the 57 vital statistics jurisdictions through the Vital Statistics Cooperative Program. http://wonder.cdc.gov/ucd-icd10. html. Accessed 7 Nov 2020.
[2] Chi H, Hansen BE, Tang WY, Schouten JN, Sprengers D, Taimr P, et al. Multiple biopsy passes and the risk of complications of percutaneous liver biopsy. Eur J Gastroenterol Hepatol. 2017;29(1):36-41.
[3] Rockey DC, Caldwell SH, Goodman ZD, Nelson RC, Smith AD. American Association for the Study of Liver Diseases position paper: liver biopsy. Hepatology. 2009;49(3): 1017-44.
[4] West J, Card TR. Reduced mortality rates following elective percutaneous liver biopsies. Gastroenterology. 2010;139:1230-7.
[5] Cadranel JF, Rufat P, Degos F. Practices of liver biopsy in France: results of a prospective nationwide survey. For the Group of Epidemiology of the French Association for the Study of the Liver (AFEF). Hepatology (Baltimore, MD). 2000;32(3):477-81.
[6] Bedossa P, Dargere D, Paradis V. Sampling variability of liver fibrosis in chronic hepatitis C. Hepatology (Baltimore, MD). 2003;38(6):1449-57.
[7] Castera L, Negre I, Samii K, Buffet C. Pain experienced during percutaneous liver biopsy. Hepatology (Baltimore, MD). 1999;30(6):1529-30.
[8] Poynard T, Ratziu V, Bedossa P. Appropriateness of liver biopsy. Can J Gastroenterol. 2000;14(6):543-8.
[9] Regev A, Berho M, Jeffers LJ, Milikowski C, Molina EG, Pyrsopoulos NT, et al. Sampling error and intraobserver variation in liver biopsy in patients with chronic HCV infection. Am J Gastroenterol. 2002;97(10):2614-8.
[10] Maharaj B, Maharaj RJ, Leary WP, Cooppan RM, Naran AD, Pirie D, et al. Sampling variability and its influence on the diagnostic yield of percutaneous needle biopsy of the liver. Lancet (London, England). 1986;1(8480):523-5.
[11] Rousselet MC, Michalak S, Dupre F, Croue A, Bedossa P, Saint-Andre JP, et al. Sources of variability in histological scoring of chronic viral hepatitis. Hepatology (Baltimore, MD). 2005;41(2):257-64.
[12] Puche JE, Saiman Y, Friedman SL. Hepatic stellate cells and liver fibrosis. Compr Physiol. 2013;3(4):1473-92.
[13] Yin M, Talwalkar JA, Glaser KJ, Manduca A, Grimm RC, Rossman PJ, et al. Assessment of hepatic fibrosis with magnetic resonance elastography. Clin Gastroenterol Hepatol. 2007;5(10):1207-13.e2.
[14] Hoodeshenas S, Meng Y, Venkatesh SK. Magnetic resonance elastography of liver- current update. Top Magn Reson Imaging. 2018;27(5):319-33. https://doi.org/10.1097/RMR.0000000000000177.
[15] Rouviere O, Yin M, Dresner MA, Rossman PJ, Burgart LJ, Fidler JL, et al. MR elastography of the liver: preliminary results. Radiology. 2006;240(2):440-8.
[16] Huwart L, Sempoux C, Vicaut E, Salameh N, Annet L, Danse E, et al. Magnetic resonance elastography for the noninvasive staging of liver fibrosis. Gastroenterology. 2008;135:32-40. https://doi. org/10.1053/j.gastro.2008.03.076.
[17] Yoshimitsu K, Shinagawa Y, Mitsufuji T, Mutoh E, Urakawa

H, Sakamoto K, et al. Preliminary comparison of multi-scale and multi-model direct inversion algorithms for 3T MR elastography. Magn Reson Med Sci. 2017;16(1):73-7.
[18] Kim DW, Kim SY, Yoon HM, Kim KW, Byun JH. Comparison of technical failure of MR elastography for measuring liver stiffness between gradient-recalled echo and spin-echo echo-planar imaging: a systematic review and meta-analysis. J Magn Reson Imaging. 2020;51(4):1086-102. https://doi.org/10.1002/jmri.26918.
[19] Hines CD, Bley TA, Lindstrom MJ, Reeder SB. Repeatability of magnetic resonance elastography for quantification of hepatic stiffness. J Magn Reson Imaging. 2010;31(3):725-31.
[20] Shire NJ, Yin M, Chen J, Railkar RA, Fox-Bosetti S, Johnson SM, et al. Test-retest repeatability of MR elastography for noninvasive liver fibrosis assessment in hepatitis C. J Magn Reson Imaging. 2011;34(4):947-55.
[21] Venkatesh SK, Wang G, Teo LL, Ang BW. Magnetic resonance elastography of liver in healthy Asians: normal liver stiffness quantification and reproducibility assessment. J Magn Reson Imaging. 2014;39(1):1-8.
[22] Lee Y, Lee JM, Lee JE, Lee KB, Lee ES, Yoon JH, et al. MR elastography for noninvasive assessment of hepatic fibrosis: reproducibility of the examination and reproducibility and repeatability of the liver stiffness value measurement. J Magn Reson Imaging. 2014;39(2):326-31.
[23] Yasar TK, Wagner M, Bane O, Besa C, Babb JS, Kannengiesser S, et al. Interplatform reproducibility of liver and spleen stiffness measured with MR elastography. J Magn Reson Imaging. 2016;43(5):1064-72.
[24] Trout AT, Serai S, Mahley AD, Wang H, Zhang Y, Zhang B, et al. Liver stiffness measurements with MR elastography: agreement and repeatability across imaging systems, field strengths, and pulse sequences. Radiology. 2016;281(3):793-804.
[25] Venkatesh SK, Wang G, Lim SG, Wee A. Magnetic resonance elastography for the detection and staging of liver fibrosis in chronic hepatitis B. Eur Radiol. 2014;24:70-8.
[26] Huwart L, Sempoux C, Salameh N, Jamart J, Annet L, Sinkus R, et al. Liver fibrosis: noninvasive assessment with MR elastography versus aspartate aminotransferase-to-platelet ratio index. Radiology. 2007;245:458-66.
[27] Bonekamp S, Kamel I, Solga S, Clark J. Can imaging modalities diagnose and stage hepatic fibrosis and cirrhosis accurately? J Hepatol. 2009;50:17-35.
[28] Chen J, Talwalkar JA, Yin M, Glaser KJ, Sanderson SO, Ehman RL. Early detection of nonalcoholic steatohepatitis in patients with nonalcoholic fatty liver disease by using MR elastography. Radiology. 2011;259:749-56.
[29] Lee DH, Lee JM, Han JK, Choi BI. MR elastography of healthy liver parenchyma: normal value and reliability of the liver stiffness value measurement. J Magn Reson Imaging. 2013;38(5):1215-23.
[30] Kim BH, Lee JM, Lee YJ, Lee KB, Suh KS, Han JK, et al. MR elastography for noninvasive assessment of hepatic fibrosis: experience from a tertiary center in Asia. J Magn Reson Imaging. 2011;34(5):1110-6.
[31] Herzka DA, Kotys MS, Sinkus R, Pettigrew RI, Gharib AM. Magnetic resonance elastography in the liver at 3 tesla using a second harmonic approach. Magn Reson Med. 2009;62(2):284-91.
[32] Asbach P, Klatt D, Schlosser B, Biermer M, Muche M, Rieger A, et al. Viscoelasticity-based staging of hepatic fibrosis with multifrequency MR elastography. Radiology. 2010;257(1):80-6.
[33] Huwart L, Peeters F, Sinkus R, Annet L, Salameh N, ter Beek LC, et al. Liver fibrosis: non-invasive assessment with MR elastography. NMR Biomed. 2006;19(2):173-9.
[34] Tan CH, Venkatesh SK. Magnetic resonance elastography and other magnetic resonance imaging techniques in chronic liver disease: current status and future directions. Gut Liver. 2016;10(5):672-86.
[35] Yin M, Talwalkar JA, Glaser KJ, Venkatesh SK, Chen J, Manduca A, Ehman RL. Dynamic postprandial hepatic stiffness augmentation assessed with MR elastography in patients with chronic liver disease. AJR Am J Roentgenol. 2011;197(1):64-70.
[36] Mederacke I, Wursthorn K, Kirschner J, Rifai K, Manns MP, Wedemeyer H, et al. Food intake increases liver stiffness in patients with chronic or resolved hepatitis C virus infection. Liver Int. 2009;29:1500-6.
[37] Fovargue D, Nordsletten D, Sinkus R. Stiffness reconstruction methods for MR elastography. NMR Biomed. 2018;31(10):e395. https://doi.org/10.1002/nbm.3935.
[38] Morisaka H, Motosugi U, Glaser KJ. Comparison of diagnostic accuracies of 2D and 3D MR elastography of the liver. J Magn Reson Imaging. 2017;45(4):1163-70.

第 15 章　FDG-PET 在肝胆胰疾病诊治中的作用

FDG-PET for Management on Hepato-Pancreato-Biliary Disease

Koji Murakami　著

摘要

正电子发射断层扫描技术的独特之处是能够直观地显示细胞或组织的“代谢活性”。包括肝胆胰系统恶性肿瘤（hepato-pancreato-biliary cancer，HPBC）在内通常表现为葡萄糖代谢增高，用 FDG-PET 可以清楚地显示葡萄糖代谢情况。PET 具有覆盖范围广的优点，可以对全身进行检查。但由于其空间分辨率低，它不适合检测微小病灶。从 FDG-PET 上述这些特征来看，在 HPBC 的主要作用是用来分期（检测淋巴结、远处转移）、化疗（放疗）反应评估和早期发现复发（监测）。但近年来 PET/CT 成像技术的进步使我们能够发现其他影像学检查漏诊的小病灶。因此，我们应充分认识 FDG-PET 的特点，并将其成功应用于 HPBC 患者的治疗。

FDG-PET 被认为是 21 世纪最迅速流行的成像诊断方法之一，不仅在日本，在大部分发达国家也是如此。然而，由于 PET 检查需要大量的资金投入，目前可用的 PET 设备仍然有限。PET 设备主要在大城市的各大机构或影像诊断中心引入。虽然许多中小型医院在经济上负担不起，但医生可以将患者转诊到有 PET 设施的机构。因此，对于普通医生来说，掌握 PET 的详细知识，包括 PET 的适应证，以便转诊合适的患者去具备 PET 的机构。

总的来说，由于 PET 的低空间分辨率，它并不是一个“万能”工具，尤其是在检测小病灶方面。在恶性肿瘤诊治中，使用 PET 的主要目的是检测淋巴结和远处转移，以进行分期，评估化疗（或放疗）的疗效，以及早期发现复发（监测）。但根据器官和疾病的不同，PET 的这些适应证略有不同。在这篇文章中，我们回顾了在肝胆胰系统疾病中，使用 PET（或 FDG-PET/CT）的适应证。

一、肝癌的 FDG-PET 检查

（一）HCC 的 PET 检查

众所周知，HCC 的 FDG 蓄积较低。这可以根据肿瘤摄取 FDG 的机制来解释。FDG 是葡萄

糖的类似物，当其注射到体内后，它被细胞摄取并通过与葡萄糖相同的途径磷酸化。在这一点上，FDG 的代谢过程和葡萄糖的代谢过程是一样的，但 FDG 的反应没有进一步进行（图 15-1）。换句话说，FDG 以磷酸化的形式留在细胞内。一方面，由于肝细胞的去磷酸化酶活性高于其他组织，因此在正常肝细胞内蓄积的葡萄糖可能再被去磷酸化并排出细胞外。由于在分化良好的 HCC 中保留了有活性的去磷酸化酶，肿瘤中 FDG 的蓄积相对较低（图 15-2）。高分化 HCC 摄取 FDG 低的另一个原因是与其他类型的恶性肿瘤相比，细胞表面葡萄糖转运蛋白的表达较少。另一方面，低分化 HCC 的酶活性较弱，表现出较强的 FDG 摄取 [1, 2]。由于 FDG 的摄取随 HCC 分化程度而变化，因此即使 FDG-PET 不能用于检查，也可以通过 FDG 摄取程度在一定程度上预测 HCC 的分化程度。此外，由于低分化 HCC 经常与转移和复发相关，FDG-PET 有助于检查这些转移 / 复发，从而能够对全身进行筛查（图 15-3）[3]。组织学分化程度与预后相关，HCC 分化程度越差，预后越差。因此，FDG-PET 为预测 HCC 预后发挥了非常重要的作用 [4, 5]。

（二）肝内胆管癌的 PET 检查

胆管癌在组织学上属于腺癌，通常表现为 FDG 摄取增高（图 15-4）[6, 7]。然而，由于低分化 HCC 和转移性肝癌均表现出 FDG 摄取明显增加，因此仅仅基于 FDG 摄取很难鉴别这两种肝脏恶性肿瘤。其他形态诊断影像学，如动态 CT 或 MRI 也是非常值得参考。

此外，直接造影、超声内镜（endoscopic ultrasound，EUS）、导管腔内超声（intraductal ultrasound，IDUS）、增强 CT 和 MRI 等“高分辨率”诊断性影像学工具，已足以对原发病灶进行诊断分期，而 PET 对胆管癌的 T 分期诊断价值不高。另外，对于直径＜10mm 的淋巴结转移，PET 可作为一种补充诊断工具。直径＜10mm 的 FDG 阳性淋巴结提示转移性淋巴结的可能性大，而仅用 CT 的诊断标准难以判断为转移。

PET 还有望用于检查胆管癌是否存在远处转移和复发病灶。研究表明，PET 决定了 17% 病例的治疗方案的 [8]，改变了 30% 病例的治疗方案 [9]。鉴于 PET 的具有较好的对比分辨率，其对肝切除或胆管切除术后难以发现的复发性病灶，具有良好的诊断能力。

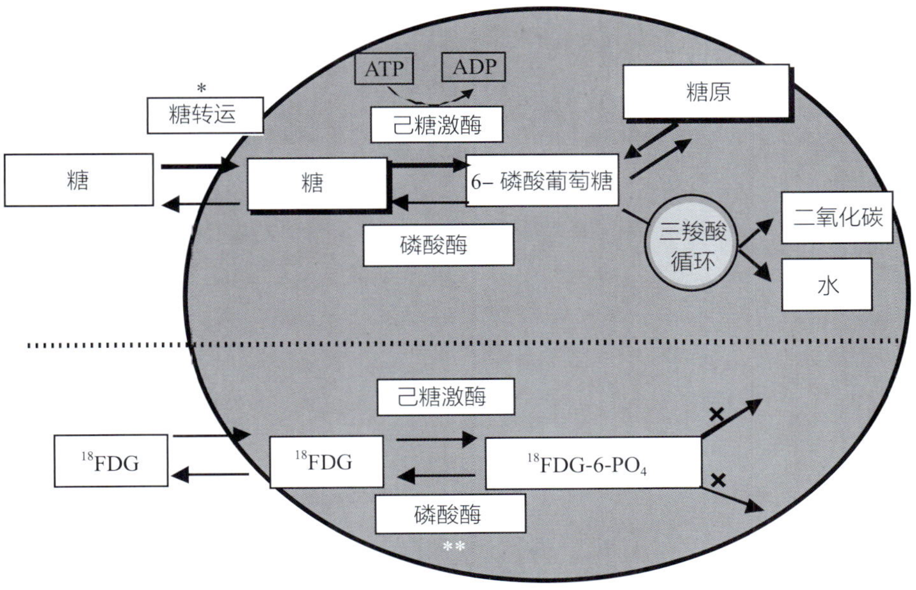

▲ 图 15-1　葡萄糖和 ^{18}F-FDG 在细胞中的代谢途径示意图

FDG 在磷酸化之前与葡萄糖代谢途径相同，尽管它没有进一步反应。大多数恶性细胞已知有葡萄糖转运体（*）的过度表达和磷酸酶（**）的低活性

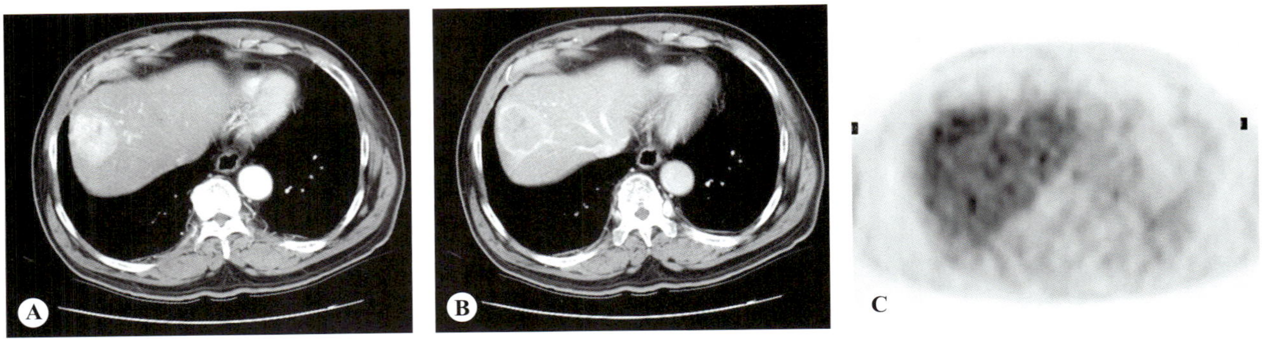

▲ 图 15-2　1 例高分化肝癌

A 和 B. CT 增强的动脉期和门静脉期，典型 HCC 的强化方式；C. FDG-PET 未见 FDG 摄取

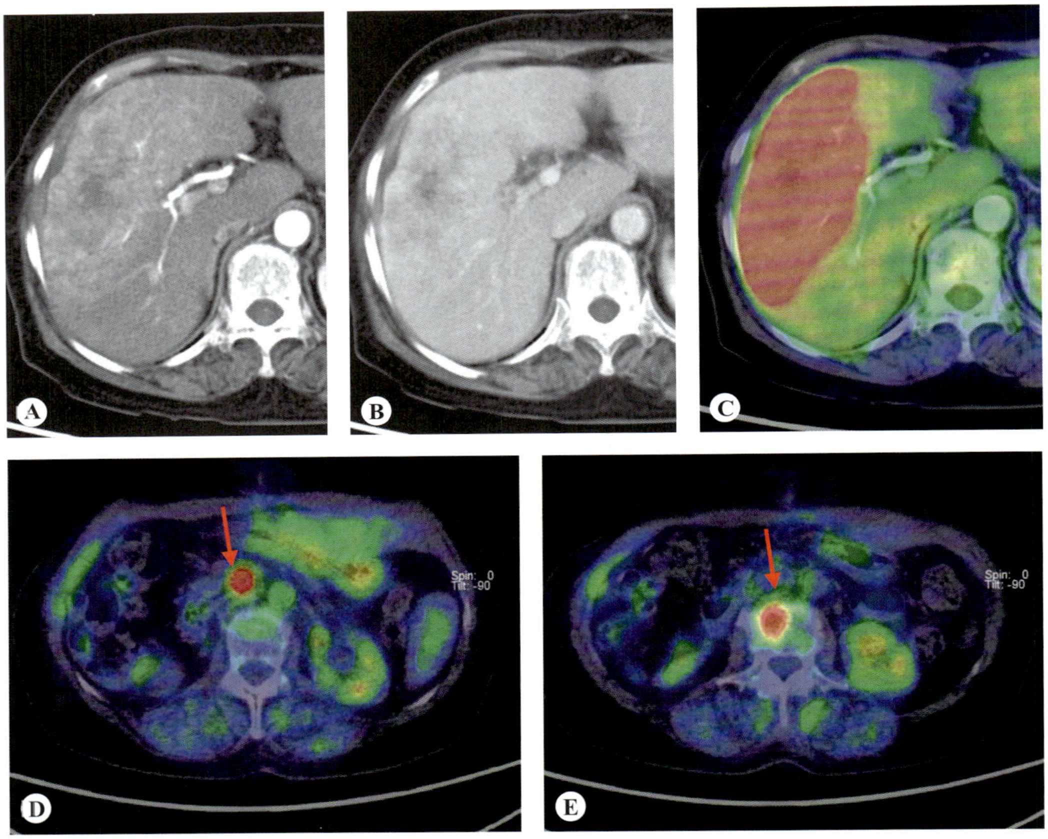

▲ 图 15-3　1 例混合型肝癌伴肝外转移患者

A. 动态增强 CT 的动脉期；B. 动态增强 CT 的门静脉期，肿瘤早期强化是 HCC 的特征，但也有边界和延迟强化的胆管细胞癌特征。病理诊断为混合型 HCC；C. 这类 HCC 表现出 FDG 明显聚集；D 和 E. 该病例也有淋巴结和骨转移（箭）

然而，PET 还有两个众所周知的重要缺陷。一个是炎症组织的 FDG 摄取，如胆管炎会导致假阳性。另一个是生长缓慢或纤维化程度高的肿瘤对 FDG 摄取较弱，导致假阴性。

（三）转移性肝癌的 PET 检查

肝转移灶的显影可能取决于原发灶的组织学特征。一般情况下，当原发灶表现出 FDG 摄取明显增高时，转移灶也会出现 FDG 摄取增高。

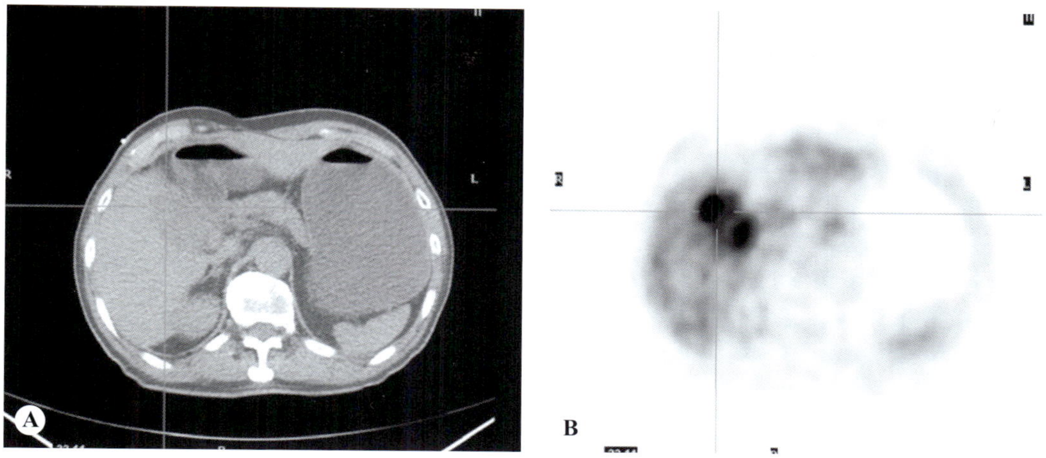

▲ 图 15-4　1 例胆管细胞癌（CCC）
A 和 B. PET-CT 获得的平扫 CT（低剂量 CT）；B. 与 HCC 不同，CCC 通常为嗜 FDG 肿瘤

然而，PET 对转移灶的成像也受到其他因素的影响，如肿瘤大小、细胞密度、是否存在出血 / 坏死等与肿瘤相关的因素，以及数据采集时的血糖水平、呼吸运动等外部因素。因此，根据上述原因，原发灶和转移灶的 FDG 摄取可能不同。

与其他成像方式相比，PET 因其空间分辨率较差而不是最适合筛查微小病灶。即使肝脏肿瘤对 FDG 有亲和性，肿瘤对 FDG 的摄取也必须强于肝脏的生理性摄取才能容易被鉴别。即使考虑到这些因素，可以肯定的是 PET 的对比分辨率和特异性都优于平扫或增强 CT（图 15-5）。此外，最新的 PET 影像技术显著提高了空间分辨率，对微小病灶的检出率逐年提高。

由于小肿瘤并不总是显示特征性的血流动力学，因此即使进行增强成像，单独的 CT 有时也不足以鉴别肝囊肿与血管瘤或肝转移瘤。MRI（尤其是增强 MRI 和 DWI 相）可能是目前发现肝脏小转移瘤的最佳影像学方法，但利用 MRI 信号对肝脏小肿瘤进行鉴别诊断也存在一定困难。在这种情况下，FDG-PET 具有较高的特异性，在诊断中具有较高的应用价值。但需要注意的是，它对 FDG 摄取较强的肿瘤（如结肠癌、胰腺癌）有效，而对摄取较弱的肿瘤作用甚微，如肾癌。

PET 的另一个优点是能够对全身进行筛查。Ruers 等着重讨论了 PET 除检查原发性肝肿瘤外，还用于筛查转移病灶[10]。有文献也强调了 FDG-PET 对复发病灶的诊断价值，在孤立性肝转移灶的治疗中有更多的临床意义[11]。

PET 有望在分子靶向药物疗效评价中发挥重要作用。据报道，与传统的细胞毒性抗癌药物相比，由于分子靶向药物对细胞抑制特性，在缩小肿瘤体积方面效果较差。因此，PET 作为分子靶向药物疗效评价的替代标志物备受关注。目前，分子靶向药物被广泛应用于肺癌、乳腺癌和胃肠道间质瘤的治疗，这些肿瘤是肝转移的高发肿瘤。由于 PET 不仅可以检查肝脏转移瘤，还可以检查体内其他部位的转移瘤，因此有望在未来作为替代标志物发挥更重要的作用[12]。

二、胆道肿瘤的 FDG-PET 检查

根据 Petrowsky 等的报道，FDG-PET 对肝外胆管癌的诊断准确率为 53%，诊断效能较差[8]。扁平的“浸润型”是肝外胆管癌最常见的组织学类型，其特征是大量纤维成分和沿腔内生长而不形成“肿块”。这种组织学和形态学特征是 FDG-PET 诊断效能不佳的主要原因。

另外，乳头型（胆管癌的次要类型）的特征是肿块并向管腔内突出生长，有时显示 FDG 摄取增加。PET 已被证明对这种组织学类型的胆管癌有很高的灵敏度[9, 13]。

胆管癌的 PET 检查，最好在 PTCD 引流管置入之前进行，因为 PTCD 管尖端的刺激可引起胆

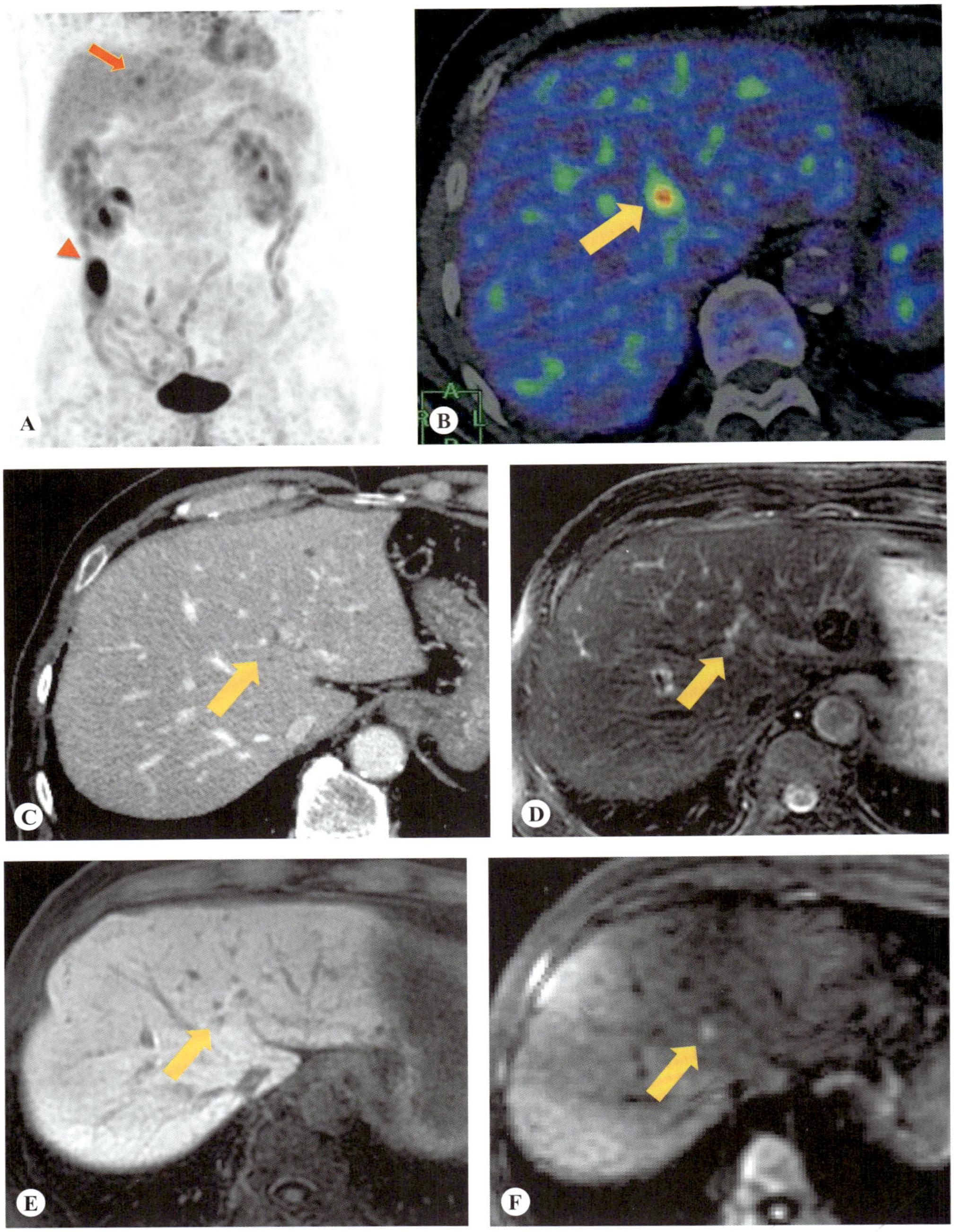

▲ 图 15-5 1 例盲肠癌伴肝转移

A. MIP 图像。B. PET/CT 融合图像。两种 PET 图像均清楚显示除原发性盲肠癌（箭）外的肝转移灶（箭头）。C. 增强 CT。D. T_2WI。E. EOB-DTPA 对比 MRI。F. MRI 弥散加权像。除 DWI 外，CT 和 MRI 均难以发现肝脏小病灶

管炎，并可能造成假阳性结果。

虽然 FDG 也可聚集于肝外胆管癌的淋巴结转移灶，但不能显示微小转移灶。也就是说，FDG-PET 对肝外胆管癌淋巴结转移的检测灵敏度较低。因此，FDG-PET 在胆管癌诊断和治疗前分期中的作用似乎很有限。

PET 在胆管癌中最有价值的时机是发现远处转移或早期发现复发。虽然由于手术操作导致的

形态或解剖改变有时难以发现肿瘤复发，但 PET 在发现漏诊肿瘤中发挥着重要作用[14]。

三、胆囊癌的 FDG-PET 检查

在文献中，FDG-PET 检测原发胆囊癌的灵敏度为 75%～100%，特异度为 80%～89%（图 15-6）。超声、MRI 和增强 CT 具有较高的空间分辨率，更适合诊断。据报道，FDG-PET 可用于鉴别胆囊肿瘤的良恶性[15]，但急性胆囊炎和肿块型黄色肉芽肿性胆囊炎也可显示明显的 FDG 摄取（图 15-7）。因此，这种方法在这些肿瘤之间的鉴别能力仍然存在争议。对于胆囊癌，FDG-PET 的主要目的与前文提到的胆管癌一样，是发现远处转移和复发。

四、胰腺癌的 FDG-PET 检查

2019 版日本胰腺癌临床实践指南推荐动态增强 CT 作为胰腺癌的一线诊断影像学方法，其次是 MRI 和 US 进行检查和定性诊断[16]。该指南"强烈建议不要单独进行 FDG-PET"，其原因是 FDG 在炎症时摄取，特异性不足。其他原因包括 PET 在经济上昂贵和具有辐射暴露。也就是说，如果在进行增强 CT 的同时，再进行 US、MRI、ERCP、EUS 等其他检查，可以说 FDG-PET 仅能增加有限的信息。

另外，当胰腺不是靶器官时，常规行 CT 平扫或增强扫描。在这种情况下，小的胰腺癌有时会被漏诊，特别是在主胰管无扩张的胰腺钩突癌的情况下。过去被 CT 忽略的小胰腺癌也因其空间分辨率低而难以被 PET 发现，但近年来 PET/CT 探测器和图像重建算法的发展使空间分辨率有了显著提高。因此，被 CT 漏诊但被 FDG-PET 检出小的胰腺癌病例越来越多（图 15-8）。

在定性诊断方面，慢性胰腺炎的 FDG 摄取较低，可以与癌症相鉴别。然而，炎症细胞也表现出葡萄糖代谢加速导致的 FDG 摄取增加，这使得急性胰腺炎与胰腺癌的鉴别变得困难。因此，对于有胰腺炎临床症状或炎症生化证据的患者，应谨慎解读阳性结果。Imdahl 等学者报道延迟 PET 成像有助于鉴别癌症和急性胰腺炎，因为癌症在延迟期显示沉积增多[17]。然而，一项有争议的研究报道，即使在炎症的情况下，FDG 摄取也会在延迟期增强。因此，FDG-PET 不能作为鉴别急性胰腺炎和胰腺癌的可靠影像学工具。

FDG-PET 在 IgG_4 相关性胰腺炎的鉴别诊断中具有重要作用。该疾病被定义为一种伴有胰腺以外多个器官炎症的全身性疾病。由于唾液腺、肺门淋巴结、肺（间质性肺炎）、肾（肾炎）和

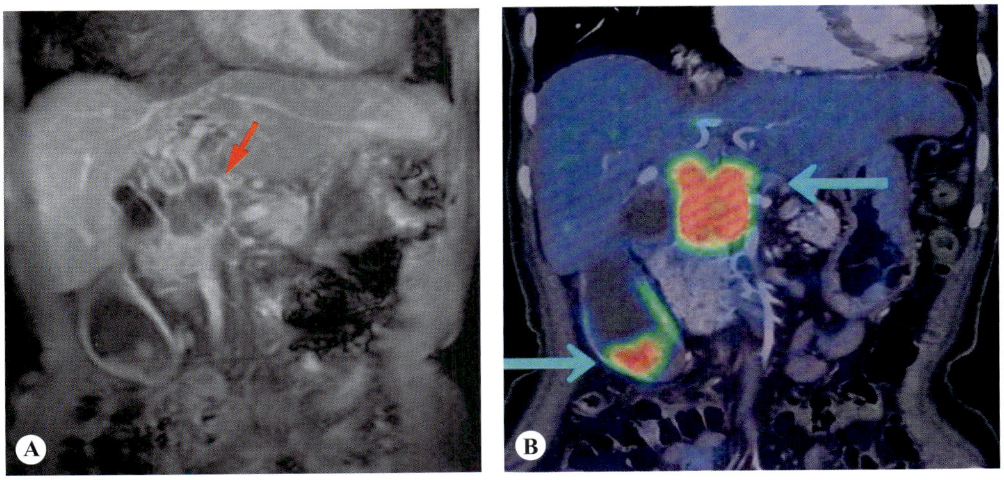

▲ 图 15-6　胆囊癌伴肝门部淋巴结转移

A. CE-MRI（冠状位）显示胰头附近肿瘤呈低度强化（箭），最开始认为原发肿瘤在此；B. PET-CT（冠状位）显示 2 个 FDG 摄取增高病灶（箭）。胆囊癌及其转移灶通常表现出较强的 FDG 摄取

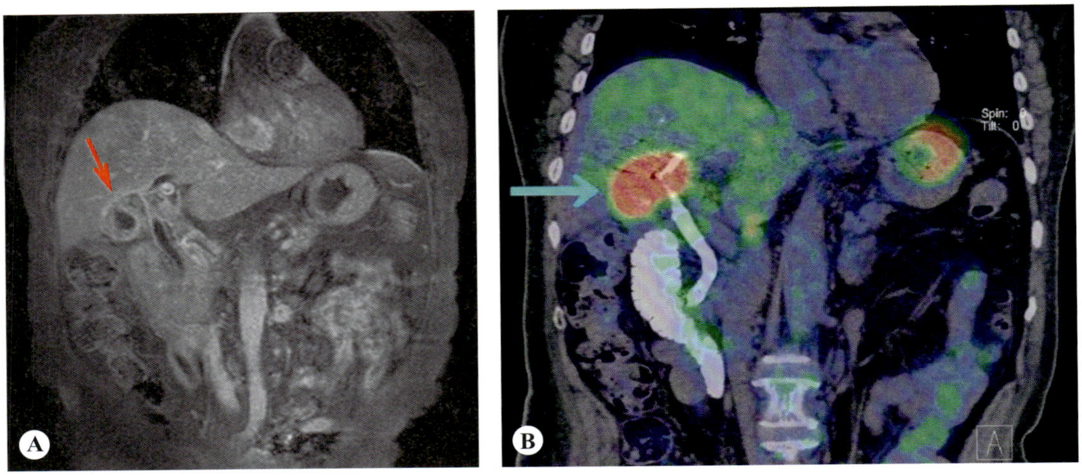

▲ **图 15-7　1 例急性胆囊炎**

A. CE-MRI（冠状位）显示胆囊壁不规则增厚（箭）伴肝门部胆管狭窄；B.PTC 术后行 PET-CT 检查。尽管病理诊断为急性胆囊炎，但胆囊显示 FDG 明显摄取（箭）。根据 FDG 摄取鉴别炎症活动和肿瘤性病变是非常困难的

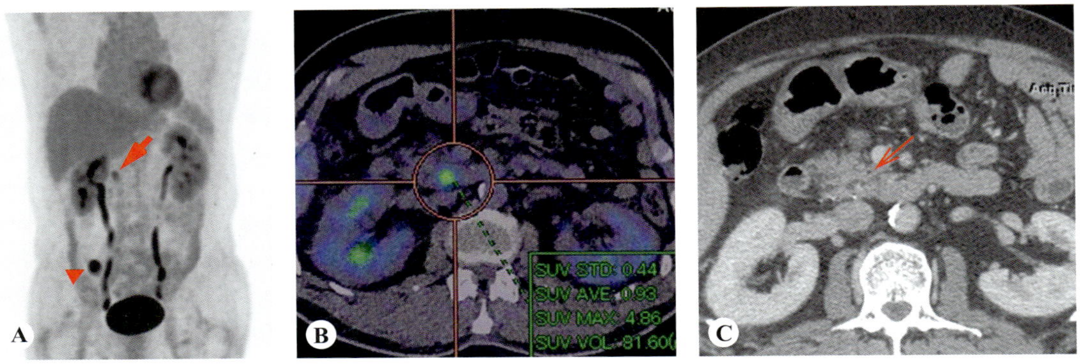

▲ **图 15-8　FDG-PET 在确定升结肠癌分期时偶然发现 1 例胰腺钩突癌**

A. MIP；B. PET/CT 融合，FDG-PET 成像均显示除升结肠癌（箭头）外，胰头（箭）也有异常摄取；C. 增强 CT 用于结肠癌分期，通过该图像很难发现胰腺肿瘤

腹膜后可同时受累，FDG-PET 被认为是评估病变的有效工具[18]。换句话说，胰腺以外的异常 FDG 摄取可能会怀疑 IgG_4 相关性胰腺炎，而不是胰腺癌（图 15-9）。

在胰腺癌中，PET 是发现远处转移（图 15-10）和复发（图 15-11）的最有力工具。由于局部复发与治疗的形态学改变有关，如纤维化、出血等，有时仅通过常规影像学形态难以评估局部复发。此外，由于胰腺癌具有血供差的特点，基于动态对比影像学难以对肿瘤进行评估。在这种情况下，PET 具有较高的对比度分辨率，对病变的显示具有重要价值。

基于常规影像学难以发现远处转移的另一个原因是难以预测转移部位。当临床症状如疼痛、血清肿瘤标志物升高等怀疑复发时，PET 全身成像具有重要价值。Ruf 等根据术后疼痛、体重下降、血清肿瘤标志物升高等情况，对 23 例临床怀疑胰腺癌复发的患者进行了 PET、CT 和 MRI 检查，PET 证实 22 例（96%）患者复发，而 CT/MRI 仅证实 9 例（39%）复发[19]。

除 FDG-PET 外，生长抑素受体成像（somatostatin receptor scintigraphy，SRS）在胰腺神经内分泌肿瘤的临床诊治中具有重要价值。一些发达国家已经将 SRS 应用于 ^{68}Ga-DOTA-TOC 或 ^{68}Ga-DOTA-

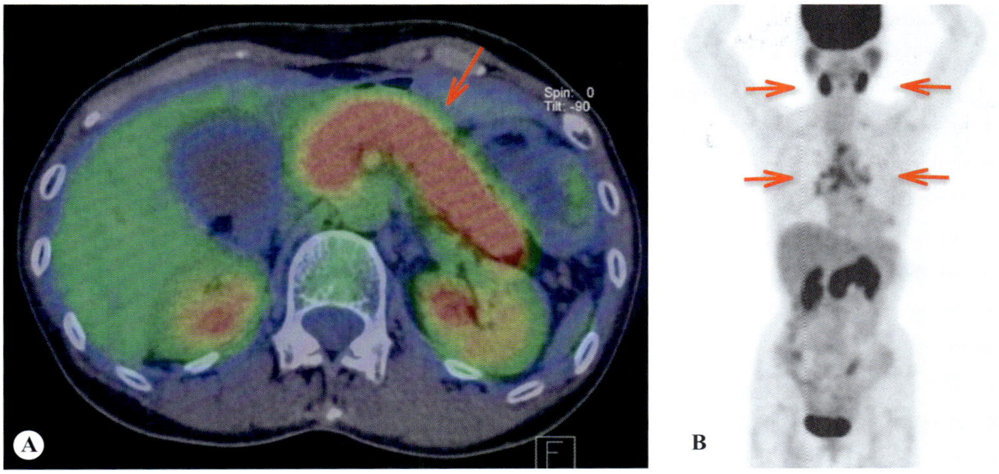

▲ 图 15-9 IgG_4 相关性胰腺炎

A. PET/CT 显示全胰腺 FDG 较强摄取伴肿胀（箭）；B. PET 的 MIP 图像。除胰腺弥漫性摄取外，双侧唾液腺及肺门、纵隔淋巴结（箭）呈对称性 FDG 沉积。本病的特征是全身器官受累

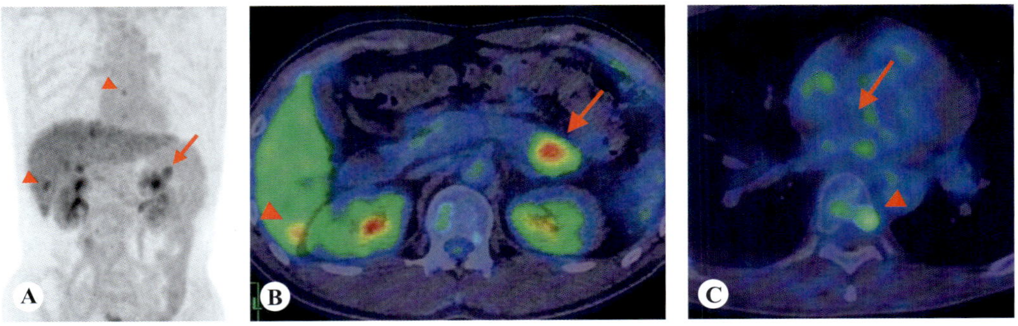

▲ 图 15-10 一例胰尾癌伴多发转移

A. MIP 图像清晰显示了胰尾部（箭）、肝脏和脊柱的所有病变（箭头）；B 和 C. PET/CT 融合图像。PET 能显示脊柱骨转移灶

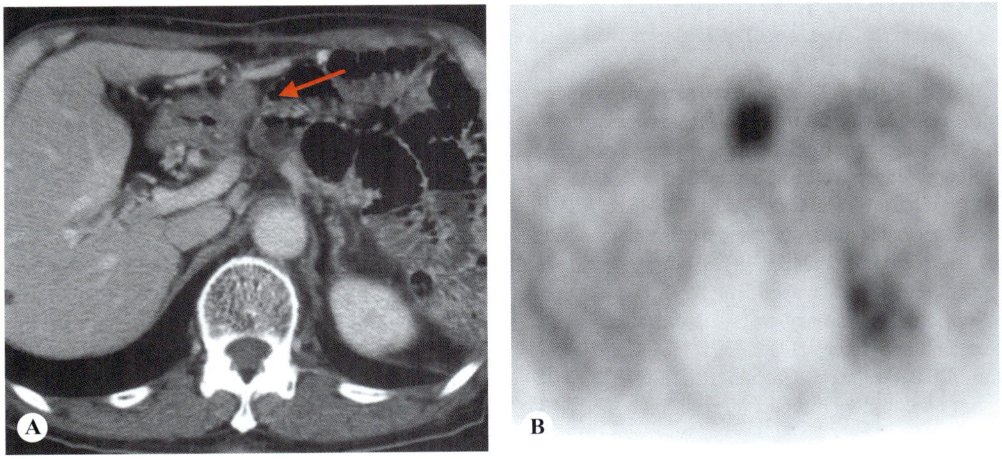

▲ 图 15-11 一例胰腺癌术后肿瘤标志物升高

A. CECT 初次检查发现小结节（箭）；B. PET 能更清楚地检出复发灶

TATE 的临床 PET 成像。

FDG 蓄积代表肿瘤细胞的增殖能力，低级别 G_1 的蓄积较低，高级别 G_3 和神经内分泌癌（neuroendocrine cancer，NEC）蓄积较强 [20]。因此，FDG-PET 是寻找高级别 PNET 转移的有效方法，并被日本胰腺和胃肠神经内分泌肿瘤临床指南第 2 版作为 A 级证据推荐 [21]。

另外，SRS 在生长抑素受体高表达的 G_1 中有较强的蓄积，在低分化的 G_3/NEC 中有较低的蓄积，并与 FDG 蓄积呈负相关。因此，根据肿瘤的分化程度和恶性程度合理使用 FDG-PET 和 SRS 具有重要意义，两者发挥着互补作用。

由于本章的重点是 FDG，因此省略了一些细节内容，即使用 PET 的 SRS 在未来非常有前景。因为如果将标记的放射性同位素从正电子发射器替换为发射 α 射线或 β 射线的核素，这种治疗被称为肽受体放射性核素治疗（peptide receptor radionuclide therapy，PRRT），它将直接与内照射治疗相关 [22]。

结论

本文就 PET/CT 在肝胆胰病变评估中的应用价值和局限性进行了综述。超声和动态增强 CT 是诊断这些器官病变最简单、最经济的影像学方法。一方面，MRI、EUS 和 IDUS 等许多其他影像学工具也可用于这些器官的详细评估。所有这些方法都被用作显示“局部区域”的“高分辨率”的影像诊断，而 PET 不太可能在病灶的局部诊断中发挥重要作用。相反，PET（PET/CT）涉及全身成像，对于显示远处转移和意外复发非常有用。因此，PET/CT 在某些晚期或不典型肿瘤的全身评估中具有重要意义。另一方面，PET/CT 的最新进展极大地提高了空间分辨率，使我们能够发现意想不到的胰腺病变。SRS 的 PET/CT 与 PRRT 有直接关联，在 PNET 的治疗中具有广阔的应用前景。

参考文献

[1] Trojan J, Schroeder O, Raedle J, et al. Fluorine-18 FDG positron emission tomography for imaging of hepatocellular carcinoma. Am J Gastroenterol. 1999;94(11):3314-9.
[2] Torizuka T, Tamaki N, Inokuma T, et al. In vivo assessment of glucose metabolism in hepatocellular carcinoma with FDG-PET. J Nucl Med. 1995;36(10):1811-7.
[3] Iwata Y, Shiomi S, Sasaki N, et al. Clinnical usefulness of posiron emission tomograohy with fluorine-18-fluorodeoxiglucose in the diagnosis of liver tumors. Ann Nucl Med. 2000;14(2):121-6.
[4] Hatano E, Ikai I, Higashi T, et al. Preoperative positron emission tomography with fluorine-18-fluorodeoxyglucose is predictive of prognosis in patients with hepatocellular carcinoma after resection. World J Surg. 2006;30(9):1736-41.
[5] Sugiyama M, Sakahara H, Torizuka T, et al. 18F-FDG PET in the detection of extrahepatic metastases from hepatocellular carcinoma. J Gastroenterol. 2004;39(10):961-8.
[6] Keiding S, Hansen SB, Rasmussen HH, et al. Detection of cholangiocarcinoma in primary sclerosing cholangitis by positron emission tomography. Hepatology. 1998;28:700-6.
[7] Kim YJ, Yun M, Lee WJ, et al. Usefulness of 18F-FDG PET in intrahepatic cholangiocarcinoma. Eur J Nucl Med Mol Imaging. 2003;30(11):1467-72.
[8] Petrowsky H, Wildbertt P, Husrik DB, et al. Impact of integrated positron emission tomography and computed tomography on staging and management of gall bladder cancer and cholangiocarcinoma. J Hepatol. 2006;45:43-50.
[9] Anderson CD, Rice MH, Pinson CW, et al. Fluorodeoxyglucose PET imaging in the evaluation of gall bladder carcinoma and cholangiocarcinoma. J Gastrointestinal Surg. 2004;8:90-7.
[10] Ruers TJ, Langenhoff BS, Neeleman N, et al. Value of positron emission tomography with [F-18]fluorodeoxyglucose in patients with colorectal liver metastases: a prospective study. J Clin Oncol. 2002; 20(2): 388-95.
[11] Grassetto G, Fornasiero A, Bonciarelli G, et al. Additional value of FDG-PET/CT in management of “solitary” liver metastases: preliminary results of a prospective multicenter study. Mol Imaging Biol. 2010;12(2):139-44.
[12] Heinicke T, Wardelmann E, Sauerbruch T, et al. Very early detection of response to imatinib mesylate therapy of gastrointestinal stromal tumours using 18fluoro-deoxyglucose-positron emission tomography. Anticancer Res. 2005;25(6C):4591-4.
[13] Kato T, Tsukamoto E, Kuge Y, et al. Clinical role of 18F-FDG PET for initial staging of extrahepatic bile duct cancer. Eur J Nucl Med. 2002;29:1047-54.
[14] Kitajima K, Murakami K, Kanegae K, et al. Clinical impact of whole body FDG-PET for recurrent biliary cancer: a multicenter study. Ann Nucl Med. 2009;23(8):709-15.
[15] Koh T, Taniguchi H, Yamaguchi A, et al. Differential diagnosis of gall bladder cancer using positron emission

tomography with fluorine-18-labeled fluoro- deoxyglucose (FDG-PET). J Surg Oncol. 2003;84:74-81.
[16] Japan Pancreatic Society. Clinical practice guidelines for pancreatic cancer. Tokyo: Kanehara & Co. Ltd; 2019.
[17] Imdahl A, Nitzsche E, Krautmann F, et al. Evaluation of positron emission tomography with 2-[18F]fluoro-2-deoxy-D-glucose for the differentiation of chronic pancreatitis and pancreatic cancer. Br J Surg. 1999;86(2):194-9.
[18] Nakajo M, Jinnouchi S, Noguchi M, et al. FDG PET and PET/CT monitoring of autoimmune pancreatitis associated with extrapancreatic autoimmune disease. Clin Nucl Med. 2007;32(4):282-5.
[19] Ruf J, Lopez Hänninen E, Oettle H, et al. Detection of recurrent pancreatic cancer: comparison of FDG-PET with CT/MRI. Pancreatology. 2005;5:266-72.
[20] Tomimaru Y, Eguchi H, Tatsumi M, et al. Clinical utility of 2-[(18) F] fluoro-2-deoxy-D- glucose positron emission tomography in predicting World Health Organization grade in pancreatic neuroendocrine tumors. Surgery. 2016;157(2):269-76.
[21] Japan Neuroendocrine Tumor Society. Clinical practice guideline for gastroenteropancreatic neuroendocrine neoplasms. Tokyo: Kanehara & Co. Ltd; 2019.
[22] Strosberg J, El-Haddad G, Wolin E, et al. Phase 3 trial of (177) Lu-Dotatate for midgut neuroendocrine tumors. N Engl J Med. 2017;376(2):125-35.

第 16 章　超声内镜在肝胆胰疾病中的应用

Endoscopic Ultrasound for Hepato-Pancreato-Biliary Diseases

Yasunobu Yamashita　Masayuki Kitano　著

摘要

超声内镜是在胃肠镜前端安装超声换能器，因其空间分辨率高，在肝胆胰系统疾病的诊断中发挥着重要作用。尤其在发现小病灶方面，EUS 较其他影像学方法具有优势。此外，超声技术的最新进展，如造影增强和组织弹性成像，对不明确的病变进行定性。EUS 引导下细针抽吸（ultrasound-guided fine-needle aspiration，EUS-FNA）对胰腺肿瘤病理诊断具有较高的灵敏度和特异度，并发症发生率＜1%。该技术已广泛应用于肝胆胰疾病的穿刺治疗，如液体物质注射、肿瘤消融、胰胆管及腹腔脓肿引流等操作。

超声内镜是在胃肠镜尖端安装超声换能器，由于其空间分辨率高，在肝胆胰疾病的诊断中发挥着至关重要的作用。尤其在发现小病灶方面，EUS 比其他影像学方法具有优势。此外，超声技术的最新进展，如对比剂增强和组织弹性成像，对不明病变进行定性成为可能。

EUS 引导下细针抽吸对病变进行病理诊断具有较高的灵敏度和特异度，并发症发生率＜1%（图 16-3）。EUS-FNA 已广泛应用于肝胆胰疾病的治疗，如液体物质注射、肿瘤消融、胰胆管及腹腔脓肿引流等操作。

一、诊断

（一）胰腺癌

1. 影像

胰腺癌 EUS 图像表现为边缘不规则的不均匀低回声病灶。据报道，EUS 的敏感性在 19 项研究中优于 CT（98% vs. 74%），在 4 项研究中优于腹部超声（94% vs. 67%）[1]。EUS 是诊断早期胰腺癌特别有价值的工具。Kanno 等报道腹部超声、CT、MRI 和 EUS 的 0 期胰腺癌检出率分别为 8.8%、10%、10.9% 和 24.4%，Ⅰ期胰腺癌检出率分别为 67.3%、65.8%、57.5% 和 92.4%[2]。一项关于 EUS 在检出 CT 漏诊的胰腺癌方面的诊断性能的 Meta 分析结果显示，合并灵敏度为 85%，合并特异度为 58%，曲线下面积（area under the curve，AUC）为 0.8[3]。

考虑到 EUS 对 CT 未检出的胰腺癌的诊断价值，强烈建议对有间接表现的患者（如主胰管扩张，其他影像学检查未见病变）进行 EUS，以诊断胰腺癌（图 16-1）。然而，常规 EUS 难以确定胰腺病变的特征，因为大多数胰腺实性病变在

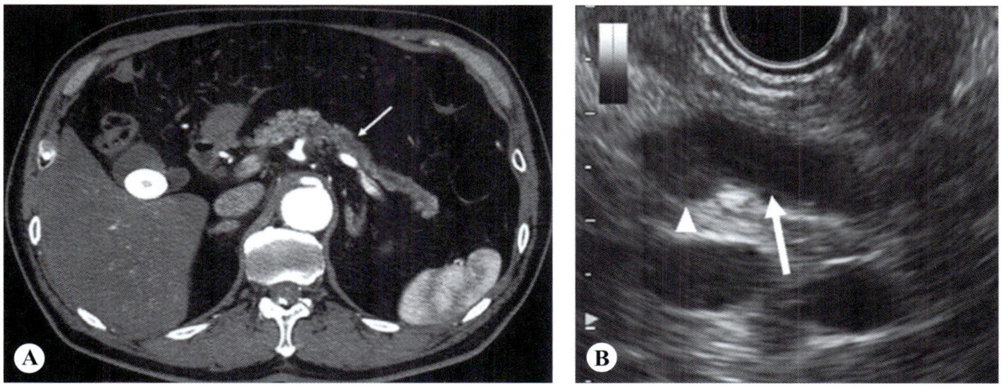

▲ 图 16-1 内镜下可见胰腺小肿瘤典型图像，但 MDCT 仅发现主胰管扩张（间接征象），未见病变

A. 增强 MDCT 显示主胰管扩张（箭），但未能显示胰腺病变；B. EUS 显示 8mm 大小低回声病变（箭头），主胰管扩张（箭）

EUS 中被检出为低回声病变。在这方面，超声造影增强 EUS（contrast-enhanced harmonic EUS，CH-EUS）和 EUS 弹性成像可以提高对胰腺病变的定性能力。

CH-EUS 可检测并选择性过滤静脉注射对比剂产生的微泡信号。在 CH-EUS 上，胰腺癌、炎性肿块和神经内分泌肿瘤通常分别表现为低增强、等增强和高增强模式（图 16-2）。一项纳入 9 篇文献 887 例患者的 Meta 分析报道，胰腺病变鉴别诊断的合并灵敏度为 93%，合并特异度为 80%，合并受试者工作特征（summary receiver operating characteristic，SROC）的 AUC 为 0.97[4]。此外，在伴有肾衰竭和对比剂过敏等禁忌证的患者中，CH-EUS 优于增强 CT 和 MRI，因为对 CH-EUS 对比剂的不良反应在人群中罕见[5]。因此，CH-EUS 在胰腺癌的鉴别诊断中具有较高的应用价值。

由于恶性肿瘤的硬度普遍高于良性肿瘤，EUS 弹性成像可增强对胰腺弹性改变的鉴别能力。就基本原理而言，通过 EUS 探头压迫靶组织或心血管通过主动脉产生的应变表现在超声图像上[6]，较高的应变表示较软的组织，较低的应变表示较硬的组织[7]。一项纳入了 1687 例患者的 19 项研究的 Meta 分析报道，EUS 弹性成像鉴别胰腺病变的合并灵敏度为 98%，合并特异度为 63%，SROC 的 AUC 为 0.91[8]。因此，超声内镜弹性成像对胰腺癌的鉴别诊断也有一定的价值。

2. EUS-FNA

EUS-FNA 是使用 19～25G 穿刺针从胰腺病变中获取组织样本的一种方法，目前被认为是获取胰腺样本的最有效方法，其并发症发生率＜1%[9]。一项包含 31 项研究的 Meta 分析报道，EUS-FNA 诊断胰腺癌的合并灵敏度为 89%，特异度为 96%，AUC 为 0.97[10]。因此，EUS-FNA 有助于胰腺病变的病理诊断（图 16-3）。

之前的一项研究在接受胰体尾癌手术的患者中调查了术前 EUS-FNA 后的针道种植，报道 5 年累积针道种植率为 3.8%（95%CI 1.6%～7.8%），这是使用 Fine-Gray 方法估计的。EUS-FNA 组与非 EUS-FNA 组的中位无复发生存期或总生存期无显著差异[11]。胰体尾癌术前 EUS-FNA 对无复发生存率和总生存率均无负面影响；然而，EUS-FNA 后的针道种植率仍不可忽视。因此，在对胰腺癌进行 EUS-FNA 时，应始终考虑针道种植的可能性。

3. 分期

一项 Meta 分析的汇总分析表明，在胰腺癌患者中，EUS 评估血管侵犯的灵敏度为 85%，特异度为 91%，AUC 为 0.94；EUS 评估淋巴结分期的灵敏度为 69%，特异度为 81%，AUC 为 0.83[12]。Minaga 等报道 CT、常规 EUS 和 CH-EUS 对肝左叶转移的诊断准确度分别为 90.6%、

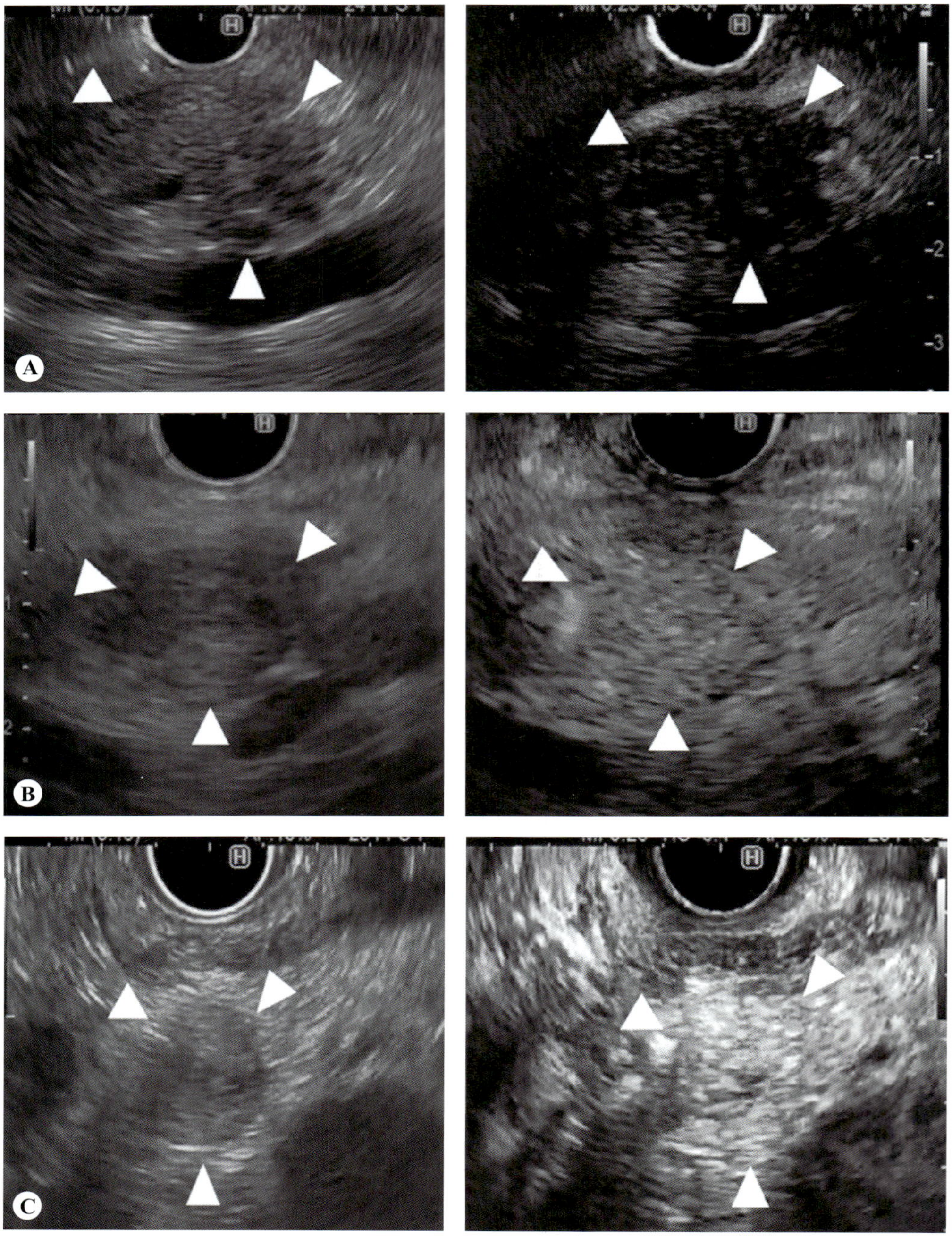

▲ 图 16-2　超声内镜造影检查胰腺实性病变的典型表现

A. 典型的低增强病例（胰腺癌），CH-EUS（右）显示病灶（箭头）回声信号强度低于周围胰腺组织；B. 典型等增强（炎性肿块）病例，CH-EUS（右）显示病灶（箭头）与周围胰腺组织呈等信号；C. 典型的高增强（神经内分泌肿瘤）病例，CH-EUS（右）显示病灶（箭头）较周围胰腺组织有更高强度回声信号

93.4% 和 98.4%，CH-EUS 诊断肝左叶转移的灵敏度和准确率明显高于常规 EUS 和 CT。CH-EUS 特别对肝内小转移灶（＜10mm）的检出灵敏度显著高于 CT 或常规 EUS（$P<0.001$）。在 2.1% 的患者中，只有 CH-EUS 可以检测到肝左叶的单个远处转移，从而改变肿瘤分期及临床治

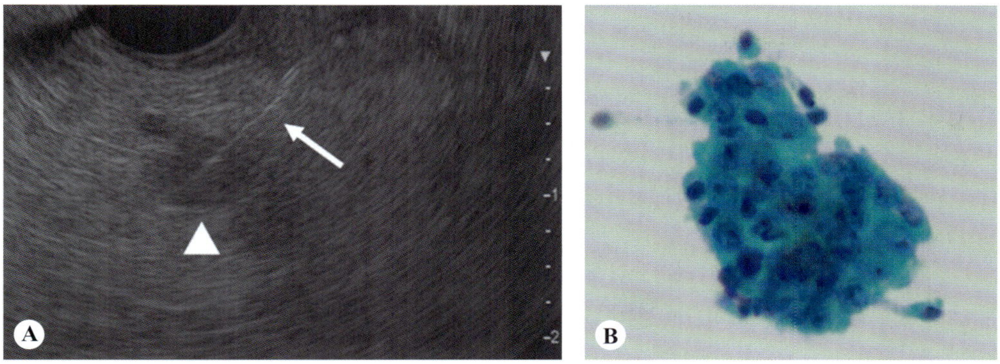

▲ **图 16-3　胰腺小肿瘤 EUS-FNA**

A. EUS-FNA 图像：EUS-FNA 诊断为胰腺小病灶（箭头），直径 6mm，箭指示 EUS-FNA 针；B. EUS-FNA 细胞学检查：巴氏染色示腺癌，核质比高，细胞核形态不规则

疗[13]。关于可切除性，一项共纳入了 4903 例患者的 8 项研究的 Meta 分析表明，在 CT 诊断为可切除胰腺癌后，仅 EUS 可识别 19% 患者的不可切除疾病[14]。因此，EUS 是判断胰腺癌分期的重要工具。

（二）导管内乳头状黏液性肿瘤

1. 影像

根据一项包含 2297 例可切除的 IPMN 的 70 项研究的 Meta 分析报道，IPMN 中的壁结节（mural nodules，MN）是决定手术指征的重要因素，并且对恶性 IPMN 的阳性预测值为 62.2%。MN 大小对 IPMN 浸润癌和高度不典型增生的预测也有相当大的影响，标准化平均差为 0.79。然而，由于提出的阈值的异质性，没有确定 MN 大小的可靠截断值。多因素分析显示，在所有 IPMN 类型中，MN 是浸润性癌和高度不典型增生的唯一独立预测因素[15]。此外，纳入 Meta 分析的所有研究均使用 CH-EUS 评估 MN。因此，CH-EUS 是判断 IPMN 大小的最佳工具，预测 IPMN 恶性程度的准确性最佳。

Kamata 等对 102 例分支导管型 IPMN 患者进行了中位 42 个月的随访，并得出结论，EUS 有助于早期发现新发癌变，报道的 3 年和 5 年发生率分别为 4% 和 8.8%。在他们的研究中，EUS 检测 IPMN 患者胰腺癌的灵敏度和特异度分别为 100% 和 100%，腹部超声分别为 39% 和 99%，CT 分别为 56% 和 100%，MRI 分别为 50% 和 100%。EUS 明显优于其他检查方法[16]。

2. EUS-FNA

EUS-FNA 也可用于囊性病变的诊断。一项包含 8 项研究共计 1438 例患者的 Meta 分析，评价了 EUS-FNA 与囊液细胞学和癌胚抗原分析鉴别黏液性和非黏液性囊性病变的诊断准确性。由于囊液中 CEA 水平在黏液囊肿中升高，而在浆液性囊腺瘤和良性病变中较低，使其成为最重要的标志物。在这项研究中囊液 CEA 的最佳阈值为 192ng/ml，具有较高的鉴别能力。此外，细胞学的合并灵敏度和特异度分别为 54% 和 93%，CEA 水平分别为 63% 和 88%[17]。EUS-FNA 结合横断面影像学检查是准确鉴别黏液性囊性肿瘤的重要诊断工具。

（三）壶腹部肿瘤

对于局限于壶腹的无黏膜下或导管浸润的壶腹癌，我们认为适合内镜切除[18-22]。因为当病变仅局限于十二指肠黏膜时，这时既没有血管侵犯，也没有淋巴浸润，也没有淋巴结转移[22, 23]。一项包含 14 项研究共计 422 例患者的 Meta 分析，分析了 EUS 下壶腹癌分期，结果显示 T_1 分期的汇总灵敏度和特异度分别为 77% 和 78%，T_2 分期的汇总灵敏度和特异度分别为 73% 和 76%，T_3 分期的汇总灵敏度和特异度分别为 79% 和 76%，T_4 分期的汇总灵敏度和特异度分别为 84% 和 74%，N 分期的汇总灵敏度和特异度分别为 70% 和 74%[24]。因此，EUS 对于壶腹癌的预后预测和制定最合适的治疗方案具有重要意义。

（四）胆管癌

不同诊断方法对胆管细胞癌的诊断准确率如下：ERCP/胆管内超声（intraductal ultrasound，IDUS）为92%，内镜下经乳头钳活检（endoscopic transpapillary forceps biopsy，ETP） 为74%，IDUS+ETP为92%，EUS为70%，CT为79%。对胆管狭窄定位的准确率分析显示，EUS对近端狭窄的准确率显著高于对远端狭窄的准确率（79% vs. 57%，$P<0.0001$）[25]。ERCP/IDUS对病因不明的胆管狭窄的诊断准确性优于EUS和CT。因此，推荐对胆管癌进行多种形式的影像诊断。

（五）胆囊癌

胆囊癌术前病理诊断困难，影像学诊断具有重要意义。传统EUS和CH-EUS诊断36个胆囊壁增厚病变的总体灵敏度分别为61%～87%和90%～97%，特异度分别为65%～83%和56%～98%（$P<0.001$），准确度分别为73%～86%和94%～96%[26–28]。CH-EUS下胆囊壁不均匀强化是恶性增厚的强有力预测因子。CH-EUS可提高术前鉴别诊断胆囊壁增厚的准确性。

二、治疗

引流

1. EUS引导下的胆道引流术

ERCP下十二指肠乳头引流术，通常用于恶性胆道梗阻。然而，一些以往的研究报道，15%～22%的患者有胆管插管困难[29, 30]，3%～15%的患者发生ERCP术后胰腺炎（post-ERCP pancreatitis，PEP）[31]，7%～13%的胰头癌患者因十二指肠狭窄而无法进入胆道开口[32]。

ERCP失败时常规行经皮经肝胆管引流术（percutaneous transhepatic biliary drainage，PTBD）。然而，该术式有以下缺点：导管脱位、外引流和美观问题。近些年发展起来的EUS-BD是在内镜下经十二指肠乳头引流失败的远端恶性胆道梗阻患者中进行的。与其他方法相比，该方法的重要优势包括内引流和预防PEP（图16–4）。一项纳入4项研究共计302例患者的Meta分析显示，对于EUS-BD和ERCP引流作为远端恶性胆道梗阻首选治疗方式，两者技术成功率（RR=1.00，95%CI 0.93～1.08）、临床成功率（RR=1.00，95%CI 0.94～1.06）和总不良事件（RR=0.68，95%CI 0.31～1.48）皆无差异。EUS-BD与较低的 PEP发生率（RR=0.12，95%CI 0.02～0.62）、支架功能障碍（RR=0.54，95%CI 0.32～0.91）、肿瘤长入和过度生长（RR=0.22，95%CI 0.07～0.76）相关。而再干预（RR=0.59，95%CI 0.21～1.69）、手术持续时间（加权平均差=–2.11，95%CI –9.51～5.29）、支架通畅性（HR=0.61，95%CI 0.34～1.11）和总生存期（HR=1.00，95%CI 0.66～1.51）均未观察到差异[33]。凭借足够的内镜专业知识下，EUS-BD可以显示与ERCP相同的疗效和安全性，用作远端恶性胆道梗阻的主要姑息治疗措施，在并发症方面具有一定的临床优势。

2. EUS引导下胰管引流术

对于胰管梗阻患者，当内镜下逆行胰腺造影失败时，EUS引导下胰管引流术（EUS-guided pancreatic duct drainage，EUS-PD）被认为是经皮引流（percutaneous drainage，PCD）或手术引流的可行替代方案（图16–5）。据报道，EUS-PD的总体技术成功率和临床成功率为85%（339/401；63%～100%） 和88%（328/372；76%～100%）。此外，25%（102/401）的病例发生了短期不良事件，包括腹痛（n=45）、急性胰腺炎（n=17）、出血（n=10）和与胰液漏相关的问题，如胃周或胰周积液（peripancreatic fluid collection，PFC）（n=9）[34]。EUS-PD仍然是一项具有挑战性的操作，不良事件风险高。尽管如此，对于解剖结构发生改变的患者，或者由手术量大的中心所实施的ERCP失败的特定患者，它是胰管引流的替代工具。

3. EUS引导下胰周积液引流术

EUS引导下 PFC引流已成为广泛接受的治疗选择。早期 EUS引导下 PFC引流采用双猪尾塑料支架（double-pigtail plastic stents，DPPS） 来实现，以最大限度地降低移位风险。然而，内镜科医师最终认识到DPPS的局限性。因此，开发了全覆膜自膨胀金属支架（fully covered self-expanding metal stents，FCSEMS）和管腔贴壁

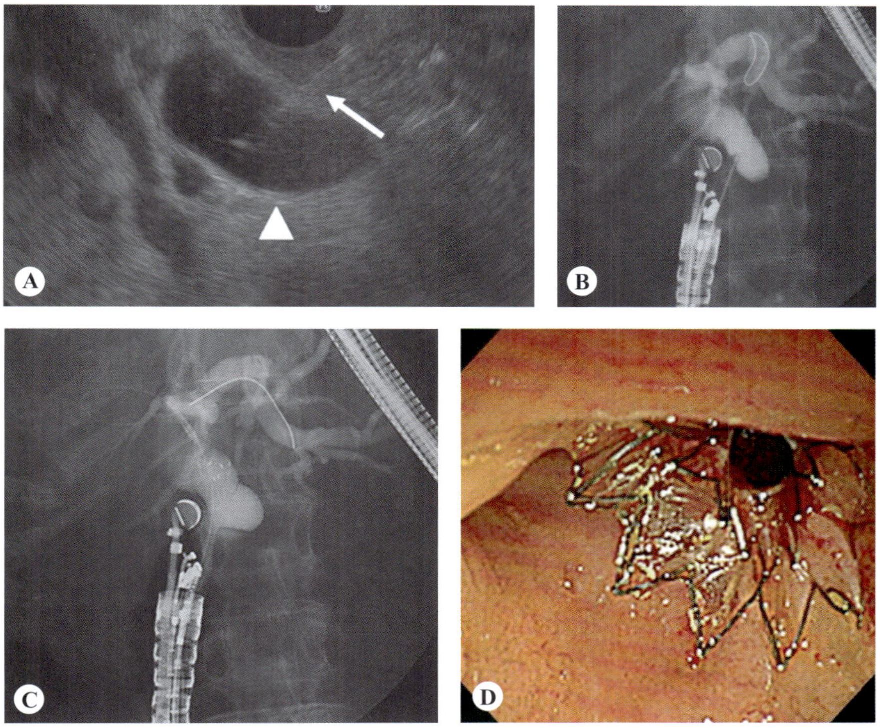

▲ 图 16-4　超声内镜引导下胆总管十二指肠引流术

A. EUS 显示 19 号针头（箭）插入扩张的肝外胆管（箭头）；B. X 线透视下显示导丝进入扩张胆管；C. 显示支架置入后的透视图像；D. 显示内镜下十二指肠支架完全打开的图像

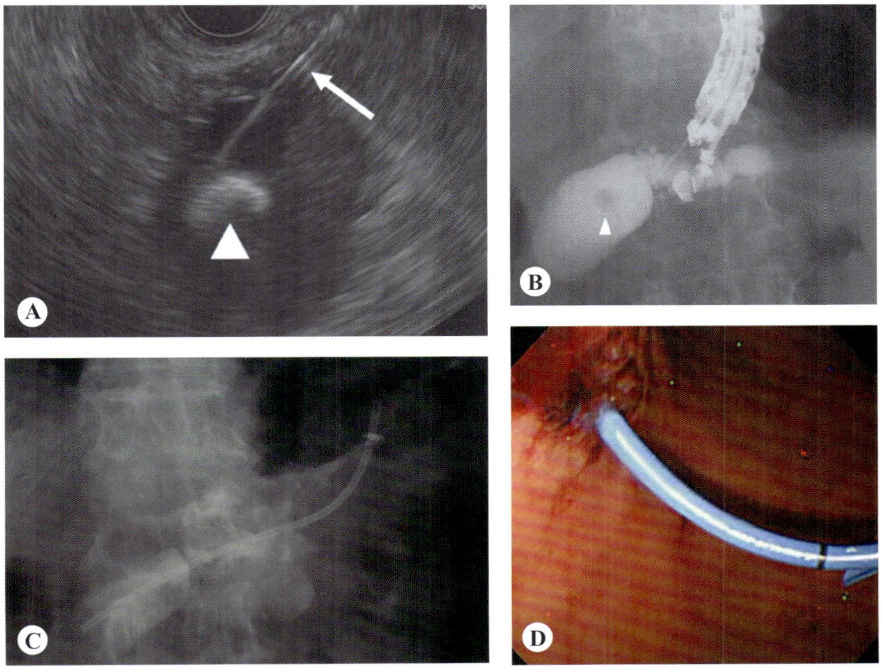

▲ 图 16-5　超声内镜引导下胰管引流术

A. EUS 显示 19 号穿刺针插入扩张的主胰管（箭），主胰管结石（箭头）；B. X 线透视下显示主胰管扩张和结石（箭头）；C. 支架置入后的透视图像；D. 胃内塑料支架的内镜图像

金属支架（lumen-apposing metal stents，LAMS）来克服这些局限性（图 16–6）。一项包含 15 项研究共计 1746 例患者的 Meta 分析发现，LAMS和 DPPS的临床成功率（RR=1.04，95%CI 0.99～1.11）或 LAMS 和 FCSEMS 之间（RR=0.96，95%CI 0.91～1.03）无显著差异。在临床成功率方面，FCSEMS 优于 DPPS（RR=1.09，95%CI 1.02～1.15）。各组间 PFC 复发率无统计学差异。在不良事件方面，LAMS 的出血风险高于 FCSEMS（RR=6.70，95%CI 1.77～36.27），并且出血风险倾向于高于 DPPS（RR=2.67，95%CI 0.71～9.28）[35]。LAMS 被认为是内镜治疗胰腺包裹性坏死（walled-off necrosis，WON）的一个重要突破，因为其更大的引流直径有望实现有效的坏死物质引流。Rana 等报道，LAMS 与明显更快的恢复时间相关。然而，在技术成功率方面，使用多个塑料支架和 LAMS 治疗的患者之间，WON 消退和并发症发生率相似[36]。此外，较大 WON 或 WON 中实性坏死物质比例较高可能是通过内径大的 LAMS 进行内镜下直接坏死组织清除术的良好适应证[37]（图 16–7）。

4. EUS 引导下术后胰周积液引流术

术后胰周积液（postoperative pancreatic fluid collection，POPFC）是腹部手术后的重要并发症。虽然 PCD 是传统的主要治疗方法，但近年来开始应用 EUS 引导下的 POPFC 引流术。在一项包含 13 篇文献的 Meta 分析中，10 篇（共 239 例）采用 EUS，6 篇（共计 267 例）采用 PCD。EUS 组的汇总临床成功率显著高于 PCD 组（93.2% vs. 79.8%，P=0.002）。此外，EUS 的复发率显著低于 PCD（9.4% vs. 25.7%）[38]。EUS 和 PCD 的技术成功率和不良事件发生率相似。EUS 在治疗

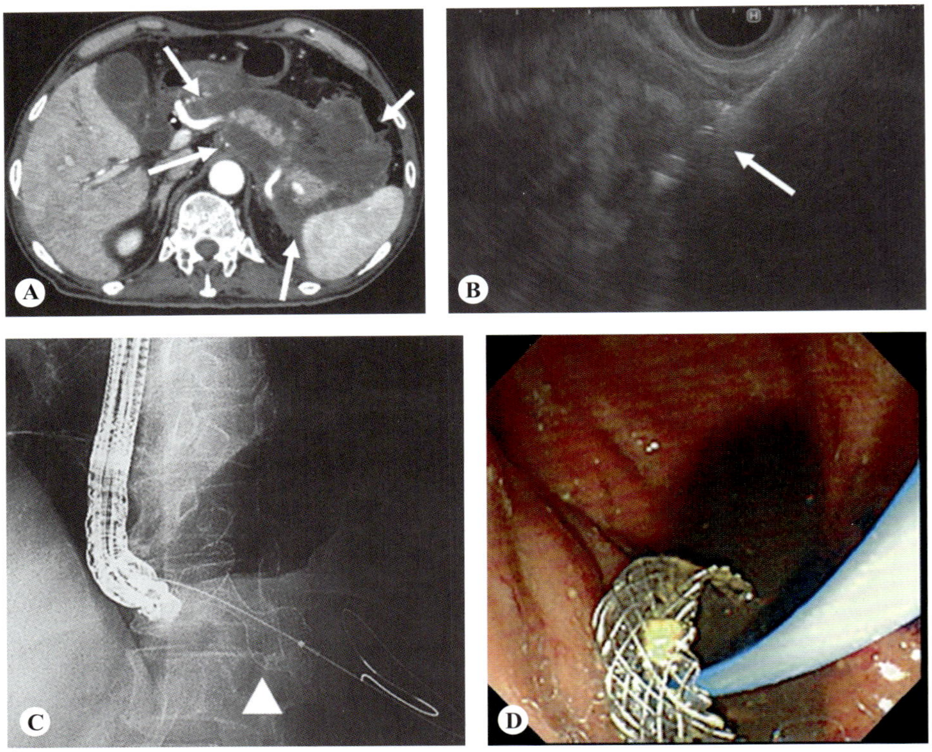

▲ 图 16–6 胰周积液引流和管腔内贴壁金属支架进行内镜下坏死组织清除术治疗包裹性坏死

A. MDCT 显示大的包裹性坏死，胰周区域实性碎片比例高（箭）；B. EUS 显示带电切功能的输送系统（箭）插入 WON 内，实性碎片比例高；C. 显示支架置入的透视图像（箭头）；D. 显示胃内支架完全打开的内镜图像

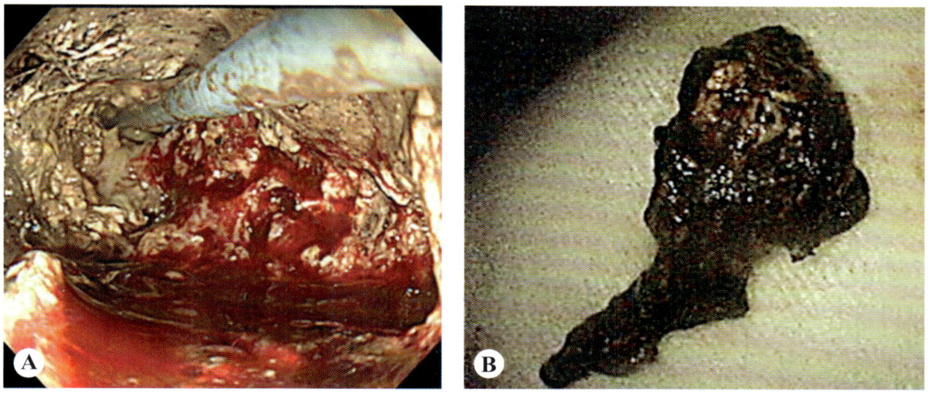

▲ 图 16-7　管腔内贴壁金属支架内镜坏死组织清除术治疗包裹性坏死

A. 内镜经 LAMS 插入 WON，可见大量坏死组织；B. 内镜下坏死组织清除术从 WON 内部清除坏死组织

POPFC 的临床成功率和疾病复发率方面明显优于 PCD。因此，EUS 引导下引流在 POPFC 的治疗中具有非常重要的作用。

5. EUS 引导下腹腔神经丛松解术

EUS 引导下腹腔神经丛松解术（EUS-guided celiac plexus neurolysis，EUS-CPN）被广泛用于减轻源自上腹部器官的疼痛。特别是采用中央入路或双侧入路的 EUS-CPN 被认为是胰腺癌和慢性胰腺炎患者的常见疼痛控制措施。它的一些优势包括实时引导；穿刺距离短；使用前入路，从而避免经隔膜后间隙穿刺；联合彩色多普勒，从而防止血管损伤。中央入路通过 FNA 针在腹腔动脉基底部注射无水乙醇，双侧入路在腹腔动脉两侧注射无水乙醇。一项 Meta 分析纳入了 8 项（共 238 例患者）评估 EUS-CPN 缓解胰腺癌疼痛的研究和 9 项（共 376 例患者）评估 EUS-CPN 缓解慢性胰腺炎疼痛的研究的数据。总体而言，80.12% 的胰腺癌患者（95%CI 74.47～85.22）和 59.45% 的慢性胰腺炎患者（95%CI 54.51～64.30）显示疼痛明显缓解 [39]。Wyse 等报道，3 个月时 EUS-CPN 组的胰腺癌疼痛缓解程度显著大于吗啡组 [40]。因此，EUS-CPN 为慢性胰腺炎或胰腺癌患者的疼痛缓解提供了一种安全的技术选择。

6. EUS 引导下消融治疗

对于不适合接受手术的患者，EUS 引导下消融治疗被认为是一种安全的治疗选择。根据对包括 158 例患者的 14 项研究的 Meta 分析显示，胰腺实性肿瘤的主要类型为无功能性胰腺神经内分泌肿瘤（78 例，49.4%）、胰腺癌（48 例，30.4%）和胰岛素瘤（26 例，16.5%）。总体而言，汇总的临床成功率和并发症发生率分别为 85.9%（95%CI 75.4%～92.4%）和 29.1%（95%CI 18.6%～42.3%）。对消融方法进行亚组分析表明，射频消融和乙醇消融的临床成功率分别为 83.5%（95%CI 67.9%～92.4%）和 87.9%（95%CI 66.2%～96.4%），并发症发生率分别为 32.2%（95%CI 19.4%～48.4%）和 21.2%（95%CI 6.8%～49.9%）。EUS 引导下消融治疗可能是胰腺实性肿瘤的替代治疗方法，尤其是＜2cm 的神经内分泌肿瘤和胰岛素瘤，并且严重并发症很少。由于研究数量较少，需要进一步的前瞻性研究和长期随访。

结论

EUS 在胰胆管病变的诊断和分期中发挥着重要作用，在微小病变的检出方面优于其他影像学方法，并且在空间分辨率方面优于其他任何成像方式。EUS-FNA 诊断准确率高，并发症发生率低，可作为决定治疗决策的最终手段，广泛应用于肝胆胰疾病的治疗。EUS 引导下 PFC 引流术是目前被广泛接受的治疗方案。EUS 引导胰胆管引流术已成为疑难病例传统引流困难情况下的替代方案。未来需要进一步探索 EUS 消融在胰腺实性病变中的作用。

参考文献

[1] Kitano M, Yoshida T, Itonaga M, Tamura T, Hatamaru K, Yamashita Y. Impact of endoscopic ultrasonography on diagnosis of pancreatic cancer. J Gastroenterol. 2019;54:19-32.
[2] Kanno A, Masamune A, Hanada K, et al. Multicenter study of early pancreatic cancer in Japan. Pancreatology. 2018;18:61-7.
[3] Krishna SG, Rao BB, Ugbarugba E, et al. Diagnostic performance of endoscopic ultrasound for detection of pancreatic malignancy following an indeterminate multidetector CT scan: a systemic review and meta-analysis. Surg Endosc. 2017;31:4558-67.
[4] Yamashita Y, Shimokawa T, Napoléon B, et al. Value of contrast-enhanced harmonic endoscopic ultrasonography with enhancement pattern for diagnosis of pancreatic cancer: a meta-analysis. Dig Endosc. 2019;31:125-33.
[5] Reddy NK, Ioncica AM, Saftoiu A, et al. Contrast-enhanced endoscopic ultrasonography. World J Gastroenterol. 2011;17:42-8.
[6] Shiina T, Nitta N, Ueno E, Bamber JC. Real time tissue elasticity imaging using the combined autocorrelation method. J Med Ultrason (2001). 2002;29:119-28.
[7] Hirooka Y, Kuwahara T, Irisawa A, et al. JSUM ultrasound elastography practice guidelines: pancreas. J Med Ultrason (2001). 2015;42:151-74.
[8] Zhang B, Zhu F, Li P, Yu S, Zhao Y, Li M. Endoscopic ultrasound elastography in the diagnosis of pancreatic masses: a meta-analysis. Pancreatology. 2018;18:833-40.
[9] Wang KX, Ben QW, Jin ZD, et al. Assessment of morbidity and mortality associated with EUS-guided FNA: a systematic review. Gastrointest Endosc. 2011;73:283-90.
[10] Chen G, Liu S, Zhao Y, Dai M, Zhang T. Diagnostic accuracy of endoscopic ultrasound-guided fine-needle aspiration for pancreatic cancer: a meta-analysis. Pancreatology. 2013;13:298-304.
[11] Yane K, Kuwatani M, Yoshida M, et al. Non-negligible rate of needle tract seeding after endoscopic ultrasound-guided fine-needle aspiration for patients undergoing distal pancreatectomy for pancreatic cancer. Dig Endosc. 2020;32:801-11.
[12] Nawaz H, Fan CY, Kloke J, et al. Performance characteristics of endoscopic ultrasound in the staging of pancreatic cancer: a meta-analysis. JOP. 2013;14:484-97.
[13] Minaga K, Kitano M, Nakai A, et al. Improved detection of liver metastasis using Kupffer-phase imaging in contrast-enhanced harmonic EUS in patients with pancreatic cancer (with video). Gastrointest Endosc. 2021;93(2):433-41.
[14] James PD, Meng ZW, Zhang M, et al. The incremental benefit of EUS for identifying unresectable disease among adults with pancreatic adenocarcinoma: a meta-analysis. PLoS One. 2017;12:e0173687.
[15] Marchegiani G, Andrianello S, Borin A, et al. Systematic review, meta-analysis, and a high-volume center experience supporting the new role of mural nodules proposed by the updated 2017 international guidelines on IPMN of the pancreas. Surgery. 2018;163:1272-9.
[16] Kamata K, Kitano M, Kudo M, et al. Value of EUS in early detection of pancreatic ductal adenocarcinomas in patients with intraductal papillary mucinous neoplasms. Endoscopy. 2014;46:22-9.
[17] Thornton GD, McPhail MJ, Nayagam S, Hewitt MJ, Vlavianos P, Monahan KJ. Endoscopic ultrasound guided fine needle aspiration for the diagnosis of pancreatic cystic neoplasms: a meta-analysis. Pancreatology. 2013;13:48-57.
[18] Norton ID, Gostout CJ, Baron TH, Geller A, Petersen BT, Wiersema MJ. Safety and outcome of endoscopic snare excision of the major duodenal papilla. Gastrointest Endosc. 2002;56:239-43.
[19] Catalano MF, Linder JD, Chak A, et al. Endoscopic management of adenoma of the major duodenal papilla. Gastrointest Endosc. 2004;59:225-32.
[20] Jung S, Kim MH, Seo DW, Lee SK. Endoscopic snare papillectomy of adenocarcinoma of the major duodenal papilla. Gastrointest Endosc. 2001;54:622.
[21] Binmoeller KF, Boaventura S, Ramsperger K, Soehendra N. Endoscopic snare excision of benign adenomas of the papilla of Vater. Gastrointest Endosc. 1993;39:127-31.
[22] Wee E, Lakhtakia S, Gupta R, et al. The diagnostic accuracy and strength of agreement between endoscopic ultrasound and histopathology in the staging of ampullary tumors. Indian J Gastroenterol. 2012;31:324-32.
[23] Ito K, Fujita N, Noda Y, et al. Preoperative evaluation of ampullary neoplasm with EUS and transpapillary intraductal US: a prospective and histopathologically controlled study. Gastrointest Endosc. 2007;66:740-7.
[24] Trikudanathan G, Njei B, Attam R, Arain M, Shaukat A. Staging accuracy of ampullary tumors by endoscopic ultrasound: meta-analysis and systematic review. Dig Endosc. 2014;26:617-26.
[25] Heinzow HS, Kammerer S, Rammes C, Wessling J, Domagk D, Meister T. Comparative analysis of ERCP, IDUS, EUS and CT in predicting malignant bile duct strictures. World J Gastroenterol. 2014;20:10495-503.
[26] Imazu H, Mori N, Kanazawa K, et al. Contrast-enhanced harmonic endoscopic ultrasonography in the differential diagnosis of gallbladder wall thickening. Dig Dis Sci. 2014;59:1909-16.
[27] Kamata K, Takenaka M, Kitano M, et al. Contrast-enhanced harmonic endoscopic ultrasonography for differential diagnosis of localized gallbladder lesions. Dig Endosc. 2018;30:98-106.
[28] Leem G, Chung MJ, Park JY, et al. Clinical value of contrast-enhanced harmonic endoscopic ultrasonography in the differential diagnosis of pancreatic and gallbladder masses. Clin Endosc. 2018;51:80-8.
[29] Halttunen J, Meisner S, Aabakken L, et al. Difficult cannulation as defined by a prospective study of the Scandinavian Association for Digestive Endoscopy (SADE) in 907 ERCPs. Scand J Gastroenterol. 2014;49:752-8.
[30] Bailey AA, Bourke MJ, Williams SJ, et al. A prospective

randomized trial of cannulation technique in ERCP: effects on technical success and post-ERCP pancreatitis. Endoscopy. 2008;40:296-301.
[31] Morales SJ, Sampath K, Gardner TB. A review of prevention of post-ERCP pancreatitis. Gastroenterol Hepatol. 2018; 14:286-92.
[32] Tuca A, Guell E, Martinez-Losada E, Codorniu N. Malignant bowel obstruction in advanced cancer patients: epidemiology, management, and factors influencing spontaneous resolution. Cancer Manag Res. 2012;4:159-69.
[33] Jin Z, Wei Y, Lin H, et al. Endoscopic ultrasound-guided versus endoscopic retrograde cholangiopancreatography-guided biliary drainage for primary treatment of distal malignant biliary obstruction: a systematic review and meta-analysis. Dig Endosc. 2020;32:16-26.
[34] Imoto A, Ogura T, Higuchi K. Endoscopic ultrasound-guided pancreatic duct drainage: techniques and literature review of transmural stenting. Clin Endosc. 2020;53: 525-34.
[35] Park CH, Park SW, Nam E, Jung JH, Jo JH. Comparative efficacy of stents in endoscopic ultrasonography-guided peripancreatic fluid collection drainage: a systematic review and network meta-analysis. J Gastroenterol Hepatol. 2020;35:941-52.
[36] Rana SS, Sharma R, Dhalaria L, Gupta R. Efficacy and safety of plastic versus lumen-apposing metal stents for transmural drainage of walled-off necrosis: a retrospective single-center study. Ann Gastroenterol. 2020;33:426-32.
[37] Rerknimitr R. Endoscopic transmural necrosectomy: timing, indications, and methods. Clin Endosc. 2020;53:49-53.
[38] Mohan BP, Shakhatreh M, Dugyala S, et al. EUS versus percutaneous management of postoperative pancreatic fluid collection: a systematic review and meta-analysis. Endosc Ultrasound. 2019;8:298-309.
[39] Puli SR, Reddy JB, Bechtold ML, Antillon MR, Brugge WR. EUS-guided celiac plexus neurolysis for pain due to chronic pancreatitis or pancreatic cancer pain: a meta-analysis and systematic review. Dig Dis Sci. 2009;54:2330-7.
[40] Wyse JM, Carone M, Paquin SC, Usatii M, Sahai AV. Randomized, double-blind, controlled trial of early endoscopic ultrasound-guided celiac plexus neurolysis to prevent pain progression in patients with newly diagnosed, painful, inoperable pancreatic cancer. J Clin Oncol. 2011;29:3541-6.
[41] Zhang L, Tan S, Huang S, et al. The safety and efficacy of endoscopic ultrasound-guided ablation therapy for solid pancreatic tumors: a systematic review. Scand J Gastroenterol. 2020;55:1121-31.

第 17 章　肝脏外科的术中影像技术

Intraoperative Imaging Techniques in Liver Surgery

Florin Botea　Alexandru Barcu　Irinel Popescu　著

摘要

尽管肝脏肿瘤的术前影像学取得了巨大的发展，但肝脏外科手术的高度复杂性，包括增加根治性和微创技术，以及手术中巨大的手术风险，要求发展和实施术中影像学技术，如术中胆道造影、术中超声、术中荧光、术中导航等。

一、术中胆管造影

1918 年，Reich 发表了第一份关于胆管的报道，他用铋剂和凡士林来确定胆瘘 [1]。Mirizzi 于 1932 年在胆囊切除术中使用碘油进行常规术中胆道造影（intraoperative cholangiography，IOC）[2]，这一报道推动了该领域的发展。Berci、Shore、Hamlin 和 Morgenstern 在 1978 年报道了一系列使用 C 臂移动图像增强器进行 IOC，获得患者的高清 X 线 [3]。

术中胆道造影是目前最常用的术中胆道解剖评估技术。安全、有效，有助于评估胆道解剖和指导涉及胆管的外科手术。

静态 X 线的诊断准确率为 50%～70%，数字图像增强荧光透视的诊断准确率为 95%～100%。静态胆道造影时间由 20～30min 缩短至 3～5min。动态荧光透视加速了 IOC，并提供高分辨率图像，更准确地描绘胆道解剖 [4]。

IOC 的优势包括：①可区别肝外胆管的解剖和异常解剖；②可识别胆总管或 Oddi 括约肌的病理性改变和损伤；③可存储数据以供记录和回顾；④可作为进一步手术解剖的标志 [4]。

然而，IOC 也存在一些缺陷，阻碍了其常规使用：①不能呈现 3D 的解剖视角；②胆管与肝实质的空间关系，以及胆管经过肝脏的位置，难以理解，因为只有胆管可以成像 [5]；③肝尾叶胆管常常显示不清，导致胆管术中分离后易引起胆瘘；④不容易发现肝内胆管解剖变异 [6]；⑤假阳性结果可能；⑥医源性胆管损伤风险；⑦花费时间长；⑧需要一个大型 C 臂透视设备和额外的人员配备；⑨患者和医护人员都暴露在辐射中。然而，在腹腔镜时代及活体供者不能出现并发症的情况下，当胆道解剖结构不清或异常时，IOC 显得尤为重要 [4]。

二、术中超声

术中超声（intraoperative ultrasonography，IOUS）是 1980 年由 Makuuchi[7] 教授引入肝脏外

科的一项重要技术[7]，并被认为是肝脏外科术中全面诊断的基础，以指导肝切除（liver resection，LR），从而降低术中意外和术后并发症发生率，同时提高了可切除性[8]。

IOUS 通常使用高频探头（7.5～10MHz），由于分辨率高，因此检出率最高，尤其是对于相对浅表的小病灶。低频探头（3.5～5MHz）可用于初始探查，获得肝脏整体图像和探测深部结构和病变（如 1 段）。它们也可用于增强 IOUS。

值得一提的是，IOUS 难以发现肝包膜下小病变。然而，这些病变却非常容易在探查和触诊时发现。如果打算使用 IOUS 检查这种病变，特别是在肝纤维化影响病变触诊的情况下，可以使用装满无菌生理盐水的外科手套作为探针和增加与肝表面之间的距离，使病变容易被发现。

在离断圆形韧带和镰状韧带、三角韧带和冠状韧带，使肝脏部分游离后，使用术中超声设备，在开放手术或腹腔镜手术下（图 17-1）进行 IOUS。主要包括 4 个步骤。

- 评估肝脏解剖：从肝门至肝内开始探查血管、胆管，确定肝脏分段。
- 诊断：所有肝脏病变的检查、诊断和标记（根据肝脏分割和肝内主要结构的关系）；增强 IOUS 可以检测到更多的病变和（或）确保检查到阳性病变[9]。此外，IOUS 可以评估肝脏基本情况，评估其肝损伤程度，如肝硬化和脂肪性肝病。
- 指导肝切除术：使用特定超声技术实时指导切除规划，如在横切面中进行识别血管的悬吊技术[10]。
- 在肿瘤切除改善术后方面，包括使用"水浴"技术识别非常小的病变，保留残肝血管和胆管完整性[11]。

（一）解剖

IOUS 检查是将超声探头置于肝脏膈面中央部分（在 4 段平面），以获得主要门静脉分叉的超声切面。从这里开始，继续检查门静脉左支及其分支第 2、3、4 段（上、下），然后是肝左静脉和肝中静脉，从而精确地界定左半肝的区段。将超声探头重新定位于门静脉分叉处，沿门静脉

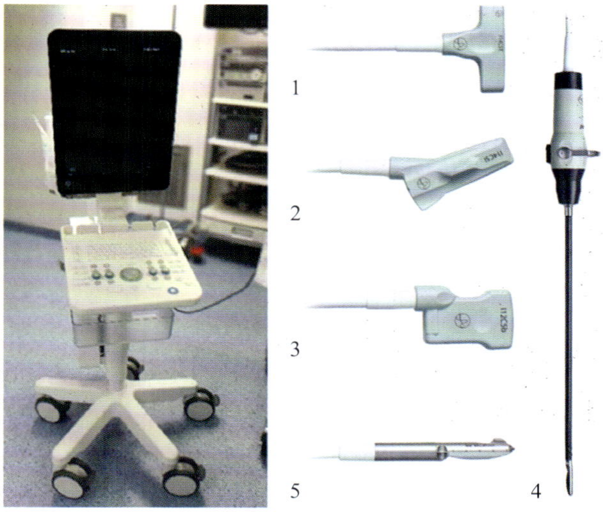

▲ **图 17-1 BK5000 型术中肝脏超声**

采用各种探头：①T 形凸面术中探头；②I 形凸面术中探头；③双平面凸面术中探头；④腹腔镜 4 路凸探头；⑤凸探头

右支行右前区（门静脉第 8、5 段检查门静脉支），然后回到门静脉右支行右后区检查（门静脉 6、7 段检查门静脉支），再沿右肝、肝中静脉与下腔静脉汇合，从而确定右半肝各分段。最后，通过 1 段检查完成探查。

术中超声可在任何游离前进行，并可随意重复，以指导外科医生，特别是当肝门区因纤维化、炎症或肿瘤浸润而难以定位时。在手术中及手术前、中、后，可以根据需要多次重复使用 IOUS，帮助定位胆道、动脉、门静脉和肝静脉系统，探测其所有解剖异常[12]，以防止切除时出现胆道和血管损伤，把控切除后的整体情况。如本文所述，可在肝切面上确定胆管残端相应的引流区域，以进行适当的胆道重建。

（二）诊断

IOUS 优于术前成像方法，探测到的肝脏局部病变（focal liver lesions，FLL）可多出 10%～50%[13, 14]。经皮超声、CT 和 MRI 对于 2cm 以内的 FLL 的识别非常有限，但 IOUS 可轻松地检出 3～5mm 的 FLL[15, 16]（图 17-2）。CT 对 FLL 诊断的灵敏度为 72%，而 IOUS 的灵敏度为 98%。CT 的灵敏度随着肿瘤变小而降低，1cm 肿瘤的灵敏度为 35%，而 IOUS 的灵敏度在这种情况下依然保持不变[17]。此外，任何血管

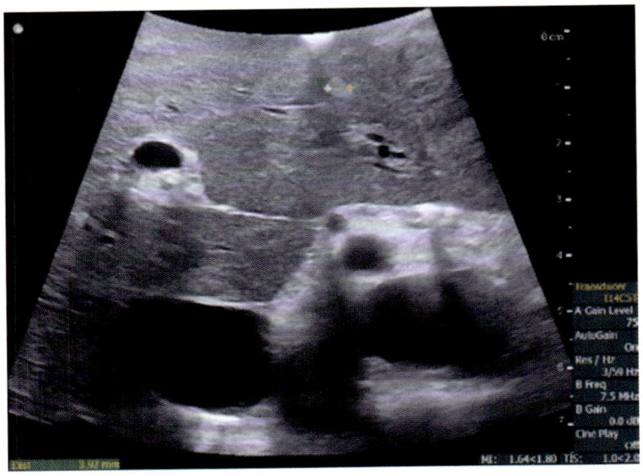

▲ 图 17–2 IOUS 检测到 4mm 的结直肠癌肝转移

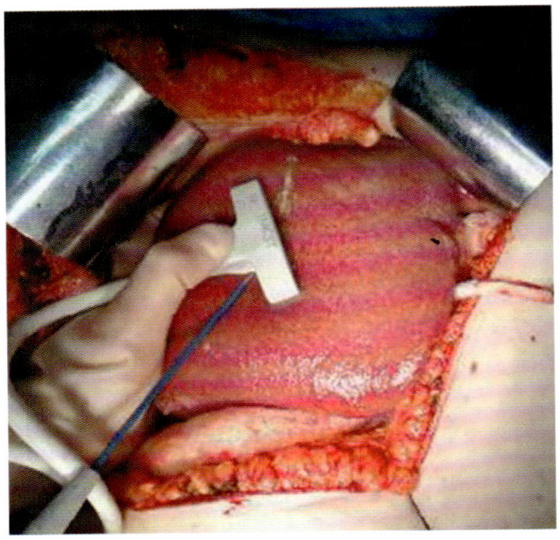

▲ 图 17–3 电刀尖端放置在超声探头和肝脏表面之间，在超声探查时产生特定的伪影，这有助于在 HBV 相关肝硬化 HCC 患者中，电刀尖端在计划的切除平面水平上的精确定位

和（或）胆道结构的栓子在 IOUS 中很容易识别，并有助于确定其肿瘤特征。IOUS 还能有效评估背景肝脏，诊断肝硬化、胆汁淤积和脂肪变性等损害。对比剂的使用进一步提高了 IOUS 的灵敏度和特异度 [18]。新一代肝脏特异性对比剂，如全氟丁烷（Sonazoid, Daiichi Sankyo, Tokyo），进一步提高了肝脏局灶性病变的检测和鉴别诊断能力 [19, 20]。

此外，IOUS 可准确定位 FLL 与周围主血管之间的三维关系，有助于制定合适的治疗策略和切除计划，同时最大限度增加剩余肝体积。IOUS 可以改变高达 72% 的病例的切除计划 [21]。

（三）指导手术切除

这一步骤涉及 IOUS 技术，即根据 IOUS 收集的信息指导计划的肝切除，将 IOUS 引导技术整合到外科技术中。具体如下：①划分切除的区域；②引导切除；③肝内血管的识别；④术后疗效评估。

1. 划分切除区域

通过以下方法实现 IOUS 引导下划定切除范围。

(1) IOUS 引导下放置电刀的尖端

尖端放在超声探头和肝脏表面之间，在超声探查时产生一个特定的伪影，有助于将尖端精确定位在计划的切除平面上（图 17–3）。通过这种方式，在肝脏表面标记出多个关键点，然后用一条闭合的线将其连接起来（划分切除区域），该区域包括要切除的病变 / 病灶的安全范围，同时排除剩余肝脏的关键结构，从而确保其活性和功能。根据 IOUS 划定的切除区域和确定的肝内标志，实际上划定了切除体积；这些地标是位于待切除病变最深部分附近的几个关键点和（或）为 FLR 保留的关键血管结构，并显露在切除平面上。这种技术通常用于非解剖性的 LR。

(2) 文身技术 [22]

穿刺门静脉分支，即供血肿瘤周围的（亚）段的血管，注射一种染料（靛蓝胭脂红），使肝脏表面和深部（实质内界限不清楚）的解剖区域着色，从而引导切除平面。当这种技术不可行时，可以使用反染，包括穿刺和注射门静脉分支，使切除区域以外的邻近段 / 亚段染色。该技术被设计用于解剖性肝切除，特别推荐用于肝细胞癌 [23, 24]。

(3) 超声引导下的肝内血管指压技术

压迫肝内门静脉蒂，替代标记技术（文身技术）。超声定位肝段（亚）的门静脉分支，超声探头与术者手指在超声探头相对的位置，紧贴肝表面，手指压迫控制血流；相应的实质组织诱导的短暂缺血可使切除区域得以划定（图 17–4）。当不可行时，可以使用反向压迫作为替代方案（该概念类似于反染色）[25]。

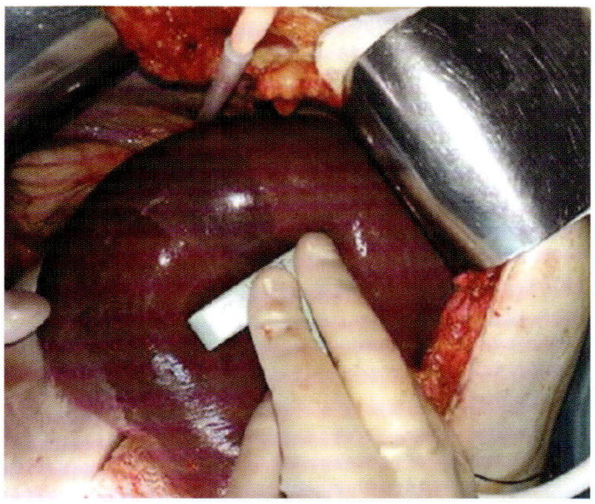

▲ 图 17-4 一例乙型病毒性肝炎合并 HCC 患者，基于超声引导下压迫门静脉蒂引起 S_7 亚段缺血，图示为肝切除做标记线

压迫肝静脉，将计划切除的 HV 在 IOUS 引导下用手指夹住。通过多普勒技术识别肝－肝分流（阻断的肝静脉分支和邻近的肝静脉分支之间），并证实与手指阻断的肝静脉引流实质相关的门静脉分支血流正常，可以保留待切除的肝静脉其他引流区域[26]。

2. 引导切除

在 IOUS 引导下，在电刀标记的切除区域边界(在 IOUS 中易于显示，近似电刀的尖端区域)，以及拟切除标本的最深处和与切除平面相关的、通常显露在切面上的关键肝内血管之间建立切除平面，这些血管供应剩余肝脏，需要保留并显露在切面上。切除横断面之间存在空气和凝固的血液，IOUS 表现为高回声不规则线[27]。因此，在超声控制下，必要时可实时引导并改变切面，实时调整切面，使其与计划切除的切面相对应。

3. 肝内血管的识别

在横断过程中，任何显露在横断平面上的重要血管都可以通过悬吊技术[10]识别。在 IOUS 中，将放置在关键血管周围的参考手术缝线显示为具有后影锥的高回声点；在 IOUS 过程中轻轻拉线，即可识别出血管上的牵引点[10]。

4. 术后疗效评估

IOUS 对术后即刻结果的评估包括以下方面。

控制肿瘤清除：IOUS 对剩余肝脏的探查发现潜在的漏诊病灶。对于非常小的病变，IOUS 会在浸泡在生理盐水中的标本中证明其存在（“水浴”技术）（图 17-5），并指导标本的切片，可以标记病变，使病理学家不会遗漏它。

探查剩余肝的血供和胆道引流。通过术中多普勒超声来探测血供，在多普勒超声检查中发现的任何明显的血管性改变则通过重新定位剩余肝脏（在血管扭转、成角或牵引的情况下）、血栓清除术（在门静脉血栓形成的情况下）或切除缺血 / 充血区域来避免。发现任何明显的胆管扩张通常涉及相应区域的切除。

IOUS 确保最佳的肿瘤清除。在非 IOUS 辅助 LR 的病例中，16%～18% 的记录到肿瘤切缘阳性，而 IOUS 引导的 LR 后未记录到此类结果[28]。IOUS 引导下 LR 的术后并发症发病率似乎也较低[29]。这种 LR 的主要优点是最大限度地保留了功能性剩余肝体积，避免了肝衰竭的风险[29]，同

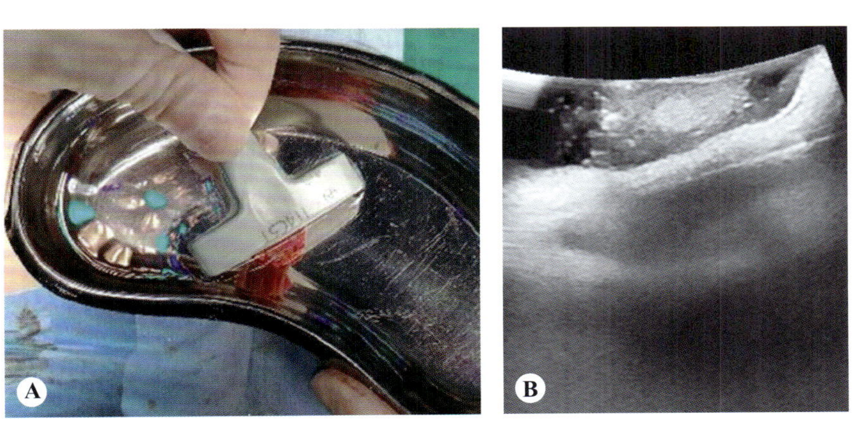

▲ 图 17-5 水浴技术探测结直肠癌肝转移标本中 5mm 病灶

时允许在一次手术中进行广泛的多次切除[30, 31]。另一个重要的好处是在病例复发时可以进行再次肝切除，这对肿瘤学结局有显著影响[32, 33]。该法的缺点表现在设备成本和学习曲线缓慢。我们强调，与影像科医师可以进行的诊断性 IOUS 不同，LR 的 IOUS 指导只能由肝脏外科医师完成。

文献分析证明，超声是一种安全、快速、无辐射、经济有效的技术，但由于学习曲线较困难，该技术在临床上的应用不够充分。

IOUS 是一种精确的实时诊断和指导 LR 的方法，它必须成为肝脏外科手术的一部分，在肝脏外科医生的手术中发挥最佳作用。

三、术中荧光成像

在肝脏外科中，术中荧光成像（intraoperative fluorescence imaging，IFI）应用明显增多和完善，为肝脏外科提供了新的视角。在特定的患者中，特别是在微创手术中，IFI 可弥补在 5～10mm 深度内的目测、触诊和术中超声的数据[34]。IFI 是基于在特殊的红外摄像机下，对静脉注射的吲哚菁绿是否在特定区域聚集的可视化。

由于 ICG 在静脉注射后约 30min 开始排泄，故 IFI 的主要用途是对胆道系统解剖进行可视化（图 17–6）。这对于中央型肝癌和肝门部胆管癌的切除尤其有用[35, 36]。在肝切除术中，IFI 胆道造影可以发现其他常规检查漏诊的胆瘘[37]。

IFI 也可以通过向门脉分支注射 ICG（而不是彩色染料）作为标记技术的替代方法[38]。然而，这种方法的缺点之一是在横断时难以追踪染色平面。当目标节段内的 ICG 逐渐消失时，需要重复注射 ICG 或临时阻断肝动脉（以减少染料的洗脱）来持续跟踪横断平面。此外，少量的 ICG 在最初通过门静脉分支后再循环肝脏，最终导致整个肝脏染色。为了避免这一情况，建议采用间断的 Pringle 手法[39]，以便在肝脏横断期间获得连续的荧光追踪，从而持续观察到肝段界限[40]。

此外，IFI 可通过术前注射 ICG 后在恶性组织中内蓄积来识别包膜下肝脏肿瘤（如肝细胞癌），或者周围肝实质的蓄积来识别包膜下的肝内胆管癌和肝转移癌灶（图 17–7）。然而，IFI 通常只检出距肝表面 5mm 或更近的肿瘤，而距肝表面≥8mm 的肿瘤则不能检出[41]。然而，在这么薄的浅表区域，IFI 可以多发现高达 29% 的直径≤3mm 的肝转移[42]。

荧光的模式与肿瘤类型及其分化程度相关[43]。在肝癌细胞中，胆汁排泄受损，从而滞留了肿瘤内的 ICG。因此，分化良好的肝癌在 IFI 时表现出强而均匀的荧光。相反，在低分化肝癌和肝转移瘤中，ICG 滞留在周围肝实质的细胞质中，出现环状荧光图像。

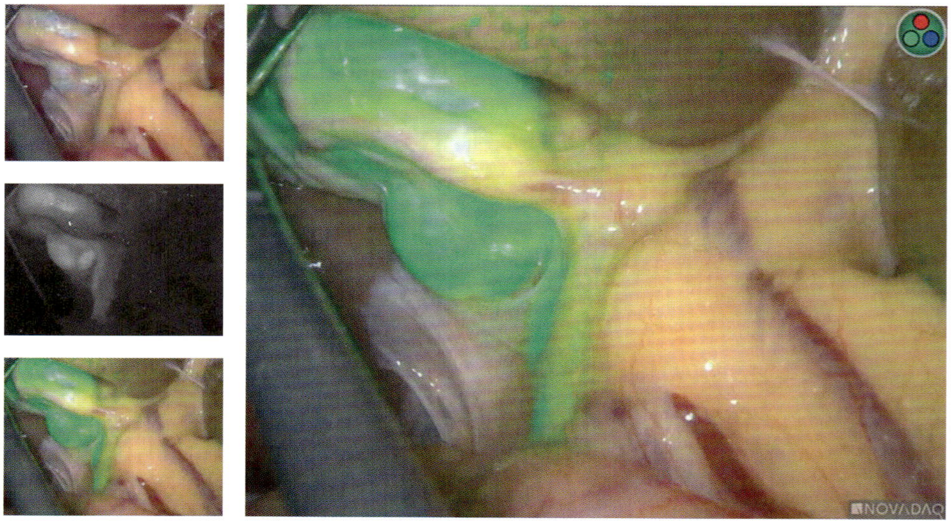

▲ 图 17–6　术中荧光成像显示胆囊、胆囊及胆总管

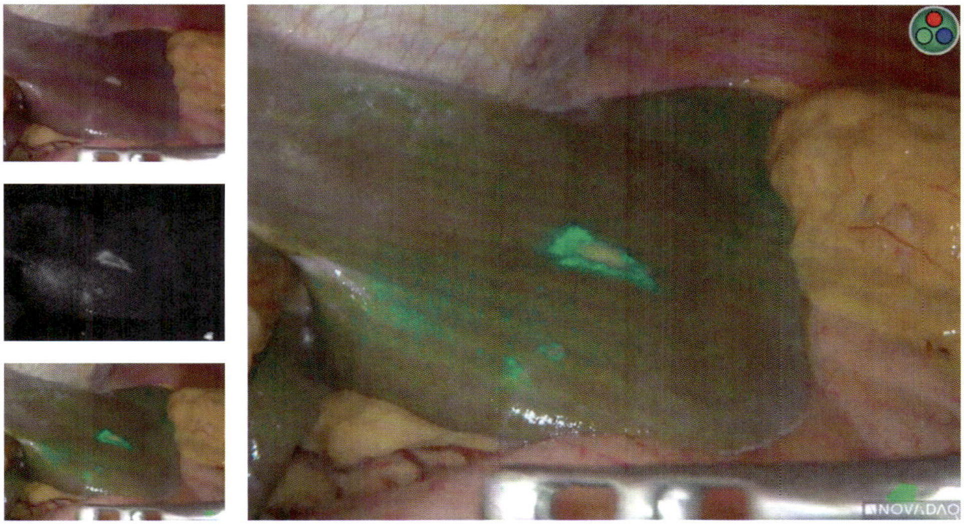

▲ 图 17-7　乳腺癌肝转移：术中荧光成像显示病灶周围的光晕

最近的实验研究表明，IFI 可以作为一种药物递送系统，与光动力疗法结合，不仅可以探测肿瘤组织，而且可以对其进行治疗[44]。

四、肝切除术的辅助导航

在计算机导航辅助 LR 方面，将术前图像叠加到术中肝脏的解剖结构上进行了一些尝试[45-47]。然而，由于术中器官的移位和变形、肝脏总体积和血管解剖（与术前成像相比）的差异、术中呼吸运动、缺乏肝脏外部标志等因素，阻碍了该技术在肝脏外科的实施。如果努力克服这些障碍，未来这仍然是值得期望的[48, 49]。

参考文献

[1] Reich A. Accidental injection of bile ducts with petrolatum and bismuth paste. JAMA. 1918;71:1555.
[2] Mirizzi PL. La Cholangiografia Durante las Operaciones de las Vias Biliares. Bol Soc Cir Buenos Aires. 1932;16:1133.
[3] Berci G, Shore JM, Hamlin JA, Morgenstern J. Operative fluoroscopy and cholangiography. Am Surg. 1978;135:32.
[4] MacFadyen BV. Intraoperative cholangiography: past, present, and future. Surg Endosc. 2006;20(Suppl 2):S436-40.
[5] Urade T, Fukumoto T, Kido M, Takebe A, Tanaka M, Kuramitsu K, Kinoshita H, Toyama H, Ajiki T, Iwasaki T, Tominaga M, Ku Y. Contrast-enhanced intraoperative ultrasonic cholangiography in living donor hepatectomy. Liver Transpl. 2016;22(10):1437-42.
[6] Sanjay P, Tagolao S, Dirkzwager I, Bartlett A. A survey of the accuracy of interpretation of intraoperative cholangiograms. HPB (Oxford). 2012;14:673-6.
[7] Makuuchi M, Torzilli G, Machi J. History of intraoperative ultrasound. Ultrasound Med Biol. 1998;24(9):1229-42. https://doi. org/10.1016/s0301-5629(98)00112-4.
[8] Torzilli G, Makuuchi M, Inoue K, et al. No-mortality liver resection for hepatocellular carcinoma in cirrhotic and noncirrhotic patientsis there a way? A prospective analysis of our approach. Arch Surg. 1999;134:984-92.
[9] Torzilli G, Botea F, Donadon M, et al. Criteria for the selective use of contrast-enhanced intra-operative ultrasound during surgery for colorectal liver metastases. HPB (Oxford). 2014;16(11):994-1001.
[10] Torzilli G, Takayama T, Hui AM, et al. A new technical aspect of ultrasound-guided liver surgery. Am J Surg. 1999;178:341-3.
[11] Makuuchi M. Abdominal intraoperative ultrasonography. New York: Igaku-Shoin; 1987.
[12] Pfluke JM, Bowers SP Jr. Laparoscopic intraoperative biliary ultrasonography: findings during laparoscopic cholecystectomy for acute disease. J Laparoendosc Adv Surg Tech A. 2011;21(6):505-9.
[13] Gozzetti G, Mazziotti A, Bolondi L, et al. Intraoperative ultrasonography in surgery for liver tumors. Surgery. 1986;99:523-30.
[14] Ravikumar TS, Buenaventura S, Salem RR, et al. Intraoperative ultrasonography of liver, detection of occult liver tumors and treatment by cryosurgery. Cancer Detect

Prev. 1994;18:131.
[15] Clarke MP, Kane RA, Steele G, et al. Prospective comparison of preoperative imaging and intraoperative ultrasonography in the detection of liver tumors. Surgery. 1989;106:849-55.
[16] Wernecke K, Rummeny E, Bongartz G, et al. Detection of hepatic masses in patients 48 with carcinoma: comparative sensitivities of sonography, CT, and MR imaging. AJR Am J Roentgenol. 1991;157:731.
[17] Hata S, Imamura H, Aoki T, et al. Value of visual inspection, bimanual palpation, and intraoperative ultrasonography during hepatic resection for liver metastases of colorectal carcinoma. World J Surg. 2011;35:2779-87.
[18] Torzilli G. Contrast-enhanced intraoperative ultrasonography in surgery for liver tumors. Eur J Radiol. 2004; 51(Suppl): S25-9.
[19] Hatanaka K, Kudo M, Minami Y, Maekawa K. Sonazoid-enhanced ultrasonography for diagnosis of hepatic malignancies: comparison with contrast-enhanced CT. Oncology. 2008;75(Suppl 1):42-7. https://doi.org/10. 1159/000173423.
[20] Nakano H, Ishida Y, Hatakeyama T, et al. Contrast-enhanced intraoperative ultrasonography equipped with late Kupffer-phase image obtained by sonazoid in patients with colorectal liver metastases. World J Gastroenterol. 2008;14(20):3207-11. https://doi. org/10.3748/wjg.14.3207.
[21] Cervone A, Sardi A, Conaway GL. Intraoperative ultrasound (IOUS) is essential in the management of metastatic colorectal liver lesions. Am Surg. 2000;66:611-5.
[22] Makuuchi M, Hasegawa H, Yamazaki S. Ultrasonically guided subsegmentectomy. Surg Gynecol Obstet. 1985;161(4):346-50.
[23] Makuuchi M. Remodeling the surgical approach to hepatocellular carcinoma. Hepatogastroenterology. 2002;49(43):36-40.
[24] Makuuchi M, Imamura H, Sugawara Y, Takayama T. Progress in surgical treatment of hepatocellular carcinoma. Oncology. 2002;62(Suppl 1):74-81. https://doi. org/10.1159/000048280.
[25] Torzilli G, Donadon M, Cimino M, Del Fabbro D, Procopio F, Botea F. Systematic subsegmentectomy by ultrasound-guided finger compression for hepatocellular carcinoma in cirrhosis. Ann Surg Oncol. 2009;16(7):1843.
[26] Torzilli G, Montorsi M, Del Fabbro D, et al. Ultrasonographically guided surgical approach to liver tumours involving the hepatic veins closet o the caval confluence. Br J Surg. 2006;93:1238-46.
[27] Vauthey JN, Pawlik TM, Abdalla EK, et al. Is extended hepatectomy for hepatobiliary malignancy justified? Ann Surg. 2004;239(5):722-39.
[28] Lau WY, Leung KL, Lee TW, et al. Ultrasonography during liver resection for hepatocellular carcinoma. Br J Surg. 1993;80:493-4.
[29] Torzilli G, Montorsi M, Donadon M, et al. "Radical but conservative" is the main goal for ultrasonography guided liver resection: prospective validation of this approach. Am Coll Surg. 2005;201(4):517-28.
[30] Jaeck D, Oussoultzoglou E, Rosso E, et al. A two-stage hepatectomy procedure combined with portal vein embolization to achieve curative resection for initially unresectable multiple and bilobar colorectal liver metastases. Ann Surg. 2004;240:1037-49.
[31] Adam R, Laurent A, Azoulay D, et al. Two-stage hepatectomy: a planned strategy to treat irresectable liver tumors. Ann Surg. 2000;232:777-85.
[32] Suzuki S, Sakaguchi T, Yokoi Y, et al. Impact of repeat hepatectomy on recurrent colorectal liver metastases. Surgery. 2001;129:421-8.
[33] Nakajima Y, Ko S, Kanamura T, et al. Repeat liver resection for hepatocellular carcinoma. J Am Coll Surg. 2001;192:339-44.
[34] Mitsuhashi N, Kimura F, Shimizu H, et al. Usefulness of intraoperative fluorescence imaging to evaluate local anatomy in hepatobiliary surgery. J Hepatobiliary Pancreat Surg. 2008;15:508-14.
[35] Ashitate Y, Stockdale A, Choi HS, et al. Real-time simultaneous near-infrared fluorescence imaging of bile duct and arterial anatomy. J Surg Res. 2012;176:7-13.
[36] Ishizawa T, Bandai Y, Ijichi M, Kaneko J, Hasegawa K, Kokudo N. Fluorescent cholangiography illuminating the biliary tree during laparoscopic cholecystectomy. Br J Surg. 2010;97:1369-77.
[37] Kaibori M, Ishizaki M, Matsui K, Kwon AH. Intraoperative indocyanine green fluorescent imaging for prevention of bile leakage after hepatic resection. Surgery. 2011;150:91-8.
[38] Aoki T, Murakami M, Yasuda D, et al. Intraoperative fluorescent imaging using indocyanine green for liver mapping and cholangiography. J Hepatobiliary Pancreat Sci. 2010;17:590-4.
[39] Miyata A, Ishizawa T, Tani K, et al. Reappraisal of a dye-staining technique for anatomic hepatectomy by the concomitant use of indocyanine green fluorescence imaging. J Am Coll Surg. 2015;221:e27-36.
[40] Aoki T, Yasuda D, Shimizu Y, et al. Image-guided liver mapping using fluorescence navigation system with indocyanine green for anatomical hepatic resection. World J Surg. 2008;32:1763-7.
[41] Kudo H, Ishizawa T, Tani K, et al. Visualization of subcapsular hepatic malignancy by indocyanine-green fluorescence imaging during laparoscopic hepatectomy. Surg Endosc. 2014;28:2504-8.
[42] Peloso A, Franchi E, Canepa MC, et al. Combined use of intraoperative ultrasound and indocyanine green fluorescence imaging to detect liver metastases from colorectal cancer. HPB (Oxford). 2013;15(12):928-34. https://doi.org/10.1111/hpb.12057.
[43] Lim C, Vibert E, Azoulay D, et al. Indocyanine green fluorescence imaging in the surgical management of liver cancers: current facts and future implications. J Visc Surg. 2014;151:117-24.
[44] Kaibori M, Kosaka H, Matsui K, et al. Near-infrared fluorescence imaging and photodynamic therapy for liver tumors. Front Oncol. 2021;11:638327. https://doi. org/10.3389/fonc.2021.638327.
[45] Kleemann M, Deichmann S, Esnaashari H, et al. Laparoscopic navigated liver resection: technical aspects and clinical practice in benign liver tumors. Case Rep Surg. 2012;2012:8. https://doi. org/10.1155/2012/265918.
[46] Kingham TP, Scherer MA, Neese BW, et al. Image-guided

liver surgery: intraoperative projection of computed tomography images utilizing tracked ultrasound. HPB (Oxford). 2012;14(9):594-603. https://doi.org/10.1111/j.1477-2574.2012.0048.

[47] Peterhans M, vom Berg A, Dagon B, et al. A navigation system for open liver surgery: design, workflow and first clinical applications. Int J Med Robot. 2011;7:7-16.

[48] Heizmann O, Zidowitz S, Bourquain H, et al. Assessment of intraoperative liver deformation during hepatic resection: prospective clinical study. World J Surg. 2010;34(8):1887-93. https://doi. org/10.1007/s00268-010-0561-x.

[49] Mise Y, Tani K, Aoki T, et al. Virtual liver resection: computer-assisted operation planning using a three-dimensional liver representation. J Hepatobiliary Pancreat Sci. 2013;20(2):157-64. https://doi.org/10.1007/s00534-012-0574-y.

第 18 章 肝细胞癌放疗及联合治疗的理论和未来

Use of Radiotherapy Alone and in Combination with Other Therapies for Hepatocellular Carcinoma: Rationale and Future Directions

Dan G. Duda Franziska D. Hauth 著

摘要

随着全球范围内肝细胞癌发病率的持续上升，促使大家不断努力改进治疗策略。手术是肝癌根治性治疗的金标准。然而，对于肿瘤位于特殊解剖位置（如靠近胃肠道或血管）或伴血管癌栓的 HCC 患者，手术可能尤其困难。往往许多成熟治疗模式的另一个限制因素则是基础肝功能较差，尤其是肝切除术。因此，现有治疗方法的疗效非常有限，从而导致患者的生存率很低。近年来，放疗已成为部分 HCC 患者局部治疗的新选择。随着设备和技术的进步，放射治疗已成为一种安全有效的治疗方式。放疗作为一种无痛、无创的门诊治疗方式，可能较其他治疗方式有许多优势。本章将讨论放疗用于治疗 HCC 患者的最新进展。通过现有的回顾性和前瞻性试验数据，对未来可能的联合治疗和系统治疗进行概述，从而进一步扩大其治疗获益。

肝细胞癌是肝脏原发性恶性肿瘤的一种，常伴有慢性肝损伤。慢性肝损伤的病因在世界不同地区不同。在东方国家，HCC 的发展通常是基于肝脏的病毒感染（乙型和丙型病毒性肝炎），但在美国，肝脏肿瘤发病率升高（约 42 800 例 / 年）与非酒精性脂肪性肝病（non-alcoholic fatty liver disease，NAFLD）的发病率增加有关[1]。虽然在过去 10 年中，治疗方案已有改进，但肝癌的死亡率仍然很高（占美国男性癌症相关死亡率的 6%）[1]，5 年生存率为 20%（消融术后）到 67%（肝移植后）[2]。

根治治疗的金标准是符合米兰标准肿瘤的患者肿瘤完全切除或进行肝移植（单个肿瘤<5cm 或最多 3 个病灶<3cm，无血管侵犯，无肝外病变）的[3, 4]。然而，只有不到 1/3 的患者适合这些治疗，主要原因是一般健康状况较差或基础肝功能不全[2, 5]。此外，HCC 通常是多灶性的，包括癌前病变和癌变区域，进一步制约了手术选择[2]。其他局部治疗选择包括射频消融（radiofrequency ablation，RFA）、经皮无水乙醇注射（percutaneous ethanol injection，PEI）、微波消融和经动脉化疗栓塞（trans-arterial chemoembolization，TACE）[6]。

尤其对于 RFA 和 TACE，是通过血管系统实现，所以对于合并门静脉栓子或血管侵犯的患者疗效有限。制约这些治疗的另一个因素是肿瘤大小，较大肿瘤的疗效较差[7, 8]。

近年来，放射肿瘤学技术的进步使放疗成为 HCC 患者的一种局部治疗选择。特别是大分割图像引导放疗（hypofractionated image-guided radiotherapy，HIGRT），或者称为立体定向放疗（stereotactic body radiotherapy，SBRT）已被证明是一种安全有效的方式，可向肝肿瘤提供消融剂量的辐射。一般来说，大分割（立体定向）放疗指的是在很少的时间内（通常不到 10 次）提供高辐射剂量。该治疗可每天或间隔几天进行，一般为 2～7 天。精准度和准确性是这种新疗法的核心。治疗计划和实施技术的改进及建立放疗期间新的成像方案加速了其在肝癌治疗中的实施。对于位于特殊位置的肿瘤尤其如此，包括靠近血管或胃肠道器官的肿瘤。作为一种无创、无痛、可在门诊实施的治疗措施，治疗周期短，对患者的益处是无可厚非的。当肿瘤直径超过 3cm 时，RFA 的疗效则大大降低，而放疗在局部晚期患者中也显示出较高的局部控制率[9–11]。

在本章中，我们概述了肝癌放疗的进展，包括光子和带电粒子治疗，回顾了回顾性和前瞻性研究的数据，并指出未来可能联合新的系统性治疗的方案。

一、光子治疗

光子治疗是最容易获得的放射治疗形式。历史上，患者接受常规分割放疗，导致局部控制率（local control，LC）普遍较低。这主要是由于无法在正常组织耐受范围内提供肿瘤消融放射剂量。近年来的技术进步使精确地提供更高的放射剂量和保护正常组织功能成为可能，从而降低肝脏相关不良反应的风险。

SBRT 对单个肝癌、大肿瘤或局部晚期肝癌患者均显示出疗效。表 18–1 汇总了现有可用数据。在这些研究中，放疗后的总生存率（overall survival，OS）显示出非常有前景的结果，局部控制率为 65%～100%。在一项Ⅱ期临床试验中，Takeda 团队报道了最大直径为 4cm 的孤立性 HCC 患者有较高的 LC 率和 OS 率。良好的治疗效果与治疗前或剩余肿瘤负荷或复发的背景治疗无关[33]。同样，Kang 等和 Bujold 等报道了大肿瘤或多发 HCC 病灶患者的局部控制率较高[34, 35]。与许多其他治疗方式一样，局部控制率在很大程度上取决于肿瘤大小。在一项回顾性分析中，Yoon 和其团队报道了＞3cm、2.1～3cm 和≤2cm 的 HCC 患者的局部无复发生存率分别为 76.3%、93.3% 和 100%[17]。

肝放射治疗后可能出现的不良反应包括转氨酶升高、Child-Pugh 评分升高、肝功能损伤、血液学毒性、疲劳和红斑等。一般而言，不良反应可分为早期（治疗后 90 天内）和晚期（治疗后 90 天以上）。虽然早期不良反应不用干预也可自行缓解，但迟发性毒性可能持续存在。3 级或 3 级以上不良反应的总结见表 18–1。

迄今为止，最佳放疗剂量及与其他治疗相关的放疗时机仍不清楚[39]。然而，研究表明，HCC 的肿瘤应答率具有明显的辐射剂量依赖性。在这种情况下，Park 等观察到与辐射剂量相关的缓解率增加（＜40Gy：29%；40～50Gy：69%；＞50Gy：77%）[40]。与这一观察结果一致，Kang 和他的团队报道了 SBRT 治疗患者的 2 年 LC 率的剂量依赖性，接受＞54Gy 治疗的患者显示 100% 的 LC，而接受剂量＜54Gy 治疗的患者的 LC 率为 81.7%[34]。然而，在本研究中，是在原发肿瘤患者中进行治疗，结果不太可能与辅助治疗相关。其他研究也得到了类似的结果，即假设 HCC 患者实施有效 LC 需要＞50Gy 的辐射剂量[24, 41, 42]。Su 等的一项回顾性分析表明，生物有效剂量（BED_{10}）≥100Gy 和 2Gy 分割的等效剂量（EQD_2）≥74Gy 与较长的 OS 相关[20]。同样，Kim 等报道，接受 BED_{10}＞105Gy 治疗的患者有显著较高的 2 年 PFS 和 OS[15]。在本研究中，大体肿瘤体积＜214cm^3 也与 OS 相关。值得注意的是，对国家癌症数据库（National Cancer Database，NCDB）的 SBRT 进行的一项综述表明，BED＞100 与总生存期之间无关联。需要进一步的研究来阐明剂量、分割与患者生存的关系，并

表 18-1　当前光子治疗的研究汇总

	人　数	剂量（分割）（Gy）	肿瘤直径中位数（范围）（cm）	基础肝功能（CPA/B/C）（%）	局部控制率（%）	OS（%）	毒性反应
回顾性研究							
Lou 等，2019[12]	75	30～48（3～4Gy/fx）	NA	88/12/0	NA	10 个月（中位数）	无≥3 级
Hara 等，2019[11]	374	34/40（5fx）	1.7（1.0～3.0）	96/4/0	NA	63.6（3 年）	• 8.2%CP 评分升高 • 4 例死亡（肝衰竭）
Park 等，2018[13]	77	35～50（10fx）	2.4（0.8～5.6）	56/21/0	72.6（5 年）	• 52.3（3 年） • 40.9（5 年）	1.3%3 级
Bae 等，2012[14]	20	50（10fx）	80%＜3cm	90/10/0	85	• 100（1 年） • 87.9（2 年）	无≥3 级
Kim 等，2017[15]	72	33～60（3～10fx）	7（5.0～10.0）	87.5/12.5/0	NA	• 70.1（1 年） • 45.2（2 年）	• 29.1%CP 评分升高≥2 • 1 个患者 4 级胃肠道毒性反应
Andolino 等，2011[16]	66	• CPA：44（3fx） • CPB：40（5fx）	3.2	54.5/36.4/0	90（2 年）	67（2 年）	• 20%CP 评分升高 • 13% 肝损害增加
Yoon 等，2013[17]	93	30～60Gy（3～4fx）	2（1.0～6.0）	74.2/25.8/0	92.1（3 年）	• 86（1 年） • 53.8（3 年）	6.5%≥3 级
Sanuki 等，2014[18]	185	• CPA：40 • CPB：35（5fx）	• 35Gy：2.7（1.0～5.0） • 40Gy：2.4（0.8～5.0）	• 35Gy：48/52/0 • 40Gy：99/1/0	91（3 年）	70（3 年）	• 13%≥3 级 • 10.3%CP 评分＞2 分 • 2 个患者发生肝衰竭（5 级）
Huertas 等，2015[19]	77	45（3fx）	2.4	85.7/14.3/0	99（1/2 年）	• 81.8（1 年） • 56.6（2 年）	• 急性：2.6%≥3 级 • 长期：2.6%≥3 级
Su 等，2016[20]	50	30～50（3～5fx）	8.5（5.1～21.0）	82/18/0	NA	• 62.4（1 年） • 32.9（3 年） • 32.9（5 年）	• 1/50 死亡（RILD） • 5/50≥3 级
Jacob 等，2015[21]	37	36/45/60（3fx）	7.8±3.3（平均数+SD）	NA	89.2	33 个月（中位数）	1/37≥3 级

（续表）

	人数	剂量（分割）（Gy）	肿瘤直径中位数（范围）（cm）	基础肝功能（CPA/B/C）（%）	局部控制率（%）	OS（%）	毒性反应
Culleton 等，2014[22]	29	30（6fx）	8.6（4.1～26.6）	0/28/1	NA	32.3（1 年）	• 63%CP 评分≥2 分 • 14/17% 血小板减少 3 级（1/3 个月） • 10.3% 转氨酶升高 3 级和 4 级 • 胆红素升高 3 级 17/28% 和 4 级 14/3.5%（1/3 个月）
Park 等，2013[23]	26	40～50（10fx）	2.8（1.1～5.7）	73.1/26.9/0	87.6（2 年）	• 88.5（1 年） • 67.2（2 年）	• 3.8%3 级肝脏毒性 • 3.8%CP 评分≥2 分
Huang 等，2013[24]	40	40～66（14～23fx）	• <5：62.5% • 5～10：35% • >10：2.5%	62.5/37.5/0	• 73（1 年） • 62（2 年） • 56（5 年）	• 60（1 年） • 40（2 年） • 21（5 年）	• 20%CP 评分≥2 分 • 2.5% 十二指肠溃疡
Yao 等，2018[25]	33	39～45（3～5fx）	NA	100/0/0	84.8（6 个月）	• 75.8（1 年） • 45.5（2 年）	• 24.2% 乏力 1～2 级 • 33.3% 胃肠道毒性 1～2 级
Katz 等，2012[26]	18	50（10fx）	4（1.2～6.5）	16.7/44.4/22.2	NA	NA	5.5% 转氨酶升高 3 级
前瞻性研究							
Mendez-Romero 等，2006[27]	25（8HCC，17 转移）	• 12.5/10（3fx） • 5（5fx）	3.2（0.5～7.2）	5（8）/2（8）/0	• 94%（1 年） • 82%（2 年）	• 82%（1 年） • 54%（2 年）	• 1 例 5 级（死亡） • 16%≥3 级
Tse 等，2008[28]	41	36（24～54）（6fx）	173ml（9～1913ml）	41/0/0	65%（1 年）	51%（1 年）	• 7%CP 评分升高 • 12% 转氨酶升高 3 级
Scorsetti 等，2015[29]	48	• 48～75（3fx） • 36～60（6fx）	4.8（1～12.5）	53/47/0	• 85.8（1 年） • 64.4（2 年）	• 77.9（1 年） • 45.3（2 年）	• 16%≥3 级 • 4.2%CP 评分升高
Lee 等，2020[30]	23	40（5fx）	3.1（1～10）	0/78.3/21.7	92.3（1 年）	56.5（1 年）	• 43%CP 评分升高 • 17%CP 评分升高>2 分 • 7 例肝脏相关性死亡

（续表）

	人　数	剂量（分割）（Gy）	肿瘤直径中位数（范围）（cm）	基础肝功能（CPA/B/C）（%）	局部控制率（%）	OS（%）	毒性反应
Seo 等，2008[31]	65	61（34fx）	10.8（6.1～15.5）	66.2/33.8/0	NA	34.7（1 年）	• 15.4% 未完成放疗（HCC/肝功能异常加重） • 6.2%≥3 级肝脏病情 • 9.2%≥3 级血液反应
Cardenes 等，2010[32]	17	40/48（3～5fx）	4（2～6）	35.3/64.7/0	100（2 年）	• 75（1 年） • 60（2 年）	• 17.6%RILD • 47%3 级 • 11.8%4 级
Takeda 等，2016[33]	101	35～40（5fx）	2.3（1～4）	91/9/0	96.3（3 年）	66.7（3 年）	• 8.9%CP 评分升高≥2 分 • 6.6%3 级
Kang 等，2012[34]	50	42～60（3fx）	2.9（1.3～7.8）	87.2/12.8/0	94.6（2 年）	68.7（2 年）	• 6.4%3 级胃肠道毒性 • 4.3%4 级胃溃疡
Bujold 等，2013[35]	102	24～54（6fx）	9.9（1.8～43.3）	100/0/0	87%（1 年）	17 个月（中位数）	• 30%＞3 级 • 6.9%5 级 • 7 例发生 SBRT 相关性死亡
Lasely 等，2015[36]	59	40（5fx），48Gy（3fx）	NA	64.4/35.6/0	• CPA：92（6 个月） • CPB：93（6 个月）	• CPA：94/72/61.3（1/2/3 年） • CPB：57.1/32.7/26.1（1/2/3 年）	• 50%/33.3%CP 评分升高（CP A/CP B） • 10.5/38%≥3 级肝脏毒性（CP A/CP B） • 5.1%RILD
Weiner 等，2016[37]	26	55（5fx）	5（1.6～12.3）	88/12/0	91（1 年）	45（1 年）	• 23/19.2%≥胃肠道毒性（急性/迟发） • 65.4/69.2%≥3 级（急性/迟发） • 34.6%CP 评分升高≥2 分
Takeda 等，2008[38]	16	35～50（5～7fx）	（1.9～7）	87.5/12.5/0	NA	NA	37.5%CP 评分一过性升高

回答尚未解决的问题。

此外，由于放疗后不良反应发生的风险增加，以往的大多数研究将集中在轻度肝硬化患者（主要是CPA）的治疗上。Culleton等在29例CPB和CPC患者行SBRT治疗的小样本研究，中位放疗剂量为30Gy，分6次进行。该研究选择了非常有限的患者队列，并得到了较好的生存数据，中位OS为7.9个月。然而，63%的患者在治疗后CP评分至少增加2分。目前尚不明确这些变化是与治疗毒性相关，还是由这些有基础肝病患者的肝功能自然下降所致。作者主张在这些基础肝功能较差的患者人群中应用最低的有效放疗剂量，同时如果使用联合治疗方法可能会进一步降低放疗剂量[22]。Lee等的研究结果与这一结论不谋而合，SBRT治疗后1年OS率略高，为56.5%；在17%的CPB和CPC患者中，SBRT治疗后CP评分升高至少2分。值得注意的是，与Culleton等报道的队列相比，这一队列晚期肿瘤的比例较低（肿瘤直径：3.1cm vs. 8.6cm；门静脉癌栓：4.3% vs. 76%）[30]。

二、带电粒子束疗法

近年来，质子束治疗（proton beam therapy，PBT）和碳离子放射治疗（carbon ion radiotherapy，CIRT）等带电粒子治疗已发展成为一种令人兴奋的新治疗模式，以克服基于光子在HCC放疗中的局限性。

PBT是一种利用质子的质子束而不是光子束来提供治疗剂量的放疗方式。这种方式的优点是深度-剂量曲线具有特征明显的剂量峰值，也被称为“布拉格峰”，并且在周边区域有非常快的正常剂量下降分布，使得正常组织得到显著的正常剂量[43, 44]（图18-1）。在临床上，多个能量不同的质子束被一起应用，以形成一个分散的布拉格峰，从而形成一个“治疗场”。由于正常肝脏组织的辐射耐受性低，PBT对HCC患者具有独特的获益[45, 46]。这种技术似乎对大肿瘤或病灶多的患者特别有利，因为在光子治疗中，为了符合周围正常肝组织的剂量限制，往往不得不接受减少肿瘤靶区的剂量[47, 48]。

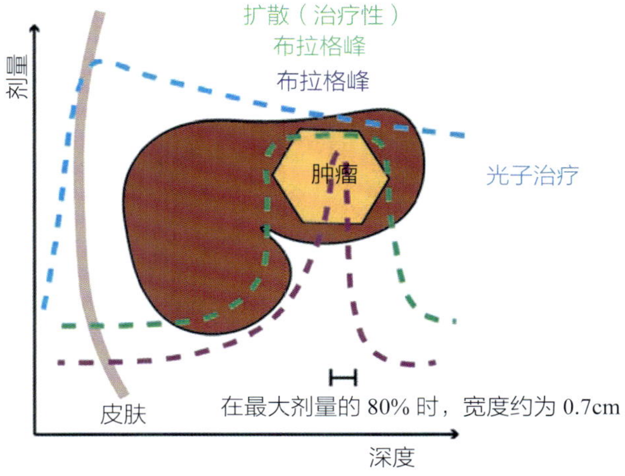

▲ 图18-1 光子和质子治疗的剂量深度分布概况

一些研究报道了PBT的良好疗效，局部控制率增高（61.9%～100%）（表18-2）。在一项Ⅱ期研究中，组织学证明了局部PBT的高疗效，在PBT后进行的肝移植术后，33%的患者出现病理完全缓解，另外39%的患者只有微小的残余病灶[56]。值得注意的是，Chadha等报道了与接受低剂量放疗的患者相比，BED＞90GyE可获得显著更好的OS，并且2年后的LC显示出更高的趋势[54]。基于这一数据，作者假设在90GyE以上增加放疗剂量可能进一步改善治疗效果。

相反，不良反应的频率和严重程度则相对较低。在Bush等的一项包含CP评分C级的肝硬化患者的Ⅱ期前瞻性研究中，76例患者中只有5例在PBT后出现2级消化道不良反应，治疗组中没有报告3级或以上毒性[56]。同样，一项回顾性倾向匹配分析显示，与光子治疗相比，用质子联合治疗的患者生物等效剂量明显较高，但放射性肝损伤（radiation-induced liver damage，RILD）的风险较低，再次凸显了其对正常组织可能具有更好的保护性[63]。在另一项回顾性分析中，作者报道，与光子相比，用质子放疗后的OS更高，RILD风险更低。值得注意的是，两组之间的LC率并无差异[64]。然而，Qi等的Meta分析报道了PBT和SBRT患者的OS率相似[65]。目前，一项由我们机构牵头直接比较光子与质子SBRT治疗HCC患者的临床研究正在进

表 18-2　当前质子治疗 HCC 的研究汇总

	人　数	剂量（分割）	肿瘤直径中位数（范围）（cm）	基线肝功能（CPA/B/C）（%）	局部控制率（%）	OS（%）	毒性反应	参考文献
回顾性研究								
Fukuda 等，2017	129	66～77GyE（10～35fx）	3.9（1.0～13.5）	78.3/21.7/0	94/87/75（5 年）（CP A/B/C）	69/66/25（5 年）□CP A/B/C）	无 3 级	[49]
Lee 等,2014	27	55GyE(20～22fx）	7（3～16）	66.7/33.3/0	• 70.7（1 年） • 61.9（2 年）	• 55.6（1 年） • 33.3（2 年）	无 3 级	[50]
Sekino 等，2020	21	72.6Gy（RBE）	8（3.9～20）	57.1/42.9/0	NA	• 62（1 年） • 33（2 年） • 19（3 年）	无 3 级	[51]
Hata 等，2006	21	73Gy（18fx）	4（2.5～10）	28.6/28.6/42.8	93（5 年）	• 62（2 年） • 33（5 年）	无 3 级	[52]
Chiba 等，2005	162	72Gy（16fx）	• <3.0：26.6% • 3～5：56.3% • >5：17.2%	50.6/38.3/6.2	86.9（5 年）	23.5（5 年）	• 1.1% 感染性胆汁瘤 • 1.1% 胃肠道出血 • 0.5% 胆总管狭窄	[53]
Chadha 等，2019	46	97.7GyE（15fx）	6（1.5～21）	83/17/0	81（2 年）	62（2 年）	• 13%CP 评分升高 • 13% 急性 3 级	[54]
Mizuhata 等，2018	40	60～80CGE(20～38fx）	3.7（1.1～12.4）	70/30/0	94%（2 年）	76%（2 年）	2.5%3 级胃肠道反应和腹水	[55]
Sugahara 等，2009	22	72.6GyE（22fx）	11（10～14）	50/50/0	87%（2 年）	36%（2 年）	无 3 级	[48]
前瞻性研究								
Bush 等，2011	76	63Gy（15fx）	5.5（平均数）	29/47.4/23.7	NA	34/13/12 个月（CP A/B/C）	无 3 级	[56]
Hong 等，2016	83	67.5GyE（15fx）	5（1.9～12）	79.5/15.7/0	94.8（2 年）	63.2（2 年）	4.8%3 级	[47]
Kim 等，2020	45	70GyE（10fx）	1.6（1.0～6.8）	100/0/0	95.2（3 年）	86.4（3 年）	无 3 级 4.4%CP 评分升高	[57]

（续表）

	人　数	剂量（分割）	肿瘤直径中位数（范围）（cm）	基线肝功能（CPA/B/C）（%）	局部控制率（%）	OS（%）	毒性反应	参考文献
Kim 等，2015	27	• 60GyE（20fx） • 66GyE（22fx） • 72GyE（24fx）	（1.3～7）	88.9/11.1/0	• 79.9（3 年） • 63.9（5 年）	• 56.4（3 年） • 42.3（5 年）	无 3 级 3.7%CP 评分升高	[46]
Bush 等，2016	69	70.2Gy（15fx）	3.2（1.8～6.5）	NA	88（2 年）	59（2 年）	2 位患者 30 天内住院	[58]
Mizumoto 等，2011	266	• 66GyE（10fx） • 72.6GyE（22fx） • 77GyE（35fx）	3.4（0.6～13）	76/23/1	• 98（1 年） • 87（3 年） • 81（5 年）	• 87（1 年） • 61（3 年） • 48（5 年）	• 0.8%3 级皮疹 • 1.1% 肋骨骨折 • 1.1%3 级胃肠道毒性	[59]
Kawashima 等，2005	30	76CGE（20fx）	4.5（2.5～8.2）	66.7/33.3/0	96%（2 年）	66%（2 年）	4 例死亡 40% 急性毒性反应 3 级	[60]
Fukumitsu 等，2009	51	66GyE（10fx）	＜5：88.2% ＞5：11.8%	80.4/19.6/0	• 94.5（3 年） • 87.8（5 年）	• 49.2（3 年） • 38.7（5 年）	15.7%CP 评分升高	[61]
Hata 等，2007	21	• 60Gy（10fx） • 66Gy（22fx） • 70Gy（35fx）	4（1～13.5）	71.4/23.8/4.8	100%（3 年）	62%（3 年）	9.5% 血小板减少 3 级	[62]

行中（NCT03186898）。这项研究将前瞻性地评估哪种治疗方式的疗效更高、严重不良反应的风险更低，并对血浆肝细胞生长因子（hepatocyte growth factor，HGF）等生物标志物进行综合评估[65]，后文将进一步讨论。

另一项研究直接比较了 PBT 与 TACE（不可切除的 HCC 患者最常用的治疗方式之一），中期分析发现两组的 2 年 LC 率有 PBT 组较高的趋势（88% vs. 45%），而 OS 率无显著差异。值得注意的是，PBT 组患者的住院天数显著较低（24 天 vs. 166 天）[58]。

然而，与光子治疗相比，PBT 也有其局限性和劣势。这些主要包括成本明显较高和 PBT 的可用性相对较低。此外，由于腹部解剖结构的日常变化导致组织密度的变化（如肠道运动），PBT 更容易受到范围不确定性的影响。PBT 与光子治疗的相对附加效益还有待确定。

与 PBT 类似，CIRT 也会产生一个布拉格峰，并且在达到该峰后剂量迅速下降。然而，与 PBT 相比，CIRT 的主要优势在于它通过诱导更高的细胞损伤，提高了相对生物有效性（relative biological effectiveness，RBE）[67, 68]。一般来说，CIRT 的 RBE 为 3 倍[44]。使用 CIRT 治疗 HCC 的患者的临床数据相对较少，研究主要在亚洲进行，由于疾病的病因不同，与西方患者可能存在差异。CIRT 的应用辐射剂量为 40～79.5GyE，患者的不良反应可以接受（表 18–3）。值得注意的是，一些研究排除了具有已知的急性和长期毒性风险因素的患者，包括靠近胃肠道（＜1cm）、门静脉侵犯和（或）栓子、基线肝功能较差的患者。此外，特别是 CIRT，放疗剂量主要是基于对日本患者数据的回顾性分析来确定的，仍需要进一步扩大样本量、前瞻性临床试验来确定剂量限制和最佳治疗剂量。在这种情况下，Shibuya 等报道了 4 次分割治疗 60Gy（RBE）的可行性，相当于 EQD2（$\alpha/\beta=10$）的 125Gy，这是迄今为止最高的剂量递增方案。最近也有报道称，对于大肝癌患者（肿瘤中位直径 5.3cm）采用 52.8～60GyE 的剂量治疗，并取得令人满意的治疗效果[77]。值得注意的是，一项配对分析显示，对于有下腔静脉栓子的ⅢB 期患者，与手术相比，采用 PBT 或 CIRT 治疗的患者的中位 OS 更高，而且治疗相关的不良反应明显降低（0% vs. 26%）[78]。

三、MRI 引导下放射治疗

肝癌放疗的主要挑战之一是 X 线图像中不同分割的组间和组内差异性，以及分辨率较低。克服这一问题的最简单的方法是增加治疗边缘，但会增加非靶肝脏的放射，因此有增加放射性肝损伤和肝衰竭的风险。近年来，工业界开发了一种结合直线加速器和 MRI 系统的新系统，即 MR 直线加速器（MR Linac），以解决这一问题。利用这种混合系统治疗肝癌（包括 HCC）的研究已首次发表了令人鼓舞的结果[79, 80]。该系统的另一个优点是可以根据患者的日常解剖结构调整放射计划[81]。在这种情况下，Henke 等报道了一项Ⅰ期研究，显示他们的联机适应放疗系统在 20 例患者中改善了高危器官的保护，并具有较好的可行性[82]。

四、联合细胞毒性治疗

与单纯 TACE 相比，经动脉化疗栓塞联合放疗（无论是常规分割放疗还是 SBRT[34]）改善了 HCC 患者的治疗效果[83]。这一优势很可能是由于 TACE 后肿瘤缩小，从而使放疗靶区缩小。值得注意的是，对常规分割放疗和大分割放疗联合 TACE 的直接比较显示，晚期 HCC 患者接受 SBRT 治疗的 OS 较高[84]。影响联合治疗疗效的另一个重要因素可能是肿瘤大小。对于＞3cm 的肿瘤，Jacob 等发现联合治疗组的 OS 显著高于单独 TACE 治疗组（33 个月 vs. 20 个月）[21]。同样，在一项回顾性分析中，Su 等观察到联合治疗（SBRT+TAE/TACE 或 TAE/TACE+SBRT）与单独 SBRT 之间的 OS 有显著差异（$P=0.047$），表明联合治疗可能对大肿瘤（＞最长肿瘤直径 5cm）患者有益。

对于不适合其他治疗的患者，放疗自然而然地也被用作桥接治疗[85, 86]。在这种情况下，在 15.7～124.8Gy 的 BED 已被用于治疗中等大小

表 18-3　当前碳离子治疗研究汇总

	人　数	剂量（分割）	肿瘤直径中位数（范围）（cm）	基线肝功能（CPA/B/C）（%）	局部控制率（%）	OS（%）	毒性反应	参考文献
回顾性研究								
Shiba 等，2017	31	52.8/60Gy（RBE）（4fx） 50Gy（12fx）	4.5（1.5～9.3）	87.1/12.9/0	89.2（2 年）	82.3（2 年）	• 9.7%3 级肝性脑病 • 3.2%CP 从 A 升到 B	[69]
Shibuya 等，2018	174	48Gy（RBE）（2fx） 52.8/60Gy（RBE）（4fx）	3（0.8～10.3）	88/12/0	94.6/87.7/81（1/2/3 年）	94.5/82.5/73.3（1/2/3 年）	• 5.7%3 级或 4 级 • 1.7%RILD	[70]
Shiba 等，2020	11	52.8/60Gy（RBE）（4fx） 50Gy（RBE）（12fx）	5.3（2.7～11.9）	90.9/9.1/0	78（3 年）	64（3 年）	无 3 级	[67]
前瞻性研究								
Kato 等，2004	24	49.5～79.5GyE（15fx）	5（2.1～8.5）	66.7/33.3/0	92/81/81（1/3/5 年）	92/50/25（1/3/5 年）	• 22%/25%CP 升高≥2（急性 / 迟发） • 4% 皮肤反应 3 级 • 20.8% 血小板减少 3 级	[71]
Habermehl 等，2013	6	40Gy（RBE）（4fx）	3.5（0.9～4.5）	66.7/16.7/0	100（11 个月）	11 个月（平均 OS）	• 83% 中度乏力 • 无 3 级	[72]
Shibuya 等，2019	21	60Gy（RBE）（4fx）	4.8 平均数（3～7.8）	100/0/0	92.3（2 年）	80（2 年）	无 3 级	[73]
Kasuya 等，2017	124	52.8Gy（RBE）（4fx）	4（1～12）	77/23/0	94.7/91.4/90.0（1/3/5 年）	90.3/50/25（1/3/5 年）	• 4 例因肝衰竭死亡 • 2% 皮肤反应 3 级 • 1.6% 肋骨骨折 • 29/22%CP 评分升高 1（3/6 个月） • 3/5%CP 评分升高 2（3/6 个月）	[74]
Imada 等，2010	64	52.8GyE（4fx）	4（1.2～12）	92.2/7.8/0	87.8/95.7（5 年）（肝门组 / 非肝门组）	44.4/22.2；60.9/34.8（3/5 年）（肝门组 / 非肝门组）	• 无 3 级 • 84.4%CP 评分 +1 • 15.6%CP 评分 +2	[75]
Komatsu 等，2011	16	52.8GyE（4fx） 52.8GyE（8fx）	NA	75/18.75/6.25	NA	61.1/36.7（1/3 年）	无 3 级	[76]

HCC，并显示出良好的局部控制率[26, 87]。

五、放射免疫治疗

在过去的十余年中，随着多酪氨酸激酶抑制药（multi-tyrosine kinase inhibitor，mTKI）索拉非尼（Sorafenib）的批准，晚期 HCC 的全身治疗方案发展迅速。此后，又有几种药物在Ⅲ期试验中获得成功，包括 mTKI 仑伐替尼（Lenvatinib）、瑞戈非尼（Regorafenib）和卡博替尼（Cabozantinib），以及抗 VEGFR2 抗体雷莫芦单抗（Ramucirumab）[88]。此外，对一些免疫检查点阻断药（immune checkpoint blockers，ICB）的Ⅰ/Ⅱ期研究，如抗 PD-1 抗体帕博利珠单抗（Pembrolizumab）和纳武利尤单抗（Nivolumab），以及抗细胞毒性 T 淋巴细胞抗原 4（CTLA-4）抗体伊匹单抗（Ipilimumab），在晚期 HCC 患者中显示出持久反应的良好结果[89, 90]。然而，关于纳武利尤单抗和帕博利珠单抗单药治疗的随机Ⅲ期试验尽管在少数晚期 HCC 患者中有显著活性，但未能达到预定的主要研究终点[91, 92]。这些结果表明，ICB 治疗的疗效需要通过联合治疗方法来增强。在这种情况下，一种有前景的方法是将不同的 ICB 联合应用，如伊匹单抗和纳武利尤单抗[93]。此外，在晚期 HCC 的一项随机Ⅲ期试验中，阿替利珠单抗（抗 PD-1 抗体）联合抗 VEGF 抗体（贝伐珠单抗）可显著改善 OS 和 PFS[94]。

这些新出现的全身性治疗药物，提高了与放疗联合的可行性。特别是近年来，越来越多的证据证实放疗联合免疫治疗用于疾病早期的理论基础。放疗的独特性为增强患者的免疫治疗反应提供了巨大的潜力。这包括诱导免疫原性细胞死亡、支持促炎肿瘤微环境和增加肿瘤抗原的获得性[95]。简而言之，放疗有可能支持免疫“冷”肿瘤向免疫“热”肿瘤的转化[96]。放疗也被证明可以上调体内 PD-L1 的表达，放疗联合抗 PD-L1 治疗可以显著提高小鼠肝癌模型的生存率[97]。在第一项接受 SBRT 联合抗 PD-1 抗体治疗的临床研究中，根据 mRECIST 标准，5 例患者中有 2 例完全缓解，3 例部分缓解。1 年 LC 率和 OS 率均为 100%[98]。这些结果与 Yu 等的研究结果一致，他们观察到在应用纳武利尤单抗治疗晚期 HCC 期间，接受过或同时接受过放疗的患者的 PFS 和 OS 显著延长[99]。为了进一步增强放疗和 ICB 的协同作用，三联疗法也正在评估中。在 Sheng 等进行的一项临床前研究中，报道了在放射免疫疗法（放疗 +αPD-L1）基础上加用 ATR 抑制药（AZD6738）后，荷瘤小鼠的生存期得到进一步改善[100]。

显然，需要进一步的临床前和临床研究来阐明放疗和 ICB 的潜在协同作用，并明确最佳的治疗方案、剂量和分割。

六、挑战和机遇

肝脏恶性肿瘤（包括 HCC）的放疗受到各种因素的限制，包括放射野大小和潜在的肝损伤。放射性肝损伤是肝脏放疗后最严重的不良反应之一。虽然到目前为止病因还不清楚，但患者的临床表现从右上腹疼痛到亚急性肝衰竭和死亡不等。通过对患者资料的回顾性分析，当肝脏总照射剂量超过 30Gy 时，为 RILD 的发病阈值，而 RILD 的发生概率会随着照射剂量和照射量的增加而增加。Bujold 等报道在 SBRT 治疗后 3 个月 29% 的患者 CP 评分增加，其中 7 名死亡患者可能与放疗有关[35]。其他中心也报道了类似的不良反应[16, 37]。值得注意的是，有几个中心报道了治疗或剩余肝脏体积与 CP 评分的恶化间的相关性[101–103]。这种“容量 – 反应”关系似乎与治疗方式（光子或质子）无关，但更适用于接受 PBT 治疗的患者[104]。然而，治疗剂量和治疗方案大相径庭，削弱了研究的可比性和对其他患者群体的参考性。发生 RILD 的其他风险因素，包括潜在的病毒性肝炎[24, 105]、门静脉栓子和肿瘤形态（单个或多发 HCC）。

许多研究团队试图建立生物标志物来预测 RILD 的发生和严重程度。例如，Sanuki 等提出 3 级转氨酶升高和血小板减少及 Child 评分超过 8 分，可预测放疗后的严重肝损伤[106]。一个有希望的生物标志物是作为循环中的 HGF 水平，同时可以反映肝功能情况。肝细≥胞生长因子是一种主要由活化的肝基质细胞产生的配体。既往研究表明，它与高CP评分和肝纤维化相关[107, 108]。在我们最近的PBT研究中，我们发现与低血浆HGF水平患者相比，高血浆HGF水平患者的2年OS较低（14%～69%）[66, 109]。目前，一项Ⅲ期试验正在进行中，试图在更大的患者队列中验证这些结果（NCT03186898）。

潜在的肝损伤（如肝硬化），进一步增加了放疗后（致死性）肝衰竭的风险。在Cárdenes及其团队进行的一项Ⅰ期研究中，在2例患者在42Gy时发生3级肝毒性后，CP评分B级患者的治疗方案不得不调整为较低剂量，而CP评分A级患者的剂量可以增加至48Gy，而不会出现剂量限制性毒性[32]。放疗后CP评分的恶化也被证明与患者的OS降低相关[22]。综上所述，我们建议CP评分B级患者采用较低的剂量和分割剂量治疗，同时也接受LC率降低。

肝脏放疗的另一个可能严重的不良反应是胃肠道并发症。肝硬化门静脉高压症患者易发生胃十二指肠并发症，包括溃疡、出血和穿孔。这可能与胃肠道黏膜功能和防御机制受损有关。因此，建议肝功能受损的患者在SBRT前接受食管胃十二指肠镜检查，以确定潜在的问题，然后在必要时采取分割放疗和正常组织限制。事实上，Weiner等研究表明，由于剂量限制，只有81%的患者可以接受规定的55Gy剂量[37]。Park及其同事在一项研究中专门探讨了这一问题，并表明对于距放射敏感器官（包括胃、十二指肠、大肠和食管）2cm以内的肿瘤，采用适当的分割方案（35/40/50Gy，分10次，持续2周）的放射治疗也可以安全实施[23]。值得注意的是，与提供较高剂量/分割的研究相比，长期的局部控制率略低[13]。

结论

总之，放疗已显示出作为肝癌治疗方案的前景，包括对病情较差和有潜在肝硬化的患者。需要进一步研究以明确这些患者的最佳治疗方案，包括放疗技术的类型和与其他治疗方式的具体结合。目前，有证据表明，对于小肿瘤患者，光子放疗可能是有效的，特别是在MR引导下的放疗。对于晚期和大肿瘤患者来说，带电粒子疗法可获得非常有前景的生存数据，并伴有较小的不良反应。

参考文献

[1] Siegel RL, Miller KD, Jemal A. Cancer statistics, 2020. CA Cancer J Clin. 2020;70:7-30.
[2] Schwarz RE, Smith DD. Trends in local therapy for hepatocellular carcinoma and survival outcomes in the US population. Am J Surg. 2008;195:829-36.
[3] Mazzaferro V, Bhoori S, Sposito C, et al. Milan criteria in liver transplantation for hepatocellular carcinoma: an evidence-based analysis of 15 years of experience. Liver Transpl. 2011;17(Suppl 2):S44-57.
[4] Mazzaferro V, Regalia E, Doci R, et al. Liver transplantation for the treatment of small hepatocellular carcinomas in patients with cirrhosis. N Engl J Med. 1996;334:693-9.
[5] El-Serag HB, Siegel AB, Davila JA, et al. Treatment and outcomes of treating of hepatocellular carcinoma among medicare recipients in the United States: a population-based study. J Hepatol. 2006;44:158-66.
[6] Vogel A, Cervantes A, Chau I, et al. Hepatocellular carcinoma: ESMO clinical practice guidelines for diagnosis, treatment and follow-up. Ann Oncol. 2019;30:871-3.
[7] Rou WS, Lee BS, Moon HS, Lee ES, Kim SH, Lee HY. Risk factors and therapeutic results of early local recurrence after transcatheter arterial chemoembolization. World J Gastroenterol. 2014;20:6995-7004.
[8] Ayav A, Germain A, Marchal F, et al. Radiofrequency ablation of unresectable liver tumors: factors associated with incomplete ablation or local recurrence. Am J Surg. 2010;200:435-9.
[9] Lu DS, Yu NC, Raman SS, et al. Radiofrequency ablation of hepatocellular carcinoma: treatment success as defined by histologic examination of the explanted liver. Radiology. 2005;234:954-60.
[10] Wahl DR, Stenmark MH, Tao Y, et al. Outcomes after stereotactic body radiotherapy or radiofrequency ablation for hepatocellular carcinoma. J Clin Oncol. 2016;34:452-9.
[11] Hara K, Takeda A, Tsurugai Y, et al. Radiotherapy for hepatocellular carcinoma results in comparable survival to radiofrequency ablation: a propensity score analysis. Hepatology (Baltimore, Md). 2019;69:2533-45.
[12] Lou J, Li Y, Liang K, et al. Hypofractionated radiotherapy as a salvage treatment for recurrent hepatocellular carcinoma with inferior vena cava/right atrium tumor thrombus: a multi-center analysis. BMC Cancer. 2019;19:668.
[13] Park J, Jung J, Kim D, et al. Long-term outcomes of the 2-week schedule of hypofractionated radiotherapy

for recurrent hepatocellular carcinoma. BMC Cancer. 2018;18:1040.
[14] Bae SH, Park HC, Lim DH, et al. Salvage treatment with hypofractionated radiotherapy in patients with recurrent small hepatocellular carcinoma. Int J Radiat Oncol Biol Phys. 2012;82:e603-7.
[15] Kim M, Kay CS, Jang WI, Kim MS, Lee DS, Jang HS. Prognostic value of tumor volume and radiation dose in moderate-sized hepatocellular carcinoma: a multicenter analysis in Korea (KROG 14-17). Medicine. 2017;96:e7202.
[16] Andolino DL, Johnson CS, Maluccio M, et al. Stereotactic body radiotherapy for primary hepatocellular carcinoma. Int J Radiat Oncol Biol Phys. 2011;81:e447-53.
[17] Yoon SM, Lim YS, Park MJ, et al. Stereotactic body radiation therapy as an alternative treatment for small hepatocellular carcinoma. PLoS One. 2013;8:e79854.
[18] Sanuki N, Takeda A, Oku Y, et al. Stereotactic body radiotherapy for small hepatocellular carcinoma: a retrospective outcome analysis in 185 patients. Acta Oncol. 2014;53:399-404.
[19] Huertas A, Baumann AS, Saunier-Kubs F, et al. Stereotactic body radiation therapy as an ablative treatment for inoperable hepatocellular carcinoma. Radiother Oncol. 2015;115:211-6.
[20] Su TS, Lu HZ, Cheng T, et al. Long-term survival analysis in combined transarterial embolization and stereotactic body radiation therapy versus stereotactic body radiation monotherapy for unresectable hepatocellular carcinoma >5 cm. BMC Cancer. 2016;16:834.
[21] Jacob R, Turley F, Redden DT, et al. Adjuvant stereotactic body radiotherapy following transarterial chemoembolization in patients with non-resectable hepatocellular carcinoma tumours of ≥3 cm. HPB. 2015; 17: 140-9.
[22] Culleton S, Jiang H, Haddad CR, et al. Outcomes following definitive stereotactic body radiotherapy for patients with child-Pugh B or C hepatocellular carcinoma. Radiother Oncol. 2014;111:412-7.
[23] Park JH, Yoon SM, Lim YS, et al. Two-week schedule of hypofractionated radiotherapy as a local salvage treatment for small hepatocellular carcinoma. J Gastroenterol Hepatol. 2013;28:1638-42.
[24] Huang BS, Tsang NM, Lin SM, et al. High-dose hypofractionated X-ray radiotherapy for hepatocellular carcinoma: tumor responses and toxicities. Oncol Lett. 2013;6:1514-20.
[25] Yao E, Chen J, Zhao X, et al. Efficacy of stereotactic body radiotherapy for recurrent or residual hepatocellular carcinoma after transcatheter arterial chemoembolization. Biomed Res Int. 2018;2018:5481909.
[26] Katz AW, Chawla S, Qu Z, Kashyap R, Milano MT, Hezel AF. Stereotactic hypofractionated radiation therapy as a bridge to transplantation for hepatocellular carcinoma: clinical outcome and pathologic correlation. Int J Radiat Oncol Biol Phys. 2012;83:895-900.
[27] Méndez Romero A, Wunderink W, Hussain SM, et al. Stereotactic body radiation therapy for primary and metastatic liver tumors: a single institution phase i-ii study. Acta Oncol. 2006;45:831-7.
[28] Tse RV, Hawkins M, Lockwood G, et al. Phase I study of individualized stereotactic body radiotherapy for hepatocellular carcinoma and intrahepatic cholangiocarcinoma. J Clin Oncol. 2008;26:657-64.
[29] Scorsetti M, Comito T, Cozzi L, et al. The challenge of inoperable hepatocellular carcinoma (HCC): results of a single-institutional experience on stereotactic body radiation therapy (SBRT). J Cancer Res Clin Oncol. 2015;141: 1301-9.
[30] Lee P, Ma Y, Zacharias I, et al. Stereotactic body radiation therapy for hepatocellular carcinoma in patients with child-Pugh B or C cirrhosis. Adv Radiat Oncol. 2020;5:889-96.
[31] Seo YS, Kim JN, Keum B, et al. Radiotherapy for 65 patients with advanced unresectable hepatocellular carcinoma. World J Gastroenterol. 2008;14:2394-400.
[32] Cárdenes HR, Price TR, Perkins SM, et al. Phase I feasibility trial of stereotactic body radiation therapy for primary hepatocellular carcinoma. Clin Transl Oncol. 2010;12:218-25.
[33] Takeda A, Sanuki N, Tsurugai Y, et al. Phase 2 study of stereotactic body radiotherapy and optional transarterial chemoembolization for solitary hepatocellular carcinoma not amenable to resection and radiofrequency ablation. Cancer. 2016;122:2041-9.
[34] Kang JK, Kim MS, Cho CK, et al. Stereotactic body radiation therapy for inoperable hepatocellular carcinoma as a local salvage treatment after incomplete transarterial chemoembolization. Cancer. 2012;118:5424-31.
[35] Bujold A, Massey CA, Kim JJ, et al. Sequential phase I and II trials of stereotactic body radiotherapy for locally advanced hepatocellular carcinoma. J Clin Oncol. 2013; 31: 1631-9.
[36] Lasley FD, Mannina EM, Johnson CS, et al. Treatment variables related to liver toxicity in patients with hepatocellular carcinoma, child-Pugh class a and B enrolled in a phase 1-2 trial of stereotactic body radiation therapy. Pract Radiat Oncol. 2015;5:e443-9.
[37] Weiner AA, Olsen J, Ma D, et al. Stereotactic body radiotherapy for primary hepatic malignancies - report of a phase I/II institutional study. Radiother Oncol. 2016;121: 79-85.
[38] Takeda A, Takahashi M, Kunieda E, et al. Hypofractionated stereotactic radiotherapy with and without transarterial chemoembolization for small hepatocellular carcinoma not eligible for other ablation therapies: preliminary results for efficacy and toxicity. Hepatol Res. 2008;38:60-9.
[39] Sheth N, Osborn V, Lee A, Schreiber D. Stereotactic ablative radiotherapy fractionation for hepatocellular carcinoma in the United States. Cureus. 2020;12:e8675.
[40] Park HC, Seong J, Han KH, Chon CY, Moon YM, Suh CO. Dose-response relationship in local radiotherapy for hepatocellular carcinoma. Int J Radiat Oncol Biol Phys. 2002;54:150-5.
[41] Park W, Lim DH, Paik SW, et al. Local radiotherapy for patients with unresectable hepatocellular carcinoma. Int J Radiat Oncol Biol Phys. 2005;61:1143-50.
[42] Liu MT, Li SH, Chu TC, et al. Three-dimensional conformal radiation therapy for unresectable hepatocellular carcinoma patients who had failed with or were unsuited for

transcatheter arterial chemoembolization. Jpn J Clin Oncol. 2004;34:532-9.
[43] Hu M, Jiang L, Cui X, Zhang J, Yu J. Proton beam therapy for cancer in the era of precision medicine. J Hematol Oncol. 2018;11:136.
[44] Skinner HD, Hong TS, Krishnan S. Charged-particle therapy for hepatocellular carcinoma. Semin Radiat Oncol. 2011;21:278-86.
[45] Wang X, Krishnan S, Zhang X, et al. Proton radiotherapy for liver tumors: dosimetric advantages over photon plans. Med Dosim. 2008;33:259-67.
[46] Kim JY, Lim YK, Kim TH, et al. Normal liver sparing by proton beam therapy for hepatocellular carcinoma: comparison with heli-cal intensity modulated radiotherapy and volumetric modulated arc therapy. Acta Oncol. 2015; 54: 1827-32.
[47] Hong TS, Wo JY, Yeap BY, et al. Multi-institutional phase II study of high-dose hypofractionated proton beam therapy in patients with localized, unresectable hepatocellular carcinoma and intrahepatic cholangiocarcinoma. J Clin Oncol. 2016;34:460-8.
[48] Sugahara S, Oshiro Y, Nakayama H, et al. Proton beam therapy for large hepatocellular carcinoma. Int J Radiat Oncol Biol Phys. 2010;76:460-6.
[49] Fukuda K, Okumura T, Abei M, et al. Long-term outcomes of proton beam therapy in patients with previously untreated hepatocellular carcinoma. Cancer Sci. 2017;108:497-503.
[50] Lee SU, Park JW, Kim TH, et al. Effectiveness and safety of proton beam therapy for advanced hepatocellular carcinoma with portal vein tumor thrombosis. Strahlenther Onkol. 2014;190:806-14.
[51] Sekino Y, Okumura T, Fukumitsu N, et al. Proton beam therapy for hepatocellular carcinoma associated with inferior vena cava tumor thrombus. J Cancer Res Clin Oncol. 2020;146:711-20.
[52] Hata M, Tokuuye K, Sugahara S, et al. Proton beam therapy for hepatocellular carcinoma with limited treatment options. Cancer. 2006;107:591-8.
[53] Chiba T, Tokuuye K, Matsuzaki Y, et al. Proton beam therapy for hepatocellular carcinoma: a retrospective review of 162 patients. Clin Cancer Res. 2005;11:3799-805.
[54] Chadha AS, Gunther JR, Hsieh CE, et al. Proton beam therapy outcomes for localized unresectable hepatocellular carcinoma. Radiother Oncol. 2019;133:54-61.
[55] Mizuhata M, Takamatsu S, Shibata S, et al. Respiratory-gated proton beam therapy for hepatocellular carcinoma adjacent to the gastrointestinal tract without fiducial markers. Cancers. 2018;10:58.
[56] Bush DA, Kayali Z, Grove R, Slater JD. The safety and efficacy of high-dose proton beam radiotherapy for hepatocellular carcinoma: a phase 2 prospective trial. Cancer. 2011;117:3053-9.
[57] Kim TH, Park JW, Kim BH, et al. Phase II study of hypofractionated proton beam therapy for hepatocellular carcinoma. Front Oncol. 2020;10:542.
[58] Bush DA, Smith JC, Slater JD, et al. Randomized clinical trial comparing proton beam radiation therapy with transarterial chemoembolization for hepatocellular carcinoma: results of an interim analysis. Int J Radiat Oncol Biol Phys. 2016;95:477-82.
[59] Mizumoto M, Okumura T, Hashimoto T, et al. Proton beam therapy for hepatocellular carcinoma: a comparison of three treatment protocols. Int J Radiat Oncol Biol Phys. 2011;81:1039-45.
[60] Kawashima M, Furuse J, Nishio T, et al. Phase II study of radiotherapy employing proton beam for hepatocellular carcinoma. J Clin Oncol. 2005;23:1839-46.
[61] Fukumitsu N, Sugahara S, Nakayama H, et al. A prospective study of hypofractionated proton beam therapy for patients with hepatocellular carcinoma. Int J Radiat Oncol Biol Phys. 2009;74:831-6.
[62] Hata M, Tokuuye K, Sugahara S, et al. Proton beam therapy for aged patients with hepatocellular carcinoma. Int J Radiat Oncol Biol Phys. 2007;69:805-12.
[63] Cheng JY, Liu CM, Wang YM, et al. Proton versus photon radiotherapy for primary hepatocellular carcinoma: a propensity-matched analysis. Radiat Oncol (London, England). 2020;15:159.
[64] Sanford NN, Pursley J, Noe B, et al. Protons versus photons for unresectable hepatocellular carcinoma: liver decompensation and overall survival. Int J Radiat Oncol Biol Phys. 2019;105:64-72.
[65] Qi WX, Fu S, Zhang Q, Guo XM. Charged particle therapy versus photon therapy for patients with hepatocellular carcinoma: a systematic review and meta-analysis. Radiother Oncol. 2015;114:289-95.
[66] Hong TS, Grassberger C, Yeap BY, et al. Pretreatment plasma HGF as potential biomarker for susceptibility to radiation-induced liver dysfunction after radiotherapy. NPJ Precis Oncol. 2018;2:22.
[67] Shiba S, Shibuya K, Kawashima M, et al. Comparison of dose distributions when using carbon ion radiotherapy versus intensity-modulated radiotherapy for hepatocellular carcinoma with macroscopic vascular invasion: a retrospective analysis. Anticancer Res. 2020;40:459-64.
[68] Abe T, Saitoh J, Kobayashi D, et al. Dosimetric comparison of carbon ion radiotherapy and stereotactic body radiotherapy with photon beams for the treatment of hepatocellular carcinoma. Radiat Oncol (London, England). 2015;10:187.
[69] Shiba S, Abe T, Shibuya K, et al. Carbon ion radiotherapy for 80 years or older patients with hepatocellular carcinoma. BMC Cancer. 2017;17:721.
[70] Shibuya K, Ohno T, Terashima K, et al. Short-course carbon-ion radiotherapy for hepatocellular carcinoma: a multi-institutional retrospective study. Liver Int. 2018;38:2239-47.
[71] Kato H, Tsujii H, Miyamoto T, et al. Results of the first prospective study of carbon ion radiotherapy for hepatocellular carcinoma with liver cirrhosis. Int J Radiat Oncol Biol Phys. 2004;59:1468-76.
[72] Habermehl D, Debus J, Ganten T, et al. Hypofractionated carbon ion therapy delivered with scanned ion beams for patients with hepatocellular carcinoma - feasibility and clinical response. Radiat Oncol (London, England). 2013;8:59.
[73] Shibuya K, Ohno T, Katoh H, et al. A feasibility study of high-dose hypofractionated carbon ion radiation therapy using four fractions for localized hepatocellular carcinoma

measuring 3 cm or larger. Radiother Oncol. 2019;132:230-5.
[74] Kasuya G, Kato H, Yasuda S, et al. Progressive hypofractionated carbon-ion radiotherapy for hepatocellular carcinoma: combined analyses of 2 prospective trials. Cancer. 2017;123:3955-65.
[75] Imada H, Kato H, Yasuda S, et al. Comparison of efficacy and toxicity of short-course carbon ion radiotherapy for hepatocellular carcinoma depending on their proximity to the porta hepatis. Radiother Oncol. 2010;96:231-5.
[76] Komatsu S, Fukumoto T, Demizu Y, et al. The effectiveness of particle radiotherapy for hepatocellular carcinoma associated with inferior vena cava tumor thrombus. J Gastroenterol. 2011;46:913-20.
[77] Shiba S, Shibuya K, Okamoto M, et al. Clinical impact of Hypofractionated carbon ion radiotherapy on locally advanced hepatocellular carcinoma. Radiat Oncol (London, England). 2020;15:195.
[78] Komatsu S, Kido M, Asari S, et al. Particle radiotherapy, a novel external radiation therapy, versus liver resection for hepatocellular carcinoma accompanied with inferior vena cava tumor thrombus: a matched-pair analysis. Surgery. 2017;162:1241-9.
[79] Feldman AM, Modh A, Glide-Hurst C, Chetty IJ, Movsas B. Real-time magnetic resonance-guided liver stereotactic body radiation therapy: an institutional report using a magnetic resonance-Linac system. Cureus. 2019;11:e5774.
[80] Hal WA, Straza MW, Chen X, et al. Initial clinical experience of Stereotactic Body Radiation Therapy (SBRT) for liver metastases, primary liver malignancy, and pancreatic cancer with 4D-MRI based online adaptation and real-time MRI monitoring using a 1.5 Tesla MR-Linac. PLoS One. 2020;15:e0236570.
[81] Mittauer K, Paliwal B, Hill P, et al. A new era of image guidance with magnetic resonance-guided radiation therapy for abdominal and thoracic malignancies. Cureus. 2018;10:e2422.
[82] Henke L, Kashani R, Robinson C, et al. Phase I trial of stereotactic MR-guided online adaptive radiation therapy (SMART) for the treatment of oligometastatic or unresectable primary malignancies of the abdomen. Radiother Oncol. 2018;126:519-26.
[83] Guo WJ, Yu EX, Liu LM, et al. Comparison between chemoembolization combined with radiotherapy and chemoembolization alone for large hepatocellular carcinoma. World J Gastroenterol. 2003;9:1697-701.
[84] Wang C, Li S, Sun A, et al. The comparison of outcomes between hypofractionated and conventional 3D-CRT regimens used in combination with TACE as first-line treatment of advanced hepatocellular carcinoma. Tumour Biol. 2015;36:4967-72.
[85] Guarneri A, Franco P, Romagnoli R, et al. Stereotactic ablative radiation therapy prior to liver transplantation in hepatocellular carcinoma. Radiol Med. 2016;121:873-81.
[86] Gresswell S, Tobillo R, Hasan S, et al. Stereotactic body radiotherapy used as a bridge to liver transplant in patients with hepatocellular carcinoma and child-Pugh score ≥8 cirrhosis. J Radiosurg SBRT. 2018;5:261-7.
[87] O'Connor JK, Trotter J, Davis GL, Dempster J, Klintmalm GB, Goldstein RM. Long-term outcomes of stereotactic body radiation therapy in the treatment of hepatocellular cancer as a bridge to transplantation. Liver Transpl. 2012;18:949-54.
[88] Yang JD, Hainaut P, Gores GJ, Amadou A, Plymoth A, Roberts LR. A global view of hepatocellular carcinoma: trends, risk, prevention and management. Nat Rev Gastroenterol Hepatol. 2019;16:589-604.
[89] El-Khoueiry AB, Sangro B, Yau T, et al. Nivolumab in patients with advanced hepatocellular carcinoma (CheckMate 040): an open-label, non-comparative, phase 1/2 dose escalation and expansion trial. Lancet. 2017;389:2492-502.
[90] Zhu AX, Finn RS, Edeline J, et al. Pembrolizumab in patients with advanced hepatocellular carcinoma previously treated with sorafenib (KEYNOTE-224): a non-randomised, open-label phase 2 trial. Lancet Oncol. 2018;19:940-52.
[91] Finn RS, Ryoo BY, Merle P, et al. Pembrolizumab as second-line therapy in patients with advanced hepatocellular carcinoma in KEYNOTE-240: a randomized, double-blind, phase III trial. J Clin Oncol. 2020;38:193-202.
[92] Yau T, Park JW, Finn RS, et al. LBA38_PR - CheckMate 459: a randomized, multi-center phase III study of nivolumab (NIVO) vs sorafenib (SOR) as first-line (1L) treatment in patients (pts) with advanced hepatocellular carcinoma (aHCC). Ann Oncol. 2019;30:v874-5.
[93] Yau T, Kang YK, Kim TY, et al. Efficacy and safety of nivolumab plus ipilimumab in patients with advanced hepatocellular carcinoma previously treated with sorafenib: the CheckMate 040 randomized clinical trial. JAMA Oncol. 2020;6(11):e204564.
[94] Finn RS, Qin S, Ikeda M, et al. Atezolizumab plus bevacizumab in unresectable hepatocellular carcinoma. N Engl J Med. 2020;382:1894-905.
[95] Chajon E, Castelli J, Marsiglia H, De Crevoisier R. The synergistic effect of radiotherapy and immunotherapy: a promising but not simple partnership. Crit Rev Oncol Hematol. 2017;111:124-32.
[96] Demaria S, Coleman CN, Formenti SC. Radiotherapy: changing the game in immunotherapy. Trends Cancer. 2016;2:286-94.
[97] Kim KJ, Kim JH, Lee SJ, Lee EJ, Shin EC, Seong J. Radiation improves antitumor effect of immune checkpoint inhibitor in murine hepatocellular carcinoma model. Oncotarget. 2017;8:41242-55.
[98] Chiang CL, Chan ACY, Chiu KWH, Kong FS. Combined stereotactic body radiotherapy and checkpoint inhibition in unresectable hepatocellular carcinoma: a potential synergistic treatment strategy. Front Oncol. 2019;9:1157.
[99] Yu JI, Lee SJ, Lee J, et al. Clinical significance of radiotherapy before and/or during nivolumab treatment in hepatocellular carcinoma. Cancer Med. 2019;8:6986-94.
[100] Sheng H, Huang Y, Xiao Y, et al. ATR inhibitor AZD6738 enhances the antitumor activity of radiotherapy and immune checkpoint inhibitors by potentiating the tumor immune microenvironment in hepatocellular carcinoma. J Immunother Cancer. 2020;8:e000340.
[101] Son SH, Choi BO, Ryu MR, et al. Stereotactic body radiotherapy for patients with unresectable primary hepatocellular carcinoma: dose-volumetric parameters

predicting the hepatic complication. Int J Radiat Oncol Biol Phys. 2010;78:1073-80.
[102] Dyk P, Weiner A, Badiyan S, Myerson R, Parikh P, Olsen J. Effect of high-dose stereotactic body radiation therapy on liver function in the treatment of primary and metastatic liver malignancies using the Child-Pugh score classification system. Pract Radiat Oncol. 2015;5:176-82.
[103] Velec M, Haddad CR, Craig T, et al. Predictors of liver toxicity following stereotactic body radiation therapy for hepatocellular carcinoma. Int J Radiat Oncol Biol Phys. 2017;97:939-46.
[104] Hsieh CE, Venkatesulu BP, Lee CH, et al. Predictors of radiation-induced liver disease in Eastern and Western patients with hepatocellular carcinoma undergoing proton beam therapy. Int J Radiat Oncol Biol Phys. 2019;105:73-86.
[105] Cheng JC, Wu JK, Lee PC, et al. Biologic susceptibility of hepatocellular carcinoma patients treated with radiotherapy to radiation-induced liver disease. Int J Radiat Oncol Biol Phys. 2004;60:1502-9.
[106] Sanuki N, Takeda A, Oku Y, et al. Influence of liver toxicities on prognosis after stereotactic body radiation therapy for hepatocellular carcinoma. Hepatol Res. 2015;45:540-7.
[107] Krawczyk M, Zimmermann S, Hess G, et al. Panel of three novel serum markers predicts liver stiffness and fibrosis stages in patients with chronic liver disease. PLoS One. 2017;12:e0173506.
[108] Prystupa A, Kiciński P, Sak J, Boguszewska-Czubara A, Toruń-Jurkowska A, Załuska W. Proinflammatory cytokines (IL-1α, IL-6) and hepatocyte growth factor in patients with alcoholic liver cirrhosis. Gastroenterol Res Pract. 2015;2015:532615.
[109] Hong TS, Grassberger C, Yeap BY, et al. Hepatocyte growth factor is associated with liver dysfunction and survival: biomarker results of a phase 2 study of proton beam therapy in patients with hepatocellular carcinoma and intrahepatic cholangiocarcinoma. Int J Radiati Oncol Biol Phys. 2017;99:S89.

第 19 章 胆管癌的化疗新进展

Recent Update in Chemotherapy of Cholangiocarcinoma

Jung Hyun Jo　Seungmin Bang　Si Young Song　著

摘要

胆管癌是一种相对罕见的癌症类型，发生于连接肝脏、胆囊与小肠的胆管树内壁的上皮细胞，可分为肝内胆管癌、肝门部胆管癌和远端胆管癌。虽然只有手术切除才能达到根治，但大多数胆管癌在发现时已无法手术，预后差，晚期患者的中位生存期不到 2 年。此外，即使在根治性手术后，胆管癌也有很高的复发率。因此，化疗在治疗中具有重要的作用，但目前现有的系统性治疗对晚期和转移性胆管癌的疗效非常有限。尽管科学家和医生们已经做出了巨大的努力来揭示肿瘤进展的遗传因素，并确定胆管癌的特异性生物标志物和新的治疗靶点，以开发新的药物，但是当面临胆管癌时，我们仍然知之甚少。在本章中，我们总结了针对 CCA 基于化疗的治疗策略的最新进展，并讨论了可能与未来个性化治疗进展有关的治疗靶点。

在美国，每年约有 10 000 个胆管癌的新发病例，5 年生存率低于 20%[1, 2]。在韩国，根据 2014 年的癌症统计数据，每年新发病例数为 11.2/10 万人，5 年生存率为 29.2%[3]。胆管癌患者就诊时通常已处于晚期，只有不到 20% 的患者在首诊时可以行手术切除。此外，在合适的病例中，辅助化疗可以改善无复发生存率和总生存率。对于无法手术的患者，可以进行支架置入，以治疗梗阻性黄疸、控制瘙痒、胆管炎等症状，并减少相关的继发性症状。胆道内的技术已经取得了明显的进展，使用自膨式金属支架改善了支架的中位通畅率。

使用基于吉西他滨和铂类的标准治疗方案显示，无法行手术切除的胆管癌患者的中位 OS 为 12 个月。目前只有少数的治疗方案能够为标准治疗失败的晚期患者建立有效的化疗方案。

近年来，一些研究关注依据胆管癌的不同解剖部位及其生物学行为、预后，以及它们对化疗药物的反应和它们的分子病理生理学。还有一些研究集中在寻找新的治疗方案、某些基因的致癌作用，以及可从靶向治疗中获益的受拷贝数改变影响的某些基因。*KRAS* 和 *TP53* 之外的常见基因改变已经被确定。这包括 HER 和 FGFR 家族、MAPK、PI3K/AKT/mTOR 通路和表观遗传改变（如 IDH）中潜在的可进行治疗的突变。有趣的是，发生在不同解剖位置的肿瘤有相对特异性的分子改变，iCCA 显示有 IDH1/2 和 FGFR2 的改变，而 eCCA 和胆囊癌则更可能有 ERBB2 或 β1-

catenin 的改变。我们在此讨论这些最新的治疗策略及其未来可能的应用。

一、系统性化疗

（一）辅助治疗

对胆管癌患者进行辅助化疗的必要性是以手术治疗后的预后为根据的。手术是一种根治性手段，然而，据报道根治性切除术后 2 年生存率非常低[4]。一项来自回顾性研究的 Meta 分析数据显示，在手术后，淋巴结阳性和 R_1 切除的高危患者可有生存获益[5]。

有报道的几个随机临床试验，但只能为 CCA 辅助化疗提供有限的证据。在 ESPAC-3 试验中[6]，在纳入主要分析的 428 例患者中，144 例患者被分配到观察组，143 例患者接受 5-FU 化疗，其他 141 例患者接受吉西他滨化疗。观察组的中位生存期为 35.2 个月；接受 5-FU+ 亚叶酸钙治疗的患者中位生存期为 38.9 个月；接受吉西他滨治疗的患者中位生存期为 45.7 个月，通过 log-rank 分析，三组之间没有显著差异（P=0.23）。在使用多元回归分析调整预后变量的二次分析中，与观察组相比，5-FU 组的 HR 为 0.75（P=0.03），吉西他滨组的 HR 为 0.70（P=0.03）。在 BCAT 试验[7]中，226 例 eCCA 患者手术后被随机分配到吉西他滨治疗组或观察组。两组之间在中位 OS（62.3 个月 vs. 63.8 个月，P=0.964）和中位无病生存期（disease free survival，DFS）（36.0 个月 vs. 39.9 个月，P=0.693）没有显著差异。PRODIGE-12/ACCORD-18 试验[8]报道了 196 例 CCA 患者手术切除后，吉西他滨 + 奥沙利铂组（GEM/OX）与观察组无显著差异（DFS，30.4 vs. 18.5，P=0.48）。BILCAP 研究[9]招募了 447 例患者，通过意向性治疗（intention-to-treat，ITT）分析，卡培他滨组与观察组相比在 OS 方面也无法显示出生存获益。然而，按符合方案分析的结果显示，卡培他滨组的中位 OS 有所提高（53 个月 vs. 36 个月，P=0.028）。尽管对具有解剖学异质性的胆管癌的研究存在固有的困难，在有限的证据下，胆管癌的辅助化疗被认为是有效的，并建议将术后证实淋巴结侵犯和切缘组织学阳性作为辅助治疗指征的最重要指征。这个方案仍需要进一步的大型随机试验来证实。目前正在进行的最大的 RCT 之一的 ACTICCA 研究（吉西他滨 / 顺铂 vs. 卡培他滨，NCT02170090）预计将进一步报道胆管癌辅助化疗的证据。

（二）一线治疗

目前晚期胆管癌患者推荐的标准治疗是吉西他滨和顺铂的联合治疗。Ⅲ期 ABC-02 试验[10]显示，与单用吉西他滨相比，吉西他滨与顺铂的联合治疗将 OS 提高了 3.6 个月。顺铂 – 吉西他滨组的中位 OS 为 11.7 个月，吉西他滨组为 8.1 个月（P＜0.001）。顺铂 – 吉西他滨组的中位进展生存期（8.0 个月 vs. 5.0 个月，P＜0.001）和肿瘤控制率（81.4% vs. 71.8%，P=0.049）得到改善。

为了寻求更有效的化疗方案，进一步的研究在进行当中。Ⅲ期 FUGA-BT 试验[11]显示了吉西他滨 /S-1 化疗与吉西他滨 / 顺铂化疗相比的非劣效性。在总共 354 例患者中，吉西他滨 /S-1 和吉西他滨 / 顺铂的中位 OS 对比没有显著差异（15.1 个月 vs. 13.4 个月，非劣效 P=0.046）。在吉西他滨 / 顺铂 + 纳米颗粒白蛋白结合型（nanoparticle albumin-bound，nab）– 紫杉醇的Ⅱ期试验中[12]，与既往对照组相比，60 例胆管癌患者的中位 PFS 和中位 OS（11.8 个月和 19.2 个月）延长。为了比较该方案与吉西他滨 / 顺铂的疗效，Ⅲ期随机临床试验（S1815 临床试验，NCT03768414）正在进行。正在进行的Ⅱ / Ⅲ期 AMEBICA 试验中，正在验证 mFOLFIRINOX 方案（5-FU、伊立替康和奥沙利铂）作为胆管癌患者一线治疗的疗效（NCT02591030）。

（三）二线治疗

然而，对于那些对基于吉西他滨为基础的一线化疗无应答的患者来说，仍然没有有效的二线抗癌药物可供使用。此外，顺铂具有严重的毒性，包括剂量依赖性肾毒性和神经毒性，这可能限制了作为疾病进展后二线治疗的机会。在一项关于晚期 CCA 二线化疗的系统综述中[13]，其中包括 25 项研究（14 项Ⅱ期临床试验、9 项回顾性分析和 2 项病例报道），评估了使用二线化疗的证据等级。共纳入评估 761 例患者，平均 OS

为 7.2 个月，然而，平均 PFS、应答率和疾病控制率分别为 3.2 个月、7.7% 和 49.5%。

正在尝试一些新的抗癌策略。Ⅲ期 ABC-06 试验[14]报道了在吉西他滨 / 顺铂一线治疗后进展的 162 例 CCA 患者中，显示出 mFOLFOX（5-FU 和奥沙利铂）与积极支持治疗相比在 OS 方面的获益（HR=0.69，95%CI 0.50～0.97，*P*=0.031）。mFOLFOX 组的中位 OS、6 个月和 12 个月总生存率分别为 6.2 个月、50.6% 和 25.9%，积极支持治疗组分别为 5.3 个月、35.5% 和 11.4%。其他新的方案，如 FOLFIRINOX（5-FU、伊立替康和奥沙利铂）[15]，以及基于伊立替康脂质体的方案（NALIRICC 试验，NCT03043547；NAPOLI-2 试验，NCT04005339），目前作为 CCA 的二线化疗方案正在研究。

（四）靶向治疗

最近，二代测序技术的出现极大地提高了科学家了解发生在胆管癌中复杂分子改变的能力，包括基因突变和疾病危险因素之间的相互作用。与胆管癌发病机制相关的重要突变的相关发现中，包括异柠檬酸脱氢酶 IDH1/2 的突变，以及参与染色质重塑基因（如 *ARID1A*、*PBRM1* 和 *BAP1*）的突变。包括胆管癌在内的各种恶性肿瘤中注意到的几种生长因子酪氨酸激酶的失调，也在肿瘤的发生和发展中起着关键作用。包括 FGFR 及 EGFR 和 HGFR 通路。近年来在胆管癌中发现的最有希望的靶点是 FGF 的信号通路。

近期已研究了胆管癌的分子特征。除了联合使用细胞毒性化疗药物外，在一些试验中还研究了与靶向药物的联合方案。一些研究评估了生长因子抑制药，如 EGFR[16-18] 和 VEGFR 抑制药[19, 20]，与常规化疗药物联合使用的可能性。然而，目前还没有足够的证据将这些靶向药物用于晚期 CCA。

关于融合基因作为胆管癌治疗靶点的最新研究进展值得注意。研究表明，FGFR 或神经营养性酪氨酸激酶受体（neurotrophic tyrosine kinase receptor，NTRK）融合和 *IDH1/2* 或 *BRAF* 突变可能是胆管癌的潜在治疗靶点[21-23]。一项Ⅱ期研究显示[24]，泛 FGFR 激酶抑制药 BGJ398 对治疗合并 FGFR 改变的胆管癌显示出临床作用。纳入存在 FGFR2 融合、突变或扩增的 61 例患者，总应答率为 14.8%，疾病控制率为 75.4%，中位 PFS 为 5.8 个月（95%CI 4.3～7.6 个月）。另一项泛 FGFR 激酶抑制药Ⅱ期试验[25]，德拉替尼（Derazantinib）（ARQ 087）对 29 例合并 FGFR2 融合的肝内胆管癌患者显示出令人鼓舞的抗肿瘤作用。总应答率为 20.7%，疾病控制率为 82.8%，中位 PFS 为 5.7 个月（95%CI 4.04～9.2 个月）。目前，已有 FGFR 抑制药（Infigratinib、Pemigatinib 和 Futibatinib）作为一线治疗的Ⅲ期试验正在进行研究（NCT03773302、NCT03656536 和 NCT04093362）。在Ⅲ期 ClarIDHy 试验[26]中，评估了 Ivosidenib（AG-120），即 IDH1 突变的靶向抑制药，对 230 例合并 IDH1 突变、化疗耐药的胆管癌患者的治疗效果。与安慰剂组相比，Ivosidenib 组的中位 PFS 显著改善（2.7 个月 vs. 1.4 个月；HR=0.37，单侧 *P*＜0.0001）。其他靶向 CCA 中 IDH1 突变的临床试验也正在研究中（NCT03212274 和 NCT03878095），结果令人期待。然而，研究已证实，FGFR 和 IDH 抑制药只对约 20% 具有 FGFR 融合和 IDH 突变的 iCCA 患者有效。未来仍需开发治疗 CCA 的其他可成药的靶点。

二、免疫治疗

癌症免疫学领域的进展使免疫治疗作为一种新的治疗方案应用于胆管癌成为可能。免疫治疗通过个性化疫苗的接种、过继免疫治疗或免疫检查点抑制药治疗，强化免疫系统以对抗癌症。临床试验 KEYNOTE-028 的中期结果显示，免疫检查点抑制药帕博利珠单抗，阻断 PD-1 及其配体（PD-L1 和 PD-L2）通路，可能是晚期 CCA 患者有前景的抗肿瘤药物。在该研究中，客观应答率为 17%，其中 4 例为部分缓解（partial response，PR），4 例为疾病稳定（stable disease，SD）[27]。最近，KEYNOTE-158（NCT02628067，Ⅱ期）和 KEYNOTE-028（NCT02054806，Ⅰb 期）研究的最终结果[28]报道了帕博利珠单抗治疗晚期胆管癌的有效性和安全性。KEYNOTE-158 的 104 例患者，ORR=5.8%，中位OS/PFS 7.5/2.0个月。KENOTE-028的24例患者，ORR=13%，中位OS/PFS 5.7/1.8个月。肿瘤对帕博利珠单抗治疗的应答与肿瘤的PD-L1表达无相关性。

截至目前，免疫治疗作为单药疗法的效果令人失望。因此，正在评估免疫治疗与其他治疗组合的效果。在一项纳入30例晚期胆管癌患者的Ⅰ期试验中[29]，评估了纳武利尤单抗单药或与顺铂/吉西他滨联合治疗的效果。联合治疗队列的中位OS和PFS比纳武利尤单抗单药治疗队列要长得多（OS 15.4个月 vs. 5.2个月，PFS 4.2个月 vs. 1.4个月）。在Ⅰ期JVDF研究中[30]，VEFG抑制药雷莫芦单抗与帕博利珠单抗联合治疗晚期胆管癌。在总共26例患者中，客观应答率为4%。中位PFS和OS分别为1.6个月和6.4个月。免疫治疗和化疗的组合目前正在进行Ⅲ期研究，如TOPAZ-1（PDL1抑制药Durvalumab联合吉西他滨/顺铂，NCT03875235）和KEYNOTE-966（帕博利珠单抗联合吉西他滨/顺铂，NCT04003636）。除了免疫检查点抑制药外，基于NK细胞、T细胞和树突状细胞的疗法也已被尝试用于治疗胆管癌。根据正在进行的研究结果，免疫治疗可能是治疗胆管癌的一个新选择。

三、精准治疗

随着靶向治疗和免疫治疗的最新进展，结合全身化疗或放化疗的对胆管癌的个体化治疗已经受到关注。了解与胆管癌发展和进展有关的分子通路可能有助于确定新的生物标志物和开发潜在的治疗靶点。随着基因测序技术的进一步发展，通过判断特定基因的存在与否，并据此选择优化的治疗药物，使得实现精准治疗成为可能。到目前为止，以前的大部分研究将胆管癌和胆囊癌视为一组胆道恶性肿瘤。然而，近期研究表明，胆管癌与胆囊癌的分子表达谱不一致。此外，一些研究报道肝内胆管癌和肝外胆管癌具有不同的分子特征。Jusakul等报道，他们对来自10个国家的489例胆管癌患者进行全基因组测序和表观遗传学分析[31]。在该研究中，胆管癌根据其分子特征被细分为四个亚组。亚组1主要由吸虫阳性的患者组成，富含*ARID1A*和*BRCA1/2*突变。亚组2的特点是混合了吸虫阳性和阴性患者，但有CTNNB1、WNT5B和NKT1的表达上调。亚组1和亚组2富含*TP53*突变和*ERBB2*基因表达。亚组3和亚组4主要是吸虫阴性患者，亚组3中免疫检查点基因（PD-1、PD-L2和BTLA）的表达特异性上调。亚组4有*BAP1*、*IDH1/2*突变和FGFR改变。CCA的解剖学分类与亚组相关。亚组1和亚组2富集于肝外胆管癌，而亚组3和亚组4几乎全部由肝内胆管癌组成。此外，*BAP1*和*KRAS*的突变在肝内胆管癌中更为频繁。在临床上，每个亚组有不同的OS；亚组3和亚组4的OS明显优于亚组1和亚组2。这些发现表明，胆管癌临床特征的异质性也是基于肿瘤的基因和表观遗传差异，进一步的研究应该关注基于治疗策略的亚组分类，并为个体化治疗确定新的治疗靶点。

四、总结与结论

辅助化疗对根治性手术后的胆管癌患者是有效的，尤其是淋巴结阳性和切缘阳性的患者。尽管建立胆管癌术后标准化疗方案的临床试验数据有限，但目前推荐的方案是以5-FU为基础或以吉西他滨为基础的化疗方案。

姑息性化疗在晚期和复发性胆管癌的治疗中具有重要作用。根据随机对照的Ⅲ期试验结果，吉西他滨/顺铂组合成为晚期和转移性CCA一线化疗的标准治疗方案。到目前为止，二线化疗的疗效尚不明确。新的靶向治疗报道了有前景的结果，特别是融合基因靶点在肝内胆管癌中的应用。但到目前为止，免疫单药治疗的结果令人失望。

除了细胞毒性的全身化疗或放化疗之外，精准医学也正在崛起。基于二代测序技术和免疫评估的新型治疗靶点的鉴定正在积极研究中。在未来，针对CCA的抗癌治疗将发展到鉴定个体患者表达的特定基因，并提供相应的个性化治疗。

然而，在经历了数十年几乎被遗忘之后，近年来胆管癌的治疗局面已经得到大大的发展。联合化疗、局部治疗和免疫治疗是很有前景的治疗策略。与其他实体癌相比，对胆管癌生物学的了解仍然有限，但现有的靶向治疗数据为胆管癌的进一步控制增加了希望，并可能继续改善患者的预后。我们热切期待正在进行的临床试验的结果，以进一步阐明这种侵袭性恶性肿瘤的最佳治疗方法。

参考文献

[1] Jo JH, Song SY. Chemotherapy of cholangiocarcinoma: current management and future directions. Topics in the surgery of the biliary tree. IntechOpen. 2018;2:35-52.
[2] Siegel RL, Miller KD, Jemal A. Cancer statistics, 2017. CA Cancer J Clin. 2017;67:7-30.
[3] Korea Central Cancer Registry NCC. Annual report of cancer statistics in Korea in 2014. Ministry of Health and Welfare; 2016.
[4] Jarnagin WR, Fong Y, DeMatteo RP, Gonen M, Burke EC, Bodniewicz BJ, et al. Staging, resectability, and outcome in 225 patients with hilar cholangiocarcinoma. Ann Surg. 2001;234:507-17. discussion 517-509
[5] Horgan AM, Amir E, Walter T, Knox JJ. Adjuvant therapy in the treatment of biliary tract cancer: a systematic review and meta-analysis. J Clin Oncol. 2012;30:1934-40.
[6] Neoptolemos JP, Moore MJ, Cox TF, Valle JW, Palmer DH, McDonald AC, et al. Effect of adjuvant chemotherapy with fluorouracil plus folinic acid or gemcitabine vs observation on survival in patients with resected periampullary adenocarcinoma: the espac-3 periampullary cancer randomized trial. JAMA. 2012;308:147-56.
[7] Ebata T, Hirano S, Konishi M, Uesaka K, Tsuchiya Y, Ohtsuka M, et al. Randomized clinical trial of adjuvant gemcitabine chemotherapy versus observation in resected bile duct cancer. Br J Surg. 2018;105:192-202.
[8] Edeline J, Benabdelghani M, Bertaut A, Watelet J, Hammel P, Joly JP, et al. Gemcitabine and oxaliplatin chemotherapy or surveillance in resected biliary tract cancer (PRODIGE 12-ACCORD 18-UNICANCER GI): a randomized phase III study. J Clin Oncol. 2019;37:658-67.
[9] Primrose JN, Fox RP, Palmer DH, Malik HZ, Prasad R, Mirza D, et al. Capecitabine compared with observation in resected biliary tract cancer (BILCAP): a randomised, controlled, multicentre, phase 3 study. Lancet Oncol. 2019;20:663-73.
[10] Valle J, Wasan H, Palmer DH, Cunningham D, Anthoney A, Maraveyas A, et al. Cisplatin plus gemcitabine versus gemcitabine for biliary tract cancer. N Engl J Med. 2010;362:1273-81.
[11] Morizane C, Okusaka T, Mizusawa J, Katayama H, Ueno M, Ikeda M, et al. Combination gemcitabine plus s-1 versus gemcitabine plus cisplatin for advanced/recurrent biliary tract cancer: the FUGA-BT (JCCG1113) randomized phase III clinical trial. Ann Oncol. 2019;30:1950-8.
[12] Shroff RT, Javle MM, Xiao L, Kaseb AO, Varadhachary GR, Wolff RA, et al. Gemcitabine, cisplatin, and nab-paclitaxel for the treatment of advanced biliary tract cancers: a phase 2 clinical trial. JAMA Oncol. 2019;5:824-30.
[13] Lamarca A, Hubner RA, David Ryder W, Valle JW. Second-line chemotherapy in advanced biliary cancer: a systematic review. Ann Oncol. 2014;25:2328-38.
[14] Lamarca A, Palmer DH, Wasan HS, Ross PJ, Ma YT, Arora A, et al. ABC-06 | a randomised phase III, multi-centre, open-label study of active symptom control (ASC) alone or asc with oxaliplatin / 5-FU chemotherapy (ASC+mFOLFOX) for patients (pts) with locally advanced / metastatic biliary tract cancers (ABC) previouslytreated with cisplatin/gemcitabine (CisGem) chemotherapy. J Clin Oncol. 2019;37:4003.
[15] Belkouz A, Vos-Geelen J, Eskens F, Mathot RAA, van Gulik T, van Oijen MGH, et al. Efficacy and safety of FOLFIRINOX in advanced biliary tract cancer after failure of gemcitabine plus cisplatin: a phase II trial. J Clin Oncol. 2019;37:4086.
[16] Sohal DP, Mykulowycz K, Uehara T, Teitelbaum UR, Damjanov N, Giantonio BJ, et al. A phase II trial of gemcitabine, irinotecan and panitumumab in advanced cholangiocarcinoma. Ann Oncol. 2013;24:3061-5.
[17] Gruenberger B, Schueller J, Heubrandtner U, Wrba F, Tamandl D, Kaczirek K, et al. Cetuximab, gemcitabine, and oxaliplatin in patients with unresectable advanced or metastatic biliary tract cancer: a phase 2 study. Lancet Oncol. 2010;11:1142-8.
[18] Malka D, Cervera P, Foulon S, Trarbach T, de la Fouchardiere C, Boucher E, et al. Gemcitabine and oxaliplatin with or without cetuximab in advanced biliary-tract cancer (bingo): a randomised, open-label, non-comparative phase 2 trial. Lancet Oncol. 2014;15:819-28.
[19] Valle JW, Wasan H, Lopes A, Backen AC, Palmer DH, Morris K, et al. Cediranib or placebo in combination with cisplatin and gemcitabine chemotherapy for patients with advanced biliary tract cancer (abc-03): a randomised phase 2 trial. Lancet Oncol. 2015;16:967-78.
[20] Moehler M, Maderer A, Schimanski C, Kanzler S, Denzer U, Kolligs FT, et al. Gemcitabine plus sorafenib versus gemcitabine alone in advanced biliary tract cancer: a double-blind placebo-controlled multicentre phase II AIO study with biomarker and serum programme. Eur J Cancer. 2014;50:3125-35.
[21] Lamarca A, Barriuso J, McNamara MG, Valle JW. Molecular targeted therapies: ready for "prime time" in biliary tract cancer. J Hepatol. 2020;73:170-85.
[22] Sia D, Losic B, Moeini A, Cabellos L, Hao K, Revill K, et al. Massive parallel sequencing uncovers actionable FGFR2-PPHLN1 fusion and ARAF mutations in intrahepatic cholangiocarcinoma. Nat Commun. 2015;6:6087.
[23] Wang Y, Ding X, Wang S, Moser CD, Shaleh HM,

Mohamed EA, et al. Antitumor effect of FGFR inhibitors on a novel cholangiocarcinoma patient derived xenograft mouse model endogenously expressing an FGFR2-CCDC6 fusion protein. Cancer Lett. 2016;380:163-73.
[24] Javle M, Lowery M, Shroff RT, Weiss KH, Springfeld C, Borad MJ, et al. Phase II study of BGJ398 in patients with fgfr-altered advanced cholangiocarcinoma. J Clin Oncol. 2018;36:276-82.
[25] Mazzaferro V, El-Rayes BF, Droz Dit Busset M, Cotsoglou C, Harris WP, Damjanov N, et al. Derazantinib (ARQ 087) in advanced or inoperable fgfr2 gene fusion-positive intrahepatic cholangiocarcinoma. Br J Cancer. 2019;120:165-71.
[26] Abou-Alfa GK, Macarulla T, Javle MM, Kelley RK, Lubner SJ, Adeva J, et al. Ivosidenib in idh1-mutant, chemotherapy-refractory cholangiocarcinoma (ClarIDHy): a multicentre, randomised, doubleblind, placebo-controlled, phase 3 study. Lancet Oncol. 2020;21: 796-807.
[27] Bang YJ, Doi T, De Braud F, Piha-Paul S, Hollebecque A, Razak ARA, et al. Safety and efficacy of pembrolizumab (mk-3475) in patients (pts) with advanced biliary tract cancer: interim results of keynote-028. Eur J Cancer. 2015;51:S112.
[28] Piha-Paul SA, Oh DY, Ueno M, Malka D, Chung HC, Nagrial A, et al. Efficacy and safety of pembrolizumab for the treatment of advanced biliary cancer: results from the keynote-158 and keynote-028 studies. Int J Cancer. 2020;147:2190-8.
[29] Ueno M, Ikeda M, Morizane C, Kobayashi S, Ohno I, Kondo S, et al. Nivolumab alone or in combination with cisplatin plus gemcitabine in Japanese patients with unresectable or recurrent biliary tract cancer: a non-randomised, multicentre, open-label, phase 1 study. Lancet Gastroenterol Hepatol. 2019;4:611-21.
[30] Arkenau HT, Martin-Liberal J, Calvo E, Penel N, Krebs MG, Herbst RS, et al. Ramucirumab plus pembrolizumab in patients with previously treated advanced or metastatic biliary tract cancer: nonrandomized, open-label, phase I trial (JVDF). Oncologist. 2018;23:1407-e1136.
[31] Jusakul A, Cutcutache I, Yong CH, Lim JQ, Huang MN, Padmanabhan N, et al. Whole-genome and epigenomic landscapes of etiologically distinct subtypes of cholangiocarcinoma. Cancer Discov. 2017;7:1116-35.

第 20 章　胰腺导管腺癌的化疗

Chemotherapy in Pancreatic Ductal Adenocarcinoma

Hee Seung Lee　Seung Woo Park　Si Young Song　著

摘要

胰腺导管腺癌可分为 4 类：①可切除的；②交界性的；③局部进展的；④播散的。切除后进行辅助化疗仍然是可切除 PDAC 的标准治疗。在没有禁忌证的情况下，所有已切除的 PDAC 患者都应接受 6 个月的辅助化疗。如果没有毒性或耐受性方面的顾虑，改良的 FOLFIRINOX（modified FOLFIRINOX，mFOLFIRINOX）是首选。另外，吉西他滨和卡培他滨的联合治疗、吉西他滨单药治疗或氟尿嘧啶 + 亚叶酸钙也可以作为辅助化疗。最近，人们对新辅助治疗越来越感兴趣，因为一些患者无法接受辅助化疗，而且即使在可切除和交界可切除的 PDAC 中也可能出现早期微转移。手术切缘阳性风险高的患者不建议优先选择手术，而新辅助治疗后可能达到降期并安全地切除。最近的临床试验表明，FOLFIRINOX、吉西他滨 + 纳米颗粒白蛋白结合型紫杉醇（nab- 紫杉醇）和 S-1 进行的新辅助化疗可能有效。然而，未来还需进行前瞻性的研究确认。不幸的是，大多数 PDAC 患者在确诊时已经发生了转移。FOLFIRINOX 和吉西他滨 +nab- 紫杉醇是推荐的一线化疗药物。FOLFIRINOX 和吉西他滨 +nab- 紫杉醇的联合治疗对全身情况相对较好的晚期 PDAC 患者显示出显著的效果，为晚期 PDAC 患者的治疗带来新的希望。此外，利用癌细胞特异性靶点进行新的靶向治疗和免疫治疗，以及针对 PDAC 结缔组织增生特性的新治疗方式，均在试验中。

PDAC 是一种来源于胰腺外分泌腺体的高致死率恶性肿瘤 [1]。根治性切除是长期生存的唯一希望；然而，在确诊时，可切除的 PDAC 仅占所有患者的 20% 左右，而且大多数患者确诊时已为晚期 [2-4]。甚至，70%～80% 在早期阶段发现的 PDAC 患者在根治性手术后发现癌症复发 [5]。包括手术、化疗、放疗、化疗联合放疗和姑息治疗等，都是根据 PDAC 的不同分期可选择的治疗方法 [6-7]。几十年来，已尝试过各种类型的抗肿瘤治疗。然而，由于各种先天耐药的机制，如基因和表观遗传学的改变，以及复杂和致密的肿瘤微环境，PDAC 对既定的治疗方案表现出显著的抵抗性。在此，我们旨在简要地讨论 PDAC 抗肿瘤治疗的现状和未来。

一、PDAC 的化疗

（一）新辅助化疗

新辅助治疗的好处包括：有可能缩小肿瘤，以增加切缘阴性的可能性；筛选病情更稳定的 PDAC 患者；以及在早期阶段治疗微转移[8]。交界可切除的 PDAC 患者接受术前化疗是有效的，并且耐受性良好[8, 9]。交界可切除的 PDAC 患者在接受新辅助治疗后接受手术切除的患者表现出更高的 R_0 切除率，并且生存期也优于不接受新辅助化疗的患者[10]。然而，有必要进一步研究以发现在新辅助治疗的最佳方案。

最近，新辅助化疗也用于可切除患者，尤其是具有高危特征的患者。新辅助治疗（吉西他滨 +S-1）的Ⅲ期研究（PREP-02/JSAP-05）在日本进行[11]，该研究表明新辅助化疗有显著的生存获益，中位总生存期为 36.7 个月，而手术优先组为 26.6 个月（HR=0.72，P=0.015）。在这项研究中，大约 80% 的患者在确诊时可切除。另一方面，围术期的 mFOLFIRINOX 和吉西他滨 /nab– 紫杉醇显示出相似的效果，其安全性和可切除率均可接受。mFOLFIRINOX 组的 2 年 OS 为 41.6%（P=0.42），吉西他滨 /nab– 紫杉醇组的 2 年 OS 为 48.8%（P=0.12）[12]。中位 OS 分别为 22.4 个月和 23.6 个月。mFOLFIRINOX 组术后中位无病生存期为 10.9 个月，吉西他滨 /nab– 紫杉醇组为 14.2 个月。两组的 2 年 OS 估计值在统计学上均未显著高于之前 40% 的历史阈值。美国国家综合癌症网络（National Comprehensive Cancer Network，NCCN）指南建议，选择技术上可切除但预后不良的患者（即 CA19-9 明显升高、原发肿瘤大、区域淋巴结肿大、体重显著下降和疼痛明显）进行新辅助治疗[13]。

（二）辅助化疗

所有可切除的 PDAC 患者术后常规进行辅助化疗。改善根治性切除术后的无复发生存期和总生存期。ESPAC-1 试验表明，术后进行 5-FU 和亚叶酸钙辅助化疗可使患者获益。CONKO-001 试验显示，与不进行辅助治疗相比，进行 6 个周期的吉西他滨辅助治疗可以提高 DFS 和 OS[14]。

日本胰腺中心辅助研究小组（Japan Adjuvant Study Group of Pancreatic Center，JASPAC） 对 PDAC 术后患者进行了单独使用吉西他滨与单独使用 S-1 的辅助化疗的Ⅲ期比较研究[15, 16]。共纳入 385 例患者，两组患者的 5 年生存率和中位生存时间分别为 44.1% vs. 24.4% 和 46.5 个月 vs. 25.5 个月。曾有报道称 S-1 优于吉西他滨（HR=0.56，P<0.0001）。ESPAC-4 试验表明，与吉西他滨单药治疗相比，吉西他滨联合卡培他滨的方案显著延长 PDAC 患者手术切除后的 OS（25.5 个月 vs. 28.0 个月，HR=0.82，P=0.032）[17, 18]。

在Ⅲ期 PRODIGE24/ 加拿大癌症试验组（Canadian Cancer Trials Group，CCTG）PA.6 试验中，年龄在 18—79 岁的已切除（R_0 或 R_1）的 PDAC 患者，之前没有接受过化疗或放疗，被随机分配接受吉西他滨或 mFOLFIRINOX 的 6 个月辅助治疗[19]。与吉西他滨单药组相比，mFOLFIRINOX 治疗组患者的中位 DFS（主要研究终点）显著延长（21.6 个月 vs. 12.8 个月，HR=0.58，P<0.001）。此外，mFOLFIRINOX 治疗组和吉西他滨单药组的中位 OS（次要研究终点）分别为 54.4 个月和 35.0 个月（HR=0.64，P=0.003）。然而，与吉西他滨单药组相比，mFOLFIRINOX 治疗组的 3/4 级不良事件更为频繁（75.9% vs. 52.9%），包括疲劳、腹泻、恶心、呕吐、腹痛、感觉性周围神经病变、麻痹、黏膜炎和 γ- 谷氨酰转移酶水平升高。

全球Ⅲ期 APACT 试验评估了吉西他滨联合 nab– 紫杉醇与吉西他滨单药作为可切除 PDAC 患者术后辅助化疗的效果[20]。主要终点（独立评估的 DFS）没有达到。吉西他滨联合 nab– 紫杉醇的中位 DFS 为 19.4 个月，而吉西他滨单药治疗为 18.8 个月（HR=0.88，P=0.1824）。然而，在预先设定的研究者评估的 DFS 灵敏度分析中，显示出联合治疗的获益，中位 DFS 为 16.6 个月，而吉西他滨单药治疗为 13.7 个月（HR=0.82，P=0.0168）。OS 数据还不成熟。中期的中位 OS 分别为 40.5 个月与 36.2 个月（HR=0.82，P=0.045）。

（三）姑息化疗

大多数 PDAC 患者中在确诊时已经处于不

可切除的晚期阶段。因此，化疗是转移性 PDAC 的主要治疗手段[21, 22]。在 1997 年比较吉西他滨和 5-FU 的里程碑式的临床试验后，吉西他滨一直是 PDAC 的标准化疗方案，许多临床试验将新方案与吉西他滨单药治疗进行比较[23]。在一项Ⅲ期试验中，与单用吉西他滨相比，在吉西他滨的基础上加用厄洛替尼可改善无进展生存期（progression-free survival，PFS）和 OS，尽管这种获益微不足道。

在Ⅲ期 ACCORD-11 试验中，FOLFIRINOX 方案（奥沙利铂 85mg/m^2，亚叶酸 400mg/m^2，伊立替康 180mg/m^2，大剂量氟尿嘧啶 400mg/m^2，输注 5-FU 2400mg/m^2 超过 46h，每 14 天 1 次）中位 OS 为 11.1 个月，与现有的标准治疗（吉西他滨单药组的 6.8 个月）相比有显著改善（HR=0.57，P<0.001）[24]。中位 PFS 为 6.4 个月，与吉西他滨单药组的 3.3 个月相比，显著延长（HR=0.47，P<0.001）。然而，FOLFIRINOX 组的治疗相关毒性也明显加重，包括 3/4 级中性粒细胞减少（45.7%）、血小板减少（9.1%）和腹泻（12.7%）。因此，该方案被推荐给相对年轻且体力状态良好的患者。一项Ⅲ期 MPACT 试验显示，吉西他滨联合 nab- 紫杉醇在治疗转移性 PDAC 患者的应答率、PFS 和 OS 方面都优于吉西他滨单药[25, 26]。中位 OS 为 8.5 个月 vs. 6.7 个月（HR=0.72，P<0.001），中位 PFS 为 5.5 个月 vs. 3.7 个月（HR=0.69，P<0.001），均显著改善。一些研究调查了吉西他滨联合 nab- 紫杉醇的生物学效应，并认为这种方案减少了癌症相关的成纤维细胞（cancer-associated fibroblast，CAF）的含量，诱导癌症基质的明显改变，导致肿瘤软化。由于这两种药物联合组与单用吉西他滨组相比显示出生存时间的改善，所以 FOLFIRINOX 和吉西他滨联合 nab- 紫杉醇可考虑作为一线化疗药物。

最近，报道了奥拉帕利（Olaparib，PARP 抑制药）对胚系 *BRCA* 突变和转移性 PDAC 患者有持续的疗效，这些患者在接受一线以铂类为基础的化疗后，至少 16 周没有进展（POLO 试验）[27]。这是一项国际、双盲、安慰剂对照的Ⅲ期试验，总共有 154 例患者被随机分配到奥拉帕利组（n=92）或安慰剂组（n=62）。如果存在胚系 *BRCA1* 或 *BRCA2* 突变，奥拉帕利（300mg，每天 2 次）被用作维持治疗。中位 PFS 为 7.4 个月，明显长于安慰剂组的 3.8 个月（HR=0.53，P=0.004）。POLO 是第一个研究 PARP 抑制药对胚系 *BRCA* 突变患者疗效的随机试验。该研究首次证明了根据 PDAC 的基因组标志物选择治疗方式的个性化策略的可行性。

对于一线化疗方案难治的患者，在维持体力状态评分良好的情况下，考虑进行二线化疗是合理的。对于之前接受过吉西他滨治疗的晚期患者，基于 5-FU 的化疗方案是可以接受的二线选择。另外，对于以前接受过 5-FU 治疗的患者，也可以采用基于吉西他滨的治疗。然而，目前还没有被广泛接受的二线治疗的最佳方案。在最近的 NAPOLI-1 三期随机试验中，研究了纳米脂质体伊立替康对以前接受过吉西他滨治疗的转移性 PDAC 患者的疗效[28]。与未接受伊立替康的患者相比，接受纳米脂质体伊立替康与 5-FU/ 亚叶酸钙的患者的中位 PFS（3.1 个月 vs. 1.5 个月，HR=0.56，P<0.001）和 OS（6.2 个月 vs. 4.2 个月，HR=0.75，P=0.042）显著改善。当上述治疗方法不适合时，也可采用吉西他滨单药、TS-1、吉西他滨联合其他药物（厄洛替尼、顺铂或卡培他滨）治疗[29-32]。

体力状态评分良好且以前接受过基于吉西他滨的治疗患者的二线治疗方案包括：5-FU/ 亚叶酸钙 / 脂质体伊立替康、FOLFIRI、FOLFIRINOX、5-FU/ 亚叶酸钙 / 奥沙利铂（OFF）、FOLFOX、卡培他滨 + 奥沙利铂（CapeOx）、卡培他滨和 5-FU 的持续输注[7, 33, 34]。体力状态评分良好且曾接受过以 5-FU 为基础的治疗患者的选择包括：吉西他滨 / 白蛋白结合型紫杉醇、吉西他滨 / 顺铂、吉西他滨 / 厄洛替尼，以及吉西他滨单药治疗[13]。

二、免疫治疗

免疫治疗是新兴的治疗方案之一。然而，以前免疫治疗的临床试验并未显示 PDAC 患者的 OS 获益。免疫治疗可以刺激宿主的免疫反应，从而达到长期破坏肿瘤的目的[35, 36]。PDAC 基质含有特别丰富的炎症细胞，被认为是介导耐药和肿瘤进展的因素。因此，浸润到肿瘤周围基质的免疫细胞（如 T 细胞和巨噬细胞）是免疫治疗方法的一个有希望的靶点。T 细胞介导的免疫包括多个连续的步骤，这些步骤通过平衡刺激性和抑制性信号来精确的调节免疫应答[37, 38]。这些抑制性途径被称为免疫检查点，它们对于维持自我耐受和调节生理性免疫反应的持续时间和幅度至关重要。

一种新的治疗方案，通过使用人类免疫检查点抑制性抗体，抑制免疫细胞和抗原呈递细胞，包括肿瘤细胞之间的相互作用。有证据表明，用帕博利珠单抗阻断 PD-1 可能对错配修复缺陷（mismatch repair deficiency，dMMR）的肿瘤有效[39, 40]。帕博利珠单抗是一种抗 PD-1 受体的抗体，可阻断其与 PD-L1 和 PD-L2 的相互作用，释放被 PD-1 抑制的免疫反应，从而提高抗肿瘤免疫。在包括胰腺癌在内的 12 种不同 dMMR 的晚期癌症患者中进行的一项Ⅱ期研究结果发现，用帕博利珠单抗治疗可获得持久的应答（ORR=53%，其中 21% 为完全应答）。有 6 例 PDAC 患者，ORR 为 62%（2 例完全应答，3 例疾病进展）。

细胞毒性 T 淋巴细胞相关抗原 4（cytotoxic T-lymphocyte-associated antigen 4，CTLA-4）也是免疫检查点，在调节和限制免疫应答方面起着关键作用，可被特异性抗体（伊匹单抗，一种全人源抗体）阻断[41, 42]。伊匹单抗与 CTLA-4 的结合阻断了 CTLA-4 限制免疫应答的活性，从而维持了对癌细胞激活的免疫应答。目前正在对 PDAC 进行伊匹单抗的早期阶段试验（NCT01473940）。另一个有前景的免疫调节靶点是 CD40，它是抗原呈递细胞的共刺激分子[43, 44]。在一项Ⅰ期研究中，吉西他滨联合被 CD40 激动药活化的 T 细胞，通过减少肿瘤基质和增加活化巨噬细胞的肿瘤浸润，降低了晚期 PDAC 患者的肿瘤负荷[45]。除了增强全身免疫反应外，吸引特定的抗肿瘤细胞因子也是一个很有前景的概念，目前正在进行密集的临床前和临床研究。纤连蛋白的细胞外结构域 B（extradomain B，ED-B）是可用于引导细胞因子到达肿瘤部位的最具肿瘤选择性的抗原之一。由 ED-B 抗体片段 L19 和 IL-2 组成的融合产物目前正在进行 PDAC 的Ⅰ/Ⅱ期试验（NCT01198522）。

三、肿瘤微环境

其他有前景的治疗 PDAC 的新方法包括靶向结缔组织增生的基质[46]。PDAC 的特点是存在致密的纤维基质组织，占肿瘤体积的 90%[38]。这种由 CAF 产生的胰腺细胞外基质主要由胶原蛋白、透明质酸和纤连蛋白组成[47]。这种细胞外基质和相关细胞的全部机制仍在研究之中，但这种致密的基质已被证明限制了标准化疗、免疫和靶向药物的疗效[48, 49]。强烈的基质反应导致的药物递送效率低下可能是 PDAC 化疗耐药的一个重要原因[50]。抑制基质相关信号通路被认为是降低基质密度和促进细胞毒药物进入肿瘤细胞的一个有前景的手段。目前正在评估一种细胞基质成分作为治疗干预的靶点。人重组 PH20 透明质酸酶（pegylated recombinant human hyaluronidase，PEGPH20）可酶解透明质酸（在人类和小鼠 PDAC 组织的细胞外基质中含量很高），从而导致肿瘤血管的重新扩张，增加肿瘤内吉西他滨的浓度[51]。PEGPH20 显著降低小鼠肿瘤生长并延长生存期。透明质酸的增加与 PDAC 患者的生存率下降有关，可能是通过增加间质压力阻碍了治疗药物和营养物质向肿瘤微环境的扩散。为了降解肿瘤微环境中的透明质酸，透明质酸酶被纳入研究。一项 PEGPH20 联合吉西他滨的Ⅰb 期研究显示，所有患者的 OS 为 6.6 个月，但透明质酸浓度升高的 6 名患者的 OS 为 13 个月[52]。这项研究之后，又进行了一项随机的Ⅱ期试验，即吉西他滨和 nab– 紫杉醇联合或不联合 PEGPH20[53]。该试验的 PEGPH20 联合组在 PFS 方面得到改善（6.0 个月 vs. 5.3 个月），而高表达透明质酸的肿瘤患者中明显延长（9.2 个月 vs. 5.2 个月）。但评估 PEGPH20 联合吉西他滨和 nab– 紫杉醇治疗具有高透明质酸浓度的肿瘤患者的Ⅲ期试验报道显示，与吉西他滨单药相比，OS 并没有得到改善，导致 PEGPH20 的进一步研究暂停。

结论

随着癌症治疗领域的不断发展，了解并靶向驱动突变将成为抗癌化疗的基石。对于像 PDAC 这样预后极差且治疗方案有限的癌症，分子靶向治疗就更加重要。目前，多项临床试验正在进行中，更多有希望的数据很快就会出现。

参考文献

[1] Ryan DP, Hong TS, Bardeesy N. Pancreatic adenocarcinoma. N Engl J Med. 2014;371:1039-49.

[2] Rahib L, Smith BD, Aizenberg R, Rosenzweig AB, Fleshman JM, Matrisian LM. Projecting cancer incidence and deaths to 2030: the unexpected burden of thyroid, liver, and pancreas cancers in the United States. Cancer Res. 2014;74:2913-21.

[3] Kamisawa T, Wood LD, Itoi T, Takaori K. Pancreatic cancer. Lancet. 2016;388:73-85.

[4] Ferlay J, Soerjomataram I, Dikshit R, et al. Cancer incidence and mortality worldwide: sources, methods and major patterns in GLOBOCAN 2012. Int J Cancer. 2015;136: E359-86.

[5] Siegel RL, Miller KD, Jemal A. Cancer statistics, 2020. CA Cancer J Clin. 2020;70:7-30.

[6] Hartwig W, Werner J, Jager D, Debus J, Buchler MW. Improvement of surgical results for pancreatic cancer. Lancet Oncol. 2013;14:e476-85.

[7] Kalser MH, Ellenberg SS. Pancreatic cancer. Adjuvant combined radiation and chemotherapy following curative resection. Arch Surg. 1985;120:899-903.

[8] Muller PC, Frey MC, Ruzza CM, et al. Neoadjuvant chemotherapy in pancreatic cancer: an appraisal of the current high-level evidence. Pharmacology. 2020;106(3-4):143-53.

[9] Christians KK, Tsai S, Mahmoud A, et al. Neoadjuvant FOLFIRINOX for borderline resectable pancreas cancer: a new treatment paradigm? Oncologist. 2014;19:266-74.

[10] Tinchon C, Hubmann E, Pichler A, et al. Safety and efficacy of neoadjuvant FOLFIRINOX treatment in a series of patients with borderline resectable pancreatic ductal adenocarcinoma. Acta Oncol. 2013;52:1231-3.

[11] Motoi F, Kosuge T, Ueno H, et al. Randomized phase II/III trial of neoadjuvant chemotherapy with gemcitabine and S-1 versus upfront surgery for resectable pancreatic cancer (Prep-02/JSAP05). Jpn J Clin Oncol. 2019;49:190-4.

[12] Ahmad SA, Duong M, Sohal DPS, et al. Surgical outcome results from SWOG S1505: a randomized clinical trial of mFOLFIRINOX versus gemcitabine/nab-paclitaxel for perioperative treatment of resectable pancreatic ductal adenocarcinoma. Ann Surg. 2020;272(3):481-6.

[13] Tempero MA, Malafa MP, Chiorean EG, et al. Pancreatic adenocarcinoma, version 1.2019. J Natl Compr Cancer Netw. 2019;17:202-10.

[14] Neoptolemos JP, Stocken DD, Friess H, et al. A randomized trial of chemoradiotherapy and chemotherapy after resection of pancreatic cancer. N Engl J Med. 2004;350:1200-10.

[15] Oettle H, Post S, Neuhaus P, et al. Adjuvant chemotherapy with gemcitabine vs observation in patients undergoing curative-intent resection of pancreatic cancer: a randomized controlled trial. JAMA. 2007;297:267-77.

[16] Uesaka K, Boku N, Fukutomi A, et al. Adjuvant chemotherapy of S-1 versus gemcitabine for resected pancreatic cancer: a phase 3, open-label, randomised, non-inferiority trial (JASPAC 01). Lancet. 2016;388:248-57.

[17] Neoptolemos JP, Palmer DH, Ghaneh P, et al. Comparison of adjuvant gemcitabine and capecitabine with gemcitabine monotherapy in patients with resected pancreatic cancer (ESPAC-4): a multicentre, open-label, randomised, phase 3 trial. Lancet. 2017;389:1011-24.

[18] Valle JW, Palmer D, Jackson R, et al. Optimal duration and timing of adjuvant chemotherapy after definitive surgery for ductal adenocarcinoma of the pancreas: ongoing lessons from the ESPAC-3 study. J Clin Oncol. 2014;32:504-12.

[19] Vivaldi C, Fornaro L, Vasile E. FOLFIRINOX adjuvant therapy for pancreatic cancer. N Engl J Med. 2019;380: 1187-8.

[20] Tempero MA, Reni M, Riess H, et al. APACT: phase III, multicenter, international, open-label, randomized trial of adjuvant nab-paclitaxel plus gemcitabine (nab-P/G) vs gemcitabine (G) for surgically resected pancreatic adenocarcinoma. J Clin Oncol. 2019;37:4000.

[21] Sohal DP, Mangu PB, Khorana AA, et al. Metastatic pancreatic cancer: American Society of Clinical Oncology Clinical Practice Guideline. J Clin Oncol. 2016;34(23): 2784-96.

[22] Ko AH. Progress in the treatment of metastatic pancreatic cancer and the search for next opportunities. J Clin Oncol. 2015;33:1779-86.

[23] Burris HA 3rd, Moore MJ, Andersen J, et al. Improvements in survival and clinical benefit with gemcitabine as first-line therapy for patients with advanced pancreas cancer: a randomized trial. J Clin Oncol. 1997;15:2403-13.

[24] Conroy T, Desseigne F, Ychou M, et al. FOLFIRINOX versus gemcitabine for metastatic pancreatic cancer. N Engl J Med. 2011;364:1817-25.

[25] Von Hoff DD, Ervin T, Arena FP, et al. Increased survival in pancreatic cancer with nab-paclitaxel plus gemcitabine. N Engl J Med. 2013;369:1691-703.

[26] Von Hoff DD, Ramanathan RK, Borad MJ, et al. Gemcitabine plus nab-paclitaxel is an active regimen in patients with advanced pancreatic cancer: a phase I/II trial. J Clin Oncol. 2011;29:4548-54.

[27] Golan T, Hammel P, Reni M, et al. Maintenance olaparib for germline BRCA-mutated metastatic pancreatic cancer. N

Engl J Med. 2019;381:317-27.
[28] Wang-Gillam A, Hubner RA, Siveke JT, et al. NAPOLI-1 phase 3 study of liposomal irinotecan in metastatic pancreatic cancer: final overall survival analysis and characteristics of long-term survivors. Eur J Cancer. 2019;108:78-87.
[29] Cunningham D, Chau I, Stocken DD, et al. Phase III randomized comparison of gemcitabine versus gemcitabine plus capecitabine in patients with advanced pancreatic cancer. J Clin Oncol. 2009;27:5513-8.
[30] Herrmann R, Bodoky G, Ruhstaller T, et al. Gemcitabine plus capecitabine compared with gemcitabine alone in advanced pancreatic cancer: a randomized, multicenter, phase III trial of the Swiss Group for Clinical Cancer Research and the Central European Cooperative Oncology Group. J Clin Oncol. 2007;25:2212-7.
[31] Moore MJ, Goldstein D, Hamm J, et al. Erlotinib plus gemcitabine compared with gemcitabine alone in patients with advanced pancreatic cancer: a phase III trial of the National Cancer Institute of Canada Clinical Trials Group. J Clin Oncol. 2007;25:1960-6.
[32] Ueno H, Ioka T, Ikeda M, et al. Randomized phase III study of gemcitabine plus S-1, S-1 alone, or gemcitabine alone in patients with locally advanced and metastatic pancreatic cancer in Japan and Taiwan: GEST study. J Clin Oncol. 2013;31:1640-8.
[33] Louvet C, Labianca R, Hammel P, et al. Gemcitabine in combination with oxaliplatin compared with gemcitabine alone in locally advanced or metastatic pancreatic cancer: results of a GERCOR and GISCAD phase III trial. J Clin Oncol. 2005;23:3509-16.
[34] Oettle H, Riess H, Stieler JM, et al. Second-line oxaliplatin, folinic acid, and fluorouracil versus folinic acid and fluorouracil alone for gemcitabine-refractory pancreatic cancer: outcomes from the CONKO-003 trial. J Clin Oncol. 2014;32:2423-9.
[35] Ribas A. Releasing the brakes on cancer immunotherapy. N Engl J Med. 2015;373:1490-2.
[36] Wu J, Cai J. Dilemma and challenge of immunotherapy for pancreatic cancer. Dig Dis Sci. 2021;66(2):359-68.
[37] Balachandran VP, Beatty GL, Dougan SK. Broadening the impact of immunotherapy to pancreatic cancer: challenges and opportunities. Gastroenterology. 2019;156:2056-72.
[38] Immunotherapy shows promise in pancreatic cancer. Cancer Discov. 2019;9:1330.
[39] Le DT, Durham JN, Smith KN, et al. Mismatch repair deficiency predicts response of solid tumors to PD-1 blockade. Science. 2017;357:409-13.
[40] Asaoka Y, Ijichi H, Koike K. PD-1 blockade in tumors with mismatch-repair deficiency. N Engl J Med. 2015;373:1979.
[41] Bengsch F, Knoblock DM, Liu A, McAllister F, Beatty GL. CTLA-4/ CD80 pathway regulates T cell infiltration into pancreatic cancer. Cancer Immunol Immunother. 2017;66:1609-17.
[42] Bajor DL, Vonderheide RH. Cracking the stone: combination vaccination and CTLA-4 blockade in pancreatic cancer. J Immunother. 2013;36:362-4.
[43] Beatty GL, Chiorean EG, Fishman MP, et al. CD40 agonists alter tumor stroma and show efficacy against pancreatic carcinoma in mice and humans. Science. 2011;331:1612-6.
[44] Van Audenaerde JR, Marcq E, von Scheidt B, et al. Novel combination immunotherapy for pancreatic cancer: potent anti-tumor effects with CD40 agonist and interleukin-15 treatment. Clin Transl Immunology. 2020;9:e1165.
[45] Vonderheide RH, Bajor DL, Winograd R, Evans RA, Bayne LJ, Beatty GL. CD40 immunotherapy for pancreatic cancer. Cancer Immunol Immunother. 2013;62:949-54.
[46] Karamitopoulou E. The tumor microenvironment of pancreatic cancer. Cancers (Basel). 2020;12:3076.
[47] Karamitopoulou E. Tumour microenvironment of pancreatic cancer: immune landscape is dictated by molecular and histopathological features. Br J Cancer. 2019;121:5-14.
[48] Christenson ES, Jaffee E, Azad NS. Current and emerging therapies for patients with advanced pancreatic ductal adenocarcinoma: a bright future. Lancet Oncol. 2020;21:e135-45.
[49] DuFort CC, DelGiorno KE, Hingorani SR. Mounting pressure in the microenvironment: fluids, solids, and cells in pancreatic ductal adenocarcinoma. Gastroenterology. 2016;150:1545-57.e2.
[50] Ligorio M, Sil S, Malagon-Lopez J, et al. Stromal microenvironment shapes the intratumoral architecture of pancreatic cancer. Cell. 2019;178:160-75.e27.
[51] PEGPH20 may improve standard-of-care therapy in pancreatic cancer. Cancer Discov. 2018;8:136.
[52] Hingorani SR, Harris WP, Beck JT, et al. Phase Ib study of PEGylated recombinant human hyaluronidase and gemcitabine in patients with advanced pancreatic cancer. Clin Cancer Res. 2016;22:2848-54.
[53] Hingorani SR, Zheng L, Bullock AJ, et al. HALO 202: randomized phase II study of PEGPH20 plus nab-paclitaxel/gemcitabine versus nab-paclitaxel/gemcitabine in patients with untreated, metastatic pancreatic ductal adenocarcinoma. J Clin Oncol. 2018;36: 359-66.

第21章　免疫检查点抑制药与肝细胞癌

Immune-Checkpoint Inhibitors in Hepatocellular Carcinoma

Rubens Copia Sperandio　Roberto Carmagnani Pestana　Ahmed O. Kaseb　著

摘要

肝细胞癌是全球癌症相关死亡的主要原因。预后不佳，晚期患者的5年总生存率低于10%，并且管理很复杂，需要多学科协作管理。近年来，对HCC的病理生理学和免疫微环境有了更进一步的了解，促成在免疫治疗与系统治疗的联合方面取得进展。免疫治疗作为HCC治疗方式的原理包括，与肝硬化和肝炎相关的慢性炎症诱导的免疫抑制效应。最开始，抗PD-1免疫检查点抑制药（immune-checkpoint inhibitors，ICI），如纳武利尤单抗和帕博利珠单抗，在患者中进行了单臂临床试验，显示出良好的疗效。然而，对抗PD-1的ICI单药进行的更大规模的验证性研究却得出了令人失望的结果。单药ICI的疗效不佳激起大家对联合策略的兴趣。阿替利珠单抗（Atezolizumab）（抗PD-L1的ICI）和Bevacizumab（抗VEGF抗体）的联合已经被确立为晚期HCC一线系统治疗的新标准。此外，人们对评估ICI在早期患者中的疗效越来越感兴趣，无论是作为新辅助治疗或辅助治疗，还是与局部治疗相结合。在本章中，我们旨在回顾ICI用于HCC的基本原理、临床数据及未来的展望。

一、背景

HCC是全球癌症相关死亡的第四大病因，2018年死亡人数超过78万[1]。主要危险因素是任何病因引起的肝硬化，最常见的是病毒性肝炎、环境毒素、酗酒和导致非酒精性脂肪性肝病的代谢因素[2]。肝细胞癌是一种异质性疾病，最常见的是慢性炎症的肝病背景下产生的，其治疗复杂，需要多学科的方法。遗憾的是，只有不到20%的患者在就诊时处于早期阶段，该阶段可通过手术切除、消融或肝移植进行根治性治疗[3]；大多数患者就诊时已处于局部晚期或远处转移，预后很差，5年总生存率不到10%[4]。此外，超过70%的患者在根治性治疗后出现复发[5]。

既往对晚期HCC有效的系统治疗方法一直很少。HCC是一种化疗难治性肿瘤，没有细胞毒性药物被证明可以显著地改善生存[6, 7]。对HCC的病理生理学有了更完善的了解后，发现由血管内皮生长因子（vascular endothelial growth factor，VEGF）等促血管生成因子的作用下，血管增多和血管异常（如动脉化和窦道毛细血管化）在HCC很常见，并揭示了血管生成是一个潜在的治疗靶点[8]。事实上，随着靶向VEGF通路的酪氨酸激酶抑制药（tyrosine-kinase inhibitor，TKI）的临床发展，晚期、不可切除的 HCC 的治疗局面发生了实质性的变化。最初，在 2008 年，根据Ⅲ期 SHARP 试验的数据，索拉非尼（一种口服 TKI）被批准，与单纯的最佳支持性治疗相比，索拉非尼组的总生存期在一定程度上获益，具有显著性（10.7 个月 vs. 7.9 个月，HR=0.69，$P<0.001$）[9]。这种靶向治疗成为标准治疗，也是唯一被批准的一线系统治疗方法，直到在 2018 年，在Ⅲ期 REFLECT 研究中仑伐替尼与索拉非尼相比显示出非劣效性之后，仑伐替尼被批准作为 HCC 的一线治疗药物[10]。此外，自 2017 年以来，大量的抗血管生成药物被批准用于二线治疗，与安慰剂相比，总生存期提高了 1.6～2.8 个月；二线药物选择包括瑞戈非尼[11]、雷莫芦单抗[12]和卡博替尼[13]。尽管如此，这些药物的疗效有限，也未发现可靠的生物标志物用于选择合适患者。因此，针对 HCC 的有效治疗仍然需要取得进一步的进展。

随着人们认识到癌症是一种免疫原性疾病，开始探索免疫调节在肿瘤治疗中的作用。在 21 世纪初，人们研究了使用干扰素[14]和 IL-12[15]等细胞因子的局部和全身免疫疗法，但效果不佳。最近，免疫检查点抑制药的出现使癌症治疗发生了革命性的变化[16]。这类药物由免疫调节抗体组成，主要功能是阻断免疫抑制通路，从而释放免疫系统对恶性肿瘤的应答，针对黑色素瘤[17]、肾细胞癌[18]和非小细胞肺癌[19]的治疗特别成功。令人震惊的是，ICI 已经证明对化疗难治的转移性实体肿瘤具有长期疾病控制甚至治愈的潜力[20]。鉴于治疗方案有限和对肝脏免疫生物学的进一步了解，ICI 已迅速应用到 HCC 的治疗中。在本章中，我们将回顾 ICI 用于 HCC 的基本原理、临床数据及未来的展望。

二、免疫治疗在癌症治疗中的原理及其进展

随着对固有和适应性免疫监视与癌症发展的相互作用的过程理解加深，促进了多种癌症的治疗取得重大进展[21]。这一过程背后的复杂机制始于免疫系统识别自身和非自身抗原的能力。免疫细胞和肿瘤细胞之间的相互作用由抗原呈递细胞（antigen-presenting cell，APC）和主要组织相容性复合体（major histocompatibility complex，MHC）Ⅰ类和Ⅱ类分子介导，负责识别和随后的免疫反应的激活 / 抑制，组成“免疫突触”。T 细胞和 APC 之间的主要联系是通过 MHC 和 T 细胞受体（T cell receptor，TCR）复合物[22]。为了确保这一过程的精确调控，初始信号依赖于额外的共刺激分子和共抑制分子，统称为“免疫检查点”。这些结合可能分别产生两种相反的最终结果：通过效应 T 细胞的免疫激活，或者通过增加调节性和抑制性细胞的参与促进免疫逃逸[23]。这些通路在癌变和免疫摧毁之间建立了一种动态平衡，例证了一种被称为“癌症免疫编辑”的现象，这种关系分为 3 个阶段：免疫消除、免疫平衡和免疫逃逸。后者的特征是肿瘤生长不再被适应性免疫阻断，能够引起有临床表现的疾病[24]。迄今为止，已研究过的最具代表性的负性免疫检查点是 CTLA-4、PD-1 及其配体程序性细胞死亡配体 1（programmed cell-death ligand 1，PD-L1）（表 21-1）。

表 21-1 免疫检查点抑制药

抗 PD-1	抗 PD-L1	抗 CTLA-4
帕博利珠单抗	阿替利珠单抗	伊匹单抗
纳武利尤单抗	Avelumab	Tremelimumab
Cemiplimab	Durvalumab	

CTLA-4 阻断是免疫疗法的一个标志，因为它代表了第一个被批准的 ICI 类药物，即伊匹单抗[25]。CTLA-4 在调节性 T 细胞及活化的 $CD4^+$ 和 $CD8^+$ 淋巴细胞中组成性表达。CTLA-4 与 CD80（也被称为 B7-1）/CD86（B7-2）竞争性结合，从而降低 APC 上这两个共刺激信号与 CD28 的结合[26]。CTLA-4 的上调由细胞因子（IL-12、IFN-γ）介导，并取决于 TCR 激活程度，这导致效应性 T 细胞的反馈抑制回路，最终阻碍免疫

应答[27]。

PD-1 在淋巴细胞（T 细胞、B 细胞和 NK 细胞）中表达，在肿瘤微环境中起着重要的免疫调节作用。PD-1 是一种共抑制的受体，与 PD-L1（又称 B7-H1 或 CD274）和 PD-L2（B7-H2 或 CD273）结合，促进外周 T 效应细胞的衰竭[28]。虽然 PD-L2 主要存在于造血细胞中，但 PD-L1 却在许多组织中表达，包括肿瘤细胞。肿瘤微环境中 PD-L1 的表达也被 IL-12 和 IFN-γ 增强，突出了其在效应 T 细胞的生理性抑制和免疫逃避机制中的作用[29, 30]。慢性病毒感染或肿瘤克隆增殖中长期存在的抗原可能诱导效应 T 细胞的反馈抑制，这一过程被称为“免疫耗竭”[23]。

三、肝脏独特的微环境和免疫系统

当 ICI 用于具有高突变负荷的实体瘤，如黑色素瘤和非小细胞肺癌，已经证明了更好的反应。在这类肿瘤中，预计会有更多的新抗原被免疫效应细胞所识别。大多数 HCC 病例是在肝脏长期炎症的背景下发生的，并伴有潜在的肝硬化。在对超过 10 万个癌症基因组的广泛分析中，提出炎症性肿瘤微环境与新抗原增多存在相关性，并导致 IFN-γ、PD-L1 的高表达，也发现 HCC 的肿瘤突变负荷是中等程度的[31]。

由于肝脏组织的独特特征，如自身免疫耐受性，HCC 的免疫状态是这类药物是否有效的一个关键因素。在 HCC 中发现有大量的细胞，其中包括恶变的肝细胞、内皮细胞和浸润的免疫细胞，如树突状细胞、淋巴细胞、巨噬细胞和单核细胞（图 21–1）。HCC 的免疫微环境还表现为 PD-1 在肝内淋巴细胞的上调，以及 PD-L1 和 PD-L2 在 Kupffer 细胞、肝窦内皮细胞和白细胞中的过表达[32]。

最近在基因谱和基因特征及其他分子特征的鉴定方面取得的进展，允许我们进行表型分类，以便更好地选择有可能有应答的患者亚群。已经有证据表明，基于免疫亚型将微环境划分为不同的表型亚组。一项研究发现，25% 的 HCC 样本

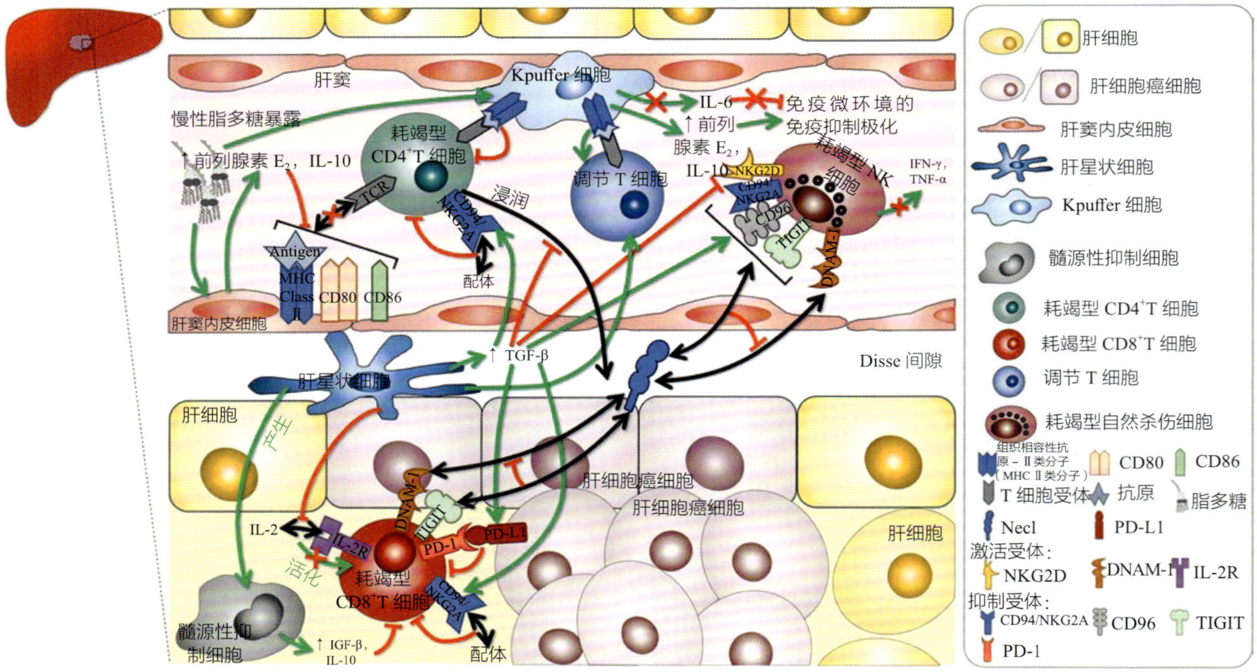

▲ 图 21–1　引起 HCC 发生免疫耐受的复杂且多方面的功能互作

HCC 肿瘤微环境中细胞及其功能的异质性（经许可转载，引自 Pinato DJ, Guerra N, Fessas P, et al.Immune-based therapies for hepatocellular carcinoma. *Oncogene*.2020; 39(18): 3620-3637. https://doi.org/10.1038/s41388-020-1249-9.http://creativecommons.org/licenses/by/4.0/）

显示出炎症反应的特征，并伴有 PD-1 和 PD-L1 的过表达。这种所谓的“免疫分类”根据免疫状态分为两类：①活跃型（约 65%，获得性免疫应答基因过表达）；②免疫衰竭型（约 35%，免疫抑制特征占优势，如 TGF-β 表达和 M_2 巨噬细胞浸润）[33]。

四、免疫检查点抑制药单药临床试验

ICI 治疗 HCC 的疗效和安全性最初是在单臂试验中评估的。发表于 2017 年的 CheckMate-040 是一项Ⅰ/Ⅲ期研究[34]，评估了 262 例患者在索拉非尼治疗失败后使用纳武利尤单抗（一种抗 PD-1 的 ICI）。试验结果充满希望，总应答率（overall response rate，ORR）为 20%，疾病控制率为 64%。中位无进展生存期为 4.0 个月，中位持续应答时间为 9.9 个月，突出了 ICI 在疾病控制中长期应答的潜力。6 个月和 9 个月的总生存率分别为 83% 和 74%，优于其余已发表的后线治疗药物。此外，治疗耐受性良好，只有 3% 的受试者因药物相关不良事件终止治疗。一个特定的安全问题是免疫相关性肝炎的风险，但这是罕见的，并且大多数是低级别[35]。

2018 年，报道了单臂Ⅱ期 KEYNOTE-224 试验[36]的研究结果。在这项研究中，104 例索拉非尼治疗后出现进展的患者接受了帕博利珠单抗（一种抗 PD-1 的 ICI）治疗。ORR 为 17%，疾病控制率为62%，中位应答时间为2.1个月，中位应答持续时间未达到，77% 的患者持续应答时间≥9 个月，中位总生存期为 12.9 个月。与纳武利尤单抗类似，只有 3% 的患者出现了因免疫性肝炎导致的丙氨酸氨基转移酶升高，没有病毒再激活或更严重的并发症。

但不幸的是，在抗 PD-1 的 ICI 单药设定为一线或二线治疗的更大规模的验证性试验中，结果都令人失望。KEYNOTE-240[37] 是一项Ⅲ期随机、多中心研究，413 例患者在索拉非尼治疗进展后，随机分配到帕博利珠单抗组或安慰剂组作为二线治疗方案。该试验的共同主要终点，总生存期和无进展生存期均未取得阳性结果。尽管如此，次要疗效评价指标与先前的报道一致，应答率为 16.9%，中位应答时间为 13.8 个月。在一线治疗方面，CheckMate-459 是一项Ⅲ期试验[38]，比较了纳武利尤单抗与索拉非尼对 743 例未接受全身系统性治疗的晚期 HCC 患者的疗效。这项研究也未能达到其主要终点—总生存期，纳武利尤单抗组和索拉非尼组的中位总生存期分别为 16.4 个月和 14.8 个月（HR=0.85，P=0.0522，无显著性）。在治疗后 33 个月时，纳武利尤单抗组的总生存率为 29%，索拉非尼为 21%。纳武利尤单抗组的 82 例患者（22.3%）和索拉非尼组的 180 例患者（49.6%）出现了 3～4 级治疗相关的不良事件。

五、联合策略

尽管最初有很高的期望值和相对较好的应答率，但 ICI 单药治疗到目前为止未能显示出生存终点的改善。因此，为了提高疗效，我们越来越关注多样化的治疗策略及联合用药（图 21–2）。

有充分的科学依据表明，联合阻断 VEGF/PD-L1 可能对包括 HCC 在内的一些实体肿瘤有益。我们已认识到，HCC 是一种高度血管化的肿瘤[39]，VEGF 通路通过多种机制在发挥和维持免疫抑制肿瘤微环境方面发挥着至关重要的作用[40]。2020 年 5 月，随着美国 FDA 批准阿替利珠单抗（一种抗 PD-L1 的 ICI）联合 Bevacizumab（一种抗 VEGF 单克隆抗体）作为一线治疗，联合治疗已成为晚期和不可切除 HCC 的新的标准治疗。这是在Ⅲ期 IMbrave150 试验[41]的结果公布之后批准的，该试验评估了上述组合与索拉非尼单药在 501 例先前未接受治疗的 HCC 患者中，作为一线治疗方案的疗效。联合治疗组的中位总生存期明显改善（NR vs. 13 个月，HR=0.58，$P<0.001$），即 1 年的总生存期获益为 12%（67% vs. 55%）。联合治疗组的无进展生存期也显著延长（6.8 个月 vs. 4.3 个月，HR=0.59，$P<0.001$）。此外，联合治疗使客观应答率增加了 1 倍（27% vs. 12%）。重要的是，作者还报道了生活质量和身体功能的获益[42]。

此外，一种新的 ICI 组合已被批准用于后线治疗。2020 年 3 月，FDA 根据 CheckMate-040

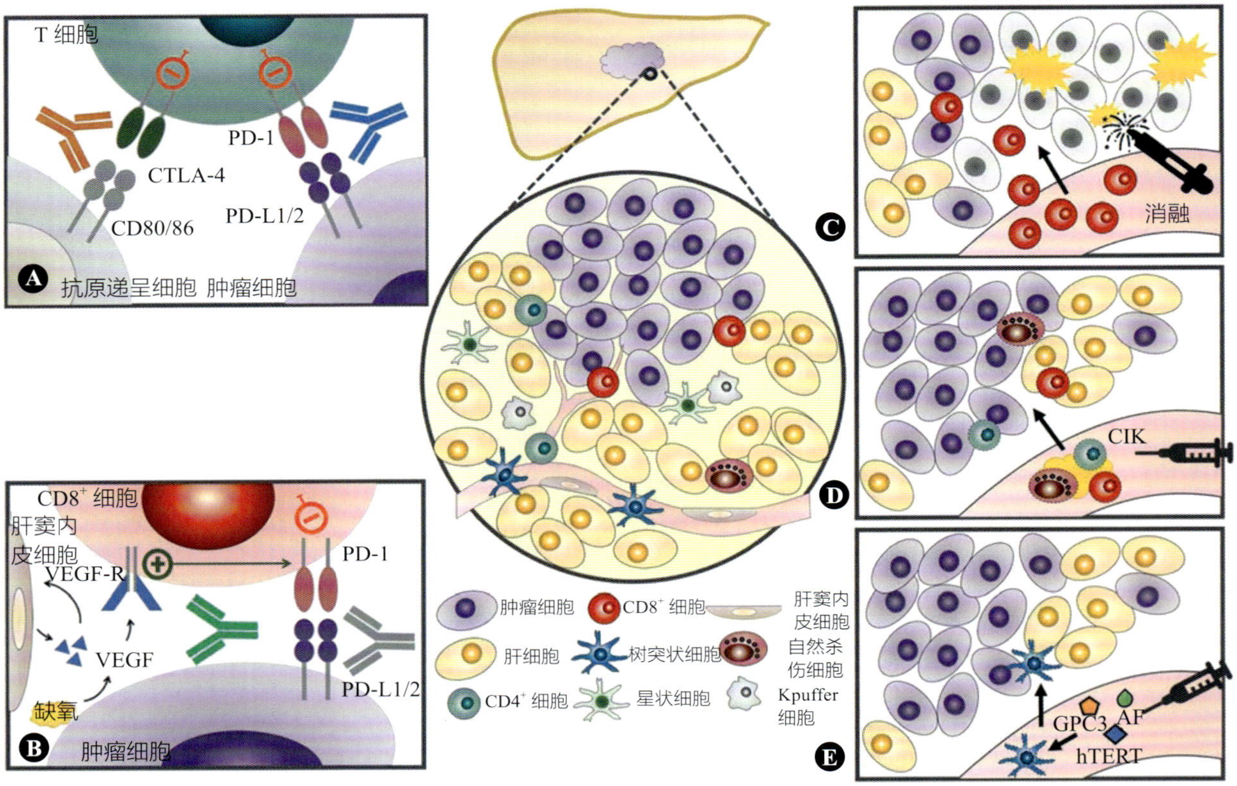

▲ **图 21-2 HCC 免疫治疗概述**

A. 单克隆抗体（分别为棕色和蓝色）同时抑制 CTLA-4 和 PD-1 轴。双检查点阻断对 T 细胞免疫重塑的作用已被证实，CTLA-4 主要作用于 Treg 细胞和 APC，PD-1 主要作用于效应 $CD8^+$CTLs。B. 抗血管生成治疗（绿色抗体）和 PD-1/PD-L1 靶向治疗之间的协同作用示意图。C. 局部治疗（如消融术和经动脉化疗栓塞术）是区域性治疗诱导了的免疫原性细胞死亡，并驱动 $CD8^+$ 细胞浸润到肿瘤微环境，为联合抗 PD-1 治疗提供了理论依据。D. 自体 T 细胞输注包括混合的 T 细胞 /NK 细胞群体通过细胞因子进行体外激活（即 CIK 细胞），并重新注入患者体内，目的是绕过免疫逃逸，引起抗肿瘤反应。E. 针对癌胚蛋白的免疫显性抗原的抗肿瘤疫苗，如 AFP、GPC3 和 hTERT，与树突状细胞的体外激活相结合，以促进有效的抗原提呈（经许可转载，引自 Pinato DJ, Guerra N, Fessas P, et al.Immune-based therapies for hepatocellular carcinoma. *Oncogene*.2020; 39(18):3620–3637.doi: 10.1038/s41388-020-1249-9.https://doi.org/10.1038/s41388-020-1249-9.http://creativecommons.org/licenses/by/4.0/）

研究中的一个队列，加速批准纳武利尤单抗联合伊匹单抗（一种抗 CTLA-4 的 ICI）用于先前治疗过的晚期 HCC 患者 [43]。总应答率为 33%，包括 4 个完全应答和 12 个部分应答。超过 30% 患者的应答持续了至少 24 个月，中位应答时间为 17 个月。这种组合中免疫相关不良事件的发生率较高，包括 3～4 级的天冬氨酸氨基转移酶和脂肪酶水平升高，需要使用类固醇进行治疗 [44]。

目前，在 2020 年，有多项正在进行的临床试验评估不同的组合方案，其中包括 ICI（或与其他 ICI 联合使用，或与靶向治疗联合使用），并且预计在不久的将来会有更多的组合得到批准。

六、ICI 在可切除 HCC 的新辅助和辅助治疗中的应用

大多数 ICI 在恶性肿瘤的批准使用，最初是在晚期疾病的背景下进行的。最近，ICI 已被评估用于早期癌症的治疗，并被批准用于黑色素瘤 [45, 46] 和非小细胞肺癌 [47] 的新辅助和辅助治疗。由于肿瘤复发很常见，有报道 HCC 切除术后 5 年复发率超过 70%[5]，因此在 HCC 的更早阶段进行 ICI 的治疗具有特殊意义。

已有假设提出，在新辅助治疗中，术前阻断免疫检查点，通过在原发肿瘤部位和引流淋巴结加强新抗原的提呈和 T 细胞的启动，可增加全

身性T细胞反应[48]。由此产生的效应是清除沉积在切除病灶以外的微转移巢，这被认为是复发的原因。一项正在进行的术前伊匹单抗联合或不联合纳武利尤单抗的Ⅱ期先导试验的中期分析表明，病理完全应答率为29%（可评估的14例患者中有4例），凸显了ICI早期应用的前景。正如预期的那样，术前3级或更高级别的毒性反应在联合治疗组较多[49]。更大规模的确认性试验正在进行中。目前，HCC的辅助免疫治疗研究包括ICI单药与安慰剂组Ⅲ期随机研究对照研究，包括纳武利尤单抗（CheckMate-9DX，NCT03383458）和帕博利珠单抗（KEYNOTE-937，NCT03867084）；此外还有阿替利珠单抗联合Bevacizumab与安慰剂组的Ⅲ期随机对照研究（Imbrave-050，NCT04102098）。

七、未来展望

基于2020年批准的新的标准治疗，即阿替利珠单抗联合Bevacizumab，评估不同组合策略的疗效是近期的趋势，如不同ICI的联合，或与分子靶向疗法（如多激酶抑制药）的联合，或与局部治疗的联合。在很长一段时间内，系统性治疗的选择不多。尽管免疫治疗这种新的治疗方式的引入令人非常兴奋，但仍有大量患者对ICI单药或联合治疗没有反应。此外，我们还应该关注耐药的机制（肿瘤内源性和外源性因素），这在HCC患者的长期随访中有重要影响。此外，诱导更高的应答率对于改善不可切除的HCC的预后至关重要，因为关系到是否可将肿瘤缩小到可切除或可移植的阶段以提供根治性治疗。

值得注意的是，目前还缺乏可靠的预测性的生物标志物，以识别和更好地选择更有可能对治疗产生反应的患者。目前有许多候选指标正在研究中，包括肿瘤内和肿瘤外的生物标志物，如PD-L1表达、肿瘤突变负荷（tumor mutational burden，TMB）、基因特征、信号通路、肿瘤微环境特征（如淋巴细胞浸润）。循环中的可溶性因子，如细胞因子和免疫细胞，也是目前正在研究的其他可能的生物标志物[50]。也有研究评估影像学预测因素，最近，有报道称HCC在MRE上的硬度、肿瘤内T淋巴细胞的存在与总生存期和疾病进展时间存在显著的相关性，值得进一步验证[51]。

综上所述，HCC免疫治疗的研究是令人感兴趣的活跃领域，并促进了不可切除肿瘤新的一线治疗标准的建立。然而，晚期HCC患者的生存仍不理想，仍然需要新的治疗策略，而且由于HCC患者多合并有潜在的肝硬化，要在这方面取得进展显得尤为艰难。

参考文献

[1] Bray F, Ferlay J, Soerjomataram I, Siegel RL, Torre LA, Jemal A. Global cancer statistics 2018: GLOBOCAN estimates of incidence and mortality worldwide for 36 cancers in 185 countries. CA Cancer J Clin. 2018;68(6):394-424.
[2] Singal AG, El-Serag HB. Hepatocellular carcinoma from epidemiology to prevention translating knowledge into practice. Clin Gastroenterol Hepatol. 2015;13(12):2140-51.
[3] Bruix J, Sherman M, American Association for the Study of Liver Diseases. Management of hepatocellular carcinoma: an update. Hepatology. 2011;53(3):1020-2.
[4] Llovet JM, Bustamante J, Castells A, Vilana R, Ayuso Mdel C, Sala M, et al. Natural history of untreated nonsurgical hepatocellular carcinoma: rationale for the design and evaluation of therapeutic trials. Hepatology. 1999;29(1):62-7.
[5] Kumada T, Nakano S, Takeda I, Sugiyama K, Osada T, Kiriyama S, et al. Patterns of recurrence after initial treatment in patients with small hepatocellular carcinoma. Hepatology. 1997;25(1):87-92.
[6] Lohitesh K, Chowdhury R, Mukherjee S. Resistance a major hindrance to chemotherapy in hepatocellular carcinoma: an insight. Cancer Cell Int. 2018;18:44.
[7] Miyahara K, Nouso K, Yamamoto K. Chemotherapy for advanced hepatocellular carcinoma in the sorafenib age. World J Gastroenterol. 2014;20(15):4151-9.
[8] Morse MA, Sun W, Kim R, He AR, Abada PB, Mynderse M, et al. The role of angiogenesis in hepatocellular carcinoma. Clin Cancer Res. 2019;25(3):912-20.
[9] Llovet JM, Ricci S, Mazzaferro V, Hilgard P, Gane E, Blanc JF, et al. Sorafenib in advanced hepatocellular carcinoma. N Engl J Med. 2008;359(4):378-90.
[10] Kudo M, Finn RS, Qin S, Han KH, Ikeda K, Piscaglia F, et al. Lenvatinib versus sorafenib in first-line treatment of patients with unresectable hepatocellular carcinoma: a randomised phase 3 non-inferiority trial. Lancet. 2018; 391(10126): 1163-73.
[11] Bruix J, Qin S, Merle P, Granito A, Huang YH, Bodoky G,

et al. Regorafenib for patients with hepatocellular carcinoma who progressed on sorafenib treatment (RESORCE): a randomised, double-blind, placebo-controlled, phase 3 trial. Lancet. 2017;389(10064):56-66.
[12] Zhu AX, Park JO, Ryoo BY, Yen CJ, Poon R, Pastorelli D, et al. Ramucirumab versus placebo as second-line treatment in patients with advanced hepatocellular carcinoma following first-line therapy with sorafenib (REACH): a randomised, double-blind, multicentre, phase 3 trial. Lancet Oncol. 2015;16(7):859-70.
[13] Abou-Alfa GK, Meyer T, Cheng AL, El-Khoueiry AB, Rimassa L, Ryoo BY, et al. Cabozantinib in patients with advanced and progressing hepatocellular carcinoma. N Engl J Med. 2018;379(1):54-63.
[14] Llovet JM, Sala M, Castells L, Suarez Y, Vilana R, Bianchi L, et al. Randomized controlled trial of interferon treatment for advanced hepatocellular carcinoma. Hepatology. 2000;31(1):54-8.
[15] Sangro B, Mazzolini G, Ruiz J, Herraiz M, Quiroga J, Herrero I, et al. Phase I trial of intratumoral injection of an adenovirus encoding interleukin-12 for advanced digestive tumors. J Clin Oncol. 2004;22(8):1389-97.
[16] Thallinger C, Fureder T, Preusser M, Heller G, Mullauer L, Holler C, et al. Review of cancer treatment with immune checkpoint inhibitors: current concepts, expectations, limitations and pitfalls. Wien Klin Wochenschr. 2018;130(3-4):85-91.
[17] Chang CY, Park H, Malone DC, Wang CY, Wilson DL, Yeh YM, et al. Immune checkpoint inhibitors and immune-related adverse events in patients with advanced melanoma: a systematic review and network meta-analysis. JAMA Netw Open. 2020;3(3):e201611.
[18] Wang J, Li X, Wu X, Wang Z, Zhang C, Cao G, et al. Role of immune checkpoint inhibitor-based therapies for metastatic renal cell carcinoma in the first-line setting: a Bayesian network analysis. EBioMedicine. 2019;47:78-88.
[19] Dafni U, Tsourti Z, Vervita K, Peters S. Immune checkpoint inhibitors, alone or in combination with chemotherapy, as first-line treatment for advanced non-small cell lung cancer. A systematic review and network meta-analysis. Lung Cancer. 2019;134:127-40.
[20] Borcoman E, Kanjanapan Y, Champiat S, Kato S, Servois V, Kurzrock R, et al. Novel patterns of response under immunotherapy. Ann Oncol. 2019;30(3):385-96.
[21] Pennock GK, Chow LQ. The evolving role of immune checkpoint inhibitors in cancer treatment. Oncologist. 2015;20(7):812-22.
[22] Garcia KC, Adams EJ. How the T cell receptor sees antigen-a structural view. Cell. 2005;122(3):333-6.
[23] Wherry EJ. T cell exhaustion. Nat Immunol. 2011;12(6):492-9.
[24] Schreiber RD, Old LJ, Smyth MJ. Cancer immunoediting: integrating immunity's roles in cancer suppression and promotion. Science. 2011;331(6024):1565-70.
[25] Schadendorf D, Hodi FS, Robert C, Weber JS, Margolin K, Hamid O, et al. Pooled analysis of long-term survival data from phase II and phase III trials of ipilimumab in unresectable or metastatic melanoma. J Clin Oncol. 2015;33(17):1889-94.
[26] Walker LS, Sansom DM. The emerging role of CTLA4 as a cell-extrinsic regulator of T cell responses. Nat Rev Immunol. 2011;11(12):852-63.
[27] Berkson JD, Slichter CK, DeBerg HA, Delaney MA, Woodward-Davis AS, Maurice NJ, et al. Inflammatory cytokines induce sus-tained CTLA-4 cell surface expression on human MAIT cells. Immunohorizons. 2020;4(1):14-22.
[28] Buchbinder EI, Desai A. CTLA-4 and PD-1 pathways: similarities, differences, and implications of their inhibition. Am J Clin Oncol. 2016;39(1):98-106.
[29] Spranger S, Spaapen RM, Zha Y, Williams J, Meng Y, Ha TT, et al. Up-regulation of PD-L1, IDO, and T(regs) in the melanoma tumor microenvironment is driven by CD8(+) T cells. Sci Transl Med. 2013;5(200):200ra116.
[30] Kinter AL, Godbout EJ, McNally JP, Sereti I, Roby GA, O'Shea MA, et al. The common gamma-chain cytokines IL-2, IL-7, IL-15, and IL-21 induce the expression of programmed death-1 and its ligands. J Immunol. 2008;181(10):6738-46.
[31] Chalmers ZR, Connelly CF, Fabrizio D, Gay L, Ali SM, Ennis R, et al. Analysis of 100,000 human cancer genomes reveals the landscape of tumor mutational burden. Genome Med. 2017;9(1):34.
[32] Kassel R, Cruise MW, Iezzoni JC, Taylor NA, Pruett TL, Hahn YS. Chronically inflamed livers up-regulate expression of inhibitory B7 family members. Hepatology. 2009;50(5):1625-37.
[33] Sia D, Jiao Y, Martinez-Quetglas I, Kuchuk O, Villacorta-Martin C, Castro de Moura M, et al. Identification of an immune-specific class of hepatocellular carcinoma, based on molecular features. Gastroenterology. 2017;153(3):812-26.
[34] El-Khoueiry AB, Sangro B, Yau T, Crocenzi TS, Kudo M, Hsu C, et al. Nivolumab in patients with advanced hepatocellular carcinoma (CheckMate 040): an open-label, non-comparative, phase 1/2 dose escalation and expansion trial. Lancet. 2017;389(10088):2492-502.
[35] Colombo M, Lleo A. Is liver injury an affordable risk of immune checkpoint inhibitor therapy for cancer? Gastroenterology. 2018;155(6):2021-3.
[36] Zhu AX, Finn RS, Edeline J, Cattan S, Ogasawara S, Palmer D, et al. Pembrolizumab in patients with advanced hepatocellular carcinoma previously treated with sorafenib (KEYNOTE-224): a non-randomised, open-label phase 2 trial. Lancet Oncol. 2018;19(7):940-52.
[37] Finn RS, Ryoo BY, Merle P, Kudo M, Bouattour M, Lim HY, et al. Pembrolizumab as second-line therapy in patients with advanced hepatocellular carcinoma in KEYNOTE-240: a randomized, double-blind, phase III trial. J Clin Oncol. 2020;38(3):193-202.
[38] Sangro B, Park J, Finn R, Cheng A, Mathurin P, Edeline J, et al. CheckMate 459: Long-term (minimum follow-up 33.6 months) survival outcomes with nivolumab versus sorafenib as first-line treatment in patients with advanced hepatocellular carcinoma. ESMO World Congress on Gastrointestinal Cancer 2020; Virtual (1-4 July) 2020.
[39] Asayama Y, Yoshimitsu K, Nishihara Y, Irie H, Aishima S, Taketomi A, et al. Arterial blood supply of hepatocellular carcinoma and histologic grading: radiologic-pathologic correlation. AJR Am J Roentgenol. 2008;190(1):W28-34.

[40] Yang J, Yan J, Liu B. Targeting VEGF/VEGFR to modulate antitumor immunity. Front Immunol. 2018;9:978.
[41] Finn RS, Qin S, Ikeda M, Galle PR, Ducreux M, Kim TY, et al. Atezolizumab plus bevacizumab in unresectable hepatocellular carcinoma. N Engl J Med. 2020; 382(20): 1894-905.
[42] Galle PR, Finn RS, Qin S, Ikeda M, Zhu AX, Kim TY, et al. Patient-reported outcomes from the phase III IMbrave150 trial of atezolizumab plus bevacizumab vs sorafenib as first-line treatment for patients with unresectable hepatocellular carcinoma. 2020 Gastrointestinal Cancers Symposium; January 24, 2020.
[43] FDA grants accelerated approval to nivolumab and ipilimumab combination for hepatocellular carcinoma. U.S. FDA website: https://www.fda.gov/drugs/resources-information-approved-drugs/fda-grants-accelerated-approval-nivolumab-and-ipilimumab-combination-hepatocellular-carcinoma.
[44] He AR, Yau T, Hsu C, Kang Y-K, Kim T-Y, Santoro A, et al. Nivolumab (NIVO) + ipilimumab (IPI) combination therapy in patients (pts) with advanced hepatocellular carcinoma (aHCC): subgroup analyses from CheckMate 040. J Clin Oncol. 2020;38(4_suppl):512.
[45] Rozeman EA, Menzies AM, van Akkooi ACJ, Adhikari C, Bierman C, van de Wiel BA, et al. Identification of the optimal combination dosing schedule of neoadjuvant ipilimumab plus nivolumab in macroscopic stage III melanoma (OpACIN-neo): a multicentre, phase 2, randomised, controlled trial. Lancet Oncol. 2019;20(7): 948-60.
[46] Blank CU, Reijers ILM, Pennington T, Versluis JM, Saw RP, Rozeman EA, et al. First safety and efficacy results of PRADO: a phase II study of personalized response-driven surgery and adjuvant therapy after neoadjuvant ipilimumab (IPI) and nivolumab (NIVO) in resectable stage III melanoma. J Clin Oncol. 2020;38(15_suppl):10002.
[47] Forde PM, Chaft JE, Smith KN, Anagnostou V, Cottrell TR, Hellmann MD, et al. Neoadjuvant PD-1 blockade in resectable lung cancer. N Engl J Med. 2018;378(21):1976-86.
[48] Topalian SL, Taube JM, Pardoll DM. Neoadjuvant checkpoint blockade for cancer immunotherapy. Science. 2020;367(6477):eaax0182.
[49] Kaseb AO, Pestana RC, Vence LM, Blando JM, Singh S, Ikoma N, et al. Randomized, open-label, perioperative phase II study evaluating nivolumab alone versus nivolumab plus ipilimumab in patients with resectable HCC. J Clin Oncol. 2019;37(4_suppl):185.
[50] Onuma AE, Zhang H, Huang H, Williams TM, Noonan A, Tsung A. Immune checkpoint inhibitors in hepatocellular cancer: current understanding on mechanisms of resistance and biomarkers of response to treatment. Gene Expr. 2020;20(1):53-65.
[51] Qayyum A, Hwang KP, Stafford J, Verma A, Maru DM, Sandesh S, et al. Immunotherapy response evaluation with magnetic resonance elastography (MRE) in advanced HCC. J Immunother Cancer. 2019;7(1):329.

第 22 章　胆管癌的分子靶向治疗

Molecularly Targeted Therapy in Cholangiocarcinoma

Aakash Desai　Mitesh J. Borad　著

摘要

胆道恶性肿瘤(biliary tract cancers，BTC)是位于肝脏和胆道的一组异质性的侵袭性恶性肿瘤。虽然用于晚期患者的传统治疗方法包括细胞毒性药物的化疗，如吉西他滨和顺铂，但下一代测序已经彻底改变了这一领域，并使人们越来越重视这种疾病的分子基础。正因如此，成纤维细胞生长因子受体 2（fibroblast growth factor receptor 2，FGFR2）和 IDH1 的抑制药已经在关键的临床研究中获得令人信服的数据，随后在多个地区获得了监管部门的批准。这种模式的深入研究已经为 BRAF 和 HER2 及微卫星不稳定性等治疗靶点提供了有前景的早期数据。照此趋势继续发展下去，精准医疗在 BTC 治疗中的作用将进一步深化，这些治疗方法将在不同的组合、治疗更早期的疾病及针对这些靶点的下一代疗法的开发中得到进一步研究。

BTC 是源于胆道树不同解剖位置（肝内、肝门周围、远端胆管或胆囊）的上皮细胞的一组异质性的恶性肿瘤。BTC 一般被分为肝内胆管癌、肝外胆管癌和胆囊癌。2019 年，在美国估计共有 54 390 个新发病例（肝癌和 BTC），死亡人数大约有 35 740[1]。

ICCA 的定义是在肝实质内发生的 CCA，而 ECCA 是位于肝实质外的肿瘤。这些肿瘤可以出现在肝外胆管的任何部分，并可再分为肝门部胆管癌或远端胆管癌 [2]。

对于局限在肝内的疾病，手术仍然是唯一的治愈性选择。同时，对于无法手术的晚期疾病，吉西他滨与顺铂的联合化疗已成为治疗标准 [3]。近年来，越来越多的基因组学研究开始揭示 BTC 的分子基础，并提出许多潜在的治疗方法（表 22–1）。对晚期胆管癌进行错配修复缺陷 / 微卫星不稳定性（microsatellite instability，MSI）、特定分子改变（如 FGFR、IDH 等）和哪一种靶向治疗是可行的定向检测（表 22–2），适用于那些可能符合分子靶向治疗或免疫治疗的患者，并且最好在临床试验的背景下进行。

在优化癌症治疗的分子筛查（Molecular Screening for Cancer Treatment Optimization，MOSCATO）–01 试验中，1035 例晚期癌症的成人患者中有 43 例患有胆道恶性肿瘤，其中 34 例成功进行了高通量分子筛查。在 23 例患者(68%) 中发现了潜在的可进行治疗的分子变异，其中 18 例接受了靶向治疗。中位无进展生存期为 5.2

表 22-1　胆道恶性肿瘤治疗靶点和检测方法

分子靶点	频　率	靶向药物	分子检测
FGFR 通路	ICC10%～20%	• Erdafitinib[9] • Infigratinib[10] • Pemigatinib[11] • Futibatinib[13]	肿瘤二代 DNA 测序包括 FGFR2 内含子区，靶向 RNAseq，或者 FGFR2 易位的 FISH 检测
IDH1	ICC 约 15%	Ivosedinib[16]	肿瘤二代 DNA 测序或 IDH1 编码区热点突变的靶向测序
BRAF	ICC 约 5%	达拉非尼 + 曲美替尼 [18] 维莫非尼 [33]	肿瘤二代 DNA 测序或 BRAF 编码区热点突变的靶向测序
MSI 高或 MMR 缺陷或高 TMB	胆道肿瘤约 2%	帕博利珠单抗 [34]	PCR、免疫组化或肿瘤二代 DNA 测序
ERRB2(HER2)	胆囊癌和肝外胆管癌 15%～20%	曲妥珠单抗 / 帕妥珠单抗	多种检测方式，包括免疫组化、表达 / 扩增的 FISH 检测及肿瘤突变的二代测序
NTRK	少见	• 恩曲替尼 [31] • 拉罗替尼 [32]	肿瘤二代 DNA 测序，包括 NTRK 内含子区或靶向 RNAseq 或 NTRK 易位的 FISH 检测

表 22-2　胆管癌分子靶向治疗的临床研究

药　物	研究类型（n= 样本量）	主要终点（95%CI）	次要终点（95%CI）
	***FGFR2* 融合或基因重排**		
Erdafinitib[9]	Ⅰ期（n=11）	ORR=27%	—
Infigratinib[8, 10]	Ⅱ期 - 队列 1（n=108）	• ORR=23.1%(15.6%～32.2%) • DoR=5.0 个月（0.9～19.1）	• mPFS：7.3 个月 • mOS：12.2 个月
Pemigatinib[11]	Ⅱ期（n=146）	ORR=35.5%（26.5%～45.5%）	• mPFS：6.9 个月 • mOS：21.1 个月
	***IDH1* 突变**		
Ivosedinib[16]	Ⅲ期（n=187）	• mPFS：2.7 个月 vs. 1.4 个月 • HR=0.37（0.25～0.54）	• mOS：10.3 个月（vs. 7.5 个月） • HR=0.79（95%CI0.56～1.12）
	***BRAF V600E* 突变**		
达拉非尼 / 曲美替尼 [18]	Ⅱ期（n=43）	ORR=51%（36%～67%）	• mPFS：9 个月 • mOS：14 个月
	MSI* 或 *dMMR/TMB		
帕博利珠单抗 [20]	Ⅱ期（n=41）	irORR=40%	mPFS、mOS：NR
帕博利珠单抗 [23]	Ⅱ期（n=105）	ORR=29%	3 年 PFS：32%
	***ERRB2*（*HER2*）突变**		
奈拉替尼 [30]	Ⅱ期（n=9）	PR=2/9（22.2%）	—

ORR. 总应答率；irORR. 免疫相关 ORR；DoR. 持续应答时间；mPFS. 中位无进展生存期；mOS. 中位总生存期；NR. 未达到

个月，6 个患者达到客观应答（应答率 33%，其中 1 个完全应答）[4]。这项试验揭示了分子靶向方法治疗晚期胆道恶性肿瘤患者的潜在作用。因此，BTC 的基因组研究正在迎来精准治疗的新时代，已经在 BTC 的治疗和预测方面发挥了新的作用。

NCI-MATCH 试验数据证实了胆管癌病例中分子靶点的丰富性，包括 *IDH1* 突变（17%）、CDKN2A 突变（10%）、*BRAF* 突变（7%）、*ERBB2* 突变（6%）、*NRAS* 突变（6%）、*IDH2* 突变（5%）和 *FGFR2* 突变（3%）。肝内胆管癌在 12 个不同的 NCI-MATCH 子方案中的分配率为 29.1%[5]。

与基因组改变最相关的基因是 *TP53*、*KRAS*、*ARID1A*、*SMAD4*、*CCND1*、*MET*、*MDM2*、*CDKN2A* 和 *CDKN2B*，最常见的可治疗基因靶点是 *FGFR2* 融合、*IDH1* 突变及 *ERBB2*（HER-2）和 *MET* 扩增；可治疗靶点在 ICCA 中普遍存在（图 22-1）[6]。

在本章中，我们将讨论 CCA 患者临床管理的证据和在分子水平的个性化方案，包括 *FGFR* 抑制药、检查点抑制药和其他靶向药物。

一、FGFR 突变

13%～17% 的 ICCA 患者的 FGFR2 基因发生基因组变异，其中大多数是融合，这预示着肿瘤

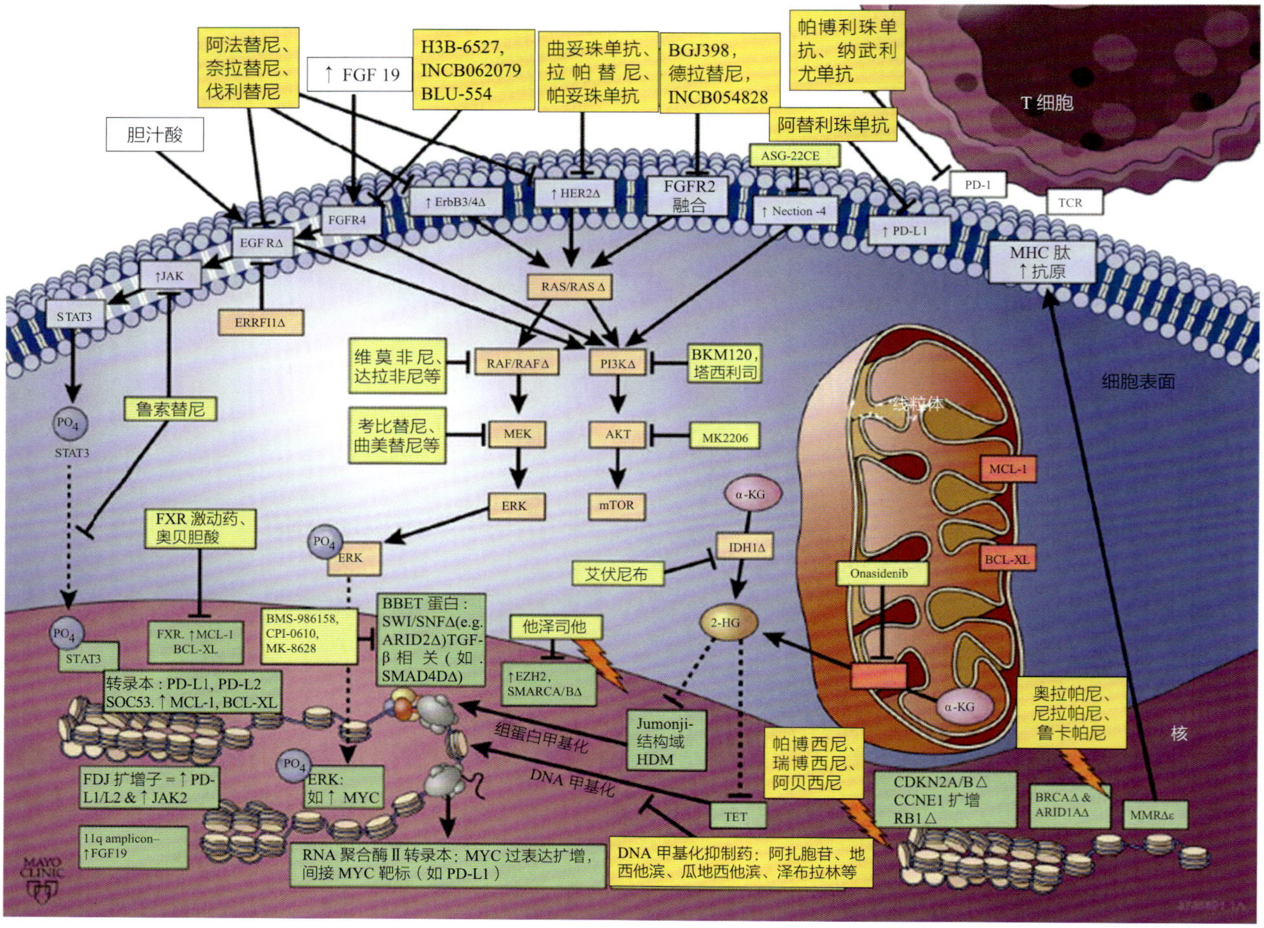

▲ 图 22-1　新兴的精准医疗在胆道恶性肿瘤中的作用

黄色方框显示美国 FDA 批准的药物和经审查正在进行临床研究的药物，箭表示通路 / 靶点的激活，阻断线表示通路 / 靶点的抑制。根据细胞内的定位，讨论涉及的 BTC 靶点 / 通路用彩色框表示，蓝色 = 细胞表面，橙色 = 细胞质，红色 = 线粒体，绿色 = 细胞核。↑ 表示过表达，Δ 表示拷贝数变异和（或）点突变，闪电符号表示药物和靶点之间的合成致死作用

对抗 FGFR2 酪氨酸激酶抑制药的敏感性[7]。基因易位减轻了 *FGFR2* 基因的上游转录调控，导致生长因子通路信号的持续性激活，促进细胞增殖、血管生成和转移。与标准的非靶向治疗方案相比，伴有 *FGFR* 变异的患者使用 *FGFR* 靶向治疗可能获得更好的总生存率[8]。多种 *FGFR* 异构体 1–3 的抑制药对携带 *FGFR2* 易位的晚期胆管癌显示出治疗活性，包括几种 ATP 竞争性、可逆性的抑制药（Erdafitinib、Infigratinib、Pemigatinib 和德拉替尼），以及一种非 ATP 竞争性、共价抑制药 Futibatinib。

一项 Erdafitinib Ⅰ期试验研究，该研究纳入 187 例标准抗肿瘤治疗无效的晚期实体瘤患者。所有对 Erdafitinib 有应答的尿路上皮癌和胆管癌患者都带有 FGFR 突变或融合。尿路上皮癌的中位持续应答时间（duration of response，DoR）为 5.6 个月，胆管癌为 11.4 个月，清楚地表明了在胆管癌患者中的治疗反应[9]。

BJG 398（Infigratinib）是一种 ATP 竞争性 FGFR1–3 选择性口服酪氨酸激酶抑制药，作为二线治疗对基于吉西他滨的一线治疗耐药的患者显示出良好的反应。这是一项基于开放标签的Ⅱ期试验，招募了 140 例不可切除的局部晚期或转移性胆管癌患者，这些患者不能耐受基于吉西他滨的化疗方案或治疗后有进展。所有纳入患者必须具有 FGFR 基因融合或重排。患者被分为 3 个不同的队列：有 *FGFR2* 基因融合或重排的患者组成队列 1（n=120）；有 *FGFR1* 和 *FGFR3* 基因融合或重排和（或）*FGFR* 突变的患者组成队列 2（n=20）；有 *FGFR2* 基因融合的患者，之前进行 Infigratinib 以外的选择性 *FGFR* 抑制药治疗后有进展的，被纳入队列 3（n=20）。每 28 天为 1 个治疗周期，口服 Infigratinib 125mg 治疗 21 天，直到出现不可接受的毒性或疾病进展。

在 61 例患者（n=48 *FGFR2* 融合，n=8 *FGFR2* 突变，n=3 *FGFR2* 扩增）中，有 3 名患者检测到超过 1 种类型 *FGFR2* 变异，这 61 例患者的 ORR 为 15%，均为部分应答，75% 的患者有不同程度的疾病控制，中位无进展生存期为 5.8 个月。4 例携带 *FGFR3* 扩增的患者没有应答。尽管不良事件（adverse events，AE）大多是可逆的，但多数患者需要调整药物用量。最常见的 AE 是高磷酸盐血症（72%），其中 25% 的患者出现 3 级或 4 级高磷酸盐血症[10]。

最近报道了最大的 *FGFR2* 基因融合或重排队列（队列 1）的最新结果，中位随访时间为 10.6 个月（1.1～55.9 个月）。集中评估的 ORR 为 23.1%（95%CI 15.6%～32.2%），中位 DoR 为 5.0 个月（0.9～19.1 个月）。在应答者中，有 8 例（32.0%）患者的 DoR 达到 6 个月。中位 PFS 为 7.3 个月（95%CI 5.6～7.6 个月）。最常见的不良事件（任何等级）是高磷酸盐血症（76.9%）、眼部疾病（67.6%，不包括中央浆液性视网膜病变 / 视网膜色素上皮脱落）、口腔炎（54.6%）和疲劳（39.8%）。

Pemigatinib 是一种选择性、强效、口服的 FGFR1-3 的竞争性抑制药，在多中心、开放标签的Ⅱ期试验（FIGHT-202）中进行了研究[11]。该试验评估了 Pemigatinib 在治疗过的局部晚期或转移性胆管癌患者中的安全性和抗肿瘤活性，无论其是否有 *FGF/FGFR* 变异。有 *FGFR2* 融合或重排的 38 例（35.5%，95%CI 26.5～45.4）患者达到 ORR。总的来说，不考虑原因，高磷酸盐血症是所有等级不良事件中最常发生的，146 例患者中有 88 例（60%）。总的来说，71 例（49%）患者在研究期间死亡，最常见的原因是疾病进展（61 例，42%）；无治疗相关的死亡。

最后，FGFR2 激酶结构域点突变激活作为对 ATP 竞争性 *FGFR* 抑制药的一种耐药机制而发生；这些突变可以是多克隆性和异质性的[12]。Futibatinib（非 ATP 竞争性）对大多数继发性获得性耐药突变显示出抑制活性，表明对发生 *FGFR2* 基因易位的胆管癌在使用 ATP 竞争性 FGFR 抑制药进展后有作用[13]，而对 *V565F* 的看守突变没有活性。选择性 FGFR2 激酶抑制药在进一步开发中，具有更强的 FGFR2 抑制作用，并减少脱靶导致的不良事件。

二、*IDH* 突变

根据一项包括 5393 例胆管癌的系统性回顾，

大约 13% 的肝内胆管癌病例存在 IDH1 编码区的功能获得性突变（几乎不存在于肝外胆管癌）[14]。突变的 IDH1 蛋白通过 NADPH 依赖性还原催化产生一种肿瘤代谢产物 D-2- 羟戊二酸（2-HG）。2-HG 的积累通过对染色质结构和 DNA 甲基化的影响造成细胞分化受损，导致肿瘤的发生。

Ivosidenib 是一种首创的、口服的、选择性的和可逆的针对 *IDH1* 突变的抑制药。在一项针对 IDH1 突变实体瘤的 I 期篮子研究中，标准疗法难治的 73 例晚期胆管癌患者接受了 Ivosidenib 治疗 [15]。虽然客观应答比例不高（5%），但中位无进展生存期（3.8 个月）和总生存期（13.8 个月）都比接受标准化疗的类似人群的预期时间要长。随后的Ⅲ期 Ivosidenib 治疗 *IDH1* 突变、化疗难治的胆管癌（ClarIDHy）试验招募了 185 例之前接受过一线或二线不成功的系统治疗的 *IDH1* 突变晚期胆管癌患者 [16]。患者以 2∶1 的比例随机接受 Ivosidenib 或安慰剂的治疗，并允许安慰剂组的患者在病情进展时交叉治疗。Ivosidenib 改善了 PFS（主要终点）：Ivosidenib 组的中位 PFS 为 2.7 个月，安慰剂组为 1.4 个月（HR=0.37，95%CI 0.25～0.54，P＜0.001），接受 Ivosidenib 治疗的患者 6 个月 OS 为 32%，安慰剂组为 0%。在 2021 年 ASCO GI 上公布的最新 OS 结果显示，接受 Ivosidenib 治疗的患者的中位 OS 为 10.3 个月，而接受安慰剂治疗的患者为 7.5 个月（HR=0.79，95%CI 0.56～1.12，单侧 P=0.093）。总体而言，Ivosidenib 的耐受性良好，3 级或更高等级的不良事件发生率低，只有 8.5%（vs. 6.6%）的患者因 Ivosidenib 引起的毒性反应需要停药。Ivosidenib 组和安慰剂组报道的最常见的 3 级或以上 TEAE 分别是腹水（9.0% vs. 6.8%）、血清胆红素升高（5.4% vs. 1.7%）和贫血（7.2% vs. 0%）。基于这些结果，预计监管部门将批准对标准治疗无效的 IDH1 突变晚期胆管癌患者接受 Ivosidenib 治疗。

三、*BRAF* 突变

在 *V600E* 位点激活丝氨酸 / 苏氨酸蛋白激酶 B-raf 激酶（B-raf kinase，BRAF）突变是肿瘤学中众所周知的驱动因素，也是 *BRAF-V600E* 突变的黑色素瘤、结直肠癌、甲状腺未分化癌和非小细胞肺癌已确定的治疗靶点。5% 的肝内胆管癌病例可能存在 *BRAF-V600E* 突变 [8]。报道显示，BRAF+MEK 的双重抑制对携带 *BRAF-V600E* 突变的胆道癌有潜在的强大抗肿瘤活性 [17]。BRAF 抑制药达拉非尼联合 MEK 抑制药曲美替尼的Ⅱ期 ROAR 篮子试验在多种肿瘤类型队列中进行，包括标准疗法难治的晚期胆道癌 [18]。其中 51% 的病例出现 ORR，中位 PFS 为 9.2 个月，OS 为 11.7 个月。常见的治疗相关不良事件包括发热、皮疹和恶心。

同样，BRAF 抑制药维莫非尼治疗 *BRAF V600* 突变阳性实体瘤（不包括黑色素瘤）的另一项多队列篮子研究招募了 9 例（5%）胆管癌患者。尽管目前还没有亚组分析，但所有肿瘤类型的客观应答率为 32.6%（25.6%～40.1%），DoR 为 13.1 个月，mPFS 为 5.8 个月，mOS 为 17.6 个月。这些早期结果为在胆管癌的更大规模试验中探索这一分子靶点提供了进一步的研究依据。

四、微卫星不稳定性与肿瘤突变负荷

具有高度 MSI 或错配修复缺陷的患者形成了一个特殊的亚群，对免疫治疗有强烈的应答。帕博利珠单抗已被 FDA 批准用于治疗具有上述异常的转移性或无法手术的实体肿瘤患者。胆道恶性肿瘤的一个遗传危险因素包括 Lynch 综合征，其特点是 MSI 和 dMMR[19]。帕博利珠单抗的关键Ⅱ期研究是纳入 4 例胆管癌或壶腹部癌患者，显示与 MMR 完整患者相比，dMMR 患者的生存期更长（中位 OS 未达到 vs. 5.0 个月）；此外，影像学应答只见于 dMMR 患者 [20]。一项抗 PD-1 抗体在 dMMR 的晚期肿瘤中的Ⅱ期篮子研究（包括 8 例胆道癌患者）显示 ORR 为 53%（完全缓解率为 21%）。有应答的患者存在大量突变相关的新抗原，使他们容易受到免疫检查点阻断的影响 [21]。鉴于这种治疗方案，确定胆道癌患者是否具有高 MSI 或 dMMR 是很重要的，尽管这只适用于大约 2% 的患者。

肿瘤突变负荷作为免疫检查点抑制药治疗获

益的潜在生物标志物，越来越受到关注，现在有几份研究报道支持高水平的 TMB 与抗 PD-1 治疗的反应之间存在相关性[22]。关于 TMB 对免疫检查点抑制药治疗反应的预测能力，最令人信服的数据来自多中心开放标签的Ⅱ期 KEYNOTE-158 研究，该研究证实了 TMB（由 FoundationOne CDx 测定）和帕博利珠单抗的总应答率之间的关系[23]。该试验招募了直肠癌、胆道恶性肿瘤、宫颈癌、子宫内膜癌、唾液腺癌、甲状腺癌或外阴癌、间皮瘤、神经内分泌肿瘤（neuroendocrine tumor，NET）或小细胞肺癌（small cell lung cancer，SCLC）的患者，他们的美国东部肿瘤协作组体能状态评分（Eastern Cooperative Oncology Group performance status，ECOG PS）为 0 或 1，并且至少一种一线标准治疗后进展或无法耐受。帕博利珠单抗的用量为 200mg，每 3 周静脉注射 1 次。对于 TMB 高的患者，ORR（主要终点）为 29%，而 TMB 低的患者中 ORR 只有 6%。纳入的 63 例胆道恶性肿瘤患者中没有 TMB 高的患者。然而，鉴于 FDA 最近批准帕博利珠单抗用于治疗 TMB 高（≥10 个突变 /Mb）不可切除或转移性实体瘤的成人和儿童患者，其中 TMB 检测是 FDA 批准的检验方法（尽管在 KEYNOTE-158 临床试验中使用 FoundationOne CDx 检测），这些患者必须是在之前的治疗后进展，并且没有令人满意的替代治疗方案，具有这种生物标志物的胆管癌患者，应考虑使用帕博利珠单抗治疗。

目前，许多用于胆道癌的免疫治疗药物正在研究中。例如，Bintrafusp α（M7824）是一种首创的双功能融合蛋白，由肿瘤生长因子（tumor growth factor，TGF）βR Ⅱ受体的细胞外结构域（一种 TGF-β 陷阱）与阻断 PD-L1 的人类 IgG1 单克隆抗体融合而成。在一项Ⅰ期研究（NCT02699515）的扩展队列中，30 例难治性胆道恶性肿瘤患者接受了 Bintrafuspα 单药治疗[24]。通过中心评估，RR 为 20%（研究者评估为 23.3%），中位 PFS为 2.6个月（95%CI 1.3～5.6），OS 为 12.7 个月（95%CI 6.7 个月～未达到）。目前有一项正在进行的 Bintrafuspα 单药治疗的Ⅱ期研究，作为晚期胆道恶性肿瘤患者的二线治疗方案（NCT03833661）。

此外，免疫治疗（包括 Durvalumab NCT03875235 和帕博利珠单抗 NCT04003636）联合顺铂和吉西他滨化疗的一线、安慰剂对照的Ⅲ期研究，Bintrafusp α 联合顺铂和吉西他滨化疗的Ⅱ～Ⅲ期研究（NCT04066491），均在进行中。

五、*HER2* 扩增和突变

在胆道癌的临床前模型中表皮生长因子受体（epidermal growth factor receptor，EGFR）通路上调，但目前尚无随机对照试验数据显示在吉西他滨和顺铂的标准化疗中加入 EGFR 抑制药可改善 OS[25-27]。EGFR 家族成员受体酪氨酸蛋白激酶 erbB-2（*ERBB2*/*HER2*）在胆道癌患者的亚群中可以通过过度表达、扩增或突变而被激活。在胆囊癌和肝外胆管癌中，*ERBB2* 过表达或基因扩增可发生在 15%～20% 的病例中，而肝内胆管癌的激活率则低得多[28]。一个小型胆道癌队列（n=7）采用曲妥珠单抗（Trastuzumab）和帕妥珠单抗（Pertuzumab）联合治疗，有 2 例患者获得了 ORR，同时还有 3 例患者经历了长时间（超过 6 个月）的疾病稳定期[29]。在一项用奈拉替尼（Neratinib）治疗 *ERBB2* 或 *ERBB3* 突变患者的篮子试验中，9 例胆道癌患者中有 2 例患者获得 PR[30]。需要更多的研究来确定 *ERBB2* 靶向治疗作为单药或联合方式在 *ERBB2* 激活的胆道恶性肿瘤患者中的疗效。

六、*NTRK* 和其他靶点

NTRK1-3 基因可以发生 NTRK 激酶结构域与各种上游伴侣基因的融合事件，导致不依赖配体的下游信号的嵌合蛋白过度表达和持续活化。*NTRK* 融合涉及多种肿瘤类型，偶尔也会在胆道恶性肿瘤中发生（＜5% 的病例）[8]。TRK 抑制药恩曲替尼（Entrectinib）和拉罗替尼（Larotrectinib），在携带 *NTRK* 基因融合的晚期实体瘤患者中获得了较高的 RR（恩曲替尼为 57%，拉罗替尼为 75%）和较长的 DoR（恩曲替尼为 10 个月，拉罗替尼未达到）[31, 32]。强烈和持久的应答，加上总体温和与可控的安全性，使得拉罗

替尼和恩曲替尼在2018年和2019年分别获得了美国FDA的加速批准，用于携带*NTRK*基因融合的实体肿瘤患者。上述数据中包括几名胆管癌患者，这支持了在胆管癌患者中可进行*NTRK*基因融合检测和相应治疗。

结论

总而言之，胆管癌代表了全球未满足医疗需求的一个重要领域。不同胆管癌的个体在分子特征上有明显的差异。手术仍然是早期疾病治疗的基石。然而，通过鉴定不同分子亚群和相关靶向治疗，这种对晚期疾病进行精准评估的方式正在迅速出现。临床医生有责任寻找这些变异。免疫治疗的作用在继续发展，重点是如何更好地选择患者，其对化疗的作用也在研究之中。重要的是，在胆管癌中观察到的许多突变/畸变，其单个突变往往是惰性驱动因素（如*IDH*或*FGFR2*），即使针对这种驱动因素的靶点进行单药治疗可明显受益，针对两个或更多驱动基因靶点的联合治疗可能会产生更强大和更持久的应答。通过设计良好的临床前模型再现体内特性，从而能够精确地调查基因背景，以进行并测试这种联合疗法，这在胆管癌超越经验治疗进入精准治疗的新时代是至关重要的。

致谢

插图引自 Bogenberger et al., NPJ Precision Oncology (Springer journal); https; //www.nature.com/articles/s41698-018-0064-z

参考文献

[1] Siegel RL, Miller KD, Jemal A. Cancer statistics, 2019. CA Cancer J Clin. 2019;69(1):7-34.

[2] Benson AB, D'Angelica MI, Abbott DE, Abrams TA, Alberts SR, Anaya DA, Anders R, Are C, Brown D, Chang DT, Cloyd J, Covey AM, Hawkins W, Iyer R, Jacob R, Karachristos A, Kelley RK, Kim R, Palta M, Park JO, Sahai V, Schefter T, Sicklick JK, Singh G, Sohal D, Stein S, Tian GG, Vauthey JN, Venook AP, Hammond LJ, Darlow SD. Guidelines insights: hepatobiliary cancers, version 2.2019. J Natl Compr Cancer Netw. 2019;17(4):302-10. https:// doi.org/10.6004/jnccn.2019.0019.

[3] Valle J, Wasan H, Palmer DH, Cunningham D, Anthoney A, Maraveyas A, Madhusudan S, Iveson T, Hughes S, Pereira SP, Roughton M, Bridgewater J, Investigators ABCT. Cisplatin plus gemcitabine versus gemcitabine for biliary tract cancer. N Engl J Med. 2010;362(14):1273-81. https://doi.org/10.1056/NEJMoa0908721.

[4] Verlingue L, Malka D, Allorant A, Massard C, Ferté C, Lacroix L, Rouleau E, Auger N, Ngo M, Nicotra C. Precision medicine for patients with advanced biliary tract cancers: an effective strategy within the prospective MOSCATO-01 trial. Eur J Cancer. 2017;87:122-30.

[5] Flaherty KT, Gray RJ, Chen AP, Li S, LM MS, Patton D, Hamilton SR, Williams PM, Iafrate AJ, Sklar J, editors. Molecular landscape and actionable alterations in a genomically guided cancer clinical trial: National Cancer Institute Molecular Analysis for Therapy Choice (NCI-MATCH). Alexandria, VA: American Society of Clinical Oncology; 2020.

[6] Bogenberger JM, DeLeon TT, Arora M, Ahn DH, Borad MJ. Emerging role of precision medicine in biliary tract cancers. NPJ Precis Oncol. 2018;2(1):1-9.

[7] Kennedy L, Hargrove L, Demieville J, Francis N, Seils R, Villamaria S, Francis H. Recent advances in understanding cholangiocarcinoma. F1000Res. 2017;6:1818.

[8] Javle M, Bekaii-Saab T, Jain A, Wang Y, Kelley RK, Wang K, Kang HC, Catenacci D, Ali S, Krishnan S, Ahn D, Bocobo AG, Zuo M, Kaseb A, Miller V, Stephens PJ, Meric-Bernstam F, Shroff R, Ross J. Biliary cancer: utility of next-generation sequencing for clinical management. Cancer. 2016;122(24):3838-47. https://doi. org/10.1002/cncr.30254.

[9] Bahleda R, Italiano A, Hierro C, Mita A, Cervantes A, Chan N, Awad M, Calvo E, Moreno V, Govindan R. Multicenter phase I study of erdafitinib (JNJ-42756493), oral pan-fibroblast growth factor receptor inhibitor, in patients with advanced or refractory solid tumors. Clin Cancer Res. 2019;25(16): 4888-97.

[10] Javle M, Lowery M, Shroff RT, Weiss KH, Springfeld C, Borad MJ, Ramanathan RK, Goyal L, Sadeghi S, Macarulla T. Phase II study of BGJ398 in patients with FGFR-altered advanced cholangiocarcinoma. J Clin Oncol. 2018;36(3):276.

[11] Abou-Alfa GK, Sahai V, Hollebecque A, Vaccaro G, Melisi D, Al-Rajabi R, Paulson AS, Borad MJ, Gallinson D, Murphy AG. Pemigatinib for previously treated, locally advanced or metastatic cholangiocarcinoma: a multicentre, open-label, phase 2 study. Lancet Oncol. 2020;21(5): 671-84.

[12] Goyal L, Saha SK, Liu LY, Siravegna G, Leshchiner I, Ahronian LG, Lennerz JK, Vu P, Deshpande V, Kambadakone A. Polyclonal secondary FGFR2 mutations drive acquired resistance to FGFR inhibition in patients with FGFR2 fusion-positive cholangiocarcinoma. Cancer Discov. 2017;7(3):252-63.

[13] Goyal L, Shi L, Liu LY, de la Cruz FF, Lennerz JK, Raghavan S, Leschiner I, Elagina L, Siravegna G, Ng RW. TAS-120 overcomes resistance to ATP-competitive FGFR inhibitors in patients with FGFR2 fusion-positive intrahepatic cholangiocarcinoma. Cancer Discov. 2019; 9(8): 1064-79.

[14] Boscoe AN, Rolland C, Kelley RK. Frequency and prognostic significance of isocitrate dehydrogenase 1 mutations in cholangiocarcinoma: a systematic literature review. J Gastrointest Oncol. 2019;10(4):751.

[15] Lowery MA, Burris HA III, Janku F, Shroff RT, Cleary JM, Azad NS, Goyal L, Maher EA, Gore L, Hollebecque A. Safety and activity of ivosidenib in patients with IDH1-mutant advanced cholangiocarcinoma: a phase 1 study. Lancet Gastroenterol Hepatol. 2019;4(9):711-20.

[16] Abou-Alfa GK, Macarulla T, Javle MM, Kelley RK, Lubner SJ, Adeva J, Cleary JM, Catenacci DV, Borad MJ, Bridgewater J. Ivosidenib in IDH1-mutant, chemotherapy-refractory cholangiocarcinoma (ClarIDHy): a multicentre, randomised, double-blind, placebo-controlled, phase 3 study. Lancet Oncol. 2020;21(6):796-807.

[17] Kocsis J, Arokszallasi A, Andras C, Balogh I, Beres E, Deri J, Petak I, Janvary L, Horvath Z. Combined dabrafenib and trametinib treatment in a case of chemotherapy-refractory extrahepatic BRAF V600E mutant cholangiocarcinoma: dramatic clinical and radiological response with a confusing synchronic new liver lesion. J Gastrointest Oncol. 2017;8(2):E32-8. https://doi.org/10.21037/jgo.2017.01.06.

[18] Subbiah V, Lassen U, Élez E, Italiano A, Curigliano G, Javle M, de Braud F, Prager GW, Greil R, Stein A. Dabrafenib plus trametinib in patients with BRAFV600E-mutated biliary tract cancer (ROAR): a phase 2, open-label, single-arm, multicentre basket trial. Lancet Oncol. 2020;21(9):1234-43.

[19] Shigeyasu K, Tanakaya K, Nagasaka T, Aoki H, Fujiwara T, Sugano K, Ishikawa H, Yoshida T, Moriya Y, Furukawa Y. Early detection of metachronous bile duct cancer in lynch syndrome: report of a case. Surg Today. 2014;44(10):1975-81.

[20] Le DT UJN, Wang H, Bartlett BR, Kemberling H, Eyring AD, Skora AD, Luber BS, Azad NS, Laheru D, Biedrzycki B, Donehower RC, Zaheer A, Fisher GA, Crocenzi TS, Lee JJ, Duffy SM, Goldberg RM, de la Chapelle A, Koshiji M, Bhaijee F, Huebner T, Hruban RH, Wood LD, Cuka N, Pardoll DM, Papadopoulos N, Kinzler KW, Zhou S, Cornish TC, Taube JM, Anders RA, Eshleman JR, Vogelstein B, Diaz LA Jr. PD-1 blockade in tumors with mismatch-repair deficiency. N Engl J Med. 2015;372(26):2509-20. https://doi.org/10.1056/NEJMoa1500596.

[21] Le DT DJN, Smith KN, Wang H, Bartlett BR, Aulakh LK, Lu S, Kemberling H, Wilt C, Luber BS, Wong F, Azad NS, Rucki AA, Laheru D, Donehower R, Zaheer A, Fisher GA, Crocenzi TS, Lee JJ, Greten TF, Duffy AG, Ciombor KK, Eyring AD, Lam BH, Joe A, Kang SP, Holdhoff M, Danilova L, Cope L, Meyer C, Zhou S, Goldberg RM, Armstrong DK, Bever KM, Fader AN, Taube J, Housseau F, Spetzler D, Xiao N, Pardoll DM, Papadopoulos N, Kinzler KW, Eshleman JR, Vogelstein B, Anders RA, Diaz LA Jr. Mismatch repair deficiency predicts response of solid tumors to PD-1 blockade. Science. 2017;357(6349):409-13. https://doi. org/10.1126/science.aan6733.

[22] Goodman AM, Kato S, Bazhenova L, Patel SP, Frampton GM, Miller V, Stephens PJ, Daniels GA, Kurzrock R. Tumor mutational burden as an independent predictor of response to immunotherapy in diverse cancers. Mol Cancer Ther. 2017;16(11):2598-608.

[23] Marabelle A, Fakih M, Lopez J, Shah M, Shapira-Frommer R, Nakagawa K, Chung HC, Kindler HL, Lopez-Martin JA, Miller WH Jr, Italiano A, Kao S, Piha-Paul SA, Delord JP, RR MW, Fabrizio DA, Aurora-Garg D, Xu L, Jin F, Norwood K, Bang YJ. Association of tumour mutational burden with outcomes in patients with advanced solid tumours treated with pembrolizumab: prospective biomarker analysis of the multicohort, open-label, phase 2 KEYNOTE-158 study. Lancet Oncol. 2020;21(10):1353-65. https://doi.org/10.1016/s1470-2045(20)30445-9.

[24] Yoo C, Oh D-Y, Choi H, Kudo M, Ueno M, Kondo S, Chen L-T, Osada M, Helwig C, Dussault I. M7824 (MSB0011359C), a bifunctional fusion protein targeting PD-L1 and TGF-β, in Asian patients with pretreated biliary tract cancer: preliminary results from a phase I trial. Ann Oncol. 2018;29:viii258-9.

[25] Lee J, Park SH, Chang HM, Kim JS, Choi HJ, Lee MA, Jang JS, Jeung HC, Kang JH, Lee HW, Shin DB, Kang HJ, Sun JM, Park JO, Park YS, Kang WK, Lim HY. Gemcitabine and oxaliplatin with or without erlotinib in advanced biliary-tract cancer: a multicentre, open-label, randomised, phase 3 study. Lancet Oncol. 2012;13(2):181-8. https://doi.org/10.1016/s1470-2045(11)70301-1.

[26] Malka D, Cervera P, Foulon S, Trarbach T, de la Fouchardière C, Boucher E, Fartoux L, Faivre S, Blanc JF, Viret F, Assenat E, Seufferlein T, Herrmann T, Grenier J, Hammel P, Dollinger M, André T, Hahn P, Heinemann V, Rousseau V, Ducreux M, Pignon JP, Wendum D, Rosmorduc O, Greten TF. Gemcitabine and oxaliplatin with or without cetuximab in advanced biliary-tract cancer (BINGO): a randomised, open-label, non-comparative phase 2 trial. Lancet Oncol. 2014;15(8):819-28. https://doi.org/10.1016/s1470-2045(14)70212-8.

[27] Chen JS, Hsu C, Chiang NJ, Tsai CS, Tsou HH, Huang SF, Bai LY, Chang IC, Shiah HS, Ho CL, Yen CJ, Lee KD, Chiu CF, Rau KM, Yu MS, Yang Y, Hsieh RK, Chang JY, Shan YS, Chao Y, Chen LT. A KRAS mutation status-stratified randomized phase II trial of gemcitabine and oxaliplatin alone or in combination with cetuximab in advanced biliary tract cancer. Ann Oncol. 2015;26(5):943-9. https://doi.org/10.1093/annonc/mdv035.

[28] Valle JW, Lamarca A, Goyal L, Barriuso J, Zhu AX. New horizons for precision medicine in biliary tract cancers. Cancer Discov. 2017;7(9):943-62. https://doi.org/10.1158/2159-8290. CD-17-0245.

[29] Hainsworth JD, Meric-Bernstam F, Swanton C, Hurwitz H, Spigel DR, Sweeney C, Burris H, Bose R, Yoo B, Stein A, Beattie M, Kurzrock R. Targeted therapy for advanced solid tumors on the basis of molecular profiles: results from MyPathway, an open-label, phase IIa multiple basket study. J Clin Oncol. 2018;36(6):536-42. https://doi.org/10.1200/jco.2017.75.3780.

[30] Hyman DM, Piha-Paul SA, Won H, Rodon J, Saura C,

Shapiro GI, Juric D, Quinn DI, Moreno V, Doger B, Mayer IA, Boni V, Calvo E, Loi S, Lockhart AC, Erinjeri JP, Scaltriti M, Ulaner GA, Patel J, Tang J, Beer H, Selcuklu SD, Hanrahan AJ, Bouvier N, Melcer M, Murali R, Schram AM, Smyth LM, Jhaveri K, Li BT, Drilon A, Harding JJ, Iyer G, Taylor BS, Berger MF, Cutler RE Jr, Xu F, Butturini A, Eli LD, Mann G, Farrell C, Lalani AS, Bryce RP, Arteaga CL, Meric-Bernstam F, Baselga J, Solit DB. HER kinase inhibition in patients with HER2- and HER3-mutant cancers. Nature. 2018;554(7691):189-94. https://doi.org/10.1038/nature25475.

[31] Doebele RC, Drilon A, Paz-Ares L, Siena S, Shaw AT, Farago AF, Blakely CM, Seto T, Cho BC, Tosi D. Entrectinib in patients with advanced or metastatic NTRK fusion-positive solid tumours: integrated analysis of three phase 1-2 trials. Lancet Oncol. 2020;21(2):271-82.

[32] Drilon A, Laetsch TW, Kummar S, DuBois SG, Lassen UN, Demetri GD, Nathenson M, Doebele RC, Farago AF, Pappo AS. Efficacy of larotrectinib in TRK fusion-positive cancers in adults and children. N Engl J Med. 2018;378(8):731-9.

[33] Subbiah V, Puzanov I, Blay J-Y, Chau I, Lockhart AC, Raje NS, Wolf J, Baselga J, Meric-Bernstam F, Roszik J. Pan-cancer efficacy of vemurafenib in BRAFV600-mutant non-melanoma cancers. Cancer Discov. 2020;10(5):657-63.

[34] Le DT, Durham JN, Smith KN, Wang H, Bartlett BR, Aulakh LK, Lu S, Kemberling H, Wilt C, Luber BS. Mismatch repair deficiency predicts response of solid tumors to PD-1 blockade. Science. 2017;357(6349):409-13.

第23章　胰腺癌的系统治疗

Systemic Therapies for Pancreatic Cancer

Faysal Dane　Nazim Can Demircan　著

摘要

胰腺癌（pancreatic cancer，PC）是一种高致死性癌症，5年生存率仅10%左右。大多数患者在入院时被诊断为晚期。即使在可切除的病例中，多数患者也会复发。几乎所有体力状态良好的患者，无论是早期还是晚期，都需要系统治疗。系统性治疗的进展提高了患者的中位总生存期。在这里，我们回顾了早期和晚期胰腺癌的系统治疗方案。

根据GLOBOCAN 2018年的统计数据，PC是全球第11位常见的癌症，是发达国家癌症相关死亡的第7位原因[1]。近年来，不论性别，其发病率和死亡率均呈上升趋势[1]。超过一半的患者被诊断为转移性疾病，对于那些最开始为局部病变的病例，尽管采取了多模式治疗，但病情进展往往是不可避免的。胰腺导管腺癌（pancreatic ductal adenocarcinoma，PDA）是PC最常见的组织学亚型，预后较差，5年生存率低于10%[2]。

系统治疗是PC治疗中最重要的组成部分，主要基于细胞毒性药物。在过去的20年中，一些研究证明了化疗（chemotherapy，CT）对PC患者的生存获益。CT可用于术后防止或延缓肿瘤复发（辅助治疗）；也可以在术前进行，以使肿瘤降期，并达到阴性切缘（新辅助治疗）；以及晚期的姑息性治疗、无法切除疾病的治疗。本章将介绍PC不同情况下的系统治疗策略，并回顾有关这些方法的临床试验数据。

一、辅助治疗

对于肿瘤未累及肠系膜血管、有适合的体力评分状态（performance status，PS）和合并症情况的局限性PDA患者，手术切除是主要治疗方法。对于所有接受过PDA切除术且未接受新辅助CT治疗的患者，均推荐使用辅助性CT[3, 4]。尽管PDA辅助性CT的最佳时间和持续时间尚未确定，但美国临床肿瘤学会（American Society of Clinical Oncology，ASCO）的最新指南建议，术后CT最好在手术后8周内开始，为期6个月[3]。

手术后PDA患者单药辅助CT组与观察组的早期试验，证明了CT组生存获益。首先是欧洲的ESPAC-1试验，该试验纳入541例手术切除的PDA患者，包括3个平行研究组：放化疗（chemoradiotherapy，CRT）与无CRT（n=68），辅助CT与无CT（n=188），以及包括CRT（n=73）、CT（n=75）、两者联合（n=72）和观察（n=69）

的四臂试验 [5]。2001 年发表了对这些试验汇总分析的结果，强调接受由氟尿嘧啶（5-fluorouracil，5-FU）和亚叶酸（folinic acid，FA）的辅助性 CT 患者的中位生存期为 19.7 个月，未接受患者为 14 个月（*P*=0.0005）。2004 年 ESPAC-1 的后续报道（包括来自四组研究中的 289 例患者）也显示辅助性 CT 改善了生存期（20.1 个月 vs. 15.5 个月，HR=0.71，*P*=0.009）[6]。另一项欧洲试验 CONKO-001 纳入显微镜下或肉眼下彻底切除（R_0 或 R_1）的 PC 患者，并随机接受吉西他滨治疗或观察 [7]。2007 年该研究的第一份报道显示，吉西他滨组的无病生存期更长（13.4 个月 vs. 6.9 个月，*P*＜0.001），2013 年发表的最新报道表明，DFS 方面的获益转化为长期生存的改善（22.8 个月 vs. 20.2 个月，*P*=0.01）[7, 8]。在 ESPAC-3 试验中，对辅助性 5-FU+FA 和吉西他滨的头对头比较显示出相似的疗效，使两种方案在切除的 PC 中成为可行方案 [9]。

随后的试验集中在 PC 辅助性 CT 的多药联合策略上。ESPAC-4 研究将 730 例 R_0 或 R_1 切除的 PC 患者分配给吉西他滨单药组或吉西他滨联合卡培他滨组 [10]。在这项试验中，大多数患者为 R_1 切除和淋巴结阳性，联合治疗组的中位总生存期显著延长（28.0 个月 vs. 25.5 个月，*P*=0.032），两组间严重毒性反应无显著差异。2019 年发表的 ESPAC-4 的更新分析显示，联合组和吉西他滨组的中位 OS 分别为 30.2 个月和 27.9 个月（HR=0.81，*P*=0.03）[11]。另外，多中心的 PRODIGE-24 试验研究了改良的 FOLFIRINOX（mFOLFIRINOX，包括 5-FU、亚叶酸钙、伊立替康和奥沙利铂）与吉西他滨相比的疗效 [12]。这项研究纳入了 493 例 R_0 或 R_1 切除的 PDA 患者，同时 ECOG PS 为 0 或 1，其结果证实了 mFOLFIRINOX 在 DFS 和 OS 方面的获益（分别为 21.6 个月和 54.4 个月）。基于近期发表的结果均表明长期生存率的改善，mFOLFIRINOX 和吉西他滨联合卡培他滨都被美国国家综合癌症网络推荐为 PC 的首选辅助性 CT 方案，其中 mFOLFIRINOX 要求 ECOG PS 为 0 或 1[13]。关于 PC 辅助性 CT 的临床试验数据汇总见表 23–1。

还有一些辅助治疗方案在Ⅲ期试验中进行了评估，但由于证据有限，目前不在推荐的治疗方案之列。其中之一是欧洲和日本批准用于胃癌治疗的氟嘧啶 S-1，在 385 例Ⅰ～Ⅲ期切除的 PC 患者中与吉西他滨进行了比较 [14]。虽然 S-1 组的 5 年生存率较高（44.1% vs. 24.4%，*P*＜0.0001），但这些结果尚未在非亚洲人群中进行过评估。吉西他滨联合 nab– 紫杉醇是治疗转移性 PC 的一种有效方案，在 866 例 R_0 或 R_1 切除的 PC 患者中进行了辅助治疗 [14]。在这个研究中，在 6 个月的吉西他滨基础上增加 nab– 紫杉醇并没有明显改善 DFS（19.4 个月 vs. 18.8 个月，*P*=0.18），尽管该研究的中期分析表明 nab– 紫杉醇改善了 OS（40.5 个月 vs. 36.2 个月，*P*=0.045），但还需要进一步随访 [15]。

二、新辅助治疗

随着新辅助治疗（neoadjuvant therapy，NAT）在 PC 患者管理中的进展，它越来越多地被用于可切除或交界可切除的病例。“交界性可切除”一词的定义虽然经常变化，但一般是指肿瘤毗邻肠系膜上动脉，包绕胃十二指肠动脉直至肝动脉，或侵犯肠系膜上静脉 / 门静脉，需要切除和重建。交界可切除肿瘤与潜在可切除肿瘤的不同之处在于，它更有可能因与动脉毗邻而导致手术切缘阳性，这与预后不良有关；然而，它包括大多数最初被认为是潜在可切除的肿瘤，特别是考虑到成像的不准确性和手术优先策略中的切缘阳性率高。使用 NAT 的理论依据是，它有助于选择手术无益的患者（即治疗期间疾病进展），提高 R_0 切除率，并能早期治疗微转移病灶。然而，迄今为止，指南对 NAT 在 PC 中的应用是相互矛盾的。ASCO 建议当潜在可切除肿瘤与肠系膜血管有毗邻时可使用；欧洲肿瘤学会（European Society of Medical Oncology，ESMO）不建议在潜在可切除病例中使用；而 NCCN 建议在具有高风险的潜在可切除肿瘤患者中可以考虑使用，即那些有令人担忧的影像学结果、CA19-9 水平非常高、肿瘤体积大、区域淋巴结大、伴随严重症状（体重过度下降、剧烈疼痛）的情况 [4, 13, 16]。最近的一

表 23-1　评估胰腺癌辅助治疗的临床试验

试　验	治疗组	mDFS/mPFS（月）	mOS（月）
ESPAC-1[5]	5-FU 425mg/m^2+FA 20mg/m^2；d1～5 q4w×6（*n*=238） 无 CT（*n*=235）	NR	19.7 vs. 14 HR=0.66 *P*=0.0005
CONKO-001[8]	Gemcitabine 1000mg/m^2；d1、8、15 q4w×6（*n*=179） Observation（*n*=175）	13.4 vs. 6.7 HR=0.55 *P*＜0.001	22.8 vs. 20.2 HR=0.76 *P*=0.01
ESPAC-3[9]	5-FU 425mg/m^2+FA 20mg/m^2；d1～5 q4w×6（*n*=551） Gemcitabine 1000mg/m^2；d1、8、15 q4w×6（*n*=538）	14.1 vs. 14.3 HR=0.96 *P*=0.53	23.0 vs. 23.6 HR=0.94 *P*=0.39
ESPAC-4[10]	Gemcitabine 1000mg/m^2；d1、8、15 q4w×6（*n*=366） Gemcitabine 1000mg/m^2；d1、8、15+Capecitabine 1660mg/m^2；d1～21 q4w×6（*n*=364）	13.1 vs. 13.9 HR=0.86 *P*=0.082	25.5 vs. 28.0 HR=0.82 *P*=0.032
PRODIGE-24[12]	mFOLFIRINOX[a] q2w×12（*n*=247） Gemcitabine 1000mg/m^2；d1、8、15 q4w×6（*n*=246）	21.6 vs. 12.8 HR=0.58 *P*＜0.001	54.4 vs. 35.0 HR=0.64 *P*=0.003

5-FU. 氟尿嘧啶；FA. 亚叶酸；HR. 危险比；mDFS. 中位无病生存期；mPFS. 中位无进展生存期；mOS. 中位总生存期；NR. 未报道

a. mFOLFIRINOX= 氟尿嘧啶 2400mg/m^2（输注 46h）+ 亚叶酸钙 400mg/m^2+ 伊立替康 180mg/m^2+ 奥沙利铂 85mg/m^2

些研究表明，新辅助治疗方法比手术优先策略有更高的 R_0 切除率和更长的生存期，因此术前治疗是潜在可切除或交界性可切除 PC 的一个合理选择。

最早显示 PC 患者在 NAT 中获益的报道之一来自 2015 年，纳入 127 例局部晚期或交界可切除肿瘤的患者，其中 87 例进行了手术切除，40 例接受了新辅助 FOLFIRINOX，其中 24 例接受了新辅助放疗（radiotherapy，RT）和 5-FU 化疗[17]。在 FOLFIRINOX 治疗组中，最初有 25 例患者为局部晚期，15 例患者为交界可切除，治疗后的影像学显示 36 例患者（90%）有客观应答，同时没有疾病进展病例。接受 FOLFIRINOX 治疗的患者术后并发症率较低，侵袭性病理特征（淋巴管侵犯、周围神经侵犯、肿瘤较大、淋巴结阳性）的比例较低，总生存率明显提高（*P*=0.008）；还观察到 R_0 切除率的非显著性增加（92% vs. 86%）。一项来自 2017 年发布的 NCDB 最大样本量的分析，在临床Ⅰ期或Ⅱ期 PC 患者中，将 2005 例接受 NAT 的患者与 6015 例先接受手术的患者进行了匹配[18]。NAT 组中约有一半的人接受了多药 CT，58% 的人完成了多模式治疗（vs. 手术优先组 30%）。手术优先组患者的病理 T_3 和 T_4 分期明显较高（86% vs. 73%），淋巴结阳性率较高（73% vs. 48%），切缘阳性率较高（24% vs. 17%）。此外，NAT 组的 OS 更优（26 个月 vs. 21 个月，HR=0.72，*P*＜0.01），当 NAT 组与优先切除和辅助治疗组相比，这一显著获益依然存在（26 个月 vs. 23 个月，HR=0.83，*P*＜0.01）。第二项来自 NCDB 的回顾性分析包括 593 例临床Ⅲ期 PC 患者，该研究支持 NAT 的获益，其病理降期率（78% vs. 36%）、淋巴结阴性率（63% vs. 25%）和手术切缘阴性率（79% vs. 54%）较高，同时 OS（20.7 个月 vs. 13.7 个月，HR=0.68，*P*=0.001）也有改善[19]。

在上述研究之后，在前瞻性研究中继续进行

PC 患者术前 CT 和 CRT 策略的研究。一项Ⅱ期试验纳入 48 名交界性可切除 PC 患者，进行 8 个周期的 FOLFIRINOX 治疗后进行再分期，血管受累缓解的病例接受卡培他滨及短疗程 CRT 治疗，持续血管受累的病例接受 5-FU 或卡培他滨及长疗程 CRT 治疗 [20]。44% 的患者对诱导 CT 的放射学反应是部分缓解，2 例患者（5%）出现肝转移的进展。65% 的患者完成了 R_0 切除，中位无进展生存期和中位 OS 分别为 14.7 个月和 37.7 个月。尽管没有对照组，本试验的 R_0 切除率高于以前报道的对交界可切除病例进行手术优先治疗的比率 [21]。在荷兰Ⅲ期 PREOPANC 试验中，这是唯一一项比较 NAT 与立即手术 + 辅助治疗的前瞻性随机研究，246 例可切除或交界可切除的 PC 患者以 1∶1 的比例随机分配到 3 个疗程的新辅助治疗组（第二个疗程同时进行 RT）和 4 个疗程的吉西他滨辅助治疗组或优先手术切除后接受 6 个月的吉西他滨治疗组 [22]。在这项研究中，10 例接受新辅助 CT 的患者发现了放射学疾病进展。最近该试验发表的结果显示，术前新辅助治疗组的 R_0 切除率明显较高（71% vs. 40%），DFS 较长（8.1 个月 vs. 7.7 个月，P=0.03），无局部进展间隔时间较长（未达到 vs. 13.4 个月，P=0.003）。

两项随机研究探讨了无 CRT 的新辅助 CT 的疗效。一项来自意大利的Ⅱ/Ⅲ期试验将 93 例临床Ⅰ～Ⅱ期 PC 患者分配到手术后 6 个周期的吉西他滨（A 组）、手术后 6 个周期的顺铂、表柔比星、吉西他滨和卡培他滨组成的 PEXG（B 组）或术前 3 个周期 PEXG 和术后 3 个周期 PEXG（C 组）[23]。在 C 组中，1 例患者在术前 CT 中出现肿瘤局部进展，3 例患者在术中无法切除。C 组的 R_0 切除率最高，中位无事件生存期和中位 OS 最长（分别为 63%、16.9 个月、38.2 个月）。然而，作者没有继续进行这项研究的Ⅲ期试验，因为在试验开始后，PC 辅助治疗的标准已经改变。另一项来自日本的Ⅱ/Ⅲ期试验将 364 例潜在可切除的 PC 患者分配到 2 个疗程吉西他滨 +S-1 的新辅助治疗组或手术优先组，两组中接受根治性切除的患者都接受 6 个月的 S-1 治疗 [24]。在 2019 年提交的研究初步报道显示，术前治疗仅 OS 有改善（36.7 个月 vs. 26.6 个月，HR=0.72，P=0.015）。

在Ⅱ期 SWOG S1505 研究中，FOLFIRINOX 方案和吉西他滨 +nab– 紫杉醇（Gem-NabP）方案作为围术期方案（手术前 3 个月和手术后 3 个月）进行了比较。该研究纳入 102 例潜在可切除的 PC 患者，并在 2020 年公布 [25]。该研究显示，两组患者的可切除率很高（73% vs. 70%），中位 DFS（10.9 个月 vs. 14.2 个月，P=0.87）和中位 OS（22.4 个月 vs. 23.6 个月，P=0.42）相似。这些结果强调了 FOLFIRINOX 和 Gem-NabP 是有效的术前治疗方案，而且这两种方案都是 NCCN 指南中所述的首选 NAT 方案 [13]。

三、局部晚期和转移性疾病的系统治疗

（一）局部晚期和不可切除胰腺癌的一线治疗

ASCO、ESMO 和 NCCN 指南普遍推荐初始 CT 用于非转移性、局部晚期及不可切除的患者 [4, 13, 16]。对于 PS 良好的患者，首选的一线方案是 FOLFIRINOX（ECOG 0～1）和 Gem-NabP（ECOG 0～2）；然而，这些建议是从转移性 PC 的随机试验中推断出来的 [26, 27]。一项包括 315 例接受 FOLFIRINOX 治疗的局部晚期 PC（locally advanced PC，LAPC）患者的 Meta 分析报道显示，中位 PFS 为 15 个月，中位 OS 为 24.2 个月，手术患者比例为 26%，其中 74% 的病例为 R_0 切除 [28]。有关吉西他滨联合治疗 LAPC 的数据很少，一些数据可以从德国Ⅱ期 NEOLAP 研究中获得，该研究的最终结果已于 2019 年公布 [29]。在这项试验中，130 例 LAPC 患者接受了 2 个周期的 Gem-NabP 诱导化疗，没有疾病进展和不可接受的不良事件病例随后被随机分配到另外 2 个周期的 Gem-NabP 或 4 个周期的 FOLFIRINOX。治疗组之间在 R_0/R_1 切除率（30.6% vs. 45%，P=0.13）和 OS（17.2 个月 vs. 22.5 个月，P=0.26）方面没有显著差异。

对于 LAPC 和 PS 差的患者，标准或固定剂量率（fixed dose rate，FDR）的吉西他滨、卡培

他滨和5-FU持续输注是一线治疗的选择[13]。在这些药物中，吉西他滨在一项包括局部晚期或转移性PC患者的早期试验中被证明与大剂量5-FU相比，能提高临床获益和中位生存期[30]。根据ECOG-6201研究[31]，FDR吉西他滨的原理是可以最大限度地提高细胞内活性药物的浓度，在晚期PC中，10mg/（m^2·min）的剂量与标准吉西他滨输注30min相比，它提供了适度的生存优势（6.2个月vs. 4.9个月，P=0.04）。

（二）转移性胰腺癌的一线治疗

系统性CT对转移性PC（metastatic PC，MPC）是姑息治疗，但可以改善症状和生存。与LAPC类似，PS良好的患者首选的一线方案是FOLFIRINOX（ECOG 0～1）和Gem-NabP（ECOG 0～2）[13]。根据ASCO的最新指南[32]，这些方案还要求总胆红素水平≤正常上限的1.5倍。与LAPC相比，这两种方法都得到了MPC的Ⅲ期试验的支持。在Ⅲ期PRODIGE试验中，342例MPC患者被1∶1随机分配到FOLFIRINOX组或吉西他滨组[26]。FOLFIRINOX组在中位OS（11.1个月vs. 6.8个月，P<0.001）、中位PFS（6.4个月vs. 3.3个月，P<0.001）和客观应答率（objective response rate，ORR）（31.6% vs. 9.4%，P<0.001）方面具有优势。Ⅲ期MPACT研究招募了861例MPC患者，结果显示，在吉西他滨的基础上加用nab-紫杉醇，OS（8.5个月vs. 6.7个月，P<0.001）、PFS（5.5个月vs. 3.7个月，P<0.001）和ORR（23% vs. 7%，P<0.001）都有明显改善[27]。

*BRCA1/2*和*PALB2*基因是同源重组修复（homologous recombinant repair，HRR）通路的重要部分，在5%～9%的PDA中发现了它们的突变，导致DNA修复缺陷[33]。这个发现的一个临床意义是对DNA交联剂的易感性，特别是铂类化合物。事实上，在一项Ⅱ期试验中对顺铂+吉西他滨方案进行了测试，包括50例治疗无效的Ⅲ期或Ⅳ期PDA和胚系*BRCA/PALB2*突变的患者，其中ORR为74%，中位PFS为10.1个月，中位OS为15.5个月[34]。虽然在特定人群中还需要进行与非铂类的CT进行随机比较，但顺铂+吉西他滨方案，以及FOLFIRINOX方案，是*BRCA1/2*或*PALB2*突变且PS良好的MPC及LAPC患者的一线治疗选择之一[13]。

对于PS良好的MPC患者，其他推荐的一线方案包括吉西他滨、吉西他滨+卡培他滨、FDR吉西他滨+多西他赛+卡培他滨（GTX）、5-FU+亚叶酸钙+奥沙利铂（OFF）、卡培他滨+奥沙利铂（CapeOx）、吉西他滨+厄洛替尼[13]。一项随机的Ⅲ期试验评估在533例先前未经治疗的LAPC或MPC患者在吉西他滨基础上加用卡培他滨[35]。在这项研究中，观察到联合治疗组的ORR（19.1% vs. 12.4%，P=0.03）和PFS（5.3个月vs. 3.8个月，P=0.004）显著增加；卡培他滨+吉西他滨的OS也有改善的趋势（7.1个月vs. 6.2个月，P=0.08）。GTX方案有效性的数据来自一项Ⅱ期试验，该试验包括43例先前未经治疗的MPC患者，ORR为21.9%，中位至治疗失败时间为6.9个月，中位OS为14.5个月[36]。在许多胰腺肿瘤中发现过度表达HER1/EGFR，它与进展性疾病有关[37]。基于这一点，在一项包括569例LAPC或MPC患者的Ⅲ期试验中，口服EGFR酪氨酸激酶抑制药厄洛替尼被加入到吉西他滨中，这些患者只允许之前同时使用RT和放疗增敏剂[38]。与仅使用吉西他滨相比，吉西他滨+厄洛替尼组合在OS（6.2个月vs. 5.9个月，P=0.038）和PFS（3.7个月vs. 3.5个月，P=0.004）方面提供了较小但显著的益处，ORR相似（8.6% vs. 8.0%）。关于OFF和CapeOx方案的建议是基于对其在二线治疗中的评估试验，这些将在下文中提及。

对于PS不佳的MPC病例，首选的初始方案与LAPC相同，即标准或FDR吉西他滨、卡培他滨和连续5-FU输注[13]。表23-2回顾了MPC一线联合治疗方案的疗效数据。

（三）二线治疗

LAPC或MPC患者如果在一线CT期间或之后出现进展，并且有适合的PS，应该进行二线治疗。除了PS外，上述情况下的治疗方案取决于一线治疗。

在基于吉西他滨的一线CT治疗后，推荐给PS良好的患者的联合治疗方案包括5-FU+亚叶

表 23-2　转移性胰腺癌一线系统治疗的临床试验

参考文献	治疗组	ORR（%）	mPFS（月）	mOS（月）
Conroy 等（PRODIGE）[26]	FOLFIRINOX[b]（n=171） 吉西他滨 1000mg/m²；首先 d1、8、15、22、29、36、43，q8w；然后 d1、8、15，q4w（n=171）	31.6 vs. 9.4 P<0.001	6.4 vs. 3.3 HR=0.47 P<0.001	11.1 vs. 6.8 HR=0.57 P<0.001
Von Hoff 等（MPACT）[27]	nab–紫杉醇 125mg/m²+ 吉西他滨 1000mg/m²；d1、8、15，q4w（n=431） 吉西他滨 1000mg/m²；d1、8、15、22、29、36、43，q8w，然后 d1、8、15，q4w（n=430）	23 vs. 7 P<0.001	5.5 vs. 3.7 HR=0.69 P<0.001	8.5 vs. 6.7 HR=0.72 P<0.001
O'Reilly 等 [34]a	顺铂 60mg/m²+ 吉西他滨 600mg/m²；d3、10，q3w（n=27，胚系 BRCA/PALB2⁺）	74.1	10.1	15.5
Cunningham 等 [35]a	卡培他滨 1660mg/（m²·d）；d1～21+ 吉西他滨 1000mg/m²；d1、8、15，q4w（n=267） 吉西他滨 1000mg/m²；d1、8、15、22、29、36、43，q8w，然后 d1、8、15，q4w（n=266）	19.1 vs. 12.4 P=0.03	5.3 vs. 3.8 HR=0.78 P=0.004	7.1 vs. 6.2 HR=0.86 P=0.08
Fine 等 [36]	卡培他滨 1500mg/（m²·d）；d1～14+ 吉西他滨 750mg/m²；d4、11+ 多西他赛 30mg/m²；d4、11，q21	21.9	6.9	14.5
Moore 等 [38]a	厄洛替尼 100mg/d 或 150mg/d（n=285）或安慰剂（n=284）+ 吉西他滨 1000mg/m²；d1、8、15、22、29、36、43，q8w，然后 d1、8、15，q4w	8.6 vs. 8.0 P=NR	3.7 vs. 3.5 HR=0.77 P=0.004	6.2 vs. 5.9 HR=0.82 P=0.038

HR. 危险比；mPFS. 中位无进展生存期；mOS. 中位总生存期；NR. 未报道；ORR. 客观应答率

a. 也包括局部晚期疾病患者

b. FOLFIRINOX=5-FU 2400mg/m²（输注 46h）+5-FU 400mg/m²（单次大剂量）+ 亚叶酸钙 400mg/m²+ 伊立替康 180mg/m²+ 奥沙利铂 85mg/m²

酸钙 + 脂质体伊立替康、5-FU+ 亚叶酸钙 + 非脂质体伊立替康（FOLFIRI）、FOLFIRINOX、OFF 和 CapeOx[13]。Ⅲ期 NAPOLI-1 试验是一项三臂研究，将 417 名经吉西他滨治疗进展的 PDA 患者随机加入脂质体伊立替康组、5-FU+FA 组、3 种药物联合组 [39]。联合治疗组在 OS（6.1 个月 vs. 4.2 个月，P=0.01）、PFS（3.1 个月 vs. 1.5 个月，P=0.0001）和 ORR（16% vs. 1%，P<0.0001）方面优于 5-FU+FA 组，而脂质体伊立替康单药治疗的疗效并不优于 5-FU+FA。在意大利的两项Ⅱ期试验中，包括总共 90 例吉西他滨难治的Ⅲ～Ⅳ期的 PC 患者，FOLFIRI 提供的部分应答为 8% 和 15%，中位 PFS 为 3.2 个月和 3.7 个月，中位 OS 为 5 个月和 6 个月 [40, 41]。基于奥沙利铂的方案对吉西他滨治疗进展后的晚期 PC 也有作用。在Ⅲ期 CONKO-003 试验中，OFF 确实比最佳支持治疗明显改善了 OS（4.8 个月 vs. 2.3 个月，P=0.008），而在一项调查 CapeOx 方案二线治疗的Ⅱ期研究中，中位 PFS 和 OS 为 9.9 周和 23 周 [42, 43]。虽然没有前瞻性试验评估晚期 PC 患者在基于吉西他滨治疗后 FOLFIRINOX 方案的疗效，但正如一项回顾性分析所建议，它可能是有效的，报道的 ORR 为 19%，中位 PFS 为 5.4 个月，但应限于 PS 良好（ECOG 0～1）的患者 [13, 44]。

对于一线氟嘧啶治疗后进展且 PS 良好的患者，推荐的方案是吉西他滨、Gem-NabP、吉西他滨 + 厄洛替尼、吉西他滨 + 顺铂（已知的 *BRCA1/2* 或 *PALB2* 突变），以及 5-FU+ 亚叶酸钙 +

脂质体伊立替康（如果之前未接受过伊立替康治疗）[13]。评估 FOLFIRINOX 方案失败后进行吉西他滨治疗的试验报道，中位 PFS 为 2～2.5 个月，中位 OS 为 3.6～5.7 个月，ORR 为 11%[45–48]。另外，两项评估 Gem-NabP 在 FOLFIRINOX 治疗后进展的试验显示，中位 PFS 为 3.8 个月和 5.1 个月，中位 OS 为 7.6 个月和 8.8 个月，ORR 为 13% 和 18%[49, 50]。尽管这些结果有利于提出 Gem-NabP 在 FOLFIRINOX 方案进展后的二线治疗，但应该注意的是，这些方案还没有在随机试验中进行过比较。

LAPC 或 MPC 且 PS 不佳的患者可接受单药吉西他滨（标准或 FDR）、卡培他滨或连续 5-FU 输注作为二线治疗[13]。晚期 PC 的二线 CT 的疗效数据汇总见表 23-3。

（四）靶向治疗

聚 ADP- 核糖聚合酶（poly ADP-ribose polymerase，PARP）是 HRR 缺陷细胞中 DNA 单链断裂的主要修复途径，其抑制会导致 DNA 断裂无法修复，最终导致携带 *BRCA* 突变的癌细胞死亡[51, 52]。多中心Ⅲ期 POLO 试验调查了奥拉帕利（一种口服 PARP 抑制药）与安慰剂在 154 例有胚系 *BRCA1/2* 突变的 MPC 患者中的疗效，这些患者在一线铂类 CT 治疗至少 16 周后没有进展[53]。奥拉帕利明显改善了 PFS（7.4 个月 vs. 3.8 个月，*P*=0.004），但两组 OS 相似（18.9 个月 vs.

表 23-3　局部晚期或转移性胰腺癌二线化疗的临床试验

参考文献	治疗组	ORR（%）	mPFS	mOS
Wang-Gillam 等（NAPOLI-1）[39]a	脂质体伊立替康 80mg/m²+FA 400mg/m²+5-FU 2400mg/m²，46h；q2w（*n*=117） 脂质体伊立替康 120mg/m²；q3w（*n*=151） FA 200mg/m²+5-FU 2000mg/m² 24h；d1、8、15、22，q6w（*n*=149）	16 vs. 1[c] *P*＜0.0001	3.1 vs. 1.5[c]（月） HR=0.56 *P*=0.0001	6.1 vs. 4.2[c]（月） HR=0.67 *P*=0.012
Zaniboni 等[41]a	伊立替康 180mg/m²；d1 +FA 200mg/m²；d1、2 +5-FU 400mg/m² 单次大剂量；d1、2 +5-FU 600mg/m² 22h 内；d1、2，q2w（*n*=50）	8	3.2（月）	5（月）
Pelzer 等（CONKO-003）[42]a	FA 200mg/m²+5-FU 2000mg/m² 24h 内；d1、8、15、22+ 奥沙利铂 85mg/m²；d8、22，q6w（*n*=23） BSC（*n*=23）	NR	NR	4.8 vs. 2.3（月） HR=0.45 *P*=0.008
Xiong 等[43]a	卡培他滨 2000mg/（m²·d）；d1～14+ 奥沙利铂 130mg/m²；d1，q3w（*n*=39）	3	9.9（周）	23（周）
Portal 等[49]b	nab- 紫杉醇 125mg/m²+ 吉西他滨 1000mg/m²；d1、8、15，q4w（*n*=57）	18	5.1（月）	8.8（月）
Mita 等[50]b	nab- 紫杉醇 125mg/m²+ 吉西他滨 1000mg/m²；d1、8、15，q4w（*n*=30）	13	3.8（月）	7.6（月）

5-FU. 氟尿嘧啶；BSC. 最佳支持治疗；FA. 叶酸；HR. 危险比；mPFS. 中位无进展生存期；mOS. 中位总生存期；NR. 未报道；ORR. 客观应答率

a. 包括既往使用以吉西他滨为基础治疗进展的患者

b. 包括既往使用 FOLFIRINOX 进展的患者

c. 联合组 vs. 5-FU+FA 组

18.1 个月，*P*=0.68），奥拉帕利的应答率也更高（20% vs. 10%）。随后，奥拉帕利被美国 FDA 批准用于有胚系 *BRCA1/2* 突变的 MPC 患者一线铂类 CT 后的维持治疗，它也在 NCCN 指南的推荐范围内 [13]。

增强抗肿瘤免疫是一种潜在的治疗策略，针对限制免疫反应的 PD-1 或其配体 PD-L1 的治疗，是恢复对癌细胞免疫活性的常用方法。错配修复缺陷对实体瘤免疫治疗的预测价值已得到证实；然而，只有 2% 或更少的 PC 具有 dMMR[54, 55]。尽管如此，在Ⅱ期 KEYNOTE-158 试验中招募的 22 例具有 dMMR 或高微卫星不稳定性（high microsatellite instability，MSI-H）的 PC 患者中观察到了抗 PD-1 单克隆抗体帕博利珠单抗的抗肿瘤作用 [56]。这些受试者中有 4 例（18%）出现了客观应答，中位持续应答时间为 13.4 个月。因此，对于在一线治疗过程中出现进展的晚期 PC 患者，并且符合 dMMR 或 MSI-H，无论 PS 如何，帕博利珠单抗都是一种可替代的治疗方案 [13]。

PC 患者中发生 *NTRK* 基因融合的比例＜1%，但这些患者使用 *NTRK* 抑制药恩曲替尼和拉罗替尼可以实现应答 [57–59]。根据 NCCN 的推荐，恩曲替尼和拉罗替尼是 LAPC 或 MPC 患者并发生 *NTRK* 基因融合时的二线选择 [1]。

总之，胰腺癌对大多数患者来说是致命的。系统化疗目前是辅助治疗、新辅助治疗和姑息治疗的标准疗法。研究靶向治疗和免疫治疗方案的临床研究，在一小部分患者中得到明显获益。正在进行的关于肿瘤生物学和肿瘤微环境的研究，有望为这种胰腺癌的治疗方案带来临床效益。

参考文献

[1] Bray F, Ferlay J, Soerjomataram I, et al. Global cancer statistics 2018: GLOBOCAN estimates of incidence and mortality worldwide for 36 cancers in 185 countries. CA Cancer J Clin. 2018;68:394-424.
[2] Ilic M, Ilic I. Epidemiology of pancreatic cancer. World J Gastroenterol. 2016;22:9694-705.
[3] Khorana AA, Mangu PB, Berlin J, et al. Potentially curable pancreatic cancer: American society of clinical oncology clinical practice guideline update. J Clin Oncol. 2017;35:2324.
[4] Ducreux M, Cuhna AS, Caramella C, et al. Cancer of the pancreas: ESMO clinical practice guidelines for diagnosis, treatment and follow-up. Ann Oncol. 2015;26 Suppl 5:v56.
[5] Neoptolemos JP, Dunn JA, Stocken DD, et al. Adjuvant chemoradiotherapy and chemotherapy in resectable pancreatic cancer: a randomised controlled trial. Lancet. 2001;358:1576.
[6] Neoptolemos JP, Stocken DD, Friess H, et al. A randomized trial of chemoradiotherapy and chemotherapy after resection of pancreatic cancer. N Engl J Med. 2004;350:1200.
[7] Oettle H, Post S, Neuhaus P, et al. Adjuvant chemotherapy with gemcitabine vs observation in patients undergoing curative-intent resection of pancreatic cancer: a randomized controlled trial. JAMA. 2007;297:267.
[8] Oettle H, Neuhaus P, Hochhaus A, et al. Adjuvant chemotherapy with gemcitabine and long-term outcomes among patients with resected pancreatic cancer: the CONKO-001 randomized trial. JAMA. 2013;310:1473.
[9] Neoptolemos JP, Stocken DD, Bassi C, et al. Adjuvant chemotherapy with fluorouracil plus folinic acid vs gemcitabine following pancreatic cancer resection: a randomized controlled trial. JAMA. 2010;304:1073.
[10] Neoptolemos JP, Palmer DH, Ghaneh P, et al. Comparison of adjuvant gemcitabine and capecitabine with gemcitabine monotherapy in patients with resected pancreatic cancer (ESPAC-4): a multicentre, open-label, randomised, phase 3 trial. Lancet. 2017;389:1011.
[11] Jones RP, Psarelli EE, Jackson R, et al. Patterns of recurrence after resection of pancreatic ductal adenocarcinoma: a secondary analysis of the ESPAC-4 randomized adjuvant chemotherapy trial. JAMA Surg. 2019; 154: 1038.
[12] Conroy T, Hammel P, Hebbar M, et al. FOLFIRINOX or gemcitabine as adjuvant therapy for pancreatic cancer. N Engl J Med. 2018;379:2395.
[13] National Comprehensive Cancer Network (NCCN). NCCN clinical practice guidelines in oncology. https://www.nccn.org/professionals/physician_gls. Accessed 12 Aug 2020.
[14] Uesaka K, Boku N, Fukutomi A, et al. Adjuvant chemotherapy of S-1 versus gemcitabine for resected pancreatic cancer: a phase 3, open-label, randomised, non-inferiority trial (JASPAC 01). Lancet. 2016;388:248-57.
[15] Tempero MA, Reni M, Riess H, et al. APACT: phase III, multicenter, international, open-label, randomized trial of adjuvant nab-paclitaxel plus gemcitabine (nab-P/G) vs gemcitabine (G) for surgically resected pancreatic adenocarcinoma. J Clin Oncol. 2019;37(15_suppl):4000.
[16] Khorana AA, Mangu PB, Berlin J, et al. Potentially curable pancreatic cancer: American society of clinical oncology clinical practice guideline. J Clin Oncol. 2016;34:2541.
[17] Ferrone CR, Marchegiani G, Hong TS, et al. Radiological and surgical implications of neoadjuvant treatment with FOLFIRINOX for locally advanced and borderline

resectable pancreatic cancer. Ann Surg. 2015;261:12-7.
[18] Mokdad AA, Minter RM, Zhu H, et al. Neoadjuvant therapy followed by resection versus upfront resection for resectable pancreatic cancer: a propensity score matched analysis. J Clin Oncol. 2017;35:515-22.
[19] Shubert CR, Bergquist JR, Groeschl RT, et al. Overall survival is increased among stage III pancreatic adenocarcinoma patients receiving neoadjuvant chemotherapy compared to surgery first and adjuvant chemotherapy: an intention to treat analysis of the National Cancer Database. Surgery. 2016;160:1080-96.
[20] Murphy JE, Wo JY, Ryan DP, et al. Total Neoadjuvant therapy with FOLFIRINOX followed by individualized chemoradiotherapy for borderline resectable pancreatic adenocarcinoma: a phase 2 clinical trial [published correction appears in JAMA Oncol. 2018;4:1439]. JAMA Oncol. 2018;4:963-9.
[21] Yamada S, Fujii T, Sugimoto H, et al. Aggressive surgery for borderline resectable pancreatic cancer: evaluation of National Comprehensive Cancer Network guidelines. Pancreas. 2013;42:1004-10.
[22] Versteijne E, Suker M, Groothuis K, et al. Preoperative chemoradiotherapy versus immediate surgery for resectable and borderline resectable pancreatic cancer: results of the Dutch randomized phase III PREOPANC trial. J Clin Oncol. 2020;38:1763-73.
[23] Reni M, Balzano G, Zanon S, et al. Safety and efficacy of preoperative or postoperative chemotherapy for resectable pancreatic adenocarcinoma (PACT-15): a randomised, open-label, phase 2-3 trial. Lancet Gastroenterol Hepatol. 2018;3:413-23.
[24] Unno M, Motoi F, Matsuyama Y, et al. Randomized phase II/III trial of neoadjuvant chemotherapy with gemcitabine and S-1 versus upfront surgery for resectable pancreatic cancer (Prep-02/JSAP-05). J Clin Oncol. 2019;37S:ASCO #189.
[25] Sohal D, Duong MT, Ahmad SA, et al. SWOG S1505: results of perioperative chemotherapy (peri-op CTx) with mFOLFIRINOX versus gemcitabine/nab-paclitaxel (Gem/nabP) for resectable pancreatic ductal adenocarcinoma (PDA). J Clin Oncol. 2020;38S:ASCO #4504.
[26] Conroy T, Desseigne F, Ychou M, et al. FOLFIRINOX versus gemcitabine for metastatic pancreatic cancer. N Engl J Med. 2011;364:1817-25.
[27] Von Hoff DD, Ervin T, Arena FP, et al. Increased survival in pancreatic cancer with nab-paclitaxel plus gemcitabine. N Engl J Med. 2013;369:1691-703.
[28] Suker M, Beumer BR, Sadot E, et al. FOLFIRINOX for locally advanced pancreatic cancer: a systematic review and patient-level meta-analysis. Lancet Oncol. 2016;17:801-10.
[29] Kunzmann V, Algül H, Goekkurt E, et al. Conversion rate in locally advanced pancreatic cancer (LAPC) after nab-paclitaxel/gemcitabine- or FOLFIRINOX-based induction chemotherapy (NEOLAP): final results of a multicenter randomised phase II AIO trial (abstract 671O). Data presented at the 2019 European Society for Medical Oncology (ESMO) Congress, Barcelona, Spain; September 27 through October 1, 2019. Abstract available online at https://academic.oup.com/annonc/article/30/Supplement_5/mdz247/5577841. Accessed 19 Aug 2020.
[30] Burris HA 3rd, Moore MJ, Andersen J, et al. Improvements in survival and clinical benefit with gemcitabine as first-line therapy for patients with advanced pancreas cancer: a randomized trial. J Clin Oncol. 1997;15:2403-13.
[31] Poplin E, Feng Y, Berlin J, et al. Phase III, randomized study of gemcitabine and oxaliplatin versus gemcitabine (fixed-dose rate infu-sion) compared with gemcitabine (30-minute infusion) in patients with pancreatic carcinoma E6201: a trial of the Eastern Cooperative Oncology Group [published correction appears in J Clin Oncol. 2009 Dec 1;27(34):5859]. J Clin Oncol. 2009;27:3778-85.
[32] Sohal DPS, Kennedy EB, Khorana A, et al. Metastatic pancreatic cancer: ASCO clinical practice guideline update. J Clin Oncol. 2018;36:2545-56.
[33] Wong W, Raufi AG, Safyan RA, et al. BRCA mutations in pancreas cancer: spectrum, current management, challenges and future prospects. Cancer Manag Res. 2020;12:2731-42.
[34] O'Reilly EM, Lee JW, Zalupski M, et al. Randomized, multicenter, phase II trial of gemcitabine and cisplatin with or without veliparib in patients with pancreas adenocarcinoma and a germline BRCA/PALB2 mutation. J Clin Oncol. 2020;38:1378-88.
[35] Cunningham D, Chau I, Stocken DD, et al. Phase III randomized comparison of gemcitabine versus gemcitabine plus capecitabine in patients with advanced pancreatic cancer. J Clin Oncol. 2009;27:5513-8.
[36] Fine RL, Moorer G, Sherman W, et al. Phase II trial of GTX chemotherapy in metastatic pancreatic cancer. J Clin Oncol. 2009;27(15_suppl):4623.
[37] Fjällskog ML, Lejonklou MH, Oberg KE, et al. Expression of molecular targets for tyrosine kinase receptor antagonists in malignant endocrine pancreatic tumors. Clin Cancer Res. 2003;9:1469-73.
[38] Moore MJ, Goldstein D, Hamm J, et al. Erlotinib plus gemcitabine compared with gemcitabine alone in patients with advanced pancreatic cancer: a phase III trial of the National Cancer Institute of Canada clinical trials group. J Clin Oncol. 2007;25:1960-6.
[39] Wang-Gillam A, Li CP, Bodoky G, et al. Nanoliposomal irinotecan with fluorouracil and folinic acid in metastatic pancreatic cancer after previous gemcitabine-based therapy (NAPOLI-1): a global, randomised, open-label, phase 3 trial [published correction appears in lancet. 2016;387:536]. Lancet. 2016;387:545-57.
[40] Gebbia V, Maiello E, Giuliani F, et al. Irinotecan plus bolus/infusional 5-fluorouracil and leucovorin in patients with pretreated advanced pancreatic carcinoma: a multicenter experience of the Gruppo Oncologico Italia Meridionale. Am J Clin Oncol. 2010;33:461-4.
[41] Zaniboni A, Aitini E, Barni S, et al. FOLFIRI as second-line chemotherapy for advanced pancreatic cancer: a GISCAD multicenter phase II study. Cancer Chemother Pharmacol. 2012;69:1641-5.
[42] Pelzer U, Schwaner I, Stieler J, et al. Best supportive care (BSC) versus oxaliplatin, folinic acid and 5-fluorouracil (OFF) plus BSC in patients for second-line advanced pancreatic cancer: a phase III-study from the German CONKO-study group. Eur J Cancer. 2011;47:1676-81.

[43] Xiong HQ, Varadhachary GR, Blais JC, et al. Phase 2 trial of oxaliplatin plus capecitabine (XELOX) as second-line therapy for patients with advanced pancreatic cancer. Cancer. 2008;113:2046-52.
[44] Assaf E, Verlinde-Carvalho M, Delbaldo C, et al. 5-fluorouracil/leucovorin combined with irinotecan and oxaliplatin (FOLFIRINOX) as second-line chemotherapy in patients with metastatic pancreatic adenocarcinoma. Oncology. 2011;80:301-6.
[45] Da Rocha LA, Abrahão CM, Brandão RM, et al. Role of gemcitabine as second-line therapy after progression on FOLFIRINOX in advanced pancreatic cancer: a retrospective analysis. J Gastrointest Oncol. 2015;6:511-5.
[46] Viaud J, Brac C, Artru P, et al. Gemcitabine as second-line chemotherapy after folfirinox failure in advanced pancreatic adenocarcinoma: a retrospective study. Dig Liver Dis. 2017;49:692-6.
[47] Gilabert M, Chanez B, Rho YS, et al. Evaluation of gemcitabine efficacy after the FOLFIRINOX regimen in patients with advanced pancreatic adenocarcinoma. Medicine (Baltimore). 2017;96:e6544.
[48] Sarabi M, Mais L, Oussaid N, et al. Use of gemcitabine as a second-line treatment following chemotherapy with folfirinox for metastatic pancreatic adenocarcinoma. Oncol Lett. 2017;13:4917-24.
[49] Portal A, Pernot S, Tougeron D, et al. Nab-paclitaxel plus gemcitabine for metastatic pancreatic adenocarcinoma after Folfirinox failure: an AGEO prospective multicentre cohort. Br J Cancer. 2015;113:989-95.
[50] Mita N, Iwashita T, Uemura S, et al. Second-line gemcitabine plus nab-paclitaxel for patients with Unresectable advanced pancreatic cancer after first-line FOLFIRINOX failure. J Clin Med. 2019;8:761.
[51] Fisher AE, Hochegger H, Takeda S, et al. Poly(ADP-ribose) polymerase 1 accelerates single-strand break repair in concert with poly(ADP-ribose) glycohydrolase. Mol Cell Biol. 2007;27:5597-605.
[52] Farmer H, McCabe N, Lord CJ, et al. Targeting the DNA repair defect in BRCA mutant cells as a therapeutic strategy. Nature. 2005;434:917-21.
[53] Golan T, Hammel P, Reni M, et al. Maintenance olaparib for germline BRCA-mutated metastatic pancreatic cancer. N Engl J Med. 2019;381:317-27.
[54] Hu ZI, Shia J, Stadler ZK, et al. Evaluating mismatch repair deficiency in pancreatic adenocarcinoma: challenges and recommendations. Clin Cancer Res. 2018;24:1326-36.
[55] Le DT, Durham JN, Smith KN, et al. Mismatch repair deficiency predicts response of solid tumors to PD-1 blockade. Science. 2017;357:409-13.
[56] Marabelle A, Le DT, Ascierto PA, et al. Efficacy of pembrolizumabin patients with noncolorectal high microsatellite instability/mismatch repair-deficient cancer: results from the phase II KEYNOTE-158 study. J Clin Oncol. 2020;38:1-10.
[57] Solomon JP, Linkov I, Rosado A, et al. NTRK fusion detection across multiple assays and 33,997 cases: diagnostic implications and pitfalls. Mod Pathol. 2020;33:38-46.
[58] O'Reilly EM, Hechtman JF. Tumour response to TRK inhibition in a patient with pancreatic adenocarcinoma harbouring an NTRK gene fusion. Ann Oncol. 2019; 30: viii36-40.
[59] Doebele RC, Drilon A, Paz-Ares L, et al. Entrectinib in patients with advanced or metastatic NTRK fusion-positive solid tumours: integrated analysis of three phase 1-2 trials [published correction appears in lancet Oncol. 2020;21:e70] [published correction appears in lancet Oncol. 2020;21:e341] [published correction appears in lancet Oncol. 2020;21:e372]. Lancet Oncol. 2020;21:271-82.

第 24 章　恶性胆道狭窄的内镜下胆道引流及治疗

Endoscopic Biliary Drainage and Associated Procedures Required for Patients with Malignant Biliary Strictures

Hiroyuki Isayama　Toshio Fujisawa　Shigeto Ishii　Ko Tomishima　Muneo Ikemura　Hiroto Ota
Daishi Kabemura　Mako Ushio　Sho Takahashi　Yusuke Takasaki　Akinori Suzuki　Koichi Ito
Kazushige Ochiai　Hiroaki Saito　著

摘要

内镜下恶性胆道梗阻（malignant biliary obstruction，MBO）的胆道引流是一种常见的手术，但缺乏公认的评价标准。为此，新的东京标准提出了某些定义。复发性胆道梗阻（recurrent biliary obstruction，RBO）定义为支架梗阻和位移，到 RBO 的时间不等于支架通畅的持续时间。对于远端 MBO 患者，术前管理策略有所改变，以纳入胰腺癌新辅助化疗的新进展。自膨式金属支架（self-expandable metal stents，SEMS）作为目前的标准。姑息性治疗需要支架保持长时间通畅，因此需要使用 SEMS。将全覆膜的 SEMS 作为远端 MBO 患者姑息治疗的标准，因为此类支架的 RBO 时间与其他支架相似甚至更优，不良事件发生率相似，并且 SEMS 可移除。然而，最先进的 SEMS 还未出现，具有防移位和抗反流特性的大号 SEMS 仍在评估当中。目前尚无针对肝门 MBO（术前或姑息治疗）的标准处理方法。最近，有报道称在十二指肠乳头上方放置内支架比传统支架放置方法的效果更好，但尚缺乏有力的证据。当常规 ERCP 失败或情况复杂时，超声内镜引导下胆道引流术（endoscopic ultrasound-guided biliary drainage，EUS-BD）不失为一种有效的治疗方法。最近的 EUS-BD 临床实践指南逐渐被接受。然而，还是需要专用设备，以及安全、高效的有力证据。

内镜下胆道引流（endoscopic biliary drainage，EBD）是治疗恶性胆道梗阻的一种常见手术方式。然而，患者解剖结构、疾病特征和整体健康状况影响手术策略的制订。已有各种类型的支架可供选择。在此，我们回顾了与治疗恶性胆道梗阻内镜下胆道引流相关的各种支架和治疗策略，以提高手术的有效性、效率和安全性。

一、东京标准：一个标准的报告系统

评估各类现有的胆道支架是非常重要的，目前还没有明确的评判标准。本章第一作者（H. I.）建议使用东京标准来评估胆道支架的有效性和安全性（表 24–1）[1]。虽然有很多不同的评估标准已经发表，但考虑到使用的支架和研究方法的巨大差异，很难进行 Meta 分析。东京标准建议使用“复发性胆道梗阻”来定义支架阻塞和移位，取代“支架阻塞”和“支架功能障碍”等术语。并发症分为 RBO 或其他（胰腺炎、胆囊炎和胆管炎）。我们建议在评估支架通畅度时使用至发生 RBO 时间（time to RBO，TRBO）。东京标准中也对技术和临床上的成功及其他内容在进行了定义。我们希望未来关于胆道支架的报道将尽可能采用东京标准，因为这将大大有助于 Meta 分析。

二、东京标准：恶性胆道狭窄患者的胆道引流

在需要内镜下胆道引流的患者中，影响手术策略和支架的选择有许多因素（表 24–2）。必须考虑肿瘤的类型、患者的情况、狭窄的位置和可用的手术技巧。远端狭窄最常由胰腺癌引起，下端胆管癌、胆囊癌和乳头状癌及转移性淋巴结也会导致。肝门狭窄是由各种恶性肿瘤引起的，包括肝门胆管癌、胆囊癌、转移性淋巴结和肝转移瘤。在制订引流策略时，必须考虑可切除状态。可切除、交界性可切除（需要新辅助化疗/放化疗）和不可切除的肿瘤需要不同的引流策略和支架。

患者本身的解剖结构也必须加以考虑。如果患者出现手术导致解剖结构的改变和（或）十二指肠肿瘤梗阻，则内镜很难到达乳头。如果肠道因手术改道，则需要肠镜检查设备辅助，十二指肠肿瘤梗阻需经皮经肝胆管引流。如果乳头可以通过十二指肠梗阻段后进入，则需要双支架（用于十二指肠合并胆道狭窄）[2]。近年来，EUS-BD 已成为可能。最后，患者体力状态评分会影响到抗癌治疗方法的选择；体力状态也会影响胆道引流效果，如高龄和虚弱。

表 24–1　影响内镜下胆道引流的因素

致病性因素
- 乳头癌（远端狭窄）
- 胰腺癌（远端狭窄）
- 胆管癌（远端和肝门部狭窄）
- 胆囊癌（远端和肝门部狭窄）
- 淋巴结转移（远端和肝门部狭窄）
- 其他恶性肿瘤的直接侵犯（远端和肝门部狭窄）
- 肝细胞癌（肝门部狭窄）
- 转移性肝癌（肝门部狭窄）

肿瘤状态
- 可切除
- 交界性可切除（仅胰腺癌）
- 姑息性

狭窄位置
- 远端
- 肝门部（Bismuth1～4 型）

影响内镜操作的解剖变化
- 正常
- 外科改变（B-1，B-2，Leu-en-Y 手术）
- 十二指肠侵犯

患者条件
- 体力状态（PS1～4）
- 高龄
- 虚弱

表 24–2　自膨式金属支架的种类

结构
- 编织型
  - 交叉线设计
  - 钩线设计
  - 锯齿形和螺旋形锯齿线设计
- 激光切割型
  - 锯齿形

覆膜
- 覆盖型（部分覆盖、全覆盖）
- 无覆膜

锚定系统
- 火炬型或者方形火炬型
- 火炬和堤岸型
- 帽檐型

其他功能
- 药物洗脱
- 抗逆流

三、各种可用的支架

支架的选择参照狭窄部位、疾病分期、患者情况等。表 24-3 列出了各种可用的支架。基本上，有两种支架类型用于内镜下胆道引流：塑料支架（plastic stents，PS）和自膨式金属支架。通常采用直尾和双尾塑料支架，而 SEMS 可以是编织的，也可以是激光切割的。编织因织线形式而不同，可以是十字形、钩形、十字形和钩形组合、之字形或螺旋之字形（图 24-1）。激光切割支架的特点是之字形。上述差异会影响到 SEMS 的力学性能，特别是它们承受径向力（radial force，RF）和轴向力的能力[3]。一些 SEMS 的特点是有覆膜，以防止肿瘤通过支架网生长，并有助于支架的移除[4]。

覆膜 SEMS 的致命弱点是支架的移位。肿瘤和增生性组织通过网格长入未覆膜 SEMS，使支架难以移除。然而，覆膜会阻止肿瘤和组织生长；因此，覆膜 SEMS 不会因组织生长阻塞，可以很容易被移除。一些覆膜 SEMS 具有抗移位系统[5, 6]。当然，还没有最理想的覆膜 SEMS。

四、远端狭窄的术前处理

既往远端恶性胆道梗阻处理的基本特点是术前使用塑料支架[7, 8]，它可以很容易地放置和移除 / 更换。然而，塑料支架发生复发性胆道梗阻的时间比 SEMS 的短，因此放置塑料支架后应

表 24-3 胆道金属支架的评估内容（改良的东京标准）

技术和引流成功率	
复发性胆道梗阻	观察期内 RBO 的发生率（需要描述观察时间） Kaplan-Meier 法估计的 RBO 中位时间 Kaplan-Meier 法估计 3 个月、6 个月和 12 个月的无梗阻率 log-rank 法进行比较
RBO 的原因 • 每种原因的比例 • 从置管开始的中位时间 • 早期（30 天内）或者晚期（31 天或更晚）	堵塞 • 肿瘤长入或者黏膜增生 • 肿瘤过度生长 • 伴或者不伴结石的胆泥 • 食物嵌顿 • 胆道出血 • 胆道扭曲 • 其他 导致症状的移位（需要处理） • 近端 • 远端
RBO 以外的并发症 • 每种原因的比例 • 置管开始的中位时间 • 早期（30 天内）或者晚期（31 天或更晚） • 严重程度（表 24-2）	• 胰腺炎 • 胆囊炎 • 非梗阻性胆管炎 • 其他（出血、溃疡、透入管壁、穿孔等） • 支架置入过程的相关并发症（时间过长、镜下出血、氧饱和度下降、吸入性肺炎等）
生存时间	

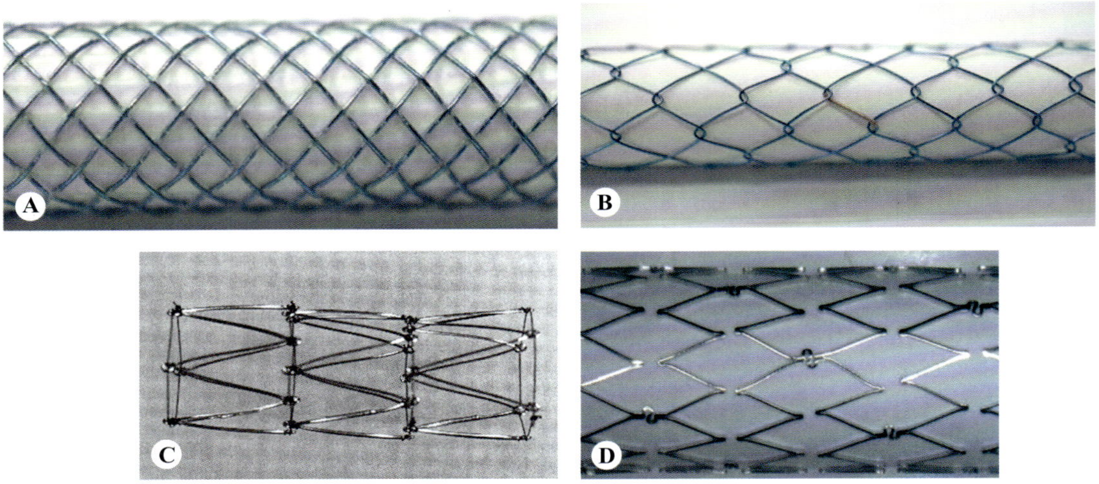

▲ 图 24-1 自膨式金属支架的基本结构

A. 十字形编织设计；B. 钩线编织设计；C. 之字形编织设计；D. 之字形设计（激光切割 SEMS）

尽快手术。通过对切除标本的病理评估来看是否用 SEMS。然而，最近新辅助化疗（neoadjuvant chemotherapy/chemoradiotherapy，NAC）已被用于可切除或交界可切除的胰腺癌患者[9]。因此，术前放置支架的时间会延长，如果患者无法进行手术，则必须重新考虑支架植入。最初，对于可切除或交界可切除的胰腺癌患者选择 SEMS[10, 11]。覆膜和非覆膜 SEMS 都可以使用，但很少有比较两者的研究。一项随机对照试验（randomized controlled trial，RCT）在接受新辅助化疗和放化疗的患者中放置了覆膜和非覆膜的 SEMS，结果显示累积支架通畅度没有显著性差异[12]。然而，两组的并发症情况不同。支架移位和胆囊炎是覆膜 SEMS 组并发症的主要原因，而非覆膜 SEMS 组的并发症主要是肿瘤生长。对于使用了两种类型的 SEMS，接受 NAC 的患者，超过 40% 的肿瘤不能被切除[12]。在这种情况下，覆膜 SEMS 是最优的。

重要的是，支架的选择必须基于患者和疾病的状态。新辅助化疗和放化疗并不是远端胆管癌患者的标准治疗方法，塑料支架依然是标准治疗。

五、远端狭窄的姑息性治疗

一些随机对照试验和 Meta 分析比较了无法切除的远端 MBO 患者，使用塑料支架和 SEMS 的情况[13-16]。SEMS 明显优于塑料支架，但覆膜与非覆膜 SEMS 的选择仍存在争议。虽然覆膜 SEMS 通过支架网阻止肿瘤生长[4]，很容易拆除，但这使它们容易发生移位。RCT 研究报道了覆膜 SEMS 并不优于未覆膜的 SEMS，其移位的发生率更高。然而，一些 RCT 研究证实，与缺乏抗移位装置的 SEMS 相比，当使用抗移位覆膜 SEMS 时，累积 TRBO 明显延长[6, 17]。

六、延长覆膜 SEMS 的 TRBO 相关进展

尽管增加了抗移位装置，覆膜 SEMS 的至复发胆道梗阻时间还是不够长。最近，有效的化疗方案已被用于治疗不可切除的胰胆管恶性肿瘤；因此，支架移位的发生率预计会增加[18, 19]。预防支架移位对于维持患者的生活质量和维持其化疗计划至关重要。我们之前的研究表明，支架的径向张力弱和化疗是支架移位发生的主要因素[19, 20]。抗移位装置有效地延长了胆道再梗阻的时间。图 24-2 显示了具有抗移位装置的各种类型覆膜 SEMS，其中包括片状副翼、外部非覆膜区域、喇叭形开口和增强径向张力等方法。目前还没有理想的装置，每个装置的安全性都需要进一步评估。

最近，本章第一作者（H. I.）开发的一种更

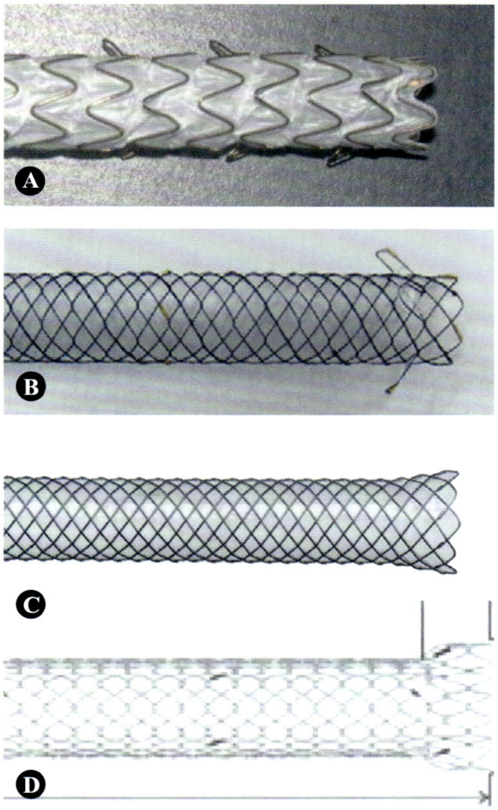

▲ 图 24-2　自膨式金属支架的抗移位系统
A. 多襟翼；B. 襟翼；C. 喇叭口设计；D. 方型喇叭口设计

大直径的FCSEMS已在日本上市。Mukai等评估了大口径覆膜SEMS（直径12mm），在一项初步研究中，复发胆道梗阻的时间延长（与对照支架相比）；新支架的胆泥堆积和食物嵌塞相比更慢[21]，而与支架置入相关的并发症是可以接受的。最近，一款直径为12mm、支撑开能有16mm的FCSEMS支架已经在日本上市，并被认为是很有发展前景的一款支架。

具有抗反流功能的FCSEMS（ARSEMS）也很有前景。由十二指肠内容物反流引起的FCSEMS腔内细菌感染会产生胆泥和结石。支架腔内和孔隙的食物嵌塞是支架阻塞的主要原因。在一项初步研究中，ARSEMS有效地防止了置入术后短期内的食物嵌塞[22]。有RCT研究比较了ARSEMS和常规FCSEMS，但得出的结果具有争议性。Lee和Moon等报道，ARSEMS的累积复发胆道梗阻时间比传统的FCSEMS更长，但Hamada等并没有发现ARSEMS在这方面的优势[23, 24]。还要继续加强对减少RBO的发生和延长复发胆道梗阻时间这方面的研究。

七、肝门部狭窄（可切除病例）

在肝切除术前，胆道引流和门静脉栓塞是预防术后肝功能障碍的标准方法。术前准备包括剩余肝脏的胆道引流和待切除肝脏的门静脉栓塞。术后剩余肝肥大和待切除肝段萎缩可减少术后肝功能障碍的发生率。既往，采用PTBD彻底引流预留区域胆道分支，但管腔内的肿瘤复发率较高[25, 26]。EBD程序已经逐渐改善，目前也是标准的治疗方法。然而，术前EBD时支架的选择仍存在争议。日本大多数在术前采用鼻胆管引流来减少胆管炎，但这使患者很不舒服[27]。此外，日本许多大的胆管癌手术中心要求患者喝胆汁。常规塑料支架是术前的治疗标准，放置在乳头上游的内引流支架显示较长的累积TRBO[28]。这种类型的支架很有前途，但还需要更多的证据支持。

八、肝门部狭窄：姑息性治疗

为了保护肝功能，至少需要引流肝脏分泌胆汁的50%，并避免无效的支架置入[29]。然而，支架的选择和放置并没有统一的标准。在一些RCT研究中，非覆膜SEMS表现出比塑料支架有更长的复发胆道梗阻时间，但当非覆膜SEMS发生阻塞时，则需要再次手术干预。日本胆管癌的临床实践指南推荐同时使用塑料支架和金属支架，因为许多内镜科医生更喜欢塑料支架。

在无法切除的肝门部胆管恶性肿瘤患者中放置SEMS时，使用了两种内镜下支架置入方法：支架内支架（stent-in-stent，SIS）和并排支架（side-by-side，SBS）。在SIS方法中，有时通过支架网圈放置第二个支架是困难的。已开发出来某些具有可松动或可移动部分的SEMS，以促进通过其套圈进行支架放置。SBS比SIS容易些，在一些临床试验中，SBS的首次放置成功率与SIS方法比相似或稍有优势。SBS放置的一个问题是，第二/第三个SEMS会在先前放置的SEMS旁边送入。当使用非覆膜的SEMS时，技术有所不同，但得到的临床结果是相似的[30]。

最近的研究进展包括薄覆膜的 SEMS 和内部支架。采用 SBS 法对肝门 MBO 患者放置薄覆膜的直径（6mm）SEMS。需要被持续关注的是，覆膜 SEMS 放置后胆道分支阻塞引起的节段性胆管炎，但其发病率并不高[31]。细长的 SEMS 可以很容易地移除和替换。据研究指出，带缝线的内部支架在乳头上方很容易被拔除（图 24–3）。内支架的累积 TRBO 也比常规塑料支架的时间更长[32]（图 24–4）。然而，许多内镜科医生仍然担心其移位的发生，还是需要大规模的研究去探索。目前还没有理想的支架来治疗肝门部 MBO，因此需要继续投入这方面的研究。

九、胆管的射频消融术

胆管射频消融术可改善支架的 TRBO[33]。胆管肿瘤通过非覆膜的 SEMS 的支架向网孔内生长，在 SEMS 放置前进行肿瘤消融可延迟这种生长。塑料支架放置前的射频消融术亦可有效地延长 TRBO[34]。我们还需要进行更多的研究和更多的证据。

十、超声内镜引导下的胆道引流术

EUS-BD 是一种常规内镜引流失败后的挽救技术。最初，EUS-BD 仅适用于不可切除的 MBO 患者，但目前，适应证正逐步扩大。EUS-BD 有两种主要类型：肝胃吻合术（EUS-HGS）和胆总管胃吻合术（EUS-CDS）[2]。在 EUS-HGS 中，肝脏（肝内胆管）和胃之间形成了一个瘘管。EUS-CDS 瘘管则从肝总管 / 胆总管到十二指肠。这个手术比 EUS-HGS 更容易，因为没有经过肝实质。最近日本临床实践指南的提出，确保了 EUS-BD 的安全性[35]。在各种情况下，该手术优于 PTBD；然而，关于术前 EUS-BD 的报道却很少。鉴于其专用设备的最新发展，有两项临床试验表明，EUS-BD 可能会作为主要的引流技术[36, 37]，既有效果又具有研究前景。但该技术和设备的进一步发展和标准化，仍必须通过强有力的临床和安全性证据来支撑。

结论

EBD 仍然是胆道梗阻 / 狭窄患者的标准治疗方法。由于有很多手术方法和支架可供选择，所以有必要进行仔细选择和运用。目前手术策略及支架的选择还没有统一的标准。EUS-BD 是一种相对较新的胆道引流方式，应成为引流方案的一种选择。

本章原文当中的英文已经过至少 2 名以英语为母语的专业编辑的检查。有关证书，请参见 http: //www.textcheck.com/certificate/QZ6lR6。

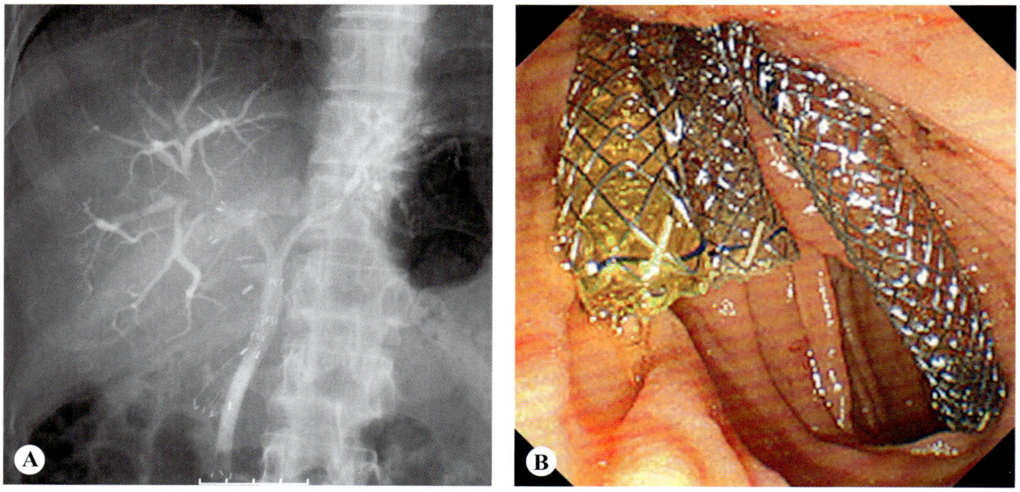

▲ 图 24–3　3 个薄的自膨式金属（直径 6mm）支架并排放置，治疗肝门部胆管癌

A. 并排 3 个支架的 X 线图像；B. 内镜下见 3 个并行支架

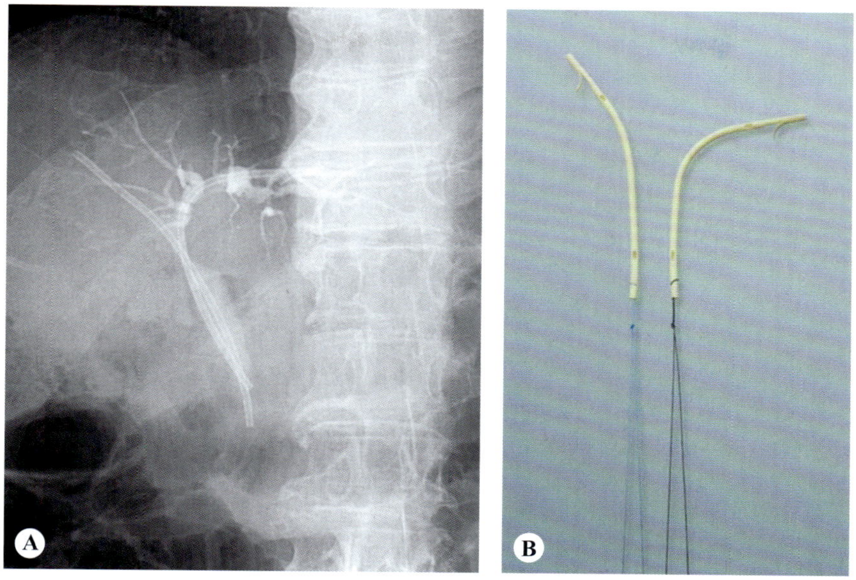

▲ 图 24-4 胆管腔内支架置入治疗恶性肝门狭窄病例

A. 乳头上方支架内置入的 X 线图像；B. 内部支架。将用于移除的缝线连接到支架远端。右侧支架，角度较大引流左侧和右后支；左侧支架，引流右前支

参考文献

[1] Isayama H, Hamada T, Yasuda I, Itoi T, Ryozawa S, Nakai Y, Kogure H, Koike K. TOKYO criteria 2014 for transpapillary biliary stenting. Dig Endosc. 2015;27(2):259-64.

[2] Kawakubo K, Isayama H, Kato H, Itoi T, Kawakami H, Hanada K, Ishiwatari H, Yasuda I, Kawamoto H, Itokawa F, Kuwatani M, Iiboshi T, Hayashi T, Doi S, Nakai Y. Multicenter retrospective study of endoscopic ultrasound-guided biliary drainage for malignant biliary obstruction in Japan. J Hepatobiliary Pancreat Sci. 2014;21(5):328-34.

[3] Isayama H, Nakai Y, Toyokawa Y, Togawa O, Gon C, Ito Y, Yashima Y, Yagioka H, Kogure H, Sasaki T, Arizumi T, Matsubara S, Yamamoto N, Sasahira N, Hirano K, Tsujino T, Toda N, Tada M, Kawabe T, Omata M. Measurement of radial and axial forces of biliary self-expandable metallic stents. Gastrointest Endosc. 2009;70(1):37-44.

[4] Isayama H, Komatsu Y, Tsujino T, Sasahira N, Hirano K, Toda N, Nakai Y, Yamamoto N, Tada M, Yoshida H, Shiratori Y, Kawabe T, Omata M. A prospective randomized study of “covered” vs “uncovered” diamond stents for the management of distal malignant biliary obstruction. Gut. 2004;53:729-34.

[5] Isayama H, Kawakubo K, Nakai Y, Inoue K, Gon C, Matsubara S, Kogure H, Ito Y, Tsujino T, Mizuno S, Hamada T, Uchino R, Miyabayashi K, Yamamoto K, Sasaki T, Yamamoto N, Hirano K, Sasahira N, Tada M, Koike K. A novel, fully covered laser-cut nitinol stent with antimigration properties for nonresectable distal malignant biliary obstruction: a multicenter feasibility study. Gut Liver. 2013; 7(6):725-30.

[6] Park DH, Lee SS, Lee TH, Ryu CH, Kim HJ, Seo DW, Park SH, Lee SK, Kim MH, Kim SJ. Anchoring flap versus flared end, fully covered self-expandable metal stents to prevent migration in patients with benign biliary strictures: a multicenter, prospective, comparative pilot study (with videos). Gastrointest Endosc. 2011;73(1):64-70.

[7] Sasahira N, Hamada T, Togawa O, Yamamoto R, Iwai T, Tamada K, Kawaguchi Y, Shimura K, Koike T, Yoshida Y, Sugimori K, Ryozawa S, Kakimoto T, Nishikawa K, Kitamura K, Imamura T, Mizuide M, Toda N, Maetani I, Sakai Y, Itoi T, Nagahama M, Nakai Y, Isayama H. Multicenter study of endoscopic preoperative biliary drainage for malignant distal biliary obstruction. World J Gastroenterol. 2016;22(14):3793-802.

[8] Kawakami H, Kuwatani M, Onodera M, Haba S, Eto K, Ehira N, Yamato H, Kudo T, Tanaka E, Hirano S, Kondo S, Asaka M. Endoscopic nasobiliary drainage is the most suitable preoperative biliary drainage method in the management of patients with hilar cholangiocarcinoma. J Gastroenterol. 2011;46(2):242-8.

[9] Motoi F, Kosuge T, Ueno H, Yamaue H, Satoi S, Sho M, Honda G, Matsumoto I, Wada K, Furuse J, Matsuyama Y, Unno M, Study Group of Preoperative Therapy for Pancreatic Cancer (Prep) and Japanese Study Group of Adjuvant Therapy for Pancreatic Cancer (JSAP). Randomized phase II/III trial of neoadjuvant chemotherapy with gemcitabine and S-1 versus upfront surgery for resectable pancreatic cancer (Prep-02/JSAP05). Jpn J Clin Oncol. 2019;49(2):190-4.

[10] Togawa O, Isayama H, Kawakami H, Nakai Y, Mohri D,

Hamada T, Kogure H, Kawakubo K, Sakamoto N, Koike K, Kita H. Preoperative biliary drainage using a fully covered self-expandable metallic stent for pancreatic head cancer: a prospective feasibility study. Saudi J Gastroenterol. 2018;24(3):151-6.
[11] Saito K, Nakai Y, Isayama H, Yamamoto R, Kawakubo K, Kodama Y, Katanuma A, Kanno A, Itonaga M, Koike K. A prospective multicenter study of partially covered metal stents in patients receiving neoadjuvant chemotherapy for resectable and borderline resectable pancreatic cancer: BTS-NAC study. Gut Liver. 2021;15(1):135-41. https://doi.org/10.5009/gnl19302.
[12] Seo DW, Sherman S, Dua KS, Slivka A, Roy A, Costamagna G, Deviere J, Peetermans J, Rousseau M, Nakai Y, Isayama H, Kozarek R, Biliary SEMS During Neoadjuvant Therapy Study Group. Covered and uncovered biliary metal stents provide similar relief of biliary obstruction during neoadjuvant therapy in pancreatic cancer: a randomized trial. Gastrointest Endosc. 2019;90(4):602-12.
[13] Almadi MA, Barkun A, Martel M. Plastic vs. self-expandable metal stents for palliation in malignant biliary obstruction: a series of meta-analyses. Am J Gastroenterol. 2017;112(2):260-73.
[14] Nakai Y, Isayama H, Wang HP, Rerknimitr R, Khor C, Yasuda I, Kogure H, Moon JH, Lau J, Lakhtakia S, Ratanachu-Ek T, Seo DW, Lee DK, Makmun D, Dy F, Liao WC, Draganov PV, Almadi M, Irisawa A, Katanuma A, Kitano M, Ryozawa S, Fujisawa T, Wallace MB, Itoi T, Devereaux B. International consensus statements for endoscopic management of distal biliary stricture. J Gastroenterol Hepatol. 2020;35(6):967-79.
[15] Davids PH, Groen AK, Rauws EA, Tytgat GN, Huibregtse K. Randomised trial of self-expanding metal stents versus polyethylene stents for distal malignant biliary obstruction. Lancet. 1992;340(8834-8835):1488-92.
[16] Isayama H, Yasuda I, Ryozawa S, Maguchi H, Igarashi Y, Matsuyama Y, Katanuma A, Hasebe O, Irisawa A, Itoi T, Mukai H, Arisaka Y, Okushima K, Uno K, Kida M, Tamada K. Results of a Japanese multicenter, randomized trial of endoscopic stenting for non-resectable pancreatic head cancer (JM-test): covered Wallstent versus DoubleLayer stent. Dig Endosc. 2011;23(4):310-5.
[17] Krokidis M, Fanelli F, Orgera G, Bezzi M, Passariello R, Hatzidakis A. Percutaneous treatment of malignant jaundice due to extrahepatic cholangiocarcinoma: covered Viabil stent versus uncovered Wallstents. Cardiovasc Intervent Radiol. 2010;33(1):97-106.
[18] Nakai Y, Isayama H, Mukai T, Itoi T, Maetani I, Kawakami H, Yasuda I, Maguchi H, Ryozawa S, Hanada K, Hasebe O, Ito K, Kawamoto H, Mochizuki H, Igarashi Y, Irisawa A, Sasaki T, Togawa O, Hara T, Kamada H, Toda N, Hamada T, Kogure H. Impact of anticancer treatment on recurrent obstruction in covered metallic stents for malignant biliary obstruction. J Gastroenterol. 2013;48(11):1293-9.
[19] Nakai Y, Isayama H, Kogure H, Hamada T, Togawa O, Ito Y, Matsubara S, Arizumi T, Yagioka H, Mizuno S, Sasaki T, Yamamoto N, Hirano K, Tada M, Koike K. Risk factors for covered metallic stent migration in patients with distal malignant biliary obstruction due to pancreatic cancer. J Gastroenterol Hepatol. 2014;29(9):1744-9.
[20] Isayama H, Nakai Y, Hamada T, Matsubara S, Kogure H, Koike K. Understanding the mechanical forces of self-expandable metal stents in the biliary ducts. Curr Gastroenterol Rep. 2016;18(12):64.
[21] Mukai T, Yasuda I, Isayama H, Iwashita T, Itoi T, Kawakami H, Kogure H, Nakai Y. Pilot study of a novel, large-bore, fully covered self-expandable metallic stent for unresectable distal biliary malignancies. Dig Endosc. 2016;28(6):671-9.
[22] Hamada T, Isayama H, Nakai Y, Kogure H, Togawa O, Kawakubo K, Yamamoto N, Ito Y, Sasaki T, Tsujino T, Sasahira N, Hirano K, Tada M, Koike K. Novel antireflux covered metal stent for recurrent occlusion of biliary metal stents: a pilot study. Dig Endosc. 2014;26(2):264-9.
[23] Lee YN, Moon JH, Choi HJ, Choi MH, Lee TH, Cha SW, Cho YD, Choi SY, Lee HK, Park SH. Effectiveness of a newly designed antireflux valve metal stent to reduce duodenobiliary reflux in patients with unresectable distal malignant biliary obstruction: a randomized, controlled pilot study (with videos). Gastrointest Endosc. 2016;83(2):404-12.
[24] Hamada T, Isayama H, Nakai Y, Iwashita T, Ito Y, Mukai T, Yagioka H, Saito T, Togawa O, Ryozawa S, Hirano K, Mizuno S, Yamamoto N, Kogure H, Yasuda I, Koike K. Antireflux covered metal stent for nonresectable distal malignant biliary obstruction: Multicenter randomized controlled trial. Dig Endosc. 2019;31(5):566-74.
[25] Takahashi Y, Nagino M, Nishio H, Ebata T, Igami T, Nimura Y. Percutaneous transhepatic biliary drainage catheter tract recurrence in cholangiocarcinoma. Br J Surg. 2010;97(12):1860-6.
[26] Kawakami H, Kondo S, Kuwatani M, Yamato H, Ehira N, Kudo T, Eto K, Haba S, Matsumoto J, Kato K, Tsuchikawa T, Tanaka E, Hirano S, Asaka M. Preoperative biliary drainage for hilar cholangiocarcinoma: which stent should be selected? J Hepatobiliary Pancreat Sci. 2011;18(5):630-5.
[27] Nakai Y, Yamamoto R, Matsuyama M, Sakai Y, Takayama Y, Ushio J, Ito Y, Kitamura K, Ryozawa S, Imamura T, Tsuchida K, Hayama J, Itoi T, Kawaguchi Y, Yoshida Y, Sugimori K, Shimura K, Mizuide M, Iwai T, Nishikawa K, Yagioka H, Nagahama M, Toda N, Saito T, Yasuda I, Hirano K, Togawa O, Nakamura K, Maetani I, Sasahira N, Isayama H. Multicenter study of endoscopic preoperative biliary drainage for malignant hilar biliary obstruction: E-POD hilar study. J Gastroenterol Hepatol. 2018;33(5):1146-53.
[28] Kobayashi N, Watanabe S, Hosono K, Kubota K, Nakajima A, Kaneko T, Sugimori K, Tokuhisa M, Goto A, Mori R, Taniguchi K, Matsuyama R, Endo I, Maeda S, Ichikawa Y. Endoscopic inside stent placement is suitable as a bridging treatment for preoperative biliary tract cancer. BMC Gastroenterol. 2015;15:8.
[29] Vienne A, Hobeika E, Gouya H, Lapidus N, Fritsch J, Choury AD, Chryssostalis A, Gaudric M, Pelletier G, Buffet C, Chaussade S, Prat F. Prediction of drainage effectiveness during endoscopic stenting of malignant hilar strictures: the role of liver volume assessment. Gastrointest Endosc. 2010;72(4):728-35.
[30] Lee TH, Moon JH, Choi JH, Lee SH, Lee YN, Paik WH, Jang DK, Cho BW, Yang JK, Hwangbo Y, Park SH.

Prospective comparison of endoscopic bilateral stent-in-stent versus stent-by-stent deployment for inoperable advanced malignant hilar biliary stricture. Gastrointest Endosc. 2019;90(2):222-30.

[31] Kitamura K, Yamamiya A, Ishii Y, Mitsui Y, Nomoto T, Yoshida H. Side-by-side partially covered self-expandable metal stent placement for malignant hilar biliary obstruction. Endosc Int Open. 2017;5(12):E1211-7.

[32] Kaneko T, Sugimori K, Shimizu Y, Miwa H, Kameta E, Koh R, Numata K, Tanaka K, Maeda S. Efficacy of plastic stent placement inside bile ducts for the treatment of unresectable malignant hilar obstruction (with videos). J Hepatobiliary Pancreat Sci. 2014;21(5):349-55.

[33] Steel AW, Postgate AJ, Khorsandi S, Nicholls J, Jiao L, Vlavianos P, Habib N, Westaby D. Endoscopically applied radiofrequency ablation appears to be safe in the treatment of malignant biliary obstruction. Gastrointest Endosc. 2011;73(1):149-53.

[34] Sofi AA, Khan MA, Das A, Sachdev M, Khuder S, Nawras A, Lee W. Radiofrequency ablation combined with biliary stent placement versus stent placement alone for malignant biliary strictures: a systematic review and meta-analysis. Gastrointest Endosc. 2018;87(4):944-51.

[35] Isayama H, Nakai Y, Itoi T, Yasuda I, Kawakami H, Ryozawa S, Kitano M, Irisawa A, Katanuma A, Hara K, Iwashita T, Fujita N, Yamao K, Yoshida M, Inui K. Clinical practice guidelines for safe performance of endoscopic ultrasound/ultrasonography-guided biliary drainage: 2018. J Hepatobiliary Pancreat Sci. 2019;26(7):249-69.

[36] Nakai Y, Isayama H, Kawakami H, Ishiwatari H, Kitano M, Ito Y, Yasuda I, Kato H, Matsubara S, Irisawa A, Itoi T. Prospective multicenter study of primary EUS-guided choledochoduodenostomy using a covered metal stent. Endosc Ultrasound. 2019;8(2):111-7.

[37] Paik WH, Lee TH, Park DH, Choi JH, Kim SO, Jang S, Kim DU, Shim JH, Song TJ, Lee SS, Seo DW, Lee SK, Kim MH. EUS-guided biliary drainage versus ERCP for the primary palliation of malignant biliary obstruction: a multicenter randomized clinical trial. Am J Gastroenterol. 2018;113(7):987-97.

第 25 章 胰周积液的内镜处理

Endoscopic Management of Peripancreatic Fluid Collection

Yukitoshi Matsunami Shuntaro Mukai Takao Itoi 著

摘要

急性坏死性胰腺炎患者偶尔会出现包裹性坏死。传统上，包裹性坏死（walled-off necrosis，WON）行手术坏死组织清除术一直是标准治疗方法。然而，开放手术下坏死组织清除术有较高并发症率和死亡率。近年来，内镜下治疗已发展成为一种替代开放手术的方法，研究表明该方法具有较高的临床成功率。在内镜治疗方法中，超声内镜引导下经囊壁引流（endoscopic ultrasonography-guided transmural drainage，EUS-TD）是目前的标准步骤。EUS-TD 没有改善的情况下，再进行内镜下坏死组织清除术。最近一项发明，搭载电灼增强系统的管腔贴壁金属支架被用于EUS-TD。尽管EUS-TD的设备、技术和方法都有了进步，但由于出血和穿孔等严重并发症，WON 的死亡率仍然很高。因此，需要由内镜科、外科和介入放射科医生进行多学科管理。

胰周积液（peripancreatic fuid collection，PFC）是一种众所周知的急性坏死性胰腺炎的临床结局。在修订后的亚特兰大分类中，PFC 被分为以下 4 类 [1]：间质性水肿性胰腺炎相关的急性胰周液体积聚；4 周后形成的胰腺假性囊肿（pancreatic pseudocyst，PP）；急性坏死性积液，坏死性胰腺炎形成大量的脓和坏死物质；包裹性坏死，为一种成熟的有包膜坏死灶，通常发生在胰腺炎发病后 4 周以上。PFC（包括 WON）传统上采用开放性坏死组织清除术进行治疗 [2]。然而，该手术的并发症发生率和死亡率较高 [3]。在过去 10 年中，随着内镜技术得到越来越多的应用，PFC 的管理亦发生了显著的变化。最近，内镜入路已经成了一种代替开放的坏死组织清除术的替代治疗方案 [4]。该方法的目的是在治疗开始，通过一种侵入性较小的方法来控制 PFC，然后逐步转向更具侵入性的治疗方案。已有报道指出这种内镜方法实现了较高的技术和临床成功率 [5, 6]。EUS-TD 和内镜下坏死清除术（endoscopic necrosectomy，EN）在内镜方法中起着重要作用。管腔贴壁金属支架（又叫哑铃型或双蘑菇头金属支架）已越来越多地用于 EUS-TD[7, 8]。这种锚定支架的设计目的是将压力均匀地分布在管腔壁上，并安全地固定以防止支架移位。大孔径可以方便清除碎片，并在行 EN 时直接插入内镜。最近，新型搭载电灼增强系统的管腔贴壁金属支架（EC-LAMS）问世，有助于实现更简单和更快捷的内镜手术 [9]。然而，确定引流的适应证和时机，以及治疗的时机选择有时候是复杂的。在此，我们描述了 PFC 的管理现状，包括引流的适应证和使用的内镜技术。

一、引流的方案

一般来说，PFC 早期由于没有形成成熟的包膜，不建议进行引流。包裹完全的 PFC，即 PP 和 WON，有进行干预、安全引流的指征。对于合并或临床怀疑 WON 感染的患者，如采用抗生素等保守治疗控制失败的患者，推荐引流。此外，WON 如果有合并症状，如器官压迫，包括胃潴留、肠道和胆道梗阻、肿块较大引起的疼痛等，也是引流的指征。然而，进行引流的适当时机存在争议。如果患者耐受 WON，建议将干预推迟 4 周；然而，如果患者病情严重并伴有器官衰竭，只要形成包裹，就应进行引流术。增强 CT 通常是用于评估积液腔大小和假性动脉瘤是否存在的主要影像学方法。也可以在干预前进行 MRI 检查，因为无论是液体还是固体，MRI 都能更准确地显示胰周积液的情况。假性动脉瘤一般与感染的 PFC 和周围的动脉破裂有关。如果存在动脉瘤，需要先进行介入（interventional radiology，IVR）和栓塞，以避免出血，这也是一种引流常见的并发症。了解 PP 和 WON 之间的差异也很重要，行 WON 内镜下引流比 PP 引流的成功率低，发生并发症的概率更高，再次手术的概率更大，并且住院时间更长。内镜引流的禁忌证包括脾或门静脉闭塞、胃静脉曲张和假性动脉瘤 [10]。

二、EUS-TD 技术

将线阵超声内镜插入胃或十二指肠，测量 PFC 的直径及胃肠道与积液腔之间的距离。胃肠道与腔壁之间的距离应避免超过 1cm。传统的方法是在 EUS 引导下使用 19 号针穿刺 PFC 腔。穿刺后，在透视镜引导下，在腔内推入 0.035 英寸（1 英寸为 2.54cm）或 0.025 英寸导丝。使用电凝扩张器和（或）球囊扩张器扩张穿刺道。在通道扩张后，放置塑料支架或全覆膜的自膨式金属支架。塑料支架通常是双尾支架，以避免移位。所使用的金属支架可以是全覆膜的胆道支架、SEMS 支架或 LAMS[11, 12] 支架。最近开发的 EC-LAMS 在输送系统的远端有一个电灼丝，可以在没有针穿刺、导丝推进或通道扩张的情况下放置支架 [9]。EC-LAMS，如 Hot-AXIOS 系统（Boston Scientific,Natick,MA,USA），已经使内镜下引流程序得以简化（图 25–1）。

三、EN 技术

对于引流术的临床效果欠佳的患者，可通过先前放置的支架进行 EN 治疗（图 25–2）。EN 是指将内镜直接插入腔内，并使用切除息肉套圈器、网篮和抓取钳抽吸、清除坏死组织碎屑。在坏死组织清除术中，必须使用二氧化碳代替空气充气，以减少气体栓塞的风险。EN 通常每周进行 1～2 次，直到患者的临床症状得到改善。需要平衡治疗效率和手术安全性，以避免损伤腔内血管和腹膜后组织，从而导致出血和穿孔。在手术过程中发生出血时，止血夹止血、肾上腺素注射和氩气喷凝止血有一定作用 [13]。然而，如果内镜下止血不成功，则需要紧急进行介入或手术止血（图 25–3）。在坏死清除术间隔期间进行增强 CT 检查，以评估假性动脉瘤的发生情况。

四、治疗和结局

有症状的 PFC 的治疗策略已经从侵入性开放性坏死清除术发展到侵入性较小的内镜阶梯式治疗。阶梯式治疗是由一个荷兰小组在 2010 年提出的，他们报道了一项随机对照试验，比较开放坏死清除术与微创的内镜或经皮引流，发现改进阶梯式治疗组的患者的并发症发生率明显减少 [14]。最近的一项回顾性研究表明，内镜阶梯式治疗的技术成功率为 99%，临床成功率为 96.5%[5]。欧洲胃肠道内镜学会指南最近发布了急性坏死性胰腺炎内镜治疗的多学科指南，也推荐使用了内镜下阶梯式治疗方法 [15]。在阶梯式治疗中，第一步是内镜或经皮引流感染性渗液。内镜下经囊腔引流似乎对邻近胃或十二指肠的 PFC 患者有利。目前，EUS-TD 是最佳的经囊腔引流方法，通过使用胃镜替代传统的经囊壁引流方法，引流的成功率较高。关于支架的类型，一些回顾

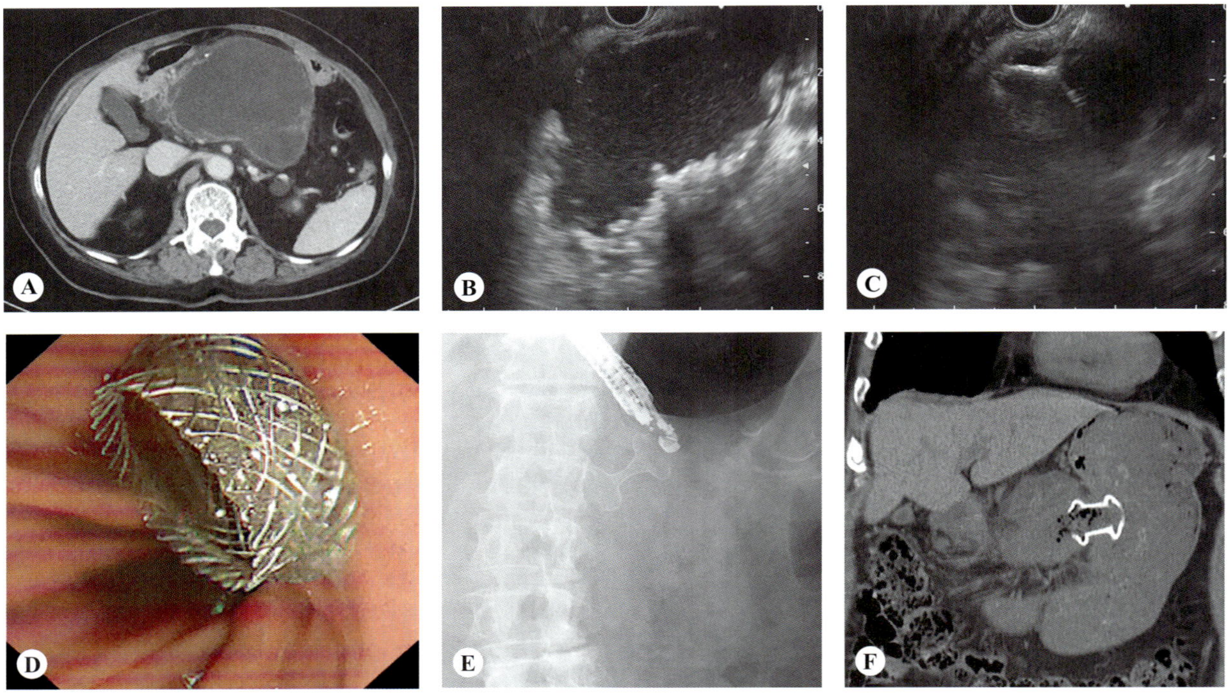

▲ 图 25-1 EUS-TD 的图像

A. 轴位 CT 图；B. WON 包膜形成后的 EUS 图像；C. 在 EUS 上可见开放的支架远端锚定物；D. Hot-AXIOS 的内镜图像；E. Hot-AXIOS 的 X 线透视图像；F. Hot-AXIOS 冠状位 CT 图

性研究表明，虽然金属支架组的手术时间较短，但塑料支架和金属支架组的引流治疗成功率没有差异[16, 17]。最近发表的一项系统综述表明，使用金属支架比使用塑料支架更容易解决 WON，尽管支架移位发生率高了，但使用金属支架的穿孔和支架闭塞的发生率较低[18]。另一项系统综述显示，使用金属支架引流的临床成功率为 93.8%，不良事件发生率为 10.2%，其中包括出血、穿孔、支架移位和感染[19]。目前，大多数临床机构使用金属支架，特别是 LAMS 成了主要的引流方法。使用 EC-LAMS 的 EUS-TD 的放置成功率为 100%，并且无手术相关并发症发生，解决 PFC 问题的临床成功率为 96%[20]。如果 PFC 位于远离胃或十二指肠，经皮引流可以被认为是合适的首选方法。经皮手术是在 CT 或超声引导下进行的。在 WON 蔓延到盆腔的情况下，需要考虑 EUS-TD 联合经皮引流。对于有多囊腔或大 WON 单纯引流不充分的患者，应考虑经囊腔多通道穿刺引流技术（multiple transluminal gateway technique，MTGT）和（或）经囊内单通道穿刺引流（single transluminal gateway transcystic multiple drainage，SGTMD）[21, 22]。MTGT 涉及建立一些跨壁通道，SGTMD 涉及通过一个通道放置多个塑料支架为多个腔引流。这两种方法都是基于这样一种构想，即进入囊腔更能实现有效的排液。通过引流症状没有改善的情况下，下一步的治疗是 EN。需要 EN 的患者往往渗液积聚更多，固体和坏死组织也更多[6]。虽然 EN 的侵袭性小，但不良事件发生率并不低。一项研究表明，内镜下坏死清除术的临床成功率为 75%，不良事件发生率为 33%，死亡率为 11%[23]。潜在的严重不良事件，如出血、穿孔和空气栓塞，可能危及生命。因此，该操作应在多学科的指导下进行，可以进行紧急抢救手术或介入止血。LAMS 应在放置后 4 周内取出，以避免支架相关并发症的发生[24]。如果 4 周后治疗不彻底，则应更换塑料支架。如果这些手术不能实现临床改善，下一步则是微创手术治疗，如腹腔镜辅助腹膜后清创（video-assisted

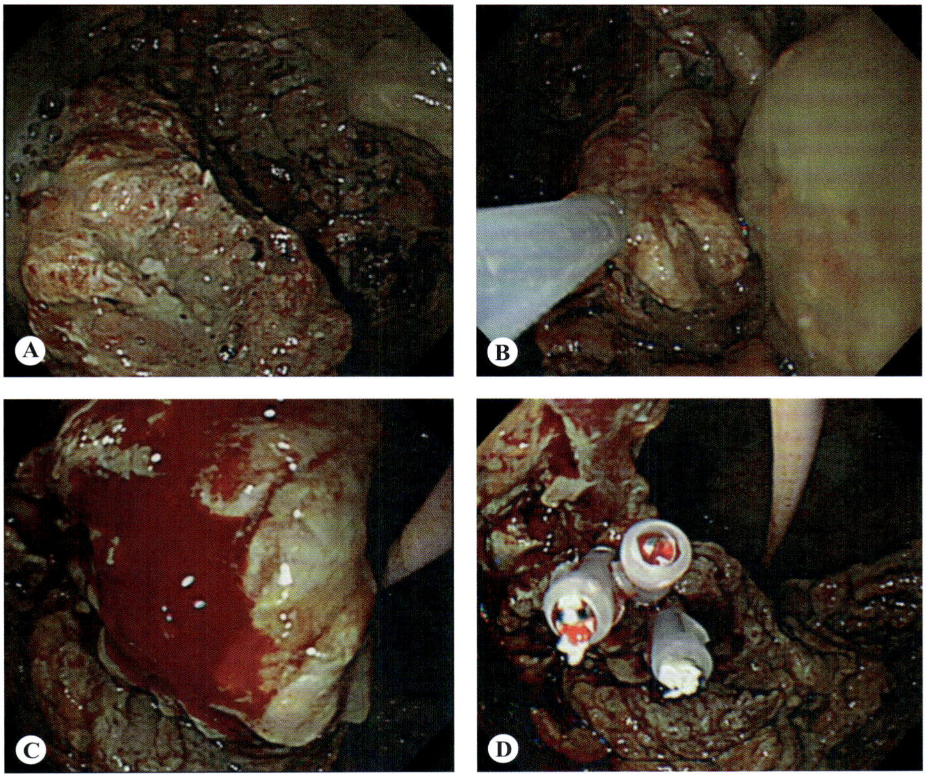

▲ 图 25-2　EN 的图像

A. WON 腔内的坏死碎片；B. 通过支架进行坏死组织清除术，采用息肉切除圈套术清除碎片；C. 在坏死组织清除术时发现腔内血管出血；D. 钳夹止血

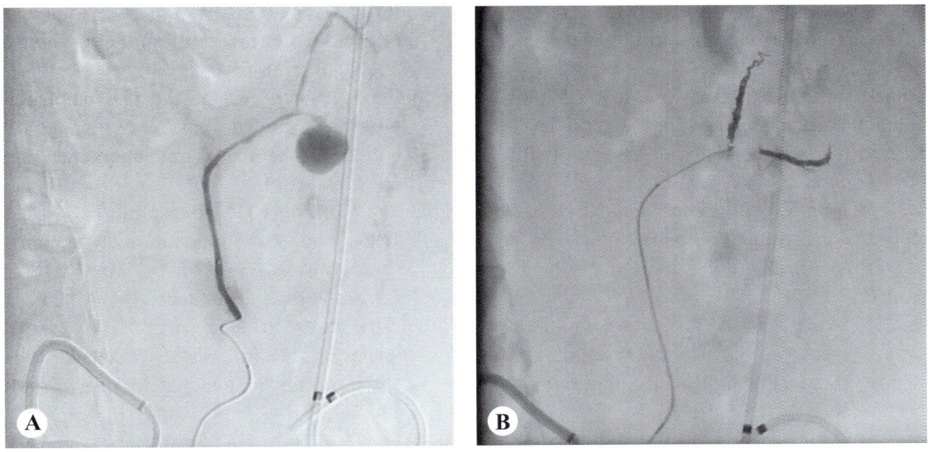

▲ 图 25-3　IVR 的图像

A. 从边缘动脉可见假性动脉瘤破裂；B. 采用钢圈进行 IVR 下止血

retroperitoneal debridement，VARD），它尽量缩小了手术切口，通常沿着先前放置的经皮导管或开放式手术坏死清除术的切口[14]。虽然手术起着重要的挽救作用，但手术指征比较局限，如腹腔室隔综合征的开腹手术，这是急性坏死性胰腺炎的一种不常见但致命的并发症[25]。这些研究表明，内镜下改进阶梯式治疗是一种合理的治疗策略。然而，最近报道的一项 RCT 比较了内镜和手术，

包括必要时经皮导管引流后 VARD，证明内镜阶梯式治疗在减少主要并发症和降低死亡率方面并不优于阶梯式手术治疗，尽管胰瘘率更低和住院时间更短[4]。关于 ERCP 在 WON 治疗中的作用，如果患者有胰管断开综合征（disconnected pancreatic duct syndrome，DPDS），即由于 WON 导致主胰管中断，则考虑 EUS-TD 联合 ERCP 经乳头支架桥接中断处。ERCP 能够处理潜在的持续胰瘘。最近的一项回顾性研究表明，DPDS 在 WON 患者中比其他 PFC 患者更常见[26]。然而，对于没有 DPDS 的患者，常规 ERCP 经乳头引流是不必要的。如果经乳头支架治疗 MPD 破裂失败或完全破裂，则可以考虑 EUS 引导下的胰管引流[27]。虽然之前的大部分数据来自小型回顾性研究，而且该手术在技术上具有挑战性，但对于 MPD 扩张性的患者，放置支架作为胰胃吻合术是可行的。

结论

内镜下阶梯疗法对 WON 患者的治疗是有用的。然而，尽管在设备、技术和方法方面都有了进步，但由于其严重的并发症，WON 患者的死亡率仍然很高。因此，成功治疗 WON 需要由内镜医生、外科医生和介入放射科医生的多学科管理。

参考文献

[1] Banks P, Bollen T, Dervenis C, et al. Classification of acute pancreatitis-2012: revision of the Atlanta classification and definitions by international consensus. Gut. 2013;62:101-11.

[2] Banks PA, Freeman ML. Practice guidelines in acute pancreatitis. Am J Gastroenterol. 2006;101:2379-400.

[3] Harrison S, Kakade M, Varadarajulu S, et al. Characteristics and outcomes of patients undergoing debridement of pancreatic necrosis. J Gastrointest Surg. 2010;14:245-51.

[4] van Brunschot S, van Grinsven J, van Santvoort HC, et al. Endoscopic or surgical step-up approach for infected necrotising pancreatitis: a multicentre randomised trial. Lancet. 2018;391(10115):51-8.

[5] Lakhtakia S, Basha J, Talukdar R, et al. Endoscopic "step-up approach" using a dedicated biflanged metal stent reduces the need for direct necrosectomy in walled-off necrosis (with videos). Gastrointest Endosc. 2017;85:1243-52.

[6] Rana SS, Sharma V, Sharma R, et al. Endoscopic ultrasound guided transmural drainage of walled off pancreatic necrosis using a "step - up" approach: a single centre experience. Pancreatology. 2017;17(2):203-8.

[7] Itoi T, Binmoeller KF, Shah J, et al. Clinical evaluation of a novel lumen-apposing metal stent for endosonography-guided pancreatic pseudocyst and gallbladder drainage (with videos). Gastrointest Endosc. 2012;75(4):870-6.

[8] Sharaiha RZ, Tyberg A, Khashab MA, et al. Endoscopic therapy with lumen-apposing metal stents is safe and effective for patients with pancreatic walled-off necrosis. Clin Gastroenterol Hepatol. 2016;14(12):1797-803.

[9] Rinninella E, Kunda R, Dollhopf M, et al. EUS-guided drainage of pancreatic fluid collections using a novel lumen-apposing metal stent on an electrocautery-enhanced delivery system: a large retrospective study (with video). Gastrointest Endosc. 2015;82(6):1039-46.

[10] Marino KA, Hendrick LE, Behrman SW. Surgical management of complicated pancreatic pseudocysts after acute pancreatitis. Am J Surg. 2016;211(1):109-14.

[11] Itoi T, Reddy DN, Yasuda I, et al. New fully-covered self-expandable metal stent for endoscopic ultrasonography-guided intervention in infectious walled-off pancreatic necrosis (with video). J Hepatobiliary Pancreat Sci. 2013;20(3):403-6.

[12] Siddiqui AA, Kowalski TE, Loren DE, et al. Fully covered self-expanding metal stents versus lumen-apposing fully covered self-expanding metal stent versus plastic stents for endoscopic drainage of pancreatic walled-off necrosis: clinical outcomes and success. Gastrointest Endosc. 2017;85(4):758-65.

[13] Rana S, Shah J, Kang M, et al. Complication of endoscopic ultrasound-guided transmural drainage of pancreatic fluid collections and their management. Ann Gastroenterol. 2019;32:441-50.

[14] van Santvoort HC, Besselink MG, Bakker OJ, et al. A step-up approach or open necrosectomy for necrotizing pancreatitis. N Engl J Med. 2010;362:1491-502.

[15] Arvanitakis M, Dumonceau JM, Albert J, et al. Endoscopic management of acute necrotizing pancreatitis: European Society of Gastrointestinal Endoscopy (ESGE) evidence-based multidisciplinary guidelines. Endoscopy. 2018; 50: 524-46.

[16] Bang JY, Hawes R, Bartolucci A, et al. Efficacy of metal and plastic stents for transmural drainage of pancreatic fluid collections: a systematic review. Dig Endosc. 2015;27: 486-98.

[17] Mukai S, Itoi T, Baron TH, et al. EUS-guided placement of plastic vs biflanged metal stent for therapy of walled-off necrosis: a retrospective single center study. Endoscopy. 2015;47:47-55.

[18] Bazerbach F, Sawas T, Vargas E, et al. Metal stents versus plastic stents for the management of pancreatic walled-off necrosis: a systematic review and meta-analysis.

Gastrointest Endosc. 2018;87(1):30-42.
[19] Saunders R, Ramesh J, Cicconi S, et al. A systematic review and meta-analysis of metal versus plastic stents for drainage of pancreatic fluid collections: metal stents are advantageous. Surg Endosc. 2019;33(5):1412-25.
[20] Anderloni A, Leo MD, Carrara S, et al. Endoscopic ultrasound-guided transmural drainage by cautery-tipped lumen-apposing metal stent: exploring the possible indications. Ann Gastroenterol. 2018;31(6):735-41.
[21] Varadarajulu S, Phadnis MA, Christein JD, et al. Multiple transluminal gateway technique for EUS-guided drainage of symptomatic walled- off pancreatic necrosis. Gastrointest Endosc. 2011;74:74-80.
[22] Mukai S, Itoi T, Sofuni A, et al. Expanding endoscopic interventions for pancreatic pseudocyst and walled-off necrosis. J Gastroenterol. 2015;50:211-20.
[23] Yasuda I, Nakashima M, Iwai T, et al. Japanese multicenter experience of endoscopic necrosectomy for infected walled-off pancreatic necrosis: the JENIPaN study. Endoscopy. 2013;45(8):627-34.
[24] Bang JY, Hasan M, Navaneethan U, et al. Lumen-apposing metal stents (LAMS) for pancreatic fluid collection (PFC) drainage: may not be business as usual. Gut. 2017;66:2054-6.
[25] Van Brunschot S, Schut AJ, Bouwense SA, et al. Abdominal compartment syndrome in acute pancreatitis: a systematic review. Pancreas. 2014;43:665-74.
[26] Bang JY, Wilcox CM, Navaneethan U, et al. Impact of disconnected pancreatic duct syndrome on the endoscopic management of pancreatic fluid collections. Ann Surg. 2018;267(3):561-8.
[27] Lawrence C, Howell DA, Stefan AM, et al. Disconnected pancreatic tail syndrome: potential for endoscopic therapy and results of long- term follow-up. Gastrointest Endosc. 2008;67:673-9.

第 26 章　胰腺肿瘤的超声内镜及细针抽吸活检

Endoscopic Ultrasound and Fine Needle Tissue Acquisition for Pancreatic Tumors

Razvan Iacob　Cristian Gheorghe　著

摘要

超声内镜目前已成为临床实践中评估胰腺肿瘤最有价值的工具之一，能够准确地进行早期诊断、肿瘤分期及辅助组织穿刺活检，行进一步的组织学检查和免疫组化。本研究主要讨论 EUS 在胰腺实体瘤中的应用，回顾 EUS 检查的适应证、推荐的技术及现有的仪器设备。细针抽吸活检（fine needle aspiration or biopsy，FNA/FNB）对胰腺肿瘤患者的治疗来说意义重大。本研究详细介绍了通过 EUS 引导下的 FNA/FNB 获取胰腺组织的临床获益、相关技术和可能存在的局限性。EUS 引导的组织穿刺方法为胰腺肿瘤病理分子特征的研究开辟了前景，在没有手术标本的情况下，为患者提供了新的个性化治疗的可能性。

胰腺肿瘤包括多发性实性或囊性原发性胰腺病变。胰腺实体病变占胰腺肿瘤的 85%，而囊性病变占 10%～15%[1]。胰腺肿瘤主要包括胰腺腺癌、神经内分泌肿瘤、胰腺囊性肿瘤、淋巴瘤等及其他罕见肿瘤。胰腺导管腺癌占所有恶性胰腺肿瘤的 85%～95%。胰腺神经内分泌肿瘤（pancreatic neuroendocrine tumors，PanNET）按照发病率约占胰腺癌的 1%，按患病率约占胰腺癌的 10%。PanNET 是胰岛素瘤、胃泌素瘤、胰高血糖素瘤、生长抑素瘤、胰多肽瘤（1/3）或无功能肿瘤（2/3），是第二大胰腺恶性肿瘤（占所有胰腺肿瘤的 1%～2%）[2, 3]。胰腺也是其他原发肿瘤、更常见的是肾细胞癌或其他肿瘤样病变的转移部位（表 26–1）。

对胰腺病变的合适处理需要由经验丰富的放射科医生行充分的影像检查，以及足够的组织取样。MDCT 是评估胰腺肿瘤最常用的成像技术[5, 6]。它对胰腺癌诊断的灵敏度为 72%～92%，对肿瘤检测的准确度高达 95%，在评估不可切除性方面的阴性预测值高达 79%[6, 7]。

由于胰腺软组织的对比分辨率高，MRI 包括形态学和功能图像，是目前诊断胰腺病变的首选影像检查方法，在胰腺癌的检测和分期方面具有非常高的准确度（90%～100%）[8]。通过 MRCP

表 26-1 胰腺肿瘤和肿瘤样病变（改编自 Scialpi M et al.[4]）

肿瘤病变	原 发	继 发
	实体外分泌肿瘤 • 导管腺癌 • 腺泡细胞癌 • 胰胚细胞瘤 • 实性乳头状瘤 • 胰腺淋巴瘤 • 混合癌 **实体内分泌肿瘤** • 胰岛瘤 • 促胃液素瘤 • 胰高血糖素瘤 • 胰腺瘤 • 胰腺多肽分泌肿瘤 • 生长抑制素瘤 • 无功能肿瘤 **囊性病变** • 导管内乳头状黏液性肿瘤 • 浆液性囊腺瘤 • 真性囊肿 • 实体肿瘤的囊性变异（囊性畸胎瘤、囊性导管腺癌、囊性 NET）	• 肾细胞癌 • 肺癌 • 乳腺癌 • 结直肠癌 • 黑色素瘤 • 卵巢癌 • 肉瘤
肿瘤样病变	• 局灶性胰腺炎 • 脂肪浸润 – 假性囊肿 – 胰腺内副脾 – 囊性积水 – 纤维囊性病 – 重复囊肿和潴留囊肿 – 肉状瘤病 – Castelman 病	

对胰管系统进行精确成像，可以评估囊性病变与胰管之间的关系，以及对胰腺囊性肿瘤进行随访复查[9, 10]。

在最近的一项 Meta 分析中发现，正电子发射断层扫描（positron emission tomography，PET）对胰腺癌诊断具有 95% 的灵敏度和 100% 的特异度[11]。F-DOPA 或 Ga-DOTA 肽（生长抑素类似物）更适合 PanNET 诊断，后者也允许评估生长抑素受体的表达，以指导治疗[12]。

最敏感的影像检查是超声内镜，可以检测<2cm 的胰腺肿瘤，特别是位于胰头部位[13]。超声内镜造影（contrast-enhanced US，CEUS）已经成为一种经济有效的方法，可以对胰腺病变进行实时评估和鉴别诊断，非常准确地证实 PanNET 的血供[14]。与其他技术相比，EUS 的一个主要优势是，允许在诊断过程通过抽吸或活检进行组织取样[15]。

一、短暂的历史

EUS 最初于 1970 年开发，20 世纪 80 年代，当 DiMagno 和 Hisanaga 团队首先报道了通过安装在刚性内镜尖端的超声传感器来检查胃肠道壁和腔外间隙，使得 EUS 成为胰腺实质的基本诊断工具[16, 17]。第一台放射超声内镜是由 Olympus（Tokyo,Japan）在 1982 年开发的，那时 Tytgat 和 Tio 首先同步提议使用内镜的活检进行细胞学检查[18]。第一台线阵超声内镜是由日立公司与宾得医疗公司在 20 世纪 90 年代合作研发的，并因对活检针在图像平面上实时跟踪靶向病变的能力而迅速发展。Vilmann 等与 Medi-Globe GmbH 公司合作推出了 EUS 活检工具，为 EUS 开辟了一个全新的诊断领域[19]。随后，Wiersema 等于 1992 年在美国首次发表了 EUS-FNA 活检术[20]，并在 1994 年，评估了组织细胞病理学的重要性[21]，而 Giovaninni 等已将 EUS-FNA 作为常规临床实践的安全诊疗流程[22]。1997 年，Binmoeller 等发表了胰腺病变的第一例自动活检装置[23]，2002 年首次报道了 EUS 引导下胃周组织活检的临床经验[24]。最初灵活度有限的 True-cut 活检针已被 ProCore 细针抽吸活检针取代，该针的尺寸从 25G 到 19G[25] 不等。

二、EUS 设备及配件

目前超声内镜的设计，克服了旧设备的技术瓶颈，提高了可操作性，提供了更好的内镜视野和所有探查频率的详细超声图像。不同的针头设计，包括内芯活检针和新的光学活检概念，已经彻底改变了超声内镜组织取样的细胞学和组织学。

三家主要的内镜制造商（Olympus、Pentax 和 Fujiflm）都可提供 360° 径向阵列换能器的前视电子内镜，用于提供高分辨率的 EUS 图像。在现有内镜之间的设计上有细微的差异，主要涉及抽吸通道与光学传感器的位置。放射状 EUS 的临床应用仍适用于食管癌、胃癌或直肠癌的原发分期或胃肠道黏膜下病变的诊断。

内镜制造商提供的同样的线性回声内镜在设备间有细微差别：Olympus 换能器的尖端更圆和轮廓分明，增加了在超声内镜前的组织成像；Pentax 内镜的高复合特性允许通过结合频率和空间得到多个角度的扫描图像；Fujiflm 内镜的特点是具有易于操作、方便进行治疗等优势。

每个 EUS 平台都需要独特的超声处理器来成像，它们具有不同的功能和强化功能。Olympus 有两个不同的超声平台（Hitachi Aloka ProSound F75、EU-ME2 Premier Plus），允许频率高达 12MHz 和许多新功能，以及对比回声功能，可视化血管达到毛细血管水平。Pentax 使用 Hitachi HI VISION Preirus 超声平台，结合了高复合成像和高分辨率，以增强器官边界可视化和减少角度依赖的伪影。Fijiflm 采用新一代小型超级 CCD 芯片技术得到明亮、高分辨率的内镜图像，集成了带状扫描和声速校正技术进行超声成像。新的 Sonart Su-1 处理器用于径向和线性超声内镜，具有复合谐波成像、声速成像和弹性成像的特殊特性[26]。

细针抽吸针在针尖、结构、组成、鞘材料、长度和附件等方面均具有不同的特点。25G、22G 和 19G 有许多一次性针头设备。表 26–2 列

表 26–2　细针抽吸针和现有穿刺针的主要特点和优点（改编自 Mishra G et al.[26]）

公　司	产品名称	型　号	穿刺针设计	主要的设计特点及优点
Cook Medical	EchoTip 超声	19G，22G，25G	Lancet	更好的靶向性和能见度；轮廓手柄；鞘可调节；鞘管调节器与多个超声内镜兼容；线圈式鞘套使针体更灵活
Boston Scientifc	Expect；Expect Slimline	19G，19G Flexible（镍钛合金），22G，25G	Lancet	超声头端和锋利的针磨达到精确的定位和采样；通过钴铬结构提供更好的组织穿透能力和更高的硬度和拉伸性能；针耐磨损；针芯帽带有集成尖端
Medronic	Beacon EUS Delivery System	19G（镍钛合金），22G，25G（不锈钢）	Lancet	允许通过多个针通过单一输送系统，提高工作效率；只有 FDA 批准的 EUS 安全针带有自动安全防护罩；四刃设计增加细胞学组织量
Con-Med	Clearview	19G，22G，25G	Lancet	激光蚀刻针，超声清晰可见；带锁帽的镍钛诺针芯；增强螺旋口设计
Olympus	EZ Shot 3 Plus	19G+，19G（侧孔），22G+（侧孔），25G	Menghini	通过扭矩内镜的力度更小；斜角度穿刺亦可顺利；针头在多次扇形穿刺后仍保持平直；多层金属线圈护套传递力更强
Medi-Globe GmbH	SonoTip Pro Control	19G，22G，25G	带背面的标准切割，无特殊切割	TLT 用于针长和护套长度调整；大无创伤穿刺针头开口，细胞学标本清洁率最佳；优化的更轻的针芯，使针芯插入时间更短，卷绕更容易；特殊处理的可视性更好的针

出了现有 FNA 针的一些特点。在组织样本的大小和质量方面，19G 针可能比 22G 针更有优势。然而，这些针更硬，更难用，因此经常失败，特别是当活检在如十二指肠这样的弯曲位置时。

尽管穿刺针的设计和多种穿刺策略都有了发展，但依然存在无法获取足够样本的局限性，因而研发了细针活检针。现在对于缺乏实时细胞学能力的中心或需要样本的分子特征时，细针活检是治疗标准，因为它提供了足够数量的适合分子分析的肿瘤细胞和纤维增生的基质。对于疑似自身免疫性胰腺炎或需要分子染色以诊断转移的病例（肾、肺、黑色素瘤），推荐行 FNB。穿刺针也被设计为允许注射内容物，而不仅仅是用于组织获取，带有侧孔的锥形尖端针被专门设计为通过喷雾向腹腔神经丛径向输送神经裂解剂。表 26-3 描述了目前可用的具有各自设计特点的活检针和预期效益。

三、EUS 用于胰腺实体肿瘤

目前，EUS 组织活检是胰腺肿块的诊断试验。这些患者中少数人不是 PDAC，而 PDAC 患者越来越需要精准治疗。胰腺实体瘤可能是恶性、良性或炎症性的。在前瞻性 EUS-FNA 试验中，55%～70% 的胰腺肿瘤为腺癌，15%～25% 为炎症性肿块，6%～15% 为 PanNET，而 5%～15% 为转移或罕见肿瘤。研究表明，新辅助治疗可改善预后，约 46% 的交界可切除肿瘤在治疗后转化为可切除病变[27]。EUS 也是优于 CT 和 MRI 的 PanNET 的最佳诊断方法。

EUS 引导下的 FNA 诊断率可以通过特定的技术流程来优化，如通过“扇形技术”（对内镜进行仰角操作或升起抬钳器，有意识地从不同穿刺方向尝试穿刺方法）进行 FNA，通过病理学家立即进行样本处理和分析，或者通过使用空心活检针来最大限度地实现组织活检。最初有人担心 EUS-FNA 可能导致恶性细胞的潜在扩散，但随后对胰腺肿块的研究表明，在行切除术的胰腺癌患者中，EUSFNA 与恶性细胞扩散导致的生存率降低无关[28]。最近空心针的革新可以获得更好的组织活检，特别是用于肿瘤分子表征和个性化治疗。

（一）疑似胰腺肿瘤适应证的评估

超声检查关注可见肿块的关键特征，如病变的最大直径、病变边界特征（不规则或边界良

表 26-3　细针抽吸活检的穿刺针及主要设计特点和优点

公　司	产品名称	型号和设计	设计及优点
Cook Medical	Echotip ProCore	19G（Lancet），20G（Menghini），22G（Lancet），25G（Lancet）	采用岩芯捕获技术将样品收入针内；使用 Nitinoil Recoil 针芯，安全管理和最大限度地减少污染风险；线圈护套，方便钢针的灵活性
Boston Scientifc	Acquire	19G，22G（All Franseen），25G	通过三个对称的切割面和完全成型的弯头，最大限度地捕获组织并减少碎片；穿刺力强的钴铬针，可多次穿针而不扭结变形；通过控制区和润滑剂聚合物对人体工程学定义区域的保护，优化了驱动过程中的控制
US Endoscopy	Moray	Micro Forceps	有效抓取的组织锯齿状钳口；0.8mm 不锈钢弹簧套与大多数 19G FNA 针兼容；设计用于从胰腺囊肿壁提取组织样本
Medtronic	SharkCore	19G，22G，25G	设计用于获得完整细胞结构的具有六个远端切削刃的抓钳；最大限度地减少组织堆积和破裂，以提供更好的条状样本

好）、回声、相关的囊性病变、是否存在导管扩张等。研究其与周围血管的关系，描述肿瘤血管界面、肿瘤浸润或闭塞血管。还应检查各站淋巴结（lymph nodes，LN），以确定可能的转移性疾病：腹腔干、胰腺周围、肝门部、肝胃韧带、主动脉下腔静脉、后纵隔。EUS 的肝脏检查可能提示存在低回声转移性病变，但只能进行有限的经胃或经十二指肠检查。

十二指肠或胃壁外存在无回声三角形或不规则区域，以及大网膜结节可能是腹膜转移癌的指征，可进行液体抽吸或活检诊断。

在进行组织取样时，应首先对最远处转移部位取样，优先取样腹水、远处转移淋巴结、大网结结节或肝脏结节，如果为阴性，然后再取样区域淋巴结或疑似肿瘤。

对于所有可疑的胰腺恶性病变，应根据最新的肿瘤－淋巴结－转移（tumor-node-metastasis，TMN）分期进行肿瘤分期。

（二）超声内镜引导取样的技术

欧洲胃肠内镜学会（European Society of Gastrointestinal Endoscopy，ESGE）最近回顾分析了其 2017 年 3 月发布的技术指南中[29]对超声内镜引导采样的技术。对于常规 EUS 引导下的实体肿块和淋巴结取样，ESGE 推荐 25G 或 22G 的针，同样推荐细针抽吸和细针抽吸活检。分析比较 EUS-FNA 和 EUS-FNB 诊断阳性率和准确性的随机对照试验的结果，在诊断阳性率方面，没有强烈推荐哪一种技术有显著差异[30]。为了获得条状组织标本，建议使用 19G FNA 或 FNB 针或 22G FNB 针。EUS-FNB 针（Pro-core, Acquire, Shark core）比 FNA 针在提高之前诊断阴性（补救方法）的诊断率，改善获得的组织结构和允许免疫组化染色，以及对自身免疫性胰腺炎、淋巴瘤、转移、神经内分泌肿瘤方面更具有优势，特别是在没有快速的现场细胞学评估能力，或需要对靶向治疗的分子标记物和基因组进行评估时。

建议使用 10ml 注射器抽吸，使用 25G 或 22G FNA 针头及其他类型的针在 EUS 引导下进行固体肿块取样。在从目标病灶中退针之前，应中和针内的剩余负压。EUS 引导下 FNA 针对固体肿块取样，使用导丝方面没有特别的推荐抑或反对，但当 EUS 引导下 FNB 针进行取样时使用是有益的。当对固体肿块或 LN 取样时，应使用“扇形技术”。无法进行现场细胞学评估时，ESGE 建议用 FNA 针进行 3～4 针穿刺，或用 FNB 针进行 2～3 针穿刺。

对于 EUS 引导下对固体肿块或 LN 进行取样，ESGE 没有建议使用常规预防使用抗生素，但在对囊性病变进行取样时，应使用福喹诺酮类或 β-内酰胺类抗生素。ESGE 建议不要仅使用涂片细胞学来评估 EUS 引导获得的组织，而是尽可能进行包括组织学制备［例如，细胞块和（或）福尔马林固定和组织碎片的石蜡包埋］[29]。

（三）EUS 与胰腺导管腺癌

胰腺导管腺癌的 5 年生存率为 8%，因此早期诊断和适当的治疗对更好的预后至关重要。虽然通常是 70 余岁诊断，但在年轻患者的病情会更严重，导致更大的疾病负担和更多年的生命损失，因此强调准确的早期诊断对于疾病最佳管理的重要性[31]。EUS-FNA 在临床中是目前最准确的胰腺癌诊断方式，并引发了 PDAC 患者管理范式的改变[32]。EUS-FNA 在 PDAC 中适用于化疗前局部不可切除的转移病灶，化疗前可切除的交界性肿瘤和可切除的病变，以及在一些特定的病例中需要组织学进行鉴别诊断的。有几个因素可能影响 EUS FNA 的效果：操作者的经验、技术、针的类型、样本快速处理和现场病理检查的可及性。EUS-FNA 的熟练操作有一个学习曲线。ASGE 指南推荐 25 项指导 EUS-FNA 用于胰腺腺癌，而 ESGE 指南推荐 20～30 项指导程序。大多数专家建议在临床操作之前，对 EUS 进行 6～24 个月的“实践”培训。

对于胰腺癌的检测，EUS 的灵敏度为 89%～100%，特异度为 50%～100%，准确度为 94%～96%，阴性预测值为 100%[33]。EUS 提示边缘不规则的低回声肿瘤为胰腺癌（图 26-1），对比剂可以通过到观察低增强病变进一步提高诊断准确性，从而鉴别诊断慢性胰腺炎（等增强或高增强）[34]。弹性成像使用不同的颜色来表示组织的硬度，可以定性或定量地评估，并与相邻组织以应变率比

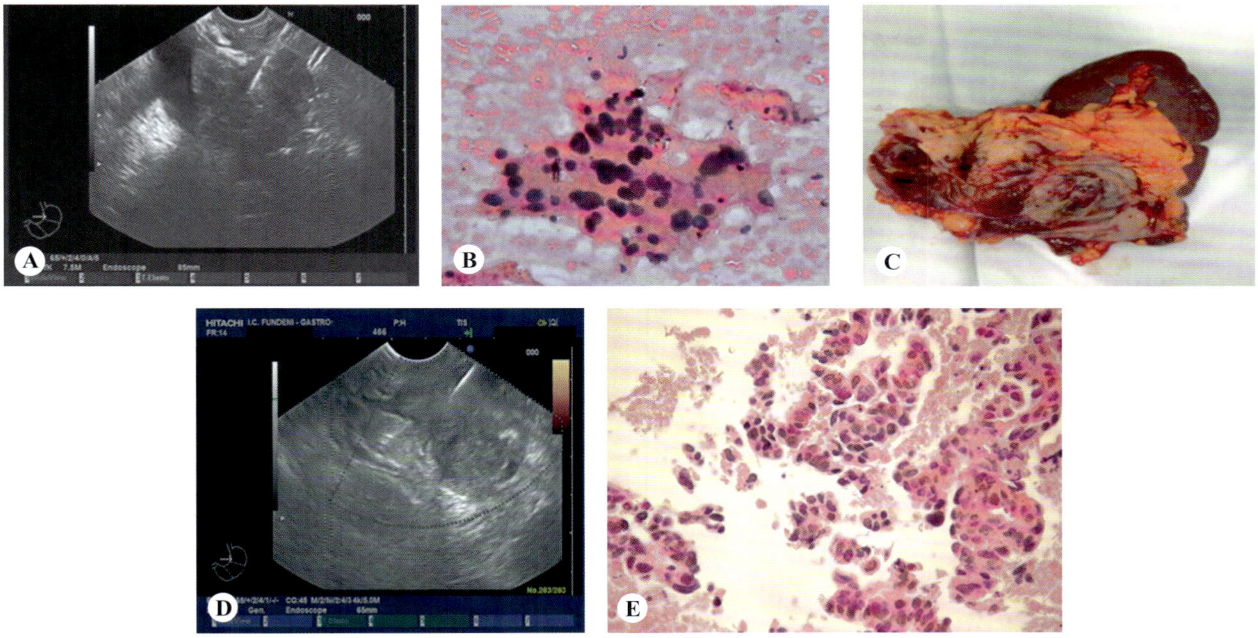

▲ **图 26-1　胰腺导管腺癌，EUS 图像，FNA 细胞学和手术标本**

A. 可切除的胰腺导管腺癌的 EUS 观，FNA 针在图像右上角可见为高回声束；B. 细胞学检查非典型细胞，多形性核提示恶性（HE 染色，400×）；C. 切除的 PDAC 的手术标本；D. EUS 显示了一个不可切除的 PDAC；E. 细胞块细胞学，具有多形性细胞核和局灶性腺泡结构的导管非典型细胞染色片，提示 PDAC（HE 染色，200×）（引自 Becheanu G. and Dumbrava M. Collection，Digestive Diseases and Liver Transplantation Center，Fundeni Clinical Institute，Bucharest，Romania）

值的形式进行比较[35]。

EUS 在 PDAC 的分期划分中具有很好的作用，作为一种准确的方式可确定肿瘤大小，并提供一种获取组织的方式，以评估血管侵犯，特别是门静脉侵犯，以及局部淋巴结的位置。对于疑似 PDAC 的患者，应通过 EUS 评估以下各站淋巴结：腹腔干、胰腺周围、肝门、胃肝韧带和主动脉腔静脉。EUS 上转移性淋巴结外观为圆形的低回声淋巴结，边缘界限清楚，大小超过 1cm。EUS 在确定腹膜转移的诊断中也有重要作用，通过观察到少量的腹腔积液，并可以进行腹液抽吸和细胞学诊断[36]。

细针抽吸是目前 PDAC 的标准诊断程序，使用不同尺寸的针（19G、22G 或 25G）。虽然最初的 Meta 分析显示，25G 比 22G 针对诊断胰腺恶性肿瘤更敏感，但最近的随机对照试验表明，22～25G 针的 FNA 阳性率相当[37]。位于胰腺体尾部的胰腺肿块应经胃取样，而位于头部或钩突的病变可通过经十二指肠途径穿刺。在使用 22G 针时，由于内镜的扭矩和超声内镜尖端的角度问题，会额外增加跨十二指肠的路径。在进行 FNA 时，应该考虑到恶性肿块的中心通常是坏死的，而周围通常是纤维性（结缔组织增生）的。沿着相同的轨迹重复取样会增加血量。目前推荐的采样技术是“扇形技术”，即在肿瘤的多个平面和区域内移动 FNA 针，而不是在单个区域内进行采样，从而提高了诊断的准确性。

在胰腺肿瘤的 EUS FNA 中使用导丝与诊断率的显著提高无关，目前推荐的方法是先让针芯在第一次穿刺时放在原位，然后再将其取出[38]。在进行 EUS-FNA 时，细胞病理学家可以帮助提高手术的诊断准确性。如果现场没有，FNA 的吸出物应放置在防腐剂中，用于标本制备和送病理检查，但根据一些研究，这样导致诊断率降低接近 20%。目前建议使用 FNB 代替 FNA[39]。

位于钩突中的病变可能难以取样，因此建议采用一种方法：使用 25G 针经十二指肠取样，22G 针经胃穿刺。在评估疑似胰腺肿瘤时，慢性胰腺炎的存在也增加了挑战性，因为在纤维变性的情况下，FNA 样本的阴性率增高或大量的类似恶性细胞的炎症浸润。在这种情况下，建议重复行 FNA 来明确恶性肿瘤是否存在。

FNA 被认为是一种安全的方法，因为急性胰腺炎病例中仅不超过 1% 的出现了不良事件，包括急性胰腺炎、腹痛、出血、发热和感染[40]。大多数不良事件的严重程度较轻和具有自限性，严重的并发症很少[41]。

（四）EUS 与胰腺神经内分泌肿瘤

PanNET 是第二常见的胰腺恶性肿瘤，约占胰腺肿瘤的 2%，大多数病变是新生的，或作为多发性内分泌肿瘤 Ⅰ 型（MEN1）的一部分。诊断性检查需要对神经内分泌标志物（如嗜铬粒蛋白、突触素）进行免疫组化染色，并评估 Ki-67 指数进行肿瘤分级。PanNET 是一种异质性非常强的肿瘤，通常生长缓慢，但有时可能在晚期不可治愈的阶段发现。治疗主要根据症状、肿瘤分级（$G_{1\sim3}$）（EUS-FNA/FNB）和肿瘤分期（TNM）为指导。手术是唯一的治疗方法，而全身治疗只能控制疾病的发展。对于小的、低级别的非功能性 PanNET（通过 EUS-FNA/FNB 评估）患者，随访观察可能是一种合理的方法。如果存在不可切除的进展期疾病，生长抑素类似物、靶向治疗（如依维莫司）、肽受体放射性核素治疗和全身化疗都有作用。

在 EUS 上，PanNET 表现为均匀性、血管性、低回声性病变，边缘光滑，周边增强（图 26–2）。与 PDAC 相比，一些病变可能有囊性成分，但在大多数情况下不阻塞主胰管。EUS 诊断 PanNET 的灵敏度为 86%～97%，特异度为 95%～98%[42]。

由于 PanNET 是富血管病变，FNA 样本可能会出血，因此建议不要使用 19G 针或抽吸针进行组织取样。对于免疫组化诊断，需要至少有两位专家和细胞块细胞学或石蜡包埋的组织样本。在 PanNET 中，EUS 在协助手术计划方面发挥了作用，允许更有限的切除（通过 FNA 排除 PDAC 后），准确评估到胰包膜和主胰管的距离，甚至允许内镜引导下细针文身术。

（五）EUS 用于其他胰腺肿瘤

在不超过 15% 的病例，胰腺恶性肿瘤可能是其他癌症的转移，如肾细胞癌、非小细胞肺癌或泌尿生殖系统癌、恶性黑色素瘤、胃肠道癌、乳腺癌、肉瘤、淋巴瘤，有的可以发生在初始肿瘤被诊断后的 29 年内[43]。在这些病例中，EUS 可以识别单个或多个低回声胰腺病变，呈圆形，通常没有导管扩张，边缘清楚。EUS-FNA/FNB 对胰腺转移性病变的诊断灵敏度为 88%～94%，特异度为 60%～100%，诊断是基于细胞块标本或胰腺组织活检的免疫组化染色确定的[44]。

胰腺淋巴瘤是一种罕见的实体，具有均匀的低回声的 EUS 外观，通常位于胰头，边缘不清。

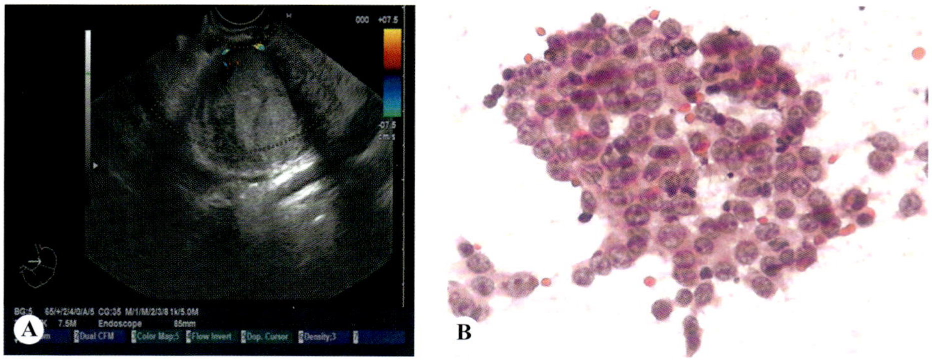

▲ 图 26–2　胰腺神经内分泌肿瘤，EUS 外观及细胞学检查

A. PanNET 的 EUS 表现为一种包裹完整的高回声边缘病变；B. 细胞均匀的细胞学样本，“盐和胡椒”样核（HE 染色，400×）（引自 Becheanu G. and Dumbrava M. Collection, Digestive Diseases and Liver Transplantation Center, Fundeni Clinical Institute, Bucharest, Romania）

病变的大小通常<4cm，高达40%的病例可出现血管侵犯，超过50%的病例可出现胰腺周围淋巴结肿大。FNA可识别非典型淋巴细胞，免疫组化染色可确诊[45]。

（六）胰腺癌的个体化治疗

利用EUS引导的PDAC组织活检可进行分子图谱分析，可用于提高诊断准确性，确定预后和指导治疗。靶向治疗在许多不同类型的癌症中都显示出显著生存获益，而胰腺癌中迫切需要开发和验证个体化的治疗方法，以提高其治疗效果。PDAC最初的靶向治疗的临床试验未能达到生存获益，这可能是由于患者选择不佳。然而，最近的几项分子图谱研究表明，多达25%的PDAC患者存在可成药的肿瘤改变，这是涉及DNA损伤反应基因（damage response genes，DDR）的最大可操作的基因变化。其他的基因靶点可能是错配修复基因（mismatch repair genes，MMR），通过免疫检查点抑制药靶向携带这些突变的肿瘤。TRK抑制药可以用于诊断为携带*ROS1*或*NTRK1-3*突变的肿瘤患者，而新的PARP抑制药可能是携带*BRCA1/2*突变肿瘤的有前景的替代治疗方案。其他基因的改变与预后和对当前治疗的反应有关并可进一步用于个体治疗的有*KRAS*、*NRAS*、*TP53*、*DYPD*[46]。

由于手术只能在少数PDAC患者中进行诊断，EUS引导下的组织获取仍然是允许对个体病例进行分子图谱分析的主要工具，液体活检显示出了有前景的发展。最新的下一代测序平台已被证明当使用FNA样本时也能提供可靠的数据，但仍然推荐能获取组织学样本的新一代针芯活检针，进行组织采集和分子分析。

参考文献

[1] Cho HW, Choi JY, Kim MJ, Park MS, Lim JS, Chung YE, Kim KW. Pancreatic tumors: emphasis on CT findings and pathologic classification. Korean J Radiol. 2011;12(6):731-9.

[2] Reddy S, Wolfgang CL. Benign pancreatic tumors. Surg Clin North Am. 2007;87(6):1359-78.

[3] Larsson LI. Endocrine pancreatic tumors. Hum Pathol. 1978;9(4):401-16.

[4] Scialpi M, Reginelli A, D'Andrea A, Gravante S, Falcone G, Baccari P, Manganaro L, Palumbo B, Cappabianca S. Pancreatic tumors imaging: an update. Int J Surg. 2016;28(Suppl 1):S142-55.

[5] Tummala P, Junaidi O, Agarwal B. Imaging of pancreatic cancer: an overview. J Gastrointest Oncol. 2011;2(3):168-74.

[6] Fletcher JG, Wiersema MJ, Farrell MA, Fidler JL, Burgart LJ, Koyama T, Johnson CD, Stephens DH, Ward EM, Harmsen WS. Pancreatic malignancy: value of arterial, pancreatic, and hepatic phase imaging with multidetector row CT. Radiology. 2003;229:81-90.

[7] Brennan DD, Zamboni GA, Raptopoulos VD, Kruskal JB. Comprehensive preoperative assessment of pancreatic adenocarcinoma with 64-section volumetric CT. Radiographics. 2007;27(6):1653-66.

[8] Wang Y, Miller FH, Chen ZE, Merrick L, Mortele KJ, Hoff FL, Hammond NA, Yaghmai V, Nikolaidis P. Diffusion-weighted MR imaging of solid and cystic lesions of the pancreas. Radiographics. 2011 31(3):47-64.

[9] Sandrasegaran K, Lin C, Akisik FM, Tann M. State-of-the-Art pancreatic MRI. Am J Roentgenol. 2010;195(1):42-53.

[10] Fattahi R, Cem Balci N, Perman WH, Hsueh EC, Alkaade S, Havlioglu N, Burton FR. Pancreatic diffusion-weighted imaging (DWI): comparison between mass-forming focal pancreatitis (FP), pancreatic cancer (PC), and normal pancreas. J Magn Reson Imaging. 2009;29(2):350-6.

[11] Rijkers AP, Valkema R, Duivenvoorden HJ, van Eijck CH. Usefulness of F-18-fluorodeoxyglucose positron emission tomography to confirm suspected pancreatic cancer: a meta-analysis. Eur J Surg Oncol. 2014;40(7):794-804.

[12] Kwikkeboom DJ, Kam BL, van Essen M, Teunissen JJ, van Eijck CH, Valkema R, de Jong M, de Herder WW, Krenning EP. Somatostatin-receptor-based imaging and therapy of gastroenteropancreatic neuroendocrine tumors. Endocr Relat Cancer. 2010;17(1):53-73.

[13] Wiersema MJ. Accuracy of endoscopic ultrasound in diagnosing and staging pancreatic carcinoma. Pancreatology. 2001;1:625-35.

[14] Recaldini C, Carpafiello G, Bertolotti E, Angeretti AG, Fugazzola C. Contrast-enhanced ultrasonographic findings in pancreatic tumors. Int J Med Sci. 2008;5:203-8.

[15] Jinga M, Gheorghe C, Dumitrescu M, Gheorghe L, Nicolaie T. Endoscopic ultrasound guided fine needle aspiration biopsy in the diagnosis of pancreatic masses. Rom J Gastroenterol. 2004;13(1):49-54.

[16] Dimagno EP, Regan PT, Clain JE, et al. Human endoscopic ultrasonography. Gastroenterology. 1982;83:824-9.

[17] Hisanaga K, Hisanaga A, Nagata K, et al. High speed rotating scanner for transgastric sonography. AJR Am J Roentgenol. 1980;135:627-9.

[18] Tio TL, Tytgat GN. Endoscopic ultrasonography in the

assessment of intra-and transmural infiltration of tumours in the oesophagus, stomach and papilla of vater and in the detection of extraoesophageal lesions. Endoscopy. 1984; 16:203-10.
[19] Vilmann P, Jacobsen GK, Henriksen FW, et al. Endoscopic ultrasonography with guided fine needle aspiration biopsy in pancreaticdisease. Gastrointest Endosc. 1992;38:172-3.
[20] Wiersema MJ, Hawes RH, Tao LC, et al. Endoscopic ultrasonography as an adjunct to fine needle aspiration cytology of the upper and lower gastrointestinal tract. Gastrointest Endosc. 1992;38:35-9.
[21] Wiersema MJ, Kochman ML, Cramer HM, et al. Endosonography-guided real-time fine-needle aspiration biopsy. Gastrointest Endosc. 1994;40:700-7.
[22] Giovannini M, Seitz JF, Monges G, et al. Fine-needle aspiration cytology guided by endoscopic ultrasonography: results in 141 patients. Endoscopy. 1995;27:171-7.
[23] Binmoeller KF, Jabusch HC, Seifert H, et al. Endosonography-guided fine-needle biopsy of indurated pancreatic lesions using an automated biopsy device. Endoscopy. 1997;29: 384-8.
[24] Wiersema MJ, Levy MJ, Harewood GC, et al. Initial experience with EUS-guided trucut needle biopsies of perigastric organs. Gastrointest Endosc. 2002;56:275-8.
[25] Iglesias-Garcia J, Poley JW, Larghi A, et al. Feasibility and yield of a new EUS histology needle: results from a multicenter, pooled, cohort study. Gastrointest Endosc. 2011;73:1189-96.
[26] Mishra G. Equipment in endosonography forth the edition. In: Hawes R, Fockens P, Varadarajulu S, editors. Endosonography. Amsterdam: Elsevier; 2019.
[27] McClaine RJ, Lowy AM, Sussman JJ, et al. Neoadjuvant therapy may lead to successful surgical resection and improved survival in patients with borderline resectable pancreatic cancer. HPB (Oxford). 2010;12:73-9.
[28] Ngamruengphong S, Swanson KM, Shah ND, et al. Preoperative endoscopic ultrasound-guided fine needle aspiration does not impair survival of patients with resected pancreatic cancer. Gut. 2015;64:1105-10.
[29] Polkowski M, Jenssen C, Kaye P, et al. Technical aspects of endoscopic ultrasound (EUS)-guided sampling in gastroenterology: European Society of Gastrointestinal Endoscopy (ESGE) technical guideline - march 2017. Endoscopy. 2017;49(10):989-1006.
[30] Machicado JD, Thosani N, Wani S. Will abandoning fine-needle aspiration increase diagnostic yield from tissues collected during endoscopic ultrasound? Clin Gastroenterol Hepatol. 2018;16(8):1203-6.
[31] Bunduc S, Iacob R, Costache R, Stoica B, Radu C, Gheorghe C. Very early onset pancreatic adenocarcinoma - clinical presentation, risk factors and therapeutic options. Chirurgia (Bucur). 2018;113(3):405-11.
[32] Yu Y, Zheng P, Chen Y, et al. Advances and challenges of neoadjuvant therapy in pancreatic cancer. Asia Pac J Clin Oncol. 2020;17(15):13504. https://doi.org/10.1111/ajco.13504.
[33] Krishna SG, Rao BB, Ugbarugba E, Shah ZK, Blaszczak A, Hinton A, Conwell DL, Hart PA. Diagnostic performance of endoscopic ultrasound for detection of pancreatic malignancy following an indeterminate multidetector CT scan: a systemic review and meta-analysis. Surg Endosc. 2017;31(11):4558-67.
[34] Harmsen FJ, Domagk D, Dietrich CF, Hocke M. Discriminating chronic pancreatitis from pancreatic cancer: contrast-enhanced EUS and multidetector computed tomography in direct comparison. Endosc Ultrasound. 2018;7(6):395-403.
[35] Li X, Xu W, Shi J, Lin Y, Zeng X. Endoscopic ultrasound elastography for differentiating between pancreatic adenocarcinoma and inflammatory masses: a meta-analysis. World J Gastroenterol. 2013;19(37):6284-91.
[36] Bang JY, Rosch T. Endoscopic ultrasound and pancreatic tumors. In: Hawes R, Fockens P, Varadarajulu S, editors. Endosonography. 4th ed. Amsterdam: Elsevier; 2019.
[37] Madhoun MF, Wani SB, Rastogi A, Early D, Gaddam S, Tierney WM, Maple JT. The diagnostic accuracy of 22-gauge and 25-gauge needles in endoscopic ultrasound-guided fine needle aspiration of solid pancreatic lesions: a meta-analysis. Endoscopy. 2013;45(2):86-92.
[38] Rana A, Rana SS. Endoscopic ultrasound-guided tissue acquisition: techniques and challenges. J Cytol. 2019;36(1):1-7.
[39] Conti CB, Cereatti F, Grassia R. Endoscopic ultrasound-guided sampling of solid pancreatic masses: the fine needle aspiration or fine needle biopsy dilemma. Is the best needle yet to come? World J Gastrointest Endosc. 2019;11(8): 454-71.
[40] Facciorusso A, Stasi E, Maso MD, Serviddio G, Ali Hussein MS, Muscatiello N. Endoscopic ultrasound-guided fine needle aspiration of pancreatic lesions with 22 versus 25 gauge needles: a meta-analysis. United European Gastroenterol J. 2017;5(6):846-53.
[41] Wang KX, Ben QW, Jin ZD, Du YQ, Zou DW, Liao Z, Li ZS. Assessment of morbidity and mortality associated with EUS-guided FNA: a systematic review. Gastrointest Endosc. 2011;73(2):283-90.
[42] Iglesias-Garcia J, de la Iglesia-Garcia D, Olmos-Martinez JM, Lariño-Noia J, Dominguez-Muñoz JE. Differential diagnosis of solid pancreatic masses. Minerva Gastroenterol Dietol. 2020;66(1):70-81.
[43] DeWitt J, Jowell P, Leblanc J, McHenry L, McGreevy K, Cramer H, Volmar K, Sherman S, Gress F. EUS-guided FNA of pancreatic metastases: a multicenter experience. Gastrointest Endosc. 2005;61(6):689-96.
[44] Raymond SLT, Yugawa D, Chang KHF, Ena B, Tauchi-Nishi PS. Metastatic neoplasms to the pancreas diagnosed by fine-needle aspiration/biopsy cytology: a 15-year retrospective analysis. Diagn Cytopathol. 2017;45(9):771-83.
[45] Savari O, Al-Duwal Z, Wang Z, Ganesan S, Danan-Rayes R, Ayub S. Pancreatic lymphoma: a cytologic diagnosis challenge. Diagn Cytopathol. 2020;48(4):350-5.
[46] Pishvaian MJ, Blais EM, Brody JR, et al. Overall survival in patients with pancreatic cancer receiving matched therapies following molecular profiling: a retrospective analysis of the know your tumor registry trial. Lancet Oncol. 2020;21(4):508-18.

第 27 章　术后加速康复的概念和目的

Enhanced Recovery After Surgery (ERAS): Concept and Purpose

Gregg Nelson　Olle Ljungqvist　著

摘要

术后加速康复（enhanced recovery after surgery，ERAS）是一项全球外科质量改进倡议，由欧洲外科医生发起，他们质疑一些传统的围术期实践证据，包括长期禁食（午夜后禁食）和机械性肠道准备。为了最大限度地减少手术时的应激反应，并将循证实践引入主流，成立了 ERAS 协会，现在已经发布了许多围术期实践指南，包括胰腺和肝脏手术的围术期实践指南。本章将概述：① ERAS 的原理；② ERAS 的几个核心实践的病理生理学和基础，特别关注那些与肝–胰–胆（hepato-pancreato-biliary，HPB）相关的疾病；③与 ERAS 相关的临床和经济学；④在启动 ERAS 时需要考虑的重要注意事项。

ERAS 是一个全球手术质量改进计划，开始于 2000 年初，由一群欧洲外科医生，挑战一些围绕既往围术期实践的证据，包括长期禁食（午夜后禁食）、机械性肠道准备、鼻胃管引流和延迟术后进食等[1]。事实上，他们发现，支持这些做法的证据很少，而且许多证据与相当高的并发症发病率有关，包括脱水、低血压、患者满意度下降和住院时间延长。为了减少手术的应激反应，并使循证实践成为主流，最终成立了 ERAS 协会[2]，并于 2005 年发布了第一个 ERAS 共识指南，该指南为接受结肠切除术的患者提供了指导建议[3]。在过去的几年里，许多其他的 ERAS 指南已经发表[4, 5]，包括胰腺[6]和肝脏[7]手术的指南。本章将概述：① ERAS 的理论基础；② ERAS 的几个核心实践的病理生理学和基础，特别关注那些与肝–胰–胆相关的疾病；③与 ERAS 相关的临床和卫生经济学；④在启动 ERAS 时需要考虑的重要注意事项。

一、ERAS 的理论基础

ERAS 的原理是基于这样的想法，即医疗照护应该伴随于患者诊疗全程。外科护理过程通常是带领患者通过一系列的医务工作者所在的科室和部门，并没有认识到这样可能会持续对患者产生负面心理影响。一个典型的例子是液体的管理，外科医生下达医嘱，机械性肠道准备使患者出现脱水，麻醉师指示患者夜间禁食导致进一步脱水，当麻醉开始时，血压下降，并经常通过大量输液维持患者血压稳定。最终，当患者离开手术室时，静脉输液超负荷会使得盐和水的积聚，导致体重增加数千克。这将增加心血管负荷和其他并发症的风险，同时也将延迟肠功能的恢复。在这种情形下，没有一个医生的脑海中有完整诊疗过程，每个医生都处理他们自己的“问题”，而不考虑他们行为的结果。ERAS 原则通过让每个医生参与患者整个诊疗过程来弥补上述问题，以帮助发展当地的 ERAS。这项工作得到了 ERAS 协会的国际专家和那些开发和更新 ERAS 指南专家的支持 [2]。

二、ERAS 实践的病理生理学和基础

如表 27–1 所示，常见的 ERAS 实践贯穿了整个手术治疗，包括入院前、术前、术中和术后期间。这些做法的基本目标是减少与手术相关的应激反应。下面我们将强调其中一些被认为是 ERAS 项目的中心原则，尤其与接受 HPB 手术的患者相关方面。

（一）住院前优化

吸烟与术后并发症的风险增加相关，并且对肺循环系统的影响可在戒烟后 4 周内得到改善 [8]。这在胰腺手术中特别重要，研究表明吸烟是原发性胃排空延迟和 C 级胰瘘的一个重要预测因子 [9, 10]。

过度饮酒与术后并发症的增加有关，包括心血管 / 肺部并发症、出血和感染。一项 Meta 分析显示，增强对戒酒戒烟的干预可以降低术后并发症发生率，但对死亡率和住院时间没有影响 [11]。

胰腺癌患者在诊断时可能有明显的体重减轻和（或）恶病质，因此可能受益于术前营养干预（通常指体重减轻超过 15% 或 BMI 低于 18.5kg/m^2 的情况下）[12]。

（二）避免长时间禁食

夜间禁食规则（午夜后的禁食）一直持续到今天，尽管它没有证据或现代指南建议的支持。它不仅会引起长期饥饿和口渴导致患者满意度下降，还可能导致负面代谢变化，影响术后的恢复。一项 Meta 分析发现，没有证据表明与午夜后的标准禁食相比，更短的禁食期会导致误吸、反流或并发症发病率风险的增加 [13]。此外，随机对照试验已经证明了“6 和 2 规则”的安全性：在需要全身麻醉的择期手术之前，可以在 6h、2h 分别给予便餐和清流质。这些建议得到了美国 [14] 和欧洲麻醉协会 [15] 的支持，并适用于胰腺和肝脏手术。

（三）补充糖原

术前 2～3h 口服糖类不仅可以降低夜间禁食和手术引起的分解代谢反应 [16]，而且根据一项综述报道，术前补充糖原与术后降低胰岛素抵抗、增强肠功能恢复缩短住院时间有关，但对术后并发症的发生率无影响 [17]。补充糖原被推荐适合胰腺和肝脏手术。

（四）避免机械性肠道准备

历史上，术前机械性肠准备是在结肠手术前应用的，因为粪便的减少降低了术后感染和吻合

表 27–1　常见的 ERAS 实践

治疗前干预	术　前	术　中	术　后
• 预先优化 • 戒烟戒酒 • 营养支持 • 治疗贫血 • 功能锻炼	• 补充葡萄糖 • 避免禁食 • 无胃肠道准备 • 抗生素准备 • 预防恶性呕吐 • 预防血栓 • 停用长期药物	• 短效麻醉 • 硬膜外麻醉 / 镇痛 • 无引流管 • 避免过量输液 • 维持体温 • 微创手术	• 避免留置胃管 • 预防恶性呕吐 • 避免大量盐水输入 • 早期拔除尿管 • 早期进食 • 镇痛泵 • 刺激胃肠道运动 • 早期活动 • 合规 / 结果审计

口漏的发生。然而，根据相关的Ⅰ级证据结直肠文献和ERAS结直肠指南，特别是由于肠道准备的负面影响，如低血容量和脱水，以及它不能降低术后感染的发病率都支持避免机械性肠道准备[4]。最近，关于口服抗生素制剂和机械性肠道制剂在结直肠手术中的作用出现了一些争论[18]。尽管如此，人们普遍认为，机械性肠道准备在胰腺[6, 19]或肝脏手术[7]中都没有作用。

（五）避免使用鼻胃管

在腹部大手术中，插鼻胃管与术后肺炎风险增加、患者满意度差相关，并且不能降低创面裂开或吻合口漏的风险[20]。接受胰十二指肠切除术的患者的鼻胃管已被证明与住院时间延长、饮食开始时间延迟和胃排空延迟有关[21]。有Ⅰ级证据同样认为，肝切除术插胃管是不起作用的[22]。如果在手术中插入鼻胃管，应在手术结束前拔出。

（六）早期进食

已有证据表明，在结肠切除术后4h内，早期引入固体饮食是安全的，并且普遍耐受性良好[4]。在对胰十二指肠切除术后五种饮食方式的系统回顾中，没有证据支持常规的肠内或肠外喂养。在这组患者中，经口饮食可能是安全的[23]。这种ERAS核心实践在接受肝脏手术的患者中同样可以接受[7]。

三、与ERAS相关的临床和经济学结局

迄今为止，许多关于ERAS的研究和结局都来自于结直肠癌的文献。在结直肠手术中实施ERAS指南已被证明与住院时间和并发症的减少相关，而没有伴随再入院率的增加[1]。事实上，在结直肠手术的依从性改善和预后改善之间似乎存在联系[24]。也有研究显示接受ERAS手术的患者提高了生存率，尽管这种研究需要进一步的验证[25, 26]。

ERAS似乎也有利于胰腺和肝脏手术的患者。在最近的一项多中心国际队列研究中，404例接受ERAS方案的胰十二指肠切除术的患者，方案依从性超过70%与并发症和住院时间的减少显著相关[27]。肝脏手术方面，最近一个对6项随机对照试验和21项队列研究的Meta分析发现，与标准护理组相比，ERAS组的住院时间和并发症减少[28]。

临床结果的改善转化为医疗保健系统的成本节约，因此ERAS被认为是制造价值的手术[29]。根据手术类型的不同，每位患者所节省的费用为1000～8700美元；据报道，投资回报比（return-on-investment ratios，ROI）高达7.3[30]。最近一项对结肠直肠、胰腺和肝脏手术中ERAS管理的成本影响分析的综述发现，ERAS的总体成本降低为3010美元，而胰腺手术的成本降低为7020美元[31]。这一点尤其重要，因为通常是医院管理人员决定投资（或不投资）外科手术质量改善项目，如ERAS。鉴于已经实现了大量的成本节约，医院不再声明他们负担不起实施ERAS的费用。

四、ERAS实施和审计

在开始实施ERAS时，必须考虑到几个关键部分。首先是将ERAS指南转化为临床方案。这是一个关键的步骤，可能需要进行多次迭代，需要根据当地医疗机构的组成进行调整，在某些情况下还需要根据某些药物的可及性进行调整。一旦ERAS协议制订并获得批准，下一步就是成立“ERAS团队”，特别是那些将实施ERAS协议的个人。该团队通常是多学科和多专业的，至少包括一名外科医生、麻醉师、护士和其他相关工作需要的人员（物理治疗师、药剂师、营养师等）。一旦团队成立，那么最后一步是根据临床结果的变化（住院时间、并发症），审查和审计ERAS方案的依从性（了解基线依从性，即从哪里开始）。众所周知，随着ERAS团队定期审查依从性和结果（频率不少于每2周），并迭代以不断提高依从性（通过制定计划－行动－研究－处理的循环），他们将看到临床结果的相应改善。这种团队一起审查数据并完全控制结果的方法，是ERAS协会改善患者围术期护理的方式[2]。

结论

ERAS是一种基于现有最佳证据指南的手术质量改进计划。许多ERAS实践效果受益的原因是减轻了手术应激反应。由专门的多学科ERAS

团队正式地实施 ERAS 指南（包括对协议遵从性的审查），得到了显著的临床改善（减少了住院时间和并发症），从而节省了医疗保健系统的成本。虽然迄今为止关于 ERAS 的许多证据来自结直肠手术，但有最近的证据表明，接受胰腺和肝脏手术的患者同样从中获益。

参考文献

[1] Ljungqvist O, Scott M, Fearon KC. Enhanced recovery after surgery: a review. JAMA Surg. 2017;152(3):292-8.

[2] https://erassociety.org/. Accessed 25 Aug 2020.

[3] Fearon KC, Ljungqvist O, Von Meyenfeldt M, et al. Enhanced recovery after surgery: a consensus review of clinical care for patients undergoing colonic resection. Clin Nutr. 2005;24(3):466-77.

[4] Gustafsson UO, Scott MJ, Hubner M, et al. Guidelines for perioperative care in elective colorectal surgery: enhanced recovery after surgery (ERAS) society recommendations: 2018. World J Surg. 2019;43(3):659-95.

[5] Thorell A, MacCormick AD, Awad S, et al. Guidelines for perioperative care in bariatric surgery: enhanced recovery after surgery (ERAS) society recommendations. World J Surg. 2016;40(9):2065-83.

[6] Melloul E, Lassen K, Roulin D, et al. Guidelines for perioperative care for pancreatoduodenectomy: enhanced recovery after surgery (ERAS) recommendations 2019. World J Surg. 2020;44(7):2056-84.

[7] Melloul E, Hübner M, Scott M, et al. Guidelines for perioperative care for liver surgery: enhanced recovery after surgery (ERAS) society recommendations. World J Surg. 2016;40(10):2425-40.

[8] Sorensen LT. Wound healing and infection in surgery. The clinical impact of smoking and smoking cessation: a systematic review and meta-analysis. Arch Surg. 2012;147(4):373-83. https://doi. org/10.1001/archsurg. 2012. 5.

[9] Eisenberg JD, Rosato EL, Lavu H, et al. Delayed gastric emptying after pancreaticoduodenectomy: an analysis of risk factors and cost. J Gastrointest Surg. 2015;19(9):1572-80.

[10] Aoki S, Miyata H, Konno H, et al. Risk factors of serious postoperative complications after pancreaticoduodenectomy and risk calculators for predicting postoperative complications: a nationwide study of 17,564 patients in Japan. J Hepatobiliary Pancreat Sci. 2017;24(5):243-51.

[11] Oppedal K, Moller AM, Pedersen B, et al. Preoperative alcohol cessation prior to elective surgery. Cochrane Database Syst Rev. 2012;7:CD008343.

[12] Gianotti L, Besselink MG, Sandini M, et al. Nutritional support and therapy in pancreatic surgery: a position paper of the International Study Group on Pancreatic Surgery (ISGPS). Surgery. 2018;164(5):1035-48.

[13] Brady M, Kinn S, Stuart P. Preoperative fasting for adults to prevent perioperative complications. Cochrane Database Syst Rev. 2003;2003(4):CD004423.

[14] American Society of Anesthesiologists Committee. Practice guidelines for preoperative fasting and the use of pharmacologic agents to reduce the risk of pulmonary aspiration: application to healthy patients undergoing elective procedures: an updated report by the American Society of Anesthesiologists Committee on Standards and Practice Parameters. Anesthesiology. 2011;114(3):495-511.

[15] Smith I, Kranke P, Murat I, et al. Perioperative fasting in adults and children: guidelines from the European Society of Anaesthesiology. Eur J Anaesthesiol. 2011;28(8):556-69.

[16] Nygren J, Thorell A, Ljungqvist O. Preoperative oral carbohydrate therapy. Curr Opin Anaesthesiol. 2015;28:364-9.

[17] Smith MD, McCall J, Plank L, et al. Preoperative carbohydrate treatment for enhancing recovery after elective surgery. Cochrane Database Syst Rev. 2014; 2014(8): CD009161.

[18] Rollins KE, Lobo DN. The controversies of mechanical bowel and oral antibiotic preparation in elective colorectal surgery. Ann Surg. 2021;273(1):e13-5.

[19] Lavu H, Kennedy EP, Mazo R, et al. Preoperative mechanical bowel preparation does not offer a benefit for patients who undergo pancreaticoduodenectomy. Surgery. 2010;148:278-84.

[20] Nelson R, Tse B, Edwards S. Systematic review of prophylactic nasogastric decompression after abdominal operations. Br J Surg. 2005;92:673-80.

[21] Kunstman JW, Klemen ND, Fonseca AL, et al. Nasogastric drainage may be unnecessary after pancreaticoduodenectomy: a comparison of routine vs selective decompression. J Am Coll Surg. 2013;217(3):481-8.

[22] Pessaux P, Regimbeau JM, Dondero F, et al. Randomized clinical trial evaluating the need for routine nasogastric decompression after elective hepatic resection. Br J Surg. 2007;94:297-303.

[23] Gerritsen A, Besselink MG, Gouma DJ, et al. Systematic review of five feeding routes after pancreatoduodenectomy. Br J Surg. 2013;100(5):589-98.

[24] ERAS Compliance Group. The impact of enhanced recovery protocol compliance on elective colorectal cancer resection: results from an international registry. Ann Surg. 2015;261(6):1153-9.

[25] Pisarska M, Torbicz G, Gajewska N, et al. Compliance with the ERAS protocol and 3-year survival after laparoscopic surgery for nonmetastatic colorectal cancer. World J Surg. 2019;43:2552-60.

[26] Savaridas T, Serrano-Pedraza I, Khan SK, et al. Reduced medium-term mortality following primary total hip and knee arthroplasty with an enhanced recovery program. A study of 4,500 consecutive procedures. Acta Orthop. 2013;84:40-3.

[27] Roulin D, Melloul E, Wellg BE, et al. Feasibility of an enhanced recovery protocol for elective pancreatoduodenectomy: a multicenter international cohort study. World J Surg.

2020;44(8):2761-9.
[28] Noba L, Rodgers S, Chandler C, et al. Enhanced recovery after surgery (ERAS) reduces hospital costs and improve clinical outcomes in liver surgery: a systematic review and meta-analysis. J Gastrointest Surg. 2020;24(4):918-32.
[29] Ljungqvist O, Thanh NX, Nelson G. ERAS-value based surgery. J Surg Oncol. 2017;116(5):608-12.
[30] Thanh NX, Nelson A, Wang X, et al. Return on investment of the enhanced recovery after surgery (ERAS) multi-guideline multi-site implementation in Alberta. Canada Can J Surg. 2020;63(6):E542-50.
[31] Joliat GR, Hübner M, Roulin D, et al. Cost analysis of enhanced recovery programs in colorectal, pancreatic, and hepatic surgery: a systematic review. World J Surg. 2020;44(3):647-55.

第 28 章　肝胆胰术后多学科加速康复

Multidisciplinary Enhanced Recovery After Surgery (ERAS) Pathway for Hepatobiliary and Pancreatic Surgery

Didier Roulin　Nicolas Demartines　著

摘要

ERAS 是一个多模式多学科联合的流程，旨在为患者提供最佳的循证护理，通过减少手术应激来改善恢复。ERAS 的原理已成功地应用于许多外科学科，包括肝胆胰外科。本章将回顾目前支持 ERAS 用于肝脏和胰腺手术的证据，重点关注参与患者围术期照护的医疗专业人员之间的多学科合作。

ERAS 是一种多模式多学科管理，旨在通过多学科团队的参与为患者提供最佳的循证护理[1]。加速康复的目的不仅是缩短患者的住院时间，最初被称为“快速通道”，主要是为了恢复患者的术前功能，使患者能够早日恢复到基线状态[2]。ERAS 关注的是“增强”，而不是“快速”，这意味着患者病情的总体改善可能成为关键，后续（积极）效果加速了整个围术期的进程。ERAS 的原理已成功地应用于许多外科，包括肝胆胰外科。将 ERAS 应用于临床实践中，是一种新组织形式构想的围术期的新方法。成功地实施 ERAS 路径要求很高，并且需要一个专门的多学科团队（multidisciplinary team，MDT）充分参与和培训（图 28–1）。

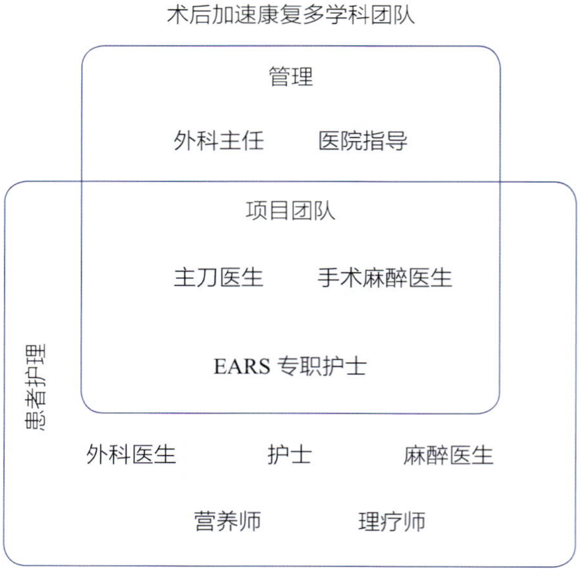

▲ **图 28–1　ERAS 多学科团队的组织结构图**

适用于肝脏手术的 ERAS 指南于 2016 年发表[3]，并于 2019 年更新适用于胰十二指肠切除术[4]。这些建议是基于系统回顾，并经过改进的 Delphi 过程进行处理，并详细说明了每个 ERAS 项目的相关证据和建议（肝脏 23，胰腺 27）。本章将介绍 ERAS 计划的实际实施，以及目前支持肝脏和胰腺手术 ERAS 管理的证据，重点关注患者的多学科管理和患者本人的积极参与。

一、ERAS：从循证实践转向临床实践

ERAS 中包含的循证项目具有连续性，贯穿了患者的整个治疗流程，从入院前开始到出院和随访。主要关注的领域是术前咨询和优化，血容量的稳定，阿片类药物镇痛，以及早期进食和活动。表 28-1 根据最新的指南，总结了肝脏和胰腺手术的 ERAS 项目。将循证要素转化为临床实践是一个不错的挑战。但一个方案简单地阐述和建立是不够的[5]，需要在组织管理中投入更多的努力和改变去改善围术期的结局。

MDT 必须在项目负责人或“ERAS 首席”的管理下进行。按照我们的经验，由各自单位的外科医生作为团队的领导，并由 2～3 名指定的外科医生支持。在其他的一些医院，麻醉师是核心，但流程是相同的：外科医生、麻醉师、护士和患者一起合作。最佳的 MDT 应包括至少一名护士、一名麻醉师、一名管理员和一名外科医生。其他的工作人员，如物理治疗师或营养学家，也作为该团队的一部分。一个接受过专门培训的 ERAS 护士是最重要的。最开始的行政部门的支持就是必要的，以获得所需的资源和监督财务获益。然后，该团队应该接受培训，以在他们自己的单位或医院实施一个快速康复的路径。ERAS 实施过程是由 ERAS 学术专家提供的为期 8～10 个月的系统培训项目。在确定了目标后，将行动和计划付诸实践，然后进行观察和测量，并做出适当的调整。定期进行多学科审计，还包括营养学家和物理治疗师，以监测在执行过程后的变化的依从性和可持续性。使用系统的交互式审计系统可以使结果报告和持续的数据分析实现标准化[6]。长期的随访研究认为 ERAS 项目的多学科实施和维护是可持续的[7]。COVID-19 大流行期间，实施 ERAS 计划的方式即将随之演变，线上学习平台将被投入使用，而不再需要线下参与。

二、肝胆胰手术 ERAS 获益

在 ERAS 成功实施后，一直有研究报道肝脏手术的临床益处。最新发表于 2020 年的 5 个 Meta 分析报道指出，ERAS 后住院时间显著减少，术后并发症减少了 30%～50%，但没有增加死亡率或再入院率[8-12]。同时，ERAS 也改善了患者的功能恢复和生活的质量。ERAS 的依从性为 65%～74%[10]，ERAS 实施并没有降低肝脏特异性并发症的发生率[9]。在最新的 Meta 分析中，只有不到 20% 的研究进行了系统审计[10]。因此，在肝胆手术的 ERAS 中，依从性报告和系统审计的应用有待改善。

从 2007 年到现在，已有许多研究报道了 ERAS 对胰腺手术临床结局的影响。这些报道的结果集中在 5 个主要的 Meta 分析中[13-17]。分析报道称，当应用快速康复方案时，总体发病率和住院时间显著降低，但没有增加再入院率。关于胰腺手术的特殊并发症，如胃排空延迟和胰瘘，上述五项中的三项 Meta 分析[14, 15, 17]描述了与历史常规护理相比，ERAS 导致胃排空延迟减少，临床显著性胰瘘的发生率相似。然而，每个研究中使用的 ERAS 项目数量的差异导致了纳入研究的异质性。

最近的一项多中心队列研究，包括 404 例在 ERAS 管理下接受胰十二指肠切除术的患者，评估了该指南在日常临床实践中的应用[18]。应用的项目数除以总数，也称为“依从性”，为 62%，术后阶段是最具有挑战性的部分。术后加速康复的每一项都很重要，但主要是它们的累积比例，即总体依从性，是影响临床结果的一个主要因素，因为总体依从性超过 70% 与总体并发症和住院时间的显著减少相关。当观察每一个因素的影响时，避免术后鼻胃管和早期活动是与胰十二指肠切除术后预后改善相关的独立因素。

胰腺和肝脏手术后的长期预后也与多学科肿瘤治疗相关，包括辅助化疗。由于术后并发症可能会增加手术到化疗之间的时间间隔，我们在回

表 28–1　肝脏和胰腺手术术后快速康复项目

	肝　脏	胰　腺
术前咨询	术前专业的多媒体咨询	
术前训练		术前 3～6 周康复计划
胆汁引流		避免术前胆汁引流，仅当胆红素＞为 250μmol/L，胆管炎，或新辅助治疗时
戒烟戒酒	术前戒烟戒酒至少 4 周	
术前营养支持	有风险（患者 6 个月内体重减轻 10%～15%，体重指数＜18.5kg/m^2，无肝肾功能障碍的血清白蛋白＜30g/L）术前 7 天口服营养补充剂	术前进行营养干预，如果有严重的体重减轻。基于 BMI 和体重减轻的营养状况评估
免疫营养支持	使用证据有限	不推荐
胃肠道准备	避免胃肠道准备	
禁食禁饮	术前 6h 禁食，2h 禁饮	
禁食和糖类饮料	在手术前 2h 内禁食清流质，6h 内禁食固态食物。	晚上和手术前 2h 可进糖类饮料
麻醉前用药	不用长效镇静剂	不用抗焦虑药。可以用对乙酰氨基酚和单剂量加巴喷替类药物
抗血栓	同时进行化学和机械性血栓预防	
围术期类固醇	类固醇（甲泼尼龙）可在正常肝实质的肝切除术前使用，因为它可以减少肝损伤和术中应激，糖尿病患者禁止用类固醇	
抗菌药物，备皮	进腹前 30～60min，单次静脉注射抗生素。用洗必泰（氯己定）– 酒精擦洗皮肤	进腹 60min 内前单剂量静脉注射抗生素。术前胆道支架植入术中胆汁培养，如果胆汁培养阳性，术后应治疗性使用抗生素。使用酒精基制剂和伤口保护剂
硬膜外麻醉	不推荐用于 ERAS 患者开放性肝脏手术。伤口灌注导管或鞘内阿片类药物可以是联合多模式镇痛的良好替代方案	开放手术性胸部硬膜外镇痛（$T_{5\sim8}$）。如果没有硬膜外注射：静脉注射利多卡因或腹横肌平面阻滞 / 伤口浸润
微创手术	腹腔镜肝切除术可由有经验的肝胆外科医生进行，特别是左外叶和右前叶病变切除术	腹腔镜胰十二指肠切除术仅在经验丰富的大中心。机器人辅助的 PD 不建议使用
术后镇痛		多模式阿片类药物持续镇痛
切口置管		腹膜前切口置管作为硬膜外置管的替代方法
术后恶心呕吐预防	对危险因素的多模式 PONV 预防	
低温预防	主动加温（皮肤和灌注加热）以保持体温≥36℃	
血糖控制	葡萄糖水平应尽可能保持在接近正常水平，而不引起低血糖	

（续表）

	肝 脏	胰 腺
液体平衡	提倡在肝手术中密切监测并维持低中心静脉压（＜5cmH_2O）	避免燃料过载
鼻胃管	术后不插胃管	
腹部引流管	无常规腹腔引流	低风险患者在 72h 内拔出吻合口周围引流管
生长抑素类似物	—	不全身使用生长抑素
导尿管	拔除导尿管	早期拔除导尿管
胃排空延迟（DGE）	手术中大网膜覆盖肝切面可降低左侧肝切除术后发生 DGE 的风险	没有公认的预防策略；早期诊断腹腔内并发症；DGE 持续时间延长时进行人工营养
肠蠕动刺激	肝脏手术后不需要刺激排便	
膳食	术后根据患者耐受性正常饮食	
活动	早期并积极活动	
审计	定期和持续的审计	

顾性分析中评估了 ERAS 依从性对该时间间隔的潜在作用[19]。对于年龄超过 65 岁的患者，总依从性≥67% 与手术和化疗间隔时间的显著缩短相关。

如前所述，在考虑实施 ERAS 时，经济资源是一个经常被提出的问题，因为它需要特殊的资源，如 ERAS 专用护士、信息手册和数据库[20]。这些投资可能导致 ERAS 实施的难度增加[21]。然而，这些初始投入不仅减少了住院时间和住院费用，而且减少了并发症。在肝胆胰腺手术中，最近的一项包含了 5 项研究的系统综述指出，接受 ERAS 使得平均成本降低了 7020 美元[22]。在肝脏手术中，只有三项研究，这就排除了系统的成本分析。然而，肝脏手术的成本最小化分析显示，在 ERAS 实施后，每个患者的总平均成本降低了 3080 美元[23]。

三、ERAS 是一个多学科团队方案

多学科团队方法通过集中一个具有共同目标的不同的卫生专业人员团队，为患者提供全面的治疗和护理。由于 ERAS 是一种旨在改善患者预后的多模式多学科方法，所以不仅在实施期间，而且在后续可持续性的关键时期，多学科工作都是至关重要的。

改善 MDT 内部协作的关键是要理解 ERAS 实施的障碍和动力。一项有趣的研究评估了护士、外科医生和麻醉师中的实施障碍和动力[24]。护士发现患者不愿意早期活动和进食，这可以通过对患者的教育来克服。他们还发现缺乏人力和时间。从外科医生的角度来看，护理习惯和缺乏护理时间，以及个人偏好和对改变的抗拒都是潜在的障碍。麻醉师表示，他们担心改变护理习惯和外科医生的行为将是艰难的，而这些困难都可以通过良好的沟通协作解决。一项系统综述[25]包括了卫生专业人员实施 ERAS 经验的研究，并确定了五个主要主题：沟通和协作，对改变的抗拒，基于流程的护理的作用和意义，以及专业知识和期望。该综述的结论是，合作伙伴之间和患者之间的沟通，以及向卫生专业人员对患者提供全面的信息，以及确定一个当地的 ERAS 首席，可以改善 ERAS 的实施。

结论

ERAS 可以很好地改善患者围术期的治疗。

然而，ERAS 在肝胆外科和胰腺手术中的应用需要多学科的沟通和协作，以便在以患者为中心的护理照护中提供基于证据的最佳实践方案。在这种情况下，ERAS 可改善患者的预后，减少并发症，改善功能预后，这与减少肝胆胰手术的住院时间相关。此外，ERAS 的实施是一种具有高成本效益的干预措施，需要得到医疗保健管理部门的支持。患者的教育和参与，以及多学科的沟通和协作，对于达到 ERAS 项目的高依从性至关重要，从而改善患者临床结局。

参考文献

[1] Ljungqvist O, Scott M, Fearon KC. Enhanced recovery after surgery a review. JAMA Surg. 2017;152(3):292-8. https://doi.org/10.1001/jamasurg.2016.4952.

[2] Ljungqvist O, Young-Fadok T, Demartines N. The history of enhanced recovery after surgery and the ERAS society. J Laparoendosc Adv Surg Tech. 2017;27(9):860-2. https://doi.org/10.1089/lap.2017.0350.

[3] Melloul E, Hübner M, Scott M, et al. Guidelines for perioperative care for liver surgery: enhanced recovery after surgery (ERAS) society recommendations. World J Surg. 2016;40:2425-40. https:// doi.org/10.1007/s00268-016-3700-1.

[4] Melloul E, Lassen K, Roulin D, et al. Guidelines for Perioperative Care for Pancreatoduodenectomy: Enhanced Recovery After Surgery (ERAS) Recommendations 2019. World J Surg. 2020;44(7):2056-84. https://doi.org/10.1007/s00268-020-05462-w.

[5] Maessen J, Dejong CHC, Hausel J, et al. A protocol is not enough to implement an enhanced recovery programme for colorectal resection. Br J Surg. 2007;94(2):224-31. https://doi.org/10.1002/bjs.5468.

[6] Currie A, Soop M, Demartines N, Fearon K, Kennedy R, Ljungqvist O. Enhanced recovery after surgery interactive audit system: 10 years' experience with an international web-based clinical and research perioperative care database. Clin Colon Rectal Surg. 2019;32(1):75-81. https://doi.org/10.1055/s-0038-1673357.

[7] Martin D, Roulin D, Addor V, Blanc C, Demartines N, Hübner M. Enhanced recovery implementation in colorectal surgery-temporary or persistent improvement? Langenbecks Arch Surg. 2016;401(8):1163-9. https://doi.org/10.1007/s00423-016-1518-9.

[8] Song W, Wang K, Zhang RJ, Dai QX, Zou SB. The enhanced recovery after surgery (ERAS) program in liver surgery: a meta-analysis of randomized controlled trials. Springerplus. 2016;5(1):1-10. https://doi.org/10.1186/s40064-016-1793-5.

[9] Hughes MJ, McNally S, Wigmore SJ. Enhanced recovery following liver surgery: a systematic review and meta-analysis. HPB. 2014;16(8):699-706. https://doi.org/10.1111/hpb.12245.

[10] Noba L, Rodgers S, Chandler C, Balfour A, Hariharan D, Yip VS. Enhanced recovery after surgery (ERAS) reduces hospital costs and improve clinical outcomes in liver surgery: a systematic review and meta-analysis. J Gastrointest Surg. 2020;24(4):918-32. https://doi.org/10.1007/s11605-019-04499-0.

[11] Wang C, Zheng G, Zhang W, et al. Enhanced recovery after surgery programs for liver resection: a meta-analysis. J Gastrointest Surg. 2017;21(3):472-86. https://doi.org/10.1007/s11605-017-3360-y.

[12] Zhao Y, Qin H, Wu Y, Xiang B. Enhanced recovery after surgery program reduces length of hospital stay and complications in liver resection: a PRISMA-compliant systematic review and meta-analysis of randomized controlled trials. Medicine (Baltimore). 2017;96(31):e7628.

[13] Coolsen MME, Van Dam RM, Van Der Wilt AA, Slim K, Lassen K, Dejong CHC. Systematic review and meta-analysis of enhanced recovery after pancreatic surgery with particular emphasis on pancreaticoduodenectomies. World J Surg. 2013;37(8):1909-18. https://doi.org/10.1007/s00268-013-2044-3.

[14] Xiong J, Szatmary P, Huang W, et al. Enhanced recovery after surgery program in patients undergoing pancreaticoduodenectomy a prisma-compliant systematic review and meta-analysis. Medicine (United States). 2016;95(18):e3497. https://doi.org/10.1097/MD.0000000000003497.

[15] Ji HB, Zhu WT, Wei Q, Wang XX, Wang HB, Chen QP. Impact of enhanced recovery after surgery programs on pancreatic surgery: a meta-analysis. World J Gastroenterol. 2018;24(15):1666-78. https://doi.org/10.3748/wjg.v24.i15.1666.

[16] Cao Y, Gu HY, Huang ZD, et al. Impact of enhanced recovery after surgery on postoperative recovery for Pancreaticoduodenectomy: pooled analysis of observational study. Front Oncol. 2019;9:687. https://doi.org/10.3389/fonc.2019.00687.

[17] Sun Y-M, Wang Y, Mao Y-X, Wang W. The safety and feasibility of enhanced recovery after surgery in patients undergoing pancreaticoduodenectomy: an updated meta-analysis. Biomed Res Int. 2020;2020:1-15. https://doi.org/10.1155/2020/7401276.

[18] Roulin D, Melloul E, Wellg BE, et al. Feasibility of an enhanced recovery protocol for elective pancreatoduodenectomy: a multicenter international cohort study. World J Surg. 2020;44(8):2761-9. https://doi.org/10.1007/s00268-020-05499-x.

[19] St-Amour P, St-Amour P, Joliat GR, et al. Impact of ERAS compliance on the delay between surgery and adjuvant chemotherapy in hepatobiliary and pancreatic malignancies. Langenbecks Arch Surg. 2020;405(7):959-66. https://doi.org/10.1007/s00423-020-01981-1.

[20] Roulin D, Donadini A, Gander S, et al. Cost-effectiveness of the implementation of an enhanced recovery protocol for

colorectal surgery. Br J Surg. 2013;100(8):1108-14. https://doi.org/10.1002/bjs.9184.
[21] Martin D, Roulin D, Grass F, et al. A multicentre qualitative study assessing implementation of an enhanced recovery after surgery program. Clin Nutr. 2018;37(6 Pt A):2172-7. https://doi. org/10.1016/j.clnu.2017.10.017.
[22] Joliat G-R, Hübner M, Roulin D, Demartines N. Cost analysis of enhanced recovery programs in colorectal, pancreatic, and hepatic surgery: a systematic review. World J Surg. 2020;44(3):647-55. https://doi.org/10.1007/s00268-019-05252-z.
[23] Joliat GR, Labgaa I, Hübner M, et al. Cost-benefit analysis of the implementation of an enhanced recovery program in liver surgery. World J Surg. 2016;40(10):2441-50. https://doi.org/10.1007/s00268-016-3582-2.
[24] Pearsall EA, Meghji Z, Pitzul KB, et al. Qualitative study to understand the barriers and enablers in implementing an enhanced recovery after surgery program. Ann Surg. 2015;261(1):92-6. https://doi. org/10.1097/SLA.0000000000000604.
[25] Cohen R, Gooberman-Hill R. Staff experiences of enhanced recovery after surgery: systematic review of qualitative studies. BMJ Open. 2019;9(2):e022259. https://doi.org/10.1136/bmjopen-2018-022259.

第 29 章 ERAS 在胰腺手术中的应用
ERAS in Pancreatic Surgery

Julie Perinel　Mustapha Adham　著

摘要

胰腺手术并发症多，住院时间（length of hospital stay，LOS）长。2012 年，ERAS 研究小组发布了首个在胰十二指肠切除术患者中实施 ERAS 方案的指南。该指南于 2019 年更新，其中包括 27 项基于证据的建议，也包括一个适当和结构化的审计系统，以提供反馈和依从性报告。系统性综述和 Meta 分析显示 ERAS 组患者改善了术后结局，缩短了住院时间，降低了胃排空延迟和总的并发症发生率，而没有增加再入院率和死亡率。ERAS 方案也是一个财务问题，与成本节约有密切关联。但考虑到非随机研究居多，并且各研究间存在较大异质性，仍需开展更多具有标准化 ERAS 方案的大规模随机研究。ERAS 方案的实施是一个具有挑战性的过程，需要多学科团队的共同参与。患者的依从性是评估 ERAS 实施成功与否的关键因素，也是改善术后结局的关键。

ERAS 是为降低围术期手术应激、减少术后并发症、加速术后康复而发展起来的一种多模式、多学科综合治疗模式[1]。ERAS 方案最初在结直肠外科实施[2]，与显著降低术后发病率和缩短住院时间[3, 4]相关。基于加速康复的胰腺手术方案已经发展了十多年[5]。2012 年，ERAS 研究小组发布了第一个胰十二指肠切除术指南[6]。更新版本已于 2019 年发布，其中包括用于管理 PD 围术期护理的 27 项基于证据的建议[7]。

胰腺手术，尤其是 PD，被认为是一种复杂且高风险的外科手术。虽然在手术数量大的中心，死亡率显著下降至 5% 以下，但随着 LOS 的延长，发病率仍然很高（30%～60%）[8]。术后并发症［如术后胰瘘（postoperative pancreatic fistula，POPF）、胃排空延迟（delayed gastric emptying，DGE）、手术部位感染（surgical site infections，SSI）等］导致患者术后恢复延迟，LOS[9, 10] 增加。此外，胰腺手术仍然具有挑战性，因为在 DGE 或肠梗阻高危患者中，预防性腹腔引流、术前胆道引流和早期进食等问题仍未解决。在此背景下，ERAS 方案的实施有助于减少术后并发症，缩短住院时间并规范胰腺外科的临床实践。

一、胰十二指肠切除术 ERAS 指南

胰十二指肠切除术的 ERAS 指南包括了专

门的术前咨询和康复计划，以及术前3～6周的体育锻炼和营养补给。营养不良（体重下降超过15%或BMI＜18.5kg/m^2）时推荐使用鼻胃管或鼻空肠营养管。不再推荐免疫营养；无禁忌证时固体食物的禁食时间为术前6h，液体则为2h。在麻醉前一天给予糖类直至术前2h。仅符合以下适应证需行术前胆道引流：血清胆红素水平＞250μmol/L、胆管炎、新辅助治疗。术前避免用药，术前2～12h开始预防性抗血栓，癌症患者在术后4周继续预防使用。预防恶心呕吐（prophylaxis of nausea and vomiting，PONV）则由至少两种不同的止吐药组成。抗菌药物预防使用时间为切皮前60min内，并根据手术持续时间重复。如果胆汁培养阳性，术后应考虑使用抗生素。术后镇痛是在无阿片类药物禁忌证的情况下，对开放胰十二指肠切除术患者通过胸段硬膜外或腹膜前切口导管进行。为防止低体温的发生，术中使用抱毯和静脉输液加温装置，使体温维持在36℃以上。围术期使用既定方案维持正常血糖，应用目标导向液体治疗法避免液体负荷过重。术中插入鼻胃管，麻醉苏醒前拔除。截至目前，微创胰十二指肠切除术的安全性仍存在担忧。腹腔镜的使用应仅在数量大的专科中心对特定的患者进行。不推荐在胰十二指肠切除术中使用机器人。对胰十二指肠切除术后预防性引流管仍存在争议，但由于目前的证据级别较低，暂无法得出结论。指南推荐低危（即术后第1天引流液淀粉酶含量＜5000U/L）患者在72h内进行常规引流并行早期拔除。同样由于缺乏证据，系统性使用生长抑素类似物预防临床相关术后胰瘘（clinically relevant postoperative pancreatic fistula，CR-POPF）并不推荐。术后第1天拔除尿管。根据患者耐受情况遵循早期经口进食方案。咀嚼口香糖和药物（阿维莫泮和莫沙必利）的使用可加速肠道恢复。早期动员从手术当天开始。与其他加速康复计划（enhanced recovery program，ERP）相比，ERAS计划的优势在于它是一个适当的、结构化的审查系统，包括前瞻性数据库及定期的内部和外部数据审查以提供一整套反馈机制[11]。

二、ERAS对术后效果的影响

在过去的几十年中，一些研究报道了ERAS在胰十二指肠切除术患者中的可行性和安全性[12-23]（表29-1）。系统性综述和Meta分析显示ERAS组患者改善了术后结局，缩短了住院时间，降低了胃潴留和总的并发症发生率，而没有增加再入院率和死亡率[24, 25]。然而，大多证据仅基于样本量有限的回顾性病例对照研究。最近，4项单中心、前瞻性随机对照试验证实了ERAS方案在促进术后恢复方面的优势[26-29]。其中2项RCT在基于ERAS指南[26, 27]前提下评价ERAS方案的效果，1项美国RCT评估了该中心特有的加速康复计划[28]，1项韩国RCT为改良ERAS方案的非劣效试验[29]。此外的三项研究在排除年龄＞80岁、存在合并症和晚期恶性肿瘤等患者，纳入仅包括开放性和根治的胰十二指肠切除术患者（不包括血管切除或重建）[27-29]。结果显示，针对ERAS组，有2个研究报道了更早恢复经口进食、拔管和活动[26, 27]，3个研究报道了更短的LOS[26-28]，只有1个研究报道了更低的并发症发病率[27]。在所有的RCT中，POPF、死亡率、再入院率等均无显著性差异，提示ERP的安全性[26-29]。2020年共发表2篇系统评价和Meta分析，包括4篇RCT。均在ERAS组报道较短LOS、总体和次要并发症发生率低、DGE发生率低，不增加POPF率、30天再入院率和死亡率[30, 31]。但考虑到各研究间的异质性，仍需更多大样本的RCT以巩固结证。

ERAS方案对老年患者同样安全。Coolsen等[32]报道了55例年龄≥70岁的患者与其他55例年轻、依从性好（51%～95%）的患者术后疗效的比较。Partelli等[19]在88例年龄≥75岁的患者队列中报道了ERAS方案的可行性。两项随机对照试验特别评价了ERAS对癌症患者行胰十二指肠切除术的影响[26, 29]。在一项研究中，ERAS方案不劣于传统护理方案[29]；在另一项研究中，ERAS方案与LOS缩短相关，并且不增加发病率和死亡率[26]。在Lavu等的RCT研究中，80%的患者患有癌症，ERP组开始辅助治疗的中位时间更短[28]。完整的辅助化疗周期是壶腹周围癌长期

表 29-1 胰腺外科相关的 ERAS 方案

研究者	年 份	国 家	研究类型	ERAS 组[a]	对照组[a]	MINORS 评分
Abu Hilal 等	2013	英国	病例对照研究	20	24	14/24
Kobayashi 等	2014	日本	病例对照研究	100	90	13/24
Braga 等	2014	意大利	病例对照研究	115	115	18/24
Coolsen 等	2014	荷兰	病例对照研究	86	97	15/24
Shao 等	2015	中国	病例对照研究	325	310	14/24
Williamsson 等	2015	瑞典	病例对照研究	50	50	16/24
Joliat 等	2015	瑞士	病例对照研究	74	87	15/24
Partelli 等	2015	意大利	病例对照研究	22	66	13/24
Bai 等	2016	中国	病例对照研究	124	63	15/24
Zouros 等	2016	希腊	病例对照研究	75	50	16/24
Deng 等	2017	中国	随机对照研究	76	83	b
Takagi 等	2019	日本	随机对照研究	37	37	b
Perinel 等	2019	法国	病例对照研究	47	30	19/24
Lavu 等	2019	美国	随机对照研究	37	39	b
Hwang 等	2019	韩国	随机对照研究	123	124	b

MINORS. 非随机研究的方法指数
a. 样本量
b. 与 MINORS 评分标准不一致

生存最重要的预测指标之一。即使在推迟化疗 12 周后，仍有长期生存获益[33]。因此，在壶腹周围癌中实施 ERAS 是有实际益处的。如果 ERAS 有利于早期恢复，缩短 LOS，那么越来越多的患者将能够实现化疗。然而，需要进一步的研究来证实这一假说。

三、ERAS 对医疗成本的影响

ERAS 方案的实施也是一个财务问题。最初，Kehlet 等开发了 ERP 来加速术后恢复，同时也降低了总体成本[1]。在胰腺手术中，大多数研究报道了 ERP 实施[16, 17, 22, 34, 35]后显著节约成本。2 篇 Meta 分析和系统评价报道了成本分析[24, 36]数据。Xiong 等基于 4 项研究的结果报道了住院成本的显著降低[24]。Joliat 等发现纳入的 5 项研究中，ERP 组的平均费用减少为 7020 美元（95%CI 2430～11 600，P=0.003）[36]。同样，最近美国的一项 RCT 研究显示，ERP 组的总成本从 31 845 美元降至 26 563 美元（P=0.011）[28]。成本降低被解释为是缩短住院日的结果，当然不必要的实验室检查、放射成像及药物使用也可能是一定原因[35, 36]。然而，正如 Joliatet 等所提到的，不同的研究之间成本评估方法存在很大差异，成本大多被评估为次要结果[36]。我们应当对课题研究进行更加具体，如成本分析的标准化。

四、ERAS 与依从性的关系

依从性对于分析 ERAS 方案在日常实践中的成

功实施至关重要。在胰腺手术中，只有少数研究报道了 ERAS 方案的依从性。虽然术前、术中 ERAS 项目依从性较高（70%～100%），但术后 ERAS 项目实施难度较大、成功率较低（30%～88%）。此外，依从性水平与术后结局[14, 21, 37, 38]显著相关。Braga 等的亚组分析显示，无重大并发症的患者依从性较高，而有重大并发症的患者依从性较差[14]。在 2 项单中心研究中，依从性高的患者术后并发症少，LOS[21, 37]缩短。Williamson 等[7–9]研究显示，依从性≥90% 的患者术后中位出院时间（POD）为第 8 天，并且无 Clavien-Dindo≥Ⅲa 的并发症患者[37]。最近，在一项包含 404 例患者的多中心研究中，依从性水平＞70% 与明显较短 LOS 和较少并发症有关[38]。Roulin 等是第一个专门评估每个 ERAS 项目对术后结果影响的研究。只有术后项目是并发症的独立预测因子。术后避免留置鼻胃管、POD 0 天活动和 POD 2 天超过 6h 的活动与总体并发症的减少显著相关。早期活动是唯一与主要并发症减少相关的 ERAS 项目（Clavien DindoⅢa～Ⅳb）[38]。这些结果提示了提高依从性对术后成功结局的重要性。在结直肠手术中，一项多中心研究表明，最佳恢复的最强预测因素是术后项目的依从性[39]。尽管如此，在术后期间达到高水平的依从性是比较复杂的，因为它关系到患者的承诺和并发症的发生。若发生手术并发症，则更难动员患者运动或开始经口进食。Zhang 等在一个包含 176 例 PD 患者的队列中发现 ASA 评分和营养状态是 ERAS 成功的独立预测因素。此外，CR-POPF、DGE、SSI 等术后并发症是 ERAS 失败的主要原因。ERAS 项目中，早期去除鼻胃管和口服液体的摄入与术后结局密切相关，可作为术后并发症的早期预测指标[10]。

五、ERAS 实施策略及成功关键

ERAS 方案的实施是一个循序渐进的过程，需要组织执行项目相关多学科团队的协作。其中，必须要定期审查，以确定执行过程中的动力及阻力。在一项质量研究中，Lyonet 等报道了与 ERAS 的有效实施及高水平依从性相关的 4 个关键点[40]。

- 患者因素包括患者选择（人口统计学、合并症）和患者期望。
- 团队人员因素（人员培训、态度及行为改变）。
- 实践相关因素（沟通情况，标准流程）。
- 卫生系统资源（院内和出院资源）。

其他与 ERAS 方案的成功实施的相关因素如下所示。

- 通过定期员工会议进行医务人员培训[41]。
- 患者教育，如果患者对护理方案较为满意，则更容易达到较高的依从性[40]。
- 专职的 ERAS 协调员促进各方之间的沟通，并确保患者[41, 42]定期随访。

最后，ERAS 方案的可持续性仍然是一个挑战。仅有一项研究报道了 210 例 PD 患者 ERAS 实施后的长期随访结果[37]。ERAS 实施 3 年后，患者总体依从性从 65% 提高到 72%，而发病率、住院时间、死亡率和再入院率无明显变化。过程中实施方案的适时调整及对患者的定期教育是维持最佳依从性的关键。

结论

考虑到胰腺外科手术操作的复杂性和高并发症发病率，ERAS 方案的实施仍然具有挑战。根据已发表的数据，ERAS 总体安全且有效，能够缩短 LOS，降低总体并发症和 DGE 的发生率，并且没有增加 POPF 发生率、30 天再入院率和死亡率。ERAS 的总体依从性达到 70% 同样证明了实施的可行性。最后，ERAS 方案能够节约成本，这也是当前经济背景下医疗系统考虑的一个重要因素。但需要指出的是，ERAS 也存在一些潜在的局限性。首先，大多数研究为回顾性病例对照研究，样本量较小，可能导致证据等级有限。其次，纳入的研究在结局指标和条目数量、定义等方面仍存在较大异质性。因此，很难从术后效果和依从性方面进行比较。最后，患者依从性是改善术后结局的关键指标，应在后续研究中常规报道。未来的 RCT 研究需要标准化的 ERAS 方案来评估每个 ERAS 项目的贡献，并报道胰腺癌患者的生存情况。

参考文献

[1] Kehlet H. Multimodal approach to control postoperative pathophysiology and rehabilitation. Br J Anaesth. 1997;78(5):606-17. https://doi.org/10.1093/bja/78.5.606.
[2] Anderson AD, McNaught CE, MacFie J, et al. Randomized clinical trial of multimodal optimization and standard perioperative surgical care. Br J Surg. 2003;90(12):1497-504. https://doi.org/10.1002/bjs.4371.
[3] Varadhan KK, Neal KR, Dejong CH, et al. The enhanced recovery after surgery (ERAS) pathway for patients undergoing major elective open colorectal surgery: a meta-analysis of randomized controlled trials. Clin Nutr. 2010;29(4):434-40. https://doi. org/10.1016/j.clnu. 2010. 01. 004.
[4] Spanjersberg WR, Reurings J, Keus F, et al. Fast track surgery versus conventional recovery strategies for colorectal surgery. Cochrane Database Syst Rev. 2011;2011(2):CD007635. https://doi. org/10.1002/14651858.CD007635.pub2.
[5] Coolsen MM, van Dam RM, van der Wilt AA, et al. Systematic review and meta-analysis of enhanced recovery after pancreatic surgery with particular emphasis on pancreaticoduodenectomies. World J Surg. 2013;37(8):1909-18. https://doi.org/10.1007/s00268-013-2044-3.
[6] Lassen K, Coolsen MME, Slim K, et al. Guidelines for perioperative care for pancreaticoduodenectomy: enhanced recovery after surgery (ERAS®) society recommendations. World J Surg. 2013;37(2):240-58. https://doi.org/10.1007/s00268-012-1771-1.
[7] Melloul L, Lassen K, Roulin D, et al. Guidelines for perioperative care for pancreatoduodenectomy: enhanced recovery after surgery (ERAS) recommendations 2019. World J Surg. 2020;44(7):2056-84. https://doi.org/10.1007/s00268-020-05462-w.
[8] Winter JM, Cameron JL, Campbell KA, et al. 1423 pancreaticoduodenectomies for pancreatic cancer: a single-institution experience. J Gastrointest Surg. 2006;10(9):1199-210.; discussion 1210-1. https://doi.org/10.1016/j.gassur.2006. 08.018.
[9] Eisenberg JD, Rosato EL, Lavu H, et al. Delayed gastric emptying after pancreaticoduodenectomy: an analysis of risk factors and cost. J Gastrointest Surg. 2015;19(9):1572-80. https://doi.org/10.1007/s11605-015-2865-5.
[10] Zhang XY, Zhang XZ, Lu FY, et al. Factors associated with failure of enhanced recovery after surgery program in patients undergoing pancreaticoduodenectomy. Hepatobiliary Pancreat Dis Int. 2020;19(1):51-7. https://doi.org/10.1016/j.hbpd.2019.09.006.
[11] Maessen J, Dejong CH, Hausel J, et al. A protocol is not enough to implement an enhanced recovery programme for colorectal resection. Br J Surg. 2007;94(2):224-31. https://doi.org/10.1002/bjs.5468.
[12] Abu Hilal M, Di Fabio F, Badran A, et al. Implementation of enhanced recovery programme after pancreatoduodenectomy: a single-centre UK pilot study. Pancreatology. 2013;13(1):58-62. https://doi.org/10.1016/j.pan.2012.11.312.
[13] Kobayashi S, Ooshima R, Koizumi S, et al. Perioperative care with fast-track management in patients undergoing pancreaticoduodenectomy. World J Surg. 2014;38(9):2430-7. https://doi. org/10.1007/s00268-014-2548-5.
[14] Braga M, Pecorelli N, Ariotti R, et al. Enhanced recovery after surgery pathway in patients undergoing pancreaticoduodenectomy.World J Surg. 2014;38(11):2960-6. https://doi.org/10.1007/s00268-014-2653-5.
[15] Coolsen MM, van Dam RM, Chigharoe A, et al. Improving outcomes after pancreaticoduodenectomy: experiences with implementing an enhanced recovery after surgery (ERAS) program. Dig Surg. 2014;31(3):177-84. https://doi.org/10.1159/000363583.
[16] Shao Z, Jin G, Ji W, et al. The role of fast-track surgery in pancreaticoduodenectomy: a retrospective cohort study of 635 consecutive resections. Int J Surg. 2015;15:129-33. https://doi.org/10.1016/j. ijsu.2015.01.007.
[17] Williamsson C, Karlsson N, Sturesson C, et al. Impact of a fast-track surgery programme for pancreaticoduodenectomy. Br J Surg. 2015;102(9):1133-41. https://doi.org/10.1002/bjs.9856.
[18] Joliat GR, Labgaa I, Petermann D, et al. Cost-benefit analysis of an enhanced recovery protocol for pancreaticoduodenectomy. Br J Surg. 2015;102(13):1676-83. https://doi.org/10.1002/bjs.9957.
[19] Partelli S, Crippa S, Castagnani R, et al. Evaluation of an enhanced recovery protocol after pancreaticoduodenectomy in elderly patients. HPB (Oxford). 2016;18(2):153-8. https://doi. org/10.1016/j.hpb.2015.09.009.
[20] Bai X, Zhang X, Lu F, et al. The implementation of an enhanced recovery after surgery (ERAS) program following pancreatic surgery in an academic medical center of China. Pancreatology. 2016;16(4):665-70. https://doi.org/10.1016/j.pan.2016.03.018.
[21] Zouros E, Liakakos T, Machairas A, et al. Improvement of gastric emptying by enhanced recovery after pancreaticoduodenectomy. Hepatobiliary Pancreat Dis Int. 2016;15(2):198-208. https://doi. org/10.1016/s1499-3872(16)60061-9.
[22] Dai J, Jiang Y, Fu D. Reducing postoperative complications and improving clinical outcome: enhanced recovery after surgery in pancreaticoduodenectomy - a retrospective cohort study. Int J Surg. 2017;39:176-81. https://doi.org/10.1016/j.ijsu.2017.01.089.
[23] Perinel J, Duclos A, Payet C, et al. Impact of enhanced recovery program after surgery in patients undergoing pancreatectomy on postoperative outcomes: a controlled before and after study. Dig Surg. 2020;37(1):47-55. https://doi.org/10.1159/000496510.
[24] Xiong J, Szatmary P, Huang W, et al. Enhanced recovery after surgery program in patients undergoing pancreaticoduodenectomy: a PRISMA-compliant systematic review and meta-analysis. Medicine (Baltimore). 2016;95(18):e3497. https://doi.org/10.1097/MD.0000000000003497.
[25] Ji HB, Zhu WT, Wei Q, et al. Impact of enhanced recovery after surgery programs on pancreatic surgery: a meta-

analysis. World J Gastroenterol. 2018;24(15):1666-78. https://doi.org/10.3748/wjg. v24.i15.1666.
[26] Deng X, Cheng X, Huo Z, et al. Modified protocol for enhanced recovery after surgery is beneficial for Chinese cancer patients undergoing pancreaticoduodenectomy. Oncotarget. 2017;8(29):47841-8. https://doi.org/10.18632/oncotarget.18092.
[27] Takagi K, Yoshida R, Yagi T, et al. Effect of an enhanced recovery after surgery protocol in patients undergoing pancreaticoduodenectomy: a randomized controlled trial. Clin Nutr. 2019;38(1):174-81. https://doi.org/10.1016/j.clnu.2018.01.002.
[28] Lavu H, McCall NS, Winter JM, et al. Enhancing patient outcomes while containing costs after complex abdominal operation: a randomized controlled trial of the Whipple accelerated recovery pathway. J Am Coll Surg. 2019;228(4):415-24. https://doi. org/10.1016/j.jamcollsurg.2018.12.032.
[29] Hwang DW, Kim HJ, Lee JH, et al. Effect of enhanced recovery after surgery program on pancreaticoduo-denectomy: a randomized controlled trial. J Hepatobiliary Pancreat Sci. 2019;26(8):360-9. https://doi.org/10.1002/jhbp.641.
[30] Sun YM, Wang Y, Mao YX, et al. The safety and feasibility of enhanced recovery after surgery in patients undergoing pancreaticoduodenectomy: an updated meta-analysis. Biomed Res Int. 2020;2020:7401276. https://doi.org/10.1155/2020/7401276.
[31] Wang XY, Cai JP, Huang CS, et al. Impact of enhanced recovery after surgery protocol on pancreaticoduodenectomy: a meta-analysis of non-randomized and randomized controlled trials. HPB (Oxford). 2020;22(10):1373-83. https://doi.org/10.1016/j. hpb.2020.07.001.
[32] Coolsen MM, Bakens M, van Dam RM, et al. Implementing an enhanced recovery program after pancreaticoduodenectomy in elderly patients: is it feasible? World J Surg. 2015; 39(1):251-8. https://doi.org/10.1007/s00268-014-2782-x.
[33] Mirkin KA, Greenleaf EK, Hollenbeak CS, et al. Time to the initiation of adjuvant chemotherapy does not impact survival in patients with resected pancreatic cancer. Cancer. 2016;122(19):2979-87. https://doi.org/10.1002/cncr.30163.
[34] Morgan KA, Lancaster WP, Walters ML, et al. Enhanced recovery after surgery protocols are valuable in pancreas surgery patients. J Am Coll Surg. 2016;222(4):658-64. https://doi.org/10.1016/j. jamcollsurg.2015.12.036.
[35] Kagedan DJ, Devitt KS, Tremblay St-Germain A, et al. The economics of recovery after pancreatic surgery: detailed cost minimization analysis of an enhanced recovery program. HPB (Oxford). 2017;19(11):1026-33. https://doi.org/10.1016/j.hpb.2017.07.013.
[36] Joliat GR, Hübner M, Roulin D, et al. Cost analysis of enhanced recovery programs in colorectal, pancreatic, and hepatic surgery: a systematic review. World J Surg. 2020;44(3):647-55. https://doi. org/10.1007/s00268-019-05252-z.
[37] Williamsson C, Karlsson T, Westrin M, et al. Sustainability of an enhanced recovery program for pancreaticoduodenectomy with pancreaticogastrostomy. Scand J Surg. 2019;108(1):17-22. https://doi.org/10.1177/1457496918772375.
[38] Roulin D, Melloul E, Wellg BE, et al. Feasibility of an enhanced recovery protocol for elective pancreatoduodenectomy: a multicenter international cohort study. World J Surg. 2020;44(8):2761-9.https://doi.org/10.1007/s00268-020-05499-x.
[39] Aarts MA, Rotstein OD, Pearsall EA, et al. Postoperative ERASinterventions have the greatest impact on optimal recovery: experience with implementation of ERAS across multiple hospitals. Ann Surg. 2018;267(6):992-7. https://doi.org/10.1097/SLA.0000000000002632.
[40] Lyon A, Solomon MJ, Harrison JD. A qualitative study assessing the barriers to implementation of enhanced recovery after surgery. World J Surg. 2014;38(6):1374-80. https://doi.org/10.1007/s00268-013-2441-7.
[41] Martin D, Roulin D, Grass F, et al. A multicentre qualitative study assessing implementation of an enhanced recovery after surgery program. Clin Nutr. 2018;37(6 Pt A):2172-7. https://doi. org/10.1016/j.clnu.2017.10.017.
[42] Bakker N, Cakir H, Doodeman HJ, et al. Eight years of experience with enhanced recovery after surgery in patients with colon cancer: impact of measures to improve adherence. Surgery. 2015;157(6):1130-6. https://doi.org/10.1016/j.surg.2015.01.016.

第 30 章　超声引导下解剖性肝切除

Ultrasound-Guided Anatomic Resection of the Liver

Junichi Shindoh　Kiyoshi Hasegawa　Masatoshi Makuuchi　著

摘要

解剖性肝切除是肝细胞癌局部治疗的重要理念。对于原发性单发的 HCC 患者，整块切除三级荷瘤门静脉区域已被证明与更长的术后复发时间及更长的总生存期相关。尽管需要进一步的临床研究来建立 HCC 患者的最佳手术策略，但解剖性肝切除具有明显的临床优势，肝胆外科医生应该熟悉这项技术。本章对超声引导下解剖性肝切除的技术细节和临床优势进行综述。

肝切除术是原发性或转移性肝肿瘤患者的一线治疗。随着围术期管理和手术技术的改进，肝切除术的安全性在过去的几十年里有了很大的提高。然而，影响手术效果最重要的因素是外科医生对解剖知识和手术基本原则的了解。

整块切除肝细胞癌患者含肿瘤的门静脉区域，作为期望根除肿瘤周围潜在微转移的最佳手术方式，即所谓的“解剖性切除”概念于 20 世纪 80 年代提出 [1]。迄今为止，已有多项研究报道解剖性切除可延长术后复发时间，改善总生存期 [2–11]，并可降低局部复发率 [6, 8, 10]。最近一项使用 Markov 模型的研究进一步阐明，在初次肝切除时完全切除含肿瘤的门静脉流域可延迟 HCC 的复发及术后的进展，从而改善单发 HCC 患者的生存 [11]。尽管肝细胞癌患者手术方式的最佳选择仍存在争议，但鉴于这些令人鼓舞的临床结果，解剖性肝切除作为一种潜在的合适手术方式，肝胆外科医生理应熟悉。在本章中，我们回顾了超声引导下解剖性肝切除的基本原理和技术。

一、肝脏解剖性切除的解剖学原理及定义

肝脏的解剖性切除通常指“整块切除各种组合的三级汇管区域”。根据 Brisbane 2000 肝脏解剖与肝切除术术语规范 [12]，门静脉一级分区的切除称为半肝切除术，门静脉二级分区的切除称为扇区切除术或区段切除术。Couinaud 分段被定义为肝脏的三级分区，单个肝段切除被归类为解剖性切除。然而，Couinaud 分段并不总是对应着三级汇管区。例如，2 段被归类为二级汇管区，5 段或 8 段通常由二级或三级汇管区组成，尾状叶(即 1 段) 的定义则更要复杂得多。其基本原则是，完全切除任何组合的三级汇管区域便可归类为解剖性肝切除。鉴于 5 段和 8 段通常有两个或两个以上的三级分支，包括腹侧和背侧分支 [13]，5 段

或 8 段的腹侧 / 背侧部分，右侧旁正中区的腹侧 / 背侧部分，甚至更复杂的汇管区组合[14]，只要整块切除相应的汇管区，即可归类为解剖性肝切除。

二、肝脏解剖性切除的手术指征

对于 HCC 的肝切除术，需要严格评估肝功能储备，因为 HCC 通常发生在受损的肝脏中，与拥有健康肝脏的人相比，慢性肝炎或肝硬化患者的最大肝切除范围有限，因此需要严格评估肝功能储备情况以避免术后肝功能不全。肝切除仅适用于 Child-Pugh A 级或 B 级患者，并且腹水可控血清总胆红素水平<2.0mg/dl。最大切除范围可根据 Makuuchi 等提出的 ICG-R15 来确定[4]。在最初的最大切除范围标准中，ICG-R15<10% 的患者可接受至多 2/3 的肝切除（右半肝切除术或三区切除术），ICG-R15 为 10%～19% 的患者可接受至多 1/3 肝切除（左半肝切除术或扇区切除术），ICG-R15 为 20%～29% 的患者可接受至多 1/6 肝切除(单肝段切除),ICG-R15≥30%(图 30–1 ）的患者仅接受有限肝切除或剜除术。严格遵循这一策略，在东京大学医院的 1056 例患者中没有因肝衰竭而导致的手术死亡率[15]。最近，本课题组制定了更加精细的标准即基于估计 ICG 清除率和肝脏剩余体积的精确三维体积测量，证实了在避免增加术后肝功能不全的风险前提下，传统标准可以安全扩展[16, 17]。

三、肝脏解剖性切除的手术操作

（一）肝脏显露

手术切口和视野显露是肝脏探查质量和肝切除术安全性的关键部分。通常采用不同的切口，包括倒 L 切口、倒 T 切口、双侧肋缘下切口或右 / 左肋缘下切口、正中切口来达到这些目的。有时需要开胸以安全显露和操作肝脏腔静脉旁部分。同时，即使在不适合纯腹腔镜入路（即腹腔镜辅助肝切除术）的大范围肝切除术中，最近的腹腔镜技术使我们能够在打开腹腔之前以最小化切口

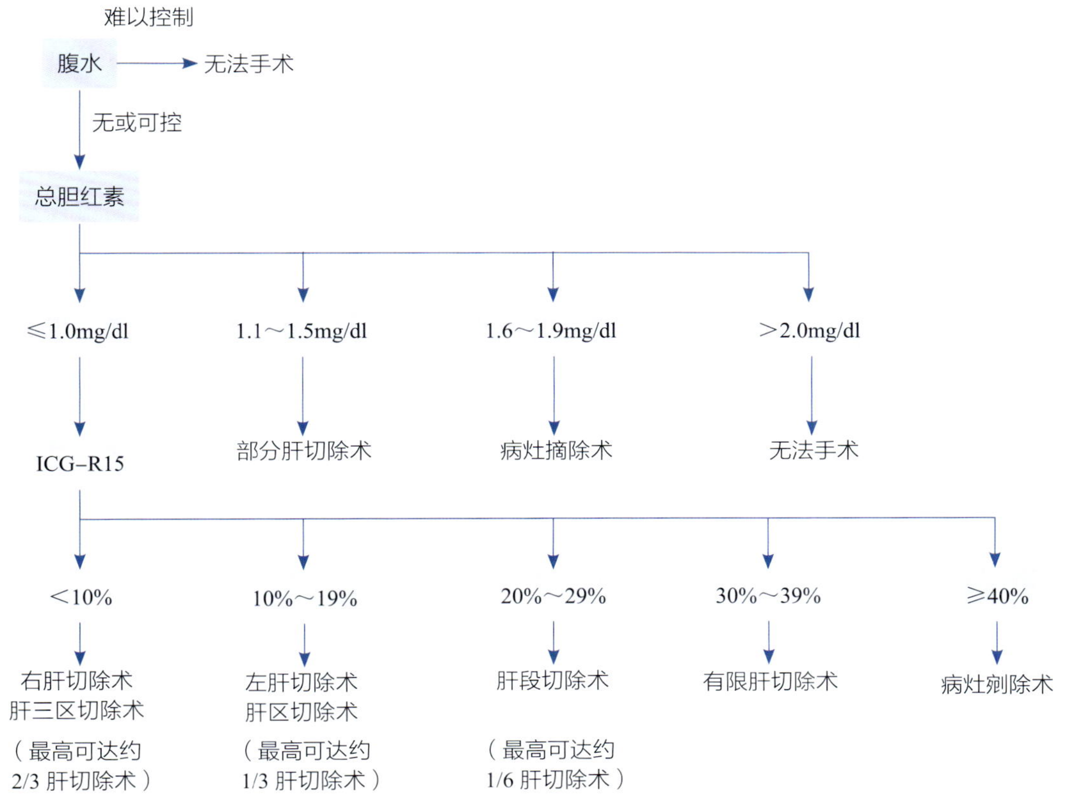

▲ 图 30–1　肝病患者的手术切除标准（Makuuchi 标准）

总长度完成肝脏游离。

（二）手术及超声探查在肝脏表面识别节段的边界

在充分显露肝脏后，超声探查肿瘤的大小、深度、位置、与周围血管结构的关系、有/无新病灶，并通过超声检查肝内血流情况及有无增强。之后根据术前资料及术中所见确定最终手术方案。

（三）肝脏表面肝段边界的识别

为了确定肝段横断的边界，可进行阳性或阴性染色。阳性染色（即对相应的汇管区进行直接染色）常规通过注射蓝色染料（靛蓝胺，Daiichi Sankyo Co.,Ltd. Tokyo,Japan）在超声引导下注入门脉分支。针尖清晰可视，注入的染料在超声图像上为可见气泡。为了获得清晰的染色，需要在肝门处夹闭肝动脉，同时对门静脉分支进行染色，以延缓染料的流失。此外，应调整注射点和注射速度，避免染料（图 30–2A）反流对邻近的汇管区造成污染。当肿瘤位于节段交界处时，应分别对相应的荷瘤门脉分支进行（图 30–2B）染色。但当存在多个分支（如 5 段）或分支太小难以穿刺（如 1 段），对所有的门静脉分支进行染色有困难时，反染可以作为一种替代方法，通过染色邻近的门静脉区域来确定肝段的边界。

然而，对于扇区切除/部分切除或解剖性切除左半肝，门脉染色并不总是必要的，因为直接结扎或短暂夹闭相应的 Glisson 蒂在肝外是可行的。虽然这些染色方法相对容易，在实际临床环境中的大多数情况下都可以适用，但有时很难在肝脏表面获得清晰的染色，特别是在严

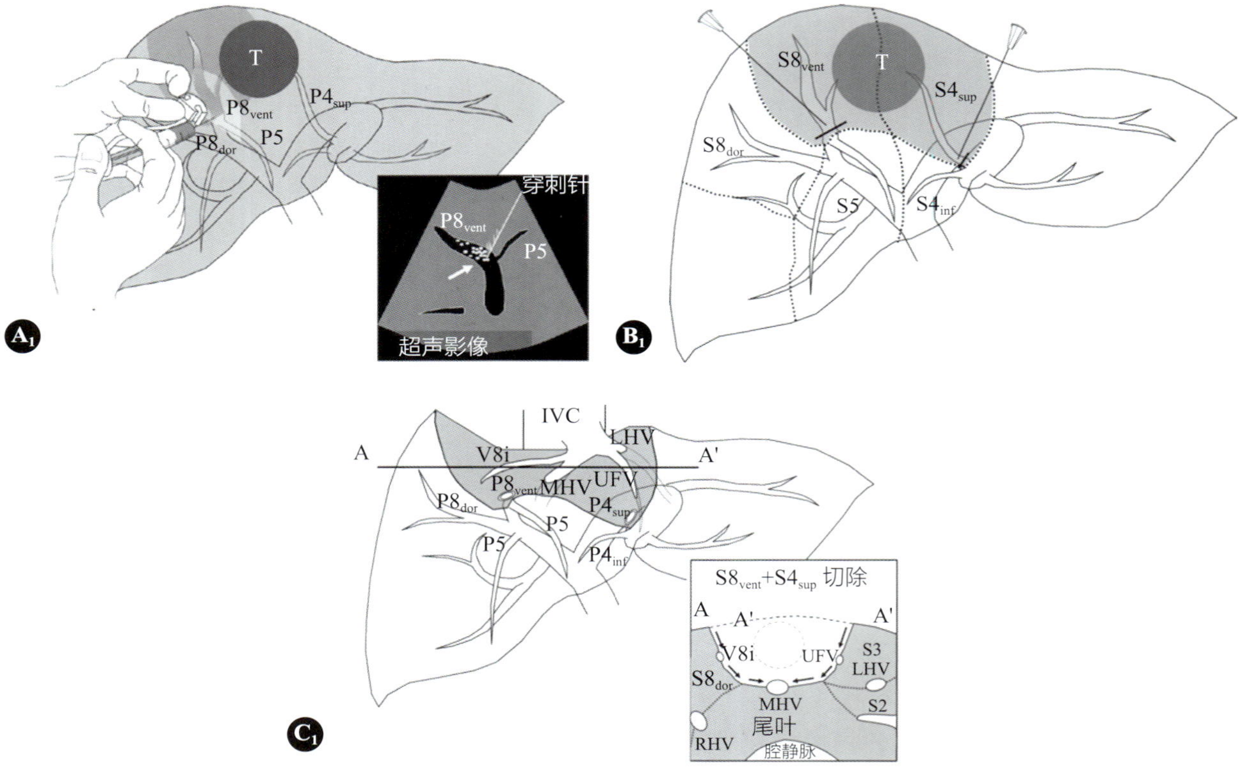

▲ 图 30–2 解剖性肝切除技术细节

A_1. 超声引导下分段染色，针尖和注入的染料可以通过超声进行辨别；B_1. 相邻荷瘤三级门静脉分支染色，当肿瘤位于节段交界处时，应分别对相应的肿瘤荷载门静脉分支进行染色；C_1. 荷瘤段解剖性切除。解剖性切除可以通过从肝表面标记的节段边界到标记静脉的实质横断，在肝脏的切面充分显露静脉，以及在靠近肝段根部的门静脉蒂结扎来实现。T. 肿瘤；P5. 门静脉Ⅴ段分支；$P8_{vent}$. 门静脉Ⅷ段分支腹侧支；$P8_{dor}$. 门静脉Ⅷ段分支背侧支；$P4_{sup}$. 门静脉Ⅳ段分支上支；LHV. 肝左静脉；MHV. 肝中静脉；UFV. 脐静脉；V8i. 肝中静脉Ⅷ段分支；IVC. 下腔静脉［经许可转载，改编自 Shindoh J,et al. J Hepatol 2016;64(3):594-600］

重肝硬化或需要分离大量粘连的肝再切除术的患者中。在这种情况下，当可以使用荧光成像技术时，可用稀释的 ICG 溶液作为注射的替代材料[18]。

（四）横断肝实质

肝实质的横断是沿着肝脏表面形成的节段边界开始的。为保证目标肝脏部位的完整切除，在肝脏切割面显露标志性静脉，在肝段根部结扎相应的门静脉分支（图 30–2C）。由于段间平面并不总是平坦的[19]，因此在超声引导下从肝脏表面到标志性静脉，从显露的标志性静脉到相应门静脉蒂根部进行实质横断很重要。图 30–3 展示了典型的 8 段背侧解剖性切除的术前评估和术中发现。

（五）止血及检查有无胆瘘

实质横断过程中标志静脉的损伤可根据损伤的大小采取缝合或应用医用生物蛋白胶进行处理。由于解剖性肝切除后切面形状相对复杂，并且与单纯肝部分切除术后相比有更高的积液风险，合并胆囊切除术时应进行胆汁渗漏试验[20]。

四、肝脏解剖性切除的临床优势

（一）技术优势

从实用的角度来看，解剖性切除具有以下几点技术优势。首先，不包括标志性静脉，位于门静脉分水岭处的段间平面通常是“无血管”的，因此可以降低横断面的胆瘘风险和失血量[7]。其次，由于在完全切除肝脏表面的门静脉区域后，没有缺血区或瘀血区，无术后持续的肝功能障碍或肝再生障碍[13, 21, 22]可以避免。第三，基于门脉分支流域的体积测量或精细手术规划下手术操作的可行性，即使对于肝功能储备边缘状态的患者，也可以根据客观的体积数据进行治愈性手术[23–25]。

（二）预后优势

解剖性肝切除可能使原发性单发 HCC 的预后更佳，已在许多研究中报道[2–10]。日本东京大学课题组前期基于严格质量控制下建立的数据库报道发现，完全切除含肿瘤的门管区域可降低 HCC 的局部复发和死亡风险[7]，近期大型多中心

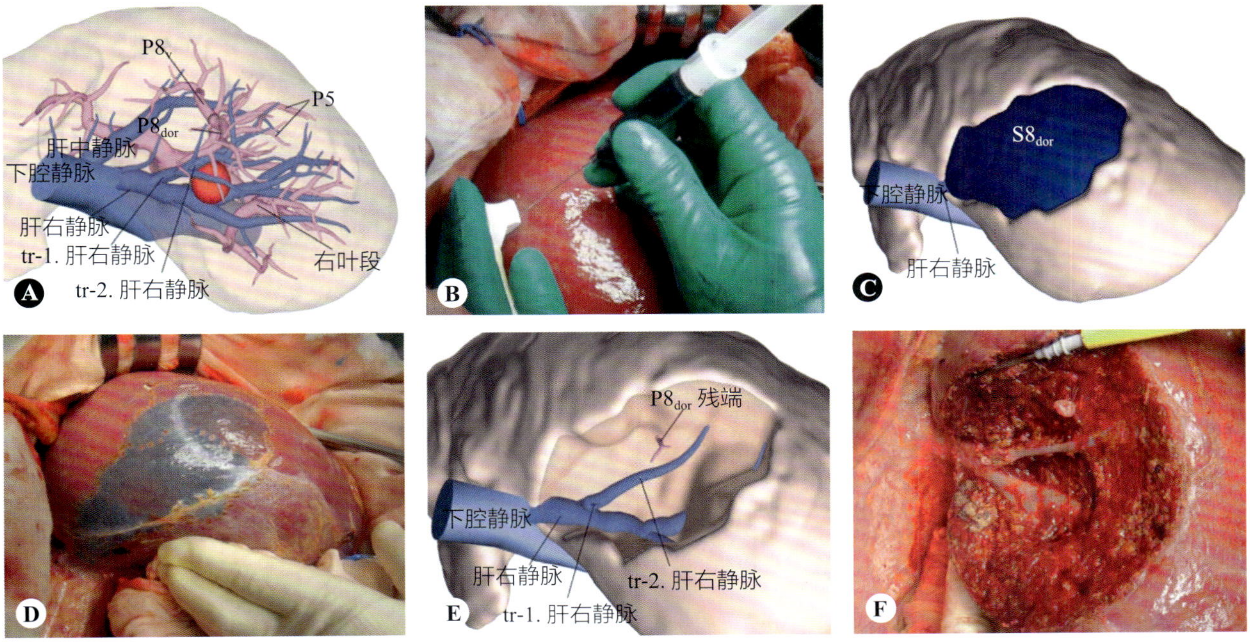

▲ 图 30–3　示例解剖性切除 8 段背侧部

计划 8 段背侧部分行解剖性切除（A），超声引导下穿刺相应门静脉分支（B）。肝脏表面的染色区域（D）与术前模拟（C）非常相似。基于术前三维模拟（E），在肝脏切面（F）显露标志性静脉（即肝右静脉及其属支）［经许可转载，引自 Takamoto T et al. Am J Surg 2013;206(4):530-538］

队列研究也得出类似结果[2, 9]。最近在日本大的中心进行的另一项研究进一步明确了该结论，单发 HCC 首次肝切除术中手术策略的选择，之后在复发时间和早期复发到晚期阶段的转变率方面均存在差异[11]。尽管这些结果仅在原发性单发 HCC 的特定人群中得到证实，但对于复发性多发 HCC，是否可以应用同样的方案仍无定论。占据两个或更多 Couinaud 肝段的较大 HCC，已报道的结果提示初始手术方式的选择可能对患者的后续临床过程和生存结果有显著影响。因此，对于单发 HCC 患者，解剖性切除应作为初始肝切除时手术方式的选择。

结论

本章对 HCC 患者解剖性肝切除的技术细节和临床优势进行了综述。尽管需要进一步的临床研究来建立 HCC 患者的最佳手术策略，但据报道，成功的解剖性切除荷瘤门静脉区域可延缓 HCC 的进展，并可能延长生存。鉴于超声引导下解剖性肝切除包含了复杂的肝脏手术所需的各种基本技术，在进展期肝胆恶性肿瘤积极手术治疗的时代，肝胆外科医生需要熟悉该技术。

参考文献

[1] Makuuchi M, Hasegawa H, Yamazaki S. Ultrasonically guided subsegmentectomy. Surg Gynecol Obstet. 1985;161(4):346-50.
[2] Kaibori M, Kon M, Kitawaki T, Kawaura T, Hasegawa K, Kokudo N, et al. Comparison of anatomic and non-anatomic hepatic resection for hepatocellular carcinoma. J Hepatobiliary Pancreat Sci. 2017;24(11):616-26.
[3] Kakazu T, Makuuchi M, Kawasaki S, Miyagawa S, Hashikura Y, Kosuge T, et al. Repeat hepatic resection for recurrent hepatocellular carcinoma. Hepato-Gastroenterology. 1993;40(4):337-41.
[4] Makuuchi M, Kosuge T, Takayama T, Yamazaki S, Kakazu T, Miyagawa S, et al. Surgery for small liver cancers. Semin Surg Oncol. 1993;9(4):298-304.
[5] Regimbeau JM, Kianmanesh R, Farges O, Dondero F, Sauvanet A, Belghiti J. Extent of liver resection influences the outcome in patients with cirrhosis and small hepatocellular carcinoma. Surgery. 2002;131(3):311-7.
[6] Shindoh J, Hasegawa K, Inoue Y, Ishizawa T, Nagata R, Aoki T, et al. Risk factors of post-operative recurrence and adequate surgical approach to improve long-term outcomes of hepatocellular carcinoma. HPB (Oxford). 2013;15(1):31-9.
[7] Shindoh J, Makuuchi M, Matsuyama Y, Mise Y, Arita J, Sakamoto Y, et al. Complete removal of the tumor-bearing portal territory decreases local tumor recurrence and improves disease-specific survival of patients with hepatocellular carcinoma. J Hepatol. 2016;64(3):594-600.
[8] Tanaka S, Mogushi K, Yasen M, Noguchi N, Kudo A, Kurokawa T, et al. Surgical contribution to recurrence-free survival in patients with macrovascular-invasion-negative hepatocellular carcinoma. J Am Coll Surg. 2009;208(3):368-74.
[9] Vigano L, Procopio F, Mimmo A, Donadon M, Terrone A, Cimino M, et al. Oncologic superiority of anatomic resection of hepatocellular carcinoma by ultrasound-guided compression of the portal tributaries compared with nonanatomic resection: an analysis of patients matched for tumor characteristics and liver function. Surgery. 2018;164(5):1006-13.
[10] Wakai T, Shirai Y, Sakata J, Kaneko K, Cruz PV, Akazawa K, et al. Anatomic resection independently improves long-term survival in patients with T1-T2 hepatocellular carcinoma. Ann Surg Oncol. 2007;14(4):1356-65.
[11] Shindoh J, Kobayashi Y, Umino R, Kojima K, Okubo S, Hashimoto M. Successful anatomic resection of tumor-bearing portal territory delays long-term stage progression of hepatocellular carcinoma. Ann Surg Oncol. 2021;28(2):844-53.
[12] Terminology Committee of the International Hepato-Pancreato-Biliary Association. The Brisbane 2000 terminology of liver anatomy and resections. HPB (Oxford). 2000;2(3):333-9.
[13] Shindoh J, Satou S, Aoki T, Beck Y, Hasegawa K, Sugawara Y, et al. Hidden symmetry in asymmetric morphology: significance of Hjortsjo's anatomical model in liver surgery. Hepato-Gastroenterology. 2012;59(114):519-25.
[14] Shindoh J, Nishioka Y, Hashimoto M. Bilateral anatomic resection of the ventral parts of the paramedian sectors of the liver with total caudate lobectomy for deeply/centrally located liver tumors: a new technique maximizing both oncological and surgical safety. J Hepatobiliary Pancreat Sci. 2017;24(12):E10-6.
[15] Imamura H, Seyama Y, Kokudo N, Maema A, Sugawara Y, Sano K, et al. One thousand fifty-six hepatectomies without mortality in 8 years. Arch Surg. 2003;138(11):1198-206. discussion 206
[16] Kobayashi Y, Kiya Y, Nishioka Y, Hashimoto M, Shindoh J. Indocyanine green clearance of remnant liver (ICG-Krem) predicts postoperative subclinical hepatic insufficiency after resection of colorectal liver metastasis: theoretical validation for safe expansion of Makuuchi's criteria. HPB (Oxford). 2020;22(2):258-64.
[17] Kobayashi Y, Kiya Y, Sugawara T, Nishioka Y, Hashimoto M, Shindoh J. Expanded Makuuchi's criteria using estimated

indocyanine green clearance rate of future liver remnant as a safety limit for maximum extent of liver resection. HPB (Oxford). 2019;21(8):990-7.
[18] Kobayashi Y, Kawaguchi Y, Kobayashi K, Mori K, Arita J, Sakamoto Y, et al. Portal vein territory identification using indocyanine green fluorescence imaging: technical details and short-term outcomes. J Surg Oncol. 2017;116(7):921-31.
[19] Shindoh J, Mise Y, Satou S, Sugawara Y, Kokudo N. The intersegmental plane of the liver is not always flat--tricks for anatomical liver resection. Ann Surg. 2010;251(5):917-22.
[20] Zimmitti G, Vauthey JN, Shindoh J, Tzeng CW, Roses RE, Ribero D, et al. Systematic use of an intraoperative air leak test at the time of major liver resection reduces the rate of postoperative biliary complications. J Am Coll Surg. 2013;217(6):1028-37.
[21] Sano K, Makuuchi M, Miki K, Maema A, Sugawara Y, Imamura H, et al. Evaluation of hepatic venous congestion: proposed indication criteria for hepatic vein reconstruction. Ann Surg. 2002;236(2):241-7.
[22] Maema A, Imamura H, Takayama T, Sano K, Hui AM, Sugawara Y, et al. Impaired volume regeneration of split livers with partial venous disruption: a latent problem in partial liver transplantation. Transplantation. 2002;73(5):765-9.
[23] Mise Y, Hasegawa K, Satou S, Aoki T, Beck Y, Sugawara Y, et al. Venous reconstruction based on virtual liver resection to avoid congestion in the liver remnant. Br J Surg. 2011;98(12):1742-51.
[24] Saito S, Yamanaka J, Miura K, Nakao N, Nagao T, Sugimoto T, et al. A novel 3D hepatectomy simulation based on liver circulation: application to liver resection and transplantation. Hepatology. 2005;41(6):1297-304.
[25] Takamoto T, Hashimoto T, Ogata S, Inoue K, Maruyama Y, Miyazaki A, et al. Planning of anatomical liver segmentectomy and subsegmentectomy with 3-dimensional simulation software. Am J Surg. 2013;206(4):530-8.

第31章　保留实质的限制性肝切除治疗多发性肝转移瘤

Parenchyma-sparing Hepatic Resection for Multiple Metastatic Tumors

Bruno Branciforte　Flavio Milana　Guido Torzilli　著

摘要

临床上，肝脏外科手术需要面对处理高肿瘤负荷的情况，如结直肠癌肝转移。目前，封堵病变部位的同时使剩余肝增大已成为一种趋势。然而，超声引导已逐步推动对肿瘤血管进行的分离（R1vasc），并且已被证明对患者的局部治疗有肿瘤学获益。这一发现提高了保留肝实质手术的适用性，即使是在肿瘤负荷高的情况下也是如此。尤其是在当肝静脉肿瘤性狭窄或闭塞的情况下，此时往往已有旁路侧支发展以保证回流。通过超声和血管的引导，保留肝实质的手术已进入复杂阶段。由此，产生新的大范围切除的策略，即有临床意义的保留肝实质的大范围肝切除术。

手术切除是转移性肝肿瘤唯一可能治愈的治疗方法。结直肠癌肝转移（colorectal liver metastases，CLM）患者常需多次肝切除，但初次行大范围肝切除的患者围术期死亡率高。切除后保留足够的剩肝体积成为预防术后肝衰竭和术后死亡最相关的问题之一。

为了最大限度地提高肝脏手术的安全性，扩大手术治疗的适应证，外科医生倾向于开发限制实质切除范围的手术技术，在不影响某些癌症预后的情况下，根据病理结果调整切除范围。

随着对肝内解剖和肿瘤生物学的更好理解，以及影像学技术的进步，加上围术期和术中管理的改善，使得此类手术的适应证逐渐扩大。

保留肝实质手术（parenchyma-sparing surgery，PSS）正是将肿瘤组织手术规范与肝组织牺牲最小化有机整合起来的一项理念。

一、左右叶多发 CLM

肝脏手术是 CLM 的标准治疗，即使是多发和（或）左右叶病变也同样如此。而此类患者治疗复杂，往往需要切除更多肝脏实质。此外，在有基础肝病及接受过多次化疗的患者中，发生肝切除术后肝衰竭的风险更高[1]。

每当进行功能性肝切除术时，降低 PHLF 的风险一直是众多外科医生的主要目标。早在 2000 年，Adam 等就提出了一种二步肝切除术（two-stage hepatectomy，TSH），即针对 CRLM 多发病灶且预计 FLR 不足患者的手术方案，在第一次非解剖性切除尽可能多的肿瘤，并在肝再生一段时间后切除剩余的肿瘤[2]。为提高手术率，Jaeck 等引入右半肝门静脉栓塞诱导左侧肝脏肥大增生[3]。但 TSH 仍存在两方面不足：①有效性不足，即 PVE 或 PVL 诱导 FLR 增生缓慢，约 1/3 的患者肝脏增生程度无法接受二步手术；②由于等待 FLR 增生的时间较长，这期间肿瘤可能进展[4]。最近，联合肝脏离断和门静脉结扎的二步肝切除术（associated liver partition and portal vein ligation for staged hepatectomy，ALPPS）被提出，尽管这种方法是一种快速的 TSH，但与 TSH 相比，在手术风险和长期预后方面尚未有定论，但有效性却大大提高[5-7]。最后，肝静脉剥夺术（liver venous deprivation，LVD）后行大范围肝切除术是促进肝再生的最新方法。同时阻断门静脉和肝静脉血流以控制部分肝脏似乎是安全的，并且可以有效地增加 FLR[8, 9]。但无论如何，所有这些通过大血管离断来提高 FLR 的方案都减少了复发时再次手术的机会。事实上很明显，当剩余血管结构较少时，能够切除更多肿瘤所在肝脏的技术自由度就随之减少。

在过去的几十年中，PSS 越来越普及[10]。然而，一些作者将其保留实质的理念应用于局限性周边切除或解剖性肝段切除术[11]。当存在浅表病变时，通常采用单次 / 多次微小切除，但对于深部 CLM，分期肝切除仍然是首选。现有研究已广泛论证了 IOUS 引导下 PSS 治疗 CLM 的可行性、安全性和有效性[12-17]。

特别是在 PSS 视角下切除具有复杂肝内关系的深部病灶已具备条件，即所谓的术中超声引导下的增强型一步肝切除（enhanced one-stage hepatectomy，E-OSH）[14, 18]（图 31-1）。最大限度地减少肝实质的牺牲，保留肝脏框架，是支持保守或者激进策略的技术支撑。这样才能在肿瘤复发时提供安全性和可切除性。特别是可再切除意味着更好的长期疾病控制，最近的系列报告显示，尽管术后 5 年生存率高达约 50%，但 70%～80% 的患者出现疾病复发[19, 20]。

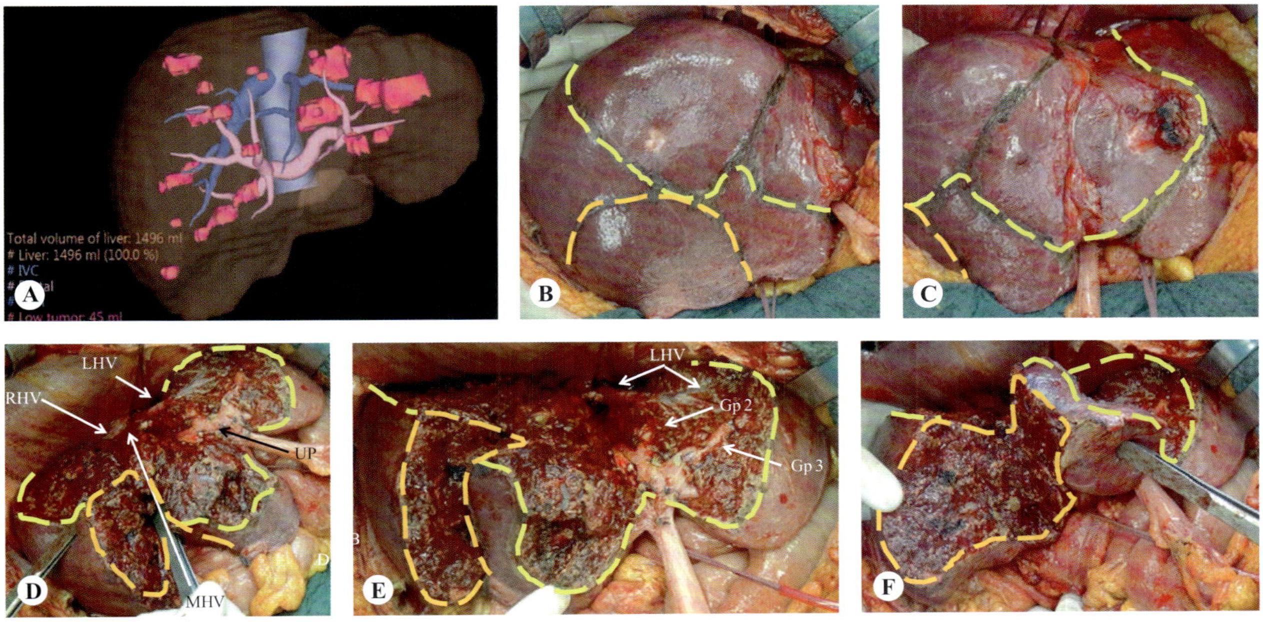

▲ 图 31-1　**A. 基于 19 个结直肠癌肝转移灶的 CT 图像的虚拟肝脏模型（深粉红色），Glisson 蒂的分支为浅粉色，肝静脉呈深蓝色，下腔静脉呈淡蓝色；B 和 C. 用电刀在肝脏表面画出切除区域（黄色和橙色虚线）；D 至 F. 切除肿瘤底部的切割面，被黄色和橙色虚线包围的切割面即之前标记出的切除区域**

RHV. 肝右静脉；MHV. 肝中静脉；LHV. 肝左静脉；Gp. Glisson 蒂（2、3 表示供应的肝蒂）；UP. 肝圆韧带

综上，成熟 PSS 所依赖的主要技术是术中超声引导、肿瘤血管离断及离断不可行时保留交通静脉（communicating veins，CV）。

（一）术中超声

IOUS 自 20 世纪 80 年代初开始应用于肝脏外科[21]，在原发性和继发性转移性肿瘤中被反复提倡作为切除指导的有效工具，是 PSS 理念的基石[12]。尽管在过去的几十年中，有诸多原因导致大范围肝切除术后死亡率的下降[22]，正由于 IOUS 的指导，使得可以实现对手术技术的改进，因此 IOUS 可以发挥更特殊的作用。

事实上，IOUS 使在肝切除过程中创造复杂的多平面解剖路径成为可能，从而为产生肝大范围切除术的替代术式创造了条件[23, 24]。

IOUS 在肝切除术中的应用主要分为三个步骤：①探查肝脏以进行疾病分期；②规划手术策略；③指导手术操作。相较于触诊等基本检查，IOUS 检查是一个重要的术中工具，尤其是对于深部病变，尽管术前影像学取得了较多进展，但在 IOUS 探查中加入 CE-IOUS 可识别出新的病灶且使高达 38% 的患者修改手术方案[25]。

此外，IOUS 可以准确估计肿瘤与血管（包括 Glisson 蒂和 HV）之间的关系，这也是确定最合适手术策略的一个基本步骤。事实上，肿瘤与血管的关系是肝实质保留的关键要素，IOUS 在区分血管是接触还是浸润方面提供重要信息。

（二）肿瘤 – 血管分离

外科医生已逐步从 1cm 标准过渡到 1mm 标准，但手术切缘阴性（R_0）是不变的标准，R_1 切除则不利于手术的结局[26]。尽管如此，血管壁可能代表肿瘤扩散的边界，血管的分离可以安全进行。具体来说，R_1 血管（R1vasc）切除被定义为在距肝脏汇入腔静脉 4cm 内，从一 / 二级 Glisson 蒂（与其周长的一半接触）或 HV（与最多 2/3 的静脉周长接触）处分离肿瘤[23]。R1vasc 对应的是沿着“离断区”的肿瘤显露（0mm 边缘），并已经证明局部复发和 5 年生存率 R_0 切除相同[17, 27]。R1vasc 可推广的一个关键是，它不仅可以使 PSS 策略可靠，而且因剩余血管支架安全保留而使实质切除过程可靠。这意味着保守的切除方法虽然复杂但是可靠，否则只需进行大范围肝切除或分期手术、甚至放弃切除就可以。

为了最大限度地提高 R1vasc 切除的可行性，建立了基于 IOUS 的标准并验证[12, 13]：肿瘤接触血管周长的范围是决定切除或者保留的主要决定因素。

（三）交通静脉

在明确血管壁浸润的情况下，必须进行血管切除。尤其是对于累及主要 HV 分支与腔静脉汇合处附近的肿瘤，传统上要求行解剖性肝切除术，无论是否行静脉重建。当 HV 发生侵犯时，大多数情况下可以、径向切除直接重建或者修补来避免离断[17]。如果不可行，那么在更明显浸润的情况下即使牺牲区域回流的 HV，也几乎总是可以保留肝实质。事实上，在这种类似于 Budd-Chiari 综合征的情况下，CV 位于 HV 之间，并可见于高达 80% 肿瘤患者的肝腔静脉汇合处[28]。CV 是 HV 重要的替代循环，即使在切除 HV 时也能够保证肝脏静脉回流，这也无形增加了 PSS 的适用性。

术前影像学检查可提示 CV 的开通，为直接显示或仅在 CT 门静脉期或肝脏 MRI 延迟期显示肝实质呈均匀强化。无论如何，CV 通畅性可以通过 IOUS 彩色血流分析进行检测。此外，手术中当阻断 HV 时，肝门脉血流持续流入，CV 的通畅性会增强，但即使没有明显的 CV，也是 PSS[13, 28] 的适应证。PSS 策略能够避免以往很多不符合条件的患者接受根治性大范围肝切除的手术。

二、结直肠癌肝转移的新处理

IOUS 引导医生进入肝实质，进入实质以后血管自然可以引导外科操作。从肝表面追踪到肝内血管实际上是个解剖过程，超声不仅有利于明确术中肝内病灶的再诊断，同时也能够根据肿瘤边界和肝内管道走向比邻等辅助手术方案的决策与优化。保留肝脏实质的血管引导肝切除术（parenchyma sparing vessel guided hepatectomies，PSVGH）指的是实施手术方案时，犹如雕刻器官一样，选择手术切除方式，通过保留肝内主要的流入及流出道来增加复发时的再切除率[29]。但由于此项操作对设备及操作人员均有一定的要求，因此要推广此项应用，仍需要建立良好的机制使得机器与人员有机结合方可。

PSVGH 主要可以分为以下几种具体术式。

（一）系统性右后区扩大切除术（systematic extended right posterior sectionectomy，SERPS）[30]

右后区切除（S6-7）扩大至 S5、S8 部分，切除肝右静脉。剩余 S5 和（或）S8 的流出道由肝中静脉（图 31–2）的属支提供。

纳入标准

适用 SERPS 必须是符合以下肿瘤表现的患者。

(1) 靠近 RHV 靠近肝腔汇合处（4cm 以内），其他病变累及 6 段，还累及 7 段（图 31–2A）。

(2) 靠近 RHV 肝静脉汇合部（4cm 以内），无累及第 6 段的其他病变，但无右后下肝静脉（inferior right hepatic vein，IRHV）（图 31–2B），夹闭 RHV 时，IOUS 可见门静脉分支至 6 段（P6）的彩色血流。

(3) 靠近右前 Glisson 蒂根部接触，并且与右后区 Glisson 蒂关系至少具有以下特征之一：毗邻右后区的胆管扩张，鞘内管道的壁受侵，或接触长度大于 1/3 蒂周径（图 31–2C）。

（二）上部横断式肝切除术

横断式肝切除术（upper trasversal hepatectomy，UTH）适用于肝静脉汇合处累及 1 根及以上肝静脉的肿瘤。可有以下亚型。

1. 小范围上横断式肝切除术

解剖性或局限性切除 S7-8 段伴 RHV 扇区。S5 和 S6 的流出道由 IRHV[31]、MHV 分支[20]或 RHV 和（或）LHV 与 MHV 之间的 CV 提供[32]。

2. 右上横断式肝切除术[33]

解剖性或局限性切除 S7-8-4s，切除 RHV 和 MHV 扇区。S4i-5-6 仅由 IRHV 和（或）在 RHV、MHV 和 LHV 中的 CV 提供。

3. 左上横断式肝切除术[24]

解剖性或局限性切除 S2-4s 或 S2-4s-8，即切除 LHV 扇区或 LHV 和 MHV 扇区。S3-4i-5 段的流出道由 RHV、MHV 和 LHV 之间的 CV 提供。

4. 全上段横断式肝切除术[24, 34]

解剖性或局限性切除 S2-4s-7-8，切除 RHV 扇区、MHV 和 LHV，在 HV 的肝侧残端有 IRHV 和 CV 存在的情况下，保证 S3-4i-5-6 的流出道。

5. 纳入标准

在存在 IRHV、CV 或仅有 CV 的情况下，肿瘤靠近下腔静脉的汇合处，侵犯一支 HV 或所有 HV。肿瘤可位于肝门板上方，接触但不侵犯左右门静脉分支和段分支至前下段的门静脉分支。

（三）小范围中肝叶切除术（mini-mesohepatectomy，MMH）[35, 36]

该术式用于肿瘤在腔静脉汇合处侵犯 MHV

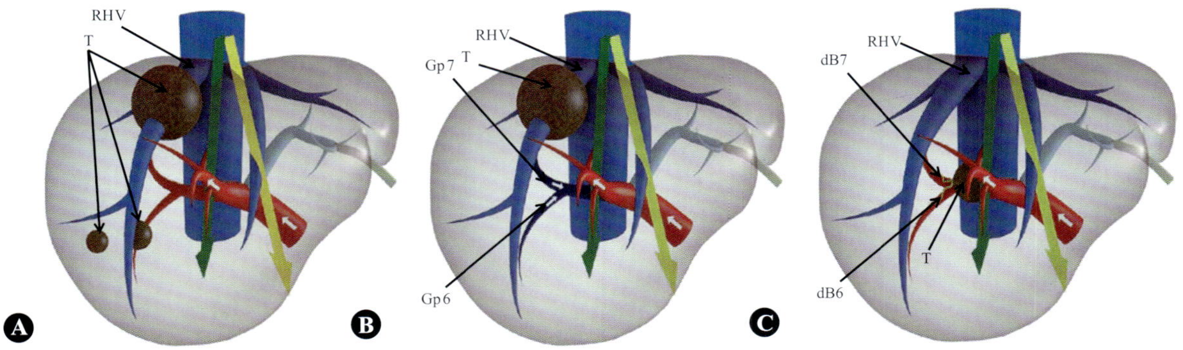

▲ 图 31–2　整块右后区扩大切除术模式图

A. 肿瘤（T）侵犯肝右静脉，累及肝 6 段等；B. T 在 6 段（Gp6）和 7 段（Gp7）通过肝门静脉血流侵入肝右静脉（RHV）；C. T 与右 Gp2 级分支相接触，同时与扩张的胆管引流 6 段（dB6）和 7 段（dB7）支相接触，提示右后段 Gp 受侵。绿箭代表 SERPS 解剖平面，黄箭代表右半肝切除解剖平面

时替代传统的中肝叶切除术，包括受侵静脉切除而不重建的局部切除，保留部分 4 段和（或）右前叶。

纳入标准

MMH 的适应证是那些具有大体 MHV 的血管侵犯（术前影像学及 IOUS 检查）的患者，侵犯 MHV 接近肝腔汇合处（4cm 以内），而且在 MHV 与 RHV 和（或）LHV 之间存在 CV 的情况。

（四）肝隧道[37, 38]

肝隧道的建立代表了 MMH 的一个扩展，包括 1 段的完全切除。肝脏隧道的建立可分为以下亚型。

1. 肝中静脉不切除的肝隧道建立

S8 的局限性或解剖性切除与 S1（图 31–3）的完全切除。

2. 肝中静脉切除的肝隧道建立

局限性或解剖性切除 S4s-8 及中段 HV 并完整切除 S1。S5 和 S4i 的流出道由 MHV 与 RHV 和（或）LHV（图 31–4）之间的 CV 提供。

3. 纳入标准

符合该入路的患者为肿瘤累及 8 段、4 段上部和 1 段，并与 MHV、RHV 汇入下腔静脉处，门静脉右支，左支第 1 和第 2 级分支紧贴的患者。肿瘤可侵犯 MHV 腔静脉汇合处，而 MHV、RHV 和（或）LHV 之间存在 CV。

三、讨论

雕刻般地而不是简单地切割肝脏已经引发了小范围肝切除和大范围肝切除概念的修订[39]，也会引起肝脏外科理论的更新。

同时除了新技术和新的术语，克服肿瘤显

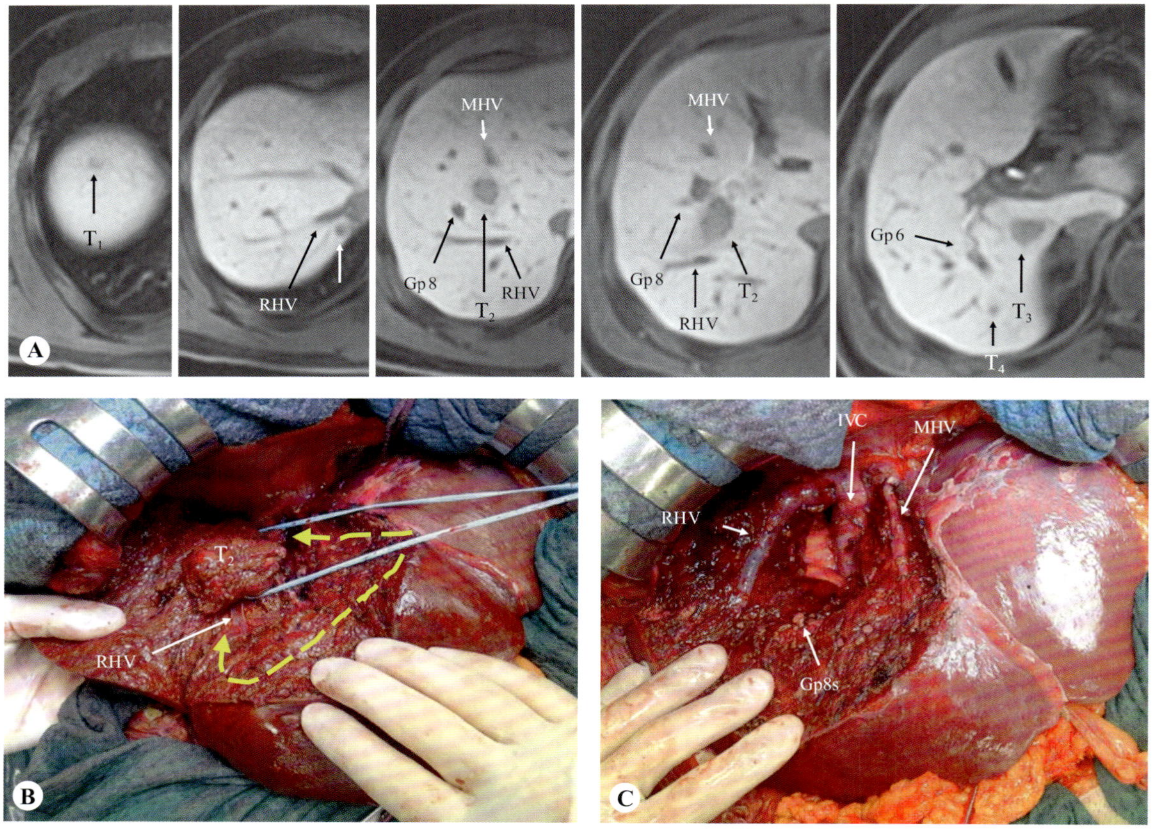

▲ 图 31–3 **A.** 多发结直肠癌肝转移患者的 **MRI** 图像（**T**）；**B.** 肝脏解剖中，黄箭代表解剖方向；**C.** 切除结束时的切面，包括一个肝中静脉未切除的肝隧道

RHV. 肝右静脉；IVC. 下腔静脉；Gp. Glisson 蒂（数字代表段，“s” 代表残端）

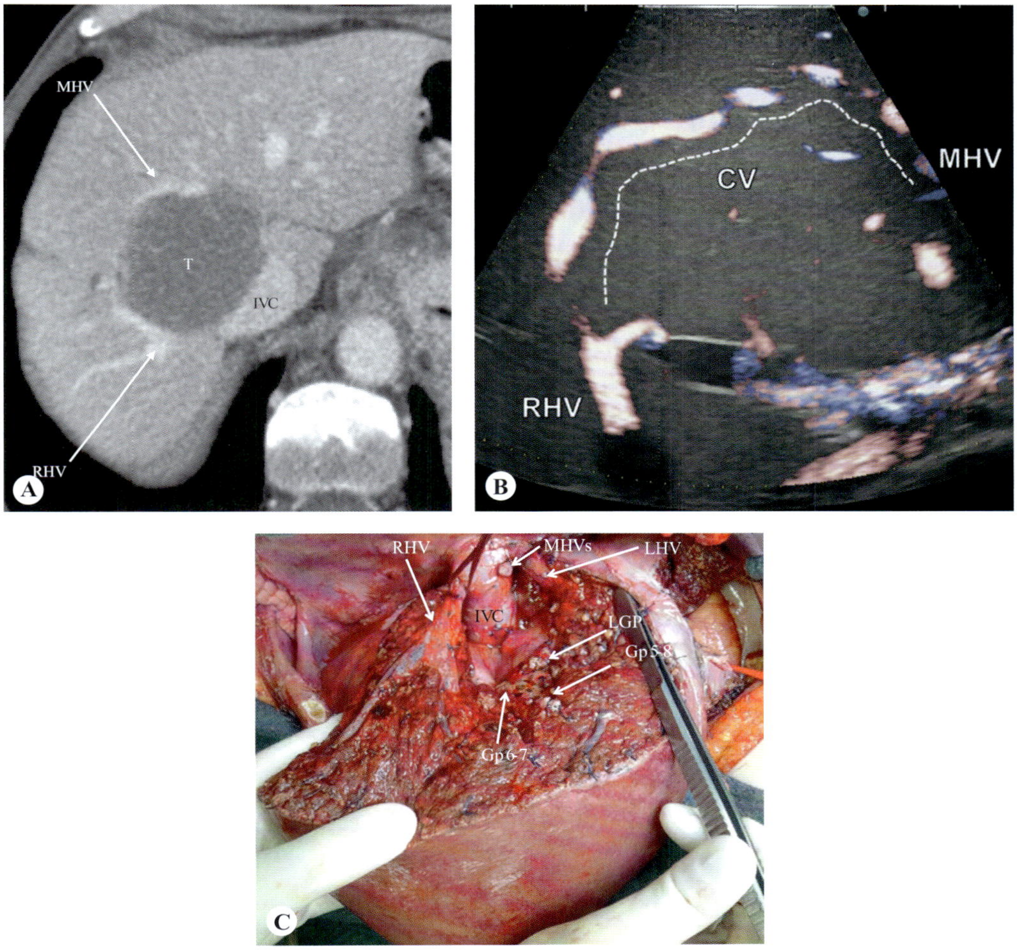

▲ 图 31-4　**A.** 显示 **1** 例大的结直肠癌肝转移患者（**T**）与肝右静脉密切关系的 **CT** 图像；**B. IOUS** 彩色血流显示出 **RHV** 与 **MHV** 之间有明显的交通静脉（**CV**），虚线以突出 **CV** 路径；**C.** 显示肝隧道 **MHV** 切除时的切面

RHV. 肝右静脉；LHV. 肝左静脉；LGP. 左 Glisson 蒂；Gp. Glisson 蒂（数字代表段）

露的教条主义，也为肝脏手术打开了新的视野，为患者提供了更多的治疗选择。在一项 E-OSH（增强型一步手术）与 TSH 的对比分析研究显示，E-OSH 表现出与 TSH 相似的生存情况，没有接近 40% 的退出率，而这从意向治疗的角度是会影响 TSH 的累计生存率[40]。另外，最近的一项多中心病例匹配分析提示，尽管 ALPPS 术后的死亡率和发病率较高，但 ALPPS 和 E-OSH 可能在双侧肝叶 CLM 患者中具有类似的长期预后结果[41]。值得考虑的是，与通过传统血管离断进行大范围肝切除相比，保留肝实质的血管引导下大范围肝切除术后更安全。ALPPS 已被证明与肝脏体积增加有关，Olthof PB 等研究发现肝脏体积的增大并不与肝功能一一对应[42]。PSVGH 保留了肝脏及其主要血管的结构框架，即使在有大量肝组织切除的情况下，就像双侧肝脏多发 CLM 的切除一样，它显示出低风险，特别是在肝衰竭的发生方面：PSVGH 后肝脏的再生与大范围肝切除术后显著再生相比更温和，具体有待进一步研究。通过 IOUS 和血管引导，PSS 已经进入了复杂状态，而复杂性则导致了一种不同的大范围肝切除方式：保留实质的大范围肝切除术可能是一个有意义且有前景的悖论。

四、关注问题及未来方向

遗憾的是，尽管有这些优势和潜力，PSVGH 在世界临床应用的未来仍然在某种程度上悬而未决。

虽然 PSS 可以最大限度地保留肝实质，却经常导致最高达 30% 的患者手术切缘为 0mm[43]。然而，也有研究指出 PSS 和非 PSS 具有相当的阳性切缘率 [44]。肿瘤生物学证明是肝内或任何其他部位复发和总生存率的更重要预测指标，而不是切缘 [27]。另外，在结直肠癌肝转移患者中，隐匿性的微小转移灶并不常见 [45, 46]。因此，现有研究均支持对 CLM 进行有限、窄切缘的楔形切除的概念，而不是术后结果较差的非 PSS 手术 [47–49]。

PSVGH 技术复杂，是基于人力资源，而不是指需要复杂的技术和专用设备，如超声系统、Kelly 钳、Metzenbaum 解剖剪刀（实际上，再多一点其他就足够了）。因此，在这种观点下，它的成本低、适用性广，从某种角度来看，这听起来无疑是积极的。然而，它不依赖于任何高科技设备，使得健康产业对其兴趣相对较低，这肯定不利于它的推广。从这个意义上说，最低限度肝脏手术（minimal access liver surgery，MALS）吸引了卫生行业的大部分投入，但在外科界的知名度方面没有帮助。MALS 不能处理复杂的多平面解剖，但易于执行甚至分期手术 [50]，当然这并不代表推广 PSVGH 的原因。此外，就第一印象而言，PSVGH 似乎是一种需要充分培训的模式，为此它应该高度依赖于辅导，但目前缺乏。相反，尽管作为孤立的经验，这种方法的学习曲线与任何常规的肝脏手术方法一样长。事实上，在作者的中心，一个平均年龄为 36 岁的团队可以在他第一次接触后的 5～6 年内自主完成每年 80% 的外科手术 [51]。

结论

20 世纪 80 年代，Masatoshi Makuuchi 将保留肝实质的解剖性肝切除术引入了保守手术，为那些通常需要进行高风险大范围肝切除术的患者打开了一扇大门 [21]。90 年代 Henri Bismuth 提出“切除不可切除的”，引入了转化化疗的概念 [52]。而 PSVGH 将 PSS 扩展到高度发展性，仅仅用一种新的手术范式：保留实质的大范围肝切除术的悖论，进一步挑战了“切除不可切除的”概念。

参考文献

[1] Vibert E, Pittau G, Gelli M, et al. Actual incidence and long-term consequences of posthepatectomy liver failure after hepatectomy for colorectal liver metastases. Surgery. 2014;155:94-105.
[2] Adam R, Laurent A, Azoulay D, et al. Twostage hepatectomy: a planned strategy to treat irresectable liver tumors. Ann Surg. 2000;232:777-85.
[3] Jaeck D, Oussoultzoglou E, Rosso E, Greget M, Weber JC, Bachellier P. A two-stage hepatectomy procedure combined with portal vein embolization to achieve curative resection for initially unresectable multiple and bilobar colorectal liver metastases. Ann Surg. 2004;240(6):1037-49.
[4] Wicherts DA, Miller R, de Haas RJ, et al. Long-term results of two-stage hepatectomy for irresectable colorectal cancer liver metastases. Ann Surg. 2008;248:994-1005.
[5] Schnitzbauer AA, Lang SA, Goessmann H, et al. Right portal vein ligation combined with in situ splitting induces rapid left lateral liver lobe hypertrophy enabling 2-staged extended right hepatic resection in small-for-size settings. Ann Surg. 2012;255:405-14.
[6] De Santibañes E, Clavien PA. Playing Play-Doh to prevent postoperative liver failure: the “ALPPS” approach. Ann Surg. 2012;255:415-7.
[7] Schadde E, Ardiles V, Robles-Campos R, et al. Early survival and safety of ALPPS: first report of the International ALPPS Registry. Ann Surg. 2014;260:829-36.
[8] Guiu B, Quenet F, Escal L, et al. Extended liver venous deprivation before major hepatectomy induces marked and very rapid increase in future liver remnant function. Eur Radiol. 2017;27(8):3343-52.
[9] Laurent C, Fernandez B, Marichez A, et al. Radiological simultaneous portohepatic vein embolization (RASPE) before major hepatectomy: a better way to optimize liver hypertrophy compared to portal vein embolization. Ann Surg. 2020;272(2):199-205.
[10] Gold JS, Are C, Kornprat P, Jarnagin WR, Gönen M, Fong Y, DeMatteo RP, Blumgart LH, D’Angelica M. Increased use of parenchymal-sparing surgery for bilateral liver metastases from colorectal cancer is associated with improved mortality without change in oncologic outcome: trends in treatment

over time in 440 patients. Ann Surg. 2008;247:109-17.
[11] Chouillard E, Cherqui D, Tayar C, Brunetti F, Fagniez PL. Anatomical bi- and trisegmentectomies as alternatives to extensive liver resections. Ann Surg. 2003;238(1):29-34.
[12] Torzilli G, Montorsi M, Donadon M, et al. "Radical but conservative" is the main goal for ultrasonography-guided liver resection: prospective validation of this approach. J Am Coll Surg. 2005;201(4):517-28.
[13] Torzilli G, Montorsi M, Del Fabbro D, Palmisano A, Donadon M, Makuuchi M. Ultrasonographically guided surgical approach to liver tumours involving the hepatic veins close to the caval confluence. Br J Surg. 2006;93(10):1238-46. https://doi.org/10.1002/bjs.5321.
[14] Torzilli G, Procopio F, Botea F, et al. One-stage ultrasonographically guided hepatectomy for multiple bilobar colorectal metastases: a feasible and effective alternative to the 2-stage approach. Surgery. 2009;146(1):60-71.
[15] Viganò L, Costa G, Procopio F, Donadon M, Cimino M, Del Fabbro D, Gatti A, Torzilli G. Parenchyma-sparing liver surgery for large segment 1 tumors: ultrasound-guided lateral and superior approaches as safe alternatives to major hepatectomy. J Am Coll Surg. 2015;221(4):e65-73.
[16] Torzilli G, Viganò L, Gatti A, Costa G, Cimino M, Procopio F, et al. Twelve-year experience of "radical but conservative" liver surgery for colorectal metastases: impact on surgical practice and oncologic efficacy. HPB. 2017;19:775-84.
[17] Torzilli G, Procopio F, Viganò L, Cimino M, Costa G, Del Fabbro D, Donadon M. Hepatic vein management in a parenchyma-sparing policy for resecting colorectal liver metastases at the caval confluence. Surgery. 2018; 163(2): 277-84.
[18] Torzilli G, Cimino MM. Extending the limits of resection for colorectal liver metastases enhanced one stage surgery. J Gastrointest Surg. 2017;21:187-9.
[19] Vigano L, Ferrero A, Lo Tesoriere R, et al. Liver surgery for colorectal metastases: results after 10 years of follow-up. Long-term survivors, late recurrences, and prognostic role of morbidity. Ann Surg Oncol. 2008;15:2458-64.
[20] Tomlinson JS, Jarnagin WR, DeMatteo RP, et al. Actual 10-year survival after resection of colorectal liver metastases defines cure. J Clin Oncol. 2007;25:4575-80.
[21] Makuuchi M, et al. Ultrasonically guided liver surgery. Jpn J Ultrasonics Med. 1980;7:45-9.
[22] Kneuertz PJ, Pitt HA, Bilimoria KY, et al. Risk of morbidity and mortality following Hepato-Pancreato-biliary surgery. J Gastrointest Surg. 2012;16:1727-35.
[23] Torzilli G, Procopio F, Costa G. Adjuncts to hepatic resection- ultrasound and emerging guidance systems. In: Jarnagin WR, editor. Blumgart's surgery of the liver, pancreas, and biliary tract. 6th ed. Philadelphia: Elsevier Saunders; 2017.
[24] Torzilli G. Ultrasound-guided liver surgery: an atlas. 1st ed. Milan: Springer-Verlag; 2014.
[25] Torzilli G, et al. Does contrast-enhanced intraoperative ultrasonography impact radicality of hepatectomies for colorectal cancer liver metastases in spite of modern preoperative imaging? Analysis on a prospective cohort. Eur J Cancer. 2008;6:16-23.
[26] Pawlik TM, Scoggins CR, Zorzi D, et al. Effect of surgical margin status on survival and site of recurrence after hepatic resection for colorectal metastases. Ann Surg. 2005;241: 715-22.
[27] Viganò L, Procopio F, Cimino M, et al. Is tumor detachment from vascular structures equivalent to R0 resection in surgery for colorectal liver metastases? An observational cohort. Ann Surg Oncol. 2016;23:1352-60.
[28] Torzilli G, Garancini M, Donadon M, Cimino M, Procopio F, Montorsi M. Intraoperative ultrasonographic detection of communicating veins between adjacent hepatic veins during hepatectomy for tumours at the hepatocaval confluence. Br J Surg. 2010;97(12):1867-73.
[29] Torzilli G, Viganò L, Gatti A, et al. Twelve-year experience of "radical but conservative" liver surgery for colorectal metastases: impact on surgical practice and oncologic efficacy. HPB (Oxford). 2017;19(9):775-84.
[30] Torzilli G, Donadon M, Marconi M, Botea F, Palmisano A, Del Fabbro D, Procopio F, Montorsi M. Systematic extended right posterior sectionectomy: a safe and effective alternative to right hepatectomy. Ann Surg. 2008;247(4):603-11.
[31] Makuuchi M, Hasegawa H, Yamazaki S, Takayasu K. Four new hepatectomy procedures for resection of the right hepatic vein and preservation of the inferior right hepatic vein. Surg Gynecol Obstet. 1987;164(1):68-72.
[32] Torzilli G, Procopio F, Cimino M, Donadon M, Del Fabbro D, Costa G, Gatti A, Garcia-Etienne CA. Radical but conservative liver resection for large centrally located hepatocellular carcinoma: the mini upper-transversal hepatectomy. Ann Surg Oncol. 2014;21(6):1852.
[33] Torzilli G, Procopio F, Donadon M, et al. Upper transversal hepatectomy. Ann Surg Oncol. 2012;19(11):3566.
[34] Gentile D, Donadon M, Civilini E, Torzilli G. Total upper transversal hepatectomy with outflow reconstruction for advanced mass-forming cholangiocarcinoma. Updat Surg. 2021; https://doi. org/10.1007/s13304-020-00946-9. Epub ahead of print.
[35] Torzilli G, Botea F, Donadon M, Cimino M, Del Fabbro D, Palmisano A. Minimesohepatectomy for colorectal liver metastasis invading the middle hepatic vein at the hepatocaval confluence. Ann Surg Oncol. 2010;17(2):483. https://doi.org/10.1245/s10434-009-0728-6. Epub 2009 Oct 23.
[36] Torzilli G, Palmisano A, Procopio F, et al. A new systematic small for size resection for liver tumors invading the middle hepatic vein at its caval confluence: mini-mesohepatectomy. Ann Surg. 2010;251(1):33-9.
[37] Torzilli G, Cimino M, Procopio F, Costa G, Donadon M, Del Fabbro D, Gatti A, Garcia-Etienne CA. Conservative hepatectomy for tumors involving the middle hepatic vein and segment 1: the liver tunnel. Ann Surg Oncol. 2014;21(8):2699.
[38] Torzilli G, Procopio F, Viganò L, Costa G, Fontana A, Cimino M, Donadon M, Del Fabbro D. The liver tunnel: intentionto-treat validation of a new type of hepatectomy. Ann Surg. 2019;269(2):331-6.
[39] Viganò L, Torzilli G, Troisi R, et al. Minor Hepatectomies: focusing a blurred picture: analysis of the outcome of 4471 open resections in patients without cirrhosis. Ann Surg. 2019;270(5):842-51.

[40] Torzilli G, Viganò L, Cimino M, et al. Is enhanced one-stage hepatectomy a safe and feasible alternative to the two-stage hepatectomy in the setting of multiple Bilobar colorectal liver metastases? A comparative analysis between two pioneering centers. Dig Surg. 2018;35(4):323-32.
[41] Torzilli G, Serenari M, Viganò L, et al. Outcomes of enhanced one-stage ultrasound-guided hepatectomy for bilobar colorectal liver metastases compared to those of ALPPS: a multicenter case-match analysis. HPB (Oxford). 2019;21(10):1411-8.
[42] Olthof PB, Tomassini F, Huespe PE, et al. Hepatobiliary scintigraphy to evaluate liver function in associating liver partition and portal vein ligation for staged hepatectomy: liver volume overestimates liver function. Surgery. 2017;162(4):775-83.
[43] van Dam RM, Lodewick TM, van den Broek MA, et al. Outcomes of extended versus limited indications for patients undergoing a liver resection for colorectal cancer liver metastases. HPB (Oxford). 2014;16(6):550-9.
[44] Deng G, Li H, Jia GQ, Fang D, Tang YY, Xie J, et al. Parenchymal-sparing versus extended hepatectomy for colorectal liver metastases: a systematic review and meta-analysis. Cancer Med. 2019;8(14):6165-75.
[45] Kokudo N, et al. Genetic and histological assessment of surgical margins in resected liver metastases from colorectal carcinoma: minimum surgical margins for successful resection. Arch Surg. 2002;137(7):833-40.
[46] Vigano L, Di Tommaso L, Mimmo A, Sollai M, Cimino M, Donadon M, Roncalli M, Torzilli G. Prospective evaluation of intrahepatic microscopic occult tumor foci in patients with numerous colorectal liver metastases. Dig Surg. 2019;36(4):340-7.
[47] Moris D, Ronnekleiv-Kelly S, Rahnemai-Azar AA, Felekouras E, Dillhoff M, Schmidt C, Pawlik TM. Parenchymal-sparing versus anatomic liver resection for colorectal liver metastases: a systematic review. J Gastrointest Surg. 2017 Jun;21(6):1076-85.
[48] Even Storli P, Johnsen G, Juel IS, Gronbech JE, Bringeland EA. Impact of increased resection rates and a liver parenchyma sparing strategy on long-term survival after surgery for colorectal liver metastases. A population-based study. Scand J Gastroenterol. 2019;54(7):890-8.
[49] Donadon M, Cescon M, Cucchetti A, et al. Parenchymal-sparing surgery for the surgical treatment of multiple colorectal liver metastases is a safer approach than major hepatectomy not impairing Patients' prognosis: a bi-institutional propensity score-matched analysis. Dig Surg. 2018;35(4):342-9.
[50] Melandro F, Giovanardi F, Hassan R, et al. Minimally invasive approach in the setting of ALPPS procedure: a systematic review of the literature. J Gastrointest Surg. 2019;23(9):1917-24.
[51] Torzilli G, McCormack L, Pawlik T. Parenchyma-sparing liver resections. Int J Surg. 2020;S1743-9191(20):30346.
[52] Bismuth H, Adam R, Lévi F, et al. Resection of nonresectable liver metastases from colorectal cancer after neoadjuvant chemotherapy. Ann Surg. 1996;224(4):509-20.

第 32 章　开腹及腹腔镜下肝脏悬吊术

Open and Laparoscopic Liver Hanging Maneuver

Jacques Belghiti　Safi Dokmak　著

摘要

在本章中，我们介绍了肝脏悬吊技术（liver hanging maneuver，LHM）促进和指导解剖性肝切除的重要意义。LHM 是在肝右静脉和肝中静脉之间下腔静脉中心区域的无血管间隙中进行盲分，形成隧道通过牵拉悬吊肝脏。这种悬吊有助于引导解剖性肝切除的横断面；提升了手术视野并得到更好的控制；通过对血管的牵拉 / 压迫减少失血，尤其是在与肝蒂夹闭相配合情况下；并且操作上符合肿瘤学手术要求的“前入路”式。这种操作被认为是过去 20 年中肝脏外科的主要技术创新之一，通常被作为一种非常有用的工具来辅助开腹手术中的大范围肝切除，也被一些外科医生用于腹腔镜手术。

1953 年，法国解剖学家和外科医生 Claude Couinaud 通过研究上百例肝脏铸型的血管和胆管分布，证明肝实质可分为 8 个独立的肝段[1]。在仔细观察肝静脉回流位置时，他发现在肝脏和下腔静脉之间有一个“松散的间隙”，并由此描述了腔静脉中心区域的一个无血管空间（图 32–1）。2001 年，我们利用该间隙沿肝后下腔静脉前方向，于肝右静脉与肝中静脉之间的间隙穿过一把长解剖钳，并将该技术称为肝脏悬吊技术[2]。在尝试游离肝脏之前，将钳子或鼻胃管探入该空间，可以穿过吊带，通过牵引而使肝脏悬吊起来。该技术被认为是近 20 年来肝脏外科的主要技术革新之一，有利于横断肝脏[3]。目前，LHM 不仅在开腹手术中，而且在腹腔镜手术中也被广泛用于大范围肝切除。

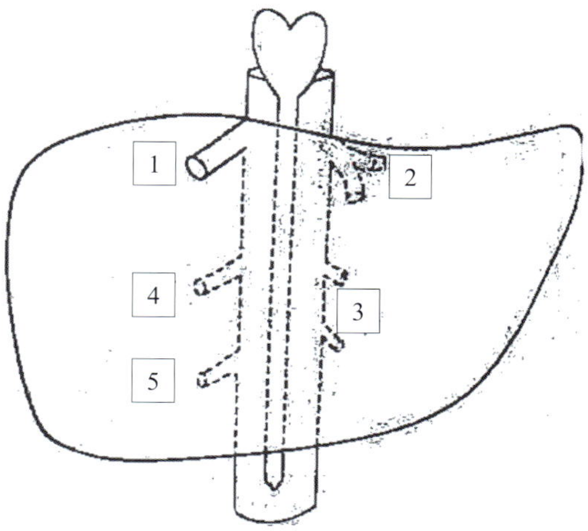

▲ 图 32–1　**Couinaud 的无肝脏血管平面示意图**

引自 *Surgical Anatomy of the Liver, Revisited*. Paris, France: 1989

一、肝脏悬吊术的优势

LHM 的优势在开放手术中得到了明确的证明，包括：①更好地帮助引导解剖性肝切除的横断面；②改善了手术视野，使其更加浅显直观；③通过对血管的牵引 / 压迫减少失血，特别是当与肝蒂夹闭配合；④符合肿瘤学原则的“前入路”手术操作。前入路 LHM 切除 HCC 和 CRLM 的肿瘤学优势最近得到证实[4, 5]。LHM 的技术优势体现在可以在不需要右侧肝脏游离的情况下，切口可以更小（如正中）[6]。另外，当存在右肝较大病变与膈肌粘连时，这种方法可以简化前入路操作[7]。一些特殊情况下该操作提高了手术的效率，如供肝切取、联合肝脏离断和门静脉结扎的二步肝切除术，需要在离断血管和胆管结构之前切除实质时[8, 9]。

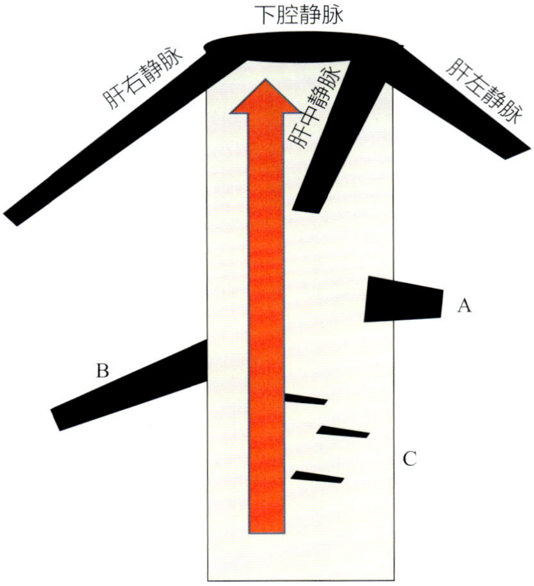

▲ 图 32-2　肝后下腔静脉无血管平面的大体解剖特点

A. 固定的尾状叶较大静脉；B. 固定的 RIHV；C. 多变的尾状叶肝短静脉

二、肝脏悬吊术的解剖基础

Couinaud 认为肝脏与 IVC 之间存在纵向无血管平面，自我们首次描述 LHM[10, 11] 以来，多个解剖学研究均证实了这一点。肝后下腔静脉解剖的一些一般特征保持不变，包括：①恒定的位于其中间部分的左侧大的尾状叶静脉；②右后下肝静脉（right inferior hepatic vein，RIHV）位于下腔静脉头侧右侧面；③尾状叶肝短静脉在数量、位置和大小上是可变的，但大多数是亚毫米级的（图 32-2）。

三、肝脏悬吊术的技术要点

在开放和腹腔镜手术中，可以从下往上或从上往下开始盲分。这两种入路均需保证较短的 IVC 肝上及肝下段的分离时间。

在开放手术中，“从下到上”的 LHM 首先被描述（图 32-3）。沿下腔静脉轴向解剖肝右静脉和肝中静脉之间长 2～3cm 的间隙，显露肝上下腔静脉。肝下 IVC 的分离在肝蒂向左牵拉后开始，沿肝下 IVC 前侧面腹膜与尾状叶包膜之间的平面向 RIHV 左侧分离。如遇到肝短静脉，则分离和结扎。自下而上的盲分需要一个长而弯曲的主动脉钳，在 10—11 点钟方位沿 IVC 前表面

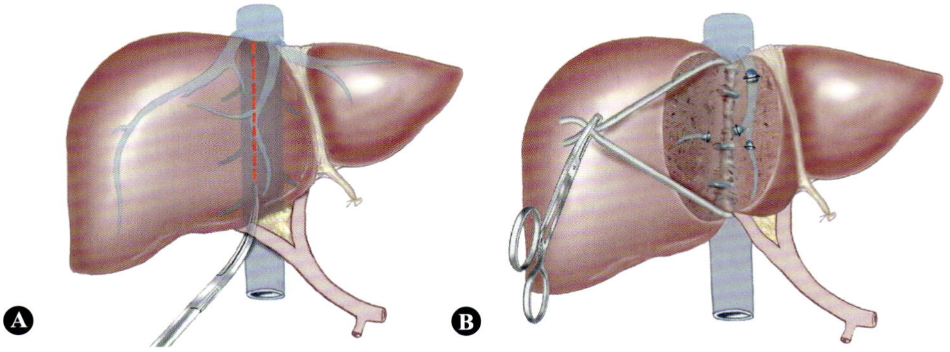

▲ 图 32-3　自下而上的 **LHM**

A. IVC 前外侧表面的盲分；B. 牵拉吊带以便于肝脏切除

向头侧解剖，在 RHV 和 MHV 之间的空间通过。解剖完成后，用吊带将肝实质环绕。

“自上而下”的方式逐渐取代了上述方法。用直角血管钳将肝右静脉与肝中静脉之间的间隙向下推开 3～4cm。最近的一篇关于 Glisson 包膜的解剖学文献强调存在两个纤维囊性包膜，肝实质和血管外各有一个纤维囊性包膜（图 32-4），之间是一个无血管平面。轻柔地插入 16F 鼻胃管并向尾侧推进，完成该无血管间隙（图 32-5）的解剖。鼻胃管的硬度使其可以作为解剖工具通过无血管间隙无创游离。在肝下 IVC 前侧腹膜与尾状叶包膜之间分离后，将鼻胃管走行于 IVC 前方，可即刻作为胶带使用。通常情况下，导管会自动地出现在右后下肝静脉的后面。

腹腔镜手术的步骤与开放手术大致相同[12-16]。需要注意的是，在建立气腹后，在上腹区域插入 10mm 套管针，沿腹壁解剖镰状韧带，保留足够的组织进行牵拉[13]。这将有助于沿着肝上 IVC 的前方解剖，并识别 MHV 和 RHV。用经腹壁戳卡导入的分离钳对肝右静脉与肝中静脉之间的平面进行盲分。为避免损伤肝右静脉，离断应垂直进行，并且针对 IVC 前部，而非切向。对于肝脏较大的患者，我们使用一个长的开放手术血管钳通过 10mm 皮肤切口进腹分离。肝下解剖与开放入路相似。将鼻胃管插入肝中静脉和肝右静脉之间以完成肝后的盲分，并由外科可延展胶带

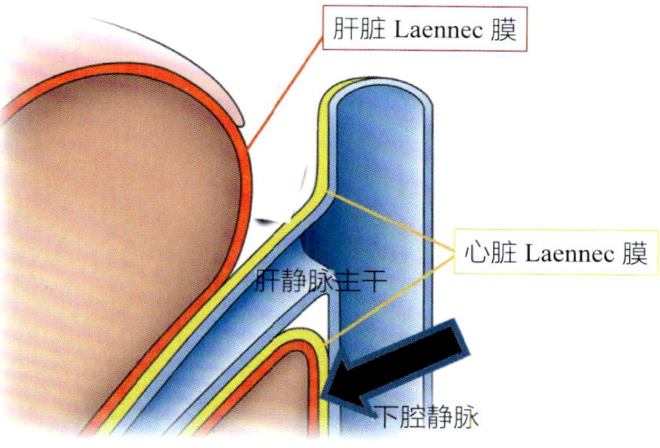

▲ 图 32-4 **Gilson 包膜：LHM 的解剖平面（箭）位于血管和实质包膜之间**

代替，便于后续操作[15]。“自上而下”的 LHM 对于腹腔镜入路似乎更容易、更安全[15]。尽管腹腔镜可以更好地直接显示待解剖区域，但一些腹腔镜外科医生不愿意在下腔静脉前表面与肝脏之间进行盲性分离，例如，他们会采取“改良的侧入路 LHM”技术[17]。根据此技术，将悬吊带上端放置肝右静脉或肝左静脉外侧，下端置于 3 个 Glisson 蒂之间。在右半肝切除术中，吊带位于下腔静脉的外侧；在左半肝切除术中，吊带沿着静脉韧带放置[17]。当需要血管或胆道重建时，在腹腔镜肝切除术中使用 LHM 似乎是有帮助的，如活体供体手术。LHM 允许在横断血管和胆管结构之前横断肝实质（图 32-6）。

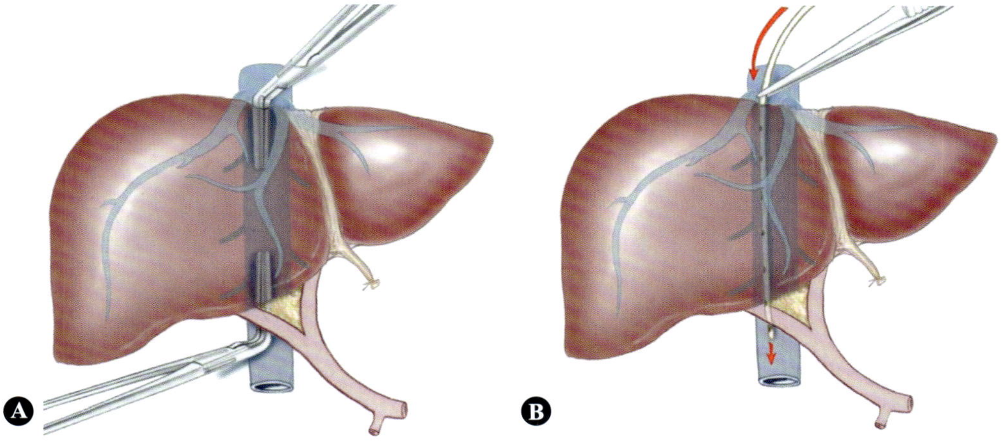

▲ 图 32-5 **自上而下 LHM**

A. 从两侧开始分离肝脏；B. 从头尾端插入鼻胃管

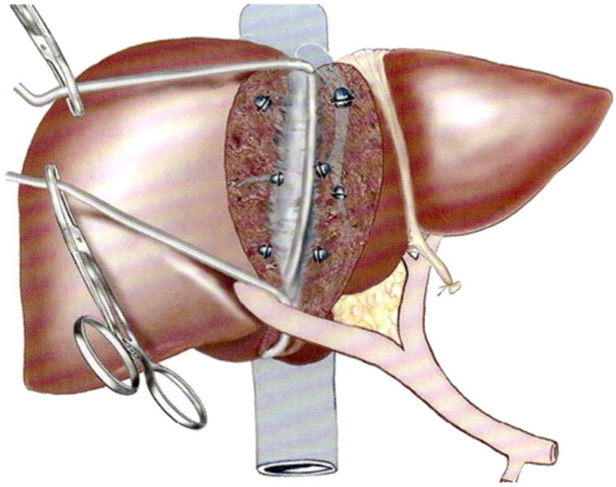

▲ 图 32-6 **LHM 在横断血管和胆管结构之前横断肝实质**

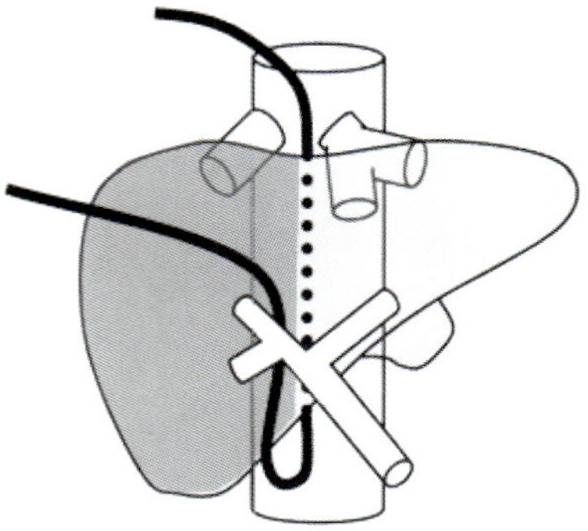

▲ 图 32-7 **右半肝切除或左半肝切除 +S1**

吊带上端位于 RHV 和 MHV 之间，吊带下端位于门静脉左右蒂之间

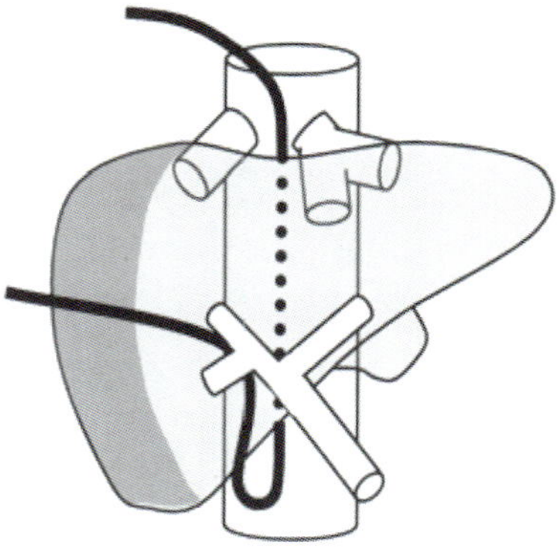

▲ 图 32-8 **右后叶切除或左三叶切除 +S1**

吊带上端位于 RHV 和 MHV 之间，吊带下端位于右前、右后门静脉蒂之间

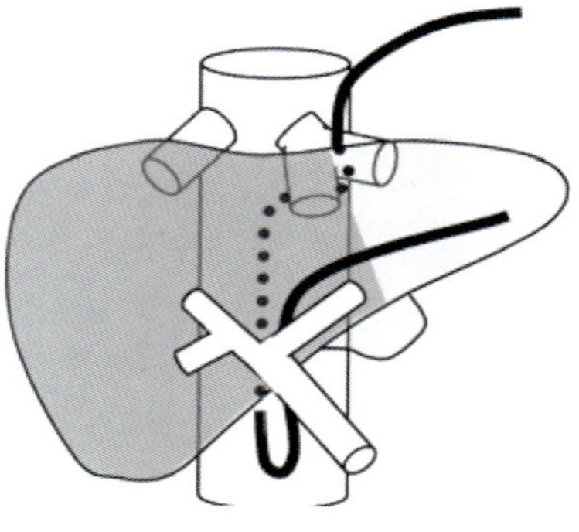

▲ 图 32-9 **右三叶切除术**

吊带上端位于 MHV 和 LHV 之间，吊带下端位于门静脉左右蒂之间

四、悬吊肝脏的不同改良术式

自从第一个描述 LHM 易化了肝右叶沿 MHV 平面延伸到 I 段的右半肝平面切除以来，该方法已推广至多个适应证，包括活体肝移植获取、移植中的自体肝的切除和多囊肝病的部分切除等 [10]。许多作者已经将 LHM 的原理熟练应用于各种解剖性肝切除。解剖性 LHM 的概念最早是指手术吊带在两个肝静脉之间穿行手术平面是沿肝静脉平面 [6]。根据需要切除的类型，该技术包括肝外解剖和游离左、右前或右后 Glisson 蒂。在 LHM 原理基础上使用两个吊带实现了中央型肝切除的各种方式 [18]。各种解剖性肝切除的简要总结见图 32-7 至图 32-15。

五、肝脏悬吊术的局限

LHM 盲分的唯一禁忌证是肿瘤侵犯下腔静脉前壁，尤其是下腔静脉与肝的交界处。因此，再次手术或化疗栓塞或门静脉栓塞引起的严重炎症导致 IVC 与肝脏之间的粘连会增加手术难度 [10]。术中可能发生的出血通常很少，并且与包膜下肝剥离有关。解剖区域的暂时性填塞是一种有效的治疗方法 [3]。大静脉损伤所致严重出血是罕见的，此时需要中断手术，转而选择传统的肝切除术 [3]。吊带牵拉引起的静脉流出受阻会干扰肝静脉的识别。因此，牵引力应该不时地放送，以便识别静脉撕裂。在有肝内静脉侧支循环的患

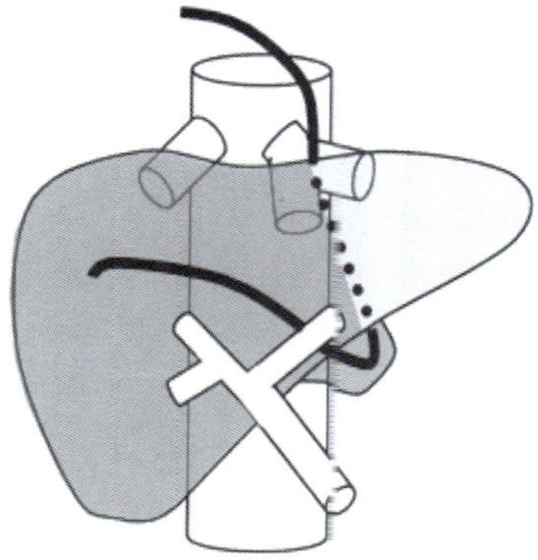

▲ 图 32-10 右三叶切除 +S1 或左外叶切除

吊带上端位于 MHV 和 LHV 之间，吊带下端位于门静脉左右蒂之间

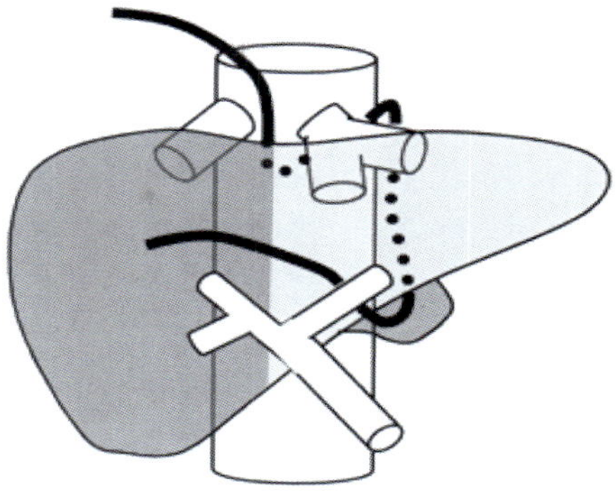

▲ 图 32-11 右半肝切除 +S1 或左半肝切除

吊带上端位于 MHV 和 LHV 之间，吊带下端位于门静脉左右蒂之间

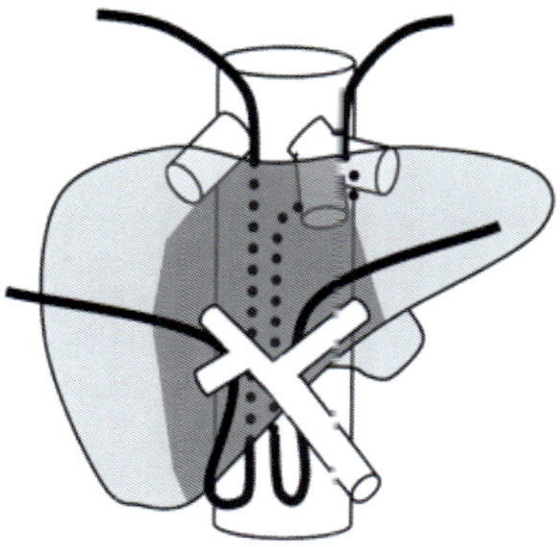

▲ 图 32-12 中央区切除术

吊带 1 上端位于 RHV 和 MHV 之间，吊带 2 上端位于 MHV 和 LHV 之间，吊带 1 下端位于右前、右后门静脉蒂之间，吊带 2 下端位于门静脉左右蒂之间

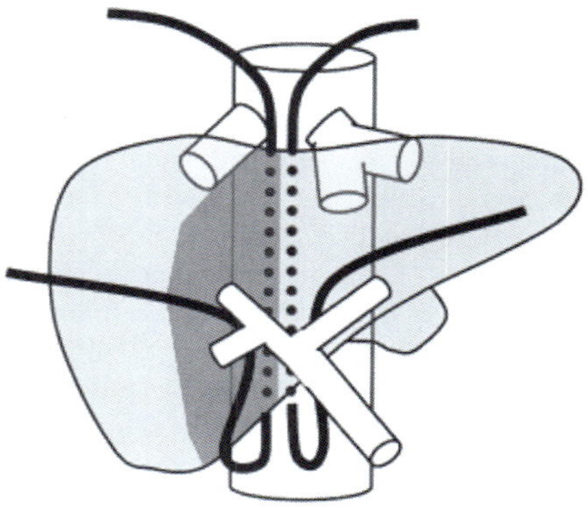

▲ 图 32-13 右前区切除术

吊带 1 上端位于 RHV 和 MHV 之间，吊带 2 上端位于 RHV 和 MHV 之间，吊带 1 下端位于右前、右后门静脉蒂之间，吊带 2 下端位于门静脉左右蒂之间

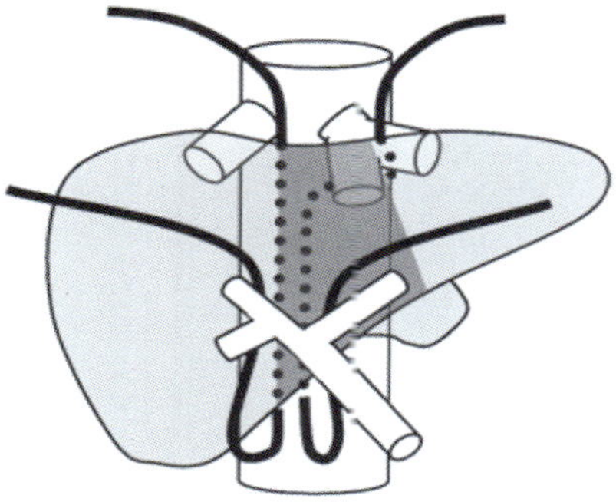

▲ 图 32-14 左内区切除术

吊带 1 上端位于 RHV 和 MHV 之间，吊带 2 上端位于 MHV 和 LHV 之间，吊带 1 下端位于门静脉左右支之间，吊带 2 下端位于门静脉左右蒂之间

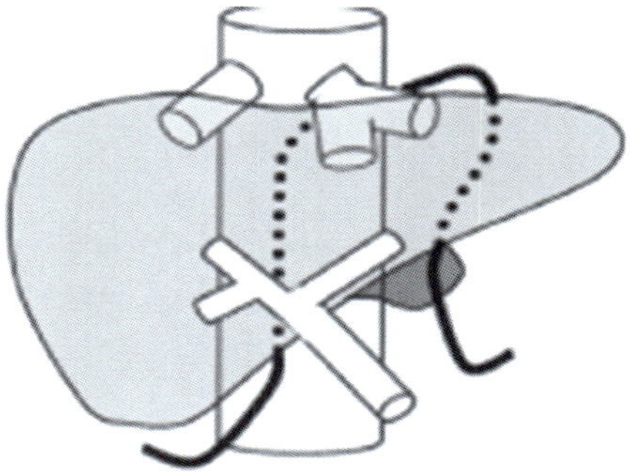

▲ 图 32-15 尾状叶切除术

吊带上端从 RHV 和 MHV 之间通过，然后在 MHV 和 LHV 后方通过，吊带下端从 Gilson 蒂后方通过

者中，当肝脏保持在解剖位置时，横断实质时的出血会加剧，因此需要对肝脏进行头侧的游离以减少血流。这种静脉侧支循环的存在显然是前入路 LHM 的一个局限之处。

参考文献

[1] Sutherland F, Harris J. Claude Couinaud: a passion for the liver. Arch Surg. 2002;137:1305-10.
[2] Belghiti J, Guevara OA, Noun R, et al. Liver hanging maneuver: a safe approach to right hepatectomy without liver mobilization. J Am Coll Surg. 2001;193(1):109-11.
[3] Ogata S, Belghiti J, Varma D, et al. Two hundred liver hanging maneuvers for major hepatectomy: a single-center experience. Ann Surg. 2007;245(1):31-5.
[4] Beppu T, Imai K, Okuda K, et al. Anterior approach for right hepatectomy with hanging maneuver for hepatocellular carcinoma: a multi-institutional propensity score-matching study. J Hepatobiliary Pancreat Sci. 2017;24(3):127-36.
[5] Llado L, Muñoz A, Ramos E, et al. The anterior hanging-approach improves postoperative course after right hepatectomy in patients with colorectal liver metastases. Results of a prospective study with propensity-score matching comparison. Eur J Surg Oncol. 2016;42(2):176-83.
[6] Kim SH, Kim YK. Living donor right hepatectomy using the hanging maneuver by Glisson's approach under the upper midline incision. World J Surg. 2012;36(2):401-6.
[7] Liu CL, Fan ST, Cheung ST, et al. Anterior approach versus conventional approach right hepatic resection for large hepatocellular carcinoma: a prospective randomized controlled study. Ann Surg. 2006;244(2):194-203.
[8] Shindoh J, Aoki T, Hasegawa K, et al. Donor hepatectomy using hanging maneuvers: Tokyo University experiences in 300 donors. Hepato-Gastroenterology. 2012;59(118):1939-43.
[9] Vennarecci G, Levi Sandri GB, Ettorre GM. Performing the ALPPS procedure by anterior approach and liver hanging maneuver. Ann Surg. 2016;263(1):e11. https://doi.org/10.1097/SLA.0000000000001007.
[10] Liddo G, Buc E, Nagarajan G, et al. The liver hanging manoeuvre. HPB (Oxford). 2009;11(4):296-305.
[11] Kim SH, Park SJ, Lee SA, et al. Various liver resections using hanging maneuver by three Glisson's pedicles and three hepatic veins. Ann Surg. 2007;245(2):201-5.
[12] Troisi RI, Montalti R. Modified hanging maneuver using the Goldfinger dissector in laparoscopic right and left hepatectomy. Dig Surg. 2012;29(6):463-7.
[13] Dokmak S, Aussilhou B, Rebai W, Cauchy F, Belghiti J, Soubrane O. Up-to-down open and laparoscopic liver hanging maneuver: an overview. Langenbeck's Arch Surg. 2020; https://doi.org/10.1007/s00423-020-01945-5. Epub ahead of print
[14] Nitta H, Sasaki A, Fujita T, et al. Laparoscopy-assisted major liver resections employing a hanging technique: the original procedure. Ann Surg. 2010;251(3):450-3.
[15] Rhaiem R, Piardi T, Kellil T, et al. The liver hanging maneuver in laparoscopic liver resection: a systematic review. Surg Today. 2018;48(1):18-24.
[16] Kim JH, Kim H. Modified liver hanging maneuver in laparoscopic major hepatectomy: the learning curve and evolution of indications. Surg Endosc. 2020;34(6):2742-8.
[17] Kim JH. Three-dimensional ventral approach with the modified liver-hanging maneuver during laparoscopic right hemihepatectomy. Ann Surg Oncol. 2019;26(7):2253.
[18] Nanashima A, Tobinaga S, Araki M, et al. Double liver hanging manoeuvre for central hepatectomy. HPB (Oxford). 2009;11(6):529-31.

第 33 章　Glisson 蒂入路：Takasaki 术式

The Glissonean Pedicle Approach: The Takasaki Technique

Shun-ichi Ariizumi　Masakazu Yamamoto　著

摘要

Couinaud 介绍了在肝脏手术中控制肝门血流系统的三种主要方法：鞘内入路，鞘外入路，以及鞘外经肝裂入路。鞘内入路是所谓的控制法。鞘外入路和鞘外经肝裂入路被认为是 Glissonean 肝蒂入路。通过 Glisson 蒂入路肝切除即 Glisson 蒂横断式肝切除（Takasaki 术式），其关键步骤如下：①钳夹 Glissonean 蒂；②确认包括肿瘤在内的门脉区域；③解剖肝实质。当在肝脏解剖之前在肝门处结扎 Glissonean 蒂时，可以进行各种类型的解剖性肝切除术，如右或左半肝切除术和各种类型的肝区切除术。而当肝外或肝内结扎 Glissonean 蒂的第三级分支时，可以进行各种类型的段切除术和锥形切除术。该手术适用于肝细胞癌患者，因为 HCC 患者通常存在肝功能障碍，并且常侵犯门静脉。该技术简单安全，有利于采用腹腔镜技术行肝切除术。因此，Glisson 蒂入路被认为是肝脏外科最重要的手术方式之一，安全且有肿瘤学获益。

Couinaud 描述了肝门血流的三种主要解剖方法：鞘内入路，鞘外入路，以及鞘外经肝裂入路（图 33–1）[1]。鞘膜外入路和鞘膜外经肝裂入路被认为是 Glissonean 蒂入路。1984 年，Takasaki 等成功地对 1 例肝细胞癌患者进行了肝门 Glissonean 蒂入路的解剖性肝右前区切除术，并于 1986 年报道了 35 例 HCC 患者使用这一系统性 Glissonean 蒂横断法的肝切除新术式[2]。因此，Glissonean 蒂入路解剖性肝切除术被认为是 Takasaki 技术[3–6]。Takasaki 技术的关键步骤为：①钳夹 Glisson 蒂；②确定门静脉区域；③解剖肝实质。目前，Glisson 蒂入路手术在世界范围内开展，并且因其安全易行在腹腔镜肝切除术中备受青睐。

一、基于 Glisson 蒂（Takasaki 的肝脏解剖学）的肝脏分段

肝的门静脉、肝动脉和胆管三者在肝内的分支走行和分布基本一致，被纤维鞘膜（Glisson 鞘膜）包绕（图 33–1A）在内。依据 Glisson 蒂二级分支（相当于左肝蒂、右前肝蒂、右后肝蒂）（图 33–1A）将肝脏分为肝左、中、右三区（相当于左半肝、肝右前叶、肝右后叶）和附加的尾状叶区（图 33–1B）[3–6]。

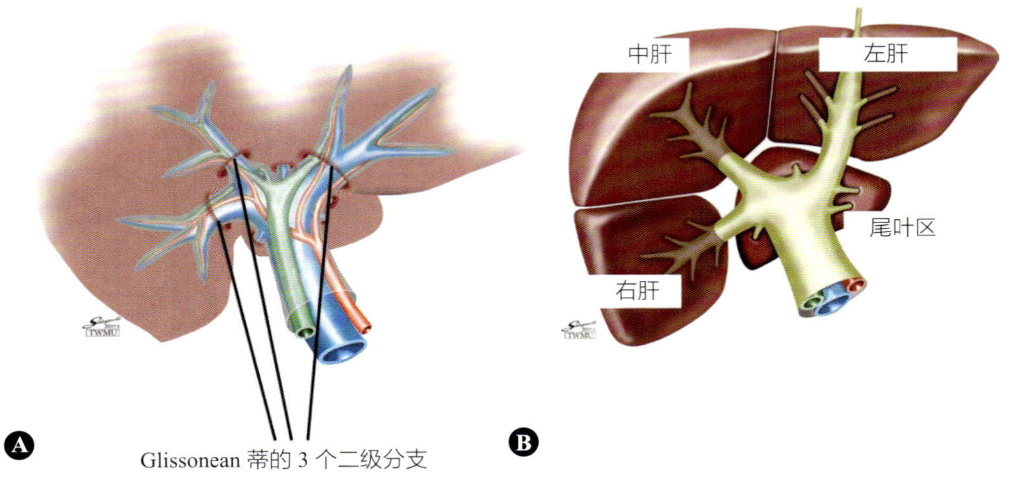

▲ 图 33-1 **Glisson 蒂和 Takasaki 的肝脏分区图**
Glisson 蒂的 3 个二级分支将肝脏分为 3 段

二、肝门处 Glisson 蒂入路（鞘膜外入路）

Glisson 蒂可以无须解剖肝脏而从肝实质中分离出来，鞘外入路就是在肝脏解剖前将 Glisson 蒂在肝门处分离悬吊出来。胆囊切除后，可见 Calot 三角后方的结缔组织。此处的结缔组织被称为胆囊板。分离胆囊板后，可较易辨认出胆囊板后方的肝中间（右前区）Glisson 蒂（图 33-2A）。首先，从肝实质中分离出中间（右前区）Glisson 蒂（图 33-2B），使用钝性分离即可。夹闭该肝蒂后，可通过其颜色（图 33-2C）的变化识别肝中段（右前叶）。确定中段（即右前区）与其他段的分界线后，沿分界线（图 33-2D）解剖肝实质。这项基本技术不仅适用于中段切除术（右前区切除术），也适用于右段切除术（右后区切除术）或右半肝切除术。

对于右半肝切除或右肝段切除（右后叶切除术），右（右后）Glisson 蒂可直接与肝实质分离。然而，对于右（右后）Glisson 蒂的游离推荐以下方法。首先游离出肝中段 Glisson 蒂（右前区）（图 33-3A），然后游离右叶 Glisson 蒂（图 33-3B）。固定好中段（右前）Glisson 蒂（图 33-3C）后，即可进行右（右后）Glisson 蒂的游离。该技术适用于右肝段切除术（右后区切除术）和右半肝切除术。在肝门板左侧可进入左叶的 Glisson 蒂周围（二级 Glisson 蒂），在肝切除（图 33-3D）之前可以轻松地将左侧肝蒂结扎。因此，3 个二级 Glisson 蒂均可在（图 33-3D）肝门处游离并悬吊。

三、Glisson 蒂的结扎

结扎肝蒂时尽量靠近肝实质以免损伤剩余的胆管。同时应贯穿缝扎进行双重结扎，避免滑脱（图 33-3C）。结扎后将肝蒂游离。

四、肝实质的解剖

采用钳夹挤压法、超声吸引和能量装置沿着标记线进行肝实质解剖。将肝静脉的分支结扎并切断，同时尽量保持肝静脉主干在剩余肝脏断面的完整性（图 33-4）。

五、肝段及锥形单位切除

当 Glisson 蒂的三级分支在肝外或肝内结扎时，可以进行各种类型的肝段切除和锥形单位切除。单个二级 Glisson 蒂有 6～8 个三级分支。由于单个三级分支的流域与 Couinaud 段并不是一一对应。因此，我们将一个三级分支所供养的面积称为肝脏的一个锥形单位。对于中段（S5 段）的锥形单位切除，采用中间（右前）Glisson 蒂悬吊，沿 Rex-Cantlie 线行肝脏解剖。结扎和解剖中

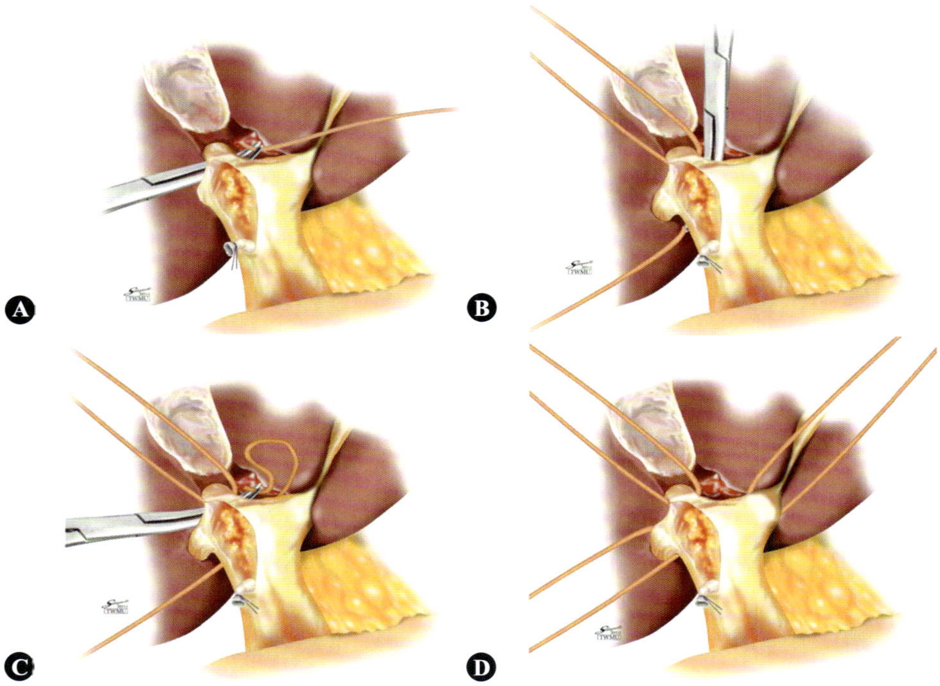

▲ 图 33-2　**Glisson** 蒂入路肝中段切除术（右前叶切除）

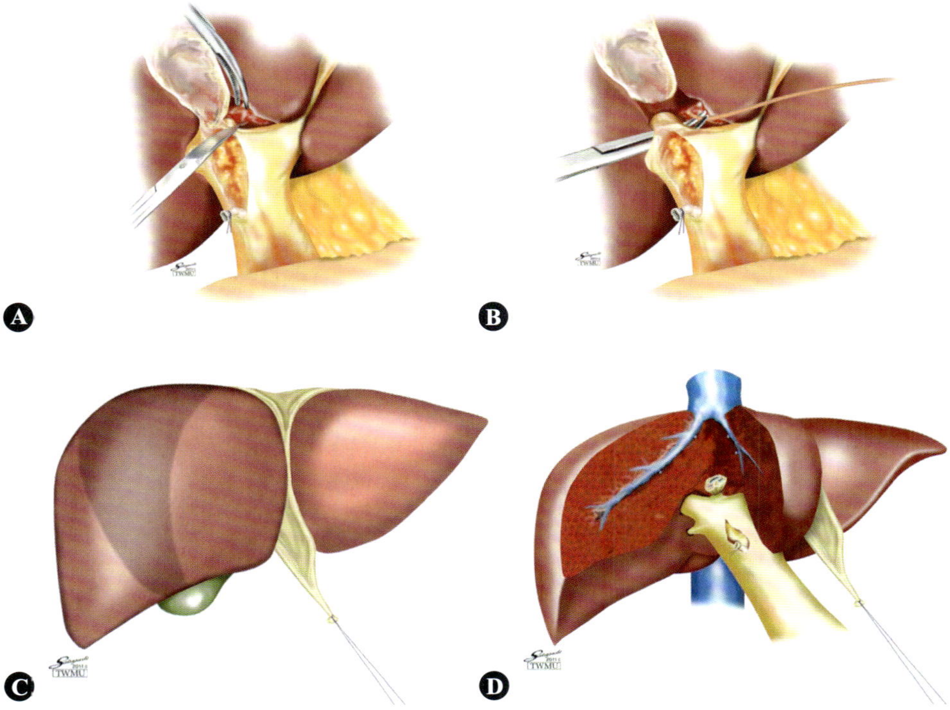

▲ 图 33-3　肝门部 **Glisson** 蒂游离的基本技术

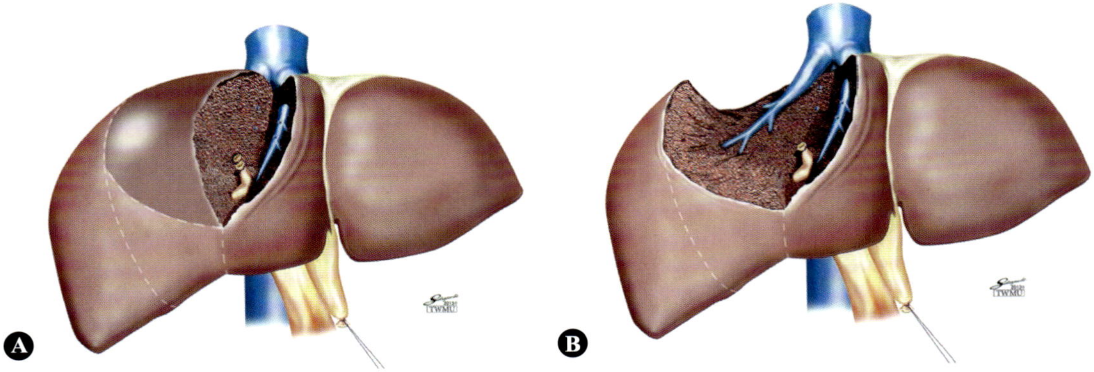

▲ 图33-4 Glisson 蒂入路锥形单位切除（8段切除术）

间（右前）Glisson 蒂的 2 个三级分支。对于中段的 S8 段的锥形单位切除，用吊带将右前肝蒂悬吊，并进行夹闭试验。确定 Rex-Cantlie 线后，离断肝脏，并在肝内悬吊中段（右前）Glisson 蒂的三级分支。通过标界来确定 S8 区域并进行三级分支的分离和结扎，而剩余肝的断面上可见肝中静脉。

六、手术效果

在 30 年的时间里，本中心对 1953 例肝癌患者采用 Glisson 蒂入路行解剖性肝切除术[7]。30 天和 90 天死亡率近期（2010—2014 年）逐渐下降至 0.5% 和 1.4%，5 年生存率逐渐达 75%[7]。减少失血和预防胆瘘为 HCC 患者解剖性肝切除术中最重要的因素，这两点通过这一术式也被重新认识并得到加强。

总之，Glisson 蒂入路适用于 HCC 患者，因为 HCC 患者通常存在肝功能障碍，并且常侵犯门静脉。因为其简单安全，该术式也可用于腹腔镜肝切除术。因此，Glisson 蒂入路被认为是肝脏外科最重要的手术方式之一，安全并且有肿瘤学获益。

致谢

作者感谢东京医科大学英语系副教授 Raoul Breugelmans 对本文手稿的审阅。

参考文献

[1] Couinaud C. Surgical anatomy of the liver revisited. Paris: Selfprinted; 1989.
[2] Takasaki K, Kobayashi S, Tanaka S, et al. New developed systematized hepatectomy by Glissonean pedicle transection method. Syujutsu. 1986;40:7-14. (in Japanese)
[3] Takasaki K, Kobayashi S, Tanaka S, Saito A, Yamamoto M, Hanyu F. Highly anatomically systematized hepatic resection with Glissonean sheath cord transection at the hepatic hilus. Int Surg. 1990;75:73-7.
[4] Takasaki K. Glissonean pedicle transection method for hepatic resection: a new concept of liver segmentation. J Hepato-Biliary-Pancreat Surg. 1998;5:286-91.
[5] Takasaki K. Glissonean pedicle transection method for hepatic resection. Tokyo: Springer; 2007.
[6] Yamamoto M, Ariizumi S. Glissonean pedicle approach in liver surgery. Ann Gastroenterol Surg. 2018;13:124-8.
[7] Ariizumi S, Katagiri S, Kotera Y, et al. Improved mortality, morbidity and long-term outcome after anatomical hepatectomy with the Glissonean pedicle approach in patients with hepatocellular carcinoma: 30 years' experience at a single institute. Ann Surg. 2020; (in press)

第34章　腹腔镜大范围肝切除和保留肝实质的解剖性肝切除术

Laparoscopic Major Hepatectomy and Parenchymal-Sparing Anatomical Hepatectomy

Kohei Mishima　Go Wakabayashi　Kazuharu Igarashi　Takahiro Ozaki　著

摘要

尽管腹腔镜肝切除术（laparoscopic liver resection，LLR）已成为全球公认的标准治疗方法，但腹腔镜大范围肝切除术（laparoscopic major hepatectomy，LMH）尚未普及。在2008年，腹腔镜大范围肝切除术初次被定义为3个或更多肝段或困难的上后方肝段（S4a、S7、S8）的切除。尽管该定义仍有争论，也没有明确，但根据一些研究报道，与开腹手术相比，LMH的失血量更少、住院时间更短且并发症更少。根据日本国家临床数据库的一项全国性的调查显示，腹腔镜肝切除手术从2011年占所有切除手术的3.3%增加到2017年的10.8%，其死亡率在2011年为3.6%，2017年则为1.0%。IWATE标准可用于从术前变量预测腹腔镜肝切除术的难度，并根据外科医生的技术水平适当地选择患者。LMH的学习曲线已经有所讨论，但掌握LMH的确切病例数无法根据各种研究确定。由于腹腔镜下保留肝实质的解剖性肝切除术（laparoscopic parenchymal-sparing anatomical liver hepatectomy，Lap-PSAH）（肝段切除和肝亚段切除）与LMH有一些相同的手术技巧，这样可能有助于缩短LMH的学习曲线。综上所述，LMH在技术上仍有很高的要求，但随着手术技术的改进和适应证的谨慎扩大，LMH已逐步发展起来。

尽管腹腔镜肝切除术已成为全球公认的标准治疗方法，但腹腔镜肝大范围切除术尚未普及[1]。主要是由于手术的复杂性、对无法控制的出血的恐惧、高水平的技术要求及大多数的外科医生缺乏培训机会[2]。本章回顾了LMH的现状、LLR的历史和目前在大的肝脏中心已经标准化的手术技术。

一、LLR的发展

腹腔镜肝切除术首次报道于1991年，用于切除肝脏良性病灶[3]。此后，随着手术技术的提高和设备的改进，腹腔镜肝切除术逐渐发展起来。2008年，在美国路易斯维尔举行了第一次国际腹腔镜肝切除术会议（international consensus conferences on LLR，ICCLLR）。本次会议定义了关于 LLR 的标准化术语，并由 45 位专家介绍了不同的技术方法[4]。2014 年，第二届 ICCLLR 在日本盛冈举行。专家建议的概要包含新的难度评分系统[5, 6]，出血控制技术和肝实质离断的技术，以及能量设备的适用性[7]。本次会议的结论是 LLR 已经成为一种标准手术方法，LMH 是一种创新手术仍处于探索阶段[1]。在这 2 次 ICCLLR 会议后，LLR 在全球范围内迅速传播，LMH 的比例也逐渐增加。根据日本国家临床数据库的调查，LLR 的数量从 2011 年的 1868 例（占所有肝脏切除术的 9.9%）增加到 2017 年的 5648 例（占所有肝脏切除术的 24.8%）[8]。在 2017 年，LLR 的并发症发生率和 30 天死亡率分别为 10.8% 和 0.5%，优于开放性肝切除术（open liver resection，OLR）（分别为 19.9% 和 0.9%）。

二、LMH 的定义

根据 Brisbane 2000 年的分类法，肝切除术被归类为半肝切除术、肝扇区切除术和肝段切除术[9]。在第一届 ICCLLR 会议上，LMH 最早被定义为 3 个或更多肝段的切除或困难的后上部位肝段（S4a、S7、S8）的切除[4]。事实上，这一定义的背后是腹腔镜下后上部位切除术与半肝切除术在技术上有一些难度[10]。另外，根据肝脏切除程度与术后死亡率相关的理论，大范围肝切除术的标准定义是切除 4 个或更多肝段[11]。Di Fabio 等根据 Louisville 声明将 156 例接受 LMH 的患者分为两类：腹腔镜“传统”大范围肝切除术（laparoscopic traditional major hepatectomy，LTMH），包括半肝切除术和肝 3 区切除术；以及腹腔镜“后上部位肝段”的大范围肝切除术（laparoscopic posterosuperior major hepatectomy，LPMH），包括 S4a、S7 和 S8 段切除[10]。通过创建两个 LMH 的亚类来反映 LTMH 和 LPMH 在术中和术后结果上的差异较为合理[10]。在过去 10 年中，随着手术技术的改进和腹腔镜设备的创新，需要根据技术难度和术后死亡风险重新考虑 LMH 的分类[12]。

三、难度评分系统（IWATE 标准）和 LMH 的学习曲线

为了在术前合理地评估 LLR 的难度，在第二届 ICCLLR 会议上讨论创建了一个新的难度评分系统[5]。该评分系统经过讨论进行了修改，最新版本的难度评分系统（IWATE 标准）的评分为 0～12 分[6]。IWATE 标准可用于从术前变量中预测手术难度，并根据外科医生的技术水平选择合适的患者，分为低、中、高级或专家级。LMH 需要高水平的技术能力和较长的学习曲线。CUSUM 分析总结需要 45 个标准的 LMH 来克服初始的学习曲线，若要进一步掌握 LMH 更复杂或更高水平的技术，需要再通过 30 个病例才能达到[13]。LMH 仍然具有挑战性，因为高效地进行 LMH 需要经验；但是其死亡率与开放式大范围肝切除术（open major hepatectomy，OMH）相比较低（图 34-1）。

四、LMH 的可行性和安全性

自 2014 年第二届 ICCLR 盛冈会议举办以来[1]，一些研究已经表明了 LMH 的可行性[14–16]。在 2016 年，Takahara 等利用日本国家临床数据库通过倾向性评分分析比较了 LMH 和 OMH，该报道结论是 LMH 具有更少的失血量、更短的住院时间和更少的并发症[14]。在对肝细胞癌患者进行腹腔镜肝切除术的病例进行 Meta 分析时也得到了类似的结果[15, 16]。在日本，LLR（肝三叶切除，半肝切除和肝段切除）的死亡率从 2011 年的 3.6% 降低到 2017 年的 1.0%[8]。然而应该注意的是，这些短期结果是来自日本一些专业的大的肝脏中心。虽然 LLR 手术量在逐年增加，但高等级 LLR 的比例仍然很低（2017 年是 10.8%），并且 LMH 的普及推广还有待实现。

五、腹腔镜下保留肝实质的解剖性肝切除术

解剖性肝切除术（anatomical hepatectomy，AH）是指系统性切除肿瘤相应门脉分支流域的肝段[17, 18]，此方法已被证明可改善 HCC 患者的预

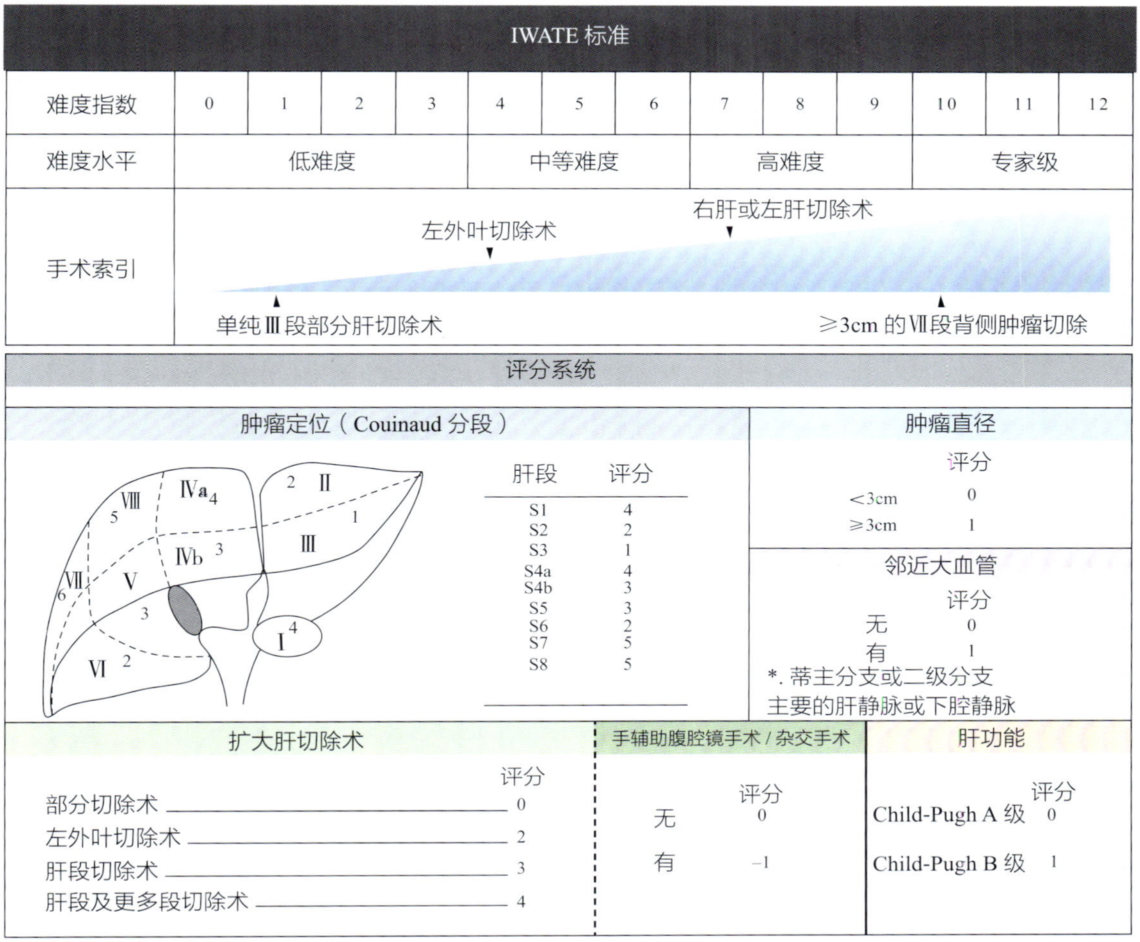

▲ 图 34-1　**IWATE 标准**[6]

后[19, 20]。近期发现，剩余肝脏局部缺血与 HCC 患者肝切除后的早期复发和较低的生存率有关[21]。2019 年，我们公布了一项经肝外肝蒂入路进行腹腔镜下保留肝实质的解剖性肝切除术（亚肝段切除和肝段切除）全新切除技术[22]。Lap-PSAH 的肝段解剖是基于 Takasaki 的锥体单元概念[23]。我们对于 Lap-PSAH 的原则是切除所有的恶性肿瘤（肿瘤和可能的卫星结节）并同时保留足够的肝实质。手术前会通过肝脏 CT 体积计算来规划肝脏切除范围。术前三维模拟和术中切除的一致性为 98.7%，患者获得了良好的短期效果[22]。精准的术前规划和标准化的外科技术使得手术可以顺利进行（图 34-2）。由于腹腔镜下保留肝实质的解剖性肝切除术与腹腔镜大范围肝切除术技术上存在共同之处，这可能有助于缩短 LMH 的学习曲线。未来需要对其长期结果进行评估。

六、Ageo 中央综合医院（Ageo Central General Hospital，ACGH）的外科流程

尽管 1998 年就有关于首个 LMH 病例的系列报道[24]，但该手术在世界各地进展都非常慢[12]。在我们医院，LLR 适用于除血管或胆道重建的病例之外的所有肝脏恶性肿瘤。我们的 LLR 标准是肝外肝蒂 ICG 反染法[23]。根据 Laennec 膜的理论，可以安全地将 Glisson 鞘分离出来[25]。在肝实质横断过程中，清晰的边界不仅可以在肝表面看到，而且可以在肝实质深部（段间平面）看到。

（一）腹腔镜下左半肝切除术（图 34-3）

1. 游离肝左叶和肝左静脉。
2. 游离 Glissonian 鞘（G234）。

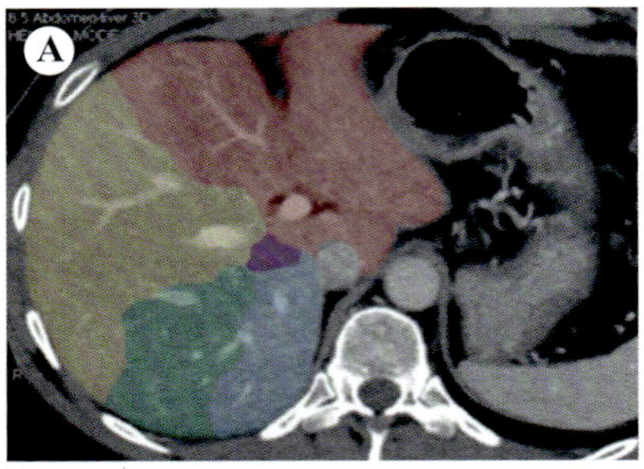

B

肝脏区域	体积（ml）	%
总肝体积	1274	100%
残余肝体积	1077	84.6%
右叶	821	64.4%
S8	196	15.5%
S8 背侧段	165	13%
腹侧段	31	2.5%
S7	189	14.8%
S6	203	15.9%
S5	233	18.2%

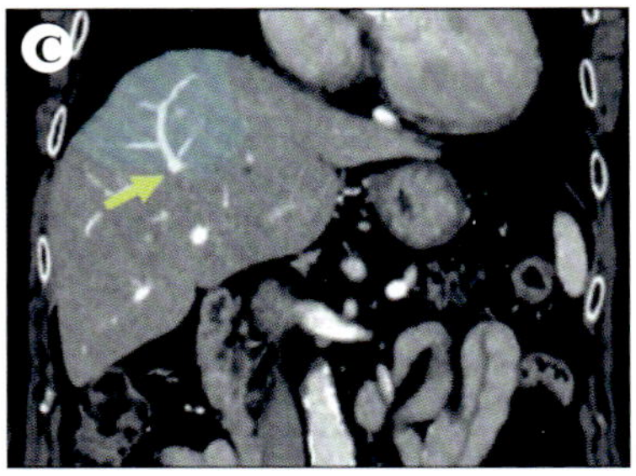

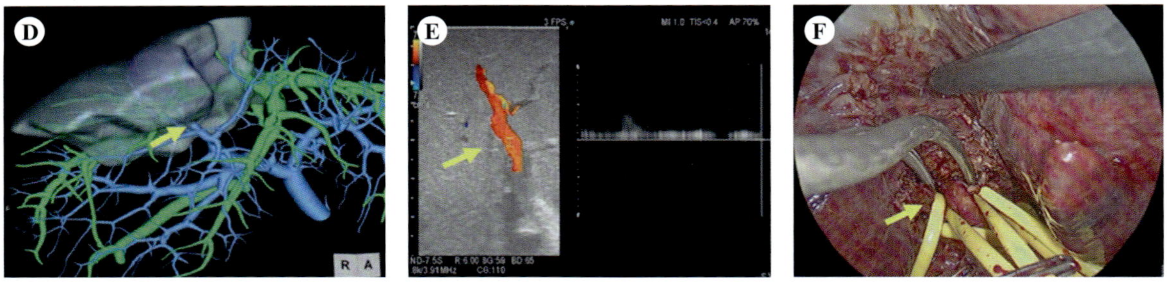

▲ 图 34-2　Lap-PSAH 的术前规划[22]

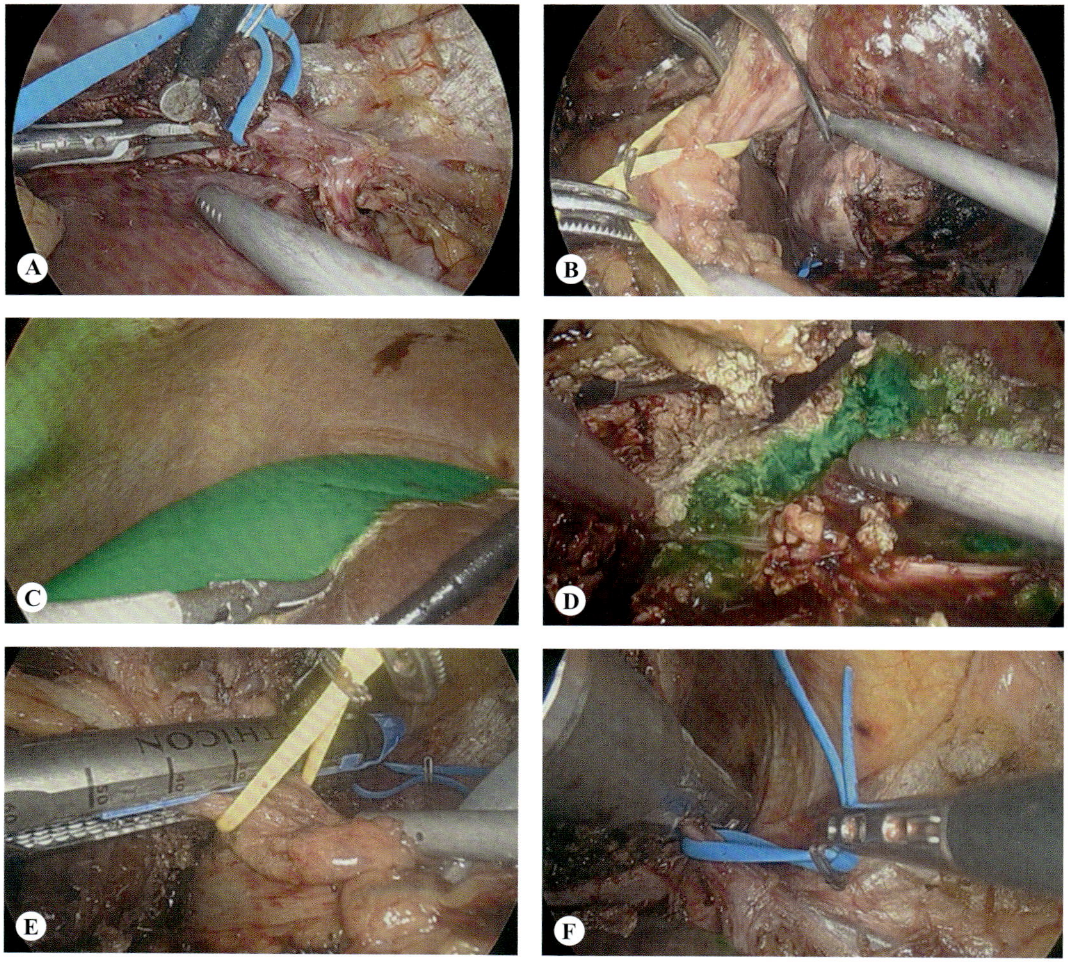

▲ 图 34-3　腹腔镜左半肝切除术的手术流程

3. ICG 给药后沿段间平面横断肝实质。

4. 用线性切割闭合器离断 G234 和 LHV。

（二）腹腔镜下保留肝实质的解剖性肝切除术（7 段 Lap-PSAH）（图 34–4）

1. 游离肝右叶并离断肝短静脉。

2. 胆囊切除术和游离并夹闭 Glisson 鞘（G7）。

3. 给予注射 ICG 后进行肝实质离断。

4. 沿着 RHV 或在段间平面解剖出 G7 并离断实质。

结论

LMH 在技术上仍有很高的要求，但随着手术技术的改进和适应证的逐步扩大，已经逐渐得到发展。Lap-PSAH 与 LMH 手术技术存在共同之处，可能有助于缩短 LMH 的学习曲线，未来需要对其长期结果进行评估。

声明：作者没有任何利益冲突需要声明。

伦理声明：作者对工作的各个方面负责，确保任何部分工作的准确性或完整性相关的问题都得到适当地调查和解决。

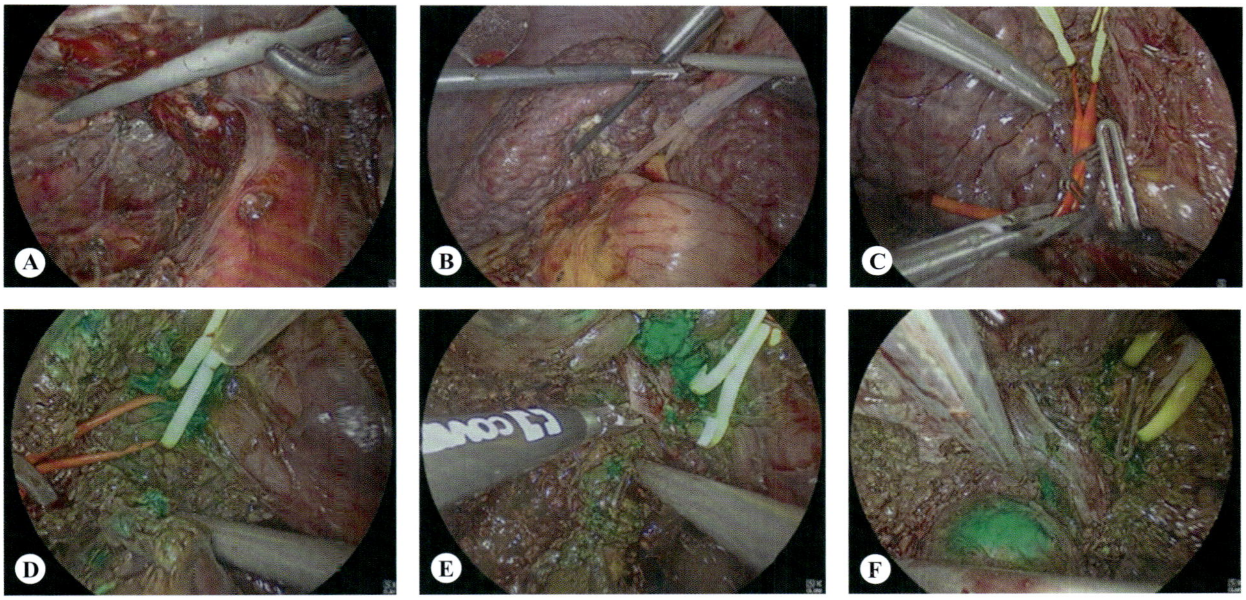

▲ 图 34–4　解剖性肝Ⅶ段切除术的手术流程

参考文献

[1] Wakabayashi G, Cherqui D, Geller DA, Buell JF, Kaneko H, Han HS, et al. Recommendations for laparoscopic liver resection: a report from the second international consensus conference held in Morioka. Ann Surg. 2015;261(4):619-29.

[2] Dagher I, O'Rourke N, Geller DA, Cherqui D, Belli G, Gamblin TC, et al. Laparoscopic major hepatectomy: an evolution in standard of care. Ann Surg. 2009;250(5):856-60.

[3] Reich H, McGlynn F, DeCaprio J, Budin R. Laparoscopic excision of benign liver lesions. Obstet Gynecol. 1991;78(5 Pt 2):956-8.

[4] Buell JF, Cherqui D, Geller DA, O'Rourke N, Iannitti D, Dagher I, et al. The international position on laparoscopic liver surgery: the Louisville statement, 2008. Ann Surg. 2009;250(5):825-30.

[5] Ban D, Tanabe M, Ito H, Otsuka Y, Nitta H, Abe Y, et al. A novel difficulty scoring system for laparoscopic liver resection. J Hepatobiliary Pancreat Sci. 2014;21(10):745-53.

[6] Wakabayashi G. What has changed after the Morioka consensus conference 2014 on laparoscopic liver resection? Hepatobiliary Surg Nutr. 2016;5(4):281-9.

[7] Wakabayashi G, Cherqui D, Geller DA, Han HS, Kaneko H, Buell JF. Laparoscopic hepatectomy is theoretically better than open hepatectomy: preparing for the 2nd international consensus conference on laparoscopic liver resection. J Hepatobiliary Pancreat Sci. 2014;21(10):723-31.
[8] Ban D, Tanabe M, Kumamaru H, Nitta H, Otsuka Y, Miyata H, et al. Safe dissemination of laparoscopic liver resection in 27, 146 cases between 2011 and 2017 from the National Clinical Database of Japan. Ann Surg. 2020;274(6):1043-50.
[9] Strasberg SM. Nomenclature of hepatic anatomy and resections: a review of the Brisbane 2000 system. J Hepato-Biliary-Pancreat Surg. 2005;12(5):351-5.
[10] Di Fabio F, Samim M, Di Gioia P, Godeseth R, Pearce NW, Abu HM. Laparoscopic major hepatectomies: clinical outcomes and classification. World J Surg. 2014;38(12):3169-74.
[11] Reddy SK, Barbas AS, Turley RS, Steel JL, Tsung A, Marsh JW, et al. A standard definition of major hepatectomy: resection of four or more liver segments. HPB (Oxford). 2011;13(7):494-502.
[12] Cheek SM, Sucandy I, Tsung A, Marsh JW, Geller DA. Evidence supporting laparoscopic major hepatectomy. J Hepatobiliary Pancreat Sci. 2016;23(5):257-9.
[13] Brown KM, Geller DA. What is the learning curve for laparoscopic major hepatectomy? J Gastrointest Surg. 2016;20(5):1065-71.
[14] Takahara T, Wakabayashi G, Konno H, Gotoh M, Yamaue H, Yanaga K, et al. Comparison of laparoscopic major hepatectomy with propensity score matched open cases from the National Clinical Database in Japan. J Hepatobiliary Pancreat Sci. 2016;23(11):721-34.
[15] Chen K, Pan Y, Hu GY, Maher H, Zheng XY, Yan JF. Laparoscopic versus open major hepatectomy for hepatocellular carci-noma: a meta-analysis. Surg Laparosc Endosc Percutan Tech. 2018;28(5):267-74.
[16] Wang ZY, Chen QL, Sun LL, He SP, Luo XF, Huang LS, et al. Laparoscopic versus open major liver resection for hepatocellular carcinoma: systematic review and meta-analysis of comparative cohort studies. BMC Cancer. 2019;19(1):1047.
[17] Makuuchi M, Hasegawa H, Yamazaki S. Ultrasonically guided subsegmentectomy. Surg Gynecol Obstet. 1985; 161(4): 346-50.
[18] Takasaki K, Kobayashi S, Tanaka S, Saito A, Yamamoto M, Hanyu F. Highly anatomically systematized hepatic resection with Glissonean sheath code transection at the hepatic hilus. Int Surg. 1990;75(2):73-7.
[19] Hasegawa K, Kokudo N, Imamura H, Matsuyama Y, Aoki T, Minagawa M, et al. Prognostic impact of anatomic resection for hepatocellular carcinoma. Ann Surg. 2005;242(2):252-9.
[20] Zhao H, Chen C, Gu S, Yan X, Jia W, Mao L, et al. Anatomical versus non-anatomical resection for solitary hepatocellular carcinoma without macroscopic vascular invasion: a propensity score matching analysis. J Gastroenterol Hepatol. 2017;32(4):870-8.
[21] Cho JY, Han HS, Choi Y, Yoon YS, Kim S, Choi JK, et al. Association of remnant liver ischemia with early recurrence and poor survival after liver resection in patients with hepatocellular carcinoma. JAMA Surg. 2017;152(4):386-92.
[22] Berardi G, Igarashi K, Li CJ, Ozaki T, Mishima K, Nakajima K, et al. Parenchymal sparing anatomical liver resections with full laparoscopic approach: description of technique and short-term results. Ann Surg. 2019;273(4):785-91.
[23] Takasaki K. Glissonean pedicle transection method for hepatic resection: a new concept of liver segmentation. J Hepato-Biliary-Pancreat Surg. 1998;5(3):286-91.
[24] Hüscher CG, Lirici MM, Chiodini S. Laparoscopic liver resections. Semin Laparosc Surg. 1998;5(3):204-10.
[25] Sugioka A, Kato Y, Tanahashi Y. Systematic extrahepatic Glissonean pedicle isolation for anatomical liver resection based on Laennec's capsule: proposal of a novel comprehensive surgical anatomy of the liver. J Hepatobiliary Pancreat Sci. 2017;24(1):17-23.

第 35 章　腹腔镜解剖性肝切除：段和亚段肝切除

Laparoscopic Anatomical Resection of the Liver: Segmentectomy and Sub-segmentectomy

Boram Lee　Ho-Seong Han　著

摘要

腹腔镜肝切除术的手术量在迅速增加，一些类型已成为标准术式。然而，腹腔镜下解剖性肝切除（anatomical resection，AR）仍然是一项具有挑战性的手术，因为它需要沿着解剖标志进行精确的肝实质切除。手术难度因切除区域的位置而异。本章的目的是介绍腹腔镜下经 Glisson 蒂入路进行肝（Ⅰ～Ⅷ）段切除的技术要点。

解剖性肝切除术包括切除肿瘤及其门静脉分支流域的肝段[1]。虽然 AR 的结果仍有争议，但一些报道认为 AR 是防止通过门静脉分支发生肝内转移的最佳方法[2, 3]。AR 技术主要有两种类型，经 Glisson 蒂入路和门静脉分支内注射染料引导下的肝实质离断[4]。Takasaki 最早提出 Glisson 蒂入路是基于 Glisson 蒂分为左、中、右 3 个分支[5]。根据 Takasaki 的分类法，每个肝段都有一个 Glisson 蒂的二级分支。因此，要切除任意一个肝段，首先要切除相应肝段的 Glisson 蒂分支，然后沿肝段间平面解剖肝实质[5, 6]。Makuuchi 等提出了超声引导下注射染料的解剖性肝切除方法。该方法通过超声引导下穿刺荷瘤门静脉蒂并注射染料[7]。用电刀仔细标记染色区域，逐渐从肝表面向染色的门静脉蒂方向进行肝实质横断[1, 7]。

自 1992 年首次报道以来，腹腔镜肝切除术发展迅速，某些类型的腹腔镜肝切除术已成为标准术式。然而，腹腔镜解剖性肝切除术仍被认为是具有挑战性的手术，因为它通常需要经 Glisson 蒂入路进行精准肝实质切除[8]。外科医生由于操作空间及角度受限，腹腔镜下的器械分离 Glisson 蒂并不容易。HS Han 等于 2006 年首次报道了在肝实质解剖之前腹腔镜下分离 Glisson 蒂[9]。在该研究中，作者证实了 Glisson 蒂入路在腹腔镜解剖性肝切除术中的重要性。自此，研究陆续报道了各种类型的经 Glisson 蒂入路腹腔镜解剖性肝切除术（图 35–1）[10]。

根据腹腔镜肝切除的实践指南，其难度由切除区域的位置来划分[8]。肝前外侧段的外周部分（2、3、5、6 和 4b 段）被认为是进行 LLR 的安全

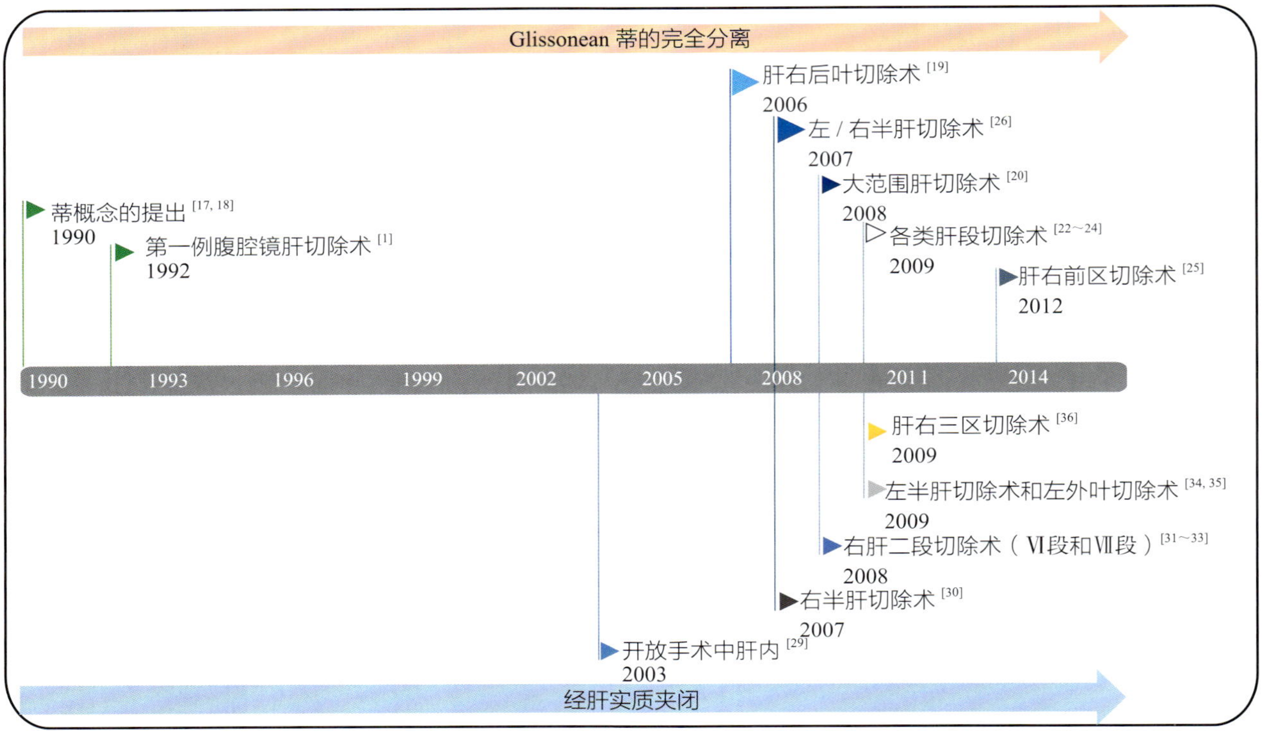

▲ 图 35-1　腹腔镜手术中经肝蒂入路的发展历程

引自 HS Han，YR Choi et al.[10]

位置[8, 11-13]。然而，肝脏的后上部分（1、7、8 段和 4a 段）被认为是进行腹腔镜肝切除术的困难部位[14]。我们在本章的目的是描述腹腔镜切除的每个肝段（Ⅰ～Ⅷ）的技术，即解剖性肝段切除术。

一、患者体位及 Trocar 放置

患者的体位和 Trocar 的放置可能因肿瘤位置而异。将患者置于仰卧位或左侧半卧位，外科医生站在右侧或左侧，或者将患者置于截石位，外科医生站在患者两腿之间。

Trocar 的放置在腹腔镜肝切除术中非常重要。通常使用 5 个或 6 个 Trocar。两个操作孔的 Trocar 沿右肋下放置，另外两个用于辅助的 Trocar 放置在剑突下和腹部左上象限。图 35-2 显示了常规 Trocar 放置的图示。

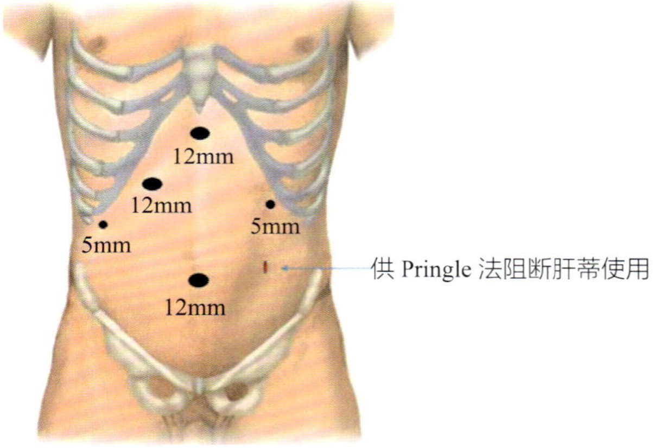

▲ 图 35-2　常规 Trocar 位置

二、腹腔镜尾状叶切除术（S1）

腹腔镜解剖性尾状叶切除术因其靠近大血管，而被认为是一项较困难的手术[15]。尾状叶位于肝深部背侧，位于第一肝门和下腔静脉之间[16]。根据 Kumon 命名法，尾状叶由 3 个部分组成，分别是 Spiegel 叶、腔静脉旁部（Ⅸ段）和尾状突[17]。Trocar 放置如图 35-3 所示。

游离肝脏并把左肝抬起，打开小网膜以显露 S1 段。我院肝 S1 段切除术采用反向标记法。分

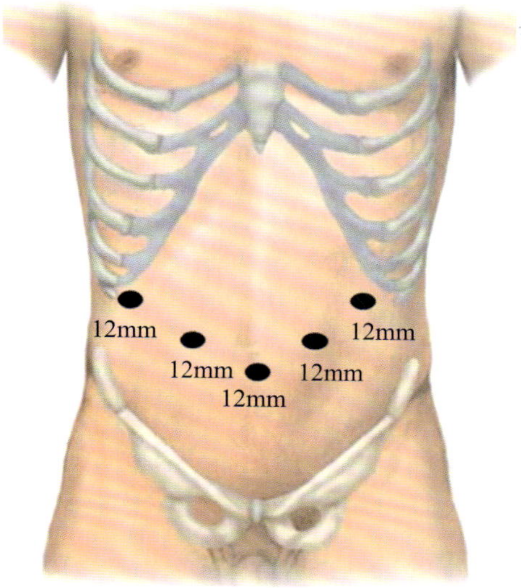

▲ 图 35-3 腹腔镜 S1 肝段切除术的 Trocar 放置

离出右后叶肝蒂，并用动脉夹暂时夹住[18]。用电刀标记尾状突与右肝后叶之间的界线。将尾状叶的后表面与下腔静脉进行分离，夹闭肝短肝静并将其离断。在肝实质解剖过程中，可以辨别并精确地显露出肝右静脉的周围支。沿着肝右静脉可继续解剖至腔静脉旁部。解剖尾状突后并将其与腔旁部一同拉向左侧，确定肝中静脉，进行肝实质解剖并显露出肝中静脉。进一步地解剖肝实质和游离供应 Spiegel 叶的门脉分支，直至完全切除尾状叶。

三、腹腔镜肝Ⅱ段切除术（S2）和肝Ⅲ段切除术（S3）

当肿瘤位于 S2 或 S3 段时，可进行腹腔镜下 S2 或 S3 段肝切除术[19]。S2 或 S3 段定向肝切除的优点是切除了荷瘤肝段，同时保留了剩余肝的血供和胆道[20]。这一概念对于有基础性肝病的患者预防术后肝衰竭十分重要[21]。经 Glisson 入路控制肝蒂，可以进行解剖性切除。

腹腔镜下肝 S2 段切除术，游离左肝外叶后、细致地解剖分离出 S2 段肝蒂，然后暂时夹住 S2 段肝蒂，用电刀标记 S2 段的缺血线，解剖肝实质。显露出肝左静脉，沿肝左静脉切开肝实质。离断 S2 段的门静脉蒂，并沿肝左静脉钳夹并离断引流 S2 段的肝静脉分支。

而腹腔镜下 S3 肝段切除术中，则在肝圆韧带左侧显露 S3 段肝蒂。沿着分界线开始离断肝实质，露出肝左静脉[22]。采用与 S2 肝段切除术相同的技术沿肝左静脉进行肝实质解剖。

四、腹腔镜肝Ⅳ段切除术（S4）（Ⅳa 和Ⅳb 亚肝段切除术）

左半肝切除术通常用于位于 S4 段的肿瘤。解剖性 S4 段肝切除术的优点是可以尽可能保留多的剩余肝体积。该手术是一项对技术要求很高的手术，因为它的切面沿着两个主要的肝静脉[23]。因此，重要的是选择合适的肝脏离断界线，以保护供应剩余肝脏的血管结构。S4 段可以细分为上下的 S4a 和 S4b 两部分。对定位于 S4a 或 S4b 的肿瘤，解剖学上的 S4a 和 S4b 段肝切除也可能是有利的[24]。

在镰状韧带和冠状韧带头侧方向解剖，直至显示肝中静脉和肝左静脉。沿镰状韧带右侧标记肝切缘，然后开始离断肝脏。通过离断肝表面实质，再解剖肝实质的较深部分，直至游离到下腔静脉和肝左、中静脉汇合处。经肝内入路控制 S4 段肝蒂。当对 S4a 或 S4b 段的肝蒂进行游离时，必须更外围地解剖，以便识别和分离出每个 S4a 和 S4b 段肝蒂。为了确认术者的判断，我们还可以临时夹闭 S4a 或 S4b 段肝蒂，检查相应区域肝脏的颜色缺血变化。

对于肝 S4a 段切除术，分离并结扎 S4a 肝蒂。离断 S4a 段肝蒂后，沿肝表面的分界区解剖肝实质，显露肝中静脉与下腔静脉的交汇处。

对于肝 S4b 段切除术，分离结扎并离断 S4b 段肝蒂，沿划定的边界游离肝实质。肝 S4 段切除可通过联合切除肝 S4a 和 S4b 段的技术进行。离断 S4 肝蒂后，肝 S4 段部分因缺血颜色发生变化。为了完成肝 S4 切除术，右侧肝实质离断则沿肝中静脉缺血线进行。

五、腹腔镜肝Ⅴ段切除术（S5）

当肿瘤位于 S5 段时，有以下几种选择。一种是解剖性的大范围肝切除术，如右半肝切除术、右肝前叶切除术、中肝叶切除术[25]。另一种选择是非解剖性的肝切除术，如楔形切除和肿瘤剜除。

剩下的选择则是 S5 段解剖性肝切除。在切除胆囊后，通过细致的解剖分离出右前叶肝蒂。临时夹闭右肝前叶肝蒂，可见右肝前叶缺血边缘并标记，在肝内侧缘开始离断肝实质。进一步向外周解剖肝右前叶肝蒂，分离出 S5 段的肝蒂，快速夹闭后可见 S5 段肝脏区域颜色改变。在解剖性 S5 段肝切除术中，由于切除肝 S5 段没有解剖学上的标志，因此选择性地解剖出 S5 段肝蒂是至关重要的。在将 S5 段肝蒂结扎离断后，可在 S5 段肝脏的外侧和上侧进行肝实质离断。

六、腹腔镜肝Ⅵ段切除术（S6）

腹腔镜下切除位于 S6 段外周的小肝癌较为容易。然而，S6 段的解剖性肝切除即使在开放手术中也是较为复杂的手术，因此腹腔镜肝 S6 段切除术也是一项具有挑战性的手术[26]。

在离断肝实质前，与开放入路一样，从膈肌和右侧肾上腺游离右侧肝脏。切除胆囊后，将右肝后叶肝蒂解剖并游离。进一步解剖肝实质，直到游离出 S6 和 S7 的肝蒂分支。临时夹闭 S6 段肝蒂，根据缺血线确定 S6 段。用夹子或切割闭合器将 S6 段肝蒂离断。标记 S6 段缺血线后，进行肝实质离断。

七、腹腔镜肝Ⅶ段切除术（S7）

腹腔镜下切除位于肝脏 S7 段的肿瘤是一项具有挑战性的手术[27]。S7 段解剖性切除有几种方法。首先，经肝内 Glisson 蒂入路行腹腔镜 S7 肝段解剖切除术[28]。右肝充分游离后，分离出右肝后叶肝蒂。进一步进行肝实质解剖，直至到达 S6 和 S7 段的肝蒂分支。暂时夹闭 S7 段肝蒂以确定其分界线。进行肝实质解剖，直到显露肝右静脉。继续沿着肝右静脉进行解剖。其次，经肝右静脉优先入路的腹腔镜下肝 S7 段切除术[29]。在右肝完全游离后，将整个肝向左侧旋转，以显露出 RHV 的根部。由于肝右静脉周围血管丰富，在肝实质离断前要做好大出血的准备。从肝静脉汇合处开始离断肝实质，然后沿着 RHV 结扎其血管分支。进行肝脏解剖，直到 S7 段的肝蒂显露。然后，暂时夹紧 S7 段肝蒂以确认其分界线。

在腹腔镜下进行 S7 段解剖性肝切除术时，使用常规部位进行戳卡布孔难以获得手术空间。另外，腹腔镜和操作器械需要前后移动距离较大[30, 31]。因此，通过肋间隙（intercostal space，ICS）进行一个额外的布孔将有助于克服这些困难[32]。在第 7 和第 9 肋间隙处进行额外的布孔（图 35-4）。在肋间隙布孔时，应注意避免肋间血管出血。肋间戳卡孔能更容易地获得操作空间以便进行手术器械操作（图 35-5）。

八、腹腔镜肝Ⅷ段切除术（S8）

由于位置不适合腹腔镜入路并且技术难度高，腹腔镜解剖性 S8 段切除术仍然很少进行。

右肝完全游离后，辨别肝右静脉和肝中静脉的根部。在分离右肝蒂主干后，继续进行解剖，直至显露出右前叶肝蒂。进一步解剖右前叶肝蒂，露出 S8 段的肝蒂，并且暂时夹闭。在观察到肝 8 段缺血变色后，开始沿着缺血线离断肝实质[33]。一旦肝中静脉的一部分显露，则沿着其平面进行肝实质游离，直到显露其根部。把 S8 段推向左侧，然后将 S8 段后侧与下腔静脉分离。为了尽可能保留肝实质，沿着肝右静脉平面解剖肝实质，直至肝右静脉与下腔静脉的汇合部。

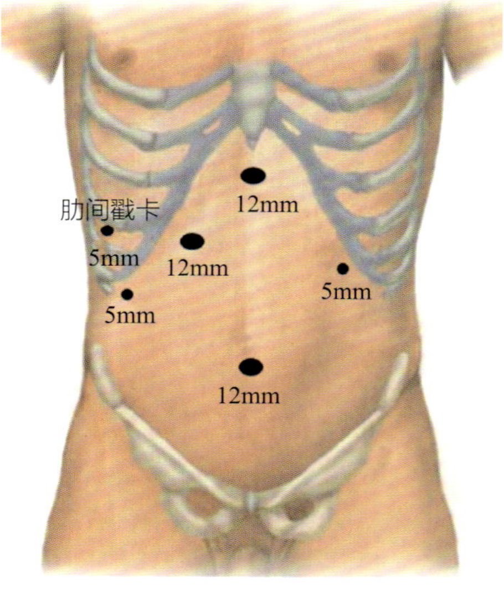

▲ 图 35-4　肋间隙套管针放置

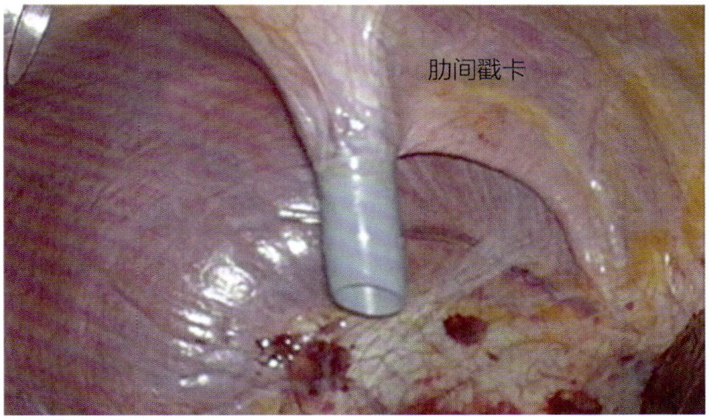

◀ 图 35-5　使用的腹腔镜肝Ⅶ段切除术（S7）肋间套管针放置的手术视图

参考文献

[1] Makuuchi M. Surgical treatment for HCC--special reference to anatomical resection. Int J Surg. 2013;11(Suppl 1):S47-9.

[2] Zhou Y, Xu D, Wu L, Li B. Meta-analysis of anatomic resection versus nonanatomic resection for hepatocellular carcinoma. Langenbeck's Arch Surg. 2011;396:1109-17.

[3] Chen J, Hhang K, Wu J, Zhu H, Shi Y, Wang Y, et al. Survival after anatomic resection versus nonanatomic resection for hepatocellular carcinoma: a meta-analysis. Dig Dis Sci. 2011;56:1626-33.

[4] Kang KJ, Ahn KS. Anatomical resection of hepatocellular carcinoma: a critical review of the procedure and its benefits on survival. World J Gastroenterol. 2017;23(7):1139-46.

[5] Takasaki K. Glissonean pedicle transection method for hepatic resection: a new concept of liver segmentation. J Hepato-Biliary-Pancreat Surg. 1998;5(3):286-91.

[6] Yamamoto M, Katagiri S, Ariizumi S, Kotera Y, Takahashi Y. Glissonean pedicle transection method for liver surgery (with video). J Hepatobiliary Pancreat Sci. 2012;19(1):3-8.

[7] Makuuchi M, Hasegawa H, Yamazaki S. Ultrasonically guided subsegmentectomy. Surg Gynecol Obstet. 1985; 161: 346-50.

[8] Cho JY, Han HS, Wakabayashi G, Soubrane O, Geller D, O'Rourke N, et al. Practical guidelines for performing laparoscopic liver resection based on the second international laparoscopic liver consensus conference. Surg Oncol. 2018;27:A5-9.

[9] Yoon YS, Han HS, Choi YS, et al. Total laparoscopic right posterior sectionectomy for hepatocellular carcinoma. J Laparoendosc Adv Surg Tech A. 2006;16(3):274-7.

[10] Choi Y, Han HS, Sultan AM, Yoon YS, Cho JY. Glissonean pedicle approach in laparoscopic anatomical liver resection. Hepato-Gastroenterology. 2014;61(136):2317-20.

[11] Kaneko H, Takagi S, Shiba T. Laparoscopic partial hepatectomy and left lateral segmentectomy: technique and results of a clinical series. Surgery. 1996;120:468-75.

[12] Cho JY, Han HS, Yoon YS, Shin SH. Experiences of laparoscopic liver resection including lesions in the posterosuperior segments of the liver. Surg Endosc. 2008; 22: 2344-9.

[13] Mosteanu BI, Han HS, Cho JY, Lee B. When should we choose a laparoscopic approach? A high-volume center recommendation score. Surg Oncol. 2020;34:208-11.

[14] Guro H, Cho JY, Han HS, Yoon YS, Choi Y, Periyasamy M. Current status of laparoscopic liver resection for hepatocellular carcinoma. Clin Mol Hepatol. 2016;22:212-8.

[15] Parikh M, Han HS, Cho JY, et al. Laparoscopic isolated caudate lobe resection. Sci Rep. 2021;11:4328.

[16] Oh D, Kwon CH, Na BG, et al. Surgical techniques for totally laparoscopic caudate lobectomy. J Laparoendosc Adv Surg Tech A. 2016;26(9):689-92.

[17] Kumon M. Anatomy of the caudate lobe with special reference to portal vein and bile duct. Acta Hepatol Jap. 1985;26:1193-9.

[18] Ho KM, Han HS, Yoon YS, et al. Laparoscopic total caudate lobectomy for hepatocellular carcinoma. J Laparoendosc Adv Surg Tech A. 2017;27(10):1074-8.

[19] Wakabayashi G, Cherqui D, Geller DA, Buell JF, Kaneko H, O'Rourke N, et al. Recommendations for laparoscopic liver resection: a report from the second international consensus conference held in Morioka. Ann Surg. 2015;261:619-29.

[20] Ho KM, Han HS, Yoon YS, et al. Laparoscopic anatomical segment 2 segmentectomy by the Glissonian approach. J Laparoendosc Adv Surg Tech A. 2017;27(8):818-22.

[21] Liau KH, Blumgart LH, DeNatteo RP. Segment oriented approach to liver resection. Surg Clin North Am. 2004;84:543-61.

[22] Kim SH, Han HS, Sham JG, Yoon YS, Cho JY. Laparoscopic anatomical S3 segmentectomy by the Glissonian approach. Surg Oncol. 2019;28:222.

[23] Ishizawa T, Gumbs AA, Kokudo N, Gayet B. Laparoscopic segmentectomy of the liver: from segment I to VIII. Ann Surg. 2012;256:959-64.

[24] Kim YK, Han HS, Yoon YS, Cho JY, Lee W. Total anatomical laparoscopic liver resection of segment 4 (S4), extended S4, and subsegments S4a and S4b for hepatocellular carcinoma. J Laparoendosc Adv Surg Tech A. 2015;25(5):375-9.

[25] Ahn KS, Han HS, Yoon YS, Cho JY, Kim JH. Laparoscopic

anatomical S5 segmentectomy by the Glissonian approach. J Laparoendosc Adv Surg Tech A. 2011;21(4):345-8.
[26] Choi H, Han HS, Yoon YS, Cho JY, Choi Y, Jang JY. Laparoscopic anatomic segment 6 liver resection using the Glissonian approach. Surg Laparosc Endosc Percutan Tech. 2017;27(3):e22-5.
[27] Ishizawa T, Kokudo N, Makuuchi M. Right hepatectomy for hepatocellular carcinoma: is the anterior approach superior to the conventional approach? Ann Surg. 2008;247:390-1.
[28] Kim S, Han HS, Sham JG, Yoon YS, Cho JY. Laparoscopic anatomical S7 segmentectomy by the intrahepatic Glissonian approach. Surg Oncol. 2019;28:158.
[29] Lee B, Cho JY, Choi Y, Yoon YS, Han HS. Laparoscopic liver resection in segment 7: hepatic vein first approach with special reference to sufficient resection margin. Surg Oncol. 2019;30:87-9.
[30] Cho JY, Han HS, Yoon YS, Shin SH. Experiences of laparoscopic liver resection on including lesions in the posterior segments of the liver. Surg Endosc. 2008;22:2344-9.
[31] Reddy SK, Tsung A, Geller DA. Laparoscopic liver resection. World J Surg. 2011;35:1478-86.
[32] Lee W, Han HS, Yoon YS, Cho JY, Choi Y, Shin HK. Role of intercostal trocars on laparoscopic liver resection on for tumors in segments 7 and 8. J Hepatobiliary Pancreat Sci. 2014;21(8):E65-8.
[33] Jang JY, Han HS, Yoon YS, et al. Three-dimensional laparoscopic anatomical segment 8 liver resection with Glissonian approach. Ann Surg Oncol. 2017;24:1606-9.

第 36 章　改良的 ALPPS 术式

Modified ALPPS Procedure

Nobuyuki Takemura　Kyouji Ito　Norihiro Kokudo　著

摘要

对于位于肝门周围的肝胆恶性肿瘤或有多处转移瘤的患者来说，大范围肝切除术是唯一的治愈方法。大范围肝切除术的功能是清除与半肝或肝实质同时存在的肿瘤细胞；然而，扩大肝脏切除术的术后剩余体积不足可能会导致并发症和围术期死亡。为了克服这个问题，Makuuchi 等首先引入了术前门静脉栓塞术，它可以增加未来剩余肝体积，使得扩大肝切除手术可以安全进行。然而，PVE 的最大肝体积增长约为 40%。联合肝脏离断和门静脉结扎的二步肝切除术于 2012 年首次推出，并证明可以将 FLR 提高至 80%。最初，APPLS 与 PVE 相比最主要的问题是并发症发生率和死亡率相对较高。为了克服这个问题，人们提出了针对 ALPPS 外科手术的各种改良方案，并最终报道了令人满意的结果。在本章中，将介绍各种改良后的 ALPPS 技术及其结果。

一、背景

大范围肝切除术是针对范围较大侵及肝门附近的肝胆恶性肿瘤或有双侧肝多发转移病灶患者的唯一治愈性方法。大范围肝切除术通过切除荷瘤的半肝或肝实质，为患者提供治愈的机会。然而，仍存在剩余肝体积不足的风险，因为行扩大肝切除术的患者术后肝衰竭的风险增加了。为了克服这个问题，Makuuchi 等首先引入了术前门静脉栓塞术，它可增加未来剩余肝体积，使得扩大肝脏切除手术可以安全进行 [1]。然而，PVE 术的最大体积增长约为 40%[2]。

Schnitzbauer 等介绍了联合门静脉结扎和原位肝脏离断诱导剩余肝脏快速增生的方法 [3]，后命名为联合肝脏离断和门静脉结扎的二步肝切除术 [4]。最初的研究报道称，ALPPS 能够使 FLR 快速增生 80%；尽管有了这种改善，但在快速诱导肝再生时，并发症发生率和死亡率是非常高的 [3, 5]。大多数与 ALPPS 手术相关的死亡是由于胆瘘和感染等并发症。第二次手术的间隔也很重要，早期的研究建议第二次手术应在第一次手术后 7～9 天内进行 [3, 5]。在 ALPPS 手术中，仅从肝脏体积的角度来看，即使肝脏迅速再生且再生体积很充分，但 FLR 中存在的未成熟的肝细胞可能是导致第二次手术后肝衰竭的原因之一 [6]。此外，Olthof 等指出由肝胆成像术测量的肝功能可能高估了增生肝脏体积的功能 [7]。

尽管仍有一些问题需要克服，但 ALPPS 手术是一项新技术，可用于直径较大、原先无法切除的肿瘤且 FLR 体积非常小的患者，特别是作为门静脉栓塞 / 结扎失败患者的挽救手术 [8]。为了克服 ALPPS 手术相关的问题，人们提出了各种改良方案。在本章中，我们将介绍改良后的更安全的 ALPPS 手术方法，并讨论他们在诱导 FLR 不足的晚期肝胆恶性肿瘤患者的剩余肝增生方面的优点和缺点。

二、讨论

ALPPS 手术是一种新的治疗策略，适用于直径较大的肝胆恶性肿瘤且 FLR 较小的患者 [3, 4]。最初，ALPPS 手术包括完全游离右半肝和横断镰状韧带到下腔静脉的全部肝实质，此外还需离断 4 段的肝蒂分支和分离肝十二指肠韧带后结扎门静脉右支（图 36–1）。鉴于 FLR 快速增加，第一次手术后 7 天或 9 天后进行第二次肝切除术 [3, 5]。最初的研究报道显示 ALPPS 手术的并发症发生率和死亡率为 12%～15%，其中大部分是由于胆道和感染等并发症及肝衰竭 [3, 5]。为了减少这些不良影响，ALPPS 手术方案已经做了一些改良，并已有相关最新结果的报道。

（一）肝实质的离断

在最初的 ALPPS 手术中，需离断从镰状韧带到下腔静脉的肝实质；这有可能导致肝Ⅳ段的胆管分支出现并发症，以及肝Ⅳ段缺血区出现感染性的并发症。最近的实验和临床数据表明，不少于 50% 的部分离断亦会诱发快速的肝脏增生 [9–11]。此外，进行部分的肝脏离断会大大降低并发症发生率和死亡率 [9–10]。

（二）肝十二指肠韧带的解剖

胆囊切除和肝十二指肠韧带的解剖对于正确结扎显露门静脉右支很重要；然而，这往往会导致肝门周围的致密粘连，增加二步肝切除术的难度 [10]。进行肝十二指肠韧带解剖的另一个问题是当肿瘤靠近肝门处时，有肿瘤显露的风险。为了避免肝十二指肠韧带的骨骼化，有人建议采用经肝入路或经肠系膜静脉入路闭塞肝内门静脉 [12–15]。如果存在因为多个双叶肿瘤而难以穿刺门静脉，可以将肝内门静脉的闭塞方法从经肝改为经肠系膜下静脉或回盲肠静脉路径。

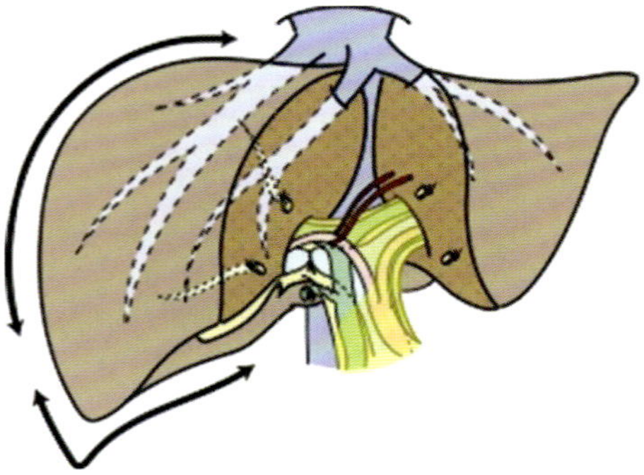

▲ 图 36–1　传统的 ALPPS 手术，切除 4 段的 Glissonian 鞘分支，游离右半肝，并进行肝十二指肠韧带游离，同时对着下腔静脉方向进行全层肝实质的横断

（三）第一次和第二次肝切除术之间的间隔

ALPPS 手术的主要特点是促进剩余肝体积的增长，缩短 2 次手术的时间间隔。最初的研究报道认为第一次手术后的肝脏快速增大能够使得第二次肝脏切除术在第一次手术后间隔 7～9 天进行 [3, 5]。然而，对于肝脏肥大是否真正反映了肝脏功能的充分恢复存在争议。事实上，ALPPS 手术后 FLR 的显微镜检查和肝胆管成像都发现了肝细胞不成熟和肝功能恢复不足的风险 [6, 7]；因此，目前建议延迟进行 ALPPS 手术的第二次手术 [7, 16]。

这些修正在图 36–2 中有说明。

（四）ALPPS 的各种改良类型

1. 局部 ALPPS

Petrowsky 等首先提出了在 ALPPS 的第一步手术进行部分的肝脏离断（完整离断面的 50%～80%）。这一改良是基于他们的实验模型和假设，即部分实质的横断会引发与完全横断相当程度的 FLR 再生，并减少了术后并发症 [9]。这种修改被命名为局部 ALPPS，实现了并发症发生率和死亡率的降低，是目前 ALPPS 手术的标准改良方案。

2. 杂交型 ALPPS

Li 等提出了另一种 ALPPS 手术方法，包括三个步骤，即肝实质离断、右门脉 PVE 和二步肝切除，命名为混合型 ALPPS[12]。这种方法可以避免肝门周围的粘连，即使肿瘤位于靠近肝门附近也可以采用此法。然而，对于有多发性双侧肝

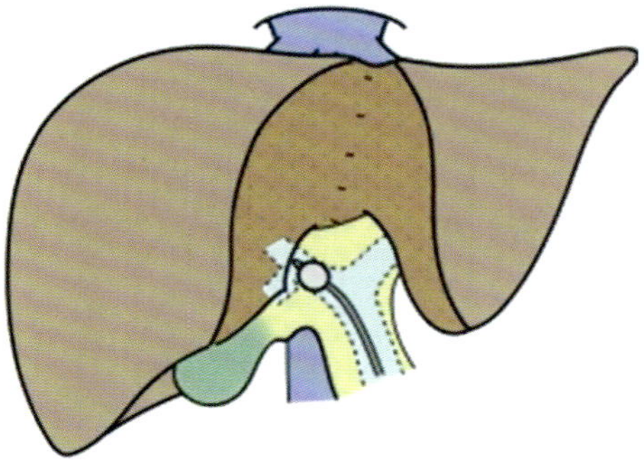

▲ **图 36-2** 修改后的 **ALPPS** 手术，不切除Ⅳ段肝蒂分支，不游离右半肝，不进行肝十二指肠韧带剥离，仅横断一半肝实质。经肝脏途径或经肠系膜上 / 下静脉途径进行门静脉闭塞术

叶肿瘤的患者，实施该方法较为困难，因为很难确保从体表有足够的经肝穿刺路线。

3. 微创 ALPPS/ALPTIPS

De Santibanes 等提出了一种 ALPPS 手术的改良方案，被称为 Mini-ALPPS 技术，即通过肠系膜下静脉进行术中 PVE 联合部分实质的离断，将肝脏的游离程度到最低 [13]。Sakamoto 等报道了类似的改良方案，他们使用回盲静脉入路的方法进行 PVE，作为对肠系膜下静脉入路方法的替代。这两种修改都可以避免在二步肝切除术中的肝门周围致密粘连。此外，当肿瘤位于靠近肝门部且未显露的情况下，或者在多发双叶肿瘤的情况下，经肝穿刺门静脉可能困难时，可以采用这些方法。

4. Ⅳ段门脉分支保留的 ALPPS

Tanaka 等报道了一种应用于 5 例手术患者的改良 ALPPS 手术，主要是避免门静脉蒂的分离，可预防因缺血而导致的肝实质坏死。用此理论指导门静脉的结扎，但是也保留了未来需切除的肝脏中额外区域的肝蒂分支 [17]。由于在本章中“改良的 ALPPS”这一术语有误导性，我们已将其改为“Ⅳ段门脉蒂保留的 ALPPS”，这也来自于其手术过程。当然，他们对保留的门静脉蒂的改良不仅仅是Ⅳ段分支，考虑到最初的 ALPPS 手术完全离断了Ⅳ段门静脉蒂，这个命名法似乎很好地反映了他们的修改。这种修改亦实现了快速的肝脏增大，除了没有与原始 ALPPS 相仿的死亡率外，其他几乎相同。

5. 止血带式 ALPPS

Robles 等报道了使用止血带替代肝实质离断 [18]。在这个过程中，使用悬吊法将止血带沿着肝实质离断线放置，结扎并离断门静脉右支。尽管第一步手术用这种方法很容易进行，但在第二步手术时，肝门周围会出现严重的粘连，这是由于在第一阶段没有进行肝实质离断，所以需要更长的手术时间。此外，在他们最初的报道中，即使运用了此改良方案，也有 2 例死亡的报道。

结论

ALPPS 手术为直径较大、初始无法切除的肿瘤且 FLR 非常小的患者提供了一种潜在的治愈方法。人们已提出了各种改良方案，以克服与 ALPPS 手术相关的高并发症发生率和死亡率；这些方案包括减少肝脏实质的离断，不切除胆管，不游离肝十二指肠韧带，采用腹腔镜方法，以及避免游离右半肝等。然而，增加 FLR 最安全的方法是 PVE，ALPPS 手术的适应证应限于 FLR 非常小或 PVE 失败的患者。即使是与 ALPPS 手术相关的快速肝脏增大，也应该在 FLR 中的肝细胞成熟后进行第二次肝切除术。本部分中提到的改良方案应根据具体情况进行选择，以提高 ALPPS 的手术安全性。

参考文献

[1] Makuuchi M, Thai BL, Takayasu K, et al. Preoperative portal embolization to increase safety of major hepatectomy for hilar bile duct carcinoma: a preliminary report. Surgery. 1990;107(5):521-7.

[2] Pandanaboyana S, Bell R, Hidalgo E, et al. A systematic review and meta-analysis of portal vein ligation versus portal vein embolization for elective liver resection. Surgery. 2015;157(4):690-8. https://doi.org/10.1016/

j.surg.2014.12.009.
[3] Schnitzbauer AA, Lang SA, Goessmann H, et al. Right portal vein ligation combined with in situ splitting induces rapid left lateral liver lobe hypertrophy enabling 2-staged extended right hepatic resection in small-for-size settings. Ann Surg. 2012;255(3):405-14. https://doi.org/10.1097/SLA.0b013e31824856f5.
[4] de Santibañes E, Clavien PA. Playing Play-Doh to prevent postoperative liver failure: the "ALPPS" approach. Ann Surg. 2012;255(3):415-7. https://doi.org/10.1097/SLA.0b013e318248577d.
[5] Schadde E, Ardiles V, Slankamenac K, et al. ALPPS offers a better chance of complete resection in patients with primarily unresectable liver tumors compared with conventional-staged hepatectomies: results of a multicenter analysis. World J Surg. 2014;38(6):1510-9. https://doi.org/10.1007/s00268-014-2513-3.
[6] Matsuo K, Murakami T, Kawaguchi D, et al. Histologic features after surgery associating liver partition and portal vein ligation for staged hepatectomy versus those after hepatectomy with portal vein embolization. Surgery. 2016;159(5):1289-98. https://doi. org/10.1016/j.surg.2015.12.004.
[7] Olthof PB, Tomassini F, Huespe PE, et al. Hepatobiliary scintigraphy to evaluate liver function in associating liver partition and portal vein ligation for staged hepatectomy: liver volume overestimates liver function. Surgery. 2017;162(4):775-83. https://doi. org/10.1016/j.surg.2017.05.022.
[8] Enne M, Schadde E, Björnsson B, et al. ALPPS as a salvage procedure after insufficient future liver remnant hypertrophy following portal vein occlusion. HPB (Oxford). 2017;19(12):1126-9. https:// doi.org/10.1016/j.hpb.2017.08.013.
[9] Petrowsky H, Györi G, de Oliveira M, et al. Is partial-ALPPS safer than ALPPS? A single-center experience. Ann Surg. 2015;261(4):90-2. https://doi.org/10.1097/SLA.0000000000001087.
[10] Alvarez FA, Ardiles V, de Santibañes M, et al. Associating liver partition and portal vein ligation for staged hepatectomy offers high oncological feasibility with adequate patient safety: a prospective study at a single center. Ann Surg. 2015;261(4):723-32. https://doi. org/10.1097/SLA.0000000000001046.
[11] Linecker M, Kambakamba P, Reiner CS, et al. How much liver needs to be transected in ALPPS? A translational study investigating the concept of less invasiveness. Surgery. 2017;161(2):453-64. https://doi.org/10.1016/j.surg.2016.08.004.
[12] Li J, Kantas A, Ittrich H, et al. Avoid "all-touch" by hybrid ALPPS to achieve oncological efficacy. Ann Surg. 2016;263(1):6-7. https://doi.org/10.1097/SLA.0000000000000845.
[13] de Santibañes E, Alvarez FA, Ardiles V, et al. Inverting the ALPPS paradigm by minimizing first stage impact: the mini-ALPPS technique. Langenbeck's Arch Surg. 2016;401(4):557-63. https://doi. org/10.1007/s00423-016-1424-1.
[14] Sakamoto Y, Inagaki F, Omichi K, et al. Associating liver partial partition and transileocecal portal vein embolization for staged hepatectomy. Ann Surg. 2016;264(6):21-2. https://doi.org/10.1097/SLA.0000000000001757.
[15] Sakamoto Y, Matsumura M, Yamashita S, et al. Partial TIPE ALPPS for perihilar cancer. Ann Surg. 2018;267(2):18-20. https://doi. org/10.1097/SLA.0000000000002484.
[16] Lodge JP. ALPPS: the argument for. Eur J Surg Oncol. 2017;43(2):246-8. https://doi.org/10.1016/j.ejso. 2016.11.007.
[17] Tanaka K, Kikuchi Y, Kawaguchi D, et al. Modified ALPPS procedures avoiding division of portal pedicles. Ann Surg. 2017;265(2):14-20. https://doi.org/10.1097/SLA.0000000000001967.
[18] Robles R, Parrilla P, López-Conesa A, et al. Tourniquet modification of the associating liver partition and portal ligation for staged hepatectomy procedure. Br J Surg. 2014;101(9):1129-34. https:// doi.org/10.1002/bjs.9547.

第 37 章　动脉优先入路的胰十二指肠切除术

Artery-First Approach in Pancreaticoduodenectomy

Daisuke Ban　Minoru Tanabe　著

摘要

胰头癌由于其解剖特征，常常侵犯肠系膜上静脉、门静脉和肠系膜上动脉周围的神经丛。为了实现 R_0 切除，胰腺外科学家们提出了几种不同入路的胰十二指肠切除术。

由于其解剖特征，胰头癌常常侵犯肠系膜上静脉、门静脉和肠系膜上动脉周围的神经丛。为了实现 R_0 切除，胰腺外科学家们提出了几种不同的胰十二指肠切除入路。

Nakao 在 20 世纪 90 年代建立的肠系膜入路是基于单纯胰腺切除术的概念。首先解剖 SMA 和 SMV，而不做 Kocher 切口 [1]。在 PD 手术的开始阶段通过解剖 SMA，将 SMA 与胰头分开的动脉先行入路的概念起源于 Nakao 等的肠系膜入路。后来 Pessaux 等报道了治疗疑似侵犯 SMA 胰头癌的各种入路 [2]。Weitz 等提出的“动脉优先入路”现已在国际上广泛应用 [3]。

一、动脉优先入路的胰十二指肠切除术

与动脉优先入路的胰十二指肠切除术不同，标准的胰十二指肠切除术是解剖胃十二指肠动脉，接着进行胆管、胰腺解剖，分离并结扎从胰头到肠系膜上静脉的小血管分支，最后解剖胰头与肠系膜上动脉之间的区域。相比之下，动脉优先入路的 PD 是一种在手术初期通过解剖和结扎 SMA 发出的供应的胰头血管，主要是第一空肠动脉（first jejunal artery，FJA）和胰十二指肠下动脉，从而将胰头和SMA 分开。动脉先行入路的优点是可以在手术的早期阶段明确可切除性，同时由于控制了供血血管，亦可减少手术中的失血量 [4–11]。胰头到钩突侧的相对解剖位置位于 SMA 起源的背侧，SMA 或 SMV 的出血可能都是致命性的。由于常常伴随着肿瘤的侵袭和局部炎症，所以这种方法并非总是易行。为了确保手术的安全性和根治性，胰腺外科学家提出了不同的 SMA 入路，而且同一方法也有几个名称。我们修改了 Sanjay 等总结的术语 [12]，并将其修订为图 37–1 中所示。

二、右后方入路

右后方入路的方法，首先是打开 Kocher 切口（图 37–2）。充分游离十二指肠和胰头，解剖 Treitz 融合筋膜，显露下腔静脉和左肾静脉根部，并继续解剖到腹主动脉。抬起胰头，并且解剖 SMA 周围的缔结组织，确定和分离胰十二指肠下动脉，完成 SMA 与钩突的分离。之后继续

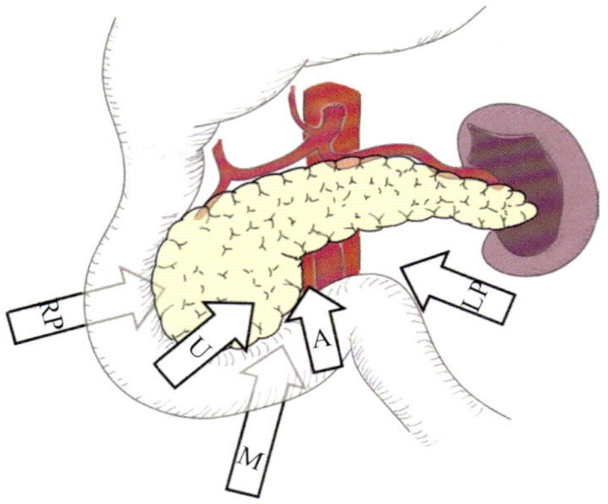

▲ 图 37-1 动脉先行入路的胰十二指肠切除术

RP. 右后方入路；U. 右钩突入路；M. 肠系膜入路；LP. 左后方入路

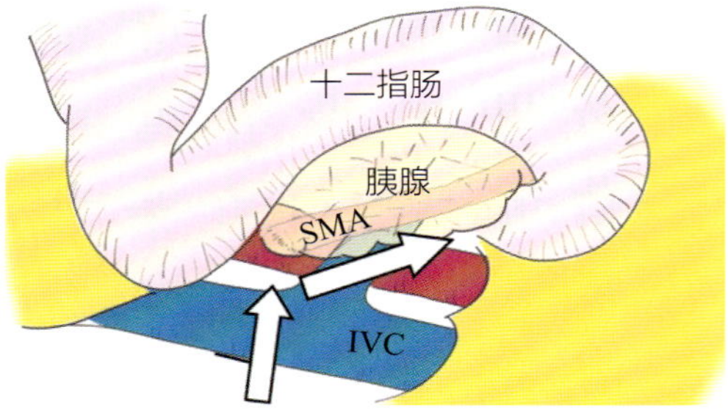

▲ 图 37-2 胰十二指肠切除术的右后方动脉入路

SMA. 肠系膜上动脉；IVC. 下腔静脉

进行解剖以显露 PV-SMV。这种方法的优点是可在处理肠道和胆管之前，确定肿瘤侵犯 SMA 神经丛的程度，从而对可切除性进行早期评估。此外，还可对胰腺后侧进行相应的整块切除。另一方面，此方法很容易受到胰头周围粘连和炎症的影响。同时易受体型的影响，肥胖患者可能会增加手术难度。

Dumitrascu 等比较了动脉先行入路 PD 与标准 PD[9]。结果表明，动脉优先入路 PD 可以手术更快、出血量更少，并且在术后并发症方面并无差异。Figueras 等进行了一项类似的研究，也发现动脉优先入路 PD 所需时间较短，并且失血较少，在术后并发症方面同样也没有区别[13]。此外这两个报道中，两种方式切除的淋巴结数量和 R_0 切除率都是一样的，而且预后也没有受到影响。

在腹腔镜胰十二指肠切除术中，一些文章描述了从 SMA 后侧入路的手术步骤。Wang 等报道了十二指肠下入路的有效性[14]。此方法是从 SMA 的后方进行。从后侧显露 PV/SMV。Honda 等报道了一种类似的方法，即从尾侧显露 SMA 的后部[15]。

三、右侧钩突入路

从胰腺钩突腹侧与肠系膜上静脉之间入路的报道较多（图 37-3）。根据首先识别的结构不同，各方法的名称也不同。侧重于胰腺钩突的称为“钩突优先”，侧重于邻近胰腺钩突的汇入 SMV 的第一空肠静脉（first jejunal vein，FJV）的称为“第一空肠静脉优先”。在分离胰腺钩突与肠系膜上静脉时，也需要解剖出几支汇入 FJV 的小静脉[16]。完成该静脉分离后，解剖胰十二指肠下动脉，将胰腺钩突和 SMA 分离。

2007 年，Shukla 等报道了一种完全 SMA/SMV 入路方法，即通过解剖 Treitz 韧带和近端空肠，从肠系膜上血管下方穿过将其置于右侧[17]。2010 年，Hackert 等首次报道了分离胰腺钩突和 SMA 的“钩突优先”的方法[18]。Nakamura 等报道了可以通过首先识别 FJV，然后以更安全的方法接近 SMA。Shrikhande 等则报道了这种入路在失血量、缩短手术时间、术后并发症、淋巴结清扫和切缘方面的优势。

尽管不一定要动脉优先入路，但仍有很多报道了胰腺钩突入路的腹腔镜下 PD。Zimmitti 等报道了右侧钩突入路可作为一种动脉优先入路方法用于腹腔镜 PD[19, 20]。然而，右侧钩突入路与右后侧入路在手术过程上经常存在重叠，很难将其明确区分。Cattell-Braasch 手法包括解剖右侧 Toldt 筋膜，游离升结肠背侧和小肠系膜，另外充分打开 Kocher 切口，将升结肠和十二指肠胰头向左侧抬高。这种方法确保可显露 SMA 的根部[21, 22]。同时还需要考虑 Sugiyama 等的解旋转技术。这是一种向右侧拉伸胰腺系膜的方法，通过从十二指肠充分地游离近端小肠，释放肠系膜旋转，并向右侧伸展牵拉胰腺系膜，以便解剖从肠系膜上动脉分支至胰头的动脉根部[23, 24]。由于牵引了胰头，该方法在解剖学上更容易理解，也更容易确定胰头腹侧肿瘤与肠系膜上动脉之间的

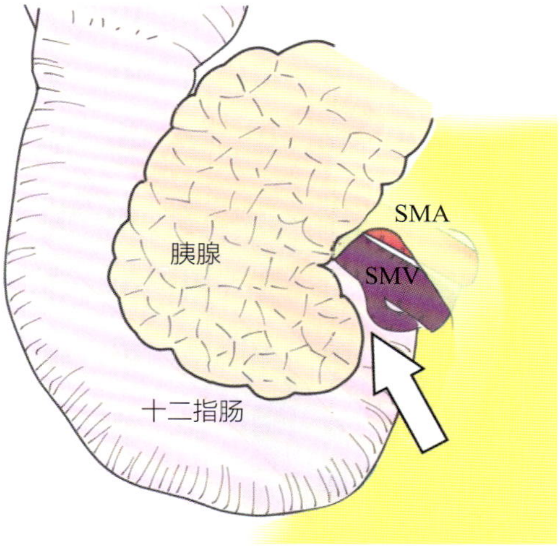

▲ 图 37-3 右后动脉先行入路的胰十二指肠切除术
SMA. 肠系膜上动脉；SMV. 肠系膜上静脉

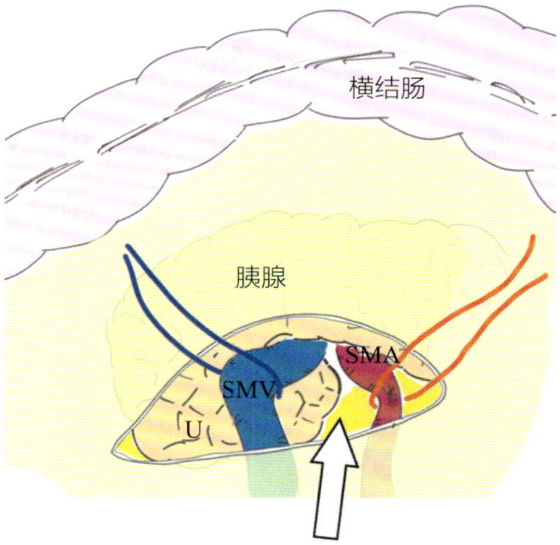

▲ 图 37-4 肠系膜入路
SMA. 肠系膜上动脉；SMV. 肠系膜上静脉；U. 钩突侧

可切除性。

四、肠系膜入路

1993 年，Nakao 等提出使用导管将 SMV 桥接汇入肝内门静脉或全身循环建立旁路，然后来进行单纯的胰头切除术。他们建议将此称为肠系膜入路。这种方法通过在横结肠系膜背侧的 SMA 上方筋膜处切开以识别 SMA 和 SMV，不需要打开 Kocher 切口，可以行或不行门静脉旁路术；解剖 SMA 发出的结肠中动脉和汇入 SMV 的结肠中静脉，并将 SMA 和 SMV 进行广泛地游离（图 37-4）。接着从胰腺钩突右侧进入 SMA 起始部，以拓宽 SMA 与 SMV 之间的空间。该技术基本等同于 Weitz 等在 2010 年提出的结肠下入路方法。这种方法可用于在手术的初期阶段通过确认胰头肿瘤和 SMA 之间的关系来评估可切除性。此方法无疑对胰腺钩突的肿瘤是有帮助的。不幸的是，是否有任何肿瘤学上的获益还未确定。目前日本正在进行这项技术与标准 PD 法相比的随机对照试验，结果令人期待 [25]。

五、左后方入路

Kurosaki 等报道了关于左后方入路的数据 [26]。从左侧解剖近端空肠和十二指肠后，将近端空肠拖至左侧，显露肠系膜的背侧和 SMA 的左侧至背侧（图 37-5）。接着从根部离断从 SMA 发出的第一空肠动脉。同时解剖第一空肠动脉的根部或由第一空肠动脉分支发出的 IPDA。当确认胰腺钩突与 SMA 之间无肿瘤侵犯时，则进行空肠的离断。此时在视野中 SMV 是不可见的，所以我们可再次继续从右侧显露它。Kawabata 等报道了在肠系膜入路和胰十二指肠系膜解旋法中的肿瘤学优势 [27]。这种方法可以在不游离十二指肠或结肠的情况下接近肠系膜上动脉，并且对胰腺钩突的肿瘤可能特别有益。然而，此方法在腹腔镜下经常较难实现，并且仅有少数案例报道 [28]。

六、前入路

从胰腺下缘从前方游离 SMA/SMV，将 SMA 分离并向左侧牵拉。分离 SMV 并向右侧牵引。这种方法是通过游离肠系膜上动脉和胰腺钩突之间的组织来将其解剖。2010 年，Hirota 等将该手术命名为下结肠上入路，并且在最初的报道中，该方法是用于在幽门处离断胃，在胰颈处离断胰腺，以显露较宽的 PV-SMV 和 SMA[29]。这种方法的优点是在不接触肿瘤的情况下通过分离血管来实现整块切除。然而，Hirota 等所报道的最初的方法的缺点是，在评估可切除性时并不一定需要胃和胰腺离断。由此来看，并不清楚 Hirota 等的方法是否能被称为动脉先行入路。但在 Inoue

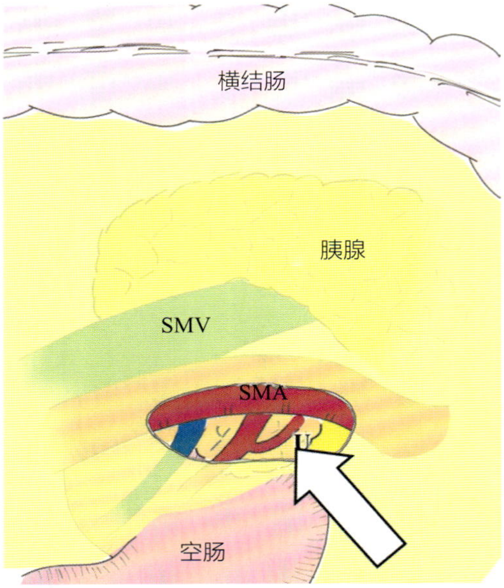

▲ 图 37–5　左后方入路

SMA. 肠系膜上动脉；SMV. 肠系膜上静脉；U. 钩突侧

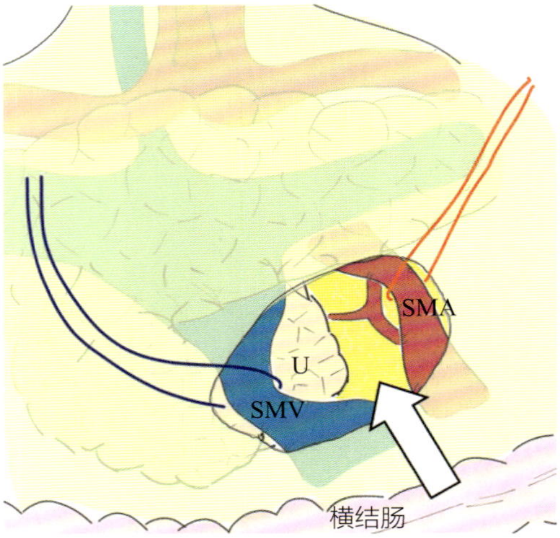

▲ 图 37–6　前入路

SMA. 肠系膜上动脉；SMV. 肠系膜上静脉；U. 钩突侧

等的报道中，SMA/SMV 的显露是在游离消化道和胰腺之前进行，这是真正的动脉优先入路[8]（图 37–6）。

七、胰腺系膜切除术

虽然已经提出了各种动脉先行入路的技术，但其主要目的是从 SMA 整体切除胰头且无肿瘤残留。胰腺系膜切除的概念与动脉先行入路的概念同样有重合。然而，胰腺系膜的定义往往存在问题，因为它与切除的程度有关。Gockel 等将血管和胰腺之间的腱索或纤维束称为胰腺系膜[30]。它被描述为“从胰头背面延伸到 SMV/SMA 的富血管的结缔组织，组织学上含有脂肪、稀疏的结缔组织和神经纤维”。Kawabata 等提出了胰十二指肠系膜的概念，包括胰腺系膜和十二指肠系膜直至 SMA 的左侧边缘。在随后的报道中，他们说明了在第一空肠动脉的根部解剖以切除胰十二指肠系膜具有肿瘤学优势[27]。Wu 等建议将胰腺系膜分为至门静脉背侧的前部，以及其与 SMA 之间的后部[31]。相反，Sharma 和 Isaji 指出，“系膜”一词使人联想到肠系膜（直肠系膜、结肠系膜等），不是一个合适的术语，因为它不符合系膜的定义，从而更适合称为假性胰腺系膜[32]。然而，同样令人信服且很难放弃的是此纤维束是封闭的膜结构的想法。如果从背侧看，这是因为腹腔神经丛和该纤维束被 Treitz 韧带的胰腺后筋膜分隔开了[33]。Muro 等通过对胰腺神经丛区域的解剖分析，揭示了这些纤维是相当复杂地交织在一起的，并且可被分为腹侧和背侧两个不同的走行部分[34]。这导致有建议将层状的弦索与小血管和淋巴管一起称为 P-A 韧带，该韧带连接主动脉及其主要分支和胰腺。在胰腺周围的区域，动脉的走行有很多变异，因此，神经的走行也非常复杂。

如前所述，胰腺系膜的切除范围在不同机构间差异很大。考虑到术语的理解性，动脉优先入路的概念更容易达成共识。另外，应注意的是，切除范围的细节有很多问题，如胰腺系膜等。从这个角度来看，Inoue 等提出的Ⅰ、Ⅱ和Ⅲ级分类是一个领先动脉优先入路的非常现实的策略[35]。

八、动脉先行入路的效果

遗憾的是，相对于标准 PD，动脉优先入路的短期和长期手术效果似乎仍然没有高质量的研究。但在一些回顾性的比较研究报道中，手术时间、术中失血量和输血量等方面都有所减少[9, 35]。

也有报道称该方法提高了 R_0 切除率，增加了淋巴结的切除数量[27]，以及改善了预后[26]。然而，针对许多其他方面并没有显示出肿瘤学获益。有几项 Meta 分析比较了胰十二指肠切除术中的动脉优先入路和标准胰十二指肠切除术。Meta 分析结果表明，动脉先行入路的术中失血量和需要术中输血的患者比例明显较低[36-38]。有报道称，胰十二指肠切除术中的动脉优先入路的 R_0 切除率和总生存率明显提高。然而，在死亡率和肿瘤病理因素方面没有差异。

动脉优先入路被认为是通过在解剖 SMA 区域时靠近胰头的神经丛来提高 SMA 周围的 R_0 切除。完成 R_0 切除以提高生存率的原则促进了动脉优先入路的发展。还有假说认为动脉优先入路可以减少术中的循环肿瘤细胞（circulating tumor cell，CTC），这可能有助于提高生存率。这是基于在打开 Kocher 切口前解剖 GDA 和 IPDA，同时解剖静脉以防止 CTC 流出的理论。最近的一份报道显示，在 12 例接受动脉先行入路 PD 的患者中，门静脉内的 CTC 明显减少，标准 PD 的中位生存期为 13.0 个月，而动脉先行 PD 的中位生存期则提高至 16.7 个月[39]。由于该队列的样本量较小，因此我们必须谨慎地解读。事实上，根据 Yamamoto 等的报道，在动脉优先入路中，打开 Kocher 切口往往先于动脉离断，而肠道和胰腺离断的顺序也不同[40]。

根据多项报道显示，动脉优先入路的优势在于在离断静脉流出道之前，先离断 IPDA 可以防止胰头充血，减少术中出血。术中出血是术后并发症的一个危险因素，这也可能是导致动脉先行入路 PD 术后并发症减少的原因之一。

在此需要指出的是，目前的研究报道有一定的局限性，并且均为非随机和回顾性研究。动脉先行入路的优点之一是在手术初期可确定是否可切除，由于排除了进展期病例可能会导致生存率的相对提高，而它成了一种选择偏移。不幸的是，目前很少有剖腹探查阴性的报道；而且似乎根本没有报道描述动脉优先入路后 PD 的失败率。另外，这些报道也有可能有偏倚，因为大的胰腺中心的专家在实施动脉优先入路手术能力较强。尽管动脉优先入路不是一项新技术，但很难整理出高质量的证据。这是由于患者背景的异质性和对实施手术的外科医生有一定技术要求。然而，目前日本正在进行一项比较肠系膜入路与标准手术的 RCT，我们也在期待着结果[25]。

结论

在对胰头癌进行 PD 治疗时，特别是针对晚期胰头癌，必须考虑到：①根治性切除；②适当评估可切除性；③切除的安全性。因此，分离 SMA 的方法，也就是手术中的关键所在。在手术的初期阶段，如何评估 SMA 和胰头内肿瘤的状态，以及如何安全可靠地进行手术，是影响手术安全性和根治性的重要问题。文章的描述中提到的各类方法，基于胰头癌患者的个体情况都有其优缺点。这些变量包括肿瘤的大小，肿瘤是在胰头的腹侧还是背侧，以及是否位于钩突。我们相信大多数专家不会拘泥于一种方法，而是会根据患者个体的具体情况将几种方法结合使用。我们想鼓励那些正在学习 PD 的外科医生们，应从专家们迄今开发的方法中获益，熟悉各种方法，确保每次都能开展可靠的动脉优先入路。

声明：任何作者都不存在利益冲突。

参考文献

[1] Nakao A, Takagi H. Isolated pancreatectomy for pancreatic head carcinoma using catheter bypass of the portal vein. Hepato-Gastroenterology. 1993;40(5):426-9.

[2] Pessaux P, Varma D, Arnaud JP. Pancreaticoduodenectomy: superior mesenteric artery first approach. J Gastrointest Surg. 2006;10(4):607-11.

[3] Weitz J, Rahbari N, Koch M, Buchler MW. The “artery first” approach for resection of pancreatic head cancer. J Am Coll Surg. 2010;210(2):e1-4.

[4] Kawai M, Tani M, Ina S, et al. CLIP method (preoperative

CT image-assessed ligation of inferior pancreaticoduodenal artery) reduces intraoperative bleeding during pancreaticoduodenectomy. World J Surg. 2008;32(1):82-7.
[5] Hirono S, Kawai M, Okada KI, et al. Mesenteric approach during pancreaticoduodenectomy for pancreatic ductal adenocarcinoma. Ann Gastroenterol Surg. 2017;1(3):208-18.
[6] Nakamura M, Nakashima H, Tsutsumi K, et al. First jejunal vein oriented mesenteric excision for pancreatoduodenectomy. J Gastroenterol. 2013;48(8):989-95.
[7] Kawabata Y, Nishi T, Tanaka T, Tajima Y. Safety and feasibility of a pancreaticoduodenectomy with total meso-pancreatoduodenum excision: analysis in various periampullary disorders. Hepato-Gastroenterology. 2014;61(131):821-7.
[8] Inoue Y, Saiura A, Tanaka M, et al. Technical details of an anterior approach to the superior mesenteric artery during pancreaticoduodenectomy. J Gastrointest Surg. 2016;20(10):1769-77.
[9] Dumitrascu T, David L, Popescu I. Posterior versus standard approach in pancreatoduodenectomy: a case-match study. Langenbeck's Arch Surg. 2010;395(6):677-84.
[10] Gundara JS, Wang F, Alvarado-Bachmann R, et al. The clinical impact of early complete pancreatic head devascularisation during pancreatoduodenectomy. Am J Surg. 2013;206(4):518-25.
[11] Shah OJ, Gagloo MA, Khan IJ, Ahmad R, Bano S. Pancreaticoduodenectomy: a comparison of superior approach with classical Whipple's technique. Hepatobiliary Pancreat Dis Int. 2013;12(2):196-203.
[12] Sanjay P, Takaori K, Govil S, Shrikhande SV, Windsor JA. 'Artery-first' approaches to pancreatoduodenectomy. Br J Surg. 2012;99(8):1027-35.
[13] Figueras J, Codina-Barreras A, Lopez-Ben S, et al. Cephalic duodenopancreatectomy in periampullary tumours. Dissection of the superior mesenteric artery as aninitial approach. Description of the technique and an assessment of our initial experience. Cir Esp. 2008;83(4):186-93.
[14] Wang XM, Sun WD, Hu MH, et al. Inferoposterior duodenal approach for laparoscopic pancreaticoduodenectomy. World J Gastroenterol. 2016;22(6):2142-8.
[15] Honda G, Kurata M, Okuda Y, Kobayashi S, Sakamoto K, Takahashi K. Laparoscopic pancreaticoduodenectomy: taking advantage of the unique view from the caudal side. J Am Coll Surg. 2013;217(6):e45-9.
[16] Nakata K, Higuchi R, Ikenaga N, et al. Precision anatomy for safe approach to pancreatoduodenectomy for both open and minimally invasive procedure: a systematic review. J Hepatobiliary Pancreat Sci. 2022;29(1):99-113.
[17] Shukla PJ, Barreto G, Pandey D, et al. Modification in the technique of pancreaticoduodenectomy: supracolic division of jejunum to facilitate uncinate process dissection. Hepato-Gastroenterology. 2007;54(78):1728-30.
[18] Hackert T, Werner J, Weitz J, Schmidt J, Buchler MW. Uncinate process first--a novel approach for pancreatic head resection. Langenbeck's Arch Surg. 2010;395(8):1161-4.
[19] Morales E, Zimmitti G, Codignola C, et al. Follow "the superior mesenteric artery": laparoscopic approach for total mesopancreas excision during pancreaticoduodenectomy. Surg Endosc. 2019;33(12):4186-91.
[20] Zimmitti G, Manzoni A, Addeo P, et al. Laparoscopic pancreatoduodenectomy with superior mesenteric artery-first approach and pancreatogastrostomy assisted by mini-laparotomy. Surg Endosc. 2016;30(4):1670-1.
[21] Akita M, Yamasaki N, Miyake T, et al. Cattell-Braasch maneuver facilitates the artery-first approach and complete excision of the mesopancreas for pancreatoduodenectomy. J Surg Oncol. 2020;121(7):1126-31.
[22] Del Chiaro M, Segersvard R, Rangelova E, et al. Cattell-Braasch Maneuver combined with artery-first approach for superior mesenteric-portal vein resection during pancreatectomy. J Gastrointest Surg. 2015;19(12):2264-8.
[23] Sugiyama M, Suzuki Y, Nakazato T, et al. Vascular anatomy of mesopancreas in pancreatoduodenectomy using an intestinal derotation procedure. World J Surg. 2020;44(10):3441-8.
[24] Sugiyama M, Suzuki Y, Nakazato T, et al. Intestinal derotation procedure for facilitating pancreatoduodenectomy. Surgery. 2016;159(5):1325-32.
[25] Hirono S, Kawai M, Okada KI, et al. MAPLE-PD trial (mesenteric approach vs. conventional approach for pancreatic cancer during pancreaticoduodenectomy): study protocol for a multicenter randomized controlled trial of 354 patients with pancreatic ductal adenocarcinoma. Trials. 2018;19(1):613.
[26] Kurosaki I, Minagawa M, Takano K, Takizawa K, Hatakeyama K. Left posterior approach to the superior mesenteric vascular pedicle in pancreaticoduodenectomy for cancer of the pancreatic head. JOP. 2011;12(3):220-9.
[27] Kawabata Y, Tanaka T, Nishi T, Monma H, Yano S, Tajima Y. Appraisal of a total meso-pancreatoduodenum excision with pancreaticoduodenectomy for pancreatic head carcinoma. Eur J Surg Oncol. 2012;38(7):574-9.
[28] Nagakawa Y, Watanabe Y, Kozono S, et al. Surgical approaches to the superior mesenteric artery during minimally invasive pancreaticoduodenectomy: a systematic review. J Hepatobiliary Pancreat Sci. 2022;29(1):114-23.
[29] Hirota M, Kanemitsu K, Takamori H, et al. Pancreatoduodenectomy using a no-touch isolation technique. Am J Surg. 2010;199(5):e65-8.
[30] Gockel I, Domeyer M, Wolloscheck T, Konerding MA, Junginger T. Resection of the mesopancreas (RMP): a new surgical clas-sification of a known anatomical space. World J Surg Oncol. 2007;5:44.
[31] Wu W, Wang X, Wu X, et al. Total mesopancreas excision for pancreatic head cancer: analysis of 120 cases. Chin J Cancer Res. 2016;28(4):423-8.
[32] Sharma D, Isaji S. Mesopancreas is a misnomer: time to correct the nomenclature. J Hepatobiliary Pancreat Sci. 2016;23(12):745-9.
[33] Yi S, Nagakawa Y, Ren K, et al. The mesopancreas and pancreatic head plexus: morphological, developmental, and clinical perspectives. Surg Radiol Anat. 2020;42(12):1501-8.
[34] Muro S, Sirirat W, Ban D, Nagakawa Y, Akita K. What comprises the plate-like structure between the pancreatic head and the celiac trunk and superior mesenteric artery? A proposal for the term "P-A ligament" based on anatomical findings. Anat Sci Int. 2021;96(3):370-7.
[35] Inoue Y, Saiura A, Yoshioka R, et al. Pancreatoduodenectomy

with systematic mesopancreas dissection using a supracolic anterior artery-first approach. Ann Surg. 2015;262(6):1092-101.
[36] Ironside N, Barreto SG, Loveday B, Shrikhande SV, Windsor JA, Pandanaboyana S. Meta-analysis of an artery-first approach versus standard pancreatoduodenectomy on perioperative outcomes and survival. Br J Surg. 2018; 105(6):628-36.
[37] Jiang X, Yu Z, Ma Z, et al. Superior mesenteric artery first approach can improve the clinical outcomes of pancreaticoduodenectomy: a meta-analysis. Int J Surg. 2020;73:14-24.
[38] Negoi I, Hostiuc S, Runcanu A, Negoi RI, Beuran M. Superior mesenteric artery first approach versus standard pancreaticoduodenectomy: a systematic review and meta-analysis. Hepatobiliary Pancreat Dis Int. 2017;16(2):127-38.
[39] Gall TM, Jacob J, Frampton AE, et al. Reduced dissemination of circulating tumor cells with no-touch isolation surgical technique in patients with pancreatic cancer. JAMA Surg. 2014;149(5):482-5.
[40] Yamamoto J, Kudo H, Kyoden Y, et al. An anatomical review of various superior mesenteric artery-first approaches during pancreatoduodenectomy for pancreatic cancer. Surg Today. 2021;51(6):872-9.

第 38 章　保留器官和实质的胰腺手术

Organ-and Parenchyma-sparing Pancreatic Surgery

Calogero Iacono　Mario De Bellis　Andrea Ruzzenente　Alfredo Guglielmi　著

摘要

传统的胰腺切除术，如胰十二指肠切除术、远端胰腺和全胰切除术，会切除正常胰腺实质和附近器官（脾、上消化道、胆总管）。此外，这些手术有一定的死亡率，并发症发生率高，会导致长期不良后果，包括感染、血栓栓塞、消化系统疾病、胰腺外分泌不足和糖尿病。尽管传统的胰腺切除术对于恶性肿瘤是必需的，但对良性肿瘤，特别是对于预期寿命较长的年轻患者来说，由于健康的功能性胰腺实质受到损害，就是过度治疗。对于组织学不明确或位于胰腺深部的肿瘤，不幸的是，因为存在手术切缘阳性或主胰管损伤的风险，肿瘤采取剜除术是不可取的。自 20 世纪 80 年代以来，随着器官和实质保留胰腺手术（organ-and parenchyma-sparing pancreatic surgery，OPSPS）的发展，胰腺切除术的前景越来越广阔，尤其是针对胰腺孤立或多节段的良性或低度恶性的肿瘤。新术式，如保留脾脏的远端胰腺切除术、保留十二指肠的胰头切除术、胰背侧切除术、胰腹侧或钩突切除术、保留中段的胰腺切除术和中央胰腺切除术（Dagradi-Serio-Iacono 手术），目的是保留胰腺内外分泌功能和邻近脏器，既保证肿瘤根治性切除，又提高患者术后生活质量。事实上，根据血管解剖和胚胎发育，胰腺分为四段，每一段都可以独立切除。对于有经验的胰腺外科医生，OPSPS 在技术上是可行的，并且可以实现低死亡率。由于术后胰瘘发生率高，OPSPS 早期并发症发生率高于标准的胰腺切除术。然而，大多数胰瘘都可以通过保守治疗治愈。此外，胰腺内外分泌功能的保留和肿瘤复发再手术率较低，抵消了短期的不良结果。目前，OPSPS 也可以腹腔镜或机器人下进行，在失血量、手术时间、住院时间、术后恢复和瘢痕形成方面相较传统开腹手术有更好的效果。仔细选择病例，术前和术中准确地评估病变，并具有胰腺手术经验是获得最佳手术效果的必要条件。

恶性和良性肿瘤的常规胰腺切除术包括胰十二指肠切除术、远端胰腺切除术（distal pancreatectomy，DP）和全胰切除术（total pancreatectomy，TP）。据大的胰腺中心报道，尽管术后死亡率降低到 4% 以下，但严重并发症的发生率仍然很高。此外，这些标准的手术操作与长期不良预后有关，包括感染、血栓性并发症、消化系统疾病、胰腺外分泌不足和糖尿病。

恶性肿瘤必须行胰腺切除术；然而，常规胰腺切除术被认为是对良性肿瘤的过度治疗，因为牺牲了健康的功能性胰腺实质，特别是对于预期寿命较长的年轻患者。事实上，从长期来看，标准的胰腺切除术在内外分泌功能方面的结果令人失望，并且对生活质量（quality of life，QOL）有负面影响，并增加了胰酶替代疗法和抗糖尿病药物的成本。此外，由于胰腺切除术后的总生存率持续提高，术后胰腺功能不全越来越重要，因为它可能最终导致营养不良、消化不良和营养缺乏。内外分泌功能障碍的频率、程度和持续时间取决于既往疾病、良性或恶性疾病、胰腺实质保留量、胰腺切除类型及随访时间。粗略计算，PD 术后新发糖尿病（new-onset diabetes mellitus，NODM）和胰腺外分泌功能不全的发生率分别为 22% 和 53%[1]。同样，DP 患者中 NODM 的发生率为 14%～39%[2]。许多患者随后发展为胰岛素依赖型糖尿病。

理论上，胰腺剜除术（enucleation，EN）是最理想的手术方式，可以保留最大量的正常胰腺实质，并降低内外分泌不足的风险。外科医生也喜欢这种方法，因为它不需要消化道重建。然而，肿瘤复发和术后并发症的增加可能会影响这种方法的获益。事实上，胰腺恶性肿瘤是 EN 的禁忌证，在组织学不确定的胰腺肿瘤中也是不可取的，因为它既不能确保足够的手术切缘，也不利于系统的区域淋巴结清扫。此外，EN 只能在病变完全符合解剖学和技术考量的情况下进行。病变与主胰管之间的关系是最重要的限制因素。事实上，胰腺导管损伤可导致引流量增加和长时间的胰瘘（pancreatic fstula，PF），这是术后严重并发症的原因。因此，EN 可以在少数诊断为胰腺病变的患者中进行；选择的依据是肿瘤生物学行为和在胰腺实质内的定位。

自 20 世纪 80 年代以来，由于保留器官和实质的胰腺手术的发展，主要针对孤立或多节段的胰腺肿瘤，胰腺切除的范围已经扩大。事实上，根据血管解剖和胚胎发育，胰腺可分为四段［即胰头、胰体、胰尾（起源于背胰）和胰颈（腹胰）］，每段都可以独立切除[3]。保留脾脏的远端胰腺切除术（spleen-preserving DP，SPDP）、保留十二指肠的胰头切除术（duodenum-preserving pancreatic head resection，DPPHR）、胰腺中段切除术（central pancreatectomy，CP）、胰腺背侧切除术、胰腺腹侧或钩突切除、保留中段的胰腺切除（middle-preserving pancreatectomy，MPP）等新型术式，目的是保留胰腺内外分泌功能和邻近脏器，保证肿瘤根治性及更好的术后生活质量。

OPSPS 的主要适应证是：①良性或低级别恶性肿瘤（神经内分泌肿瘤、浆液性和黏液性囊腺瘤、非侵袭性分支导管型的导管内乳头状黏液性肿瘤[4]和小的实性假乳头状肿瘤）；②不适合 EN 的非肿瘤性囊肿（单纯淋巴上皮囊肿或包虫囊肿）；③孤立的胰腺转移瘤（特别是来自肾癌）。

一、器官保留技术

（一）保留脾脏的远端胰腺切除术

当患者患有非恶性疾病时，应始终考虑 SPDP。脾切除术后的一些中长期并发症已有报道，如腹腔脓肿、血小板增多、肺动脉高压、静脉和动脉血栓形成、暴发性感染。此外，脾脏切除患者要接种肺炎球菌、B 型流感嗜血杆菌和脑膜炎球菌疫苗，这需要国家卫生系统额外支付费用。相反，SPDP 术后并发症，尤其是感染性并发症发生率较低。

SPDP 可以通过两种不同的方式进行，一种是 Warshaw 提出的脾血管切除，另一种是 Kimura 提出的保留脾血管（图 38–1）。切除脾血管减少了脾脏的血液供应，但同时也增加了发生脾梗死的风险，一旦出现这种情况则须行脾切除术。此外，通过胃短静脉的血流量增加可能引起胃静脉曲张，而出血的风险不大。两种手术均可采用微创或开放入路[5]；然而，保留脾血管能保证更好的治疗效果。一些外科医生也对 Warshaw 手术表示担忧，如果无法保留脾血管，他们宁愿进行脾切除术。

（二）保留十二指肠的胰头切除

越来越多的证据支持使用 DPPHR 切除位于胰头的良性病变。尽管如此，DPPHR 的实施涉

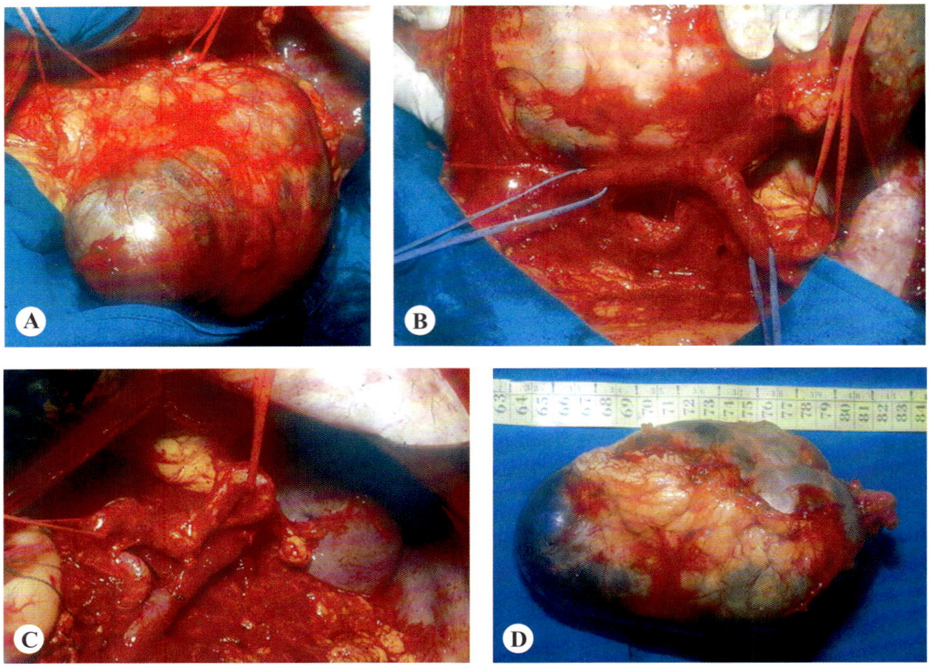

▲ 图 38-1 胰体 / 尾黏液性囊腺瘤的保留脾脏和脾血管的远端胰切除术

A. 术中图像显示胰腺体 / 尾部的囊性病变；B. 从脾静脉分离胰体 / 尾部；C. 脾动静脉保留；D. 胰腺标本

及两个主要挑战：肿瘤根治性切除和避免十二指肠缺血。

根治性切除需要切除乳头周围区域的节段性十二指肠壁。虽然从十二指肠壁游离胰头（即大乳头两侧约 3cm 处）很容易，但完全切除胰头可导致十二指肠段血供断流，存在缺血的风险。十二指肠的血液由胃十二指肠动脉的前支和后支、胰十二指肠下动脉和胰十二指肠上动脉的相应分支供应。Vater 乳头血供来自 GDA 后支和胰十二指肠下动脉后支。胰头的游离导致供应到乳头区和周围的十二指肠壁的动脉血供和神经中断。为了避免十二指肠段的缺血性损伤，有必要保留沿着十二指肠壁延伸的胰十二指肠下前动脉和由 GDA 发出的胰十二指肠上前动脉。相反，胰十二指肠上后动脉和胰十二指肠下后动脉可以完全分离，而不会对十二指肠壁血供产生影响。

DPPHR 比常规 PD 效果要好。值得注意的是，DPPHR 手术保留了胰腺内外分泌功能，其特点是手术相关并发症发生率、临床相关胰瘘、二次手术和住院死亡率更低[6]。

二、胰腺实质保留技术

（一）中央胰腺切除术（Dagradi-Serio-Iacono 术式）

CP 是一种节段性胰腺切除术，用于切除良性或低度恶性颈部肿瘤和胰体近端（图 38-2）。CP 又称胰中段切除术、中间胰腺切除、限制性保守胰腺切除术、Dagradi-Serio-Iacono 术式[7]。1982 年首次应用该技术治疗胰颈部胰岛素瘤。几年后，Dagradi和 Serio在 *Enciclopedia Medica Italiana* 中描述了该技术。随后，Iacono 用功能性内外分泌测试进行了验证，并在全球范围内推广[8]。

沿着胰腺中央段上下缘的后腹膜切开，通过胰颈部周围的血管环后，将脾肠系膜轴从胰腺的后表面分离出来，同时分离一些胰腺静脉。分离环绕脾动脉的另一个血管弓，其侧支包括胰背动脉。较粗的胰背动脉应引起外科医生的高度警惕，即胰体 / 尾部仅由胰横动脉供血（即胰背动脉的左侧分支）。这种血管变异（根据 Mellière 和

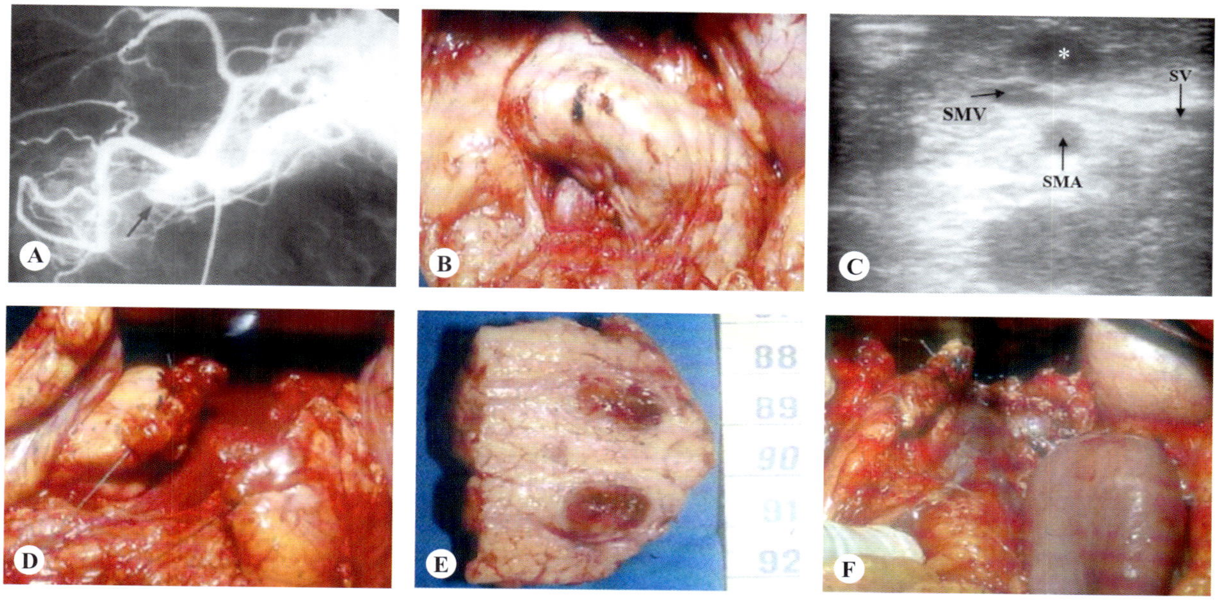

▲ 图 38-2 胰腺颈部胰岛素瘤的中央胰腺切除术

A. 血管造影术显示胰腺颈部的小血管病变（黑箭）；B. 胰腺术中图像，无可见病灶；C. 术中超声显示肿瘤（*）位于胰腺实质、肠系膜上静脉、肠系膜上动脉和脾静脉深处；D. 胰腺颈部切除后的近端和远端胰腺残端；E. 切开胰腺标本以显示胰岛素瘤和主胰管之间的关系；F. 在用 8 字缝合线选择性闭合主胰管后，可使用缝合线褥式闭合近端胰残端，并通过 Roux-en-Y 端对端胰空肠吻合术将远端胰残端与空肠吻合

Moullè 的分型为Ⅲ型）有一定的左侧胰腺坏死的风险，是 CP 的禁忌证（图 38-3）。

胰体的横断极限是胰头侧的 GDA 处，而在胰尾侧，作者建议保留没有萎缩迹象的胰尾至少 5cm。病理标本应送冰冻病理切片，以明确诊断，并且确定切除边缘是否无瘤。在手术切缘阳性的情况下，可以进一步扩大切除，但如果病理学家诊断为恶性肿瘤，手术必须更变为 PD 或 DP 并加扩大淋巴结清扫术，这取决于肿瘤是否向胰头或胰体 / 尾延伸。

如果发现为胰腺导管内乳头状黏液性肿瘤，可在切除后通过主胰管的两个残端进行胰管镜检查，以排除其他导管病变。在用 8 字缝合 MPD 后，可以用褥式缝合头侧胰腺残端。远端胰腺残端应与脾血管分离 2cm，以便与消化道吻合。

重建可采用 Roux-en-Y 胰空肠吻合术或胰胃吻合术。胰空肠吻合术可以采用不同的方法进行，如端 – 端（单纯或套入式）、端 – 侧、导管对黏膜、侧 – 侧吻合（如果 Wirsung 导管扩张，如慢性胰腺炎，则采用 Puestow 术式或 Partington-Rochelle 技术）。一些作者还使用相同的空肠襻与头侧胰腺残端进行吻合（双胰肠吻合术）。胰胃吻合术通常将胰腺的开放端通过胃后表面的 2～3cm 开口直接植入胃中。

这种重建的缺点主要是胃酸引起了消化酶性质的改变，尤其是脂肪酶，将会导致胰腺外分泌功能受损。在我们看来，胰腺外分泌功能的改变意味着这种传统手术的失败。在残余胰腺萎缩或 MPD 不明显的特殊情况下，可关闭远端胰腺残端。相反，使用注射的合成胶封闭远端残端的 MPD 会导致胰腺萎缩和糖尿病；因此，我们不建议使用此技术。MPD 和胰腺实质的端对端吻合，无论是否放置支架用于胰液内引流或外引流，都是另一种重建类型 [9]。这种重建方式的好处主要是通过解剖胰周韧带实现远端胰腺残端的完全游离，进而将胰腺两个残端拉拢在一起。在过去，该技术被用于修复创伤性胰颈部横断，实质损失最小。值得注意的是，大多数接受 CP 的患者的 MPD 较细（没有扩张），外科医生不能充满信心地进行导管 – 导管吻合。

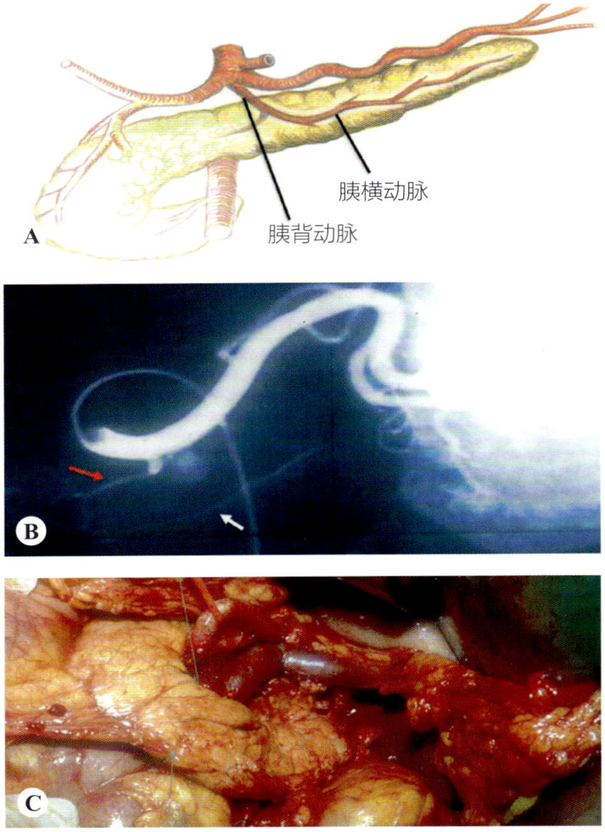

▲ 图 38-3 中央胰腺切除术解剖上的血管禁忌证

A. 胰腺 Mellière 和 Moullè Ⅲ型血管的示意图；B. 血管造影显示胰体 / 尾部的血供仅由胰腺横动脉供应（白箭），即胰背动脉的左支（红箭）；C. 保留脾脏及脾脏血管的远端胰腺切除术可以代替中央胰腺切除术

CP 的目的是保存胰腺体 / 尾部有大量胰岛细胞的功能组织；但与 DP 和 PD 相比，该手术方式术后的胰瘘发生率较高。事实上，CP 有两个缺点，存在近端残端和远端残端，后者需与消化道吻合。此外，由于 CP 适用于良性或低度恶性肿瘤，吻合通常在柔软的胰腺和未扩张的 MPD 基础上进行，这便有较高的胰瘘风险。然而，根据国际 PF 研究组的分类，CP 后多为生化漏或术后 B 级 PF，通常通过引流、肠外营养和使用生长抑素类似物便会自愈。事实上，近侧残端或胰管空肠吻合术后的漏不受胆汁酶促激活的影响，PD 后 PF 的情况也是如此[10]。

（二）背胰切除术

背胰切除术是一种保守的手术，可以完全切除胰头的背侧部分，以及胰颈、胰体和胰尾。

胰腺包括两个胚胎节段，胰原基包括背胰和腹胰。在胚胎发育的第 6 周，腹胰随着发育中的胆管，顺时针旋转到十二指肠和背胰后面。胚胎起源的差异亦反映在组织学特征上。事实上，与背胰相比，腹胰的特点是小叶更小且密集，朗格汉斯岛不规则，抗胰腺多肽免疫染色丰富。背侧胰腺包括胰颈、胰体、胰腺尾及胰头的前部。腹胰构成了钩突和胰头后部的大部分。胰腺解剖研究表明，在保留十二指肠、胆总管和 Vater 乳头的血管弓和分支的同时，可以切除胰头，并且在背胰和腹胰之间有一个解剖上的融合平面，其包含小的胰管和血管侧支。该胚胎融合平面包含一些血管或导管的交通支（除了背侧和腹侧导管的连接外，90% 以上存在）。胰腺分裂的存在，即胚胎发育时背胰和腹胰之间缺乏融合，是胰腺节段性切除的有利解剖条件。然而，当胰腺正常融合时，该手术在技术上仍然是可行和安全的。

背胰切除术避免了胆道和消化道切除和重建，同时保留了胰腺内分泌和外分泌功能。在某些情况下，这项手术是 TP 及其随之而来很难管理的“脆性”糖尿病的唯一替代方案。虽然背胰切除术后亦常出现糖尿病，但由于胰高血糖素的稳定血糖作用得以维持，因此较 TP 术后的糖尿病更容易控制。

为了识别腹胰段的 CBD，可以通过胆囊管将导管插入十二指肠。或者，术前内镜下置入胆道和（或）胰腺支架，便于术中识别 CBD 和 MPD。从左（尾部）至右（头部）进行胰腺切除术。在胰头，从十二指肠壁向 CBD 平面逐步游离胰背，同时保留 GDA 和胰十二指肠上前动脉。保留胰十二指肠前、后血管弓的情况下游离十二指肠，避免其缺血坏死风险。确定副胰管后对其进行解剖，并在其汇入十二指肠处结扎，然后沿 CBD 前表面游离胰腺实质。为了完成背胰切除术，需要确定背胰和腹胰之间的融合平面，并仔细解剖。解剖腹胰实质表面并识别出 MPD，并用不可吸收的单丝线结扎。所有病例都应收集并将胰腺实质切缘送术中快速冰冻切片。腹胰表面的分支导管可以间断缝合。可以通过经胆囊管进行亚甲基蓝注射或术中胆道造影，以排除 CBD

的损伤。如有必要，可放置T管[11]。

头侧的背胰切除术是一种节段性胰腺切除术，用于保留胰颈、胰体和胰尾，是全背胰切除的一种保守方式。与全背胰切除术不同，头侧的背胰切除术包括重建。我们通常采用Roux-en-Y方法进行端－侧、胰管对黏膜的胰空肠吻合术，空肠经结肠系膜转位。胰管用5-0可吸收单丝缝线与空肠黏膜间断缝合，MPD内置塑料支架。使用4-0可吸收单丝缝合线将空肠浆肌层与胰腺被膜后、前两层间断缝合，完成胰空肠吻合术。距离胰空肠吻合口约50cm处，完成空肠－空肠的端－侧双层吻合重建[12]。

（三）腹胰或钩突切除

单纯切除腹胰是针对仅影响钩突的良性或低度恶性肿瘤。主要的好处是最大限度地保存胰腺实质和正常的胰液通过胰管排放。此外，保留了十二指肠和CBD，从而避免了消化道重建，减少了广泛胰腺切除的典型并发症发生率。

尽管该手术具有明显的优势，但与PD相比，单纯切除胰腺钩突的文献很少，因为它是一个复杂的手术，需要精确掌握胰腺的解剖[13]。由于胰腺钩突与胰头融合，其界限不易识别，尤其是其上缘与MPD关系密切，必须保留。当使用开放或腹腔镜方法时，术中超声可以帮助识别MPD。然而，MPD通常很细，难以可视化。因此，在这种情况下，建议术中胆管造影。

在无胆囊的情况下，术前应考虑内镜下放置胆道和胰腺塑料支架，以方便术中识别CBD和MPD。在钩突的左侧缘将其与肠系膜上静脉游离；游离时应注意其静脉分支，如果解剖层次不准确，可能引起大出血。此外，在钩突的下部和右侧，由胰腺下动脉形成的动脉弓负责十二指肠血供，所以必须予以保留。游离时应保留胰腺下动脉，同时结扎其分布于钩突的分支。当横断胰腺实质时，注意采取措施保护MPD。

（四）保留中段的胰腺切除术

许多疾病表现为胰腺多发性病变，包括IPMN、Ⅰ型多发性内分泌瘤、von Hippel-Lindau综合征、转移性胰腺癌等。TP目前被认为是治疗胰腺多发性病变的标准手术方式。然而，TP术后胰腺功能不全导致复杂的糖代谢紊乱和营养平衡改变，显著影响患者术后生活质量。TP术后糖尿病的发生率与胰腺切除的程度直接相关。临床上，失去高达85%～90%的胰酶分泌后，才出现明显的吸收不良。就内分泌功能而言，除非术前胰腺正常的患者切除80%以上胰腺，血糖控制几乎不会有变化。基于CT测量的胰腺体积，胰腺中段约相当于整个腺体体积的25%。理论上，这意味着使用MPP可以保存足够的胰腺组织，以降低患者发生内外分泌功能不足的风险[14]。MPP还保存了胰体内分泌胰高血糖素的A细胞，缺乏该细胞是发生术后低血糖的原因，这是TP术后一个重要的并发症。

实施MPP的目的是联合切除胰腺右侧头部与左侧体/尾部的病变，同时保留胰体及其来自胰背动脉的血供。MPP可以通过PD和SPLP同时进行，也可以分两个阶段进行。首先，须切除远端胰腺实质；如果该切缘术中冰冻切片为阴性，则在远端胰腺残端横切面上对MPD进行选择性缝扎。其次，进行PD，并通过第二次的冰冻切片检查胰体的近端切缘。MPP的结果是同时存在胰肠吻合口和胰腺的横断面，这有可能使PF的风险增加1倍。残余胰腺局部缺血也可能引起PF发生率升高。然而，MPP手术量有限，目前无法得出明确的结论。

在保留胰腺实质的手术领域中，其他类型的多节段胰腺切除术也有报道（如钩突切除联合CP，以及头背侧胰腺切除术联合DP）。

结论

近年来，高分辨率多层螺旋CT和MRI技术在诊断和筛查方面取得了进展，在预期寿命较长的中青年患者中偶然发现了许多良性、低级别、直径小的胰腺肿瘤。与常规胰腺切除术相比，OPSPS可以确保这些患者有更好的生活质量。经验丰富外科医生进行这两种手术的死亡率都较低且相似。相反，OPSPS早期并发症（如PF）的发生率较高。尽管如此，大多数胰瘘可以保守处理，这些可能的短期不良结果也通过保留胰腺内外分泌功能的获益得到了平衡。

目前，OPSPS 可以通过传统的开放手术或使用微创手术进行 [15]。腹腔镜手术和机器人手术取得了类似的结果，如减少了术中失血，缩短了手术时间、住院时间，恢复速度更快，并减少了手术瘢痕。尽管微创 OPSPS 需要较长的学习曲线，但我们相信越来越复杂的胰腺切除手术可以通过微创的方式进行，从而确保提高手术效果。

OPSPS 的技术要求很高，并且需要特定手术经验，因此与传统的胰腺切除术相比，它的手术量较少，并且主要在专科中心进行。对 PF 治疗的信心增加和透彻了解胰腺肿瘤进展的过程，将鼓励外科医生尽可能多地保留胰腺实质。因此，建议仔细选择病例，对病变进行准确的术前和术中评估，并全面了解胰腺解剖结构，以获得最佳效果。

参考文献

[1] Beger HG, Poch B, Mayer B, Siech M. New onset of diabetes and pancreatic exocrine insufficiency after pancreaticoduodenectomy for benign and malignant tumors: a systematic review and meta-analysis of long-term results. In: Annals of surgery, vol. vol 267. Lippincott Williams and Wilkins; 2018. p. 259-70. https://doi. org/10.1097/SLA.0000000000002422.

[2] De Bruijn KMJ, Van Eijck CHJ. New-onset diabetes after distal pancreatectomy: a systematic review. Ann Surg. 2015;261(5):854-61. https://doi.org/10.1097/SLA.0000000000000819.

[3] Suda K, Nobukawa B, Takase M, Hayashi T. Pancreatic segmentation on an embryological and anatomical basis. J Hepato-Biliary-Pancreat Surg. 2006;13(2):146-8. https://doi.org/10.1007/s00534-005-1039-3.

[4] Sauvanet A, Gaujoux S, Blanc B, et al. Parenchyma-sparing pancreatectomy for presumed noninvasive intraductal papillary mucinous neoplasms of the pancreas. Ann Surg. 2014;260(2):364-71. https://doi.org/10.1097/SLA.0000000000000601.

[5] Yongfei H, Javed AA, Burkhart R, et al. Geographical variation and trends in outcomes of laparoscopic spleen-preserving distal pancreatectomy with or without splenic vessel preservation: a meta-analysis. Int J Surg. 2017;45:47-55. https://doi.org/10.1016/j. ijsu.2017.07.078.

[6] Beger HG, Rau BM, Gansauge F, Poch B. Duodenum-preserving subtotal and total pancreatic head resections for inflammatory and cystic neoplastic lesions of the pancreas. J Gastrointest Surg. 2008;12(6):1127-32. https://doi.org/10.1007/s11605-008-0472-4.

[7] Iacono C, Bortolasi L, Facci E, et al. The Dagradi-Serio-Iacono operation central pancreatectomy. J Gastrointest Surg. 2007;11(3):364-76. https://doi.org/10.1007/s11605-007-0095-1.

[8] Iacono C, Ruzzenente A, Bortolasi L, Guglielmi A. Central pancreatectomy: the Dagradi Serio Iacono operation. Evolution of a surgical technique from the pioneers to the robotic approach. World J Gastroenterol. 2014;20(42):15674-81. https://doi.org/10.3748/wjg. v20.i42.15674.

[9] Wang ZZ, Zhao GD, Zhao ZM, et al. An end-to-end pancreatic anastomosis in robotic central pancreatectomy. World J Surg Oncol. 2019;17(1):1-8. https://doi.org/10.1186/s12957-019-1609-5.

[10] Iacono C, Verlato G, Ruzzenente A, et al. Systematic review of central pancreatectomy and meta-analysis of central versus distal pancreatectomy. Br J Surg. 2013;100(7):873-85. https://doi. org/10.1002/bjs.9136.

[11] Conci S, Ruzzenente A, Bertuzzo F, Campagnaro T, Guglielmi A, Iacono C. Total dorsal pancreatectomy, an alternative to total pancreatectomy: report of a new case and literature review. Dig Surg. 2019;36(5):363-8. https://doi.org/10.1159/000490198.

[12] Iacono C, Ruzzenente A, Conci S, Xillo L, Guglielmi A. Head dorsal pancreatectomy: an alternative to the pancreaticoduodenectomy for not enucleable benign or low-grade malignant lesions. Pancreatology. 2014;14(5):419-24. https://doi.org/10.1016/j. pan.2014.07.014.

[13] Machado MAC, Surjan R, Basseres T, Makdissi F. Robotic resection of the uncinate process of the pancreas. J Robot Surg. 2019;13(5):699-702. https://doi.org/10.1007/s11701-018-0898-y.

[14] Okano K, Murakami Y, Nakagawa N, et al. Remnant pancreatic parenchymal volume predicts postoperative pancreatic exocrine insufficiency after pancreatectomy. Surgery (United States). 2016;159(3):885-92. https://doi.org/10.1016/j.surg.2015.08.046.

[15] Kuroki T, Eguchi S. Laparoscopic parenchyma-sparing pancreatectomy. J Hepatobiliary Pancreat Sci. 2014;21(5):323-7. https://doi. org/10.1002/jhbp.29.

第 39 章　Nakao 经肠系膜入路行伴门静脉切除的隔离式胰十二指肠切除术

Isolated Pancreatoduodenectomy with Portal Vein Resection Using the Nakao Mesenteric Approach

Akimasa Nakao　著

摘要

胰头癌的理想手术方法是隔离式胰十二指肠切除术（pancreatoduodenectomy，PD），即使用无接触分离技术进行整块切除。然而，由于胰腺周围血管解剖结构复杂，这种方法操作难度较大。1981 年，我们开发了一种用于门静脉的抗凝旁路导管，以防止门静脉（portal vein，PV）切除过程中的门静脉瘀血或肝缺血，并有助于同时切除肝动脉。1992 年，我们发明了一种 PD 的肠系膜入路。肠系膜入路可以从非癌症浸润侧进行解剖分离，并确定无瘤切缘和可切除性，然后在肠系膜上动脉周围进行系统性淋巴结清扫术。这种方法可以早期结扎胰十二指肠下动脉并切除胰头神经丛的第二部。通过发展肠系膜入路和 PV 抗凝导管旁路技术，于 1992 年完成了隔离式 PD 手术。从外科和肿瘤学的角度来看，这是治疗胰头癌的理想术式。本章介绍采用 Nakao 经肠系膜入路进行隔离式 PD 的精准手术技术。

胰头癌的理想手术方法是隔离式胰十二指肠切除术，即使用无接触分离技术进行整块切除。然而，由于胰腺周围血管的解剖结构复杂，这种方法较为困难。胰周血管解剖下进行 PD 联合门静脉切除有时是完成胰头癌根治性手术所必需的。

1981 年，我们发明了一种用于门静脉的抗凝导管旁路术，以防止切除和重建期间的门静脉瘀血[1-5]。通过肠系膜上静脉的分支分流门静脉血流，或通过肝圆韧带的脐静脉分流到股静脉或肝内 PV 来实现，防止同时切除和重建 PV 和肝动脉时门静脉瘀血和肝脏缺血。这种方法规避了手术中门静脉阻断的时间限制。自那以后，我们成功地使用 PV 导管旁路术切除了伴有门静脉侵犯的胰腺癌[6-9]。

通常情况下，PD 的第一步是 Kocher 切口[10]。当我们在 20 世纪 80 年代首次实施 PD 联合 PV 切除时，Kocher 手法被常规用作 PD 的第一步。然而，在使用 Kocher 手法切除胰腺癌时，有时会观察到胰腺癌伴门静脉阻塞和发达的侧支静脉，并且即使采用门静脉导管旁路术也会发生大出血。我们注意到，PD 的第一步是清扫肠系膜根部，而不是 Kocher 手法。因此，我们将该手术命名为“肠系膜入路”和非接触分离 PD 的隔离式 PD[11-20]。

在癌症手术中，术语“隔离”是指使用非接触的隔离技术整块切除。在 PD 手术中，指的是在处理肿瘤之前，结扎和切断所有供应胰头的动脉和该区域的所有引流静脉。

我们实施 PD 时，所采取方案的第一步是肠系膜入路，即不使用 Kocher 手法。肠系膜入路包括清除肠系膜根部的 SMV 和肠系膜上动脉周围的结缔组织，包括系统性切除 SMA 周围的淋巴结[21]。切除从非癌侧及无瘤边缘开始进行，手术开始时即可判断可切除性。首先结扎并切断从 SMA 发出的胰十二指肠下动脉，因此，这是一个动脉优先的手术。这种方法可以完全切除胰腺系膜[22]，换言之，胰头神经丛Ⅱ部（PLPh Ⅱ）可以被完全切除，即所谓 SMA 切缘[23]。这是在胰腺癌的 PD 中获得无瘤切缘最重要的技术。肠系膜入路也使得在门静脉切除后更易行端 – 端吻合术重建门静脉。

PV 导管旁路术的发展和肠系膜入路的建立，使隔离式PD合并PV切除的手术变得简单而又安全。

一、Nakao 肠系膜入路的手术技术

（一）开腹手术

采用上腹正中切口。进行腹腔冲洗液细胞学和超声检查。

（二）结肠系膜上入路

结肠系膜上入路通常适用于远端胆管癌或十二指肠乳头癌。通过上腹正中切口进腹后，切断胃结肠韧带，并打开网膜囊。在结肠系膜的表面可见结肠中动脉和结肠中静脉（middle colic vein，MCV）。沿 MCV 和 MCA 的根部显露 SMV 和 SMA。将 SMV 和 SMA 用吊带悬吊，解剖周围结缔组织，包括沿 SMA 的淋巴结。在此过程中显露出第一空肠动脉（frist jejunal artery，JA1）和 IPDA。术前多层螺旋 CT 检查对确定 IPDA 的位置非常重要。对于远端胆管癌或乳头癌通常不需要胰腺全系膜切除。结肠上肠系膜入路便于在 SMA 周围进行系统的淋巴结清扫，并实现 IPDA 的早期结扎。

（三）结肠系膜下入路

结肠系膜下入路通常适用于胰头导管腺癌，也是典型的 Nakao 肠系膜入路。

二、肠系膜切开

隔离式 PD 的第一步是肠系膜入路，而肠系膜入路首先是用电刀沿着 Treitz 韧带到十二指肠第二部的下缘切开肠系膜（图 39–1）。切开肠系膜表面，直到显露 SMV 和 SMA 的前壁。使用这种方法，不必行 Kocher 切口。

三、SMV 和 SMA 周围结缔组织的清扫

解剖所有结缔组织，包括 SMV 和 SMA 周围的淋巴结（No.14d 淋巴结）[23]，直至胰头下缘（图 39–2）。如果没有观察到肿瘤侵犯 PLph Ⅱ，则保留 SMA 周围的神经丛（PLsma），以避免术后严重腹泻（图 39–2）。如果探查到肿瘤侵犯了 PLph Ⅱ 或 PLsma，则将 PLsma 与 PLph Ⅱ 一起切除，以获得无瘤切缘。如果很难或不可能获得无瘤切缘，则需终止根治性手术切除。当 SMV 及其外周分支肿瘤浸润严重，确定不可能重建 SMV 时，也将终止根治性手术。

四、MCA 和 MCV 的分离

MCA 和 MCV 位于 SMA 和 SMV 的前方。

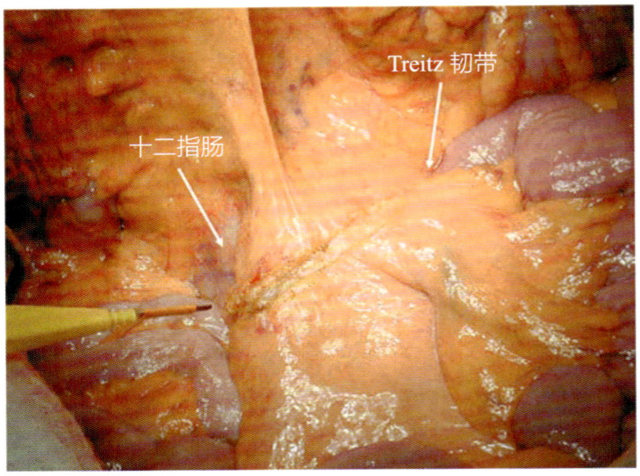

▲ 图 39–1 沿 Treitz 韧带到十二指肠第二部的下缘切开肠系膜

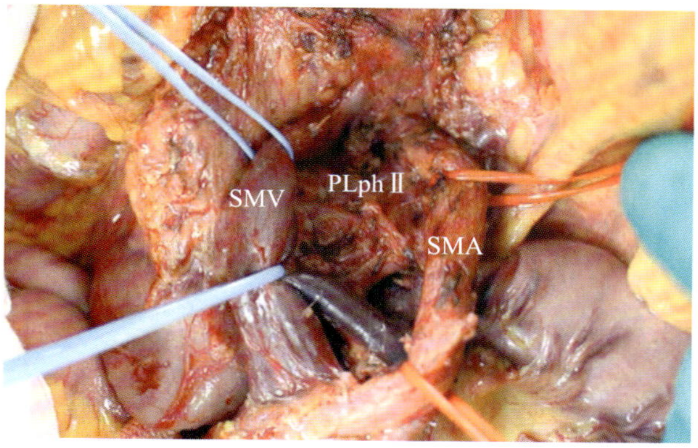

▲ 图 39-2 **SMV 和 SMA 周围的结缔组织间隙**

显露钩突和 SMA 之间的 PLph Ⅱ。SMA. 肠系膜上动脉；SMV. 肠系膜上静脉；PLph Ⅱ . 胰头神经丛Ⅱ部

一般在根部将其结扎并离断。与保留 MCA 和 MCV 相比，这样更容易进行 SMA 根部（No.14 淋巴结）的结缔组织清扫。

五、切开胃结肠韧带及结肠系膜

在横结肠附近切开胃结肠韧带，打开网腹囊。由此，可以从前后两侧检查结肠系膜，并且可以观察胰腺的前表面。

水平切开并解剖肠系膜根部，保留结肠中动脉的弓形结构。一般情况下，在保留结肠中动脉弓的情况下，横结肠不会发生缺血性改变。这样通过结肠系膜的切开，在 SMA 根部周围进行结缔组织清扫更容易和更安全。

六、SMA 根部结缔组织清扫和胰腺系膜的显露（PLph Ⅱ）

向 SMV 和 SMA 根部推进两者周围结缔组织的清扫。清扫所有肠系膜根部的结缔组织，包括淋巴结（No.14d、p 淋巴结）。如果没有观察到肿瘤侵犯 PLph Ⅱ或 PLsma，则可以保留 PLsma。在胰头钩突和 SMA 之间显露胰腺系膜（图 39-2）。

Gockel 等在 2007 年首次使用了“Mesopancreas”一词[22]。然而，胰腺系膜并没有精确的解剖学定义。在日本的胰腺癌分类[23, 24]中，对胰外神经丛解剖有精确的描述。我们认为“胰腺系膜”指的是 PLph Ⅱ。在胰头癌的根治性 PD 中，经肠系膜入路可完全切除胰头神经丛Ⅰ部（PLph Ⅰ）和 PLph Ⅱ。

七、显露空肠动脉及 IPDA 和全系膜切除

空肠动脉的第一和第二分支一般位于 SMA 后面。IPDA 通常是 JA1 的一个分支，位于 PLph Ⅱ区域内。IPDA 有许多解剖学上的变异。从 SMA 周围分离和结扎 IPDA（图 39-3）和完全切除 PLph Ⅱ（图 39-4），完成肠系膜入路，换句话说，完成了胰腺系膜的全部切除。提早结扎从 SMA 发出的胰背动脉也减少了术中出血[25]。对于局部晚期的胰腺癌，可能需要切除第一空肠动脉 JA1 及第二空肠动脉，并完全切除 PLsma。如果经肠系膜入路难以显露 IPDA 或 JA1，可以通过沿 SMA 游离胰腺来显露这些血管，因为 SMA 的根部较易看到。经以上步骤完成肠系膜入路（图 39-4）。

八、抗凝 PV 导管分流术

即使 PV 和 SMV 因肿瘤侵犯而严重狭窄或阻塞，仍有可能切除和重建 PV 和 SMV，同时采用抗凝 PV 导管转流术减少 PV 的充血和术中出血（图 39-5）。手术中切除和重建 PV 和 SMV 较为耗时，因此有指征进行 PV 导管分流。

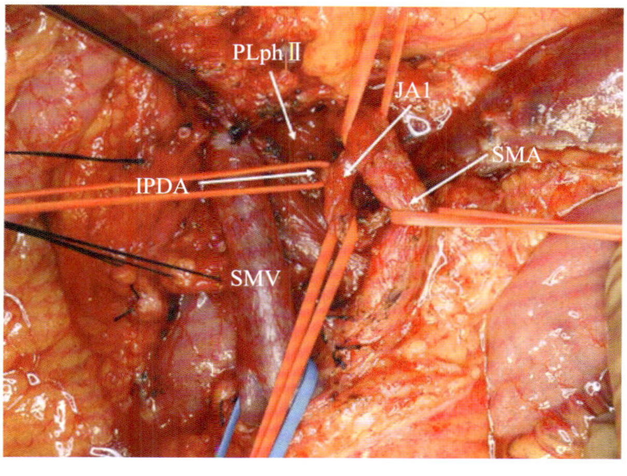

▲ 图 39-3 **PLph Ⅱ中 IPDA 显露**

SMA. 肠系膜上动脉；SMV. 肠系膜上静脉；PLph Ⅱ . 胰头神经丛Ⅱ部；JA1. 第一空肠动脉；IPDA. 胰十二指肠下动脉

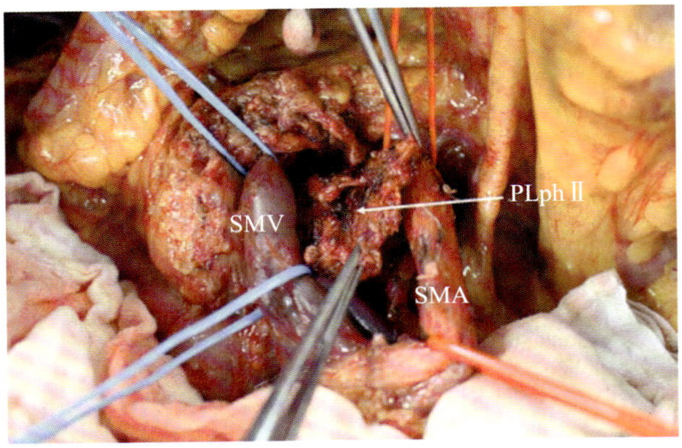

▲ 图 39–4 切除 PLph Ⅱ 并完成肠系膜入路

PLph Ⅱ . 胰头神经丛 Ⅱ 部；SMA. 肠系膜上动脉；SMV. 肠系膜上静脉

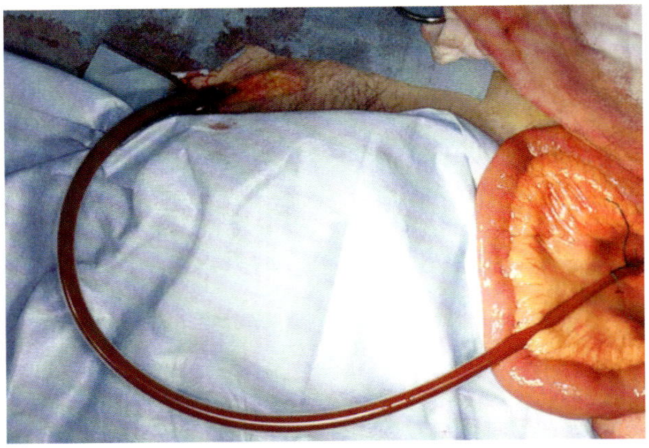

▲ 图 39–5 肠系膜上静脉分支与股静脉之间的门静脉导管分流

九、经肠系膜入路实施隔离式 PD 的典型步骤

肠系膜入路完成后，术野移至肝门。将胆囊连同肝总管一起切除。清扫肝十二指肠韧带和淋巴结（No.12a、b、p），结扎并离断胃十二指肠动脉。在幽门上方将胃离断，清扫肝总动脉（No. 8a、p）和腹腔动脉（No. 9）周围淋巴结。通过清扫这些淋巴结将 CHA、腹腔动脉或脾动脉发出的胰背动脉进行结扎并离断[24]。同时也解剖 PLph Ⅰ。

十、门静脉切除与重建

如果观察到肿瘤侵犯 PV 或 SMV，则可以切除 PV 或 SMV 并进行重建。在门静脉重建时，通过肠系膜入路可以无张力地进行端 – 端吻合。在 SMV-PV 汇合部切除时，一般不需要重建脾静脉，保留胃左静脉对于降低左侧门脉高压非常重要[26, 27]（图 39–6）。同时切除 PV 和 CHA 可采用 PV 导管分流术。当我们使用抗凝 PV 导管分流时，导管在血管重建后拔出。经这些过程就结束了经肠系膜入路的隔离性 PD。

十一、消化道重建

完成隔离性 PD 后，进行消化道重建。

十二、讨论

以前，Kocher 手法是 PD 的第一步。基于我们在 PD 中有使用抗凝 PV 导管分流进行血管切除术的丰富经验[1–5]，我们开发了一种经肠系膜的入路[11, 12]。我们认为，从外科和肿瘤学的角度来看，采用这种经肠系膜入路和抗凝 PV 导管分流的隔离性 PD 是治疗胰头癌的理想手术。

没有随机对照试验比较 Nakao 肠系膜入路与 Kocher 常规入路 PD 的外科和肿瘤学优点。然而，在可切除的胰头癌患者中，与使用 Kocher 手法的常规 PD 相比，使用 Nakao 肠系膜入路的隔离性 PD 可能具有更高的生存率[28]。因此，日本正

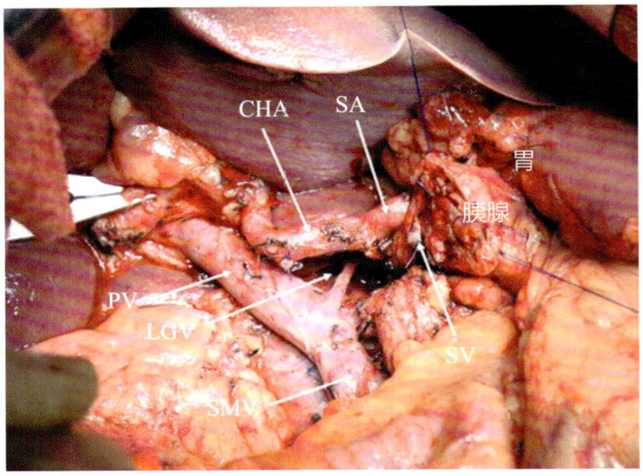

▲ 图 39–6 切除肠系膜静脉 – 门静脉汇合部，并在门静脉和肠系膜静脉之间进行端 – 端吻合

SV 未重建。在该病例中，保留了 LGV 以减少左侧门脉高压。LGV. 胃左静脉；PV. 门静脉；SMV. 肠系膜上静脉；SV. 脾静脉；CHA. 肝总动脉；SA. 脾动脉

在进行一项随机对照试验，以比较这两种手术的外科学和肿瘤学的益处[29]。

经肠系膜入路可从非肿瘤浸润侧进行解剖，并初步确定无瘤边缘和可切除性后，在SMA周围进行系统的淋巴结切除术[21]。该方法还可以早期结扎IPDA，减少胰头静脉瘀血，同时结扎胃十二指肠动脉和切除胰腺全系膜，使其成为动脉优先手术。

“胰腺系膜”这个术语在解剖学上没有精确的定义[22]。根据日本胰腺学会对胰腺癌的分类[23, 24]，我们提出胰腺系膜可被定义为PLph Ⅱ。此外，最好使用PLph Ⅰ或PLph Ⅱ，而不是胰腺系膜的概念。

与近年来胰腺癌化疗和放化疗的发展相比，对于不能切除的局部晚期胰腺癌的转化手术已经有一定成果。肠系膜入路和PV导管分流术是转化手术中必不可少的技术。Nakao肠系膜入路已逐渐在日本各地推广。通过掌握这种肠系膜入路和PV导管分流，外科医生可以成功地实施隔离性的PD。

参考文献

[1] Nakao A, Horisawa M, Suenaga M, et al. Temporal portosystemic bypass with the use of the heparinized hydrophilic catheter. Jpn J Artif Organs. 1982;11:962-5. (In Japanese with English abstract)
[2] Nakao A, Hirosawa M, Kondo T, et al. Total pancreatectomy accompanied by portal vein resection using catheter-bypass of the portal vein. Shujutsu (Operation). 1983;37:1-6. (In Japanese)
[3] Nakao A, Kondo T. New technique of radical pancreatectomy with the use of the heparinized hydrophilic bypass catheter of the portal vein. Jpn J Artif Organs. 1983;12:697-700. (In Japanese with English abstract)
[4] Nakao A, Kano T, Nonami T, et al. Application of an antithrombogenic Anthron bypass tube to experimental orthotopic liver transplantation. Studies on blood coagulation and fibrinolysis. ASAIO Trans. 1986;32:503-7.
[5] Nakao A, Nonami T, Harada A, Kasuga T, Takagi H. Portal vein resection with a new antithrombogenic catheter. Surgery. 1990;108:913-8.
[6] Nakao A, Harada A, Nonami T, Takagi H. Clinical experience of 107 cases with portal vein resection using catheter bypass of the portal vein. Artif Organs Today. 1993;3:107-12.
[7] Nakao A, Harada A, Nonami T, Kaneko T, Inoue S, Takagi H. Clinical significance of portal invasion by pancreatic head carcinoma. Surgery. 1995;117:50-5.
[8] Nakao A, Harada A, Nonami T, Kaneko T, Takagi H. Regional vascular resection using catheter bypass procedure for pancreatic cancer. Hepato-Gastroenterology. 1995;42:734-9.
[9] Nakao A, Kanzaki A, Fujii T, et al. Correlation between radiographic classification and pathological grade of portal vein wall invasion in pancreatic head cancer. Ann Surg. 2012; 255:103-8.
[10] Kocher T. Mobilisierung des duodenum und gastroduodenostomie. Zentralbl Chir. 1903;2:33-40. (In German)
[11] Nakao A, Takagi H. Pancreatoduodenectomy, non-touch isolation technique using catheter-bypass of the portal vein and Imanaga method. Shujutsu (Operation). 1992;46:1457-63. (In Japanese)
[12] Nakao A, Takagi H. Isolated pancreatectomy for pancreatic head carcinoma using catheter bypass of the portal vein. Hepato-Gastroenterology. 1993;40:426-9.
[13] Nakao A, Takeda S, Inoue S, et al. Indications and techniques of extended resection for pancreatic cancer. World J Surg. 2006;30:976-82.
[14] Nakao A. Selection and outcome of portal vein resection in pancreatic cancer. Cancers. 2010;2010:1990-2000.
[15] Nakao A. Isolated pancreatoduodenectomy combined with portal vein resection. In: Nakao A, editor. Isolated pancreatoduodenectomy. Nagoya: Takeda Printing; 2014. p. 3-11.
[16] Nakao A. Extended resection for pancreatic cancer: risks and benefits. In: Beger HG, Nakao A, Neoptolemos JP, Peng SY, Sarr MG, editors. Pancreatic cancer, cystic neoplasms and endocrine tumors: diagnosis and management. Oxford: Wiley-Blackwell; 2015. p. 47-53.
[17] Nakao A. The mesenteric approach in pancreatoduodenectomy. Dig Surg. 2016;33:308-13.
[18] Nakao A. Mesenteric approach in pancreatoduodenectomy. J Digestive Cancer Report. 2016;4:77-82.
[19] Nakao A. Concepts in isolated pancreatectomy for pancreatic cancer using Nakao mesenteric approach and catheter bypass of the portal vein. In: Kim SW, Yamaue H, editors. Pancreatic cancer: with special focus on topical issue and surgical techniques. Springer; 2017. p. 225-30.
[20] Nakao A. Nakao mesenteric approach in pancreatotduodenectomy for pancreatic head cancer. J Pnactreatol. 2019;2:117-22.
[21] Nakao A, Harada A, Nonami T, Kaneko T, Murakami H, Inoue S, et al. Lymph node metastases in carcinoma of the head of the pancreas region. Br J Surg. 1995;82:399-402.
[22] Gockel I, Domeyer M, Wolloscheck T, Konerding MA, Junginger T. Resection of the mesopancreas (RMP): a new surgical classification of a known anatomical space. World J Surg Oncol. 2007;5:44.
[23] Japan Pancreas Society. Classification of pancreatic carcinoma. 3rd English ed. Tokyo: Kanehara; 2011.
[24] Yoshioka H, Wakabayashi T. Therapeutic neurotomy on head of pancreas for relief of pain due to chronic

pancreatitis: a new technical procedure and its results. Arch Surg. 1958;76:546-54.
[25] Iede K, Nakao A, Oshima K, et al. Early ligation of the dorsal pancreatic artery with a mesenteric approach reduces intraoperative blood loss during pancreatoduodenectomy. J Hepatobiliary Pancreatic Sci. 2018;25:329-34.
[26] Tanaka H, Nakao A, Oshima, et al. Splenic vein reconstruction is unnecessary in pancreatoduodenectomy combined with resection of the superior mesenteric vein-portal vein confluence according to short-term outcomes. HPB. 2017;19(9):785-92.
[27] Nakao A, Yamada S, Fujii T, et al. Gastric venous congestion and bleeding in association with total pancreatectomy. J Hepatobiliary Pancreatic Sci. 2018;25:150-4.
[28] Hirono S, Kawai M, Okada K, et al. Mesenteric approach during pancreaticoduodenectomy for pancreatic ductal adenocarcinoma. Ann Gastroenterol Surg. 2017;1:208-18.
[29] MAPLE -PD trial: mesenteric approach vs. conventional approach for pancreatic cancer during pancreaticoduodenectomy. UMIN000029615.

第 40 章　联合肝动脉切除的胰十二指肠切除术

Pancreaticoduodenectomy with Hepatic Artery Resection

Atsushi Oba　Tomotaka Kato　Marco Del Chiaro　Y. H. Andrew Wu　Yosuke Inoue　Yu Takahashi　著

摘要

随着新型和有效多药联合化疗的发展，一些胰腺癌相关研究报道，术前化疗和动脉切除的联合治疗可以为 T_4 期（即大动脉浸润）胰腺癌患者提供良好的长期预后。最近一项预测胰腺癌切除术后预后的列线图模型发现，新辅助治疗是一个独立的预后因素，而 T_4 期不是预后不良的因素。这意味着全身控制是改善胰腺预后最重要的因素，在多药疗法有效的时代，局部进展对预后的影响较小。然而，即使通过新辅助化疗实现了对胰腺癌的良好控制，胰腺切除联合肝动脉切除术在技术上仍具有挑战性。这种方法需要高度的专业知识，特别是详细的术前图像准备，计划多种肝动脉（hepatic artery，HA）重建的方案，以及术中细致的操作和适当的术后管理。本章探讨了胰十二指肠切除术与 HA 切除和重建的创新手术方法和管理。

T_4 期胰腺癌是指肿瘤累及肝动脉、肠系膜上动脉或腹腔干，根据美国 NCCN 指南[1, 2]，将其归类为“不可切除”或局部晚期胰腺癌。尽管包括 Fortner 博士在内的一些优秀外科医生提出了挑战，但在最初对这些肿瘤进行手术时，切除后的结果很差[3, 4]。但近年来，随着新型有效的多药联合化疗的出现，多个大的研究中心报道，术前化疗联合动脉切除术可为 T_4 期 PC 患者提供良好的长期预后[5–9]。此外，根据最近报道的一项基于 NCDB 的预测胰腺癌切除术后预后的研究，发现新辅助治疗是一个独立的预后因素，而 T_4 期不是预后不良的因素[10]。该研究的结果得到 2010 年开始的一项相对较新的队列研究的有限支持，其表明在有效的多药治疗方案时代，全身控制对于改善胰腺癌切除术后的预后至关重要，局部进展对预后的影响较小[10]。

即使通过术前化疗较好地控制了胰腺癌，胰腺切除联合动脉切除术在技术上仍具有挑战性[11]。特别是 HA 和 SMA 重建是至关重要的，可能危及生命。因此需要细致的围术期管理，并在有足够经验的医疗机构进行。在本章中，将介绍我们在胰十二指肠切除术与 HA 切除和重建术中的创新手术方法和管理方案。

一、适应证及准备

位于胰头或胰颈部的肿瘤，以 180° 或更大的角度接触或侵犯 HA，便适合进行联合 HA 切除的 PD。在根据医疗机构策略对可切除的交界性胰腺癌（PC）或局部进展期胰腺癌（LAPC）给予足够的新辅助治疗后[12, 13]，需要进行 MDCT、MRI、PET-CT、包括肿瘤标志物等的术前血液检查（如有必要，对高危 PC 可进行诊断性腹腔镜探查），以评估肿瘤的当前状态和生物学行为[14, 15]。由于手术具有侵入性，也可以利用临床指标，包括中性粒细胞 – 淋巴细胞比率（neutrophil-to-lymphocyte ratio，NLR）、改良 Glasgow 预后评分［C 反应蛋白（C-reactive protein，CRP）和白蛋白水平的组合］或 Charlson-Dayo 合并症指数等评估切除指征[10, 16]。通过 MDCT 详细了解腹部解剖是极其重要的。强烈建议术前绘制解剖图，以了解动脉和静脉分支解剖及血管异常。如果动脉转位［即结肠中动脉、胃十二指肠动脉、脾动脉（splenic artery，SPA）或胃左动脉等］或自体静脉移植（即颈内静脉、大隐静脉、左肾静脉或髂外静脉等）被认为是 HA 重建的一种选择，则必须在术前确认这些血管的解剖结构和血管直径[17–19]。

二、游离或切除 HA

涉及大血管切除的 PC 切除术具有挑战性。由于肿瘤病变侵犯脏器，如肠系膜、结肠、腔静脉及血管海绵状变性或左侧侧支循环的发展，手术过程通常比较复杂，术中失血量增加，手术时间延长[20, 21]。通过精确的解剖，可以实现失血量最小。几个大的研究中心最近报道了动脉优先入路良好的短期结果[22–24]。HA 和肠系膜上静脉 / 门静脉对于肝脏的血供至关重要，并且仅在切除术结束时考虑切断和重建。解剖出 SMA 或胰腺周围的组织是通过动脉重建安全完成 PD 的关键，并可以最小的失血量迅速完成。

Inoue 等最近将 PD 期间的 HA 游离清扫程度分为三级：1 级，良性或低度恶性肿瘤不需要清扫淋巴结和神经丛；2 级，对于没有累及 HA 周围的恶性肿瘤，整块切除淋巴结，保留 HA 周围神经丛；3 级，整块清扫肿瘤浸润附近的淋巴结和神经丛。对接触或侵犯 HA 的 PC 需计划进行 3 级清扫[25]。需显露肝总动脉根部及其分支（右肝，或肝左动脉，或肝固有动脉）的外膜并用胶带悬吊。从近远两端靠近肿瘤剥离肝总动脉周围神经丛。当遇到动脉的实质性侵犯时，需要立即终止分离，并取离肿瘤最近的神经丛进行术中冰冻切片，以确认该切缘为阴性。在完成其他 PD 手术操作后，如果确认为切缘阴性，可以进行 HA 切除和重建。

许多积极进行动脉重建的经验丰富的机构经常质疑，在解剖肿瘤浸润与动脉外膜之间的边界时，是采用外膜剥离术（periadventitial dissection，PAD）还是胰腺切除联合动脉切除（pancreatectomy with arterial resection，PAR）哪种方法更好[5, 26]。来自海德堡的 Loos 等评估了 190 例 PAD 患者和 195 例 PAR 患者（其中包括 102 例 HA 切除术；52.3%），均为局部晚期 PC。PAR 患者有更多的晚期 PC，其特点是淋巴结阳性率更高，新辅助化疗诱导率更低，但 PAD 与切除术后更低的并发症发病率和死亡率、更好的长期预后相关[5]。基于这些结果，他们得出结论，PAD 可能是新辅助化疗后动脉受累的 LAPC 患者的首选，如果 PAD 在技术上不可行，可以在有经验的中心进行 PAR。尽管在这项尽可能进行 PAD 的回顾性研究中，由于选择性偏倚，很难断定 PAD 还是 PAR 更好，但必须认识到，动脉重建是外科手术中的一个难点。

三、HA 的重建

（一）简单重建病例

如果通过沿 HA 外膜进行锐性剥离亦无法进行根治性切除，则可进行 HA 重建。在大多数情况下，肿瘤可浸润 GDA 根部。最理想的方法是切除 GDA 根部周围的一小段 HA，并将肝总动脉与肝固有动脉直接行端 – 端吻合（图 40–1）。在解剖胰十二指肠和 HA 的同时，用小血管夹分别夹住 HA 的近远端，用锋利的剪刀剪断取下标本。肝总动脉和肝固有动脉端 – 端的显微血管吻合采

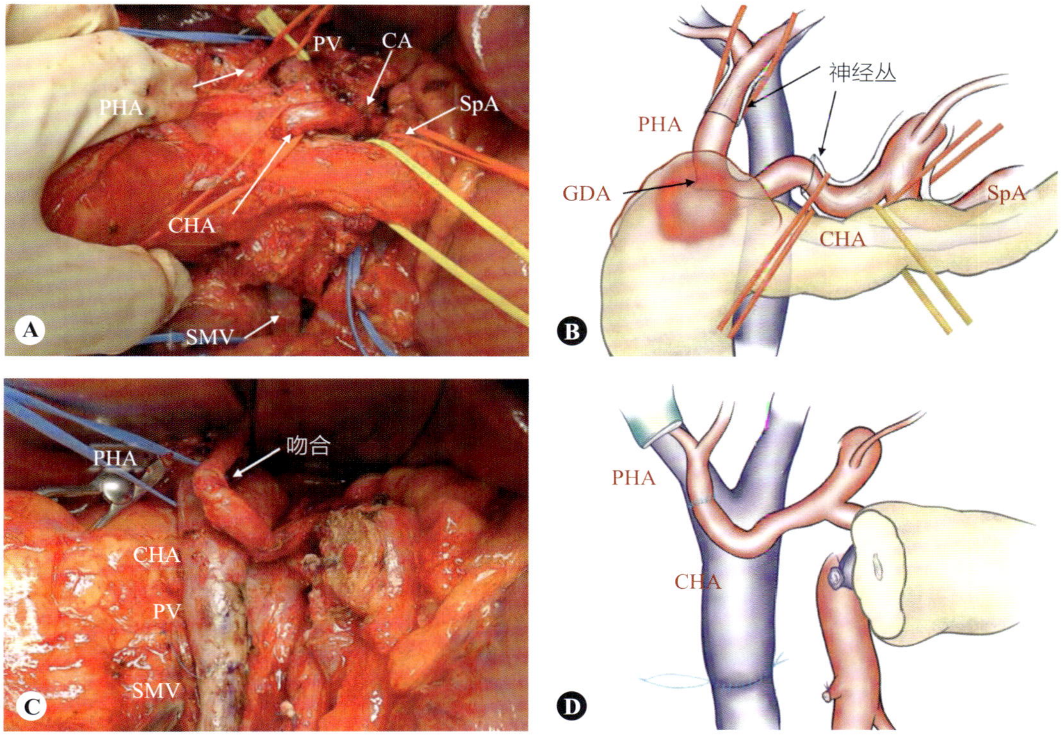

▲ 图 40-1　简单重建病例

A 和 B. 肿瘤浸润肝总动脉和胃十二指肠动脉根部周围的肝固有动脉。显露 CHA 和 PHA 的外膜并用胶带悬吊。将神经丛靠近肿瘤沿着 HA 周围剥离。当遇到对动脉的实质性侵犯时，则终止分离。切取离肿瘤最近的神经丛进行术中冰冻。C 和 D. 分别用小血管夹夹住 CHA 和 PHA，并用锋利的剪刀切割取样。CHA 和 PHA 的端 – 端显微血管吻合采用间断缝合。CA. 腹腔干；SpA. 脾动脉；PV. 门静脉；SMV. 肠系膜上静脉

用 9–0（或 8–0）聚丙烯缝线间断缝合。重建后，用多普勒超声和触诊检查血流。

（二）复杂重建病例

根据目前的文献 [5, 9, 18]，上述方法对 HA 进行直接端 – 端吻合的方法意见一致，但在 HA 缺失较长或根部切除而无法实现直接吻合的情况下，我们必须考虑其他方法来重建 HA。动脉转位（MCA、GDA、SpA 等）、自体动静脉移植物、人工血管移植物（聚四氟乙烯或聚对苯二甲酸乙二醇酯）或低温保存同源血管均可作为 HA 的重建选择，但应充分认识术后胰瘘导致的吻合口出血、感染和梗阻的风险 [7, 17–19]。Del Chiaro 等对此类病例积极采取全胰切除术，以避免术后发生术后胰瘘（POPF）和动脉吻合问题的风险。从这个意义上说，SpA 用于 HA 重建和全胰腺切除术非常的适用 [19, 27, 28]。然而，有的中心考虑到生活质量下降风险和术后胰岛素依赖而尽可能避免全胰切除术，由于采取了保留远端胰腺和脾脏的方法 [28]，并不是优先考虑使用 SpA。

相反，其他动脉转位术因其通畅率高、操作过程简单而备受推崇 [18]。在我们介绍的远端胰腺切除加腹腔干和胃左动脉切除动脉重建方案中，也积极使用 MCA 进行 HA 重建 [8, 29]。图 40–2 为 HA 和 MCA 重建的代表性病例。由于肿瘤已延伸至肝右动脉和肝左动脉，显露肝固有动脉不可行。对此，我们便计划进行肝右动脉 –MCA 重建，并在 HA 切除术前显露 MCA。明确横结肠系膜内 MCA 的根部和左右分支的分岔部。需要仔细解剖 MCA，以免损伤横结肠边缘的动脉弓。大多数情况下，MCA 的右支因其血管直径大，并且能实现无张力吻合，所以适合于重建。暂时夹住 MCA 右侧分支，并通过触诊检查动脉弓的血流（在不确定的情况下可进行吲哚菁绿荧光成像）[29]。及时取出标本，直接端 – 端吻合 PV 和

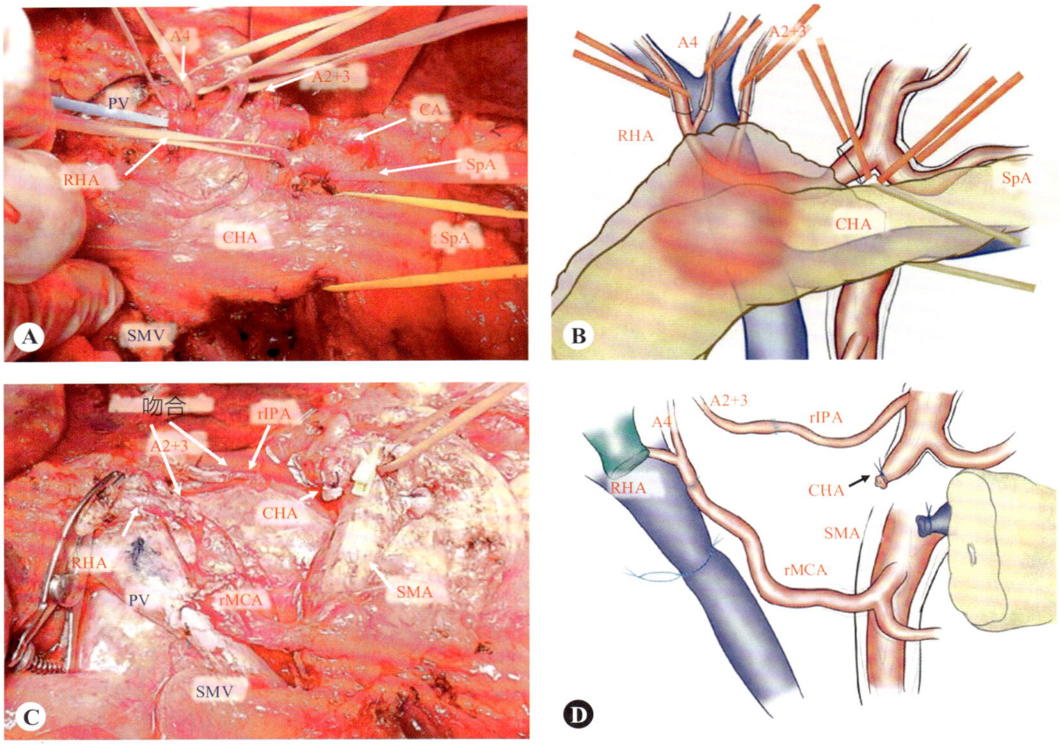

▲ 图 40-2　复杂的重建病例

A 和 B. 当肿瘤浸润肝右动脉和肝左动脉时，无法显露 PHA；C 和 D. 分离结肠动脉中右支（rMCA）并进行 RHA-rMCA 重建。我们倾向于尽可能重建 LHA 以避免术后肝脓肿。在这种情况下，显露右膈下动脉（rIPA）并重建至 LHA［2 和 3 段动脉（A2+3）］。多普勒超声显示 LHA 重建后左肝内动脉的动脉搏动良好。A4. 4 段动脉；SMA. 肠系膜上动脉

SMV 后，将 MCA 切断再与肝右动脉用 9–0 聚丙烯缝线进行端 – 端重建。虽然一些外科医生证明，如果肝右动脉血流和左右肝叶之间的肝内交通足够[18]，则可以牺牲肝左动脉，但我们更倾向于尽可能重建肝左动脉，以避免术后肝脓肿等并发症。在这个病例中，解剖了右侧膈下动脉并重建到肝左动脉（2 段和 3 段动脉）。多普勒超声显示肝左动脉重建后，左肝内动脉搏动良好。同时，左外叶切除术也可以作为一种替代选择。

（三）同时切除静脉

由于胰腺癌更易侵犯 PV/SMV，许多肝动脉重建的病例需要同时切除和重建静脉。为了减少肝脏总缺血期，如果可能，可以在标本切除之前进行肝动脉重建或门静脉重建。此时，除 HA 和 PV/SMV 外，最重要的是完成胰腺、相关器官、淋巴结、胰周神经丛的解剖。Cattel-Braasch 手法和切除门静脉 – 肠系膜静脉 – 脾静脉汇合处也可用于实现无张力吻合[30, 31]。

（四）HA 重建后的管理

需要在术后前 3 天内常规进行多普勒超声和血液检查，以及时发现可能的血栓并发症。如果有任何肝脏问题的迹象或担忧，应立即进行 MDCT。很少使用抗血小板或抗凝治疗。

结论

HA 重建的建议包括详细的术前影像学准备、HA 重建方案的规划、精确的术中切除和术后多普勒超声检查，以上是不可或缺的。虽然在有限的研究中心有了一些有希望的报道，但 PD 联合 HA 切除和重建技术需要更高的专业知识[5, 7, 9, 18]。随着化疗的进展和 PC 患者数量的增加，在不久的将来，许多病例将需要进行 HA 重建。但非常重要的是，需通过国际多中心研究合作积累经验及分享结果并改进技术。

声明：Del Chiaro 博士获得 Haemonetics 公司的资助，并且是 Boston Scientific 赞助研究的首席研究员，该研究与所提交的工作没有直接关系。其余作者声明没有利益冲突。

参考文献

[1] Tempero MA, Malafa MP, Al-Hawary M, Asbun H, Bain A, Behrman SW, et al. Pancreatic adenocarcinoma, version 2.2017, NCCN clinical practice guidelines in oncology. J Natl Compr Cancer Netw. 2017;15(8):1028-61.

[2] NCCN clinical practice guidelines in oncology: pancreatic adenocarcinoma, version 1.2020. 2020.

[3] Fortner JG, Kim DK, Cubilla A, Turnbull A, Pahnke LD, Shils ME. Regional pancreatectomy: en bloc pancreatic, portal vein and lymph node resection. Ann Surg. 1977;186(1):42-50.

[4] Oba A, Bao QR, Barnett CC, Al-Musawi MH, Croce C, Schulick RD, et al. Vascular resections for pancreatic ductal adenocarcinoma: vascular resections for PDAC. Scand J Surg. 2020;109(1):18-28.

[5] Loos M, Kester T, Klaiber U, Mihaljevic AL, Mehrabi A, Muller-Stich BM, et al. Arterial resection in pancreatic cancer surgery: effective after a learning curve. Ann Surg. 2020; https://doi. org/10.1097/SLA.0000000000004054.

[6] Westermark S, Rangelova E, Ansorge C, Lundell L, Segersvard R, Del Chiaro M. Cattell-Braasch maneuver combined with local hypothermia during superior mesenteric artery resection in pancreatectomy. Langenbeck's Arch Surg. 2016;401(8):1241-7.

[7] Truty MJ, Colglazier JJ, Mendes BC, Nagorney DM, Bower TC, Smoot RL, et al. En bloc celiac axis resection for pancreatic cancer: classification of anatomical variants based on tumor extent. J Am Coll Surg. 2020;231(1):8-29.

[8] Sato T, Inoue Y, Takahashi Y, Mise Y, Ishizawa T, Tanakura K, et al. Distal pancreatectomy with celiac Axis resection combined with reconstruction of the left gastric artery. J Gastrointest Surg. 2017;21(5):910-7.

[9] Bachellier P, Addeo P, Faitot F, Nappo G, Dufour P. Pancreatectomy with arterial resection for pancreatic adenocarcinoma: how can it be done safely and with which outcomes?: a single Institution's experience with 118 patients. Ann Surg. 2020;271(5):932-40.

[10] Oba A, Croce C, Hosokawa P, Meguid C, Torphy RJ, Al-Musawi MH, et al. Prognosis based definition of resectability in pancreatic cancer: a road map to new guidelines. Ann Surg. 2022;275(1):175-81.

[11] Oba A, Wu YA, Schulick RD, Del Chiaro M. Pancreatic surgery with arterial resections. Textbook of pancreatic cancer. Springer; 2021. p. 877-89.

[12] Inoue Y, Saiura A, Oba A, Ono Y, Mise Y, Ito H, et al. Neoadjuvant gemcitabine and nab-paclitaxel for borderline resectable pancreatic cancers: intention-to-treat analysis compared with upfront surgery. J Hepatobiliary Pancreat Sci. 2021;28(2):143-55.

[13] Rangelova E, Wefer A, Persson S, Valente R, Tanaka K, Orsini N, et al. Surgery improves survival after neoadjuvant therapy for borderline and locally advanced pancreatic cancer: a single institution experience. Ann Surg. 2021;273(3):579-86.

[14] Oba A, Inoue Y, Ono Y, Irie S, Sato T, Mise Y, et al. Radiologically occult metastatic pancreatic cancer: how can we avoid unbeneficial resection? Langenbeck's Arch Surg. 2020;405(1):35-41.

[15] Oba A, Inoue Y, Ono Y, Ishizuka N, Arakaki M, Sato T, et al. Staging laparoscopy for pancreatic cancer using intraoperative ultrasonography and fluorescence imaging: the SLING trial. Br J Surg. 2021;108(2):115-8.

[16] Ushida Y, Inoue Y, Ito H, Oba A, Mise Y, Ono Y, et al. High CA19-9 level in resectable pancreatic cancer is a potential indication of neoadjuvant treatment. Pancreatology. 2021;21(1):130-7.

[17] Sato T, Saiura A, Inoue Y, Takahashi Y, Arita J, Takemura N. Distal pancreatectomy with en bloc resection of the celiac axis with preservation or reconstruction of the left gastric artery in patients with pancreatic body cancer. World J Surg. 2016;40(9):2245-53.

[18] Otsuka S, Kaneoka Y, Maeda A, Takayama Y, Fukami Y, Onoe S. Hepatic artery reconstruction with a continuous suture method for hepato-biliary-pancreatic surgery. World J Surg. 2016;40(4):951-7.

[19] Hackert T, Weitz J, Büchler MW. Splenic artery use for arterial reconstruction in pancreatic surgery. Langenbeck's Arch Surg. 2014;399(5):667-71.

[20] Kinny-Koster B, van Oosten F, Habib JR, Javed AA, Cameron JL, Lafaro KJ, et al. Mesoportal bypass, interposition graft, and mesocaval shunt: surgical strategies to overcome superior mesenteric vein involvement in pancreatic cancer. Surgery. 2020;168(6):1048-55.

[21] Ito H, Takahashi Y, Saiura A. Commentary: complex venous resection and reconstruction for locally advanced pancreatic cancer: our approach. Surgery. 2020;168(6):1056-7.

[22] Inoue Y, Saiura A, Yoshioka R, Ono Y, Takahashi M, Arita J, et al. Pancreatoduodenectomy with systematic mesopancreas dissection using a supracolic anterior artery-first approach. Ann Surg. 2015;262(6):1092-101.

[23] Del Chiaro M, Segersvärd R, Rangelova E, Coppola A, Scandavini CM, Ansorge C, et al. Cattell-Braasch Maneuver combined with artery-first approach for superior mesenteric-portal vein resection during pancreatectomy. J Gastrointest Surg. 2015;19(12):2264-8.

[24] Sanjay P, Takaori K, Govil S, Shrikhande S, Windsor J. 'Artery-first' approaches to pancreatoduodenectomy. Br J Surg. 2012;99(8):1027-35.

[25] Inoue Y, Saiura A, Takahashi Y. A novel classification and staged approach for dissection along the celiac and hepatic artery during pancreaticoduodenectomy. World J Surg.

2018;42(9):2963-7.
[26] Del Chiaro M, Schulick RD. Commentary on: divestment or skeletonization of the SMA or the hepatic artery for locally advanced pancreatic ductal cancer after neoadjuvant therapy. Surgery. 2021;169(5):1039-40.
[27] Del Chiaro M, Schulick RD. Use of total pancreatectomy and preoperative radiotherapy in patients undergoing pancreatectomy with artery resection. J Am Coll Surg. 2019;228(1):131.
[28] Stoop TF, Ateeb Z, Ghorbani P, Scholten L, Arnelo U, Besselink MG, et al. Surgical outcomes after total pancreatectomy: a high-volume center experience. Ann Surg Oncol. 2021;28(3):1543-51.
[29] Oba A, Inoue Y, Sato T, Ono Y, Mise Y, Ito H, et al. Impact of indocyanine green-fluorescence imaging on distal pancreatectomy with celiac axis resection combined with reconstruction of the left gastric artery. HPB. 2019;21(5):619-25.
[30] Del Chiaro M, Segersvard R, Rangelova E, Coppola A, Scandavini CM, Ansorge C, et al. Cattell-Braasch Maneuver combined with artery-first approach for superior mesentericportal vein resection during pancreatectomy. J Gastrointest Surg. 2015;19(12):2264-8.
[31] Oba A, Ito H, Ono Y, Sato T, Mise Y, Inoue Y, et al. Regional pancreatoduodenectomy versus standard pancreatoduodenectomy with portal vein resection for pancreatic ductal adenocarcinoma with portal vein invasion. BJS open. 2020;4(3):438-48.

第 41 章 胰十二指肠切除联合脾动脉切除治疗侵犯脾动脉的胰头 / 体肿瘤

Pancreaticoduodenectomy with Splenic Artery Resection for Tumors of the Pancreatic Head and/or Body Invading the Splenic Artery

Shugo Mizuno　Kazuyuki Gyoten　Motonori Nagata　著

摘要

- 背景：我们开创了一种新的术式，即胰十二指肠切除术联合脾动脉（splenic artery，SA）切除术（PD-SAR），用于胰头和（或）胰体部肿瘤伴 SA 侵犯。在门静脉 / 肠系膜上静脉汇合处切除的 PD 中，脾静脉（splenic vein，SV）离断可能导致左侧门静脉高压（left-sided portal hypertension，LPH）。
- 方法：90 例胰腺导管腺癌患者在放化疗后又接受 PD 联合 PV/SMV 切除术，并分为三组：PD-SVP 组（SV 和 SA 保留，*n*=23）、PD-SVR 组（SV 离断，SA 保留，*n*=55）和 PD-SAR 组（SV 和 SA 离断，*n*=17）。我们评估了 PV/SMV 切除术后 SV 切除和（或）SA 切除对 LPH 的影响。
- 结果：术后 CT 显示所有 PD-SAR 患者的剩余胰腺增强。PD-SVP、PD-SVR 和 PD-SAR 三组患者术后静脉曲张的发生率分别为 4.3%、60.9% 和 41.2%（$P<0.001$），只有 PD-SVR 组的患者出现静脉曲张出血（*n*=4，7.3%）。术后 6 个月的血小板计数（$\times 10^3/\mu l$）在 PD-SVP、PD-SVR 和 PD-SAR 组中分别为 185、138 和 154（PD-SVP vs. PD-SVR，$P<0.001$）。6 个月时脾脏体积（ml）在 PD-SVP、PD-SVR 和 PD-SAR 组中分别为 91.8、160 和 115（PD-SVP vs. PD-SVR，$P<0.001$）。所有组的总生存率无显著差异。
- 结论：在 PD 伴 PV-SMV 汇合部切除手术中，SV 的离断会导致 LPH；然而，SV 和 SA 均离断则可能会降低这种风险。

2014 年，我们开创并报道了一种新的术式，胰腺次全切除术联合脾动脉和脾静脉切除，即所谓的胰十二指肠切除术联合 SA 切除术，用于治疗侵犯 SA 的胰头和（或）胰体肿瘤的手术[1]。尽管剩余胰腺血供不足是一个值得关注的问题，但在接受 PD-SAR 的患者中，我们没有发现任何与胰腺实质供血不足有关的术后并发症。此外，我们还发现PD-SAR可以实现肿瘤的根治性切除，同时防止全胰切除术引起的糖尿病导致的生活质量低下。

在 PD 合并切除门静脉 / 肠系膜上静脉汇合部的病例中，由于脾功能亢进导致静脉曲张出血和血小板减少的左侧门静脉高压一直是近期研究的焦点 [2-4]。在接受 PD-SAR 的患者中，肿瘤通常涉及 PV 和（或）SMV 或 PV-SMV 汇合处，患者需要接受 PV/SMV 和（或）SV 的联合切除，会有发展为 LPH 的风险。

关于脾循环，有人认为切除 SA 的 PD 可以降低门静脉压力，因为 SA 栓塞 / 结扎或脾切除已被证明可以减少门静脉的过度灌注，从而改善活体供肝移植患者的小肝综合征 [5]。PD-SAR 有望降低门静脉压力，从而改善 PD 后的 LPH。

本研究的目的是介绍 PD-SAR 的手术方法，并通过与常规 PD 手术相比，观察 PD-SAR 后的手术结果、预后、LPH 的发生率及术后血小板计数和脾脏体积的变化，评价 PD-SAR 的治疗效果。

一、外科手术

在我们中心，传统治疗胰腺导管腺癌的 PD 已经被标准化为一种经肠系膜动脉的前入路方法 [6, 7]。当肿瘤侵入 PV/SMV 时，我们使用 6–0 不可吸收缝线连续缝合进行 PV 和 SMV 的切除和重建。在侵及 SV 或肠系膜下静脉的病例中，这些静脉被分开而不重建。当确定肿瘤侵犯 SA 时，采用 PD-SAR[1]。如我们先前的报道所述，使用双荷包缝合技术进行胰肠吻合术 [8]。

除 SA 和 SV 联合切除外，PD-SAR 的手术方式与 PD 相似（图 41–1）。残胰的血供主要由胃短动脉、胃网膜左动脉和网膜后动脉提供，主要集中在胰腺周围的动脉解剖和动脉离断部位 [9]。在手术过程中，通过多普勒超声和（或）剩余胰腺和脾脏的颜色确认血供是否充足。当肿瘤同时侵犯胃左动脉和 SA 时，如果有根治性切除的可能，我们将联合切除 LGA，然后进行全胃切除和脾切除。在这种情况下，剩余胰腺的血液供应仅由网膜后动脉提供 [1]。

二、患者和治疗方法

（一）患者

在 2005 年 4 月 —2017 年 7 月期间，共有 361 例患者接受了我们的放化疗方案，这些患者使用 64 排 MDCT 并进行了局部 PDAC 的细胞学或组织学确诊 [10–12]（图 41–2）。我们回顾性地研究了 172 例 CRT 后接受 PD 患者的电子病历。其中 158 例（91.8%）患者接受了 PV 和 SMV 联合切除术。排除 63 例患者后，本研究最终入组 95 例患者，排除原因如下：伴脾切除术（n=4），术后 PV/SMV 吻合口狭窄（n=8），术前门静脉高压

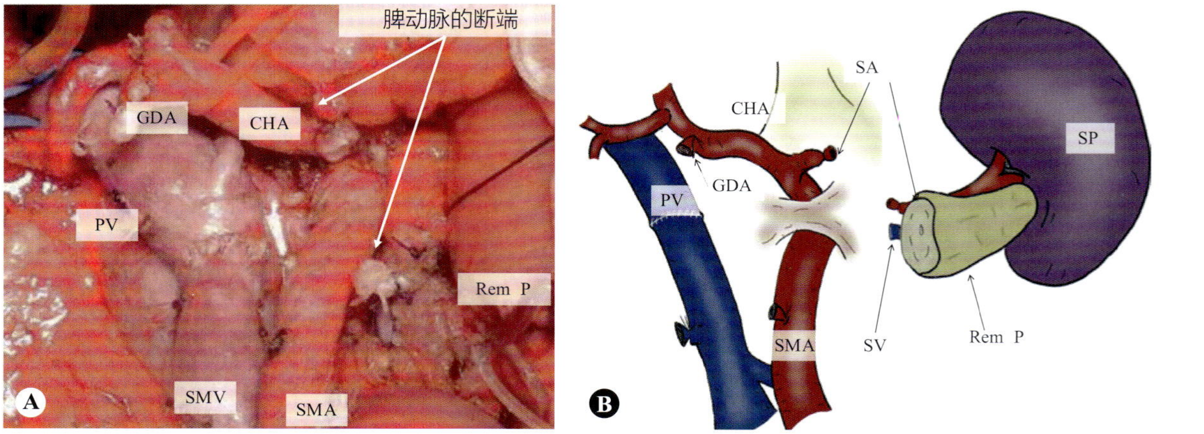

▲ 图 41–1 **A. 胰十二指肠切除术联合 SA 切除术后的术中图示；B. PD-SAR 重建示意图**

PV. 门静脉；SMA. 肠系膜上动脉；SA. 脾动脉；CHA. 肝总动脉；GDA. 胃十二指肠动脉；SV. 脾静脉；Rem P. 剩余胰腺实质；SP. 脾脏

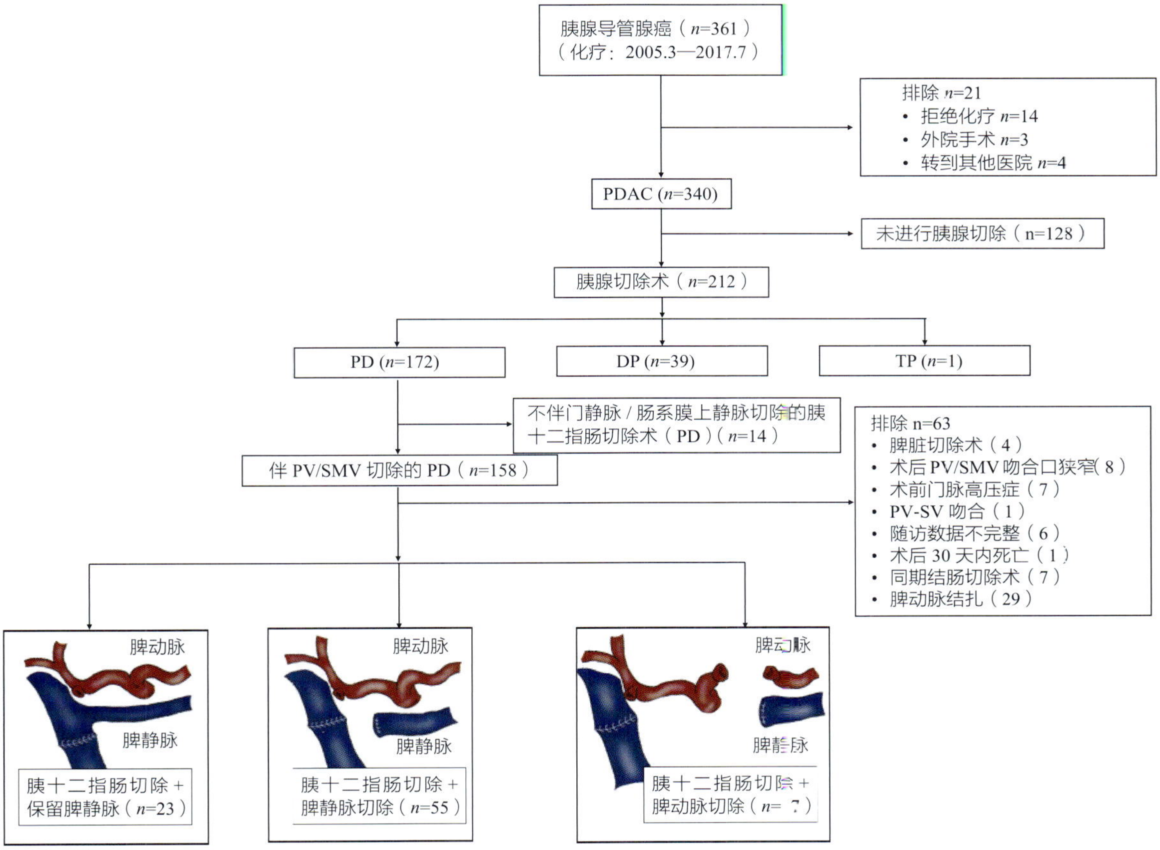

▲ **图 41-2　361 例接受 PD 联合 PV/SMV 切除术的 PDAC 患者，行 CRT 后的入组流程图**

2005 年 3 月—2018 年 12 月，158 例 PDAC 患者接受了 PD 联合 PV 切除术。在排除 63 例患者后，本研究纳入了 95 例患者：PD-SVP（n=23），PD-SVR（n=55），PD-SAR（n=17）。PDAC. 胰腺导管腺癌；CRT. 放化疗；PD. 胰十二指肠切除术；DP. 远端胰腺切除术；TP. 全胰切除术；PV. 门静脉；SMV. 肠系膜上静脉；SV. 脾静脉；

（n=7），PV-SV 吻合（n=1），随访不足（n=6），手术后 30 天内死亡（n=1），伴结肠切除（n=7），SA 结扎（n=29）。这 95 例患者被分为三组：PD-SVP（SV 和 SA 均保存，n=23），PD-SVR（离断 SV 保留 SA，n=55），PD-SAR（SV 和 SA 都离断，n=17）。

（二）术前治疗

我们之前已经报道了基于吉西他滨的放化疗（gemcitabine-based chemotherapy，G-CRT）和吉西他滨加 S-1 为基础的 CRT（gemcitabine-based CRT，GS-CRT）治疗方案[11, 13]。在 2005 年 2 月—2011 年 10 月期间，患者在第 1、8、22 和 29 天以 800mg/m^2 的剂量输注吉西他滨，为 1 个周期（G-CRT）。从 2011 年 11 月开始，患者在 28 天周期的第 1～21 天以每天 60mg/m^2 的剂量口服 S-1，并在第 8 天和第 22 天以 600mg/m^2 的剂量输注吉西他滨，为 1 个周期（GS-CRT）。患者接受三维适形放疗，使用四野箱式照射技术，从避免显露肾脏。总辐射剂量为 45～50.4Gy，分 25～28 次（5 次 / 周）。患者在 CRT 后 4～6 周接受重新评估。当我们确定可以进行根治性切除术时，患者即计划行胰腺切除术。

（三）术前特点和手术结果

我们比较了三组之间的各种变量，包括术前特征，如年龄、性别、体重指数（body mass index，BMI）、CT 上最大肿瘤大小、体力状态、肿瘤标志物（癌胚抗原和 CA19-9）水平、是否行术前 CRT（包括治疗方案）、T 和 N 分期（根据国际抗癌联盟第 8 版)、肿瘤可切除性(根据 NCCN 指南分为可切除、交界可切除和不可切除)[14]。我们还收集了手术结果的数据,包括术中失血量、手术时间、根据Clavien-Dindo分类[15]的术后并发症分级,以及根依据国际胰瘘研究组标准的胰瘘分级[16]。

(四)LPH 评估:静脉曲张形成的发生率、血小板计数、脾脏体积和左侧区域血流动力学的系列变化

为了评估 LPH 的发展过程,一位放射科医生(N. M.)盲法状态下,即对患者特征和预后一无所知,在 PD 后 6 个月评估 MDCT 增强图像中新出现的静脉曲张和侧支循环。与手术前相比,当在每个器官的黏膜下层观察到扩张和串珠状静脉时,可诊断为食管、胃、胰和结肠静脉曲张。当脾体循环或脾门静脉系统的血管直径是手术前的 1.5 倍时,诊断为来自离断 SV 后的侧支形成。脾体循环路径定义为脾肾分流、胃肾分流等。根据 Strasberg 分型的定义[17],脾门静脉途径被分为上方和下方两个途径。上方途径定义为从离断的 SV 开始,经过胃静脉、冠状静脉和(或)胃周静脉沿右上方向,最后到达 PV。下方途径定义为从离断的 SV 开始,经过胃结肠韧带和(或)IMV 汇入结肠系膜中的静脉,并向右下方向走行至 SMV。术后 10 天内使用增强 MDCT 评估 PD-SAR 后脾脏的血供。在 PD 前和 PD 后 6 个月收集血小板计数数据。通过追踪 2.0mm 层厚横向 CT 图像上的脾脏来估计 PD 前和 PD 后 6 个月脾脏的体积。当 PV/SMV 闭塞或患者死亡时,需撤回 LPH 评估。该研究方案经日本三重大学医院医学伦理委员会(编号 H2019-070)批准,并根据 1964 年赫尔辛基宣言中确立的伦理标准进行研究。

(五)统计分析

用中位数和范围表示连续变量。用 Mann-Whitney U 检验进行两组间比较,Kruskal-Wallis 检验进行多组比较。使用 Pearson 卡方检验比较分类变量。以 Kaplan-Meier 方法计算 OS,并使用对数秩检验进行检验。使用 SPSS 24.0 版进行统计分析(SPSS, Chicago, IL, USA)。$P<0.05$ 认为具有统计学意义。

三、结果

(一)患者的背景和手术结果

表 41-1 显示了 PD-SVP、PD-SVR 和 PD-SAR 之间的背景特征和手术结果比较。PD-SVR 组术中失血量明显高于 PD-SVP 和 PD-SAR 两组(464ml vs. 1160ml vs. 578ml,$P=0.004$)。冠状静脉离断和 IMV 离断的发生率分别为 60.9% vs. 89.1% vs. 82.4%(PD-SVP vs. PD-SVR vs. PD-SAR)($P=0.015$)和13.0% vs. 60.0% vs. 94.1%($P<0.001$)。两组在 Clavien-Dindo Ⅲ级及以上的术后并发症、B 级或 C 级胰瘘发生率方面无统计学意义的差异。病理性 PV 侵犯在 PD-SVP 组为 8.7%,PD-SVR 组为 25.5%,PD-SAR 组为 47.1%($P=0.022$)。术后静脉曲张形成和脾体循环分流的发生率分别为 4.3% vs. 70.9% vs. 41.2%(PD-SVP vs. PD-SVR vs. PD-SAR)($P<0.001$)和 4.3% vs. 45.5% vs. 5.9%($P<0.001$)。4 例(7.3%)发生静脉曲张出血患者,均为 PD-SVR 术后患者。

(二)PD-SAR 后左侧区域的动脉供血

17 例 PD-SAR 术后患者脾脏的血供来自 LGA 和膈下动脉(subphrenic artery,SubPA),后者通过胃与远端 SA 和脾脏连接。在 PD-SAR 后 10 天内进行的动态 CT 成像检查中,LGA 和 SubPA 的血供检出率分别为 100%(17/17)和 94.1%(16/17)。PD-SAR 没有引起任何严重并发症,如脾坏死和脓肿。11.8%(2/17)的患者发现部分脾梗死,但都在 1 个月内有所改善。

(三)血小板计数和脾脏体积的连续变化

图 41-3A 显示了血小板计数的变化。术后 6 个月,PD-SVR 组血小板计数中位值($\times 10^3/\mu l$)显著低于 PD-SVP 组(138 vs. 185,$P<0.001$)。术后血小板计数($\times 10^3/\mu l$)明显低于术前(138 vs. 205,$P<0.001$)。图 41-3B 显示了脾脏体积的变化。术后 6 个月,PD-SVR 的中位脾脏体积显著大于 PD-SVP(160ml vs. 91.8ml,$P<0.001$)在 PD-SVR 中,脾脏体积与手术前相比显著增加(160ml vs.118ml,$P<0.001$)。

表 41-1　背景和手术结果

围术期变量	PD-SVP（n=23）	PD-SVR（n=55）	PD-SAR（n=17）	p
年龄（岁）	68（52～84）	66（48～84）	69（53～82）	0.344
男 / 女	10/13	39/16	8/9	0.038
BMI（kg/m^2）	20.6（15.2～27.1）	20.6（15.2～28.3）	21.5（17.3～25.6）	0.848
CT 最大肿瘤直径（mm）	25.3（13.1～38.7）	25.7（11.2～45.9）	25.4（12.3～72.6）	0.894
体能状态 0/1/2	15/6/2	31/23/1	13/4/0	0.208
CEA（ng/ml）	3.4（1.0～8.4）	4.2（1.0～13.2）	2.8（1.4～369）	0.166
CA19-9（U/ml）	28.9（0.1～497）	34.2（0.1～1690）	43.1（0.1～1475）	0.981
TNM 期（UICC 第 8 版）T 分期（$T_1/T_2/T_3/T_4$）	4/8/0/11	10/19/3/23	1/3/0/13	0.244
TNM 分期（UICC 第 8 版）N 分期（$N_0/N_1/N_2$）	17/6/0	41/13/1	14/3/0	0.885
可切除性，R：BR：UR	10/7/6	20/20/15	1/9/7	0.128
术前化疗方案 G：GS	7/16	26/29	6/11	0.532
血小板计数（×1000/μl）	214（150～447）	205（87.0～423）	190（83.0～298）	0.088
脾脏体积（ml）	121（43.2～416）	118（28.8～277）	104（57.9～223）	0.850
术式（PD/SSPPD）	0/23	6/51	3/42	0.246
手术时间（min）	533（345～818）	552（351～780）	604（384～804）	0.680
失血量（ml）	464（103～2500）	1160（110～5089）	578（80～4000）	0.004
CV 离断，是 / 否（%）	14/9（60.9%）	49/6（89.1%）	14/3（82.4%）	0.015
IMV 离断，是 / 否（%）	3/20（13.0%）	33/22（60.0%）	16/1（94.1%）	<0.001
C～D≥Ⅲ a，是 / 否（是 %）	2/21（8.7%）	15/40（27.3%）	2/15（11.8%）	0.112
胰瘘（B 级或 C 级），是 / 否（是 %）	0/23	3/52（5.5%）	0/17	0.324
pPV 阳性，是 / 否（是 %）	2/21（8.7%）	14/41（25.5%）	8/9（47.1%）	0.022
R_0 切除，是 / 否（是 %）	21/2（91.3%）	50/5（90.9%）	12/5（70.6%）	0.071
术后化疗，是 / 否（是 %）	23/0（100%）	45/10（81.8%）	13/4（76.5%）	0.056
术后静脉曲张形成，有 / 无（是 %）	1/22（4.3%）	39/16（70.9%）	7/10（41.2%）	<0.001
食管静脉曲张	0/23（0.0%）	18/37（32.7%）	3/14（17.6%）	0.006
胃静脉曲张	0/23（0.0%）	19/36（34.5%）	5/12（29.4%）	0.005
胰腺静脉曲张	0/23（0.0%）	15/40（27.3%）	2/15（11.8%）	0.013
结肠静脉曲张	1/22（4.3%）	25/30（45.5%）	1/16（5.9%）	<0.001
脾体循环分流的发生，有 / 无（是 %）	0/23	11/44（20.0%）	1/16（5.9%）	0.035
脾肾分流	0/23	3/52（5.5%）	0/17（0.0%）	0.324
胃肾分流	0/23	7/48（12.7%）	1/16（5.9%）	0.167
其他	0/23	2/53（3.6%）	0/17（0.0%）	0.476
上部侧支途径，有 / 无（是 %）	0/23（0.0%）	0/57（0.0%）	0/45（0.0%）	—
下部侧支途径，有 / 无（是 %）	3/20（13.0%）	15/40（27.3%）	3/14（17.6%）	0.342
静脉曲张出血，有 / 无（%）	0/23	4/51（7.3%）	0/17（0.0%）	0.219

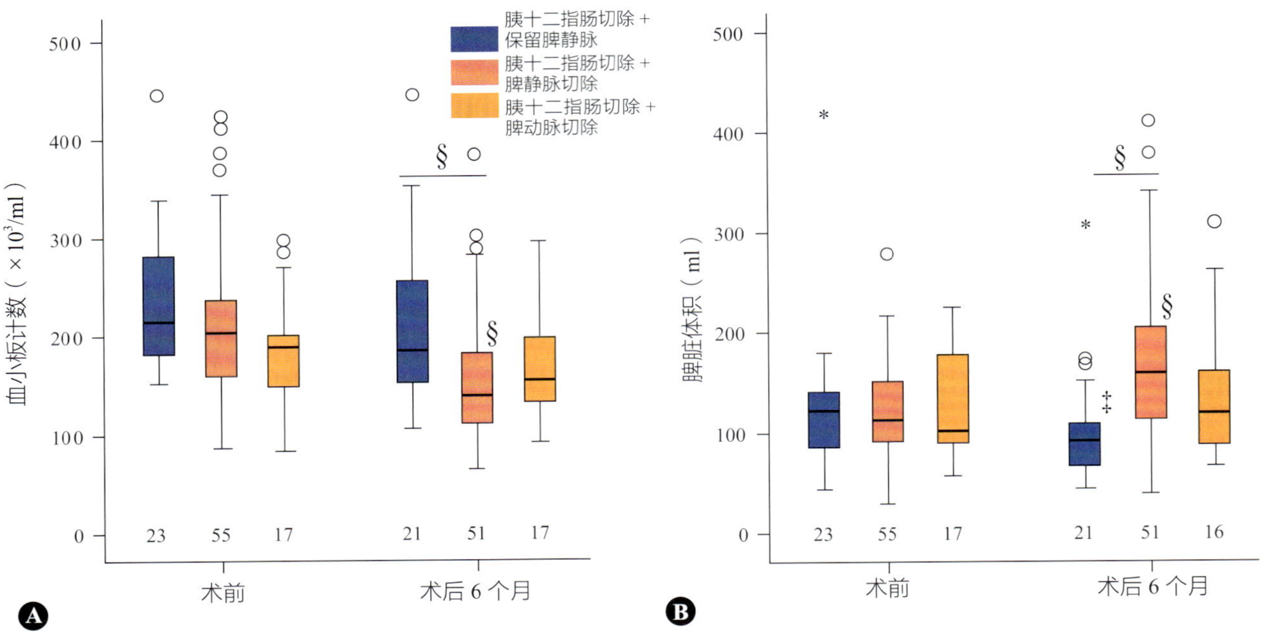

▲ 图 41-3 血小板计数和脾脏体积的变化

A. 术后 6 个月，PD-SVR 组的血小板计数中位值显著低于 PD-SVP 组。仅在 PD-SVR 中，血小板计数与术前计数相比显著减少；B. 脾脏体积的变化。术后 6 个月，PD-SVR 组的脾脏体积中位值显著大于 PD-SVP 组。仅在 PD-SVR 中，脾脏体积与手术前相比显著增加。‡. $P<0.01$；§. $P<0.001$

（四）初次治疗后的 OS 率

三组患者的中位生存时间与 OS 率均存在显著差异（PD-SVP vs. PD-SVR vs. PD-SAR）：中位生存时间为 36 个月 vs. 26 个月 vs. 26 个月；3 年 OS 率为 46.5% vs. 32.7% vs. 34.0%（P=0.272）。

四、讨论

在本文中，我们描述了 PD-SAR 手术方法，并提出以下见解：① PD-SAR 可安全进行，无任何因手术引起的重大并发症；②与 PD-SVR 相比，PD-SAR 降低了因 SV 离断导致 LPH 而引起静脉曲张形成的概率；③我们未发现 PD-SAR 因 LPH 导致静脉曲张出血患者。

为了证明 PD-SAR 手术的合理性，首先，脾脏和剩余胰腺必须有持续供血。PD-SAR 后脾脏的动脉血供来自 LGA（100%）和左 SubPA（94.1%），经胃及其周围供血，并且未引起任何严重并发症。除 10 天内动态 CT 图像上的动脉血流外，MDCT 清楚地显示所有受检患者术后 1 个月和 6 个月的剩余胰腺强化（数据未显示）。其次，是 PD-SAR 的肿瘤学有效性。在 R_0 切除率方面，无论肿瘤进展如何，三组（PD-SVP、PD-SVR 和 PD-SAR）之间均未观察到显著差异。此外，手术结果如术后并发症和胰瘘的发生率在三组之间并没有差异。PD-SAR 组的 OS 与 PD-SVP 和 PD-SVR 组亦非常相似。

如前所述[18]，LPH 是一种由于 SV 结扎而未重建时 SV 流出受阻，导致静脉曲张出血和脾肿大伴血小板减少的临床综合征。尽管 LPH 相关的消化道出血是一种很罕见的危及生命的并发症，但可以根据情况通过内镜、介入或外科干预进行治疗，死亡率较低。我们有 4 例患者分别在 PD 后 6 个月、6 个月、18 个月和 96 个月出现静脉曲张出血并需要治疗[19]。所有 4 例患者均接受 PD-SVR，而接受 PD-SAR 的患者未发生 LPH。

总之，我们提出了一种 PD-SAR 手术，用于治疗侵犯 SA 的胰头和胰体肿瘤，而不是试图在 PV/SMV 汇合部切除后预防 LPH；然而出乎意料的结果是，这种手术可以有效减弱 LPH 的发展。因此，当需要进行 PV/SMV 汇合部切除时，结扎或离断SA可能是一种有效且简单的预防LPH的方法。虽然如此，我们仍需要有大量病例的进一步研究，才能阐明其有效性。

致谢

感谢日本三重大学医学院肝胆胰及移植外科的Takehiro Fujii博士在绘制图表方面提供的帮助。

声明：本稿件的作者没有需要披露的利益冲突。

参考文献

[1] Desaki R, Mizuno S, Tanemura A, et al. A new surgical technique of pancreaticoduodenectomy with splenic artery resection for ductal adenocarcinoma of the pancreatic head and/or body invading splenic artery. Biomed Res Int. 2014;2014:219038.

[2] Mizuno S, Kato H, Yamaue H, et al. Left-sided portal hypertension after pan- creaticoduodenectomy with resection of the portal vein/superior mesenteric vein confluence in patients with pancreatic cancer: a project study by the Japanese Society of Hepato-Biliary-Pancreatic Surgery. Ann Surg. 2021;274(1):e36-44. https://doi. org/10.1097/sla.0000000000003487.

[3] Tanaka H, Nakao A, Oshima K, et al. Splenic vein reconstruction is unnecessary in pancreatoduodenectomy combined with resection of the superior mesen- teric vein-portal vein confluence according to short-term outcomes. HPB (Oxford). 2017;19:785-92.

[4] Ono Y, Matsueda K, Koga R, et al. Sinistral portal hypertension after pancreaticoduodenectomy with splenic vein ligation. Br J Surg. 2017;102(3):219-28.

[5] Ikegami T, Shimada M, Imura S, et al. Current concept of small-for-size grafts in living donor liver transplantation. Surg Today. 2008;38:971-82.

[6] Isaji S, Usui M, Sakurai H, et al. Antegrade proximal pancreatectomy for lower bile duct adenocaricinoma and ampulla of Vater carcinoma. Operation. 2007;61:821-7. (In Japanese)

[7] Mizuno S, Isaji S, Tanemura A, et al. Anterior approach to the superior mesenteric artery by using nerve plexus hanging maneuver for borderline resectable pancreatic head carcinoma. J Gastrointest Surg. 2014;18(6):1209-15.

[8] Azumi Y, Isaji S, Kato H, Nobuoka Y, Kuriyama N, Kishiwada M, Hamada T, Mizuno S, Usui M, Sakurai H, Tabata M. A standardized technique for safe pancreaticojejunostomy: pair-watch suturing technique. World J Gastrointest Surg. 2010;2:260-4.

[9] Mizuno S, Isaji S, Ohsawa I, et al. Pancreaticoduodenectomy with resection of the splenic artery and splenectomy for pancreatic double cancers after total gastrectomy. Preservation of the pancreatic function via the blood supply from the posterior epiploic artery: report of a case. Surg Today. 2012;42:482-8.

[10] Yamada R, Mizuno S, Uchida K, et al. Human equilibrative nucleoside transporter 1 expression in endoscopic ultrasonography-guided fine-needle aspiration biopsy samples is a strong predictor of clinical response and survival in the patients with pancreatic ductal adenocarcinoma undergoing gemcitabine-based chemoradiotherapy. Pancreas. 2016;45:761-71.

[11] Kobayashi M, Mizuno S, Murata Y, et al. Gemcitabine-based chemoradiotherapy followed by surgery for borderline resectable and locally unresectable pancreatic ductal adenocarcinoma. Pancreas. 2014;43:350-60.

[12] Isaji S, Kishiwada M, Kato H. Surgery for borderline pancreatic cancer: the Japanese experience. In: Katz MD, Ahmad SA, editors. Multimodality management of borderline resectable pancreatic cancer. Cham: Springer International Publishing Switzerland; 2016. p. 265-87.

[13] Takeuchi T, Mizuno S, Murata Y, et al. Comparative study between gemcitabine-based and gemcitabine plus S1-based preoperative chemoradiotherapy for localized pancreatic ductal adenocarcinoma, with special attention to initially locally advanced unresectable T tumor. Pancreas. 2019;48:281-91.

[14] National Comprehensive Cancer Network. Pancreaticadenocarcinoma. NCCN clinical practice guidelines in oncology. Version 2. 2016. http://www.nccn.org/professionals/physician_gls/pdf/pancreatic.pdf. Accessed 14 Jun 2018.

[15] Dindo D, Demartines N, Clavien PA. Classification of surgical complications. Ann Surg. 2004;240:205-13.

[16] Bassi C, Dervenis C, Butturini G, et al. International Study Group on Pancreatic Fistula Definition. Postoperative pancreatic fistula: an international study group (ISGPF) definition. Surgery. 2005;138:8-13.

[17] Strasberg SM, Bhalla S, Sanchez LA, Linehan DC. Pattern of venous collateral development after splenic vein occlusion in an extended Whipple procedure: comparison with collateral vein pattern in cases of sinistral portal hypertension. J Gastrointest Surg. 2011;15(11):2070-9.

[18] Petrucciani N, Debs T, Rosso E, et al. Left-sided portal hypertension after pancreatoduodenectomy with resection of the portal/superior mesenteric vein confluence. Results of a systematic review. Surgery. 2020;168(3):434-9.

[19] Gyoten K, Mizuno S, Nagata M, Ogura T, Usui M, Isaji S. Significance of simultaneous splenic artery resection in left-sided portal hypertension after pancreaticoduodenectomy with combined portal vein resection. World J Surg. 2017;41(8):2111-20.

第 42 章　胰十二指肠及肠系膜上结构联合切除重建治疗局部晚期肿瘤

Pancreaticoduodenectomy with Superior Mesenteric Resection and Reconstruction for Locally Advanced Tumors

Philippe Bachellier　Pietro Addeo　著

摘要

根据 Fortner 等报道，由于进行动脉切除的胰腺切除术最初的特点是手术后并发症发生率高、远期预后不佳，所以该方法最开始被放弃了。但随着引入新的有效化疗方案（FOLFIRINOX）及在交界可切除的胰腺肿瘤的静脉切除方面的经验积累，对局部晚期胰腺恶性肿瘤的扩大切除重新引起了人们的兴趣。然而，进行这种复杂的切除手术所需的不仅仅需要胰腺手术的经验，还需要血管手术技术。重建动脉血管可能需要自体或异体血管移植物，并应以横断面成像为基础进行准确的术前规划和模拟，然后判断这些移植物是否可用。切除肠系膜上动脉可能是胰腺切除术中最具挑战性的动脉切除之一，原因为：①经常伴有静脉侵犯；②肿瘤向下通过肠系膜侵犯的程度不同；③有必要采用肠系膜入路并完全游离肠系膜；④需要重建几个空肠和回肠血管分支；⑤报道的死亡率高（20%）。本章将系统地描述我们在胰十二指肠切除术中进行肠系膜上动脉切除的标准化外科技术。

一、背景

随着新的有效化疗方案（FOLFIRINOX）的引入，以及在交界可切除胰腺肿瘤的静脉切除方面的大量经验，使得针对胰腺局部晚期恶性肿瘤的扩大切除技术不断发展[1-4]。在这些手术中，包括并与胰腺切除同时进行腹主动脉和肠系膜上动脉的切除，以实现对局部晚期胰腺恶性肿瘤的局部控制。Fortner 等报道，胰腺切除加动脉切除最初的特点是术后死亡率高，长期存活率低，而后这一技术开始就被放弃了[5, 6]。大的可行胰腺切除术中心的建立，以及 HPB 手术中血管切除的经验和肝脏及胰腺移植的经验积累，使一些中心重新考虑对局部晚期患者进行这些手术[7-10]。进行这种复杂的切除手术不仅仅是需要胰腺手术经验，还需要血管外科的技术，可能需要多学科的方法及人才，包括血管外科医生。重建动脉血管可能需要自体或异种血管移植物。在计划这些手术时，应该进行基于横断面成像的影像学而进行准确的术前规划和模拟。术后胰瘘的发生是致命的并发症，因为它会导致重建血管的腐蚀和血栓形成，进而导致死亡。在进行动脉切除时，应该是在非常大的中心，而且外科医生的学习曲线远远超过他们花在标准胰腺切除术上的学习曲线[8]。动脉切除现在逐渐集中在大的中心，事实上，最大的系列动脉切除手术现在仅有少数欧洲、美国和亚洲的中心报道[4, 11–14]。这样的手术中，动脉和胰腺同时切除都比其他手术更具挑战性。切除肠系膜上动脉可能是胰腺切除时最具挑战性的动脉切除之一，原因如下：①经常存在相关的静脉侵犯；②肿瘤向下浸润肠系膜的程度不同；③必须采用肠系膜入路和完整游离肠系膜；④需要重建更多的空肠和回肠分支；⑤迄今报道的死亡率较高（20%）[15]。在这一章中，我们将介绍在胰十二指肠切除术中切除 SMA 的标准化手术技巧。

术前规划

我们治疗局部晚期胰腺癌患者的标准化方案先前已详细描述[9–11, 16–21]。简而言之，每个有肠系膜上动脉侵犯的患者都被认为是局部晚期肿瘤，与静脉侵犯无关，适合进行诱导化疗[11]。SMA 受累多见于：①肿瘤位于钩突并伴有不同程度静脉侵犯的患者；②位于胰体近端，侵犯 SMA、脾门静脉汇合部和腹主动脉的肿瘤；③胰头巨大肿瘤合并静脉侵犯，同时侵犯腹腔干和 SMA。当手术时考虑是否有 SMA 受累，应考虑 3 个因素。首先，SMA 侵犯的纵向范围可分为 3 种类型：① 1 型侵犯局限于 SMA 主干的胰后部分；② 2 型侵犯延伸至第一空肠动脉支的起始处；③ 3 型侵犯至回结肠分支及第二或第三空肠动脉支的起始处（图 42–1）。其次，需要注意的是：①伴随静脉侵犯（肠系膜上静脉与脾 – 肠系膜汇合处）的存在和程度；②血栓（肠系膜上静脉、门静脉、脾静脉）和静脉海绵样变的存在；③应注意腹腔干侵犯的并存问题。最后，直觉上来说，CT 上的侵犯，如 SMA 主干以外的纵向侵犯和静脉浸润增加了 SMA 切除的技术难度，并预示着肿瘤更具侵袭性。因此建议在安排手术之前进行

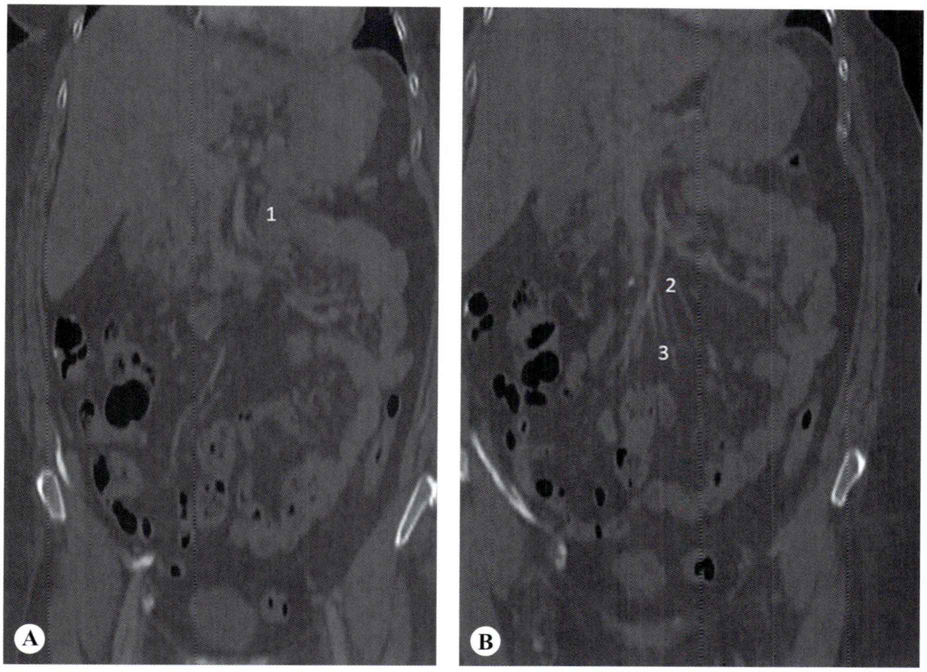

▲ 图 42–1 **Strasbourg 对肠系膜上动脉侵袭模式的分类**

A. 1 型侵袭仅限于 SMA 干的胰后部分；B. 2 型侵袭延伸至第一空肠动脉支的起始处，3 型侵袭至回结肠动脉支或第二或第三空肠动脉支的起始处

术前规划是至关重要的，这 3 个因素都应得到充分的考虑和讨论。对自体和（或）异体移植物的需求应加以规划。通常，我们将手术安排在最后一个化疗周期后 4 周，同时也鼓励患者进行术前营养准备，强烈鼓励有规律的日常体力活动。

二、外科技术

（一）初步流程

通常采用双侧肋缘下切口，中线延伸至剑突。在需要进行隐静脉移植的情况下，腹股沟也纳入手术区。初步探查包括探寻有无肝脏和腹膜转移癌。以 Cattel-Braasch 手法，分离右侧结肠和肠系膜根部。以 Kocher 手法进行大范围分离，直到主动脉的左缘。清扫腹主动脉腔静脉间的区域淋巴组织，然后送病理检查。清扫并游离 SMA 的起始处直至左肾静脉上缘。如果 SMA 于主动脉起源处有浸润性病变，则表明不可切除。继续向肠系膜方向游离，以判定 SMA 的纵向浸润范围。通过结扎结肠右上和结肠中血管分支，从右到左切开横结肠系膜。这些离断部位远离结肠壁，以保留交通的动脉和静脉弓。再将肠系膜从右到左垂直于 SMA 和 SMV 的轴线切开。游离继续向下延伸 1～2cm，需超出肉眼可见的静脉或动脉肿瘤浸润区。游离 SMV 和 SMA 及其分支并进入肠系膜（Mikado 技术）。SMA 主干侵犯需要进行两支以上的远端重建，特别是在年龄较大和肥胖的患者中，可能特别具有挑战性，最终可能会终止手术。

（二）肠系膜静脉系统的处理

根据我们的经验，实施 SMA 切除术时肠系膜上静脉系统的处理是至关重要的，原因如下。首先，在钩突癌中，从右到左，经常有不同程度的静脉阻塞与肿瘤浸润。在静脉阻塞的患者中，肠系膜和肝蒂的游离逐渐中断了所有引流肠道的引流血管及肝脏的侧支循环。离断这些静脉血管会增加解剖的难度，并可能导致大量出血和肝脏灌注不足。因此，我们主张在解剖开始时尽早切断 SMV 或其分支并分流至门静脉系统。即通过使用 GoreTex 人工血管在 SMV 和门静脉右侧之间，进行过渡性肠系膜门静脉分流实现（图 42-2）。事实上，先前游离的SMV直接在血管夹上方切开，一端与 20cm 长的 Gore-Tex 人工血管吻合，然后再与分叉正下方的 PV 侧壁吻合。使用这种分流方法可以立即消除肠道静脉进入门静脉系统的血流压力，这对患有海绵样变的患者来说非常重要。此外，它为游离肠系膜提供了绝佳的灵活性，并在整个手术过程中为门静脉提供持续的静脉回流[11, 20]。这种暂时性分流的优点包括：①由于人工血管提供的超长长度，使肠系膜根部有更大的活动性，完全避免了静脉破裂的风险；②可以联合夹闭动脉和静脉；③为动脉切除和重建提供了更好的显露；④维持门静脉流入肝脏，保护了因术前化疗而受损的门静脉。

（三）肠系膜上动脉和肝蒂的解剖

一旦暂时性肠系膜上静脉门静脉分流被解除，注意力就会被引向 SMA 的不同分支上，这些分支被分离出来并悬吊。当存在 SMA 浸润的情况下，不可能对胰十二指肠下动脉和第一空肠动脉进行分离。在未来的横断点上游离 SMA 主干。完全解剖游离肝蒂。切断幽门动脉和胃十二指肠动脉，门静脉主干与胆总管一样悬吊起来。在腹腔干三叉处向下进行解剖。悬吊肝总动脉、脾动脉和胃左动脉。360° 解剖腹腔主干根部，离断膈动脉。

（四）切断胰腺和切除血管

根据肿瘤向左侧胰腺扩散的程度，会在胰体外的脾动脉入口处或肠系膜下静脉与脾静脉的汇合处解剖出隧道。逐步将胰体从脾静脉上解剖出来并进行切断。将胰腺从脾脏动脉和静脉中剥离超过 6cm。切断脾静脉，更好地显露肠系膜上动脉干起源处的俯视视野。通过这种显露，在 SMA 的起始处放置一个动脉夹，SMA 的主干或分支上放置另一个动脉夹。静脉注射肝素后，对 SMA 的近端和远端主干和分支进行离断。动脉置换可以进行端 – 端吻合（切除不超过 3cm）（图 42-3），或者使用大隐静脉移植，用 8-0 缝线进行端 – 端连续吻合（图 42-4 和图 42-5）。操作转向静脉系统，依次移除分流管，并将 SMV 和门静脉直接吻合。脾静脉的处理包括在左肾静脉上进行远端脾静脉分流，或者保留肠系膜下静脉和脾静脉之间的自然汇合处[16]（图 42-6）。消化

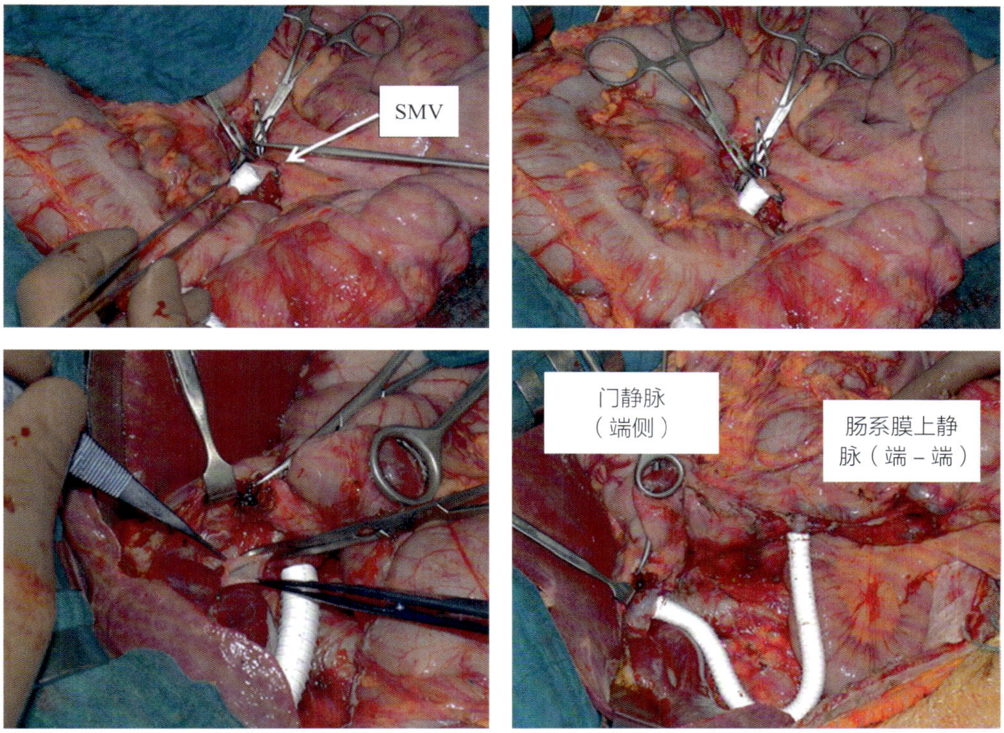

▲ **图 42-2**　静脉系统的回流是通过连接在门静脉右侧和 **SMV** 之间的临时性肠系膜－门静脉分流来实现的

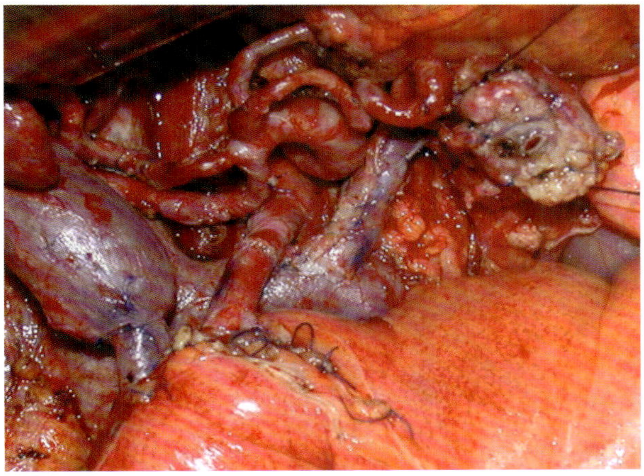

▲ **图 42-3**　**PD 联合切除 SMA 的术中视图**

在 SMA 切除较短（＜3cm）的情况下，通常可以直接进行端－端吻合，而不需要血管移植物

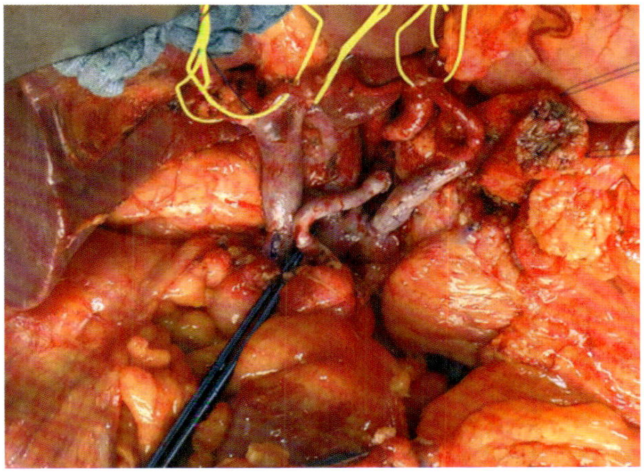

▲ **图 42-4**　**PD 伴切除 SMA 的术中视图**

源自主动脉的 SMA 的起始处和进入肠系膜的 SMA 残端之间插入了一段大隐静脉

系统重建是通过套入式胰胃吻合[22]、胆管空肠吻合和胃肠吻合进行。

三、术后管理

术后最初的 7 天内静脉注射肝素。在术后第 1 天和第 10 天进行 CT 检查，以证实血管通畅性。所有患者均保持长期口服阿司匹林抗凝治疗（3 个月）。从术后第 7 天开始重新开始经口进食。术后腹泻在 SMA 长段解剖后经常发生，可用可待因处理。辅助化疗则根据病理报告的预后因素

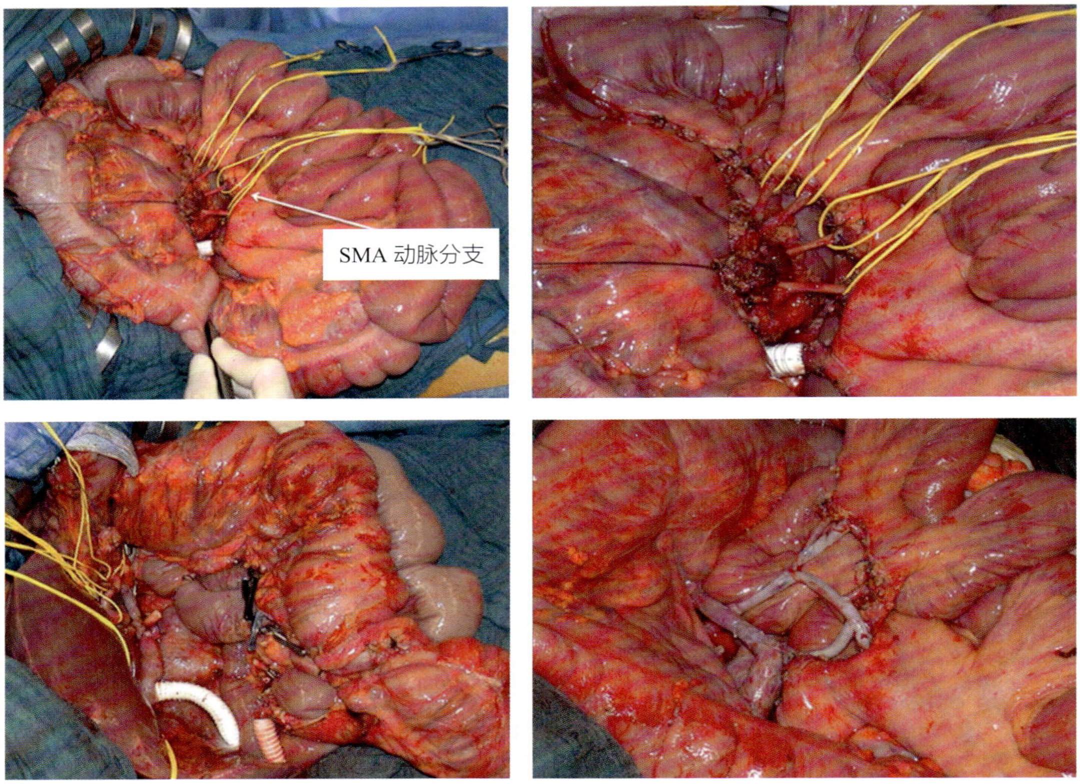

▲ 图 42-5 采用 **Mikado** 技术的 **PD** 伴 **SMA** 切除术的术中视图

通过使用大隐静脉移植物依次重建 4 个不同的分支。虽然可行此类切除，但手术仍然非常具有挑战性

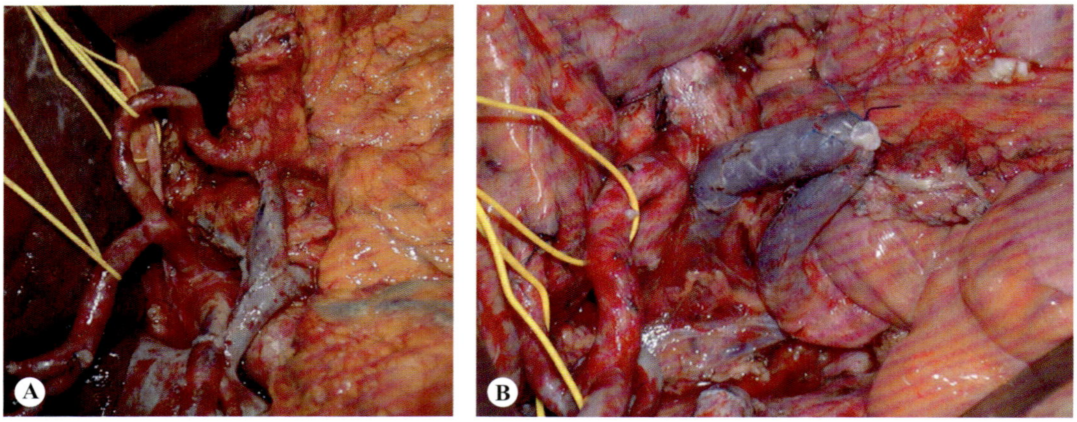

▲ 图 42-6 脾静脉处理的术中视图

通过脾肾分流（A）或结扎脾静脉并保留其与肠系膜下静脉汇合处（B）

进行。

结论

在本章，我们描述了一种切除侵犯 SMA 的局部晚期胰腺癌的标准化技术。所介绍的技术需要广泛游离肠道，通过临时分流来处理静脉回流，切除动脉并通过直接吻合或根据切除的位置采用自体大隐静脉移植来重建。

PD 伴随 SMA 切除的手术实施需要有丰富的血管和胰腺切除的经验，应在大的中心进行。

参考文献

[1] Conroy T, Hammel P, Hebbar M, et al. FOLFIRINOX or gemcitabine as adjuvant therapy for pancreatic cancer. N Engl J Med. 2018;379:2395-406.
[2] Janssen QP, Buettner S, Suker M, et al. Neoadjuvant FOLFIRINOX in patients with borderline resectable pancreatic cancer: a systematic review and patient-level meta-analysis. J Natl Cancer Inst. 2019;111:782-94.
[3] Hackert T, Sachsenmaier M, Hinz U, et al. Locally advanced pancreatic cancer: neoadjuvant therapy with Folfirinox results in resectability in 60% of the patients. Ann Surg. 2016;264:457-63.
[4] Rangelova E, Wefer A, Persson S, et al. Surgery improves survival after neoadjuvant therapy for borderline and locally advanced pancreatic cancer: a single institution experience. Ann Surg. 2021;273(3):579-86.
[5] Fortner JG. Regional resection of cancer of the pancreas: a new surgical approach. Surgery. 1973;73:307-20.
[6] Fortner JG, Kim DK, Cubilla A, Turnbull A, Pahnke LD, Shils ME. Regional pancreatectomy: en bloc pancreatic, portal vein and lymph node resection. Ann Surg. 1977; 186: 42-50.
[7] de Wilde RF, Besselink MG, van der Tweel I, et al. Impact of nationwide centralization of pancreaticoduodenectomy on hospital mortality. Br J Surg. 2012;99:404-10.
[8] Panni RZ, Panni UY, Liu J, et al. Re-defining a high volume center for pancreaticoduodenectomy. HPB (Oxford). 2021;23(5):733-8.
[9] Bachellier P, Nakano H, Oussoultzoglou PD, et al. Is pancreaticoduodenectomy with mesentericoportal venous resection safe and worthwhile? Am J Surg. 2001;182:120-9.
[10] Bachellier P, Rosso E, Lucescu I, et al. Is the need for an arterial resection a contraindication to pancreatic resection for locally advanced pancreatic adenocarcinoma? A case-matched controlled study. J Surg Oncol. 2011;103:75-84.
[11] Bachellier P, Addeo P, Faitot F, Nappo G, Dufour P. Pancreatectomy with arterial resection for pancreatic adenocarcinoma: how can it be done safely and with which outcomes?: a single institution's experience with 118 patients. Ann Surg. 2020;271:932-40.
[12] Christians KK, Pilgrim CH, Tsai S, et al. Arterial resection at the time of pancreatectomy for cancer. Surgery. 2014;155:919-26.
[13] Kwon J, Shin SH, Yoo D, et al. Arterial resection during pancreatectomy for pancreatic ductal adenocarcinoma with arterial invasion: a single-center experience with 109 patients. Medicine (Baltimore). 2020;99:e22115.
[14] Truty MJ, Kendrick ML, Nagorney DM, et al. Factors predicting response, perioperative outcomes, and survival following total neoadjuvant therapy for borderline/locally advanced pancreatic cancer. Ann Surg. 2021;273(2):341-9.
[15] Jegatheeswaran S, Baltatzis M, Jamdar S, Siriwardena AK. Superior mesenteric artery (SMA) resection during pancreatectomy for malignant disease of the pancreas: a systematic review. HPB (Oxford). 2017;19:483-90.
[16] Addeo P, De Mathelin P, Averous G, et al. The left splenorenal venous shunt decreases clinical signs of sinistral portal hypertension associated with splenic vein ligation during pancreaticoduodenectomy with venous resection. Surgery. 2020;168:267-73.
[17] Addeo P, Nappo G, Felli E, Oncioiu C, Faitot F, Bachellier P. Management of the splenic vein during a pancreaticoduodenectomy with venous resection for malignancy. Updat Surg. 2016;68:241-6.
[18] Addeo P, Rosso E, Fuchshuber P, et al. Resection of borderline resectable and locally advanced pancreatic adenocarcinomas after neoadjuvant chemotherapy. Oncology. 2015;89:37-46.
[19] Addeo P, Velten M, Averous G, et al. Prognostic value of venous invasion in resected T3 pancreatic adenocarcinoma: depth of invasion matters. Surgery. 2017;162:264-74.
[20] Bachellier P, Rosso E, Fuchshuber P, et al. Use of a temporary intraoperative mesentericoportal shunt for pancreatic resection for locally advanced pancreatic cancer with portal vein occlusion and portal hypertension. Surgery. 2014;155:449-56.
[21] Fukuda S, Oussoultzoglou E, Bachellier P, et al. Significance of the depth of portal vein wall invasion after curative resection for pancreatic adenocarcinoma. Arch Surg. 2007;142:172-9; discussion 80.
[22] Addeo P, Rosso E, Fuchshuber P, et al. Double purse-string telescoped pancreaticogastrostomy: an expedient, safe, and easy technique. J Am Coll Surg. 2013;216:e27-33.

第 43 章　机器人胰十二指肠切除术

Robotic Pancreaticoduodenectomy

Thilo Hackert　著

摘要

机器人或机器人辅助手术被视为微创手术的一种进步，近年来已在包括胰腺手术在内的各个外科领域得到应用。世界范围内的接受度越来越高，包括复杂的外科手术。与此同时，几乎所有类型的胰腺切除术都可由机器人完成。尽管机器人胰腺手术有可能被漫长的学习曲线和增加的手术费用所困扰，但标准化的切除手术，如远端胰腺切除术和部分胰十二指肠切除术，目前在专业中心已经很成熟。Giulianotti在2001年报道了第一例机器人PD，然而，由于需要复杂的重建技术，在接下来的几年里，在更大宗的病例系列发表之前，并没有被广泛采用。机器人技术的进步提供了微创器械的三维运动和高清晰度视野，然而，切除和重建过程中的组织处理和操作需要高水平的培训和专业知识才能达到良好的效果。同时，亦必须承受并发症发病率的增加、包括高中转率等学习过程带来的结果。根据经验，大约需要80次手术才能达到足够的专业水平，从而超越学习曲线。然而，与开腹或腹腔镜手术相比，目前还没有关于机器人PD围术期和长期结果的对照试验发表，使得目前支持这种技术的证据水平较低。尽管这种情况在新技术问世时普遍存在，但一些观察性研究在发病率、死亡率方面显示了令人鼓舞的结果。实际上，选择机器人进行标准PD手术不存在绝对禁忌证。此外，机器人技术也适用于具有挑战性的、高术后胰瘘风险的胰肠吻合术，在这种情况下不需要转换为开放手术。据推测，机器人PD的优势包括：与开放PD相比，患者术后活动更快，恢复活动能力更强，住院时间更短，不增加重新住院的比例。考虑到目前可用的研究方法的质量不高，这些结果必须谨慎考虑，因为已发表的系列研究是观察性的，而且可能存在少报并发症发病率的偏倚，特别是在这种手术的学习曲线中可能存在偏倚的风险。

一、背景

自20世纪80年代中期以来，微创手术（minimally-invasive surgery，MIS）已经在外科各领域得到应用，从妇科手术开始，到90年代扩展到其他学科，包括内脏的手术[1]。在最初的怀疑之后，像阑尾切除术或胆囊切除术这样的“小”手术被接受，并最终成为标准治疗方法，然而，采用这种技术的更复杂手术还是花了几年时间才建立起。第一例MIS-PD手术于1994年进行[2]，表明这样的手术在高度专业化的中心通常是可行的，然而，没有被广泛接受。关于 MIS-PD 的争论至今仍在进行，它是基于非观察性研究的数据，但 RCT 报道的结果是矛盾的。今天，相关的内容有3个RCT，其中两个报道了有利的结果，一个显示 MIS-PD 在广泛的实践中可能有潜在的危险[3-5]。系统地分析这些结果，对患者来说，一个潜在的风险是不可预见的[6]，然而，在提供 MIS-PD 时，需要高水平的专业知识和大的病例数，潜在的问题是结果是否有可推广性，这可能会限制 MIS-PD 在日常实践中的接受程度，因为只有少数中心能够完成学习曲线，提供高水平的 MIS-PD[5]。考虑到这一点，MIS-PD 似乎并不是当今开放性 PD 的一种有希望的替代方法。在这种情况下，机器人技术的应用可能是促进微创手术的关键，有助于在 PD 中推广，特别是重建阶段可比传统的 MIS 更容易进行。

关于机器人手术的发展，Intuitive Surgical© 公司于 1995 年成立，其作为学术机构、工业界和美国军队之间的小型初创合资企业成立的，并于 1999 年引入 DaVinci® 系统作为机器人平台，2000 年获得美国 FDA 批准用于 MIS 操作。如今，该公司已经获得了几乎独家的全球垄断市场地位，DaVinci® 系统是迄今为止最常用的设备。在胰腺手术中，早在 2001 年就进行了机器人远端胰腺切除术和肿瘤剜除术[7]。Giulianotti 在同一年率先开展了第一个机器人 PD[8]，但主要是由于复杂的重建，花了几年时间才发表更大系列患者的报道，主要来自匹兹堡中心[9]。随着利用率提高，其他中心引入了机器人 PD，增加了全球的手术量，并建立了或采用之前发布的标准。对于任何类型的机器人手术，迄今为止主要是观察性研究，然而，已经计划或招募了大量随机对照试验，目的是比较机器人与传统 MIS 或开放式手术[10]。因此，在未来 3～5 年内，将期待有更多关于安全性和肿瘤学可行性的数据。本章总结了目前关于机器人 PD 的数据。

二、机器人 PD

机器人 PD 是所有类型的机器人胰腺切除术中最复杂的手术。尽管机器人与传统的 MIS 相比有很多优势，特别是可以进行三维器械运动和高清晰度的观察，但在切除和重建过程中的组织处理和操作需要高水平的专业知识，因为机器人仍然缺乏触觉反馈，这限制了外科医生在某些具有挑战性的情况下调整其技术的能力，包括切除过程中的血管处理或非常软的组织重建。这意味着必须进行非常准确的诊断工作，以识别潜在的静脉或动脉。胰腺肿瘤术前要进行评估，判断患者是否适合接受机器人手术。血管切除和重建在机器人 PD 手术中是完全可行的，然而必须规划好，并且在尝试时需要足够的经验和技术水平。否则，中转开腹（在紧急情况下）是不可避免的。这也意味着每个做机器人 PD 的外科医生不仅要接受该手术的培训，还要接受开放 PD 的培训，以便在需要时能够开腹解决任何发生的问题。在这种情况下，仅仅接受机器人培训似乎是不够的，特别是在机器人 PD 的学习过程中，可能会出现因术中挑战而导致的并发症发病率和中转率增加。关于机器人 PD 的实施，一些前提条件必须得到满足。首先，一个中心需要在开放性胰腺手术和处理潜在并发症方面有一定的经验；其次，必须保证一定的病例数，尽管对最小的年手术量没有明确的共识，但似乎每年至少有 50 例腹腔镜手术量是可行的，以便为机器人 PD 选择合适的患者，并在合理的时间范围内完成该手术的学习曲线。最后，必须有一个经验丰富的开腹及腹腔镜外科的环境，有这样丰富经验的外科医生在，而他们能够并愿意通过培训（包括模拟器技能训练、组织培训、参观有经验的中心）、机器人 PD 现场监考和教学。假设这些先决条件得到满足，患者选择对于是否启动机器人 PD 项目是绝对必要条件。这意味着，应选择任何类型的明确可切除的胰腺肿瘤病例来开始，并确保质量监测，这可以在前瞻性数据收集或临床研究的条件下实现。特别是在胰腺任何病理结果的可切除性方面，在机器人 PD 的学习曲线中，选择偏倚一定是固有的。众所周知，在 PD 手术中，简单的切除（小的、潜在良性或交界性病变，没有导管扩张）通常与重建困难（小的胰腺 / 胆管，软的胰腺残余组织）有关，这最初可能会导致手术后并发症增加，因此强调并发症管理的重要性，以避免任何挽救措施失败、危及接受机器人 PD 的患者。此外，PD 的所有手术步骤的标准化不仅是可行的，还有助于实现好的结果。Giulianotti 等发表了机器人 PD 的 17 个手术步骤，包括切除和重建的所有关键点 [11]。虽然这只是一个进行手术的指南，每个患者都可能需要单独的流程，但一定的标准化肯定是有帮助的，手术的一些确定步骤可以很好地标准化，即患者的体位、套管的放置和机器人各臂器械的定位 [12]。原则是，决定以“单主刀”的方式进行机器人 PD 手术，其中控制台的外科医生基本上自己可以完成手术的所有步骤，而手术台的助手只是帮助显露、吸引和更换器械。另外，如果手术台上医生也积极参与手术步骤，即使用密封或切割装置、用剪刀分割结构或释放夹子，则机器人 PD 可采用“双主刀”方法。这两种方法都有优点，第一种方法保证了控制台外科医生的高度独立性，并允许在资格较差或更换工作台助手的情况下进行手术。缺点是可能需要频繁地更换器械。第二种方法可以使手术更快，如果团队训练有素，可以减少器械的更换。然而，这种方法需要一个由两名经验丰富的外科医生组成的稳定团队，因此在一些中心可能难以实现。

关于机器人 PD 的技术方面，应遵守根治性切除的共同原则。这意味着在 PD 中需要以共同标准进行淋巴结清扫，包括肠系膜上动脉、腹腔干和肝十二指肠韧带右侧的淋巴结 [13]。此外，肠系膜上动脉、腹腔干和门静脉之间的“海德堡三角”的软组织也应清除 [14]。如果所有的准备工作都能从肠系膜根部的右侧进行，而不改变视角和涉及 Treitz 韧带左侧，那么在分离 Treitz 韧带后需要悬吊第一空肠弓，在将其骨骼化后，钩突优先入路是机器人 PD 手术中一个非常方便的切除流程 [15]。胰颈部的离断可以通过吻合器或单极烧灼器及切割闭合器来完成。

完成切除后，胰腺的吻合重建可以通过胰空肠吻合术（pancreatico-jejunostomy，PJ）或胰胃吻合术来完成，然而，大多数外科医生倾向于使用胰管内支架以改良的 Blumgart 方式进行 PJ，因为这在技术上是最容易的重建方式（图 43–1）[16]。对于扩张的胆管，可以用单层连续缝合（图 43–2），或者在小胆管的情况下间断缝合，与开放性 PD 的胆管空肠吻合术相似。对于胃空肠吻合，侧 – 侧吻合可能是最快的重建方式，但所有其他类型的吻合方法都是可行的，取决于外科医生的偏好。

关于机器人 PD 的结果，必须与作为金标准的开放 PD 及传统的 MIS-PD 进行权衡。目前还没有 RCT 对这些手术进行比较，数据主要来自一些病例系列报道及单中心和多中心的比较性观察研究 [17–21]。总的来说，这些研究证实了技术上

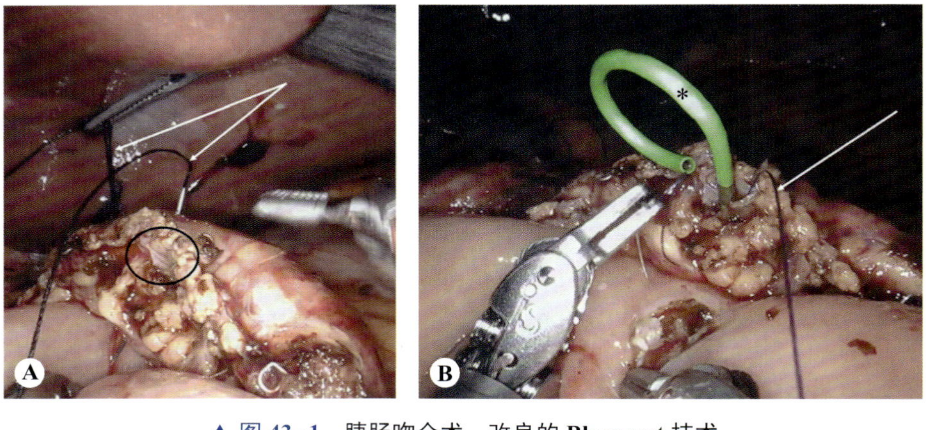

▲ **图 43–1　胰肠吻合术，改良的 Blumgart 技术**

A. 准备缝实质的缝线（白箭）以及胰管（黑圆）；B. 导管 – 黏膜缝线（白箭），插入的胰管支架（*）

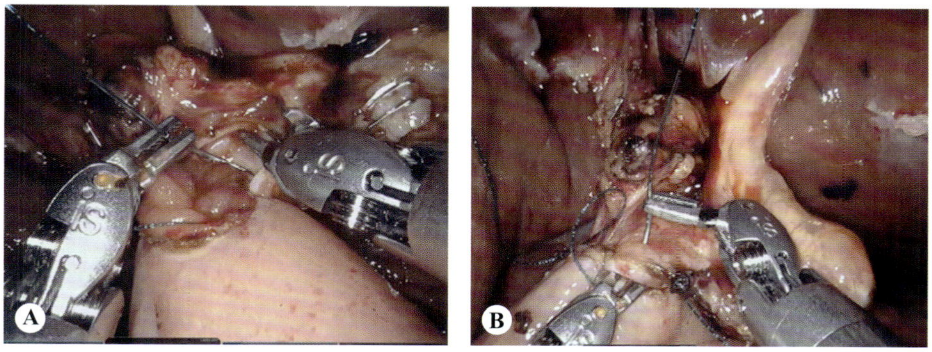

▲ **图 43-2　胆管空肠吻合术，连续缝合**

A. 单层后壁缝合；B. 单层前壁缝合

的可行性，以及在发病率、死亡率和肿瘤学结果方面有希望的结果。

最大的观察性研究包括在 10 年内进行的 500 例机器人 PD 手术，在前 240 例手术中，报道了随着手术技能的改善、手术时间的减少，之后便进入平稳期 [22]。这令人印象深刻，即强调了学习曲线的持续时间。此外，该研究表明最后 100 个病例中，虽然血管切除越来越多，并且更多患者选择了接受新辅助治疗，意味着在切除过程中会出现更困难的情况，但手术时间仍然稳定。美国的一个病例系列对比研究，包括 8 个中心 211 例渡过学习曲线以后的机器人 PD 与 817 例开放 PD 的比较 [17]。该研究表明，体重指数高或既往腹部手术史不是选择机器人方法的基本禁忌，总体中转率为 4.7%。对于恶性病例，外科医生倾向于选择开放性手术，因为 55% 的开放性与 33% 的机器人 PD 手术是针对癌性病变进行的。这很可能是由机器人手术根治性方面的基本问题造成的，但这方面的结果仍不清楚。机器人组的 R_1 切除比例较高（50% vs. 33%），而机器人切除的淋巴结数量更多（n=27.5 vs. n=19，获取的淋巴结），但对长期结果没有影响。围术期的结果具有可比性，特别是临床相关的 POPF（机器人 13.8% vs. 开放式 9.0%）。在住院时间相似的情况下，机器人患者再次入院的频率更高（31% vs. 24%，机器人 PD vs. 开放 PD）。

从这些数据来看，特别是关于长期肿瘤学结果，没有一个明确的评估结果。最近的一项系统综述 [19]，包括 11 项非随机研究，比较了机器人和开放性 PD。该研究中，机器人手术数量 n=514，与开放 PD n=1263 对比。结集显示，在手术时间上（机器人 +1.5h）和输血量上（机器人 -200ml）存在显著差异。在肿瘤患者的亚组中，机器人 PD 手术的 R_1 切除率较低，而切除的淋巴结数量相似。这些数据表明机器人 PD 在总体并发症发病率（尤其是手术部位感染）较低，而且患者术后活动较早，但并未缩短住院时间。

最近，美国 NCDB 的一项分析研究了胰腺癌手术最重要的变量，即长期肿瘤学结果 [23]。Ⅰ～Ⅲ期胰腺癌患者接受机器人（n=626）或开放 PD（n=17，205），在肿瘤特征方面的基线数据无差异。在短期结果中，机器人 PD 在淋巴结获取数量方面更胜一筹，而两组的 R_0 切除率相似。机器人 PD 的住院时间较短（-1 天），再入院率和 90 天死亡率相似（9% vs. 8%，再入院率；4% vs. 6%，死亡率）。1 年、3 年和 5 年的生存率分别为 74% vs. 73%，33% vs. 31%，19% vs. 19%。基于这些数据，即使这是一项回顾性的登记研究结果，必须谨慎考虑，但也提示，不应对恶性肿瘤适应证中的机器人 PD 手术采取普遍的限制性态度。

除了标准的 PD，在世界范围内，一些中心还进行了扩大手术，即联合血管切除 [24-26]。原则上，这种手术可以使用机器人进行静脉和动脉的重建。但由于接受扩大机器人 PD 手术的患者数量非常有限，因此不可能对潜在的优势进行有效的评估。此外，相当高的并发症发病率（高达

80%）和死亡率（高达 14%）可能会给这些方法带来负面影响，而且这类手术需要一个比标准机器人 PD 更长的学习曲线[27, 28]。

结论

在过去 20 年里，机器人手术已经改变了所有的外科领域，包括内脏和胰腺手术。今天，机器人 PD 手术已被许多中心接受，主要用于标准 PD 手术，尽管在通过相当长的学习曲线后，也可以进行扩大的 PD 切除。由于目前的研究多为观察性研究，与开放性 PD 相比，机器人 PD 的短期和长期效果的证据水平仍然很低。本研究证实了机器人 PD 手术的可行性，并推测出与手术微创性相关的潜在优势。这些优势包括更少的失血、更早的活动和更短的住院时间。为了证实这些结论，需要进行 RCT，目前正在计划或已经开始招募患者，以便在不久的将来得到更多高水平的证据。

参考文献

[1] Mack MJ. Minimally invasive and robotic surgery. JAMA. 2001;285:568-72.
[2] Gagner M, Pomp A. Laparoscopic pylorus-preserving pancreatoduodenectomy. Surg Endosc. 1994;8(5):408-10.
[3] Poves I, Burdio F, Morato O, et al. Comparison of perioperative outcomes between laparoscopic and open approach for pancreatoduodenectomy: the PADULAP randomized controlled trial. Ann Surg. 2018;268(5):731-9.
[4] Palanivelu C, Senthilnathan P, Sabnis SC, et al. Randomized clinical trial of laparoscopic versus open pancreatoduodenectomy for periampullary tumours. Br J Surg. 2017;104(11):1443-50.
[5] van Hilst J, de Rooij T, Bosscha K, et al. Laparoscopic versus open pancreatoduodenectomy for pancreatic or periampullary tumours (LEOPARD-2): a multicentre, patient-blinded, randomised controlled phase 2/3 trial. Lancet Gastroenterol Hepatol. 2019;4(3):199-207.
[6] Nickel F, Haney CM, Kowalewski KF, et al. Laparoscopic versus open pancreaticoduodenectomy: a systematic review and meta-analysis of randomized controlled trials. Ann Surg. 2020;271(1):54-66.
[7] Joyce D, Morris-Stiff G, Falk GA, El-Hayek K, Chalikonda S, Walsh RM. Robotic surgery of the pancreas. World J Gastroenterol. 2014;20(40):14726-32.
[8] Giulianotti PC, Coratti A, Angelini M, Sbrana F, Cecconi S, Balestracci T, Caravaglios G. Robotics in general surgery: personal experience in a large community hospital. Arch Surg. 2003;138(7):777-84.
[9] Zureikat AH, Moser AJ, Boone BA, Bartlett DL, Zenati M, Zeh HJ 3rd. 250 robotic pancreatic resections: safety and feasibility. Ann Surg. 2013;258(4):554-9; discussion 559-62.
[10] Kirchberg J, Weitz J. Evidence for robotic surgery in oncological visceral surgery. Chirurg. 2019;90(5):379-86.
[11] Giulianotti PC, Mangano A, Bustos RE, et al. Educational step-by-step surgical video about operative technique in robotic pancreaticoduodenectomy (RPD) at University of Illinois at Chicago (UIC): 17 steps standardized technique-lessons learned since the first worldwide RPD performed in the year 2001. Surg Endosc. 2020;34(6):2758-62.
[12] Liu R, Wakabayashi G, Palanivelu C, et al. International consensus statement on robotic pancreatic surgery. Hepatobiliary Surg Nutr. 2019;8(4):345-60.
[13] Tol JA, Gouma DJ, Bassi C, et al. Definition of a standard lymphadenectomy in surgery for pancreatic ductal adenocarcinoma: a consensus statement by the international study group on pancreatic surgery (ISGPS). Surgery. 2014;156(3):591-600.
[14] Hackert T, Strobel O, Michalski CW, et al. The TRIANGLE operation - radical surgery after neoadjuvant treatment for advanced pancreatic cancer: a single arm observational study. HPB (Oxford). 2017;19(11):1001-7.
[15] Hackert T, Werner J, Weitz J, et al. Uncinate process first--a novel approach for pancreatic head resection. Langenbeck's Arch Surg. 2010;395(8):1161-4.
[16] Kim AC, Rist RC, Zureikat AH. Technical detail for robot assisted pancreaticoduodenectomy. J Vis Exp. 2019;(151) https://doi. org/10.3791/60261.
[17] Zureikat AH, Postlewait LM, Liu Y, et al. A multi-institutional comparison of perioperative outcomes of robotic and open pancreaticoduodenectomy. Ann Surg. 2016;264(4):640-9.
[18] van Oosten AF, Ding D, Habib JR, et al. Perioperative outcomes of robotic pancreaticoduodenectomy: a propensity-matched analysis to open and laparoscopic pancreaticoduodenectomy. J Gastrointest Surg. 2021;25(7):1795-804. https://doi.org/10.1007/s11605-020-04869-z.
[19] Zhao W, Liu C, Li S, Geng D, Feng Y, Sun M. Safety and efficacy for robot-assisted versus open pancreaticoduodenectomy and distal pancreatectomy: a systematic review and meta-analysis. Surg Oncol. 2018;27(3):468-78.
[20] Baimas-George M, Watson M, Murphy KJ, et al. Robotic pancreaticoduodenectomy may offer improved oncologic outcomes over open surgery: a propensity-matched single-institution study. Surg Endosc. 2020;34(8):3644-9.
[21] Guerra F, Checcacci P, Vegni A, et al. Surgical and oncological outcomes of our first 59 cases of robotic pancreaticoduodenectomy. J Visc Surg. 2019;156(3):185-90.
[22] Zureikat AH, Beane JD, Zenati MS, et al. 500 minimally invasive robotic pancreatoduodenectomies: one decade of optimizing performance. Ann Surg. 2021;273(5):966-72. https://doi.org/10.1097/SLA.0000000000003550.

[23] Nassour I, Winters SB, Hoehn R, et al. Long-term oncologic outcomes of robotic and open pancreatectomy in a national cohort of pancreatic adenocarcinoma. J Surg Oncol. 2020;122(2):234-42. https://doi.org/10.1002/jso.25958.
[24] Kauffmann EF, Napoli N, Menonna F, et al. Robotic pancreatoduodenectomy with vascular resection. Langenbeck's Arch Surg. 2016;401(8):1111-22.
[25] Giulianotti PC, Addeo P, Buchs NC, et al. Robotic extended pancreatectomy with vascular resection for locally advanced pancreatic tumors. Pancreas. 2011;40(8):1264-70.
[26] Marino MV, Giovinazzo F, Podda M, et al. Robotic-assisted pancreaticoduodenectomy with vascular resection. Description of the surgical technique and analysis of early outcomes. Surg Oncol. 2020;35:344-50.
[27] Rice MK, Hodges JC, Bellon J, et al. Association of mentorship and a formal robotic proficiency skills curriculum with subsequent generations' learning curve and safety for robotic pancreaticoduodenectomy. JAMA Surg. 2020;155(7):607-15.
[28] Schmidt CR, Harris BR, Musgrove KA, et al. Formal robotic training diminishes the learning curve for robotic pancreatoduodenectomy: implications for new programs in complex robotic surgery. J Surg Oncol. 2021;123(2):375-80. https://doi.org/10.1002/jso.26284.

第 44 章　保留十二指肠的胰头切除术

Duodenum-Preserving Pancreatic Head Resection

Elena Usova　著

摘要

保留十二指肠的胰头切除术自 1979 年临床开展以来，在很多大的中心也是较为罕见的术式。关于该手术的报道比较分散，多为零星的系统性回顾和病例报道或病例系列，而且手术的术语因作者而异。本章旨在汇集当前的认知，并对 DPPHR 的解剖学和外科学基本概念进行介绍。与传统的胰十二指肠切除术相比，DPPHR 需要对胰头和邻近器官的血管解剖有详细了解，在技术上更具挑战性。此外，术后并发症发生率和病变部位也都是限制 DPPHR 开展的因素。局限性胰腺切除术主要适用于良性胰腺局灶性病变和慢性胰腺炎。主胰管和胆总管的显露及显露后的处理需要有丰富的肝胰胆外科手术经验，但永无止境。就像过去 10 年在肝脏手术中一样，作者希望能通过拓展读者对 DPPHR 的认知，从而推广良性病变的器官保留技术。读者如有任何进一步意见和建议，将不胜感激。

现有的文献或指南中对 DPPRH 都尚未明确定义和分类，目前大致可定义为全部或部分切除胰头，同时保留或节段性切除十二指肠的手术。根据 DPPHR 的先驱 Hans Beger 的方法，全 DPPHR 包括保留胰颈部的胰头切除，十二指肠乳头周围段和胆总管胰内段可被保留或切除 [1]。前者除 Roux-en-Y 空肠吻合术外，还需行 3 种吻合术，即十二指肠端 – 端吻合术、胆总管与幽门后十二指肠端 – 侧吻合术及胰肠端 – 侧吻合术。

与全 DPPHR 不同，部分 DPPHR 包括有限地切除胰头实质，保留十二指肠和胆总管及部分腹侧或背侧的胰头组织，或者仅切除钩突中的肿瘤组织 [2]。但无论在哪种情况下，胰头与空肠襻之间都必进行吻合。

一、DPPHR 的历史

DPPHR 的先驱可能是 Beger，1972 年，他开始了对狗进行胰头次全切除术的实验。1980 年，他首次报道了在人类中这种手术的应用 [1]。Beger 对 12 例患者进行了手术，其中 9 例患者为慢性胰腺炎，3 例患者因怀疑恶性肿瘤而接受了 DPPHR，病理结果显示为良性病变。他报道无临床死亡病例，术后 3 年 75% 的患者完全康复。1990 年 Imaizumi 提出了完全切除胰头实质的 DPPHR 方案 [3]。后来，Nakao 认为，在全 DPPHR 中，十二指肠和胆总管的血液供应显著减少，从而导致它们的缺血性坏死，需要进行节段性十二指肠切除术（pancreatic head resection with segmental duodenectomy，PHRSD）以避免这种并发症[4]，他指出这种手术方式称为胰头切除加节段性十二指肠切除，并将PHRSD与DPPHR相区别。

DPPHR治疗慢性胰腺炎（CP）在临床实践后不久便成为一种标准治疗方式[5]，最可能的原因是为胰腺组织纤维性改变的患者进行手术后，即使发生术后胰瘘，但是最大限度地保证了外科医生的安全感。最近的系统回顾和Meta分析包括了15项研究中的797例因CP而接受DPPHR治疗的患者[6]。

然而，DPPHR对胰头局灶性病变的应用仍然有限，即使在大的中心也是如此，部分原因是沿着完整的胰腺实质进行解剖需要极其细致的技术。因此，在本章中的后面部分，作者特别关注DPPHR对局灶性病变的治疗。迄今为止，截至Beger等的最新综述，在26项队列研究中，共有523例良性和低度恶性胰腺肿瘤的DPPHR病例[7]，而其中有37例（7.1%）使用了微创或机器人辅助的方法。

微创手术及先进技术的不断在进步，Takaori在2004年进行并于2007年发表了关于腹腔镜开展的DPPHR[8]。然而，在他的第一次腹腔镜DPPHR中，病例转为开腹重建，特别是胰空肠吻合术，使用了一个小的开腹切口。目前，包括作者在内的几位外科医生偶尔进行了包括腹腔镜重建在内的全腹腔镜DPPHR，这种微创手术已被用于治疗IPMN、神经内分泌肿瘤和其他非侵袭性胰头肿瘤。

2012年，机器人胰腺手术在DPPHR中的应用备受关注[9]。Peng等报道了4例DPPHR：1例为CP，3例为良性胰腺肿瘤。截至2018年，他报道了34例患者接受了这一手术，当前这仍然是最多的单中心经验[10]。

二、分类

目前，DPPHR可分为全DPPHR、次全DPPHR和部分DPPHR。在第一种情况下，十二指肠既可以完全保留，也可以分段切除。次全DPPHR保留十二指肠和胆总管，或在切除胰头的同时切除十二指肠，仅保留沿十二指肠的薄层胰腺组织，而部分DPPHR通常保留上述所有结构。

三、胰头及相关邻近器官的血供

众所周知，胰头血供来自腹腔干（celiac axis，CA）和肠系膜上动脉。专业的胰腺外科医生也同样没有必要回忆所有胰十二指肠动脉（pancreaticoduodenal arteries，PDA）的起源。尽管如此，仍然需要牢记特别是胰腺、CBD和十二指肠相关节段的血供，尤其是那些易受缺血影响的部分。

胰腺血管解剖描述可以追溯到1748年，当时Haller描述了前后弓（CA和SMA之间形成的动脉弓）[11]。从那时起，用尸体标本对这一具体问题进行的研究并不多。Falconer和Griffiths研究了50个标本（27个解剖和23个注射腐蚀标本）[12]。在所有病例中，胃十二指肠动脉发出前部的血管，即胰十二指肠上前动脉，它在胰头上方向下走向十二指肠胰沟，然后在内侧进入十二指肠沟，沿着胰腺向后。钩突后与胰腺十二指肠下前动脉吻合。在25例解剖中存在胰十二指肠上后动脉。除2例（起源于SMA肝动脉分支）外，PSPDA均位于GDA起始处远端1.5cm处。然后，PSPDA沿十二指肠后沟向后越过胆总管前部的胰腺上缘，然后离开胆总管后沟，向内侧穿过胰头后表面，与胰十二指肠下后动脉形成吻合。

Bertelli等在1000多项血管造影研究的基础上，总结了过去2个世纪胰腺血供的解剖和命名[13-16]。形成我们现在使用的经典解剖学。典型的胰头血供来自CA（经ASPDA和PSPDA到终支）和SMA（经AIPDA和PIPDA到终支），前后各形成弓形结构。作者还强调，胰背动脉（也称为Haller动脉）也是胰头的血供来源，它起源于脾动脉（最常见）或CHA、CA、SMA或其他较小的内脏动脉[17]。其右侧支走行于肠系膜上静脉后方，穿行至胰头的前表面。在供应胰头之前，形成胰前弓，与GDA分支吻合，亦与PDA

或胃网膜右动脉的分支吻合。

Furukawa 等在研究中强调了胰头的血液供应，通过动脉造影显示同时考虑到 CT 扫描及其胚胎发育特点，分别来自腹侧（较小的）和背侧（较大的）胰原基[18]。前者对应于胰头的尾部，相当于钩突，由 SMA(相应为下方的 PDA）供血；后者由 CA（上方的 PDA）供血，相当于胰头部的头侧部分。胆总管和壶腹的血供是由 CA 提供的，特别是位于胰内胆管的 PSPDA。十二指肠近端由 CA 供血，远端由 SMA 供血。根据研究，这两个区域之间的分界分别有 56%、40% 和 4% 的病例位于十二指肠第二部、第三部和第四部。十二指肠第一部和第二部的近端，主要血供来自 GDA 的十二指肠上动脉和来自 PSPDA 的十二指肠后动脉[19]。这两者在 DPPHR 中尤为重要。另一项来自日本的研究表明，ASPDA 和 AIPDA 之间、PSPDA 和 PIPDA 之间存在交通血管弓的病例占 100%，因此，88% 的病例在 ASPDA 和 PIPDA 之间存在血管弓。所有的 PDA 所在的胰头后方都发现了膜性结构。研究中描述的一个重要细节是 ASPDA 最终转向胰腺的后方，并在那里与 AIPDA 汇合[20]。作者强调了上述膜结构及其保留，对于保护十二指肠的血供和 PDA 本身的关键作用。

四、全 DPPHR

完全 DPPHR 手术需要切除所有胰头组织。为了解剖胰头，无论何种类型的 DPPHR，都是打开胃结肠韧带进入小网膜囊。

该手术的主要问题是如何保护十二指肠的血供避免缺血。鉴于 Imaizumi 的描述，不使用 Kocher 手法[3, 21]。尽管如此，作者还是建议在切除钩突时，结扎 GDA 和胃网膜右动脉，同时保留十二指肠系膜血管。在肠壁外结扎主胰管和 CBD，然后行胰头十二指肠端 – 侧吻合术和胆管十二指肠端 – 侧吻合术，均为十二指肠第二段。在上述手术中，十二指肠完全保留。

Nakao 建议行胰头切除联合节段性十二指肠切除（PHRSD），切除 3～4cm 的十二指肠，同时也切除双乳头，以避免十二指肠缺血[4]。需要保留胃右动脉和 AIPDA。之后的手术步骤是胰胃吻合术、十二指肠端 – 端吻合术和胆总管十二指肠端 – 侧吻合术。

Takaori 强调保留 PSPDA 和 PIPDA，以及起源于 GDA 的 ASPDA。据此，十二指肠的血供得以保留[8]。

Hirata 等在描述他们的保留幽门的胰十二指肠切除术时，强调保留来自 PSPDA 的十二指肠后动脉并供应十二指肠第二部的起始部和近端是关键，结扎部位应在其根部远端[18]。同样，Takada 等提出要保留 PSPDA，避免 Kocher 手法[22]。

Kim 等证明了保留 CBD 的全 DPPHR 的可行性，但尚未明确报道术后胆管狭窄发生率的远期结果，仅报道了一例术后早期发生胆管狭窄[23]。作者主张几乎保留所有 ASPDA 分支。

一般情况下，胰腺残端与肠道及胆管吻合的类型不是讨论的焦点问题。没有一种技术被证明是更安全的[24]。上面强调的技术是基于每个作者的偏好。重要的是实质切除的范围和对邻近器官的血供的保护。

五、次全 DPPHR

次全 DPPHR 被描述为典型的 Beger 手术，预定是保留邻近十二指肠 5～8mm 的薄层胰腺组织，并同时完全横断胰腺实质，然后行 Roux-en-Y 吻合术[25]。作者主张没有必要保留 GDA，相反，应保留十二指肠上血管和十二指肠胰背侧血管弓及十二指肠系膜的血供。

与 Beger 术式不同，改良的 Bern 术式将肠系膜上静脉前面的胰腺组织保留，同时打开主胰管（MPD）和 CBD，然后两者连同胰头与空肠一起行端 – 侧吻合[26]。这两种术式都采用 Kocher 手法，以及保留了整个十二指肠。同时都适用于 CP，偶尔亦用于良性或低级别的胰腺局灶性病变。

六、部分 DPPHR

部分 DPPHR 是一种专为良性和低级别瘤变的胰腺局灶性病变设计的手术[27]。然而，由于许多技术方面的原因，以及有时不确定病变性质是否有恶性可能，外科医生倾向于选择 Whipple 手术而不是 DPPHR。对于患有良性/低级别胰头的瘤变占位的年轻患者，Whipple 手术似乎同时又切除了过多与疾病本身无关的器官。

胰头的实质切除范围定义为部分切除，主要通过长期随访与其他手术类型比较胰腺功能来推断[28]。为了获得满意的内分泌和外分泌功能，在大多数情况下建议切除不超过 50% 的胰头实质。摘除术不属于部分 DPPHR 的范畴，因为它预设是不切除胰腺组织。相比之下，钩突切除术代表了典型的部分 DPPHR。我们建议部分 DPPHR 尽可能避免显露 MPD。当肿瘤与 MPD 的距离超过 2mm 时，这通常是可以实现的。

以上是部分 DPPHR 的内容。经胰头入路与上述相同。由于肿瘤在实质内的位置，以及它距离 MPD 通常很近（图 44-1），该手术具有较大挑战性。另外，可使用术中 US 对胰腺病变达到可视化（图 44-2）。由于保留了 PDA 弓（前、后 PDA 之间），因此十二指肠 Kocher 法是可以进行的。图示患者（图 44-3）行部分 DPPHR 且保留 MPD 的完整性。将病变连同一小部分胰腺实质一起切除，然后间断缝合行胰管肠 Roux-en-Y 吻合术。病理显示为分泌胰岛素原的肿瘤。

七、DPPHR 的结局

对于 CP 来说，有足够数量的研究报道了短期和长期结果。Ulm 和 Bern 发表了第一项随机试验[29]。作者对随机分配到保留幽门的 Whipple 组和 DPPHR 组的患者进行了比较，两组均无术后死亡。术后并发症发生率分别为 20% 和 15%。然而，接受 DPPHR 的患者显示出更好的长期结果，如较少的疼痛、更大的体重增加，葡萄糖耐量和胰岛素分泌能力更好。作者还强调，十二指肠的保留是进一步保持完整葡萄糖代谢的关键因素。

大约 20 年后，同一位作者发表了多中心随机对照双盲试验，主要关注慢性胰腺炎手术的长期结果，比较 DPPHR 和部分胰腺切除术[30]。在术后 24 个月的并发症发病率、死亡率和生活质量方面，DPPHR 组和部分胰十二指肠切除术组没有差异。然而，作为一种更明确的治疗方法，因持续或复发的胰腺炎而再次入院的情况，在胰十二指肠部分切除术组更少见。

另一项关于 CP 的 Meta 分析表明，DPPHR 在减少内分泌功能不全、胃排空延迟和术后住院时间方面比传统的保留幽门的胰十二指肠切除术表现更佳，从而提高了患者的生活质量。然而，两组在疼痛缓解、胰瘘的发生、切口感染或外分泌功能不全、死亡率方面没有显著差异[6]。

对于以 IPMN 为主的局灶性癌前病变和低度恶性肿瘤的 DPPHR，根据 Meta 分析，严重并发症发生率分别为 8.9% 和 13.9%。平均随访超过 47 个月的住院死亡率和晚期死亡率分别为 0.6%

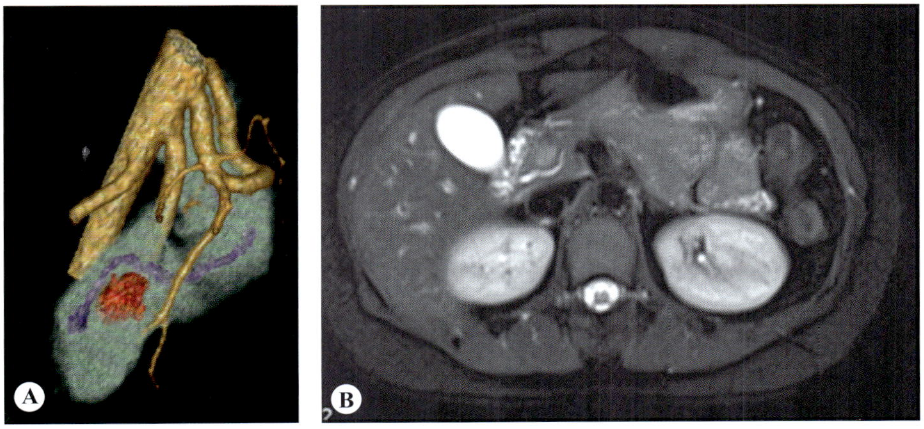

▲ 图 44-1 **A.** 腹部三维 CT 测量了胰头肿块（红色）到 MPD（紫色）的 3mm 距离，并显示了 CA（黄色）的变异，即直接发出肝右动脉、肝左动脉、脾动脉、胃左动脉和胰横动脉；**B.** 腹部 MRI 检查，胰头后表面有靠近 MPD 的高信号肿块

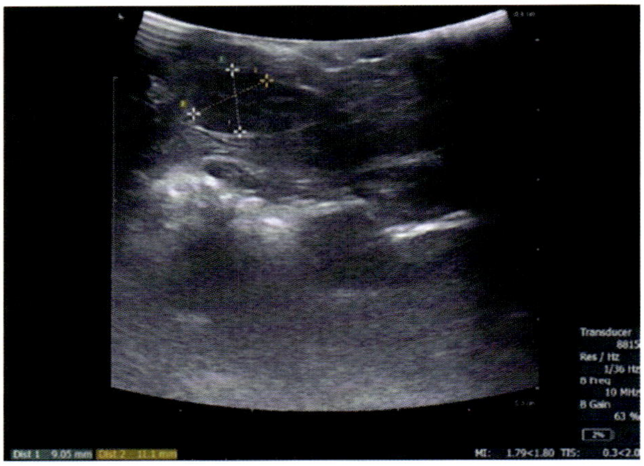

▲ 图 44-2 术中 US 显示邻近 MPD 的乏血供的胰头病变

和 1.5%[7]。

对于长期预后，单中心对神经内分泌肿瘤不同类型胰腺切除后的功能结果的研究发现，体重指数是术后糖尿病（diabetes mellitus，DM）的最强预测因素。BMI 越大，发生 DM 的风险越大[28]。此外，高龄、男性和无功能肿瘤的患者更容易发生术后糖尿病。术后胰腺外分泌功能不全的多因素 Logistic 回归分析显示，胰腺实质切除程度是术后胰腺外分泌功能不全唯一的独立预测因素。

在 ChroPac 之前进行的零星单中心研究推测，慢性胰腺炎 DPPHR 术后的生活质量和其他一些长期变量高于胰十二指肠切除术后[30, 31]。然而，这些研究的非随机性和其他缺陷，如可能的实验者预期偏差，并不支持这一假设。

ChroPac 研究表明，DPPHR 治疗 CP 的结果表明，大多数患者在手术前存在潜在或明显的胰腺功能损害。相比之下，目前还没有针对肿瘤周围有完整薄壁的局灶性胰腺病变的类似研究，这明显可能会引起关于器官保瘤手术的争论，特别是在年轻患者中。如前所述，我们在 DPPHR 方面的经验更适合于特定的患者。

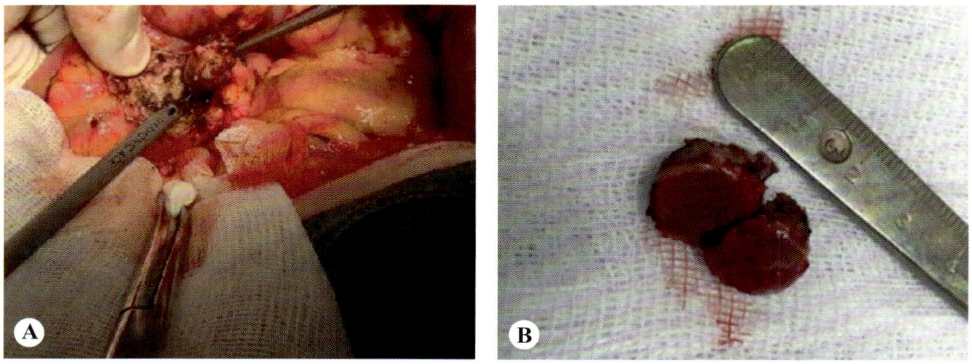

▲ 图 44-3 A. 胰头病变切除后的胰床；B. 胰头病变的大体标本

参考文献

[1] Beger HG, Witte C, Krautzberger W, et al. Erfahrung mit einer das Duodenum erhaltenden Pankreaskopfresektion bei chronischer Pankreatitis. Chirurg. 1980;51:303-7.
[2] Beger HG, Siech M, Poch B, Mayer B, Schoenberg MH. Limited surgery for benign tumours of the pancreas: a systematic review. World J Surg. 2015;39(6):1557-66.
[3] Imaizumi T, Hanyu F, Suzuki M, et al. A new procedure: duodenumpreserving total resection of the head of the pancreas with pancreaticocholedocho-duodenostomy. J Bil Tract Pancreas. 1990;11:621-6. (In Japanese).
[4] Nakao A. Pancreatic head resection with segmental duodenectomy and preservation of the gastroduodenal artery. Hepato-Gastroenterology. 1998;45(20):533-5.
[5] Büchler MW, Friess H, Müller MW, Beger HG. Die duodenumerhaltende Pankreaskopfresektion: Eine neue Standardoperation bei chronischer Pankreatitis [Duodenum preserving resection of the head of the pancreas: a new standard operation in chronic pancreatitis]. Langenbecks Arch Chir Suppl Kongressbd. 1997;114:1081-3.
[6] Zhao Y, Zhang J, Lan Z, et al. Duodenum-preserving resection of the pancreatic head versus pancreaticoduodenectomy for treatment of chronic pancreatitis with enlargement of

the pancreatic head: systematic review and meta-analysis. Biomed Res Int. 2017;2017:3565438.
[7] Beger HG, Mayer B, Poch B. Parenchyma-sparing, local pancreatic head resection for premalignant and low-malignant neoplasms-a systematic review and meta-analysis. Am J Surg. 2018;216(6):1182-91.
[8] Takaori K, Tanigawa N. Laparoscopic pancreatic resection: the past, present, and future. Surg Today. 2007;37:535-45.
[9] Peng CH, Shen BY, Deng XX, Zhan Q, Han B, Li HW. Early experience for the robotic duodenum-preserving pancreatic head resection. World J Surg. 2012;36(5):1136-41.
[10] Jiang Y, Jin JB, Zhan Q, Deng XX, Peng CH, Shen BY. Robot-assisted duodenum-preserving pancreatic head resection with pancreaticogastrostomy for benign or premalignant pancreatic head lesions: a single-centre experience. Int J Med Robot. 2018;14(4):e1903.
[11] von Haller A. Elementa physiologiae corporis humani, Tome VI. Societatistipographicae, Bemae; 1764. pp. 431-432.
[12] Falconer CW, Griffiths E. The anatomy of the blood-vessels in the region of the pancreas. Br J Surg. 1950;37(147):334-44.
[13] Bertelli E, Di Gregorio F, Bertelli L, Mosca S. The arterial blood supply of the pancreas: a review. I. The superior pancreaticoduodenal and the anterior superior pancreaticoduodenal arteries. An anatomical and radiological study. Surg Radiol Anat. 1995;17(2):97-3.
[14] Bertelli E, Di Gregorio F, Bertelli L, Civeli L, Mosca S. The arterial blood supply of the pancreas: a review. II. The posterior superior pancreaticoduodenal artery. An anatomical and radiological study. Surg Radiol Anat. 1996;18(1):1-9.
[15] Bertelli E, Di Gregorio F, Bertelli L, Civeli L, Mosca S. The arterial blood supply of the pancreas: a review. III. The inferior pancreaticoduodenal artery. An anatomical review and a radiological study. Surg Radiol Anat. 1996;18(2):67-74.
[16] Bertelli E, Di Gregorio F, Bertelli L, Orazioli D, Bastianini A. The arterial blood supply of the pancreas: a review. IV. The anterior inferior and posterior pancreaticoduodenal aa., and minor sources of blood supply for the head of the pancreas. An anatomical review and radiologic study. Surg Radiol Anat. 1997;19(4):203-12.
[17] Bertelli E, Di Gregorio F, Mosca S, et al. The arterial blood supply of the pancreas: a review. V. The dorsal pancreatic artery. Surg Radiol Anat. 1998;20:445-52.
[18] Furukawa H, Iwata R, Moriyama N, Kosuge T. Blood supply to the pancreatic head, bile duct, and duodenum: evaluation by computed tomography during arteriography. Arch Surg. 1999;134(10):1086-90.
[19] Hirata K, Mukaiya M, Kimura M, et al. The anatomy of the parapancreaticoduodenal vessels and the introduction of a new pylorus-preserving pancreatoduodenectomy with increased vessel preservation. J Hep Bil Pancr Surg. 1994;1:335-41.
[20] Kimura W, Nagai H. Study of surgical anatomy for duodenum-preserving resection of the head of the pancreas. Ann Surg. 1995;221(4):359-63.
[21] Imaizumi T, Hanyu F, Suzuki M. A new procedure for duodenum-preserving total resection of the head of the pancreas with pancreaticocholedochoduodenostomy. In: Beger HG, Büchler M, Malfertheiner P, editors. Standards in pancreatic surgery. Berlin, Heidelberg: Springer; 1993.
[22] Takada T, Yasuda H, Uchiyama K, Hasegawa H. Duodenum-preserving pancreatoduodenostomy. A new technique for complete excision of the head of the pancreas with preservation of biliary and alimentary integrity. Hepato-Gastroenterology. 1993;40(4):356-9.
[23] Kim SW, Kim KH, Jang JY, Park S, Park YH. Practical guidelines for the preservation of the pancreaticoduodenal arteries during duodenum-preserving resection of the head of the pancreas: clinical experience and a study using resected specimens from pancreaticoduodenectomy. Hepato-Gastroenterology. 2001;48(37):264-9.
[24] Yeo CJ, Cameron JL, Maher MM, et al. A prospective randomized trial of pancreaticogastrostomy versus pancreaticojejunostomy after pancreaticoduodenectomy. Ann Surg. 1995;222(4):580-92.
[25] Büchler M, Friess H, Jseumann R, Bittner R, Beger HG. Duodenum-preserving resection of the head of the pancreas: the Ulm experience. In: Beger HG, Büchler M, Malfertheiner P, editors. Standards in pancreatic surgery. Berlin, Heidelberg: Springer; 1993.
[26] Gloor B, Friess H, Uhl W, Büchler MW. A modified technique of the Beger and Frey procedure in patients with chronic pancreatitis. Dig Surg. 2001;18(1):21-5.
[27] Beger HG, Mayer B, Rau BM. Parenchyma-sparing, limited pancreatic head resection for benign tumors and low-risk periampullary cancer--a systematic review. J Gastrointest Surg. 2016;20(1):206-17.
[28] Andreasi V, Partelli S, Capurso G, et al. Long-term pancreatic functional impairment after surgery for neuroendocrine neoplasms. J Clin Med. 2019;8(10):1611.
[29] Büchler MW, Friess H, Müller MW, Wheatley AM, Beger HG. Randomized trial of duodenum-preserving pancreatic head resection versus pylorus-preserving Whipple in chronic pancreatitis. Am J Surg. 1995;169(1):65-70.
[30] Diener MK, Hüttner FJ, Kieser M, et al. Partial pancreatoduodenectomy versus duodenum-preserving pancreatic head resection in chronic pancreatitis: the multicentre, randomised, controlled, double-blind ChroPac trial. Lancet. 2017;390(10099):1027-37.
[31] Witzigmann H, Max D, Uhlmann D, et al. Quality of life in chronic pancreatitis: a prospective trial comparing classical whipple procedure and duodenum-preserving pancreatic head resection. J Gastrointest Surg. 2002;6:173-80.

第 45 章　动脉优先入路的远端胰腺切除术

Artery-First Approaches to Distal Pancreatectomy

Kyoichi Takaori　Yosuke Kasai　Kenji Yoshino　著

摘要

动脉优先入路胰腺切除已广泛应用于胰腺癌的胰十二指肠切除或 Whipple 手术中。动脉优先入路的目的是在手术早期确定可切除性，通过游离肿瘤的供血血管，从而切除更多的肿瘤学范围，并减少术中出血。然而，由于在胰腺横断前脾动脉的起始部较难显露，即使是在开放手术中，动脉入路的远端胰腺切除术亦很少应用。相比之下，外科医生可以不分离胰腺，利用腹腔镜手术时的尾部视角进入胰体后的腹膜后间隙，探查腹主动脉和脾动脉的起始点。同样的方法也可以应用在开放手术中，即所谓的“虎穴”路径。分离 Treitz 韧带，并将十二指肠第四部和空肠近端游离。解剖腹膜后间隙的脂肪组织，显露下腔静脉。沿胰体后缘分离横结肠系膜，解剖 IVC 前面并向左延伸，显露左肾静脉。通过仔细解剖主动脉前方，外科医生可以明确肠系膜上动脉和腹腔干的起源。可将大止血钳穿过胰体后腹膜后间隙，到达胃左动脉的左侧。用潘氏引流管穿过腹膜后间隙，将胰体向上抬起，这一过程被称为胰腺的悬吊。通过悬吊法，可以很好地显露腹腔干的起始部。脾动脉被暂时夹闭，以阻断标本的血供。因肿瘤范围扩大而需行腹腔干在内的整块切除，则用 Bulldog 动脉夹夹闭腹腔干，经多普勒超声检测肝内动脉血流情况，在确认有足够的肝动脉供血后结扎或夹闭腹腔干。传统 DP 或联合腹腔干切除的远端胰腺切除（distal pancreactectomy with celiac artery resection，DP-CAR）时分别阻断脾动脉或腹腔干后，在指定的部位离断胰腺，通常是位于肠系膜上静脉前方。断脾静脉后，胰体置于左侧。解剖胰体及其后方组织。结扎脾动脉被归为 DP，而腹腔干和肝总动脉的离断归为 DP-CAR。在 DP-CAR 中，如果肿瘤累及胃左动脉的起始部，则胃左动脉也需要切除。必要时，整块切除左侧肾上腺，胰尾和脾脏，完成 DP 或 DP-CAR。总之，“虎穴法”和胰腺悬吊法对于动脉优先入路的 DP 和 DP-CAR 是行之有效的。

即使行根治性切除后，胰腺癌的预后仍然不佳[1]。胰腺癌的治疗作为一种多学科方法，新辅助治疗在世界范围内已成为可切除和交界可切除胰腺癌患者的治疗趋势。即使对于局部晚期的胰腺癌，在化疗或放化疗后进行转化手术依然较为普遍。这意味着外科医生要给越来越多的晚期疾病，尤其是存在放化疗后的纤维化的患者做手术，也面临更多技术挑战。在这种情况下，动脉优先的方法在专科中心的胰十二指肠切除或 Whipple 手术中得到了广泛的实践。根据文献报道，动脉优先入路的优点包括：①在手术早期确定可切除性；②手术切缘阴性比率较高；③在肿瘤广泛游离前将肿瘤血供离断；④术中失血量较少[2]。然而，直到 Takaori 报道前，动脉入路的远端胰腺切除术几乎没有进行过[3]。在开放手术中，横断胰腺之前，很难找到脾动脉的起始处。另外，在腹腔镜手术中，外科医生可以通过腹腔镜的尾侧视角较易进入胰体后的腹膜后间隙，在不离断胰腺的情况下探查腹腔干的起始部及脾动脉的起点[4]。同样的方法也可以通过使用特定的技术应用于开放手术中[5]。两个重要的技术要点是：Treitz 韧带广泛分离，以及之后的胰体后方解剖和悬吊胰腺。在本章中，在技术方面对这些动脉优先的 DP 和 DP-CAR 将进行详细描述。

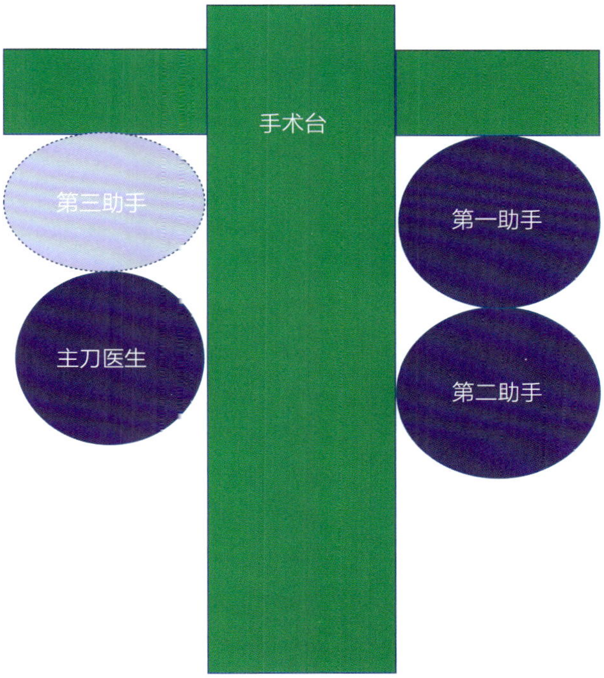

▲ 图 45-1　远端胰腺切除动脉优先入路时外科医生的站位

一、外科技术

（一）解剖胰体后方

外科医生的站位如图 45-1 所示。第三助手向上抬起横结肠（如果没有第三助手，也可以使用牵引器），术者沿着上段空肠的侧缘分离 Treitz 韧带（图 45-2A，箭）。进入十二指肠第四部和近端空肠的腹膜后间隙，解剖胰头后脂肪组织，直到显露下腔静脉（图 45-2B）。此时不要尝试解剖左侧肾门，否则可能会意外损伤左肾动脉。沿胰体后下缘广泛分离横结肠系膜（图 45-3A，箭），充分显露腹膜后组织，包括左肾门（图 45-

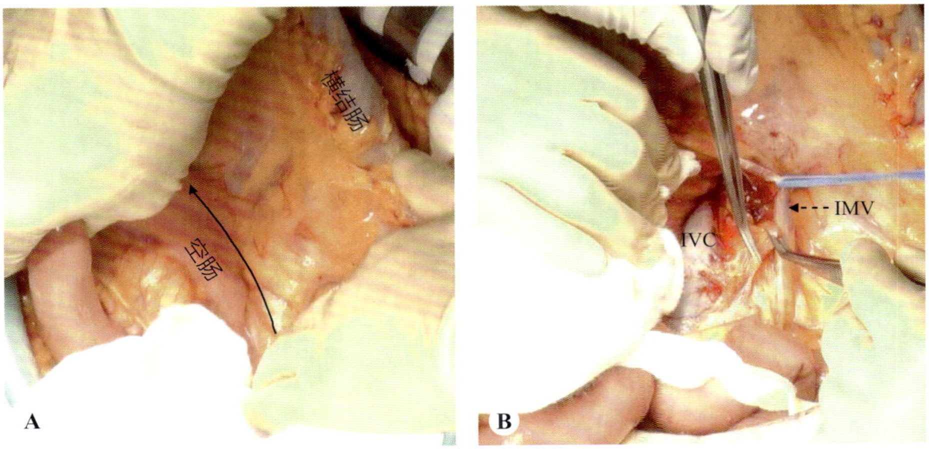

▲ 图 45-2　“虎穴”入路

A. Treitz 韧带沿上段空肠的侧缘分离（箭），将空肠向左侧推开，充分显露下腔静脉；B. 胶带悬吊肠系膜下静脉，稍后横断

3B)。分离肠系膜时，也要分离肠系膜下静脉。下腔静脉上方的解剖需要延伸至左侧，以显露左肾静脉。

因此，通过上述技术的解剖，可以很好地显露胰体后面的腹膜后间隙。我们把这个形似洞口的区域叫作“虎穴”，也就是日语中的“tora-no-ana”，源于中国的一句谚语，即“不入虎穴，焉得虎子”。然而，当肿瘤累及横结肠的血管时，可能需要切除部分受影响的结肠。

（二）横结肠系膜部分切除术

分离胃结肠韧带，进入小网膜囊。胃网膜左动脉和胃短动脉用血管闭合器离断，胃向上推开。向上抬起横结肠，沿着胰腺的前下缘分开横结肠系膜（图 45-4，箭），保留结肠中动脉。这样，覆盖胰体和胰尾的横结肠系膜部分可被整块切除。胰体尾浸润性癌患者的这部分肠系膜常被肿瘤侵犯，无论是否有肉眼可见的侵犯，我们都会常规切除这一部分。尽管人们可能会担心手术后的结肠缺血，只要我们能保留沿横结肠的动脉弓，就不会遇到缺血问题。然而，当肿瘤涉及横结肠的血管时，可能需要切除受累的结肠。

（三）解剖胃左动脉左侧

向上推移胃体，将胃左动脉牵拉伸直。解剖胃左动脉左侧无血管区的脂肪组织，直到显露出部分左膈脚韧带。

（四）悬吊胰腺

“虎穴”入路解剖胰体后方并向头侧分离，直至遇到左膈脚韧带。如果肿瘤侵犯后方组织，则分离形成根治性顺行性模块化胰脾切除术的后方深层剥离面[6, 7]，以整块切除 Gerota 筋膜（肾筋膜）和左肾上腺。可以用大的止血钳从胰体后腹膜后间隙进入胃左动脉左侧（图 45-5A，标有 #1 的区域）。利用止血钳，将潘氏引流管穿过腹膜后间隙。随后向上抬起胰体、脾动静脉（图 45-5B）。在 Belghiti 提出的肝脏悬吊法之后[8]，我们称之为胰腺悬吊法。通过悬吊，腹膜后间隙被广泛打开，外科医生可以通过“虎穴”看到该区域的解剖结构。

（五）解剖肠系膜上动脉和腹腔干周围

利用悬吊法充分显露腹膜后间隙，外科医生可以安全地解剖主动脉前方区域，确定肠系膜上动脉和腹腔干的起点。请注意，在某些患者中，左肾动脉可能比预期的位置更靠前。一旦确定了腹腔干，我们通常会切除胰腺癌患者左侧腹腔神经节，以显露其腹腔干的左侧壁。从近端起始处向远端方向解剖腹腔干周围的组织，直到显露脾动脉的起始处（图 45-6）。对于 DP，如果外科医生不能 100% 确定是否是脾动脉，就会用 Bulldog 动脉夹夹闭脾动脉的起始处。对于 DP-CAR，用 Bulldog 动脉夹或无创止血带暂时夹闭腹腔干。然后，外科医生可以用术中多普勒超声检测肝脏

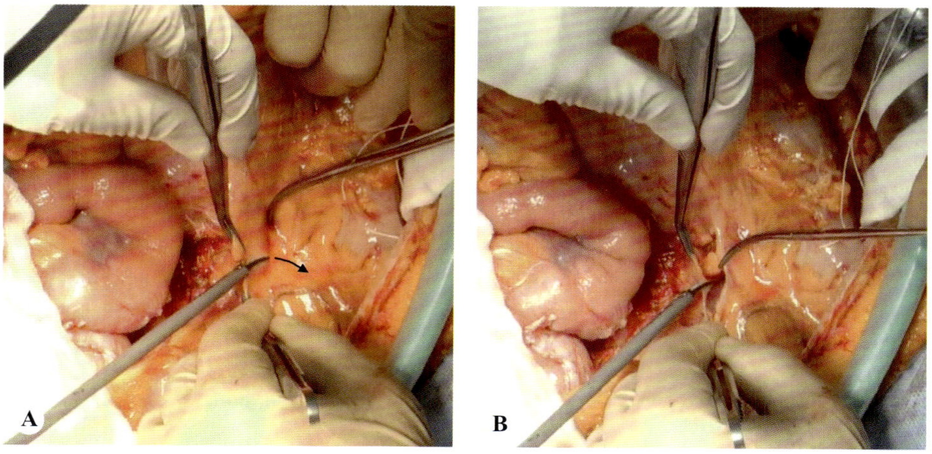

▲ 图 45-3 沿胰腺后下缘分离横结肠系膜

A 沿胰体后下缘（箭）分开横结肠系膜；B. 广泛分离肠系膜，而保留沿横结肠的血管弓

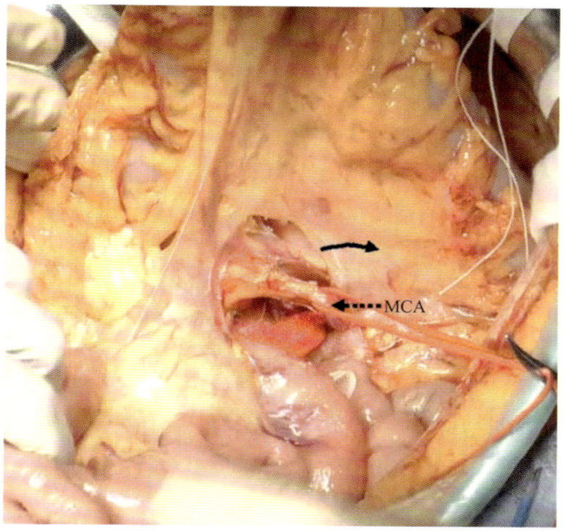

▲ 图 45-4 沿胰腺前下缘分离横结肠系膜

横结肠系膜沿胰体前下缘（箭）的分离。因此，整块切除覆盖胰体下缘的部分肠系膜。除非肿瘤累及，否则需保留结肠中动脉

的动脉血流，以确保 DP-CAR 的可行性。

（六）分离胰腺和脾静脉

最常见的是用线性切割闭合器离断胰颈部。然而，如果胰腺实质厚度＞12mm 或质地非常坚硬，我们倾向于用烧灼法切割胰腺实质，并手动结扎主胰管。脾静脉也用血管闭合器离断。对于 DP-CAR，一旦腹腔动脉夹闭后，多普勒超声证实有足够的肝脏动脉血流，就可以离断肝总动脉。

（七）分离及切断脾动脉

在确认肝总动脉后，在靠近脾动脉起始处进行分离（图 45-7）。我们更喜欢用 Hem-o-Lok 夹子而不是缝合结扎，这样我们就可以避免血管内膜完全断裂。尤其是对累及脾动脉的肿瘤进行放化疗后，脾动脉的管壁往往较脆。在这种情况下，我们不使用结扎或夹子，而是用 6-0 血管缝线连续缝合脾动脉残端以预防假性动脉瘤并最大限度地扩大手术切缘。将胰体和脾从其后方组织中分离出来，并完成根治性切除。在 DP-CAR 中，腹腔动脉的离断方式与 DP 中脾动脉相同。腹腔动脉的游离范围取决于肿瘤受累的程度。如果肿瘤向主动脉附近扩散，则应在起始处将腹腔动脉切断，外科医生可能不得不在腹腔动脉的起始处缝合腹主动脉壁。相反，当肿瘤的范围局限于腹腔动脉的远端时，可以保留胃左动脉和腹腔动脉的近端。有关保留胃左动脉的细节，请参考本书中 Okada 和 Yamaue 的“改良 DP-CAR”。

二、讨论

自 2010 年以来，我们一直在胰腺癌患者中常规使用动脉优先入路进行 DP，Takaori 于 2014 年以日文发表了该技术的细节[5]，并于 2016 年首次在英文文献中发表了据我们所知的第一次 DP[3]。虽然这项技术在腹腔镜手术中特别有用，

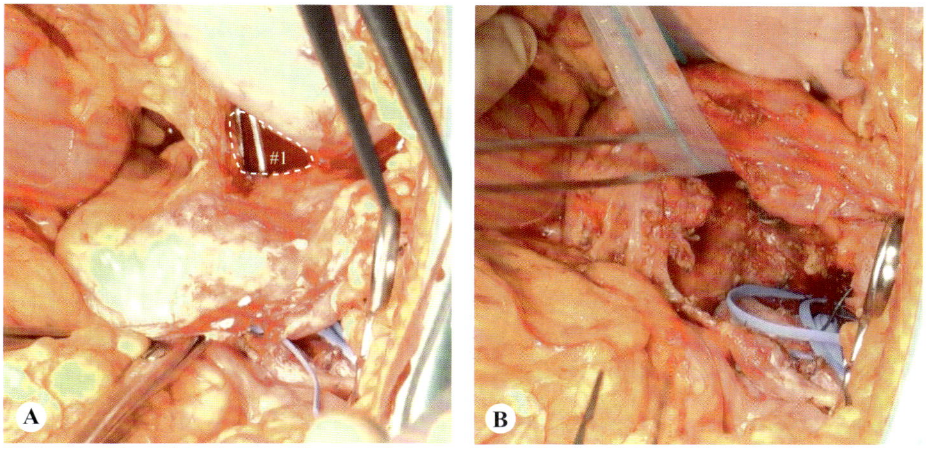

▲ 图 45-5 悬吊方法

首先解剖胃左动脉左侧的无血管区。大止血钳从胰体后面的腹膜后间隙探到此区域（在 A 中标记为 #1）。再用大止血钳置入潘氏引流管并向上悬吊（B）

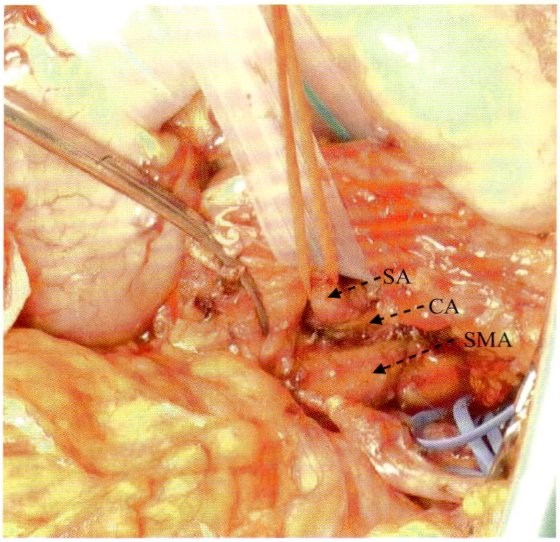

▲ 图 45-6　解剖脾动脉近端起始部

悬吊胰体后，可较好显示腹腔动脉和 SMA。通过对 CA 周围的解剖，从其起始处开始向远端方向，可以识别脾动脉的起始。在 CA 起始部悬吊 SA

CA. 腹腔动脉；SMA. 肠系膜上动脉；SA. 脾动脉

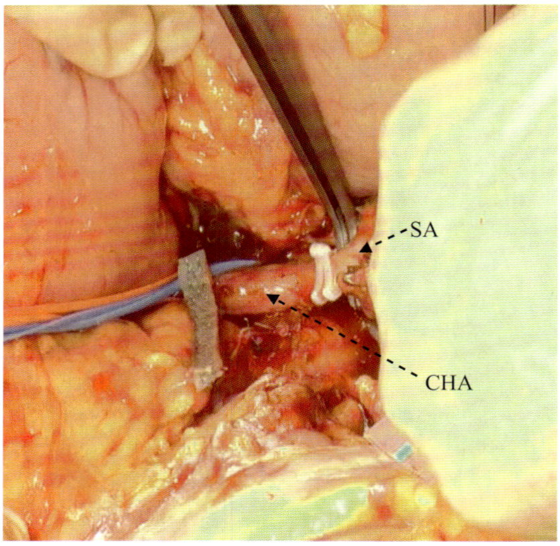

▲ 图 45-7　脾动脉的分离

悬吊之后，腹主动脉和肠系膜上动脉可较好显示。通过对 SA 周围的解剖，从其起始处开始向远端方向，可以识别脾动脉的起始部。胰腺悬吊以后，在 SA 起始点附近以 Bulldog 血管夹暂时阻断，在手术后期（通常在胰腺横断后）再进行 SA 的离断。我们建议在确认 CHA 后离断 SA，以防止上述血管的误判

SA. 脾动脉；CHA. 肝总动脉

但到目前为止，它只在有限的几个优秀的专科中心实施。相比之下，动脉优先入路在专业胰腺外科医生中变得流行起来，部分原因是当外科医生被迫需切除门静脉和（或）SMV 时，他们不得不采用动脉优先入路或类似的入路。一些外科医生，甚至是那些对 PD 实行动脉优先入路的外科医生，不愿对 DP 实施动脉优先入路的原因之一是，他们不熟悉胰腺背后的外科解剖，特别是当他们从尾侧观察胰腺时。的确，不熟悉外科解剖可能会导致脾动脉的误判、左肾动脉的意外损伤和其他不良事件。然而，通过利用本章描述的技巧和陷阱，可以避免此类不良事件，并安全可靠地实施动脉优先入路的 DP。

DP-CAR 是另一种治疗累及腹腔干的局部晚期胰腺癌的极具挑战性的手术。在这种情况下，在“不归点”之前确定可切除性是当务之急。将动脉优先入路应用于 DP-CAR，可以在胰腺横断之前评估肿瘤沿腹腔动脉浸润的范围。

总之，应当十分注意手术操作的诀窍和可能的陷阱，包括本文描述的虎穴入路和胰腺悬吊法，动脉优先的 DP 和 DP-CAR 入路在所有开放、腹腔镜和机器人手术环境下都是安全和可行的。

声明：作者没有需要披露的利益冲突。

参考文献

[1] Kamisawa T, Wood LD, Itoi T, Takaori K. Pancreatic cancer. Lancet. 2016;388:73-85.
[2] Sanjay P, Takaori K, Govil S, Shrikhande SV, Windsor JA. ‘Artery-first’ approaches to pancreatoduodenectomy. Br J Surg. 2012;99:1027-35.
[3] Takaori K, Uemoto S. Artery-first distal pancreatectomy. Dig Surg. 2016;33(4):314-9.
[4] Nagai K, Kiguchi G, Yogo A, Anazawa T, Yagi S, Taura K, Takaori K, Masui T. Left-posterior approach for artery-first en bloc resection in laparoscopic distal pancreatectomy for left-sided pancreatic cancer. Langenbeck’s Arch Surg. 2020;405:1251-8.
[5] Takaori K, Masui T, Kawaguchi M, Iwanaga Y, Mizumoto M, Uemoto S. Distal pancreatectomy with celiac artery resection

by artery-first approach. Shujutsu. 2014;68:581-68. (In Japanese)
[6] Strasberg SM, Drebin JA, Linehan D. Radical antegrade modular pancreatosplenectomy. Surgery. 2003;133:521-7.
[7] Strasberg SM, Linehan DC, Hawkins WG, et al. Radical antegrade modular pancreatosplenectomy procedure for adenocarcinoma of the body and tail of the pancreas: ability to obtain negative tangential margins. J Am Coll Surg. 2007;204:244-9.
[8] Belghiti J, Guevara OA, Noun R, Saldinger PF, Kianmanesh R. Liver hanging maneuver: a safe approach to right hepatectomy without liver mobilization. J Am Coll Surg. 2001;193:109-11.

第 46 章　保留脾脏的远端胰腺切除术

Spleen-Preserving Distal Pancreatectomy

Kohei Nakata　Masafumi Nakamura　著

摘要

在传统的远端胰腺切除术中，由于胰腺和脾血管的解剖位置邻近，常伴行脾切除术。然而，在更详细地了解了脾脏功能和脾切除后发生各种并发症，包括脾切除后的严重感染、血小板增多和癌症风险增加（Di Sabatino et al.The Lancet 378, 86–97, 2011; Mellemkjoer et al.Cancer 75: 577–583, 1995）之后，人们提出了保留脾脏的远端胰腺切除术。保留脾脏的方法有保留脾血管（Kimura et al., Surgery 120: 885–890, 1996）或 Warshaw 术式（Warshaw, Arch Surg 123: 550–553, 1988）。本章介绍了保留脾脏的远端胰腺切除术及其适应证、方法和潜在的缺陷。

在传统的远端胰腺切除术中，由于胰腺和脾血管的解剖关系，会同时进行脾切除术。然而，在对脾的功能和脾切除术后的各种并发症有了更详细的了解后，包括脾切除术后的暴发性感染（overwhelming post-splenectomy infections, OPSI）、血小板增多和癌症风险增加 [1, 2]，人们提出了保留脾脏的远端胰腺切除术。保脾的方法可以是保留脾血管 [3] 或 Warshaw 术 [4]。自 1996 年首次报道以来，目前治疗胰腺远端病变，腹腔镜远端胰腺切除术已变得越来越流行 [5–7]。我们以前曾报道过，在腹腔镜手术中，保留脾脏的远端胰腺切除（SPDP）比远端胰腺切除（DPS）有明显更好的结果 [8]。然而，值得注意的是，在腹腔镜手术中保留脾脏在技术上还是存在一定困难的。本章介绍了腹腔镜 SPDP 的适应证、技术和潜在的缺陷。

一、适应证

腹腔镜 SPDP 适用于位于胰体或胰尾的良性肿瘤。我们进行保留脾血管的手术，如果肿瘤实质与脾静脉或脾动脉有粘连，手术前可能会考虑 Warshaw 术式。

二、患者体位和设置

腹腔镜 SPDP 时设备和手术团队的位置如图 46–1A 所示。患者置于仰卧位，双腿分开，双臂张开。外科医生站在患者的右边，扶镜者站在两腿之间，助手站在患者的左边。使用 2 个显示屏，各放置于患者的每个肩膀附近。我们通常使用“开放 Hasson”技术将第一个戳卡安全地插入脐部。如果剑突与脐之间的宽度较短，则将镜头端口放置在脐下。按以下顺序放置端口戳卡：右下腹（12mm）、右腹（5mm）、左下腹（12mm）、左腹（5mm）。如果患者体型较大，并且从右侧插入的器械无法到达脾门，则右侧的戳卡可向左平移一点进入（图 46–1A）。

三、手术

手术分为 3 部分：①打开大网膜显露整个胰腺；②分离肝总动脉和脾动脉；③游离胰腺并分离脾静脉（splenic vein，SPV）。我们倾向于在游离完成后切开胰腺，因为如果胰腺的活动度太大，术中将很难处理，我们更倾向从内侧到外侧进行解剖（图 46–1B）。

在胰腺表面，使用超声刀或血管闭合装置分离胃结肠韧带。虽然应保留胃网膜血管弓，但在血管弓附近可以沿较大的弧度分离大网膜，以防止在手术过程中大网膜从胃侧下垂（图 46–2A）。通过胃网膜血管弓的外侧进入小网膜囊。首先向患者左侧分离大网膜，在胃网膜左血管之前停止，并应尽可能保留血管。向右切开大网膜，直到十二指肠，以便更清楚地看到整个胰腺表面。胃的后壁经常因为胰腺炎发作而黏附在胰腺表面，所以要通过锐性和钝性分离将胃后壁从胰腺分开。胃窦区也附着在胰头，需对其进行解剖，以便能够识别胃十二指肠动脉（图 46–2B）。在显露整个胰腺表面后，通过术中超声检查确定肿瘤的位置。

用肝脏牵开器推开胃，同时助手用纱布将胰腺下拉，以便清楚地看到胰腺上方区域（图 46–2C）。我们通常要分离肝总动脉。一般很容易识别CHA，但如果它被胰腺或淋巴结覆盖，特别是在

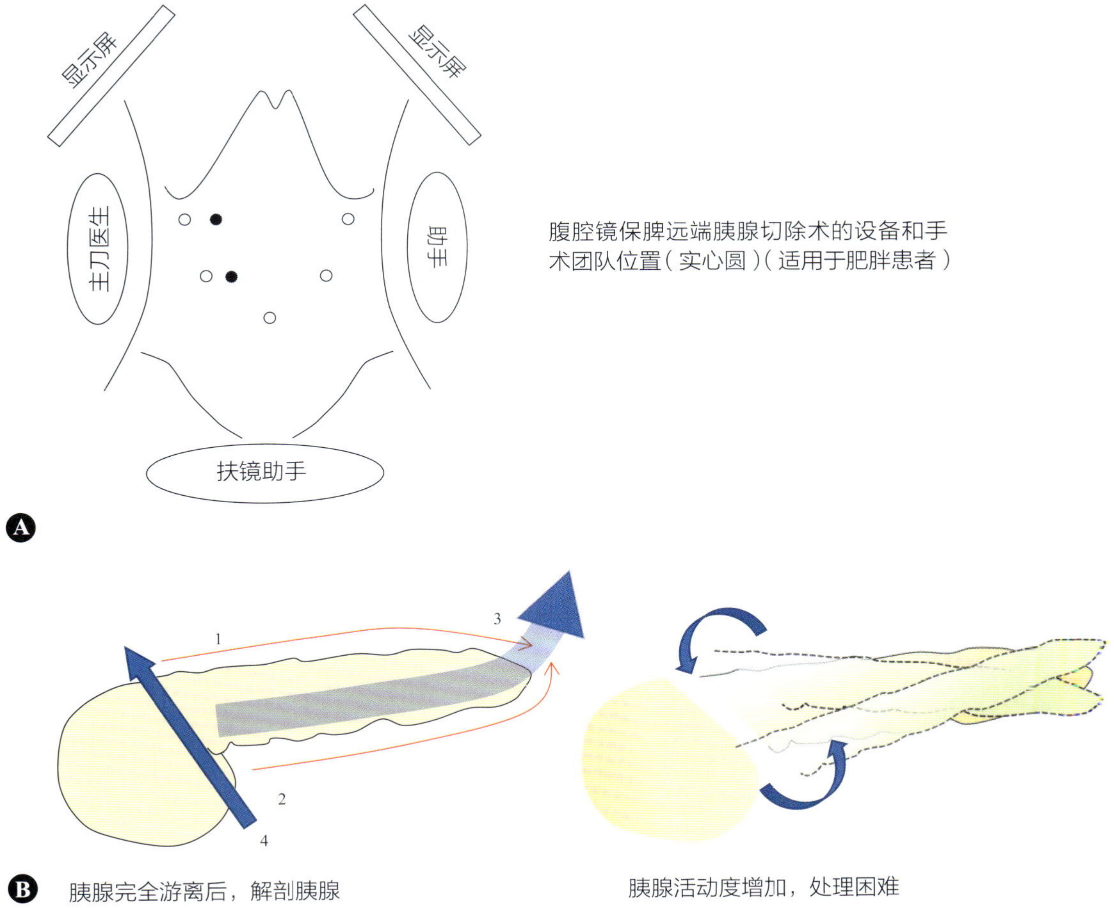

▲ 图 46–1　A. 腹腔镜下保留脾脏的远端胰腺切除术的设备及手术团队的位置（实心圆）（肥胖患者）；B. 操作程序，在游离完成后进行胰腺横切

肥胖患者，有时便很困难。因此，我们常规地识别出胃十二指肠动脉，并向其根部解剖该动脉的表面，然后可识别 CHA（图 46-2B 和 C）。分离 CHA 时，应广泛解剖其与胰头之间的组织，以防止阻断过程中的损伤。分离 CHA 后，向一旁牵拉，继续向 SPA 根部解剖（图 46-2D）。

分离 SPA 根部是腹腔镜下远端胰腺切除术中的重要步骤，SPA 根部有时包埋于胰腺后面。根据 SPA 与胰腺的关系，我们将其根部分为“包埋型”和“非包埋型”。如果 SPA 的根部被胰腺掩埋和覆盖，可能很难识别，因此应该在 CHA 和胰腺之间创造一个较宽敞的空间（图 46-2D）。钝性解剖 SPA 根部和胰腺，显露 SPA 的根部。游离出一个宽阔的间隙后，可以识别并从胰腺中解剖 SPA 的根部，以确保有足够的空间来分离 SPA 根部（图 46-2E 和 F）。

下一步是保留 SPA。SPA 沿胰头侧走行向尾侧，通常被胰腺覆盖，但它通常在远端离开胰

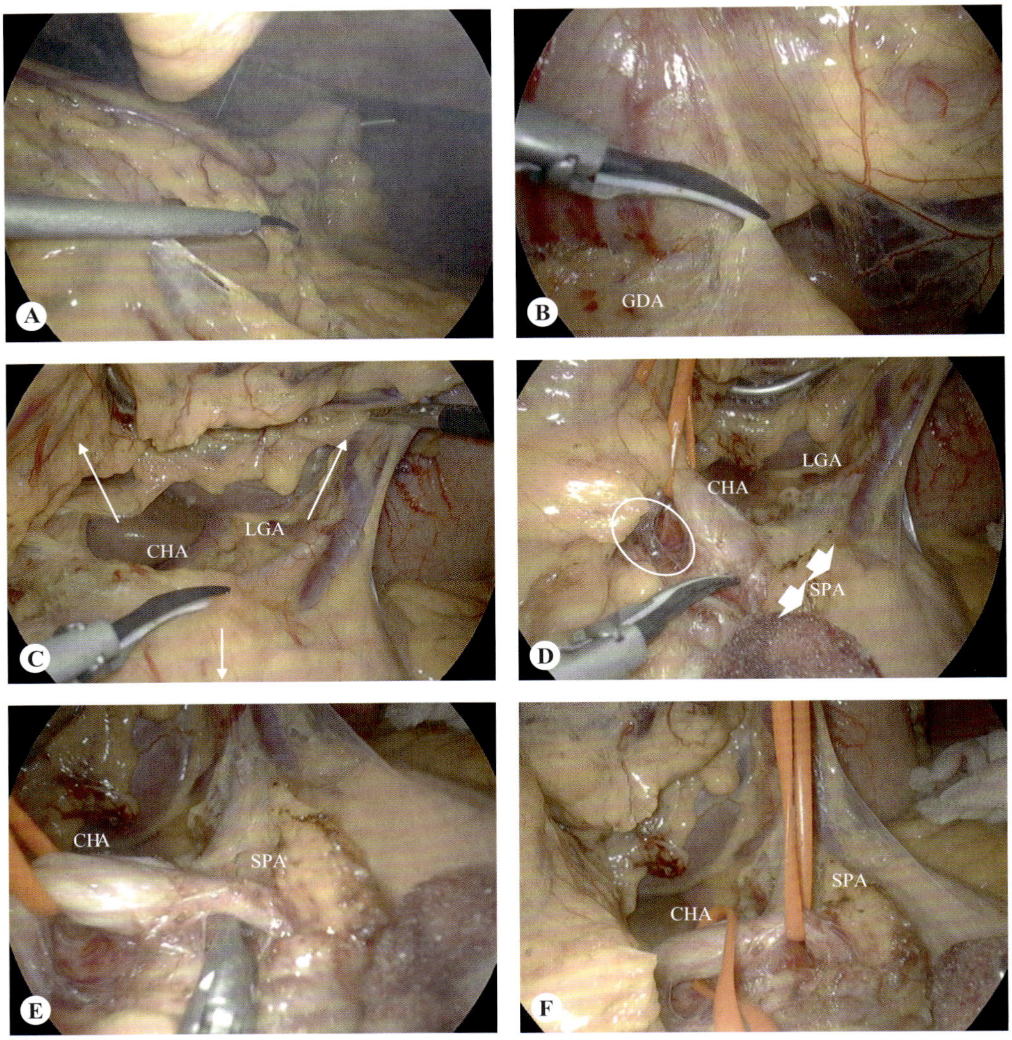

▲ 图 46-2 **A.** 大网沿血管弓附近的较大弧度打开；**B.** 胃窦后壁与胰头粘连，解剖分离并确定胃十二指肠动脉；**C.** 用肝脏牵引器将胃向上推举，助手用纱布将胰腺向下牵引，以便于清楚地看到胰腺上区域（箭）；**D.** 脾动脉根部被胰腺覆盖，难以分离，游离肝总动脉（白色圈）在周围形成一个宽阔的间隙后，进行悬吊牵引，然后钝性地分离脾动脉根部（箭）并显露；**E** 和 **F.** 充分解剖 **SPA** 的根部以进行分离

CHA. 肝总动脉；SPA. 脾动脉

腺。因此，我们倾向于用胶带将其吊起，并在近侧和远侧收缩吊带以拉直 SPA，这使 SPA 更容易从胰腺中游离（图 46–3A）。SPA 通往有几个分支，包括胰背动脉，应该沿着 SPA 中央解剖，以防止损伤这些分支（图 46–3B）。我们用止血钳将 SPA 从周围组织中分离出来，并用超声刀或血管凝闭系统来游离空间和解剖组织，以防止损伤外膜。显露 SPA 后，可发现并结扎和离断供应胰腺的几个分支（图 46–3C 和 D）。SPA 有到达胰尾的分支，应仔细解剖和结扎这些分支。然后，SPA 从胰腺中完全游离（图 46–3E）。虽然 SPV 走行于胰腺的中心部位，但在胰尾它在其颅侧走行，因此我们通常将它从末端游离并带线（图 46–3F）。

当助手将横结肠系膜适当向下拉伸，使之形成一个平面，便清晰可见胰腺下缘（图 46–4A）。切开结肠系膜的前表面，并游离到胰腺后筋膜的后面（Toldt 融合筋膜前）。这一层很容易通过钝

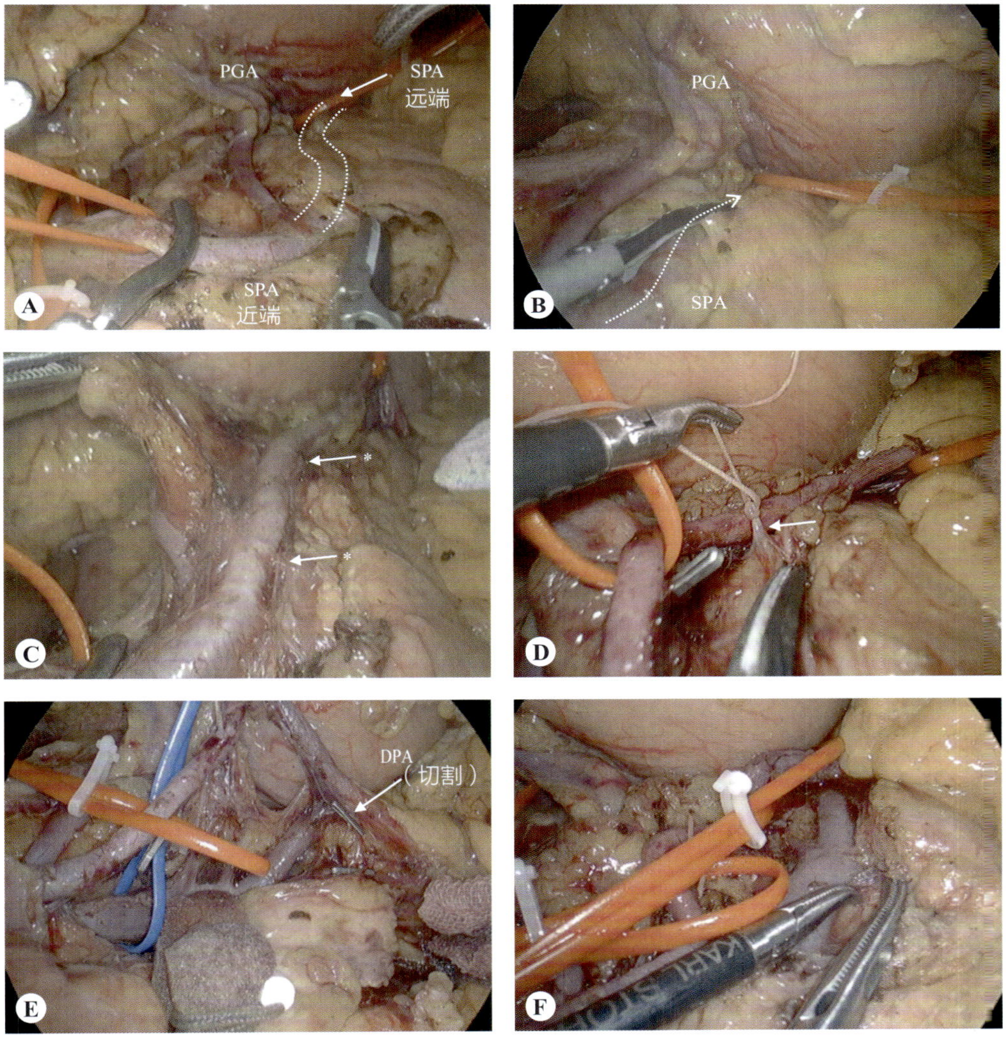

▲ 图 46–3 A. 脾动脉由胰头走行而来，之后被胰腺组织覆盖（虚线），SPA 的近端和远端不含胰腺的两侧均用胶带悬吊；B. 沿 SPA 的中心部位进行解剖，以防止损伤分支；C. SPA 完全显露，并探查到几个胰腺分支（*）；D. 结扎胰腺分支（白箭）；E. SPA 完全与胰腺分离；F. 脾静脉在胰尾部绕过胰尾上缘

SPA. 脾动脉

性解剖被分离，从而顺利地松解胰体和胰尾（图46–4B）。虽然在这一过程中只会遇到少数血管，但应辨别出肠系膜下静脉和十二指肠。从胰体至胰尾完全游离后，将胰体尾向腹侧翻转，可以看到胰腺后筋膜覆盖的 SPV（图 46–4B）。在 SPV 的中央处打开腹膜后腔隙，以避免损伤胰腺的分支（图 46–4C）。SPV 裸露后，结扎并离断小的分支（图 46–4D）。在胰尾部收紧 SPV 的吊带可以有助于分离 SPV。在获得足够的手术切缘后，用 60mm 的切割闭合器通过延长加压时间的方法切断胰腺[9]（图 46–4E）。如果在残端缝合后发生出血，则通过夹闭止血，而不是电凝止血。最后，将胰腺标本放入标本袋中，通过延长的脐部口取出（图 46–4F）。

Warshaw 术式

当使用 Warshaw 术式时，大部分过程与 SPDP 相同。SPA 的根部采用三层贯穿缝合。在结扎 SPA 之前，应进夹闭试验，以确认结扎 SPA

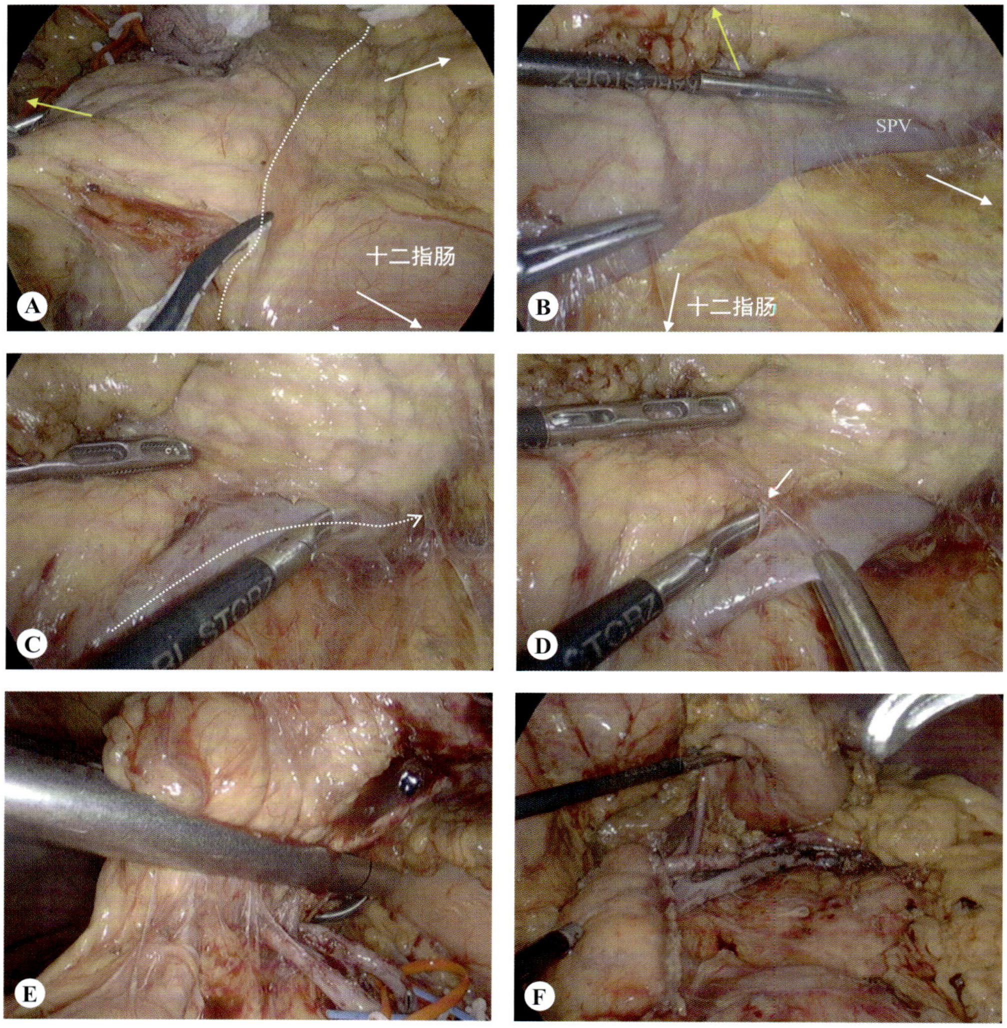

▲ 图 46–4 **A.** 主刀医生（黄箭）和助手（白箭）适当地牵引结肠系膜，胰腺下缘清晰可见（虚线）；**B.** 解剖 Toldt 融合筋膜的前侧（黄色），确定被胰腺后筋膜覆盖的脾静脉（蓝色），过程中由主刀医生（黄箭）和助手（白箭）适当地进行牵拉；**C.** 在 SPV 中央分离后腹膜，以避免损伤胰腺分支（虚线）；**D.** 显露 SPV 并识别小的分支；**E.** 在有足够手术切缘的情况下将胰腺完全松动后，用 60mm 切割闭合器将其切断；**F.** 切除后的手术切面

SPV. 脾静脉

后 CHA 的血流。在胰尾部，SPA 和 SPV 有分支，因此 SPA 和 SPV 远端需双重结扎，而且一定要保留胃网膜左血管。

四、术后随访

术后 7 天进行 CT 检查，以确定脾脏是否有血供。

参考文献

[1] Di Sabatino A, Carsetti R, Corazza GR. Post-splenectomy and hyposplenic states. Lancet. 2011;378(9785):86-97.
[2] Mellemkjoer L, Olsen JH, Linet MS, Gridley G, McLaughlin JK. Cancer risk after splenectomy. Cancer. 1995;75(2):577-83.
[3] Kimura W, Inoue T, Futakawa N, Shinkai H, Han I, Muto T. Spleen-preserving distal pancreatectomy with conservation of the splenicartery and vein. Surgery. 1996;120(5):885-90.
[4] Warshaw AL. Conservation of the spleen with distal pancreatectomy. Arch Surg. 1988;123(5):550-3.
[5] Cuschieri A, Jakimowicz JJ, van Spreeuwel J. Laparoscopic distal 70% pancreatectomy and splenectomy for chronic pancreatitis. Ann Surg. 1996;223(3):280-5.
[6] Gagner M, Pomp A, Herrera MF. Early experience with laparoscopic resections of islet cell tumors. Surgery 1996;120(6):1051-4.
[7] Shiroshita H, Inomata M, Bandoh T, Uchida E, Akira S, Hashizume M, et al. Endoscopic surgery in Japan: the 13th national survey (2014-2015) by the Japan Society for Endoscopic Surgery. Asian J Endosc Surg. 2019;12(1):7-18.
[8] Nakata K, Shikata S, Ohtsuka T, Ukai T, Miyasaka Y, Mori Y, et al. Minimally invasive preservation versus splenectomy during distal pancreatectomy: a systematic review and meta-analysis. J Hepatobiliary Pancreat Sci. 2018;25(11):476-88.
[9] Nakamura M, Ueda J, Kohno H, Aly MY, Takahata S, Shimizu S, et al. Prolonged peri-firing compression with a linear stapler prevents pancreatic fistula in laparoscopic distal pancreatectomy. Surg Endosc. 2011;25(3):867-71.

第 47 章 联合腹腔干切除的远端胰腺切除术

Distal Pancreatectomy with En Bloc Celiac Axis Resection

Satoshi Hirano Toru Nakamura Toshimichi Asano 著

摘要

联合腹腔干切除的远端胰腺切除术是治疗局部晚期胰腺癌的一种扩大手术方式，对侵犯腹腔干和（或）肝总动脉和（或）其神经丛的肿瘤进行完整切除。虽然 DP-CAR 手术的技术要求很高，但只要慎重选择合适的患者，并采用合理的技术，就能获得较高的 R_0 切除率。术后胰瘘和缺血性胃病的发病率相对较高。最近一份关于 80 例患者接受 DP-CAR 治疗的长期结果的报道，5 年总生存率为 32.7%，中位生存期为 30.9 个月。结果显示，接受术前治疗患者的 OS 明显好于接受立即手术的患者。

一、联合腹腔干切除的远端胰腺切除术

局部晚期胰腺癌常累及肝总动脉和（或）腹腔干，并侵犯这些动脉周围的神经丛。尽管根据 NCCN 指南 2021 第 1 版 [1]，这些肿瘤被认为是交界可切除或局部晚期疾病，但联合腹腔干切除的远端胰腺切除术可能是治疗此类晚期疾病的唯一手术选择 [2]。DP-CAR 的一个优点是，通过完整地切除胰体尾及整个周围结构，特别是 CHA、CA 和周围神经丛及肠系膜上动脉，减少了腹膜后切缘阳性的可能，并且不需要动脉、胰胆管或胃肠道重建（图 47–1）。

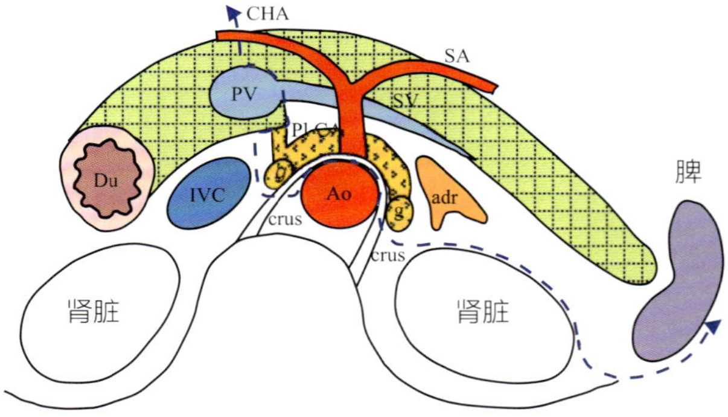

▲ 图 47–1 显示联合腹腔干切除的远端胰腺切除术的切除范围横截面示意图。虚线表示解剖平面

adr. 肾上腺；Ao. 腹主动脉；CA. 腹腔干；CHA. 肝总动脉；crus. 膈肌脚；Du. 十二指肠；g. 腹膜神经节；IVC. 下腔静脉；pl. 腹腔丛；PV. 门静脉；SA. 脾动脉；SV. 脾静脉

这一手术最初是由 Appleby 于 1953 年设计，目的为进展期胃癌的淋巴结切除、全胃切除和腹腔动脉切除 [3]。1976 年，Nimura 首次采用该方法 [4] 治疗侵犯腹腔干的晚期胰腺癌患者。Ogata 及其同事在 1991 年 [5]（日语，英文摘要），以及 Kondo 在 2001 年 [6] 分别对该术式进行了改进，保留了整个胃，从而改善了术后的营养状况。Kondo 和 Hirano 于 2007 年发表了关于 DP-CAR

长期疗效的第一份报道[7]，其中包括连续 24 例术后存活良好的患者的结果。从那时起，这一方法和术语“DP-CAR”被广泛接受。如今，许多胰腺外科医生已经对胰体尾恶性肿瘤进行 DP-CAR 手术。

二、DP-CAR 中切除和保存的器官

胰腺癌可直接侵犯患者的腹腔神经丛和神经节，也可通过脾动脉和肝总动脉周围的神经丛侵犯。虽然 DP-CAR 包括整体切除这些动脉和神经丛，但却不需要重建动脉系统，因为从肠系膜上动脉通过胰十二指肠动脉弓形成了侧支循环。整个消化道，包括胃和胆管，因为没有受到癌症的侵犯而可保留下来。然而，进行胆囊切除术是为了预防术后胆囊壁的缺血性坏死穿孔。如果胰体肿瘤直接侵犯其他器官，可以同时切除该器官，包括消化道。如果肿瘤侵袭了胃壁全层，则应考虑全胃切除术，因为此时侧支动脉血流不足可能会影响吻合口的愈合。在没有肿瘤侵袭的情况下，应尽可能保留胃，以维持患者的营养状态和可口服抗癌药。保留 SMA，也是该手术的关键点，即使完全切除了周围的神经丛，只要有 SMA，就可维持对肝胆系统和胃的动脉供应。门静脉切除也是一种选项。

三、DP-CAR 术后肝和胃的动脉供血

腹腔动脉、肝总动脉和脾动脉离断后，肝和胃的动脉血流依赖于胃十二指肠动脉，因此，在 DP-CAR 中一定要保留胰头和 GDA。通过 SMA、胰十二指肠动脉弓和 GDA 的侧支通路维持向肝胆系统的动脉供血。由于侧支通路还确保了动脉血流供应胃网膜右动脉，因此可以保留整个胃（图 47-2）。

过去，术前常规进行 CHA 的弹簧圈栓塞术，以扩大侧支动脉通路，减少缺血性胃病、肝脓肿和胆道穿孔等缺血相关并发症。然而，据报道 CHA 栓塞术的有效性是阴性结果[8]。因此该程序已经不再是必要的。

四、DP-CAR 的适应证

术前应采用 MDCT，辅以 MRI 和超声内镜

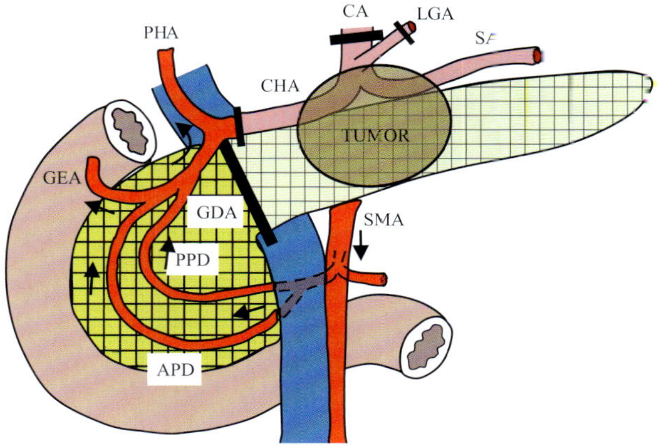

▲ **图 47-2 DP-CAR 术后肠系膜上动脉经胰十二指肠弓的侧支动脉通路示意图。箭显示了动脉血从肠系膜上动脉经胰十二指肠弓流向肝脏和胃的方向**

APD. 胰十二指肠前弓；CA. 腹主动脉；CHA. 肝总动脉；GDA. 胃十二指肠动脉；GEA. 胃网膜右动脉；LGA. 胃左动脉；PHA. 肝固有动脉；PPD. 胰十二指肠后弓；SA. 脾动脉；SMA. 肠系膜上动脉

对肿瘤进展程度进行仔细评估。DP-CAR 的指征是胰体局部晚期导管腺癌，如累及或毗邻 CHA、SA 根部和（或）CA，未累及 GDA、SMA 和胰十二指肠下动脉。受累范围小于 SMA 神经丛周长约一半的患者可考虑接受 DP-CAR 手术，因为可以通过在肿瘤的对侧分离 SMA 神经丛来实现完全剥离 SMA 神经丛而不显露肿瘤。为了从肿瘤学角度安全地结扎和切断腹主动脉前方的 CA 根部，CA 与主动脉外膜需要有 5～7mm 长度的无瘤区。

五、DP-CAR 的手术流程

DP-CAR 通常包括切除胰体尾和脾脏，整块切除腹腔干、肝总动脉、胃左动脉、腹腔神经丛和双侧神经节，以及围绕 SMA 的环状神经丛。左肾周脂肪组织、左肾上腺及整个腹膜后脂肪组织，包含从左肾静脉到左肾静脉上方淋巴结，覆盖胰体的横结肠系膜和肠系膜下静脉也被切除（图 47-3）。

为实现 R_0 切除，建议采用系统性 DP-CAR 术式，包括左右背侧入路（第一步）、腹侧入路（第二步）和内侧入路（第三步）（图 47-4）。首

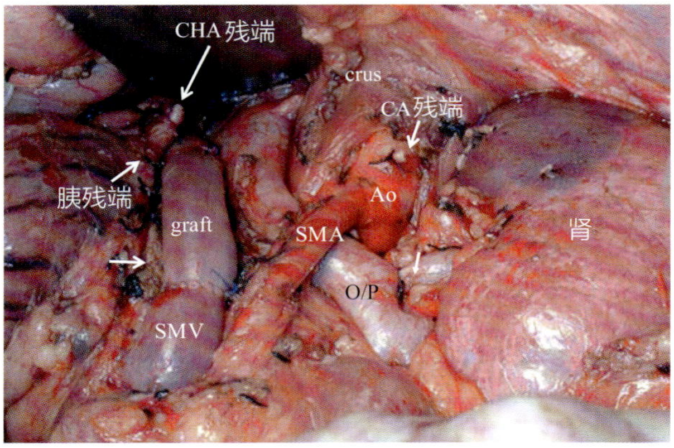

▲ 图 47-3 联合腹腔干切除的远端胰腺切除术的术后图示

Ao. 腹主动脉；CA. 腹腔干；CHA. 肝总动脉；crus. 膈肌脚；GDA. 胃十二指肠动脉；graft. 移植的髂静脉；SMA. 肠系膜上动脉；SMV. 肠系膜上静脉

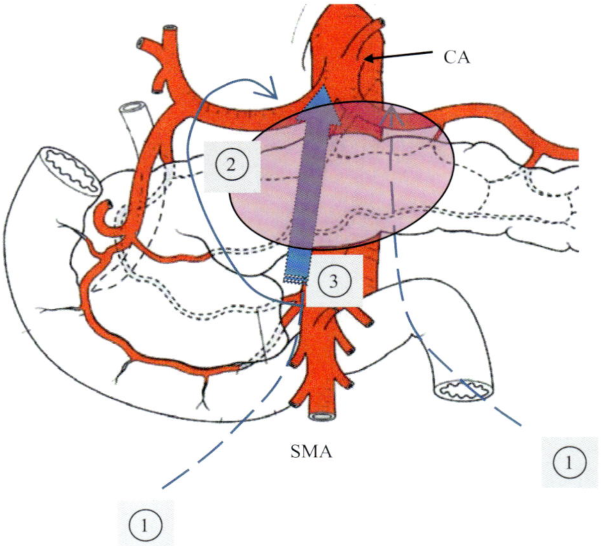

▲ 图 47-4 在 DP-CAR 中获得 R_0 切缘的系统化流程

手术分 3 步进行，第一步为左、右背侧入路（①），第二步为腹侧入路（②），最后一步为内侧入路（③）

先第一步（背侧入路），以 Kocher 手法显露 SMA 的下部，通过显露右膈脚来完全切除右侧腹腔神经节。SMA 的神经丛首先在背侧（肿瘤的对侧）分开，沿纵向延伸 4～5cm。必须分开正中弓状韧带，露出并分离 CA 的根部。然后，分离范围移至左侧，整块切除腹膜后脂肪和肾周脂肪的上部，包括左侧肾上腺头侧至左肾血管，显露左膈脚。在此入路中，将双侧腹主动脉旁淋巴结和神经节完全切除。第二步（腹侧入路），分离肝总动脉后横断胰腺。当肿瘤位于 GDA 附近时，为了在胰腺实质横断处获得无瘤边缘，横断处应向外侧移位。如有必要，应在此步骤中进行门静脉和（或）肠系膜上静脉重建。第三步（内侧入路），将第一步中进行的 SMA 神经丛的分离纵向延伸至 IPDA 近端，以实现神经丛的完全切除。最后将 SMA 神经丛和胰腺钩突分离，完成手术。

IPDA 或 GDA 的意外损伤会影响侧支循环，并导致致命的并发症，如胃坏死和（或）肝梗死。如果发生这种情况，肝固有动脉与结肠中动脉[9]或胃网膜右动脉与 MCA[10]之间的显微吻合可能是维持通往胃和肝脏的动脉血流的一种选择。

六、DP-CAR 术后并发症

DP-CAR 术后最常见的并发症是胰瘘，这种情况相对容易发生，因为对于肿瘤延伸到胰腺近端，超出门静脉的患者，需要在胰头分离胰腺实质。在这种情况下，胰腺的切面变得比通常的远端胰腺切除后更宽，在这种情况下，在胰腺颈部离断胰腺实质。术中在胰腺残端的适当位置置入引流管是非常重要的，也可避免术后 CHA 残端假性动脉瘤出血。第二常见的并发症是由胃血流减少引起的缺血性胃病[11]。根据连续 80 例接受 DP-CAR 的患者的数据[12]，主要并发症为 Clavien-Dindo 分级 3 级以上 33 例（41.3%），胰瘘 47 例（57.5%），缺血性胃病 23 例（28.8%）。80 例患者中有 4 例（5%）在医院死亡。术后住院天数为 12～208 天，中位数为 38 天[12]。

术后的其他并发症之一是顽固性腹泻，原因是 SMA、CA 和双侧神经节周围的神经系统完全被剥离。根据已公布的数据，大约一半的患者定期需要止泻药，其余一半的患者在 39 个月的中位随访期内偶尔需要或从未使用这些药物[13]。

与切除神经组织的不良反应相反，即使在手术前使用阿片类药物可控的疼痛，患者的疼痛也会完全消失[6]。

由于术后并发症的发生率和生活质量差主要会影响辅助治疗的耐受性，外科医生应在 DP-CAR 后努力改善这些情况。

七、DP-CAR 的长期结果

2007 年，在 23 例局部晚期胰腺癌患者中，首次报道了 DP-CAR 的长期结果，这些患者在“手术优先”的策略下接受了 DP-CAR[7]。91% 的病例 R_0 切除，中位随访时间 27.4 个月，5 年生存率为 42%，中位生存期为 21 个月。在第一份报道发布 9 年后，该中心最近发表了一份包含 80 名患者的报道，报道显示，根据疾病的具体情况，1 年、3 年和 5 年总生存率分别为 81.1%、56.9% 和 32.7%，中位随访期为 63.5 个月 [12]，中位生存期为 30.9 个月。

尽管在报道中局部控制率即 R_0 切除率较好，为 92.5%，但术后的早期复发(主要发生在肝脏)，导致生存时间较短。研究还显示，接受手术前治疗的患者的生存时间明显好于直接接受手术的患者 [12]。研究结果表明，DP-CAR 应作为多学科治疗的一部分。

虽然 DP-CAR 可以用于治疗局部晚期胰体癌，未来有必要进行扩大患者数量的前瞻性研究，主要是可以确保充分的患者选择和围术期治疗，以证明这种创新手术的有效性。

参考文献

[1] NCCN Clinical Practice Guidelines in Oncology (NCCN Guidelines®). Pancreatic adenocarcinoma version 1. 2021. https://www.nccn.org/professionals/physician_gls/pdf/pancreatic.pdf.

[2] Kondo S, Katoh S, Hirano S, Ambo Y, Tanaka E, Okushiba S, Morikawa T, Kanai M, Yano T. Results of radical distal pancreatectomy with en bloc resection of the celiac artery for locally advanced cancer of the pancreatic body. Langenbeck Arch Surg. 2003;388:101-6.

[3] Appleby LH. The coeliac axis in the expansion of the operation for gastric carcinoma. Cancer. 1953;6:707.

[4] Nimura Y, Hattori T, Miura K, Nakajima N, Hibi M. A case of advanced carcinoma of the body and tail of the pancreas resected by the Appleby operation. Operation. 1976;30:885-9. (In Japanese)

[5] Hishinuma S, Ogata Y, Matsui J, Ozawa I, Inada T, Shimizu H, Kobu K, Ikeda T, Koyama Y. Two cases of cancer of the pancreatic body undergoing preservation with distal pancreatectomy combined with resection of the celiac axis. Jap J Gastroenterol Surg. 1991;24:2782-6. (In Japanese with English abstract)

[6] Kondo S, Katoh H, Omi M, Hirano S, Ambo Y, Tanaka E, Okushiba S, Morikawa T, Kanai M, Yano T. Radical distal pancreatectomy with en bloc resection of the celiac artery, plexus, and ganglions for advanced cancer of the pancreatic body: a preliminary report on perfect pain relief. JOP. 2001;2:93-7.

[7] Hirano S, Kondo S, Hara T, Ambo Y, Tanaka E, Shichinohe T, Suzuki O, Hazama K. Distal pancreatectomy with en bloc celiac axis resection for locally advanced pancreatic body cancer: long-term results. Ann Surg. 2007;246:46-51.

[8] Ueda A, Sakai N, Yoshitomi H, Furukawa K, Takayashiki T, Kuboki S, Takano S, Suzuki D, Kagawa S, Mishima T, Nakadai E, Miyazaki M, Ohtsuka M. Is hepatic artery coil embolization useful in distal pancreatectomy with en bloc celiac axis resection for locally advanced pancreatic cancer? World J Surg Oncol. 2019;17:124.

[9] Suzuki H, Hosouchi Y, Sasaki S, Araki K, Kubo N, Watanabe A, Kuwano H. Reconstruction of the hepatic artery with the middle colic artery is feasible in distal pancreatectomy with celiac axis resection: a case report. World J Gastrointest Surg. 2013;5:224-8.

[10] Kondo S, Ambo Y, Katoh H, Hirano S, Tanaka E, Okushiba S, Morikawa T, Igawa H, Yamamoto Y, Sugihara T. Middle colic artery-gastroepiploic artery bypass for compromised collateral flow in distal pancreatectomy with celiac artery resection. Hepato-Gastroenterology. 2003;50:305-7.

[11] Kondo S, Katho H, Hirano S, Ambo Y, Tanaka E, Maeyama Y, Morikawa T, Okushiba S. Ischemic gastropathy after distal pancreatectomy with celiac axis resection. Surg Today. 2004;34:337-40.

[12] Nakamura T, Hirano S, Noji T, Asano T, Okamura K, Tsuchikawa T, Murakami S, Kurashima Y, Ebihara Y, Nakanishi Y, Tanaka K, Shichinohe T. Distal pancreatectomy with en bloc celiac axis resection (modified Appleby procedure) for locally advanced pancreatic body cancer: a single-center review of 80 consecutive patients. Ann Surg Oncol. 2016;23:969-75.

[13] Hirano S, Kondo S, Tanaka E, Shichinohe T, Tsuchikawa T, Kato K, Matsumoto J. Postoperative bowel function and nutritional status following distal pancreatectomy with en-bloc celiac axis resection. Dig Surg. 2010;27:212-6.

第 48 章　改良的联合腹腔干切除的远端胰腺切除术

Modified Distal Pancreatectomy with Celiac Axis En-bloc Resection

Ken-ichi Okada　Hiroki Yamaue　著

摘要

由于大多数胰腺癌复发是全身性的，并且累及动脉的肿瘤即使在根治性切除后也会迅速复发。在新辅助治疗的时代，外科医生应该重新考虑是否应该将仅 R_0 切除作为交界可切除和局部晚期胰腺癌治疗的首要方法。通过对 Appleby 术式更安全的改进，作为一种治疗交界可切除或局部晚期胰体尾癌的根治性胰腺切除术，该术式再次引起了胰腺外科医生的重视。Appleby 手术联合动脉切除在胰体尾癌手术中的作用是能够获得宽切缘，并且通过腹腔干切除联合肿瘤浸润性神经丛的切除减轻了癌痛。改良的 Appleby 手术即联合腹腔干切除的远端胰腺切除术；与标准的远端胰腺切除术相比，DP-CAR 在大的中心是安全可行的。在胰腺癌化疗方案更强的时代，此术式的适应证逐渐增加。由于在经验丰富的机构中潜在的生存获益，该术式在高度选择的患者中可能是合理的。本章我们将详细介绍保留胃左动脉的 DP-CAR 手术的方法和效果。

联合腹腔干切除的远端胰腺切除术（DP-CAR）[1]，即所谓的改良 Appleby 手术，由于缺乏大样本的研究，目前仍存在争议。该术式的优点之一是可以通过分离腹腔动脉根部对肿瘤后方进行深部剥离，从而达到根治性手术效果，另一个优点是切除肿瘤侵犯神经丛解决术前癌痛的影响。既往的一些研究表明，R_0 切除是长期生存的必要条件。但 R_0 切除并不是影响晚期胰腺癌患者生存的唯一因素。最近的一项国际多中心分析显示，174 例接受 DP-CAR 的胰腺导管腺癌患者，R_0 切除率为 60%，新辅助和辅助治疗分别占 69% 和 67%，中位总生存期为 19 个月 [2]。尽管有这些报道，DP-CAR 的适应证在可治愈性和生存获益等方面仍然存在争议。该手术可为新辅助治疗后的交界可切除或局部晚期胰体尾癌患者提供临床获益。此外，需要进行更充分和更强的术前治疗以提高患者的生存获益。

一、胰腺癌 Appleby 手术的历史、背景和改进

1973 年，Fortner 提出了一种新的治疗胰腺癌的方法，即区域切除联合大血管整块切除 [3]。

在这篇报道中，Kaplan-Meier 计算的 1 年实际存活率为 62%，相比之下，1959—1969 年，在同一中心接受胰十二指肠切除术的 17 例较晚期肿瘤患者的 1 年存活率为 36%[4]。这种被描述为区域胰腺切除术的最大获益可能是在胰腺癌瘤体较小的患者中，将可获得较宽的切缘。Appleby 手术首次报道是 1953 年，在胃癌根治术中完全切除腹腔干，从而达到清扫淋巴结的目的[5, 6]。Nimura 等于 1976 年报道了以 Appleby 手术切除累及腹腔干和（或）肝总动脉的胰体尾癌[7]。1991 年，Hishinuma 等改进了该术式，保留了整个胃，改善了术后的营养状况和生活质量[8]。2000 年，Konishi 等报道了当腹腔干阻断后，肝固有动脉的搏动较弱时重建肝动脉的手术[9]。此后，几家机构报道了改良的 Appleby 手术治疗晚期胰体尾癌的经验，即联合腹腔干切除的远端胰腺切除术，Kondo 等将其命名为 DP-CAR[10]。尽管有少数长期生存的报道，但这种具有挑战性的手术的总体生存获益和风险尚不清楚，因为之前的报道只包括一小部分患者。随着 Appleby 手术的安全改良和创新，以及交界可切除胰腺癌概念的转变，作为一种针对交界可切除或局部晚期胰体尾癌的根治性切除术，该手术再次引起了胰腺外科医生的关注。2014 年，我们在 DP-CAR 的解剖基础上，首次提出保留胃左动脉的 DP-CAR（改良 DP-CAR）[11]。

二、腹腔干及其分支的解剖学特征

虽然关于腹腔干解剖的分类有很多报道，但在 2016 年由 Marco-Clement 等所描述的是既往文献基础上提出的应用性较好且相对简单易懂的分型（图 48-1）[12]。该分型中，完整腹腔干型即Ⅰ型几乎占 90%。Ⅰa 型，完整二分叉型（LGA 先行发出）腹腔干占 57.6%；Ⅰb 型，完整三叉型

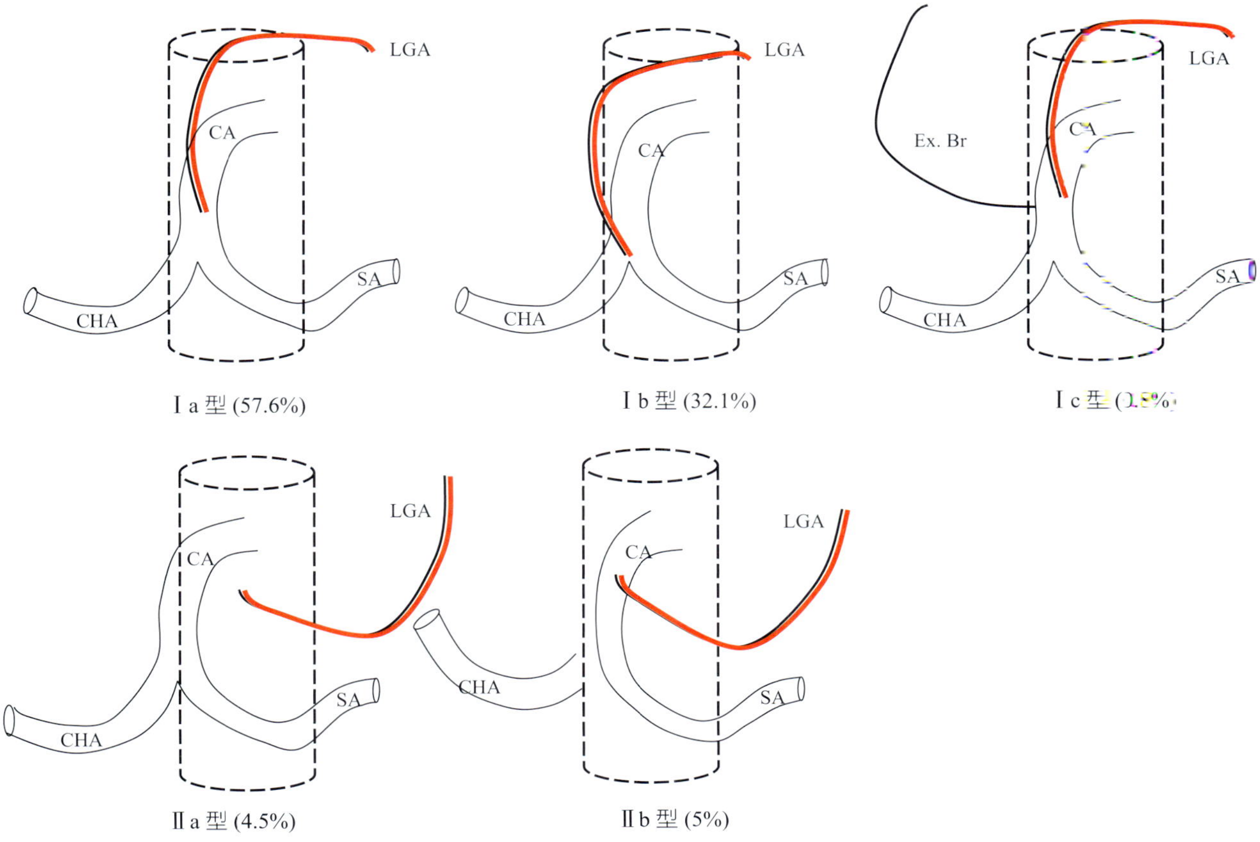

▲ 图 48-1 Marco-Clement 等的腹腔干分型[12]

腹腔干占 32.1%；Ⅱa 型，不完整腹腔干型（也称肝脾干）占 4.5%；Ⅱb 型，胃脾干占 5%。从解剖因素看，Ⅰb 型不能保留 LGA，即腹腔干、肝总动脉和脾动脉根部侵犯的胰体癌不能保留 LGA。对于其他病例，单独的病例逐个进行检查，LGA 可以在没有微小癌灶残留的情况下保留（R_0）。手术方法和剥离层面规划时应该考虑到肿瘤到 LGA 的距离和 LGA 根部的位置[11]。

三、改良 Appleby 手术的器官和组织切除

Hirano 和 Kondo 等[1]按此术式切除的器官和组织包括腹腔干、肝总动脉、LGA、腹腔神经丛和神经节、肠系膜上动脉周围的神经丛、部分膈肌脚和 Gerota 筋膜、左肾上腺、左肾静脉上方淋巴结及腹膜后脂肪组织，覆盖胰体表面的横结肠系膜和肠系膜下静脉。门静脉和结肠中血管可选择性切除。一般来说，不需要动脉系统的重建，因为从肠系膜上动脉到胰十二指肠弓的侧支动脉通路是固有的。此外，由于保留了胃，因此不需要重建消化道。Sato 等报道了结肠中动脉 –LGA 搭桥术在切除 LGA 的 DP-CAR 患者中的应用[13]。根据肿瘤的解剖特点和与动脉的关系，可保留 LGA 和膈下动脉。表 48–1 显示了在这一过程中切除和保留的器官、血管和其他组织。

四、改良 Appleby 手术治疗胰体尾癌的适应证

首先，这一术式应该由专科机构且受过良好培训技术熟练的人员执行[2]。关于肿瘤状态，改良 Appleby 手术早期适应证是累及腹腔干和（或）肝总动脉的胰体尾癌患者。最近的文献报道，适用于胰体 / 尾部肿瘤累及或触及至少肝总动脉、脾动脉根部或腹腔干中一支的患者[1]，意味着位于脾动脉根部附近的部分可切除的胰体 / 尾部癌也适用于该手术。我们对接受标准 DP 患者的治愈率与肿瘤与脾动脉根部的距离之间的关系的调查显示，位于离脾动脉 10mm 以内的肿瘤显微镜下切缘阳性率比距离脾动脉＞10mm 的患者更高[14]。因此，我们建议，对于那些潜在可切除的胰体 / 尾癌患者，应该实施 DP-CAR 以获得 R_0 切除，否则他们将接受标准的 DP。此外，我们的研究还表明，无门静脉系统和动脉侵犯（双阴性）的患者的总体生存率高于其他患者。此外，在许多既往报道中，联合大动脉切除的扩大胰腺切除并没有改善长期生存。因此，我们应对无门静脉和动脉侵犯的患者进行仔细的术前影像检查，以确定 DP-CAR 的适应证。

表 48–1　改良 Appleby 术式中切除或保留的器官、血管和其他组织

	切　除	保　留	选择性切除
器官	胰腺（体 / 尾）、左肾上腺、胆囊[a]、脾脏	胃、十二指肠	
血管	腹主动脉、肝总动脉、脾动脉、胰背动脉、胃短血管、胃后动脉、肠系膜下静脉	胰十二指肠下动脉、胃十二指肠动脉（胰十二指肠弓）、肝固有动脉、胃右血管、胃网膜右血管、胃结肠干	门静脉、结肠中血管。根据解剖特点可以保留胃左动脉[a]和膈下动脉
其他组织	膈肌脚的一部分、Gerota 筋膜、腹腔神经丛和神经节、肠系膜上动脉周围的神经丛、左肾静脉上方的淋巴结及腹膜后脂肪组织、覆盖于胰体表面的横结肠系膜	右肾上腺，双侧肾脏	

a. 一些机构常规切除胆囊和胃左动脉，其他机构在一定条件下保留或重建

五、改良 Appleby 手术的风险评分

根据对 191 例 DP-CAR 患者的国际多中心分析，在 5 个大的中心（≥1 例 DP-CAR/ 年）和 18 个小的中心 DP-CAR 的 90 天死亡率分别为 5.5% 和 18%（*P*=0.015）。根据年龄、性别、体重指数、美国麻醉医师学会评分、多脏器切除、开放手术与微创手术、小的中心与大的中心的风险评分，在实验和验证队列中没有统计差异（*P*=0.642）。主要发现是，每年的 DP-CAR 病例数量是 90 天死亡率的最重要预测因子。因此研究人员得出结论，未来的研究应该以（前瞻性）验证临床风险评分为目标，该评分可在 www.creasculator.com 网站上获得[2]。

六、改良 Appleby 手术的术前准备

术前动脉栓塞的必要性仍存在争议。一些研究人员已经实施了改良的 Appleby 手术，术前不进行肝总动脉栓塞术。其安全性和有效性仍需在临床试验中进行评价。尽管没有证据表明术前行 CHA 栓塞术可降低缺血相关并发症的风险，但可在术前行血管造影，检查胰十二指肠下动脉的变异以便安全地实施手术。术前 CHA 的栓塞术应由外科医生和介入放射科医生协作完成。外科医生应准确地向他们描述计划结扎 / 离断的部位，并请放射科医生以安全的方式将弹簧圈放置在预期位置，避免弹簧圈移位至计划保留的动脉中。这样操作以后 IPDA 直径通常增长 1.5～2 倍。

七、改良 Appleby 手术的操作程序及误区

DP-CAR 的具体操作步骤如下。首先，将胃网膜右动 / 静脉、胃右动 / 静脉用血管带环绕并保留。在横断胰颈前，显露胃十二指肠动脉和肝总动脉的分叉，然后显露肝固有动脉的起始处。切取动脉分叉部周围的神经丛送冰冻切片，以确定肿瘤有无癌细胞浸润，从而评估邻近该区域肿瘤的可切除性。门静脉系统意外出血时应采用 Kocher 手法。保留胃结肠干，以保证胃静脉回流。胰腺横断时要有足够宽的切缘，以确保切缘阴性。肿瘤累及门静脉的患者，先行门静脉切除和重建。横断胰腺后，必须采用根治性顺行性模块化胰脾切除术，从右至左解剖腹膜后腔隙，该术式的手术范围更好、更安全，亦可较好应对意外出血。通过整块解剖 CHA 周围淋巴结、右侧腹腔神经节和腹腔神经丛，显露腹腔干的起源。术前行 CHA 栓塞术的患者，术中夹闭 CHA 末端后，通过触诊确定肝固有动脉（PHA）、胃右动脉和胃网膜右动脉的血流情况，同时行术中多普勒超声检查肝内动脉的血流。CHA 在 GDA 起始处的近端处离断。在 PHA 和 GDA 有曲折分支的病例中，要避免分叉处的结扎，而保留这两支动脉。将胰腺远端和 CHA 朝向左侧胰尾提起，从 SMA 周围的淋巴结和神经丛中向其起始处分离。注意保留起自 SMA 或空肠第一动脉的胰十二指肠下动脉。SMA 周围的解剖层面从尾侧到背侧与腹腔干的解剖层面相连。在腹主动脉上的腹腔干的起始点环周被确定后再行分离。解剖腹主动脉前方 CA 的周围时，应注意膈下动脉的起始点和走向。

八、根据解剖特征保留胃左动脉

尽管近期报道的手术效果良好，但改良 Appleby 手术后胃排空延迟或缺血性胃病仍是一个持续的令人沮丧的并发症。由缺血性胃病引起的胃排空延迟（DGE）发生率在以前的报道中为 13.0%～30.8%[1, 14]，它不是一个危及生命的并发症，但会导致住院时间延长并降低患者的生活质量，以及伴随营养状况较差、术后辅助化疗延迟。在过去的研究中，数名患者在改良 Appleby 手术期间接受了联合全胃切除术以预防胃缺血的并发症[1, 14]。胃左动脉在胚胎学上是作为腹主动脉干的第一支发育起来的，据报道，68%～72% 的病例 LGA 作为 CA 上述三叉型的第一支[12]。然而，改良 Appleby 手术的流程通常包括整块切除 LGA[1]，尽管需要行 DP-CAR 的胰体癌并不总是累及 LGA 或 LGA 周围的神经丛。我们尝试前瞻性地在 LGA 先行分支且 LGA 与肿瘤的距离大于 10mm 的患者中保留足够的 LGA 切缘，以阐明在 DP-CAR 中保留 LGA（改良 DP-CAR）是

否可以减少 DGE 和其他术后并发症的发生率[11]（图 48–2）。对 37 例连续行 DP-CAR 的患者的病历资料进行了分析，其中 23 例（62%）行 LGA 切除 DP-CAR（传统 DP-CAR），并与 14 例（38%）行保留 LGA 切除肝总动脉和脾动脉的远端胰腺切除术（保留 LGA 的改良 DP-CAR）进行比较。肿瘤距离前支 LGA>10mm 者行改良 DP-CAR 术。在本研究中发现 19 例（51%）LGA 先行分支。常规 DP-CAR 组有 20 例（87.0%）受累于 LGA。根据国际胰腺外科研究小组（ISGPS）分级，临床相关的 DGE：常规 DP-CAR 组为 30%，改良 DP-CAR 组为 0%（P=0.035）。改良 DP-CAR 组 R_0 切除率（79%）高于常规 DP-CAR 组（43%）（P=0.048）。多因素分析表明，切除 LGA 是增加 DGE 发生率的独立危险因素。因此，与常规的 DP-CAR 相比，改良 DP-CAR 显著降低了 DGE 的发生率。同时，保留了胃远端血供 / 神经支配（包括胃右动脉、胃网膜右动脉和胃窦神经支），切除了近端胃血供（包括胃左动脉和胃短动脉）。保留 LGA 可以减少 DP-CAR 后的缺血性胃病，这种方法（适当时保留 LGA）为外科医生实施 DP-CAR 提供了另一种选择。此外，在术中侧支循环如果受损或被证明不足的患者，动脉重建可以弥补侧支循环[13]。

九、保留胃左动脉的外科技术

即使术前打算保留胃左动脉，也首先用血管彩带将胃网膜右动 / 静脉、胃右动 / 静脉环绕并保留，并尽快切除癌细胞侵犯的 GDA 或 CHA 周围神经丛，以评估可切除性。在夹闭 CHA 前检查 GDA 和 PHA 的搏动。夹闭 CHA 后，再次确认搏动，并在前述的远端位置分离和结扎 CHA。我们手术的早期用血管彩带环绕 LGA，保留以便作为解剖终点。通过从胰腺整块清扫 CHA 周围的淋巴结并提起 CHA，显露腹腔干。术中多次送冰冻切片病理组织学诊断证实患者 LGA 周围神经丛无癌细胞浸润后，在腹腔动脉分支出 LGA 后立即进行分离。在根治性顺行模块化胰脾切除术的流程前，进行门静脉切除和重建。而腹膜后解剖深度则根据肿瘤部位，控制较宽的切缘。图 48–3 显示了改良 DP-CAR 的手术野。

十、改良 Appleby 手术的术后并发症

手术后的并发症发病率并不低[2]。DP-CAR 术后因胰瘘导致的肝总动脉残端出血，因肝总动脉切除而难以通过介入放射学技术抢救。此外，DP-CAR 与缺血性胃病或肝脏缺血等重要并发症有关[15]。如果在手术中观察到严重的胃缺血，并

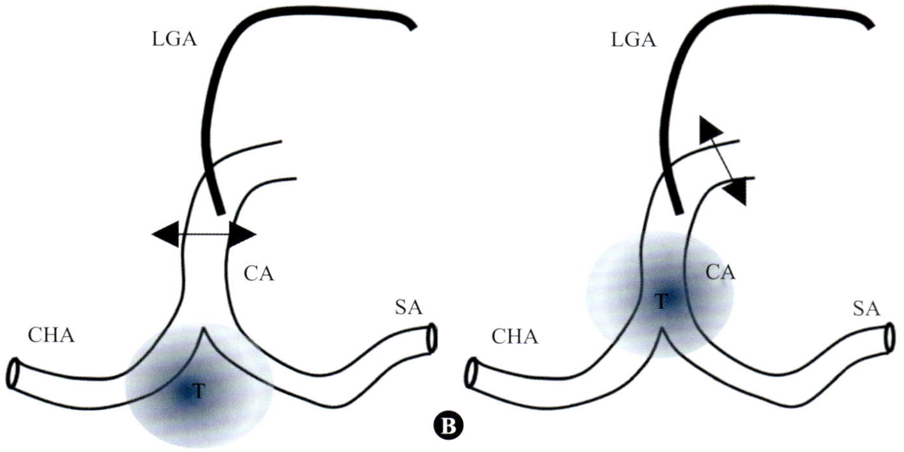

▲ 图 48–2　对距前支胃左动脉 10mm 以上的肿瘤患者行改良的 DP-CAR。图示显示了 LGA 的发出部位及其与分支之间的关系

A. 常规 DP-CAR；B. 保留 LGA 切除肝总动脉和脾动脉的远端胰腺切除术（改良 DP-CAR）。双头箭指示为离断的位置。CA. 腹主动脉；SA. 脾动脉；CHA. 肝总动脉；LGA. 胃左动脉；T. 肿瘤

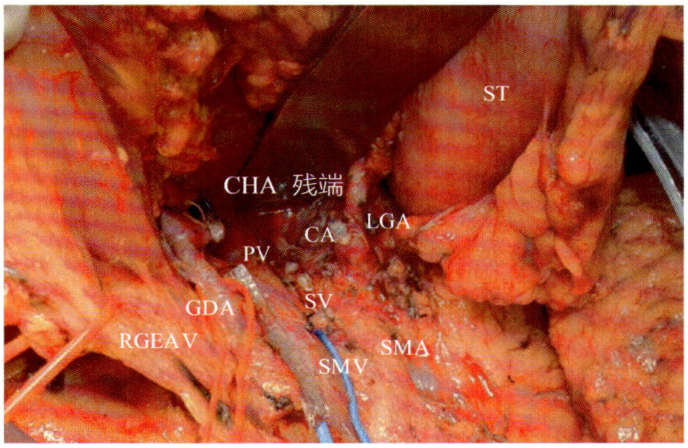

▲ **图 48-3 改良 DP-CAR 后的术野**

ST. 胃；PV. 门静脉；SMV. 肠系膜上静脉；SV. 脾静脉；RGEAV. 胃网膜右动脉 / 静脉；GDA. 胃十二指肠动脉；CA. 腹腔动脉；LGA. 胃左动脉；SMA. 肠系膜上动脉；CHA. 肝总动脉

且几个中心的外科医生都主张如果不能排除未来残胃坏死的可能性，则应增加全胃切除术。意外损伤的患者则需行计划外的动脉重建[1]。可能的缺血性胃病包括不规则的、浅的、广泛的溃疡，通常认为发生在缺血的胃贲门部，以及手术后胃排空延迟。这一问题将直接影响术后康复和辅助化疗的进度。至于肝脏缺血，最近的研究报道，临床相关的肝梗死发生率较低，该报道有一例需要脓肿引流的病例，通常几天后肝功能就会恢复正常。坏死性胆囊炎也有报道，被认为可能是由胃十二指肠动脉和（或）肝固有动脉痉挛所致。最令人担忧的是腹主动脉和肠系膜上动脉周围神经丛切除后的腹泻，因为腹泻会影响术后的营养状况和生活质量。据报道，术后腹泻的程度是可控的，可以通过药物维持生活质量和营养状态，通常使用盐酸洛哌丁胺，很少使用阿片酊剂[1]。

结论

改良 Appleby 手术可能在高度选择的患者中是合理的，因为与未切除的患者相比，DP-CAR 具有潜在的生存优势，同时，这些患者亦应该接受多模式治疗。最近通过保留 LGA 进行的额外改良，即“改良后的 DP-CAR”可以使该术式成为更安全的选择。

参考文献

[1] Hirano S, Kondo S, Hara T, et al. Distal pancreatectomy with en bloc celiac axis resection for locally advanced pancreatic body cancer: long-term results. Ann Surg. 2007;246:46-51.

[2] Klompmaker S, Peters NA, van Hilst J, et al. Outcomes and risk score for Distal Pancreatectomy with Celiac Axis Resection (DP-CAR): an international multicenter analysis. Ann Surg Oncol. 2019;26:772-81.

[3] Fortner JG. Regional resection of cancer of the pancreas: a new surgical approach. Surgery. 1973;73:307-20.

[4] Fortner JG, Kim DK, Cubilla A, et al. Regional pancreatectomy: en bloc pancreatic, portal vein and lymph node resection. Ann Surg. 1977;186:42-50.

[5] Appleby LH. The coeliac axis in the expansion of the operation for gastric carcinoma. Cancer. 1953;6:704-7.

[6] Appleby LH. Removal of the celiac axis in gastrectomy for carcinoma of the stomach in selected cases: a ten-year assessment. J Int Coll Surg. 1960;34:143-7.

[7] Nimura Y, Hattori T, Miura K, et al. Experience of Appleby's operation for advanced carcinoma of the pancreatic body and tail (in Japanese). Shujutsu. 1976;30:885-9.

[8] Hishinuma S, Ogata Y, Matsui J, et al. Two cases of cancer of the pancreatic body undergoing gastric preservation with distal pancreatectomy combined with resection of the celiac axis. Jpn J Gastroenterol Surg. 1991; 24: 2782-2786 (in Japanese with English abstract).

[9] Konishi M, Kinoshita T, Nakagori T, et al. Distal pancreatectomy with resection of the celiac axis and reconstruction of the hepatic artery for carcinoma of the body and tail of the pancreas. J Hepato-Biliary-Pancreat Surg. 2000;7:183-7.

[10] Kondo S, Katoh H, Hirano S, et al. Results of radical distal pancreatectomy with en bloc resection of the celiac artery for locally advanced cancer of the pancreatic body. Langenbeck's Arch Surg. 2003;388:101-6.

[11] Okada K, Kawai M, Tani M, et al. Preservation of the left gastric artery on the basis of anatomical features in patients undergoing distal pancreatectomy with celiac axis en-bloc resection (DP-CAR). World J Surg. 2014;38:2980-5.

[12] Marco-Clement I, Martinez-Barco A, Ahumada N, et al. Anatomical variations of the celiac trunk: cadaveric and radiological study. Surg Radiol Anat. 2016;38:501-10.

[13] Sato T, Saiura A, Inoue Y, et al. Distal pancreatectomy with en bloc resection of the celiac axis with preservation or reconstruction of the left gastric artery in patients with pancreatic body cancer. World J Surg. 2016;40:2245-53.

[14] Okada K, Kawai M, Tani M, et al. Surgical strategy for patients with pancreatic body/tail carcinoma: who should undergo distal pancreatectomy with en-bloc celiac axis resection? Surgery. 2013;153:365-72.

[15] Okada KI, Kawai M, Hirono S, et al. Ischemic gastropathy after distal pancreatectomy with en bloc celiac axis resection for pancreatic body cancer. Langenbeck's Arch Surg. 2018;403:561-71.

第 49 章　机器人远端胰腺切除术

Robotic Distal Pancreatectomy

Marco Vito Marino　Marco Ramera　Alessandro Esposito　著

摘要

自 1994 年 Cuschieri 首次描述（J R Coll Surg Edinb 39:178–84,1994）以来，世界各地的肝胆胰外科医生开展的腹腔镜远端胰腺切除术已越来越多。尽管有报道称，与传统开放手术相比，腹腔镜远端胰腺切除术失血少、恢复更快、住院时间更短［de Rooij et al. Ann Surg 269(1)2–9, 2019; Bjornsson et al. Br J Surg 2020］，第一次微创胰腺切除术的国际调查显示即使对于顶尖胰腺外科医生，具有微创远端胰腺切除术的中位生存的病例量也相当少［van Hilst et al. HPB(Oxford)19:190–204, 2017］。同时，要在确保足够的肿瘤学结果的前提下，游离组织、解剖血管和控制出血所需的专业技术仍然是广泛进行腹腔镜远端胰腺切除术的主要障碍。由于缺乏具体的训练计划，人体工程学的不良感受最终限制了腹腔镜远端胰腺切除术的广泛应用。达•芬奇机器人系统（Intuitive Surgical,Sunnyvale,CA,USA）具有与增强的可视化相关的显微缝合和分离功能，也是其优于腹腔镜的特点。早期报道显示，在减少失血（Chen et al. Surg Endosc 29:3507–18, 2015）、提高脾脏保留率（Hong et al. Surg-Endosc 34:2465–2473, 2020）、降低开放手术率和类似的短期肿瘤学疗效方面，机器人远端胰腺切除术取得了更令人鼓舞的结果（Marino et al. Dig Surg 37:229–239, 2020）。目前尚缺乏关于机器人远端胰腺切除术的标准化技术，我们需要在更大的队列中验证通过新的难度评分进行患者选择。预防具有临床意义的胰瘘仍然是一项挑战，恶性肿瘤的长期肿瘤学结果也仍不清楚。为了更广泛地应用机器人手术，需要克服成本和学习曲线限制，特别是采用更复杂的程序时。

一、手术技术

（一）仪器和工具

对于机器人辅助远端胰腺切除术，我们个人推荐使用以下器械，这些器械应在手术开始前在手术室备好。采用 4 个机器人端口和 1 个 12mm 腹腔镜端口，当手术区域显露具有挑战性时，有时使用 5mm 腹腔镜端口。

最好使用 30° 机器人摄像头，而不是 0°，以便在胰腺周围进行解剖时从上到下切换；最好使用端头向上的有孔抓钳作为牵开器，因其尖端长度较长，同时需要单极电凝剪刀和双极电凝钳作为能量装置，最后是机器人专用超声刀

（Harmonic ACE®）弯头鞘（Ethicon Endo-Surgery, Inc., Cincinnati, OH, USA）等。对于肥胖患者，我们使用达芬奇双极血管闭合系统，其止血效率比超声刀更高。相反，我们认为后者具有更好的分离能力，这对于顺利而细致的解剖至关重要。

中大型和大型机器人应备有 Hem-o-ok® 夹子和 Horizon™ 的小钛夹（Teleflex Medical Ltd.,RTP Durham,NC,USA）及用于胰腺横断的 45mm 腹腔镜切割闭合器（紫色或黑色钉子）。由于缺乏触觉反馈和调节关节闭合困难，我们不建议使用机器人切割闭合器进行胰腺横断，还要备好 3-0 Prolene® 血管缝合线和 25cm 棉布带，以及准备两种无创腹腔镜器械。

（二）手术室配置

全身麻醉下的患者仰卧，双腿分开，手臂紧贴身体。机器人推车停靠在患者的右侧，而外科医生控制台位于手术室的左下角。台上助手位于患者双腿之间，而器械护士站在患者的左下肢外侧。

使用气腹针建立气腹。床倾斜至反 Trendelenburg 体位（15°～20°）和右侧卧位（10°）。总共插入 5 个戳卡。4 个 8mm 机器人端口在脐孔水平线上呈直线，如下所示：① 1 号臂（R1）在右侧腹；② 2 号臂（R2）在右侧直肠旁区域；③ 3 号臂（R3）的脐周区域；④ 4 号臂（R4）的左侧腹（图 49-1）。

连接到 AirSeal®（气腹）系统的 12mm 腹腔镜端口位于左侧直肠旁区域的 R3 和 R4 之间。1 号臂、2 号臂和 4 号臂的初始器械分别使用一个上翻带孔抓钳、一个单极弯曲剪刀和一个双极电凝钳。

（三）脾脏联合远端胰腺切除术

手术首先检查腹腔，术中进行超声检查，以排除肝转移并评估肿瘤位置。然后，用单极剪刀打开胃结肠韧带，保留胃网膜血管弓，同时用 1 号臂将胃向头侧推举。胃后壁通过 3-0 V-loc™ 的连续缝合线固定在前腹壁上，从而释放 1 号臂。切断脾胃韧带，用超声刀完全切断胃短血管。

脾曲通常通过结肠上入路或通过从其左侧结肠外侧游离而下移。完全显露胰腺，将其下缘逐

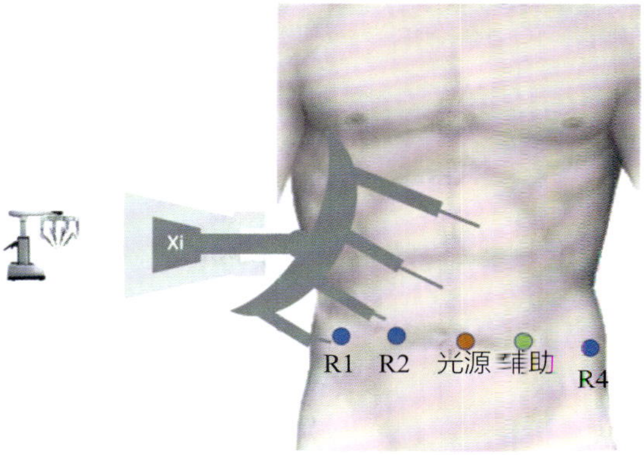

▲ 图 49-1　戳卡的布局

渐与横结肠游离。

显露脾静脉并向肠系膜上静脉汇合处分离，最后用血管带环绕。同样，切开胰腺的上缘，在其起始处分离脾动脉，同样以血管带环绕。打通胰后隧道，并用由 1 号臂传递的棉带悬吊胰腺。用 Hem-o-lok® 夹夹住脾动脉和脾静脉并将其离断（图 49-2）。

用腹腔镜切割闭合器（Endo GIA™ Medtronic, Minneapolis, MN, USA）在胰颈部水平切断远端胰腺，使用紫色（3～4mm）或黑色（4～5mm）钉，或者根据胰腺的厚度使用超声刀（Harmonic ACE®）（图 49-3）。在离断之前，在胰腺下缘以两根 3-0 Prolene® 缝线缝扎牵引，一根在横断点近端，另一根在横断点远端。然后，继续在腹膜后解剖远端的胰腺。

切断脾膈韧带并将脾脏从其侧向附着处游离。

（四）保留脾脏的远端胰腺切除术

一旦打开胃结肠韧带，左侧胃网膜血管和胃短血管需被保留。解剖胰腺的下缘和上缘，将胰

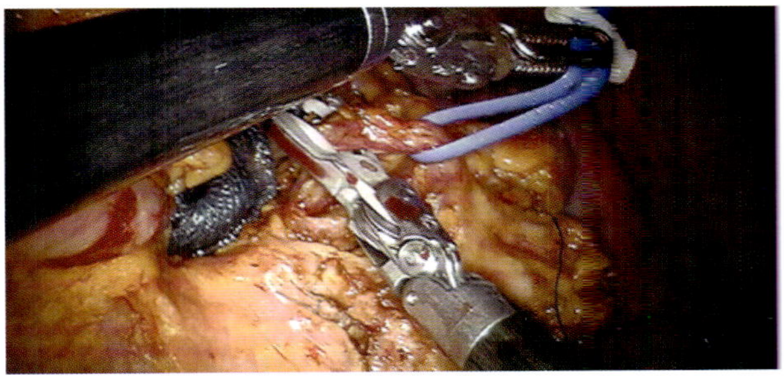

▲ 图 49-2　控制脾动脉

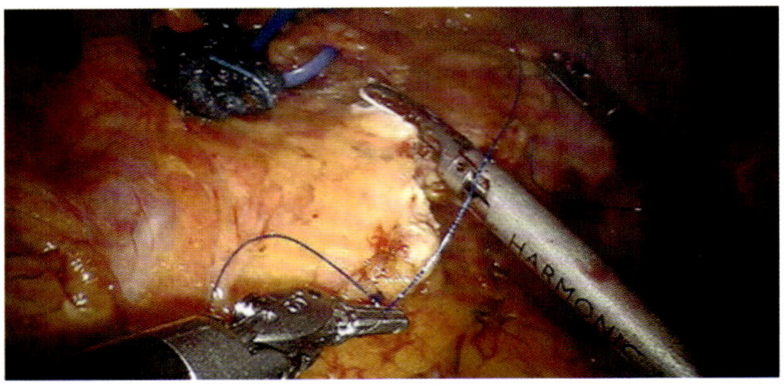

▲ 图 49-3　横断胰腺

动静脉以两个血管带环绕。通过超声评估胰腺横断的位置，并用棉带悬吊完成隧道化。

如果尝试使用 Kimura 术式，则从内向外侧移动解剖和游离远端胰腺，将脾血管从峡部向脾门骨骼化，通过 Harmonic ACE® 超声刀或小钛夹结扎和分离所有胰腺血管分支。

如果采用 Warshaw 术式，则需控制脾的血管（先是动脉），并在 Hem-o-lok® 夹夹闭后进行分离，或采用白色吻合器钉进行离断。特别要注意的是，动脉在其起源处要在近端、在脾门处则需在远端分别游离夹闭，从而保留胃网膜左动脉的起始部。脾静脉在脾门处处理，保留胃网膜左静脉。

胰腺残端不要放置纤维蛋白胶。术中胰腺残端送冷冻切片进行病理检查，以在适当时间内确认切缘阴性。靠近胰腺残端放置一根负压引流管。在保留脾脏和体积不大的病变手术案例中，标本置入内镜标本袋中，并通过 Pfannstiel 切口（剖宫产）或 12mm 戳卡处切口取出。

二、总结

自 2016 年 10 月至今，共有 45 例患者（25 例男性，20 例女性）接受了机器人远端胰腺切除术。35 例患者进行了联合脾脏的远端胰腺切除术，10 例患者采用保留脾脏的方法。

平均年龄 58.5 岁。平均体重指数为 27.4kg/m²。45 例中有 10 例（22.2%）曾做过腹部手术，大多数人（45 例中的 30 例）为胰腺癌。手术的主要适应证是胰腺导管腺癌（22），其次是慢性胰腺炎[1]和神经内分泌肿瘤[2]。平均手术时间为 225min（150～655min），保留脾脏的手术时间更长（255min vs. 190min）。总体失血量为 115ml（5～300ml）。在良性疾病的情况下，100% 的病例完成了保留脾脏的手术。由于出血控制困难和对肿瘤学切除充分性的担忧，有 2 例患者转为开放。11 例患者有术后并发症，7 例患者属于轻微并发症，4 例患者属于严重并发症（8.9%）。只有 3 例患者发生了术后胰瘘（根据 ISGPS 分类，2 例患者为 B 级，1 例患者为 C 级[3]）。2 例患者再次手术，第 1 例因胰周积液导致 C 级胰瘘，第 2 例因结肠穿孔。平均住院时间为 9 天（6～21 天）。90 天死亡有 1 例，为术后肺栓塞所致。R_0 切除率 100%。获取的平均淋巴结个数为 19.5 个（7～25 个）。平均随访 16 个月，复发率为 15%。3 年的无病生存率为 57.8%，而总的生存率为 70.2%。

三、讨论

机器人胰腺手术正逐渐迅猛发展，因为它既适用于胰十二指肠切除术，也适用于剜除术[4, 5]。

正如几项研究所证明，保留脾脏的远端胰腺切除术是胰体 / 尾部非恶性肿瘤的一种重要器官保留技术，同时它具有多种血液学和免疫学益处[6, 7]。因在脾血管的保留与否方面有所不同，产生了两种技术[8]。随着微创方法的出现，特别是机器人平台的出现，人们对评估这项技术对脾脏保留的贡献非常感兴趣。

最近的三项 Meta 分析[9, 10]评估了 RDP 和 LDP 之间的脾脏保留率，结果存在争议。所有这些研究都报道脾脏保留率低于 50%。在这些 Meta 分析中包括的几乎所有研究中，分析的参数“脾脏保留率”实际上是指保留脾脏的手术次数与针对任何病变进行的微创手术总数之间的比率。其他回顾性研究已经仔细评估了这个问题。一项韩国单中心、单个外科医生的研究分析表明，200 多例接受 MIDP 的患者采用了腹腔镜和机器人方法（约 1/5 的病例）[11]。尽管这项研究的性质是回顾性的，但作者报道了有意保留脾脏的病例数。RDP 与较高的保留成功率相关（96.8% vs. 82.5%，P=0.02）。另一项研究仔细考虑了这个问题，通过对上海的一家医院所有接受低级别良性或恶性肿瘤SPDP患者的回顾性分析，通过RDP和ODP的比较，获得了倾向性评分匹配[12]。RDP队列中脾脏保留率显著提高（63.5% vs. 26.5%，$P<0.001$），失血量更少，有趣的是手术时间反而更短。在Logistic回归分析中，开放手术与年龄、肿瘤大小和失血（如炎性肿瘤）的增加是脾脏保留失败的独立预测因素。

外科医生和患者对特定方法的偏好可能仍然限制了前瞻性随机试验的设计。

一个广受争议的问题是机器人手术治疗恶性肿瘤，尤其是PDAC的彻底性。三项系统回顾和Meta分析表明，MIDP和ODP之间的肿瘤切缘、30天死亡率、无病生存率和总生存率具有可比性[13-15]。再者，目前可用的数据可能会受到追溯性选择偏倚的影响。两项正在进行的随机对照试验为欧洲多中心DIPLOMA试验（ISRCTN44897265）和中国多中心“腹腔镜与开放性远端胰腺切除术治疗体尾部胰腺癌患者的研究”（NCT03792932），未来两者的结果应能提高针对这一问题的研究证据水平。

参考文献

[1] Marino MV, Mirabella A, Gomez Ruiz M, et al. Robotic-assisted versus laparoscopic distal pancreatectomy: the results of a case-matched analysis from a tertiary care center. Dig Surg. 2020;37(3):229-39.
[2] Chen S, Zhan Q, Chen JZ, et al. Robotic approach improves spleen-preserving rate and shortens postoperative hospital stay of laparoscopic distal pancreatectomy: a matched cohort study. Surg Endosc. 2015;29(12):3507-18.
[3] Bassi C, Marchegiani G, Dervenis C, et al. The 2016 update of the International Study Group (ISGPS) definition and grading of postoperative pancreatic fistula: 11 Years After. Surgery. 2017;161(3):584-91.
[4] Liu R, Wakabayashi G, Palanivelu C, et al. International consensus statement on robotic pancreatic surgery. Hepatobiliary Surg Nutr. 2019;8(4):345-60.
[5] Marino MV, Podda M, Gomez Ruiz M, Fernandez CC, Guarrasi D, Gomez FM. Robotic-assisted versus open pancreaticoduodenectomy: the results of a case-matched comparison. J Robot Surg. 2020;14(3):493-502.
[6] Benoist S, Dugue L, Sauvanet A, et al. Is there a role of preservation of the spleen in distal pancreatectomy? J Am Coll Surg. 1999;188(3):255-60.
[7] Shoup M, Brennan MF, McWhite K, et al. The value of splenic preservation with distal pancreatectomy. Arch Surg. 2002;137(2): 164-8.
[8] Esposito A, Casetti L, De Pastena M, et al. Robotic spleen-preserving distal pancreatectomy: the Verona experience. Updat Surg. 2020;
[9] Hu YH, Qin YF, Yu DD, et al. Meta-analysis of short-term outcomes comparing robot-assisted and laparoscopic distal pancreatectomy. J Comp Eff Res. 2020;9(3):201-18.
[10] Kamarajah SK, Sutandi N, Robinson SR, et al. Robotic versus conventional laparoscopic distal pancreatic resection: a systematic review and meta-analysis. HPB (Oxford). 2019;21(9):1107-18.
[11] Hong S, Song KB, Madkhali AA, et al. Robotic versus laparoscopic distal pancreatectomy for left-sided pancreatic tumors: a single surgeon's experience of 228 consecutive cases. Surg Endosc. 2020;34(6):2465-73.
[12] Weng Y, Jin J, Huo Z, et al. Robotic-assisted versus open distal pancreatectomy for benign and low-grade malignant pancreatic tumors: a propensity score-matched study. Surg Endosc. 2020;
[13] van Hilst J, Korrel M, de Rooij T, et al. Oncologic outcomes of minimally invasive versus open distal pancreatectomy for pancreatic ductal adenocarcinoma: a systematic review and meta-analysis. Eur J Surg Oncol. 2019;45(5):719-27.
[14] Riviere D, Gurusamy KS, Kooby DA, et al. Laparoscopic versus open distal pancreatectomy for pancreatic cancer. Cochrane Database Syst Rev. 2016;4(CD011391).
[15] Nakamura M, Nakashima H. Laparoscopic distal pancreatectomy and pancreatoduodenectomy: is it worthwhile? A meta-analysis of laparoscopic pancreatectomy. J Hepatobiliary Pancreat Sci. 2013;20(4):421-8.

第 50 章　全胰切除术

Total Pancreatectomy

Aleksandar Karamarkovic　Jovan Juloski　Vladica Cuk　著

摘要

- 全胰切除术在某些胰腺疾病的治疗中发挥着重要作用，原因如下：①全胰切除术是唯一一种根治性切除广泛性胰腺癌的手术，对于这些肿瘤，通过胰十二指肠切除术或远端胰腺切除术无法实现完全切除；② TP 有助于周围淋巴结和神经的清扫，并可能改善肿瘤的长期预后；③广泛累及多个节段的胰腺癌，以及整个胰腺的主胰管型 IPMN 和多灶分支型 IPMN，都需要行 TP；④通过 TP，亦可预防因吻合口瘘、术后胰瘘和术后胰瘘而导致的术后胰腺出血（postoperative pancreatic hemorrhage，PPH）。
- 为了更好地治疗交界可切除胰腺癌（borderline resectable pancreatic cancer，BRPC）和局部晚期胰腺癌，特别是在新辅助治疗之后，我们建议在 TP 中增加 TRIANGLE 手术（海德堡三角清扫）作为关键步骤。

1943 年，Rockey[1] 对胰腺癌进行了第一次成功的 TP。随着外科技术和血糖监测及合成胰岛素和胰酶等取得进展，TP 术后的管理有所改善。一些研究表明，肿瘤性疾病 TP 术后的生活质量是可以接受的[2-4]。随着经验的积累、技术的改进和围术期护理的进步，我们现在大的胰腺中心 TP 死亡率已经低于 3%，并发症发病率约为 40%[5, 6]。

一、指征

TP 指征可分为以下 4 个“T”[7, 8]。

- Tumors：晚期或特定部位的肿瘤。
- Technical：胰腺组织软或小胰管引起的技术问题。
- Troubles：围术期手术并发症引起的问题。
- Therapy：治疗慢性胰腺炎引起的顽固性疼痛。

TP 最常见的指征是晚期或多发性胰腺肿瘤[8]。复发性胰腺癌、IPMN 和广泛的神经内分泌肿瘤也是全胰切除术的肿瘤相关指征[9-11]。对于主胰管型 IPMN 和混合型 IPMN 的病例，当 IPMN 蔓延到整个胰腺时，可行一次性切除，或者当术中冰冻切片显示部分胰腺切除后切缘仍存在 IPMN 时，则顺序切除剩余部分[12]。多灶分支导管型 IPMN 的治疗更具挑战性，在手术适应证、正确的时机和手术干预程度方面仍存在争议[12]。根据福冈标准，这些病变具有恶性风险[13]。根据指南，直径＞3cm 的病变应切除。较小的病变如果存在“高危”因素（管壁结节、细胞学阳性、有症状或与症状同步扩张的主胰管）亦应切除。仍然存在的问题是，在所有＜3cm 的 IPMN 中，约 25% 被证实为恶性[13]。所有可疑的恶性分支导管型 IPMN 的标准方法是充分切除加淋巴结清扫，类似于主胰管型 IPMN[12]。

慢性胰腺炎没有胰管扩张同时对药物治疗有抵抗的患者中，已提出 TP 的治疗方法[14]。该流程也适用于遗传性胰腺炎患者，这些患者有较高的胰腺癌发生风险[15]。

胰腺组织较软引起的技术问题并不罕见。当需要进行肝总动脉和肠系膜上动脉重建的情况下，通常推荐行 TP[16, 17]。胰腺完全切除可以完全消除 POPF 的发生及其对动脉吻合的潜在致命影响，降低了并发症发病率和死亡率[15]。

在“部分”胰腺切除术后，可能会出现并发症，如术后胰瘘并发急性出血、败血症。在这些情况下，TP 被看作是抢救性手术[7]。

在接受 PDAC 胰腺切除术的患者中，TP 为胰颈离断切缘阳性的患者提供了 R_0 切除的机会，并与生存获益相关。TP 建议用于肿瘤从胰头向胰腺左侧扩散的患者[15, 18]。

BRPC 和 LAPC 的定义基于肿瘤与其附近主要血管的关系[19]。美国 NCCN 和国际胰腺外科研究小组（International Study Group on Pancreatic Surgery，ISGPS）也进一步明确了 AHPBA/SSO/SSAT 之前的分类[20, 21]。

虽然 LAPC 需要新辅助治疗以获得转化手术的机会，但其在 BRPC 尤其是可切除的胰腺癌中的应用目前仍存在争议。BRPC 的手术切除仍有争议，即是否切除肿瘤在很大程度上取决于术前影像学诊断。不幸的是，始终不能提供真正的可切除性诊断[22]，也不能将肿瘤侵袭与炎症引起的纤维化区分开来[23]。

尽管 MDT 在胰腺癌治疗中得到了广泛应用[24]，但仍存在一个两难境地，即患者可能会失去可切除肿瘤的手术机会，或者外科医生可能会最终切除无法实现 R_0 切除的不可切除肿瘤。例如，特别是那些因 CA、CHA 或 SMA 包绕（不超过 180°）而被认为不可切除的患者，在外科医生的努力下可以行 R_0 切除。对于 BRPC 的治疗，指南中强烈建议采用新辅助疗法，尤其是在欧洲和美国[25]。已报道的一些治疗大大提高了 BRPC 和 LAPC 的切除率和预后[26, 27]。

海德堡团队于 2017 年[28]提出 TRIANGLE 手术（图 50–1），作为新辅助治疗后 LAPC 患者的新方法。该程序的基本原理是观察到，在新辅助治疗后，常规成像无法区分出是实际的肿瘤包膜（或邻界）还是动脉旁的纤维化组织[3]。

然而，一些患者的肿瘤未能降期，反而在新辅助治疗后进展，他们失去了进行肿瘤根治性切除的机会。对于那些动脉被包绕的患者，通过对三角区（包括腹腔干、CHA、SMA 及门静脉和肠系膜上静脉）进行广泛解剖，以及对血管进行完全骨骼化，可以进行 R_0 切除并减少局部复发。事实上，Zhai 等的研究中患者在手术后不

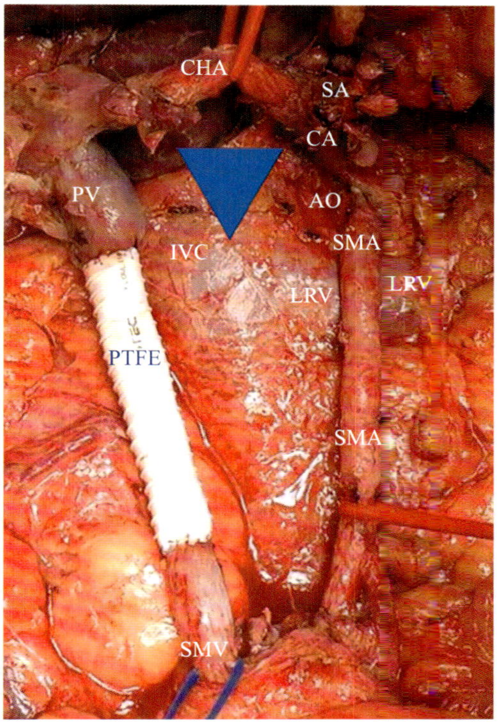

▲ 图 50–1　**TRIANGLE 全胰切除伴门－肠系膜静脉切除术**

三角形区域为完全解剖后的术中视图，包括 CA/CHA、SMA（红色胶带）和 PV/SMV（蓝色胶带）的周围骨骼化，门肠系膜静脉间以环状 PTFE 人造血管重建

会出现局部复发[29]。一些研究表明，BRPC 的 TRIANGLE 手术是安全有效的[29, 30]。TRIANGLE 手术作为一个关键步骤添加到 TP 中，将有助于增加切除的淋巴结数量，降低并发症发生率，并对 BRPC 具有更好的根治性治疗效果[29]。

二、外科手术步骤

TP 可以在两种不同的情况下执行。

第一种情况，TP 作为 PD 之后的第二步：PD 后可能会出现，由于技术原因、早期脓毒症和出血并发症或术中冰冻切片发现胰腺切缘阳性等。在这种情况下，PD 后进行远端胰腺切除术。

第二种情况，"立即"行 TP：在这种情况下，对整个胰腺、部分胃、十二指肠、空肠、胆总管、胆囊和脾脏进行整体切除。

根据 NCCN 指南评估可切除性（第 3 版，2017）[31]。

• 首先是 Kocher 方法抬起胰头和十二指肠。

• 显露左肾静脉和腹主动脉后，显露 SMA 根部（动脉优先入路）。继续右后入路显露起源于主动脉和左肾静脉上方的 SMA[32]；之后，Nakao 提出，以肠系膜入路，悬吊显露 SMA 的胰腺下部分[33]（图 50–2）。这种动脉优先的概念是在手术开始时评估肿瘤与 SMA/RHA 的粘连情况，如果需要，可以视情况停止手术切除或规划动脉切除。

• 肝十二指肠韧带骨骼化。

• 根据 PD 技术，将肝蒂的血管被骨骼化。

• 脾脏和胰体尾部的游离。

• 胰体和胰尾从左向右游离，以便从远端到近端解剖和分离脾–胰复合体，直到与胰峡部和胰头会合。

• TRIANGLE 间隙的清扫。

该技术包括沿着 CA、SMA、SMV 和 PV 解剖所有软组织，并进行清扫。在切除组织的过程中，必须通过术中冰冻切片证明特定的动脉周围组织无肿瘤；随后可行动脉保留的根治性手术[34]。需要对区域内脉管系统进行完全骨骼化。动脉周围的骨骼化是强制性的，包括完全清除血管鞘直到外膜层。

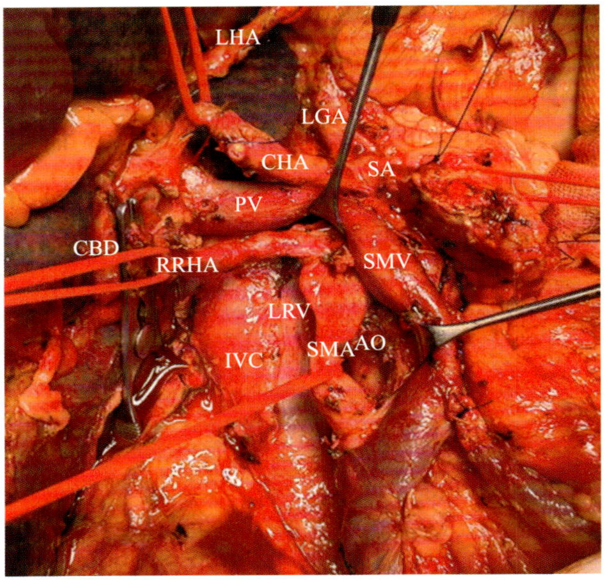

▲ **图 50–2** 血管骨骼化及全胰系膜切除的胰腺切除术（肠系膜入路）

解剖和最终切除之后，由 CA/CHA、SMA 和 PV/SMV 边界形成了我们的解剖上的 TRIANGLE 概念，这些解剖标志的边界内所有软组织都必须切除，通常是纤维组织、神经组织和淋巴组织（图 50–3）。

SMV 或 PV 其中任何一个被肿瘤侵袭时即需要进行切除和重建，包括直接吻合或用人工血管移植物行静脉重建（图 50–3）。TRIANGLE TP 对胰腺癌患者的根治性切除、手术切缘阴性率和长期生存率有很大影响[28, 29]。

当进行 TP 时，冠状静脉通常在手术过程中被离断，由于切除的程度，大多数患者不可能行血管重建。因此，必须在手术结束时严格评估胃的血液灌注，可能需要进行远端甚至胃次全切除，以避免瘀血相关的缺血[35]。

• 分离胰头–十二指肠，横断胃窦，切断空肠。

一旦左侧脾胰复合体完全游离，胰后血管得到释放，手术就完成了胰头侧的十二指胰复合体的分离，如同扩大的 PD。

• 胆道–消化道重建。

空肠襻经结肠系膜孔上提行胆肠吻合术，随后进行胃空肠吻合术。

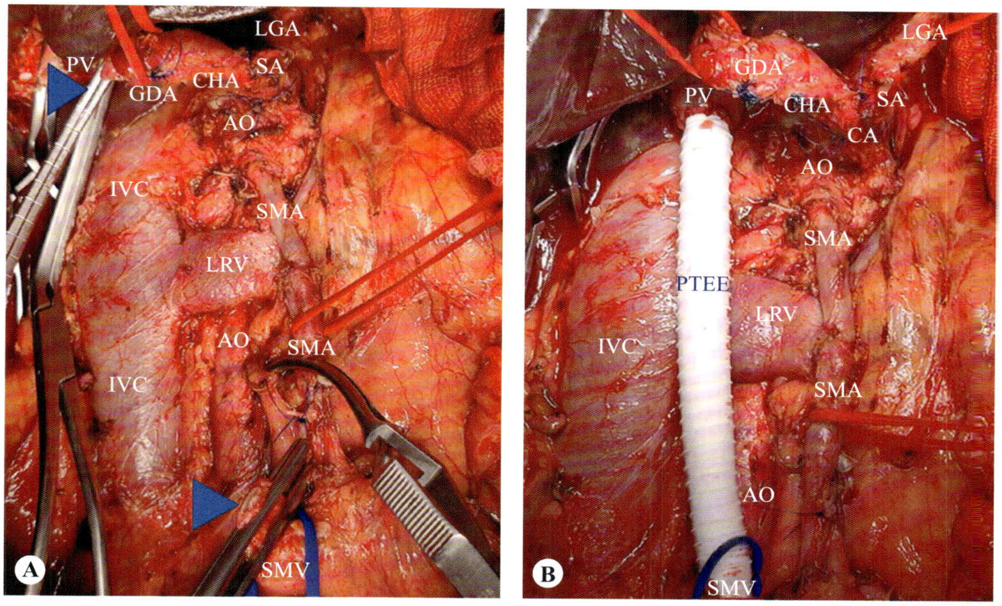

▲ **图 50-3　联合血管切除的根治性全胰切除术**

A. 通过阻断门 – 肠系膜静脉干，切除并清除 TRIANGLE（PV/SMV 近端的残端用标有蓝箭头的血管夹夹住，而 SMA 用动脉夹夹住，以减少肠道充血）；B. 游离 CA/CHA 和 SMA 之间的所有软组织（三角形）（红色胶带）及植入 PV/SMV 间的 PTFE 环状血管移植物（蓝色胶带）

三、血管切除

TRIANGLE TP 可以联合动脉切除和重建，而在这种情况下经常同时需要切除静脉。最近的 Meta 分析表明，胰腺切除联合静脉切除的患者往往切除的肿瘤直径更大，淋巴结阳性率和 R_1 切除率更高，30 天的死亡率更高[36]。与已报道静脉切除术后生存率不佳不同的是，最近的倾向评分匹配分析显示，胰腺切除联合静脉切除术和仅行胰腺切除术组患者的生存率相似[37]。

与静脉切除相比，动脉切除因其并发症发生率及死亡率的增加而更具争议性，并且在选择的患者中大多被视为术者的个人决定[34, 38]。此外，近年来，使用肝动脉或肠系膜上动脉的替代技术得到了改进，并报道了采用 SA（图 50-4）替代等方法来恢复肝脏或小肠血液灌注[16]。

根据我们的原则，如果肿瘤侵犯了源自 SMA 的替代肝右动脉（replacing right hepatic artery，RRHA）（图 50-5），将联合动脉切除术。

在具体的并发症和结果方面，联合动脉切除的患者与未进行动脉切除的患者相比，术后并发症、住院时间和非 R_0 率没有显著差异。一项最近的研究，以近 40 年的经验，证实了动脉切除术对 LAPC 患者的安全性和有效性。此外，我们还建议联合动脉切除手术前行新辅助治疗，对于 LAPC 是有益处的[39]。

一项单中心队列研究报道，与 LAPC 患者的姑息治疗相比，胰腺切除联合动脉切除可获得更好的 1 年、3 年和 5 年生存率[40]。

四、评论

目前，支持在适当选择的 PDAC 患者中进行 TP，因为接受 TP 的患者的长期生存率与接受 PD 的患者相当[41]。TP 患者与 PD 患者的 3 年和 5 年生存率相似，表明血糖问题不是长期死亡的主要因素[42]。TRIANGLE 手术是在未接受新辅助治疗的 BRPC 患者或新辅助治疗后的 LAPC 患者中实现根治性切除的一种可能方法。行 TRIANGLE 的 TP，可以实现保留动脉的手术切除，并且可以降低 POPF 和 PPH 的术后风险。然而，需要更多的研究来进一步评估该术式的可靠性、可行性和长期效果[29]。

声明

作者没有需要披露的利益冲突。

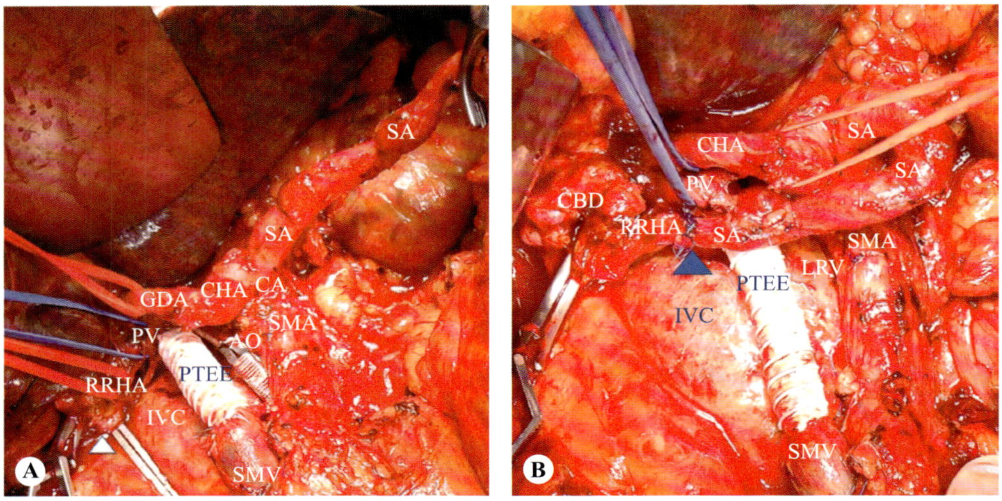

▲ **图 50-4　TRIANGLE 全胰切除联合血管切除术（PTFE 人工血管重建及 SA 转位吻合）**

A. 切除 PV/SMV 静脉主干和来自 SMA 动脉的 RRHA 离断（SA 准备用于转位与 RRHA 重建）；B. PTFE 环状人工血管用于 PV/SMV 重建，而 SA 转位和 RRHA 吻合重建(SA-RRHA 端 – 端吻合处标记为蓝箭头)

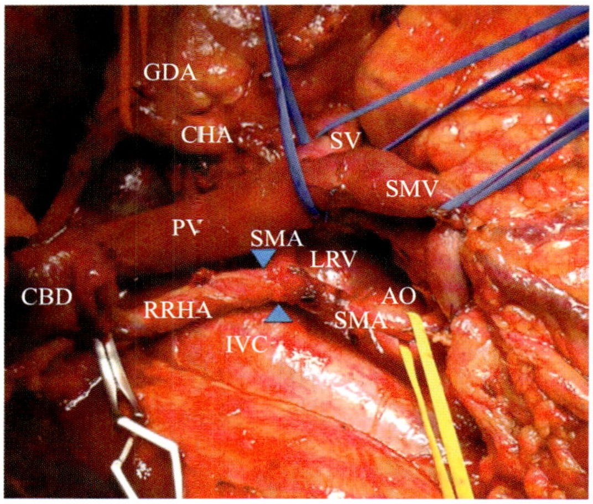

◀ **图 50-5　TRIANGLE 全胰切除术伴动脉切除**

清扫 TRIANGLE 间隙，同时切除 SMA 发出的 RRHA：直接侧 – 端 SMA-RRHA 动脉重建(用蓝箭头标记的吻合处)。PV. 门静脉；SMV. 肠系膜上静脉；IVC. 下腔静脉；LRL. 左肾静脉；AO. 主动脉；SMA. 肠系膜上动脉；CHA. 肝总动脉；GDA. 胃十二指肠动脉；CBD. 胆总管

参考文献

[1] Rockey EW. Total pancreatectomy for carcinoma: case report. Ann Surg. 1943;118(4):603-11.
[2] Barbier L, Jamal W, Dokmak S, et al. Impact of total pancreatectomy: short- and long-term assessment. HPB (Oxford). 2013;15(11):882-92.
[3] Müller MW, Friess H, Kleeff J, et al. Is there still a role for total pancreatectomy? Ann Surg. 2007;246(6):966-74; discussion 74-5.
[4] Casadei R, Monari F, Buscemi S, et al. Total pancreatectomy: indications, operative technique, and results: a single centre experience and review of literature. Updat Surg. 2010;62(1):41-6.
[5] Büchler MW, Wagner M, Schmied BM, et al. Changes in morbidity after pancreatic resection: toward the end of completion pancreatectomy. Arch Surg (Chicago, IL: 1960). 2003;138(12):1310-4; discussion 5.
[6] Cameron JL, Riall TS, Coleman J, et al. One thousand consecutive pancreaticoduodenectomies. Ann Surg. 2006;244(1):10-5.
[7] Janot MS, Belyaev O, Kersting S, et al. Indications and early outcomes for total pancreatectomy at a high-volume pancreas center. HPB Surg. 2010;2010.
[8] Coco D, Leanza S, Guerra F. Total pancreatectomy: indications, advantages and disadvantages-a review. Maedica. 2019; 14(4):391-6.

[9] Cuillerier E, Cellier C, Palazzo L, et al. Outcome after surgical resection of intraductal papillary and mucinous tumors of the pancreas. Am J Gastroenterol. 2000;95(2):441-5.
[10] Norton JA, Kivlen M, Li M, et al. Morbidity and mortality of aggressive resection in patients with advanced neuroendocrine tumors. Arch Surg (Chicago, IL: 1960). 2003;138(8):859-66.
[11] Crippa S, Tamburrino D, Partelli S, et al. Total pancreatectomy: indications, different timing, and perioperative and long-term outcomes. Surgery. 2011;149(1):79-86.
[12] Hackert T, Fritz S, Büchler MW. Main- and branch-duct intraductal papillary mucinous neoplasms: extent of surgical resection. Viszeralmedizin. 2015;31(1):38-42.
[13] Tanaka M, Fernández-Del Castillo C, Kamisawa T, et al. Revisions of international consensus Fukuoka guidelines for the management of IPMN of the pancreas. Pancreatology. 2017;17(5):738-53.
[14] Sutherland DE, Radosevich DM, Bellin MD, et al. Total pancreatectomy and islet autotransplantation for chronic pancreatitis. J Am Coll Surg. 2012;214(4):409-424; discussion 24-6.
[15] Liu X-SWY-B. Total pancreatectomy. In: Liu Y-B, editor. Surgical Atlas of pancreatic cancer. Singapore: Springer Nature Singapore; 2020.
[16] Hackert T, Weitz J, Büchler MW. Splenic artery use for arterial reconstruction in pancreatic surgery. Langenbeck's Arch Surg. 2014;399(5):667-71.
[17] Del Chiaro M, Segersvärd R, Rangelova E, et al. Cattell-Braasch Maneuver combined with artery-first approach for superior mesenteric-portal vein resection during pancreatectomy. J Gastrointest Surg. 2015;19(12):2264-8.
[18] Schmidt CM, Glant J, Winter JM, et al. Total pancreatectomy (R0 resection) improves survival over subtotal pancreatectomy in isolated neck margin positive pancreatic adenocarcinoma. Surgery. 2007;142(4):572-8; discussion 8-80.
[19] Sabater L, Muñoz E, Roselló S, et al. Borderline resectable pancreatic cancer. Challenges and controversies. Cancer Treat Rev. 2018;68:124-35.
[20] Bockhorn M, Uzunoglu FG, Adham M, et al. Borderline resectable pancreatic cancer: a consensus statement by the International Study Group of Pancreatic Surgery (ISGPS). Surgery. 2014;155(6):977-88.
[21] Tempero MA, Malafa MP, Chiorean EG, et al. Pancreatic Adenocarcinoma, Version 12019 Journal of the National Comprehensive Cancer Network: JNCCN. 2019;17(3):202-210.
[22] Joo I, Lee JM, Lee ES, et al. Preoperative MDCT assessment of resectability in borderline resectable pancreatic cancer: effect of neoadjuvant chemoradiation therapy. AJR Am J Roentgenol. 2018;210(5):1059-65.
[23] Tosolini C, Michalski CW, Kleeff J. Response evaluation following neoadjuvant treatment of pancreatic cancer patients. World J Gastrointest Surg. 2013;5(2):12-5.
[24] Kumar R, Herman JM, Wolfgang CL, et al. Multidisciplinary management of pancreatic cancer. Surg Oncol Clin N Am. 2013;22(2):265-87.
[25] Shaib WL, Ip A, Cardona K, et al. Contemporary management of borderline resectable and locally advanced unresectable pancreatic cancer. Oncologist. 2016;21(2):178-87.
[26] Hackert T, Sachsenmaier M, Hinz U, et al. Locally advanced pancreatic cancer: neoadjuvant therapy with folfirinox results in resectability in 60% of the patients. Ann Surg. 2016;264(3):457-63.
[27] Murakami Y, Uemura K, Sudo T, et al. Survival impact of neoadjuvant gemcitabine plus S-1 chemotherapy for patients with borderline resectable pancreatic carcinoma with arterial contact. Cancer Chemother Pharmacol. 2017;79(1):37-47.
[28] Hackert T, Strobel O, Michalski CW, et al. The triangle operation - radical surgery after neoadjuvant treatment for advanced pancreatic cancer: a single arm observational study. HPB (Oxford). 2017;19(11):1001-7.
[29] Zhai S, Huo Z, Wang Y, et al. Triangle operation for borderline resectable pancreatic cancer in total pancreatectomy. Transl Cancer Res. 2019;8(6):2416-24.
[30] Rosso E, Zimmitti G, Iannelli A, et al. The 'triangle operation' by laparoscopy: radical pancreaticoduodenectomy with major vascular resection for borderline resectable pancreatic head cancer. Ann Surg Oncol. 2020;27(5):1613-4.
[31] Tempero MA, Malafa MP, Al-Hawary M, et al. Pancreatic Adenocarcinoma, Version 2.2017, NCCN Clinical Practice Guidelines in Oncology. J Natl Compreh Cancer Netw JNCCN. 2017;15(8):1028-1061.
[32] Pessaux P, Varma D, Arnaud JP. Pancreaticoduodenectomy: superior mesenteric artery first approach. J Gastrointest Surg. 2006;10(4):607-11.
[33] Nakao A. The mesenteric approach in pancreatoduodenectomy. Dig Surg. 2016;33(4):308-13.
[34] Wei K, Hackert T. Surgical treatment of pancreatic ductal adenocarcinoma. Cancers 2021;13(8).
[35] Hackert T, Weitz J, Büchler MW. Reinsertion of the gastric coronary vein to avoid venous gastric congestion in pancreatic surgery. HPB (Oxford). 2015;17(4):368-70.
[36] Fancellu A, Petrucciani N, Porcu A, et al. The impact on survival and morbidity of portal-mesenteric resection during pancreaticoduodenectomy for pancreatic head adenocarcinoma: A systematic review and meta-analysis of comparative studies Cancers 2020;12(7).
[37] Xie ZB, Li J, Gu JC, et al. Pancreatoduodenectomy with portal vein resection favors the survival time of patients with pancreatic ductal adenocarcinoma: a propensity score matching analysis. Oncol Lett. 2019;18(5):4563-72
[38] Klaiber U, Mihaljevic A, Hackert T. Radical pancreatic cancer surgery-with arterial resection. Transl Gastroenterol Hepatol. 2019;4:8.
[39] Sonohara F, Yamada S, Takami H, et al. Novel implications of combined arterial resection for locally advanced pancreatic cancer in the era of newer chemo-regimens. Eur J Surg Oncol. 2019;45(10):1895-900.
[40] Del Chiaro M, Rangelova E, Halimi A, et al. Pancreatectomy with arterial resection is superior to palliation in patients with borderline resectable or locally advanced pancreatic cancer. HPB (Oxford). 2019;21(2):219-25.
[41] Suzuki S, Kajiyama H, Takemura A, et al. The clinical outcomes after total pancreatectomy. Dig Surg. 2017;34(2):142-50.
[42] Billings BJ, Christein JD, Harmsen WS, et al. Quality-of-life after total pancreatectomy: is it really that bad on long-term follow-up? J Gastrointest Surg. 2005;9(8):1059-1066; discussion 66-7.

第 51 章　胰腺实性假乳头状瘤的手术治疗

Pancreatic Resection for Solid Pseudopapillary Neoplasms

Wenming Wu　Qiang Xu　Rui Jiang　著

摘要

胰腺实性假乳头状瘤（solid pseudopapillary neoplasms，SPN）是一种罕见且相对良性的肿瘤，恶性率为 10%～15%。多种影像手段的应用，结合年龄和性别特征，对 SPN 的诊断至关重要。目前，手术仍是治愈 SPN 的唯一方法。尽管对外科手术的看法因其罕见而众说纷纭，但无论是切除完整程度还是手术路径，都逐渐推荐微创手术。尽管 SPN 患者预后良好，但术后随访仍然至关重要。总的来说，我们将主要讨论 SPN 患者的诊断、治疗和随访。

胰腺实性假乳头状瘤很少见，分别占胰腺外分泌肿瘤和胰腺囊性肿瘤的 1%～2% 和 5%[1]。SPN 是相对良性的肿瘤，恶性率为 10%～15%[2]。该疾病的分子标志 *CTNNB1* 突变在 90% 以上病例中存在，导致 Wnt/β– 连环蛋白信号通路的激活[3, 4]。SPN 主要见于年轻女性[5]，男女比例为 1∶10[6]。症状不明确，但最常见的症状是腹部不适，超过一半的患者出现这种症状[7]。此外，约 1/3 的患者无症状。男性和女性之间的表现没有显著差异[8]，儿童和成人之间的症状和肿瘤特征也没有显著差异[9, 10]。

放射检查对 SPN 的诊断很重要。CT 是最常用的成像方式，其次是超声（ultrasound，US）和 MRI[7]。结合 US、CT 和 MRI 的影像学表现对于 SPN 的诊断至关重要[11]。然而，SPN 的 CT 成像特征在男性和女性之间有所不同，如肿瘤形状和成分。男性患者的肿瘤通常表现为具有分叶状边缘和进行性增强的实体肿块[12]。与有症状的 SPN 相比，无症状的 SPN 明显更小，亦可能缺乏典型特征[13, 14]。大多数 SPN 的诊断，结合年龄和性别特征以及特征性影像学表现可能就足够了[15]。EUS 引导的细针抽吸（fine-needle aspiration，FNA）活检是一种准确的诊断方法，其灵敏度和特异度分别高达 91% 和 94%。然而，FNA 操作可能会带来某些风险，如出血、胰腺炎、胰瘘、胃肠穿孔，甚至肿瘤细胞扩散[15]。既往研究建议，由于肿瘤复发和腹膜扩散的风险，应避免腹腔镜活检[16–18]。除了诊断，术前影像检查有助于区分潜在的恶性和良性肿瘤，以指导临床治疗选择。既往的研究表明，术前 CT 成像可能有助于区分侵袭性和非侵袭性 SPN[12]。包膜不完整、边缘不清晰及 CT 成像中无出血特征是侵袭性 SPN 的危险因素，可用于指导选择手术。除了影像学结果，研究人员还发现术前中性粒细胞 – 淋巴细胞比率可提示恶性 SPN[19]。

目前，手术切除仍然是 SPN 的主要治疗方法，这也是 2017 年国际胰腺学会和 2018 年欧洲胰腺俱乐部指南所建议的[20–22]。SPN 的常见手术方式通常包括剜除术、节段性胰腺切除术和胰十二指肠切除术，这取决于肿瘤的位置[23]。位于胰头或钩突部的肿瘤需要剜除，保留或不保留幽门的胰十二指肠切除术。对于位于胰颈或胰体的肿瘤，外科医生可以切除胰腺中部或进行剜除术。远端胰腺切除术联合脾切除或不进行脾切除通常是针对位于胰体或尾部的 SPN[2, 15, 24]。然而，目前没有关于手术方式选择的统一标准。该手术可通过腹腔镜或开放手术进行，也可以是激进的扩大切除或保守的保留部分胰腺功能。缺乏金标准的部分原因是 SPN 的罕见，目前的经验主要仍基于小规模研究或病例报道。

由于 SPN 的良好预后和低度恶性，多项研究提出了保留胰腺功能和邻近器官的手术[25]。胰腺剩余体积不足与胰腺功能损伤相关[26]。先前的研究表明，可以对位于胰头、胰颈或胰体内的 SPN 进行剜除，尤其是在没有胰管及胆总管扩张的情况下[23]。然而，关于这种手术方法的意见分歧很大。一些研究认为，较小的肿瘤需要进行剜除[24]；而另一些研究则认为，由于扩散、复发和胰瘘的风险增加，不应进行剜除术[2, 27]。对于儿童的 SPN，如果考虑到肿瘤的大小和位置，剜除术可能是一种安全有效的手术方法，但它与禁食时间延长和胰瘘的风险增加相关[28]。剜除可能对患有 SPN 的儿童比成人更有益，因为它可以最大限度地保留胰腺的内外分泌功能。然而，由于年龄＜13.5 岁与较高的复发风险相关[29]，外科医生应平衡剜除术的益处和风险。是否应该对 SPN 患者进行剜除术及如何选择患者进行剜除术需要未来进一步的研究。

与节段性胰腺切除术相比，接受 Whipple 手术的患者术后住院时间显著延长，未校正的死亡率增加，但术后并发症发生率无显著差异[30]。与传统 DP 相比，保留脾脏的远端胰腺切除术可以降低脾切除术后感染的风险，而不会增加并发症发生率和延长术后住院时间[31, 32]。由此看来，保留功能或器官的手术优于侵入性手术。保留功能或器官的手术可以在很大程度上保留消化系统、胰腺或脾脏的功能，尤其是对年轻患者，这对患者的生活质量至关重要。然而，一些研究表明，由于不完全切除，保留胰腺实质的外科手术会增加术后复发的风险[33]。

当涉及手术路径时，随着手术技术的改进，腹腔镜手术最近变得越来越普遍。与开放手术相比，先前观察到 SPN 的微创胰腺切除术（minimally invasive pancreatectomy，MIP）的恢复饮食和术后住院时间更短，术中失血和输血需求及并发症发生率更低[34, 35]。然而，相对于开腹手术，腹腔镜治疗可能与更高的局部或弥漫性复发风险相关[36]。

越来越多的文献建议对低度恶性的 SPN 进行保留功能和腹腔镜手术，而且由于转移很罕见，常规淋巴结切除术并不适用[15]。然而，术前影像学检查或组织病理学检查显示高度恶性肿瘤（如局部晚期肿瘤或远处转移）的患者需要更积极的手术[37, 38]。例如，患有 PV/SMV 和（或）邻近器官受累的患者，在同步 PV/SMV 和（或）相邻器官切除的情况下进行原发性肿瘤整块切除，可获得良好的预后[39]。远处转移患者的外科治疗原则是尽可能完全切除原发性和转移性肿瘤[40]。但对于无法切除的 SPN 肿瘤患者，辅助性放疗、化疗、血管切除和重建及肝移植可能是可接受的选择，但证据水平相对较低[41–44]。

尽管 SPN 患者总体预后良好，5 年生存率超过 95%[15, 45]，但术后随访仍然至关重要。大多数复发或转移发生在手术后 5 年内。然而，在少数但数量可观的患者中，复发或转移发生在 5～10 年。需要长期随访来观察 SPN 患者的手术结果。约 2% 接受手术切除的患者在手术后复发[46]。在过去几十年中，人们广泛探讨了提示 SPN 恶性潜能的因素，这些因素可以预测手术结果并指导术后随访。广泛的研究表明，肿瘤大小和镜下恶性特征是术后复发的重要预后因素[47–49]。此外，多项大规模研究表明，血管浸润和较大的肿瘤可能与高度恶性肿瘤相关[48, 50, 51]。然而，既往研究表明，肿瘤大小预测复发的能力和截断值存在差异[52, 53]。最近，Yang 等报道 Ki-67 和肿瘤大小相结合有助于预测术后复发，优于当前的 AJCC 和欧洲神经内分泌肿瘤学会（European Neuroendocrine Tumor Society，ENETS）分期系统[54]。阴性切缘对于避免复发至关重要，可用术中冰冻切片进行检测[55, 56]。另外，一项 Meta 分析研究总结了分析临床病理因素与 SPN 恶性之间的关系，但没有发现可靠的因素[57]。除了临床病理特征，Cohen 等通过 miRNA 芯片分析了正常胰腺、原发性肿瘤和转移性肿瘤中的 miRNA 模式。他们发现 miRNA-375、miRNA-217、miRNA-200c 的低表达和 miRNA-184、miRNA-10a、miRNA-887 的高表达与转移相关[58]。然而，即使患者在随访中复发，再次手术仍可延长生存[24]。

我们在此总结了 SPN 患者的诊断、治疗和术后随访。然而，目前有关 SPN 的文献大多来自证据水平较低的单个中心的病例报道和研究。微创手术愈发被推荐用于治疗 SPN，不仅是切除的范围，还包括了手术路径的选择。同时，未来的研究应该建立更准确的术前诊断和恶性标志物的方法。迫切需要进行大规模多中心研究来验证和更新目前对 SPN 的理解。

参考文献

[1] Klöppel G, Basturk O, Klimstra D, Lam A, Notohara K. Solid pseudopapillary neoplasm of the pancreas. In: Carneiro Fatima CJ, NYA C, et al., editors. Digestive system tumours, vol. 1. 5th ed. Lyon: IARC Press; 2019. p. 340-2.

[2] Naar L, Spanomichou DA, Mastoraki A, Smyrniotis V, Arkadopoulos N. Solid pseudopapillary neoplasms of the pancreas: a surgical and genetic enigma. World J Surg. 2017;41(7):1871-81.

[3] Springer S, Wang Y, Dal Molin M, et al. A combination of molecular markers and clinical features improve the classification of pancreatic cysts. Gastroenterology. 2015; 149(6): 1501-10.

[4] Audard V, Cavard C, Richa H, et al. Impaired E-cadherin expression and glutamine synthetase overexpression in solid pseudopapillary neoplasm of the pancreas. Pancreas. 2008;36(1):80-3.

[5] Stark A, Donahue TR, Reber HA, Hines OJ. Pancreatic cyst disease: a review. JAMA. 2016;315(17):1882-93.

[6] Papavramidis T, Papavramidis S. Solid pseudopapillary tumors of the pancreas: review of 718 patients reported in English literature. J Am Coll Surg. 2005;200(6):965-72.

[7] Law JK, Ahmed A, Singh VK, et al. A systematic review of solid-pseudopapillary neoplasms: are these rare lesions? Pancreas. 2014;43(3):331-7.

[8] Wang P, Wei J, Wu J, et al. Diagnosis and treatment of solid-pseudopapillary tumors of the pancreas: a single institution experience with 97 cases. Pancreatology. 2018;18(4):415-9.

[9] Leraas HJ, Kim J, Sun Z, et al. Solid pseudopapillary neoplasm of the pancreas in children and adults: a national study of 369 patients. J Pediatr Hematol Oncol. 2018; 40(4): e233-6.

[10] Waters AM, Russell RT, Maizlin, II, Group C, Beierle EA. Comparison of pediatric and adult solid pseudopapillary neoplasms of the pancreas. J Surg Res. 2019;242:312-317.

[11] Cheng DF, Peng CH, Zhou GW, et al. Clinical misdiagnosis of solid pseudopapillary tumour of pancreas. Chin Med J. 2005;118(11):922-6.

[12] Park MJ, Lee JH, Kim JK, et al. Multidetector CT imaging features of solid pseudopapillary tumours of the pancreas in male patients: distinctive imaging features with female patients. Br J Radiol. 2014;87(1035):20130513.

[13] Hu S, Zhang H, Wang X, et al. Asymptomatic versus symptomatic solid pseudopapillary tumors of the pancreas: clinical and MDCT manifestations. Cancer Imaging. 2019;19(1):13.

[14] Inoue T, Nishi Y, Okumura F, et al. Solid pseudopapillary neoplasm of the pancreas associated with familial adenomatous polyposis. Intern Med. 2015;54(11):1349-55.

[15] Yang F, Fu DL, Jin C, et al. Clinical experiences of solid pseudopapillary tumors of the pancreas in China. J Gastroenterol Hepatol. 2008;23(12):1847-51.

[16] Petrosyan M, Franklin AL, Jackson HT, McGue S, Reyes CA, Kane TD. Solid pancreatic pseudopapillary tumor managed laparoscopically in adolescents: a case series and review of the literature. J Laparoendosc Adv Surg Tech A. 2014;24(6):440-4.

[17] Butte JM, Brennan MF, Gonen M, et al. Solid pseudopapillary tumors of the pancreas. Clinical features, surgical outcomes, and long-term survival in 45 consecutive patients from a single center. J Gastrointest Surg. 2011;15(2):350-7.

[18] Cavallini A, Butturini G, Daskalaki D, et al. Laparoscopic pancreatectomy for solid pseudo-papillary tumors of the pancreas is a suitable technique; our experience with long-term follow-up and review of the literature. Ann Surg Oncol. 2011;18(2):352-7.

[19] Yang F, Bao Y, Zhou Z, Jin C, Fu D. Preoperative neutrophil-to-lymphocyte ratio predicts malignancy and recurrence-free survival of solid pseudopapillary tumor of the pancreas. J Surg Oncol. 2019;120(2):241-8.

[20] van Huijgevoort NCM, Del Chiaro M, Wolfgang CL, van Hooft JE, Besselink MG. Diagnosis and management of pancreatic cystic neoplasms: current evidence and guidelines. Nat Rev Gastroenterol Hepatol.

2019;16(11):676-89.
[21] Vege SS, Ziring B, Jain R, Moayyedi P, Committee CG, Association AG. American gastroenterological association institute guideline on the diagnosis and management of asymptomatic neoplastic pancreatic cysts. Gastroenterology. 2015;148(4):819-822; quize812-813.
[22] Pancreas ESGoCTot. European evidence-based guidelines on pancreatic cystic neoplasms. Gut. 2018;67(5):789-804.
[23] Chang H, Gong Y, Xu J, Su Z, Qin C, Zhang Z. Clinical strategy for the management of solid pseudopapillary tumor of the pancreas: aggressive or less? Int J Med Sci. 2010;7(5):309-13.
[24] Cai Y, Ran X, Xie S, et al. Surgical management and long-term follow-up of solid pseudopapillary tumor of pancreas: a large series from a single institution. J Gastrointest Surg. 2014;18(5):935-40.
[25] Liu M, Liu J, Hu Q, et al. Management of solid pseudopapillary neoplasms of pancreas: a single center experience of 243 consecutive patients. Pancreatology. 2019;19(5):681-5.
[26] DiNorcia J, Ahmed L, Lee MK, et al. Better preservation of endocrine function after central versus distal pancreatectomy for mid-gland lesions. Surgery. 2010;148(6):1247-1254; discussion 1254-1246.
[27] Vassos N, Agaimy A, Klein P, Hohenberger W, Croner RS. Solid-pseudopapillary neoplasm (SPN) of the pancreas: case series and literature review on an enigmatic entity. Int J Clin Exp Pathol. 2013;6(6):1051-9.
[28] Cho YJ, Namgoong JM, Kim DY, Kim SC, Kwon HH. Suggested indications for enucleation of solid pseudopapillary neoplasms in pediatric patients. Front Pediatr. 2019;7:125.
[29] Irtan S, Galmiche-Rolland L, Elie C, et al. Recurrence of solid pseudopapillary neoplasms of the pancreas: results of a nationwide study of risk factors and treatment modalities. Pediatr Blood Cancer. 2016;63(9):1515-21.
[30] Manuballa V, Amin M, Cappell MS. Clinical presentation and comparison of surgical outcome for segmental resection vs. Whipple's procedure for solid pseudopapillary tumor: Report of six new cases & literature review of 321 cases. Pancreatology. 2014;14(1):71-80.
[31] Lee SE, Jang JY, Lee KU, Kim SW. Clinical comparison of distal pancreatectomy with or without splenectomy. J Korean Med Sci. 2008;23(6):1011-4.
[32] He Z, Qian D, Hua J, Gong J, Lin S, Song Z. Clinical comparison of distal pancreatectomy with or without splenectomy: a meta-analysis. PLoS One. 2014;9(3):e91593.
[33] Tjaden C, Hassenpflug M, Hinz U, et al. Outcome and prognosis after pancreatectomy in patients with solid pseudopapillary neoplasms. Pancreatology. 2019;19(5):699-709.
[34] Hao EIU, Rho SY, Hwang HK, et al. Surgical approach to solid pseudopapillary neoplasms of the proximal pancreas: minimally invasive vs. open. World J Surg Oncol. 2019;17(1):160.
[35] Tan HL, Syn N, Goh BKP. Systematic review and meta-analysis of minimally invasive pancreatectomies for solid pseudopapillary neoplasms of the pancreas. Pancreas. 2019;48(10):1334-42.
[36] Fais PO, Carricaburu E, Sarnacki S, et al. Is laparoscopic management suitable for solid pseudo-papillary tumors of the pancreas? Pediatr Surg Int. 2009;25(7):617-21.
[37] Kumar NAN, Bhandare MS, Chaudhari V, Sasi SP, Shrikhande SV. Analysis of 50 cases of solid pseudopapillary tumor of pancreas: aggressive surgical resection provides excellent outcomes. Eur J Surg Oncol. 2019;45(2):187-91.
[38] Kim CW, Han DJ, Kim J, Kim YH, Park JB, Kim SC. Solid pseudopapillary tumor of the pancreas: can malignancy be predicted? Surgery. 2011;149(5):625-34.
[39] Cheng K, Shen B, Peng C, Yuan F, Yin Q. Synchronous portal-superior mesenteric vein or adjacent organ resection for solid pseudopapillary neoplasms of the pancreas: a single-institution experience. Am Surg. 2013;79(5):534-9.
[40] Wang WB, Zhang TP, Sun MQ, Peng Z, Chen G, Zhao YP. Solid pseudopapillary tumor of the pancreas with liver metastasis: clinical features and management. Eur J Surg Oncol. 2014;40(11):1572-7.
[41] Sperti C, Berselli M, Pasquali C, Pastorelli D, Pedrazzoli S. Aggressive behaviour of solid-pseudopapillary tumor of the pancreas in adults: a case report and review of the literature. World J Gastroenterol. 2008;14(6):960-5.
[42] Sumida W, Kaneko K, Tainaka T, Ono Y, Kiuchi T, Ando H. Liver transplantation for multiple liver metastases from solid pseudopapillary tumor of the pancreas. J Pediatr Surg. 2007;42(12): e27-31.
[43] Ward HC, Leake J, Spitz L. Papillary cystic cancer of the pancreas: diagnostic difficulties. J Pediatr Surg. 1993;28(1):89-91.
[44] Maffuz A, Bustamante Fde T, Silva JA, Torres-Vargas S. Preoperative gemcitabine for unresectable, solid pseudopapillary tumour of the pancreas. Lancet Oncol. 2005; 6(3):185-6.
[45] Yu PF, Hu ZH, Wang XB, et al. Solid pseudopapillary tumor of the pancreas: a review of 553 cases in Chinese literature. World J Gastroenterol. 2010;16(10):1209-14.
[46] Yepuri N, Naous R, Meier AH, et al. A systematic review and meta-analysis of predictors of recurrence in patients with Solid Pseudopapillary Tumors of the Pancreas. HPB (Oxford). 2020;22(1):12-9.
[47] Kang CM, Choi SH, Kim SC, et al. Predicting recurrence of pancreatic solid pseudopapillary tumors after surgical resection: a multicenter analysis in Korea. Ann Surg. 2014;260(2):348-55.
[48] Kim MJ, Choi DW, Choi SH, Heo JS, Sung JY. Surgical treatment of solid pseudopapillary neoplasms of the pancreas and risk factors for malignancy. Br J Surg. 2014;101(10):1266-71.
[49] Gao H, Gao Y, Yin L, et al. Risk factors of the recurrences of pancreatic solid pseudopapillary tumors: a systematic review and meta-analysis. J Cancer. 2018;9(11):1905-14.
[50] Wu JH, Tian XY, Liu BN, Li CP, Zhao M, Hao CY. Clinicopathological features and prognostic factors of solid pseudopapillary neoplasms of pancreas. Pak J Pharm Sci. 2019;32(1(Special)):459-64.
[51] Estrella JS, Li L, Rashid A, et al. Solid pseudopapillary neoplasm of the pancreas: clinicopathologic and survival analyses of 64 cases from a single institution. Am J Surg Pathol. 2014;38(2):147-57.
[52] Kang CM, Kim KS, Choi JS, Kim H, Lee WJ, Kim BR.

Solid pseudopapillary tumor of the pancreas suggesting malignant potential. Pancreas. 2006;32(3):276-80.
[53] Machado MC, Machado MA, Bacchella T, Jukemura J, Almeida JL, Cunha JE. Solid pseudopapillary neoplasm of the pancreas: distinct patterns of onset, diagnosis, and prognosis for male versus female patients. Surgery. 2008;143(1):29-34.
[54] Yang F, Wu W, Wang X, et al. Grading solid pseudopapillary tumors of the pancreas: the Fudan prognostic index. Ann Surg Oncol. 2020.
[55] Canzonieri V, Berretta M, Buonadonna A, et al. Solid pseudopapillary tumour of the pancreas. Lancet Oncol. 2003;4(4):255-6.
[56] Ng KH, Tan PH, Thng CH, Ooi LL. Solid pseudopapillary tumour of the pancreas. ANZ J Surg. 2003;73(6):410-5.
[57] You L, Yang F, Fu DL. Prediction of malignancy and adverse outcome of solid pseudopapillary tumor of the pancreas. World J Gastrointest Oncol. 2018;10(7):184-93.
[58] Cohen SJ, Papoulas M, Graubardt N, et al. Micro-RNA expression patterns predict metastatic spread in solid pseudopapillary neoplasms of the pancreas. Front Oncol. 2020;10:328.

第 52 章　胰腺神经内分泌肿瘤的胰腺切除术

Pancreatic Resection for Neuroendocrine Neoplasms of the Pancreas

Yosuke Kasai　Toshihiko Masui　Kyoichi Takaori　Kenji Yoshino　Eric K. Nakakura　著

摘要

胰腺切除术是胰腺神经内分泌肿瘤（pancreatic neuroendocrine neoplasm，PNEN）的主要治疗方法，用于治愈目的或症状控制。在本章中，我们描述了 PNEN 胰腺切除术的适应证和基于系统性淋巴结清扫术（lymph node dissection，LND）需求的流程。最近的指南开始接受对偶然发现无恶性征象的小的非功能性 PNEN（non-functional PNEN，NF-PNEN）初步进行观察。建议使用系统性 LND 进行正规的胰腺切除术（胰头 / 钩突肿瘤的胰十二指肠切除术和体 / 尾部肿瘤的远端胰腺切除术）。对于分泌激素的功能性 PNEN，通常建议行胰腺切除，因为激素异常的症状严重影响患者的生活质量。胰岛素瘤可采用不伴系统性 LND 的肿瘤剜除术，而胃泌素瘤则建议采用行系统性 LND 的正规胰腺切除术。当省略系统性 LND 时，应进行肿瘤周围淋巴结的采样以明确分期。在远处转移灶无法切除的情况下，原发肿瘤切除的意义一直存在争议。对于可切除的胰头肿瘤和肝转移患者，建议分期进行肝转移切除术，然后进行胰十二指肠切除术，以避免胆肠吻合术后胆道感染。由于预后极差，低分化胰腺神经内分泌癌切除术的生存获益尚未得到证实。

缩略语

CP	central pancreatectomy	胰腺中段切除术
DP	distal pancreatectomy	远端胰腺切除术
ENETS	European Neuroendocrine Tumor Society	欧洲神经内分泌肿瘤学会
EUS-FNA	endoscopic ultrasound-guided fine needle aspiration	内镜超声引导下细针穿刺活检
LND	lymph node dissection	淋巴结清扫
LNM	lymph node metastasis	淋巴结转移
MEN1	multiple endocrine neoplasia type 1	多发内分泌瘤病 1 型

MPD	main pancreatic duct	主胰管
NANETS	North American Neuroendocrine Tumor Society	北美神经内分泌肿瘤协会
NCCN	National Comprehensive Cancer Network	美国国家综合癌症网络
NF-PNEN	non-functional pancreatic neuroendocrine neoplasm	非功能性胰腺神经内分泌肿瘤
PD	pancreatoduodenectomy	胰十二指肠切除术
PNEC	pancreatic neuroendocrine carcinoma	胰腺神经内分泌癌
PNEN	pancreatic neuroendocrine neoplasm	胰腺神经内分泌肿瘤
PNET	pancreatic neuroendocrine tumor	胰腺神经内分泌肿瘤
SASI	selective arterial secretagogue injection	选择性动脉促泌素注射液
SPDP	spleen-preserving distal pancreatectomy	保留脾脏的远端胰腺切除术
WHO	World Health Organization	世界卫生组织

一、介绍

胰腺神经内分泌肿瘤占胰腺恶性肿瘤的3%[1]。在过去20年中，发病率增加了4倍，按年龄调整后美国年发病率为0.8/10万[2]。尽管大多数PNEN与胰腺导管腺癌相比表现良好，但转移性或高级别PNEN患者的预后较差[2]。胰腺切除术是PNEN的主要治疗手段，用于治愈目的或症状控制。手术适应证和手术流程取决于各种因素，包括肿瘤大小、WHO分级[3]、肿瘤位置、功能、遗传综合征及是否有转移。

在本章中，我们描述了PNEN胰腺切除的适应证和需要行系统性淋巴结清扫术的手术。

二、PNEN的胰腺切除指征

（一）非功能性PNEN

对于不伴有激素分泌症状的NF-PNEN患者，占所有PNEN的60%～90%[4, 5]。由于诊断模式的改进，偶然发现的小NF-PNEN正在增加。由于此类NF-PNEN通常表现出惰性表型[6]，美国国家综合癌症网络、欧洲神经内分泌肿瘤学会和北美神经内分泌肿瘤学会（North American Neuroendocrine Tumor Society，NANETS）的指南认可某些条件下对小NF-PNEN患者初始处理为进行密切观察[7–9]。尽管EUS-FNA是诊断PNEN的有用工具，但由于肿瘤内异质性，在20%～30%的病例中，EUS-FNB的分级被低估了[10, 11]。因此，如表52–1所示，应仔细评估肿瘤的恶性放射学征象，以确定切除还是观察。任何提示恶性肿瘤的发现都应对患者进行胰腺切除术。图52–1总结了NF-PNEN行胰腺切除的适应证。

（二）功能性PNEN

功能性PNEN是激素分泌性肿瘤，包括胰

表 52–1 恶性的肿瘤放射学征象

放射学因素

- 肿瘤大小>4cm[12]
- 肿瘤大小>2cm[13, 14]
- 肿瘤大小>1.5cm[15–17]
- 肿瘤大小（连续）变化[18, 19]
- 无早期增强[20]
- 钙化[18]
- MPD受累/扩张[21, 22]
- 淋巴结肿大[12]
- 囊性成分*[23–25]

*. 据报道，囊肿成分为良性征象

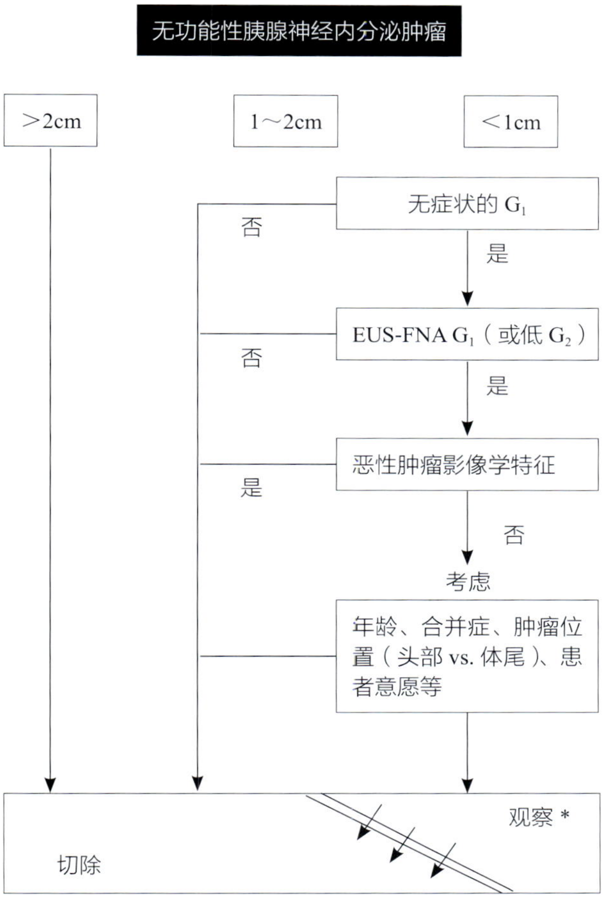

▲ **图 52-1　根据 NCCN、ENETS 和 NANETS 指南的建议，NF-PNEN 的胰腺切除指征** [7-9]

*. 患者应每 6～12 个月随访 1 次。如果肿瘤随着时间的推移而发展，患者应进行手术

岛素瘤、胃泌素瘤、胰高血糖素瘤和舒血管肠肽瘤。由于激素过度分泌相关症状严重影响患者的生活质量，通常建议切除功能性 PNEN[7-9]。一些功能性 PNEN 太小，无法在常规成像模式上检测到。选择性动脉促泌剂注射（selective arterial secretagogue injection，SASI）试验已用于识别供血动脉并定位功能性肿瘤 [26]。生长抑素受体成像（^{68}Ga DOTA TATE 或 DOTA TOCPET/CT）对检测 PNEN（包括胰岛素瘤）高度敏感 [27, 28]。尽管大多数 PNEN 是散发性和孤立性的，但近 10% 的胰岛素瘤和 20% 的胃泌素瘤与遗传综合征有关，包括 MEN1，其中大多数是多发性 [29]。在这种情况下，不需要切除所有病变，需仅切除>2cm 的主要病变和根据 SASI 试验结果负责激素分泌的病变就足够了 [8, 9]。

（三）PNEN 伴远处转移

神经内分泌肿瘤肝转移的根治性或减瘤手术在某些病例中提供了良好的长期预后，5 年生存率为 70%～80%[30-33]。因此，原发肿瘤的切除应该有利于转移性瘤的切除。对于具有可切除胰头肿瘤和肝转移的患者，建议在进行肝转移切除术后分期行胰十二指肠切除术，以降低胆肠吻合术后胆道感染和肝脓肿的风险 [7, 34]。在不可切除远处转移的情况下，几项注册登记的研究表明，与非手术治疗相比，原发肿瘤的切除与生存期延长相关 [35, 36]。然而，这些研究存在潜在的选择偏倚，包括转移性肿瘤负担和患者的合并症，注册登记研究尚未涵盖这些数据 [9]。因此，原发肿瘤的切除是否真正有益于不可切除的远处转移，目前尚无定论。对于具有远处转移的功能性 PNEN，如果有证据表明原发性肿瘤负责激素分泌，则切除原发瘤同时切或不切除转移灶都可能有利于症状控制。

（四）高级别的 PNEN

在 2017 年世界卫生组织分类中，根据组织形态学，高级别的 PNEN［G3:Ki-67 指数>20% 和（或）>20 个分裂期 /10 倍视野］被重新分类为高级别胰腺神经内分泌肿瘤和低级别胰腺神经分泌癌（pancreatic neuroendocrine carcinoma，PNEC）[3]。PNET-G_3 与 PNEC 在遗传背景（MEN1、ATRX 和 DAXX 突变与 TP53、RB 和 KRAS 突变）[37]、对铂类方案的反应（低与高）[38] 及预后（年与月）[39] 方面完全不同。基于这些，局部 PNET-G_3 与 PNET-$G_{1/2}$ 一样适用于胰腺切除，而 PNEC 行切除手术的生存获益由于预后极差而尚未确定 [9]。

三、基于系统性淋巴结清扫的手术流程

没有远处转移的 PNEN 患者中存在淋巴结转移（lymph node metastasis，LNM）占 18%～39%[40-42]。LNM 和区域性 LND 对 PNEN 的预后意义存在争议 [15, 40-43]，可能是因为 LND 的指征和范围尚未统一。Izumo 等 [44] 报道的根

据原发肿瘤位置确定的 LNM 的位置和频率如图 52–2 所示，该图指导系统地解剖区域淋巴结以进行准确分期和 R_0 切除。基于这一发现，PNEN 的标准手术方法应为胰头 / 钩突部肿瘤的 PD，以及胰体 / 胰尾肿瘤的远端胰腺切除术 + 脾切除术。

LNM 的风险取决于肿瘤大小 [16, 40]、有无功能性（无功能性 vs. 胃泌素瘤 vs. 胰岛素瘤）[46, 47] 和 WHO 分级 [12, 48]。LNM 风险较低的患者可在无系统 LND 的情况下进行有限切除（剜除术、部分胰腺切除术或胰腺中段切除术），以保留胰腺内外分泌功能 [9, 49]。在 NF-PNEN 中，待观察的患者（≤2cm，G1，无恶性肿瘤的放射学迹象）LNM 的风险较低，可考虑进行非系统 LND 的有限切除，尤其是胰头 / 钩突部肿瘤 [7]。大多数胰岛素瘤都是良性的，除非肿瘤靠近主胰管或有局部侵犯的迹象 [7, 8]，因此无 LND 的剜除肿瘤就足够了。对于胰体 / 尾部胰岛素瘤患者，因为 MPD 的影响，无法进行剜除，应考虑保留脾脏的远端胰腺切除术。相比之下，胃泌素瘤通常是恶性的，LNM 发生率＞40%，应进行系统性 LND[7–9, 47, 50]。然而，对于远离 MPD 的胰头 / 钩突部胃泌素瘤，作为 PD 的替代方案，剜除仍然是可选的 [7]。即使可以省略系统性 LND，也需要对瘤周淋巴结活检以进行分期。偶发性 PNEN 的胰腺切除流程如图 52–3 所示。对于大中心经验丰富的外科医生，对无局部侵犯迹象的患者可考虑采用腹腔镜下切除胰岛素瘤和对 PNEN 进行 DP[7, 9]。

结论

PNEN 的胰腺切除指征和手术取决于肿瘤大小、肿瘤位置、功能、遗传综合征、恶变潜能及是否存在转移。为了准确分期和 R_0 切除，需要根据 LNM 的风险进行系统的 LND 或瘤周淋巴结活检。

声明

无利益冲突。

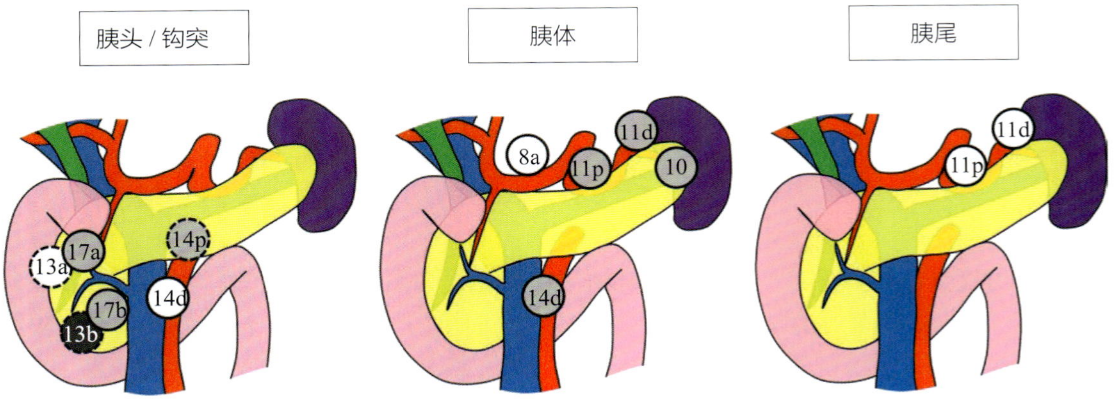

▲ 图 52–2 按原发肿瘤位置划分的淋巴结转移部位和频率

有转移的淋巴结与解剖出的淋巴结的比例如下：≥20%（深灰色圆）、10%～20%（淡灰色圆）和＜10%（白色圆圈）（引自 the report by Izumo，et al.[44]）。带虚线的淋巴结代表位于胰腺后表面的淋巴结。淋巴结的数量符合日本胰腺学会的胰腺癌分类 [45]

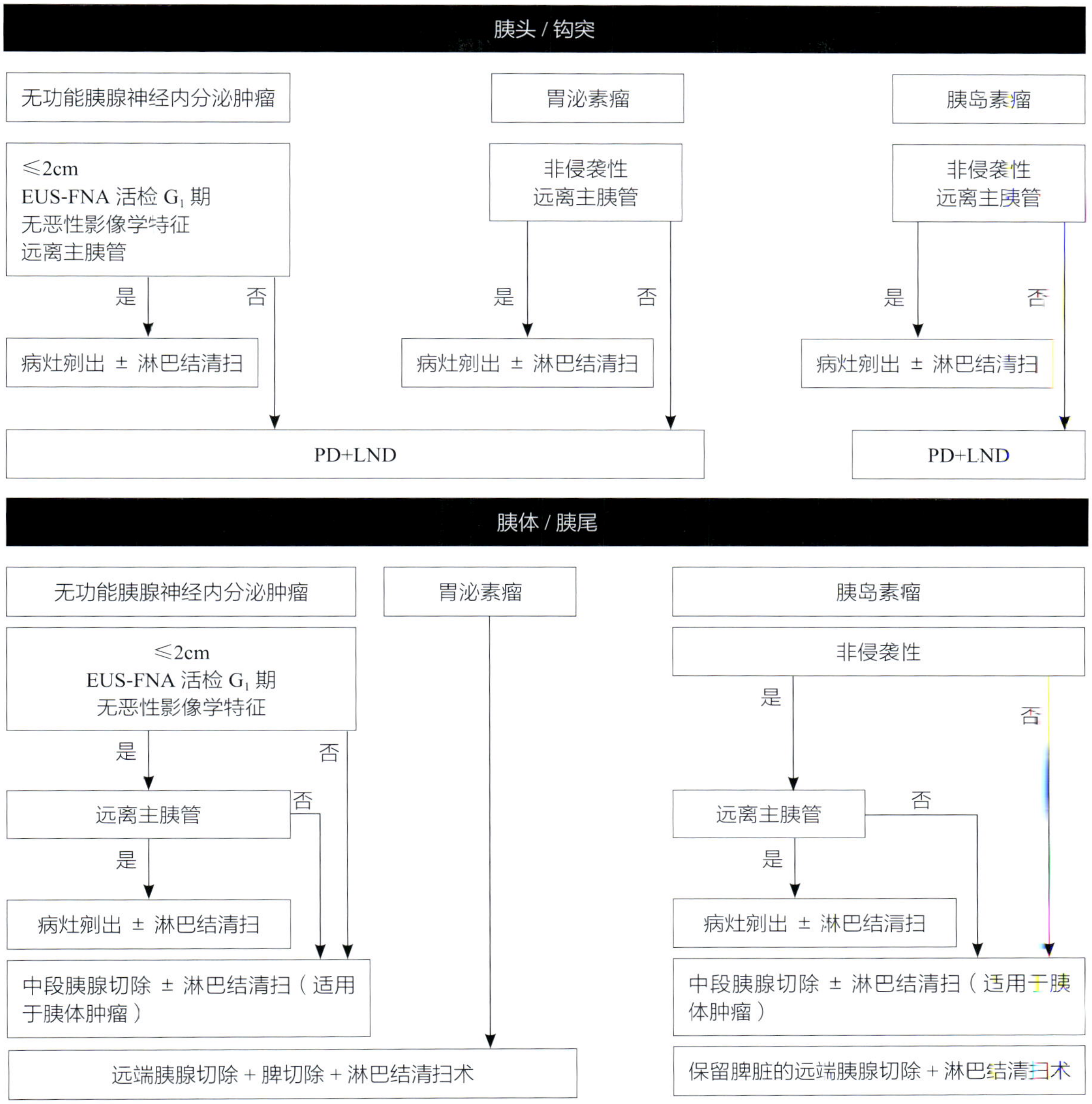

▲ 图 52-3　**基于 NCCN、ENETS 和 NANETS 指南建议的偶发性 PNEN 的胰腺切除流程**[7-9]

参考文献

[1] Fesinmeyer MD, Austin MA, Li CI, De Roos AJ, Bowen DJ. Differences in survival by histologic type of pancreatic cancer. Cancer Epidemiol Biomark Prev. 2005 Jul;14(7):1766-73. https://doi.org/10.1158/1055-9965. EPI-05-0120.

[2] Dasari A, Shen C, Halperin D, et al. Trends in the incidence, prevalence, and survival outcomes in patients with neuroendocrine tumors in the United States. JAMA Oncol. 2017;3(10):1335-42. https://doi.org/10.1001/jamaoncol.2017.0589.

[3] Lloyd R, Osamura R, Klöppel G, Rosai J. Neoplasms of the neuroendocrine pancreas. *WHO classification of tumours of endocrine organs*. 4th ed. IARC Press; 2017:209-240: Chap 6.

[4] Halfdanarson TR, Rabe KG, Rubin J, Petersen GM. Pancreatic neuroendocrine tumors (PNETs): incidence, prognosis and recent trend toward improved survival. Ann Oncol. 2008;19(10):1727-33. https://doi.org/10.1093/annonc/mdn351.

[5] Ito T, Igarashi H, Nakamura K, et al. Epidemiological trends of pancreatic and gastrointestinal neuroendocrine tumors in Japan: a nationwide survey analysis. J Gastroenterol. 2015;50(1):58-64. https://doi.org/10.1007/s00535-014-0934-2.
[6] Sadot E, Reidy-Lagunes DL, Tang LH, et al. Observation versus resection for small asymptomatic pancreatic neuroendocrine tumors: a matched case-control study. Ann Surg Oncol. 2016;23(4):1361-70. https://doi.org/10.1245/s10434-015-4986-1.
[7] NCCN Clinical Practice Guidelines in Oncology. Neuroendocrine and adrenal tumors. Ver 2.2020. https://www.nccn.org.
[8] Falconi M, Eriksson B, Kaltsas G, et al. ENETS consensus guidelines update for the management of patients with functional pancreatic neuroendocrine tumors and non-functional pancreatic neuroendocrine tumors. Neuroendocrinology. 2016;103(2):153-71. https://doi.org/10.1159/000443171.
[9] Howe JR, Merchant NB, Conrad C, et al. The North American neuroendocrine tumor society consensus paper on the surgical management of pancreatic neuroendocrine tumors. Pancreas. 2020;49(1):1-33. https://doi.org/10.1097/MPA.0000000000001454.
[10] Hasegawa T, Yamao K, Hijioka S, et al. Evaluation of Ki-67 index in EUS-FNA specimens for the assessment of malignancy risk in pancreatic neuroendocrine tumors. Endoscopy. 2014;46(1):32-8. https://doi.org/10.1055/s-0033-1344958.
[11] Boutsen L, Jouret-Mourin A, Borbath I, van Maanen A, Weynand B. Accuracy of pancreatic neuroendocrine tumour grading by endoscopic ultrasound-guided fine needle aspiration: analysis of a large cohort and perspectives for improvement. Neuroendocrinology. 2018;106(2):158-66. https://doi.org/10.1159/000477213.
[12] Partelli S, Gaujoux S, Boninsegna L, et al. Pattern and clinical predictors of lymph node involvement in nonfunctioning pancreatic neuroendocrine tumors (NF-PanNETs). JAMA Surg. 2013;148(10):932-9. https://doi.org/10.1001/jamasurg.2013.3376.
[13] Bettini R, Partelli S, Boninsegna L, et al. Tumor size correlates with malignancy in nonfunctioning pancreatic endocrine tumor. Surgery. 2011;150(1):75-82. https://doi.org/10.1016/j.surg.2011.02.022.
[14] Postlewait LM, Ethun CG, Baptiste GG, et al. Pancreatic neuroendocrine tumors: preoperative factors that predict lymph node metastases to guide operative strategy. J Surg Oncol. 2016;114(4):440-5. https://doi.org/10.1002/jso.24338.
[15] Hashim YM, Trinkaus KM, Linehan DC, et al. Regional lymphadenectomy is indicated in the surgical treatment of pancreatic neuroendocrine tumors (PNETs). Ann Surg. 2014;259(2):197-203. https://doi.org/10.1097/SLA.0000000000000348.
[16] Dong DH, Zhang XF, Poultsides G, et al. Impact of tumor size and nodal status on recurrence of nonfunctional pancreatic neuroendocrine tumors ≤ 2 cm after curative resection: a multi-institutional study of 392 cases. J Surg Oncol. 2019;120(7):1071-9. https://doi. org/10.1002/jso.25716.
[17] Kishi Y, Shimada K, Nara S, Esaki M, Hiraoka N, Kosuge T. Basing treatment strategy for non-functional pancreatic neuroendocrine tumors on tumor size. Ann Surg Oncol. 2014;21(9):2882-8. https://doi.org/10.1245/s10434-014-3701-y.
[18] Poultsides GA, Huang LC, Chen Y, et al. Pancreatic neuroendocrine tumors: radiographic calcifications correlate with grade and metastasis. Ann Surg Oncol. 2012;19(7):2295-303. https://doi. org/10.1245/s10434-012-2305-7.
[19] Pulvirenti A, Javed AA, Landoni L, et al. Multi-institutional development and external validation of a nomogram to predict recurrence after curative resection of pancreatic neuroendocrine tumors. Ann Surg. 2019; https://doi.org/10.1097/SLA.0000000000003579.
[20] Mizumoto T, Toyama H, Terai S, et al. Prediction of lymph node metastasis in pancreatic neuroendocrine tumors by contrast enhancement characteristics. Pancreatology. 2017 Nov-Dec 2017;17(6):956-961. https://doi.org/10.1016/j.pan.2017.08.003.
[21] Nanno Y, Matsumoto I, Zen Y, et al. Pancreatic duct involvement in well-differentiated neuroendocrine tumors is an independent poor prognostic factor. Ann Surg Oncol. 2017;24(4):1127-33. https://doi.org/10.1245/s10434-016-5663-8.
[22] Zhou B, Zhan C, Xiang J, Ding Y, Yan S. Clinical significance of the preoperative main pancreatic duct dilation and neutrophil-to-lymphocyte ratio in pancreatic neuroendocrine tumors (PNETs) of the head after curative resection. BMC Endocr Disord. 2019;19(1):123. https://doi.org/10.1186/s12902-019-0454-4.
[23] Singhi AD, Chu LC, Tatsas AD, et al. Cystic pancreatic neuroendocrine tumors: a clinicopathologic study. Am J Surg Pathol. 2012;36(11):1666-73. https://doi.org/10.1097/PAS.0b013e31826a0048.
[24] Koh YX, Chok AY, Zheng HL, Tan CS, Goh BK. A systematic review and meta-analysis of the clinicopathologic characteristics of cystic versus solid pancreatic neuroendocrine neoplasms. Surgery. 2014;156(1):83-96.e2. https://doi.org/10.1016/j.surg.2014.03.026.
[25] Cloyd JM, Kopecky KE, Norton JA, et al. Neuroendocrine tumors of the pancreas: degree of cystic component predicts prognosis. Surgery. 09 2016;160(3):708-13. https://doi.org/10.1016/j. surg.2016.04.005.
[26] Imamura M, Takahashi K, Adachi H, et al. Usefulness of selective arterial secretin injection test for localization of gastrinoma in the Zollinger-Ellison syndrome. Ann Surg. 1987;205(3):230-9. https:// doi.org/10.1097/00000658-198703000-00003.
[27] Sadowski SM, Neychev V, Millo C, et al. Prospective study of 68Ga-DOTATATE positron emission tomography/computed tomography for detecting gastro-entero-pancreatic neuroendocrine tumors and unknown primary sites. J Clin Oncol. 2016;34(6):588-96. https://doi.org/10.1200/JCO.2015.64.0987.
[28] Nockel P, Babic B, Millo C, et al. Localization of insulinoma using 68Ga-DOTATATE PET/CT Scan. J Clin Endocrinol Metab. 01 2017;102(1):195-199. https://doi.org/10.1210/jc.2016-3445.

[29] Krampitz GW, Norton JA. Pancreatic neuroendocrine tumors. Curr Probl Surg. 2013;50(11):509-45. https://doi.org/10.1067/j. cpsurg.2013.08.001.

[30] Mayo SC, de Jong MC, Pulitano C, et al. Surgical management of hepatic neuroendocrine tumor metastasis: results from an international multi-institutional analysis. Ann Surg Oncol. 2010;17(12):3129-36. https://doi.org/10.1245/s10434-010-1154-5.

[31] Maxwell JE, Sherman SK, O'Dorisio TM, Bellizzi AM, Howe JR. Liver-directed surgery of neuroendocrine metastases: What is the optimal strategy? Surgery. 2016;159(1):320-33. https://doi. org/10.1016/j.surg. 2015.05.040.

[32] Morgan RE, Pommier SJ, Pommier RF. Expanded criteria for debulking of liver metastasis also apply to pancreatic neuroendocrine tumors. Surgery. 2018;163(1):218-225. https://doi.org/10.1016/j. surg.2017.05.030.

[33] Kasai Y, Hirose K, Corvera CU, et al. Residual tumor volume discriminates prognosis after surgery for neuroendocrine liver metastasis. J Surg Oncol. 2019; https://doi.org/10.1002/jso.25811.

[34] De Jong MC, Farnell MB, Sclabas G, et al. Liver-directed therapy for hepatic metastases in patients undergoing pancreaticoduodenectomy: a dual-center analysis. Ann Surg. 2010;252(1):142-8. https://doi.org/10.1097/SLA.0b013e3181dbb7a7.

[35] Hüttner FJ, Schneider L, Tarantino I, et al. Palliative resection of the primary tumor in 442 metastasized neuroendocrine tumors of the pancreas: a population-based, propensity score-matched survival analysis. Langenbeck's Arch Surg. 2015;400(6):715-23. https://doi.org/10.1007/s00423-015-1323-x.

[36] Ye H, Xu HL, Shen Q, Zheng Q, Chen P. Palliative resection of primary tumor in metastatic nonfunctioning pancreatic neuroendocrine tumors. J Surg Res. 2019;11(243):578-87. https://doi. org/10.1016/j.jss.2019.04.002.

[37] Tang LH, Basturk O, Sue JJ, Klimstra DS. A practical approach to the classification of WHO grade 3 (G3) Well-differentiated Neuroendocrine Tumor (WD-NET) and Poorly Differentiated Neuroendocrine Carcinoma (PD-NEC) of the pancreas. Am J Surg Pathol. 2016;40(9):1192-202. https://doi.org/10.1097/PAS.0000000000000662.

[38] Hijioka S, Hosoda W, Matsuo K, et al. Rb Loss and KRAS mutation are predictors of the response to platinum-based chemotherapy in pancreatic neuroendocrine neoplasm with grade 3: a Japanese multicenter pancreatic NEN-G3 study. Clin Cancer Res. 2017;23(16):4625-32. https://doi.org/10.1158/1078-0432. CCR-16-3135.

[39] Tang LH, Untch BR, Reidy DL, et al. Well-differentiated neuroendocrine tumors with a morphologically apparent high-grade component: a pathway distinct from poorly differentiated neuroendocrine carcinomas. Clin Cancer Res. 2016;22(4):1011-7. https://doi.org/10.1158/1078-0432. CCR-15-0548.

[40] Conrad C, Kutlu OC, Dasari A, et al. Prognostic value of lymph node status and extent of lymphadenectomy in pancreatic neuroendocrine tumors confined to and extending beyond the pancreas. J Gastrointest Surg. 2016;20(12):1966-1974. https://doi. org/10.1007/s11605-016-3243-7.

[41] Genç CG, Jilesen AP, Partelli S, et al. A new scoring system to predict recurrent disease in grade 1 and 2 nonfunctional pancreatic neuroendocrine tumors. Ann Surg. 2018;267(6):1148-1154. https://doi.org/10.1097/SLA.0000000000002123.

[42] Assi HA, Mukherjee S, Kunz PL, et al. Surgery versus surveillance for well-differentiated, nonfunctional pancreatic neuroendocrine tumors: an 11-year analysis of the national cancer database. Oncologist. 2020;25(2):e276-83. https://doi.org/10.1634/theoncologist.2019-0466.

[43] Mao R, Zhao H, Li K, et al. Outcomes of lymph node dissection for non-metastatic pancreatic neuroendocrine tumors: a propensity score-weighted analysis of the national cancer database. Ann Surg Oncol. 2019;26(9):2722-9. https://doi.org/10.1245/s10434-019-07506-5.

[44] Izumo W, Higuchi R, Furukawa T, et al. Evaluation of the site and frequency of lymph node metastasis with non-functioning pancreatic neuroendocrine tumor. Eur Surg Res. 2019;60(5-6):219-28. https://doi.org/10.1159/000504410.

[45] Japan Pancreas Society. Classification of pancreatic carcinoma. Fourth English ed Kanehara & Co, Ltd; 2017.

[46] Zhao YP, Zhan HX, Zhang TP, et al. Surgical management of patients with insulinomas: result of 292 cases in a single institution. J Surg Oncol. 2011;103(2):169-74. https://doi.org/10.1002/jso.21773.

[47] Tsutsumi K, Ohtsuka T, Mori Y, et al. Analysis of lymph node metastasis in pancreatic neuroendocrine tumors (PNETs) based on the tumor size and hormonal production. J Gastroenterol. 2012;47(6):678-85. https://doi.org/10.1007/s00535-012-0540-0.

[48] Lopez-Aguiar AG, Ethun CG, Zaidi MY, et al. The conundrum of < 2-cm pancreatic neuroendocrine tumors: A preoperative risk score to predict lymph node metastases and guide surgical management. Surgery. 07 2019;166(1):15-21. https://doi.org/10.1016/j. surg.2019.03.008.

[49] Xiao W, Zhu J, Peng L, Hong L, Sun G, Li Y. The role of central pancreatectomy in pancreatic surgery: a systematic review and meta-analysis. HPB (Oxford). 2018;20(10):896-904. https://doi. org/10.1016/j.hpb.2018.05.001.

[50] Bartsch DK, Waldmann J, Fendrich V, et al. Impact of lymphadenectomy on survival after surgery for sporadic gastrinoma. Br JSurg. 2012;99(9):1234-40. https://doi.org/10.1002/bjs.8843.

第 53 章　胰腺导管内乳头状黏液性肿瘤的国际指南

International Consensus Guidelines for the Management of Intraductal Papillary Mucinous Neoplasms

Brian K. P. Goh　著

摘要

随着诊断和检测方法的改进，对胰腺囊性肿瘤的诊断特征、自然史和生物学知识的了解亦快速深入，同时其治疗决策在不断发展。随着时间的推移，PCN 的管理逐渐从过去的积极手术切除转变为目前更为保守的定期复查的方式。在过去的 20 年里，由于对导管内乳头状黏液性肿瘤的治疗争议，特别是关于分支导管（branch duct，BD）IPMN，已经制定了一些国际共识指南来指导临床医生对这些肿瘤的管理。这些指南一般有 2 个主要目标：①诊断和临床决策；②定期检查方案，包括方法、间隔和持续时间。本指南通过利用常规横断面成像中大量且容易获得的临床参数和形态学特征，有助于指导临床医生做出 IPMN 管理的决策。然而，目前的指南仍然在各种限制，远远不够理想。

一、介绍

在过去 30 年中，胰腺囊性肿瘤的治疗策略随着这些肿瘤的诊断特征、自然史和生物学知识的快速进步，以及诊断方式和检测方法的应用和改进而不断发展[1–3]。总的来说，PCN 的治疗已逐渐从过去的积极切除转向目前更保守的定期复查[3–5]。目前，随着横断面成像的广泛使用；全球范围内检测到的偶发无症状 PCN 数量呈指数级增长[3, 4, 6]。然而，许多研究人员已经证明这些病变中的绝大多数具有惰性和良性的自然病史[3–6]。

PCN 的主要病理类型为导管内乳头状黏液性肿瘤、浆液性囊性肿瘤、黏液性囊性肿瘤和实体假乳头状瘤（solid pseudopapillary neoplasms，SPPN）[7, 8]。目前，人们普遍认为 SCN 几乎都是良性的，可以通过保守治疗，除非长得很大而导致局部压迫症状[1, 8]。另外，SPPN 是一种潜在的恶性肿瘤，多发于儿童和年轻人，尤其是女性。因此在技术上可行的情况下，需要积极的手术切除治疗[1, 8, 9]。同样，MCN 通常需要手术切除，因为其中的癌前病变通常发生在中年女性[10]。尽管如此，对于小 MCN（＜4cm）患者仍然可以选择定期检查，特别是在预期寿命较短的老年患者中[8]。

然而，与 SCN、SPPN 和 MCN 的管理不同；IPMN 的管理方法仍然存在争议[1, 5]。根据胰管受累部位的不同，IPMN 分为主胰管型（main-duct，MD）、分支胰管型和混合胰管型 IPMN（mixed-duct IPMN，MT-IPMN）[11, 12]。目前，专家们一致认为，大多数 MD-IPMN 和 MT-IPMN 应通过手术切除，因为其具有恶性或进展为恶性肿瘤的高风险（>50%）。另外，大多数 BD IPMN 由于其惰性生物学特性，可以保守治疗，只有部分特定病例需要手术切除[8, 11, 12]。目前，一些临床和影像学标准已被广泛接受，并已被充分验证与 IPMN 的恶变相关。包括主胰管扩张、囊肿直径较大、强化的管壁结节/实体成分、细胞学阳性、胰腺炎、黄疸和 CA19-9 升高，这些在大多数 IPMN 的管理指南中有描述[8, 11–14]。

由于过去 20 年来在 IPMN 的管理中存在争议，特别是关于 BD-IPMN，已经制订了一些国际共识，以指导临床医生如何管理这些肿瘤。这些指南通常有 2 个主要目标：①诊断和临床决策；②定期检查的方案，包括方法、间隔和持续时间[1, 15]。2006 年，国际众多专家在日本仙台召开会议，制订了第一个被广泛接受的 IPMN 和 MCN 指南，即著名的仙台指南（SG06）[11]。SG06（表 53–1）包括 2 个系统；除 MCN 外，所有 MD-IPMN 和 BD-IPMN 如存在直径>3cm、有症状或主胰管直径>6mm，均应考虑进行手术。该指南在全世界的临床实践中应用了超过 5 年，但随后为验证这些指南内容的实用性而进行了大量研究，发现其具有几个主要的局限性[12, 13]。主要是该指南对 BD-IPMN 手术切除"过度积极"的建议。SG06 被证明在预测恶性 IPMN 方面的阳性预测值（positive predictive value，PPV）仅约为 33%，遵守该指南则导致患者过度治疗，从而切除了许多良性的 BD-IPMN[16, 17]。与 IPMN 患者过度治疗相关的风险不应被低估，因为尽管目前胰腺手术取得了进展，但即使在大的胰腺中心，它仍然是一个有显著并发症发生率和死亡率的手术[16]。因此，考虑到 SG06 的局限性，国际专家于 2012 年在福冈召开会议，提出了一项新的修订指南，称为福冈指南（FG12）[12]。与 SG06 类似，FG12 建议切除所有 MCN，但对 IPMN 的管理指南进行了修订。FG12 的主要目的是减少"不必要"的手术干预和过度治疗的数量。

（一）2012 福冈指南（2017 年修订）

与最初的 SG06 指南不同，FG12 是一个 3 级系统，将 IPMN 分为高风险、中风险组（WR^{FG12}）和低风险组（表 53–1）[12]。高风险病变（HR^{FG12}）可通过手术切除进行治疗，而低风险病变可通过定期检查进行保守治疗[12]。修订后的指南还注意到超声内镜的作用，它已越来越多地用于 PCN 的诊断评估。一般来说，对于有 WR^{FG12} 的 IPMN，建议使用 EUS，但对于特定的 WR^{FG12}，如囊肿≥3cm 的年轻健康患者，可考虑一期手术切除[12]。值得注意的是，FG12 中需要强调的一些主要修订是，囊肿≥3cm 和 5～9mm 的胰管扩张不再被认为是立即手术干预的高风险指征，而只被认为是中风险。此外，在横断面成像上发现囊肿内的黏蛋白类似非增强的结节，因此需要进行影像学增强检查以明确可疑的管壁结节/实体成分[1]。一些系统综述[17–19]评估了 SG06 和 FG12 的效能，两项指南均显示 PPV 低但 NPV 高。尽管如此，FCG 的 PPV 似乎优于 SCG（47% vs. 33%），尽管其 NPV 略低[18]。

2017 年，FG12 在 IPMN 的管理方面进行了进一步的修订（表 53–1）[15, 20]。这包括将<5mm 的强化管壁结节降级到 WR^{FG12}，并在 WR^{FG12} 上增加 CA19-9 升高和囊肿生长速度等特征。迄今为止，这些修订仍然是指南（FG17）的最新更新[20]。

（二）2018 年欧洲指南（EG18）

EG18[8] 是对 2013 年发布的欧洲指南[21] 的更新。它是由几个欧洲协会的多学科专家小组制订的，与 FG12/17 专注于 IPMN 不同，它包括了针对不同病理类型 PCN 的治疗建议。值得注意的是，FG12 建议对所有 MCN 进行切除，而 EG18 则比其更为保守，仅建议对存在壁结节或囊肿>4cm 等令人担忧的 MCN 进行手术切除[8]。

与 FG12/17 相似，EG18 也分为三级（表 53–1），根据手术指征将 IPMN 分为绝对指征

表 53-1　胰腺囊性肿瘤治疗的国际指南汇总

指　南		标准 / 指征	治疗方法
仙台 2006	黏液性囊性瘤	NA	手术
	导管内乳头状黏液性肿瘤	主胰管＞6mm 大小＞3cm 囊壁结节 细胞学检查阳性	手术
2012 年福冈指南（2017 年仅修订了 IPMN）	导管内乳头状黏液性肿瘤	高风险 • 近端病变伴梗阻性黄疸 • 强化壁结节≥5mm（增强实体成分） • 扩张主胰管≥10mm	手术
		中风险 • 尺寸≥3cm • 胰腺炎 • 强化壁结节＜5mm（非强化结节） • 增厚、强化囊肿壁 • 主导管扩张 5～9mm • 导管口径突变伴远端萎缩 • 淋巴结病 • CA19-9 升高＞37U/ml • 快速生长率＞5mm/2 年	• 超声内镜检查：管壁结节、主管受累；细胞学检查阳性或可疑 • 手术：对于大小＞3cm 的年轻健康患者强烈考虑手术
		低风险	• 密切监测 • 大小 2～3cm 的年轻健康患者考虑手术
2018 年欧洲指南	黏液性囊性瘤	NA	手术
	导管内乳头状黏液性肿瘤	绝对指征 • 黄疸 • 强化管壁结节≥5mm • 实体成分 • 扩张主胰管≥10mm • HGD 或癌细胞学阳性	手术
		相对指征 • 大小≥4cm • 胰腺炎 • 新发糖尿病 • 主导管扩张 5～9.9mm • 生长速度≥5mm/ 年 • 管壁结节强化＜5mm • CA19-9 升高≥37U/ml	• 手术：无显著合并症；显著合并症 /≥2RI • 密切监测：显著合并症 /1RI

（续表）

指　南		标准 / 指征	治疗方法
2018 年欧洲指南	导管内乳头状黏液性肿瘤	无指征	定期监测
	黏液性囊性肿瘤	• 症状 • 大小≥4cm • 管壁结节 • 生长率	手术
	浆液性囊性肿瘤	压迫症状	手术
	实体假乳头状肿瘤	NA	手术
	胰腺神经内分泌肿瘤	• 大小＞20mm，有症状	手术
2015 年美国胃肠病学会	无症状导管内乳头状黏液性肿瘤 / 黏液性囊性肿瘤	• 主胰管扩张≥5mm，实体成分 / 肿瘤细胞学检查阳性 • 2 个高危特征：直径≥3cm，胰管扩张，实体成分 • 直径＜3cm，无实体成分，无扩张胰管	• 手术 • 内镜超声引导下细针抽吸 • 定期监测
2018 年美国胃肠病学院学会	导管内乳头状黏液性肿瘤 / 黏液性囊性肿瘤	• 黄疸 • 急性胰腺炎 • CA19–9 升高 • 壁结节 / 实体成分 • 主胰管扩张＞5mm • 主胰管的局灶性扩张 • 主胰管直径变化，远端萎缩 • 大小≥3cm • 细胞学显示高级别瘤变或癌	超声内镜检查或转诊至 MDT 考虑手术切除
		• 新发或恶化的糖尿病 • 囊肿大小增加≥3mm/ 年	• 短期密切监测 • MRI/ 内镜超声引导下细针抽吸活检

a. 2017 修订版

（AI^{EG18}）、相对指征（RI^{EG18}）和无手术指征（表 53–1）。总的来说，这些与 FG17 非常相似，只有一些存在明显的差异。例如，HR^{FG17} 组、AI^{EG18} 组患者都推荐一期切除。同样，在无手术指征组（如 FG17 低风险组）推荐患者保守治疗。值得注意的是，对于 RI^{EG18} 组，EG18 在建议早期手术方面更积极。对于无明显合并症且有 1 个 RI^{EG18} 的患者，以及有明显合并症且有 2 个或以上 RI^{EG18} 的患者，建议手术治疗。这与 WR^{FG17} 不同，后者建议通过 EUS-FNA 进一步调查，并且只考虑对囊肿≥3cm 的年轻健康患者进行手术。与 FG17 不同的是，EG18 在其推荐中综合考虑了风险特征因素和患者合并症的数量[1]。

EG18 和 FG17 之间其他几个值得强调的微小差异包括纳入新发糖尿病，使用囊肿生长速度每年≥5mm 而不是每 2 年≥5mm，以及值得注意的是，在 RI^{EG18} 中囊肿大小从 3cm 变为 4cm[1]。肿瘤直径大小的临界值改变的明显影响将使得更多的患者可以通过选择定期检查的保守治疗方式。然而，需要更多的研究来确认 3～4cm 的 BD-IPMN 患者定期复查是否安全。由于 EG18 的出现时间较短，因此到目前为止验证它的研究相对较少 [22, 23]。AI^EG18 和 FI^EG1 的高级别瘤变 / 侵袭性癌（HGD/IC）的 PPV 在手术系列的范围分别为 48.3%～72.7% 和 40.5%～47.4%。值得注意的是，据报道显示，EG18 恶性肿瘤假阴性率为 1.9%[22]。

到目前为止，我们讨论的 3 个指南（SG06、FG12/17 和 EG18）是迄今为止最常用的指南（表 53–1）。除了这 3 项指南外，在美国以外其他不太常用的指南包括 ACA2015 版指南 [13] 和美国胃肠病学院（American College of Gastroenterology，ACG）2018 版指南 [14]，这里不进行讨论。有趣的是，EG18、AGA、ACG 是基于证据的 GRADE 框架制定的，而 SG06 和 FG12 是基于专家意见制定的 [16]。

（三）IPMN 手术

IPMN 手术切除的目的是完全切除肿瘤，并且切缘为阴性（FG17）[20]。根据肿瘤的位置，决定行近端或远端胰腺切除术。然而需要着重补充的是，准确的切除类型可能并不总是容易确定，如弥漫性 MD-IPMN 没有明确的局灶性病变，亦可能也很难与慢性胰腺炎区分开来。在这种情况下，ERCP 或 EUS 可用于识别 IPMN 的特征，如可见壁结节或乳头扩张伴黏蛋白溢出。当对可疑恶性肿瘤进行手术时，应采用正规的胰腺切除术和淋巴结清扫术，如胰十二指肠切除术、左侧胰腺切除术或全胰切除术。然而，当术前恶性肿瘤的可能性较低时，BD-IPMN 的某些病例可能会考虑局限切除 [20, 24]，如肿瘤剜除术、胰腺中段切除术或保留脾脏的胰腺切除术。胰腺实质横断边缘常规进行术中冰冻切片 [20]。如果切缘存在侵袭性癌或高度异型增生，应行进一步切除，并建议所有患者进行全胰切除。IPMN 伴低度异型增生，则不需要进一步切除。

（四）IPMN 的监测

根据目前的知识，所有接受保守治疗的 IPMN 患者都应终身定期复查（直到被认为不适合接受手术），因为进展的风险不会随着时间的推移而减少。同样重要的是，要认识到伴随的胰腺导管腺癌的发展可能，特别是有胰腺癌家族史的患者将需要提高检查频率。同样由于与 IPMN[25] 相关的病变效应，接受完全切除的非侵袭性 IPMN 患者也应进行终生监测。

二、讨论

理想的 IPMN 指南不仅应确定目前存在的 HGD 或侵袭性癌症的风险，还应确定未来发展为恶性肿瘤的风险。这将有助于患者进行早期干预，避免监测时间延长。必须强调，定期检查的 IPMN 患者应在发生侵袭性癌之前进行切除，因为侵袭性 IPMN 的预后较差，与胰腺导管腺癌类似 [26]。还必须补充的是，理想的指南还应避免过度手术治疗，避免一生中很少或者无恶性肿瘤风险的患者进行不必要的手术 [1, 2]。目前，我们认为大多数 IPMN 患者进行手术的最佳时机是当病变中存在 HGD 时，因为手术切除是能够达到治愈的。

IPMN 患者的管理应个体化，并根据患者的风险 – 获益情况进行定期检查和手术 [1, 27]。除了 IPMN 的恶性风险外，临床决策过程中需要考虑的其他重要因素包括患者的预期寿命（由患者的年龄和存在的合并症决定）、手术风险（由切除手术类型和患者的整体健康状况甚至是成本效益决定）。不幸的是，除了最近的 EG18 将合并症纳入指南之外，目前大多数指南都没有考虑到这些重要因素 [1]。

目前的指南在指导临床医生对 IPMN 的管理决策方面是有意义的。这些指南利用了常规横断面成像大量且易于获得的临床参数和形态学特征 [1, 8, 12, 20]，然而，目前的指南仍然远远不够理想，依旧存在各种局限性。他们的许多推荐需要更有力的科学证据来支持。此外，在术前准确区分 IPMN 和其他 PCN 方面较为困难，也常常会进一步降低这些指南的准确性及其实用性 [1]。已证明与 IPMN 恶性相关的几个有前景的参数包括免疫指标，如中性粒细胞 – 淋巴细胞比率或血小板 – 淋巴细胞比率 [28]，以及中风险或高风险特征数量的附加效应。这些应在指南的未来更新中予以考虑[29]。IPMN 的病理亚型（如胃型、肠型和胰胆管亚型）也被证明与 IPMN 的恶变风险相关，并可能在未来指南中发挥重要作用[30]。

开发新的预后列线图模型也可以更好地预测 IPMN 的恶变风险[31, 32]。这些列线图的使用与预测个体患者手术风险和预期寿命的数学工具相结合，将使临床医生能够更精确地确定个体患者最合适的管理方案。

此外，根据成像和诊断模式的最新进展，如共焦激光内镜[16]、微钳活检，以及基于囊液 DNA、基于 miRNA 或基于蛋白质的生物标志物的鉴定，在 IPMN 和 PCN 的未来管理中显示出巨大的前景[4, 16]。这些发展可能会对未来的 IPMN 指南改进共同发挥作用。

参考文献

[1] Wash RM, Perlmutter BC, Adsay V, Reid MD, Baker ME, Stevens T, Hue JJ, Hardacre JM, Shen GQ, Simon R, Aleassa EM, Augustin T, Eckhoff A, Allen PJ, Goh BK. Advances in the management of pancreatic cystic neoplasms. Current Prob Surg. 2020.

[2] Goh BK, Tan Y, Thng C, et al. How useful are clinical, biochemical, and cross-sectional imaging features in predicting potentially malignant or malignant cystic lesions of the pancreas? Results from a single institution experience with 220 surgically treated patients. J Am Coll Surgeons. 2008;206(1):17-27.

[3] Goh BK, Tan Y, Cheow PC, et al. Cystic lesions of the pancreas: an appraisal of an aggressive resectional policy adopted at a single institution during 15 years. Am J Surg. 2006;192:148-54.

[4] DiMaio CJ. Current guideline controversies in the management of pancreatic cystic neoplasms. Gastrointest Endosc Clin N Am. 2018;28:529-47.

[5] Goh BK. International guidelines for the management of pancreatic intraductal papillary mucinous neoplasms. World J Gastroenterol. 2015;21:9833-7.

[6] Heckler M, Michalski CW, Schaefle S, Kaiser J, Buchler MW, Hackert T. The Sendai and Fukuoka consensus criteria for the management of branch duct IPMN - a meta-analysis on their accuracy. Pancreatology. 2017;17:255-62.

[7] Goh BK, Tan DM, Thng CH, Lee SY, Low AS, Chan CY, et al. Are the Sendai and Fukuoka Consensus Guidelines for cystic mucinous neoplasms of the pancreas useful in the initial triage of all suspected pancreatic cystic neoplasms? A single institution experience with 317 surgically treated patients. Ann Surg Oncol. 2014;21:1919-26.

[8] European Study Group on Cystic Tumours of the Pancreas. European evidence-based guidelines on pancreatic cystic neoplasms. Gut. 2018;67:789-804.

[9] Goh BK, Tan YM, Cheow PC, Chung AY, Chow PK, Wong WK, Ooi LL. Solid pseudopapillary neoplasms of the pancreas: an updated experience. J Surg Oncol. 2007;15(95):640-4.

[10] Goh BK, Tan YM, Chung YF, et al. A review of mucinous cystic neoplasms of the pancreas defined by ovarian-type stroma: clinicopathological features of 344 patients. World J Surg. 2006;30(12):2236-45.

[11] Tanaka M, Chari S, Adsay V, et al. International consensus guidelines for management of intraductal papillary mucinous neoplasms and mucinous cystic neoplasms of the pancreas. Pancreatology. 2006;6:17-2.

[12] Tanaka M, Fernandez-del Castillo C, Adsay V, et al International consensus guidelines 2012 for the management of IPMN and MCN of the pancreas. Pancreatology 2012;12:183-97.

[13] Vege SS, Ziring B, Jain R, Moayyedi P, Clinical Guidelines committee; American Gastroenterology Association. American gastroenterological association institute guideline on the diagnosis and management of asymptomatic neoplastic pancreatic cysts. Gastroenterology. 2015;148:819-22.

[14] Elta GH, Enestvedt BK, Sauer BG, Lennon AM. ACG clinical guideline: diagnosis and management of pancreatic cysts. Am J Gastroenterol. 2018;113:464-79.

[15] Hasan A, Visrodia K, Farrel JJ, Gonda TA. Overview and comparison of guidelines for management of pancreatic cystic neoplasms. World J Gastronterol. 2019;25:4405-13.

[16] Vilas-Boas F, Macedo G. Management guidelines for pancreatic cystic lesions: should we adopt or adapt current roadmaps? J Gastrointestin Liver Dis. 2019;28:495-501.

[17] Goh BK, Tan DM, Ho MM, et al. Utility of the sendai consensus guidelines for branch-duct intraductal papillary mucinous neoplasms: a systematic review. J Gastrointest Surg. 2014;18:1350-7.

[18] Srinivasan N, Teo JY, Chin YK, Hennedige T, Tan DM, Low AS, Thng CH, Goh BK. Systematic review of the clinical utility and validity of the Sendai and Fukuoka Consensus guideliens for the management of intraductal papillary mucinous neoplasms of the pancreas. HPB. 2018;20:497-504.

[19] Goh BK, Lin Z, Tan DM, et al. Evaluation of the Fukuoka Consensus Guidelines for intraductal papillary mucinous neoplasms of the pancreas: results from a systematic review of 1,382 surgically resected patients. Surgery. 2015;158(5):1192-202.

[20] Tanaka M, Fernandez-del Castillo C, Kamisawa T, et al. Revisions of international consensus Fukuoka guidelines for the management of IPMN of the pancreas. Pancreatology. 2017;17:738-53.

[21] Del Chiaro M, Verbeke C, Salvia R, et al. European expert

consensus statement on cystic tumours of the pancreas. Dig Liver Dis. 2013;45:703-11.
[22] Jan IS, Chang MC, Yang CY, Tien YW, Jeng YM, Wu CH, Chen BB, Chang YT. Validation of indications for surgery of European evidence-based guidelines for patients with pancreatic intraductal papillary mucinous neoplasms. J Gastronintest Surg. 2019.
[23] Sun L, Wang W, Wang Y, Jiang F, Peng L, Jin G, Jin Z. Validation of European evidence-based guidelines and American College of Gastroenterology guidelines as predictors of advanced neoplasia inpatients with suspected mucinous pancreatic cystic neoplasms. J Gastroenterol Hepatol. 2019.
[24] Sauvanet A, Gaujoux S, Blanc B, Couverlard A, Dokmak S, Vullierme MP, et al. Parenchyma-sparing pancreatectomy for presumed noninvasive intraductal papillary mucinous neoplasms of the pancreas. Ann Surg. 2014;260:364-71.
[25] Tamura K, Ohtsuka T, Ideno N, et al. Treatment strategy for main duct IPMN of the pancreas based on the assessment of recurrence in the remnant pancreas after resection: a systematic review. Ann Surg. 2014.
[26] Koh YX, Chok AY, Zheng HL, Tan CS, Goh BK. Systematic review and meta-analysis comparing the surgical outcomes of invasive intraductal papillary mucinous neoplasms and conventional pancreatic ductal adenocarcinoma. Ann Surg Oncol. 2014;21(8):2782-800.
[27] Goh BK. Sendai consensus guidelines for branch-duct IPMN: guidelines are just guidelines. Ann Surg. 2015;262(2):e65.
[28] Goh BK, Tan DM, Chan CY, et al. Are preoperative blood neutrophil-to-lymphocyte ratio useful in predicting malignancy in surgically-treated mucin-producing pancreatic cystic neoplasms. J Surg Oncol. 2015;112:366-71.
[29] Goh BK, Thng CH, Tan DM, et al. Evaluation of the Sendai and 2012 International Consensus Guidelines based on cross-sectional imaging findings performed for the initial triage of mucinous cystic lesions of the pancreas: a single institution experience with 114 surgically treated patients. Am J Surg. 2014;208:202-9.
[30] Koh YX, Zheng HL, Chok AY, et al. Systematic review and meta-analysis of different histologic subtypes of noninvasive and invasive IPMN. Surgery. 2015;157:496-509.
[31] Jang JY, Park T, Lee S, Kim Y, Lee SY, Kim SW, Kim SC, et al. Proposed nomogrm predicting the individual risk of malignancy in patients with branch duct type intraductal papillary mucinous neoplasms of the pancreas. Ann Surg. 2017;266:1062-8.
[32] Han Y, Jang JY, Oh MY, et al. Natural history and optimal treatment strategy of intraductal papillary mucinous neoplasm of the pancreas: analysis using a nomogram and Markov decision model. J Hepatobiliary Pancreat Sci. 2021;28:131-42.

第 54 章　胰腺癌术后残余胰腺癌

Remnant Pancreatic Cancer After Surgical Resection for Pancreatic Cancer

Yoshihiro Miyasaka　Masafumi Nakamura　著

摘要

随着胰腺癌的多学科诊断与治疗模式的改进，接受胰腺癌手术切除后长期存活的患者人数得以增加。与此同时，对于残余胰腺癌变的报道也有所增加。在接受胰腺癌切除术后的剩余胰腺中，癌症的发生有两种可能的机制：原发胰腺癌的局部复发或者出现了新的原发性病变的异时发展。基因分析可能有助于区分局部复发和新发原发癌。识别预测因素有助于早期发现残余胰腺癌，例如，伴发导管内乳头状黏液性肿瘤可能预测术后残余胰腺癌的发生。手术切除残余胰腺癌可能为患者带来有利的短期或长期结局。因此，建议患者在接受胰腺癌手术切除后对剩余胰腺进行终生监测。

一、介绍

胰腺癌的 5 年总生存率为 9%[1]，是最致命的消化道恶性肿瘤之一。此外，预计到 2030 年，它将成为癌症相关死亡的第二大原因[2]。手术切除是唯一可能治愈胰腺癌的方法。随着新辅助和辅助治疗等多学科治疗方法的进步，PC 手术切除的结局有所改善。可切除 PC 在单纯手术切除后的中位总生存期约为 20 个月，但在手术切除后给予最近报道的辅助化疗方案（S-1 或 FOLFIRINOX）可以使中位总生存期延长至超过 45 个月[3-5]。此外，诊断模式的进步使得早期 PC 的检出变得更加容易，与晚期 PC 相比，早期 PC 在术后具有更好的预后[6]。手术切除效果的改善增加了 PC 长期存活患者的人数。然而，延长患者的生存期也增加了剩余胰腺中发生癌症的风险（图 54–1）。

自 21 世纪初以来，已有数例胰腺癌手术切除后残余胰腺癌（remnant pancreatic cancer，RPC）的病例报道公开发表[7-20]。在过去 10 年中，一些研究者报道了关于 PC 手术切除后 RPC 的队列研究[21-34]。其中一些研究侧重于 RPC 的治疗，而另一些研究则关注 RPC 的发展机制。此外，2019 年日本胰腺癌临床实践指南建议在 PC 手术切除后进行长期定期监测，以观察是否发生 RPC[35]。这些信息意味着 RPC 的发病率已经增加，应该对这种病理现象给予相当大的关注。为了提高我们对 PC 手术切除后 RPC 的认识，本章总结了有关 RPC 的发展机制、命名、发病率、预测因素和治疗的最新信息。

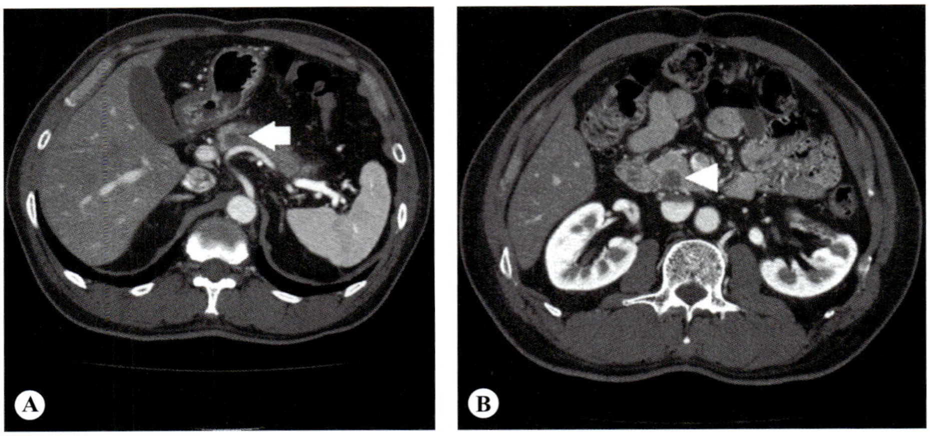

▲ **图 54-1 胰腺癌切除术后残余胰腺癌 1 例**

A. 早期的增强 CT 显示胰体中存在低密度肿块（箭），行远端胰腺切除术和脾切除术，患者术后病情稳定，病理检查显示为导管腺癌（pT_1、pN_0、R_0）；B. 首次胰腺切除术后 30 个月，常规随访 CT 显示胰头（箭头）有低密度肿块，行剩余胰腺全切除术，患者术后病情稳定，病理检查显示为导管腺癌（pT_3、pN_0、R_0）

（一）发生机制

胰腺癌切除术后 RPC 的发生有两种可能的机制：剩余胰腺内初始病变的局部复发或其中一个异时发生的新的原发性病变 [21, 22, 26]。

约 80% 的 PC 患者在手术切除后复发 [36–38]。与肝转移一样，局部复发是 PC 的常见复发模式 [36–38]。尽管局部胰腺癌复发通常发生在胰床、区域淋巴结或邻近结构（如 SMA 或 SMV），但也可能发生在剩余胰腺内。在之前的队列研究中，一些研究者认为 PC 切除后剩余胰腺中出现的癌变代表复发 [29, 30, 33]。癌细胞从最初的病变部位转移到剩余的胰腺可能通过以下几种途径：第一，可能是胰腺切缘阳性导致的复发，在这种情况下，复发性肿瘤发生在胰腺残端附近；第二，PC 也可能通过血管或淋巴管发生实质内转移；第三，一种可能的途径是 PC 经导管内播散。对导管内乳头状黏液性肿瘤多处病变进行基因分析的结果表明，在某些病例中，不同病变部位的基因突变模式具有相似性，这提示肿瘤细胞可能通过胰腺导管转移 [39–41]。此外，Makohon-Moore 等 [42] 提出，即使是胰腺癌前病变细胞，也可以通过胰腺导管系统播散。在第二种和第三种情况下，复发性肿瘤可能出现在远离胰腺残端处。

PC 患者有时会同时出现多个病灶。对因胰腺癌而接受全胰切除术的患者进行的病理学检查显示，20%～32% 的患者出现多个癌灶 [43, 44]。因此，在手术切除原发 PC 后，多灶性 PC 病变作为主要的新的病变出现是合乎逻辑的。

一些研究人员试图将 RPC 分为复发性病变和新的原发性病变。Hashimoto 等 [22] 对初始病灶和剩余胰腺病灶之间的 *KRAS* 突变状态和免疫组织化学 MUC1 和 MUC2 染色进行了比较。Gotoh 等 [21] 使用 KRAS 突变和 TP53、CDKN2A 和 SMAD4 的免疫组化分析，将 RPC 分为局部复发和异时多灶性病变（新的原发性病变）。Luchini 等 [26] 使用新一代测序进行组织病理学分析和突变分析，以区分“真实”复发和独立病变（新的原发性病变）。

与新的原发性病变相比，复发的预后通常更差。Gotoh 等 [21] 报道，与异时多灶性病变相比，初始癌发生局部复发的时间更短，累积复发率更高，疾病特异性生存期更短。Gotoh 等还报道，第二次切除术后局部复发患者的疾病特异性生存期与不可切除 RPC 患者或胰腺外复发患者相当。

（二）命名

在先前的报道中，使用了各种名称来描述 RPC，包括“残余胰腺癌” [10, 28, 32]、“残余胰腺中的胰腺癌（导管腺癌）” [22, 27]、“在残余胰腺中发生的胰腺癌” [26]、“在残余胰腺中发展的癌” [7, 11, 18]、

"异时胰腺癌"[12]、"第二原发性胰腺导管癌"[24]、"复发性胰腺癌"[31, 34]、"残余胰腺（孤立）局部复发"[29, 30, 33]、"残余胰腺高风险病变"[21]。RPC使用不同的名称可能是因为这是一种新近发现的恶性肿瘤，它包括具有不同发展机制的病变。为了进一步研究这种恶性肿瘤的病理，需要确定统一的名称。

（三）发病率

在先前的队列研究中，在因胰腺癌而接受胰腺切除术的患者中，发生 RPC 的患者比例为 0.7%～26.7%（表 54-1）。Ishida 等[24]使用 Kaplan-Meier 方法计算 RPC 的累积发病率，报道 5 年累积发病率为 17.7%。尽管大多数研究中 RPC 患者的比例低于 6%，但有两项早期的 PC 研究报道了更高的比例（26.7% 和 15.5%）[23, 25]。我们最近的研究发现，早期和晚期胰腺癌患者在胰腺切除术后 RPC 的累积发病率相当，而早期胰腺癌患者发生 RPC 的比例明显高于晚期胰腺癌[28]。有人认为，早期胰腺癌患者发生 RPC 的患者比例较高，是由于该队列中长期存活人数较多。因此，如果 PC 的预后得到进一步改善，在 PC 手术切除后发生 RPC 的患者数量预计将进一步增加。

PC 初次切除和 RPC 发生之间的间隔时间为 6～240 个月（表 54-1）。因此在 PC 首次切除后 5 年以上，RPC 仍可能发生。

（四）预测因素

识别 RPC 的预测因素可能有助于早期发现 RPC，并有助于制定术后监测计划。Matsuda 等分析了 379 例因胰腺导管腺癌接受部分胰腺切除术的患者的长期预后，确定有 14 例（3.96%）出现 RPC[27]。根据多因素分析，伴随 IPMN 是 PDAC 胰腺部分切除术后发生 RPC 的独立预测因素。此外，他们在镜下比较了 PDAC 合并 IPMN 患者和 PDAC 不合并 IPMN 患者的胰腺实质，观察到 PDAC 合并 IPMN 患者的胰腺上皮内瘤变密度明显较高。建议对 PDAC 伴 IPMN 患者行部分

表 54-1 胰腺癌切除术后残余胰腺癌的队列研究

作 者	年 份	胰腺癌初次胰腺切除的病例数	残余胰腺癌病例数	残余胰腺癌病例比例（%）	初始切除的边缘状态（R_0/R_1）	初始切除与剩余胰腺病变出现之间的间隔（范围）（个月）	残余胰腺癌切除病例数
Thomas 等[33]	2012	700	5	0.7	NA	68（7～81）	5
Miyazaki 等[29]	2014	284	11	3.9	9/2	32（7～83）	11
Hashimoto 等[22]	2014	227	8	3.5	7/1	23.5（17～39）	6
Shima 等[31]	2015	185	6	3.2	6/0	25（12～60）	6
Ishida 等[24]	2016	130	6	4.6	6/0	43.5（14～60）	4
Suzuki 等[32]	2016	826	23	2.8	23/0	53.6（15～240）	12
Nakayama 等[30]	2018	194	11	5.7	11/0	24（6～41）	11
Ikemoto 等[23]	2018	30	8	26.7	NA	56.5（16～85）	5
Kanno 等[25]	2018	200	31	15.5	NA	NA	NA
Gotoh 等[21]	2019	411	22	5.4	NA	NA	12
Matsuda 等[27]	2020	379	14	3.7	12/2	42.5（20～150）	10
Miyasaka 等[28]	2020	321	19	5.9	17/2	51（20～[illegible]0）	13

胰腺切除术后进行细致的监测，重点关注是否有 RPC 的发生。

（五）治疗

与 PC 类似，治疗 RPC 可采用手术、化疗和放疗。对于局限于剩余胰腺的病变，通常进行手术切除。尽管由于解剖学变异和粘连及复发，RPC 手术可能会很困难，但据报道，在 PC 初始切除术后，RPC 手术切除的短期和长期结局相对有利。Yamada 等[34]对胰腺切除术后出现 RPC 的患者进行了一项多中心研究。在接受 RPC 手术切除的 90 例患者中，8 例患者（9%）出现了术后并发症（Clavien-Dindo Ⅲ级或更高），30 天和 90 天死亡率分别为 0% 和 1%。Zhou 等[45]对 19 项 RPC 的第二次胰腺切除术的研究进行了汇总分析，未发现围术期死亡。几位作者比较了接受 RPC 切除术的患者与接受非手术治疗的患者的预后，并观察到接受手术的患者预后明显更好[27, 29, 30, 32, 34]。Suzuki 等[32]回顾了关于 RPC 的发表结果，并收集了 49 例患者的数据，这些患者在 PC 初始切除术后接受了完整的 RPC 胰腺切除术。根据他们的分析，RPC 切除术后的中位生存时间为 32 个月。Zhou 等[45]汇总分析报道第二次胰腺切除术后患者的 5 年总生存率为 40.6%。尽管是在特定的患者中进行 RPC 手术，但他们的结局似乎比进行初始 PC 胰腺切除术的患者更佳。RPC 最常见的术式是剩余胰腺全切除术（全胰切除术）。得益于对于内外分泌不足的治疗的手段进步，全胰切除术（包括剩余胰腺全切除术）的长期结局亦有改善[46–48]。Hashimoto 等报道，与胰十二指肠切除术后剩余胰腺全切术相比，远端胰腺切除术后的剩余胰腺全切除术手术时间更长和失血量更大[49]。此外，一些报道描述了腹腔镜和机器人全剩余胰切除术[50–52]。

在经过多项研究获得疗效后，PC 切除术后辅助化疗成为标准治疗方案[3–5]。然而，RPC 术后辅助化疗的疗效尚不确定。Nakayama 等[30]分析了 11 例切除 RPC 的患者，发现接受辅助化疗的患者的生存期明显长于其他患者。相反，Zhou 等[45]的汇总分析报道，辅助化疗对总生存率没有显著影响。尽管一些情况下也对 RPC 进行了新辅助治疗，但并未对其疗效进行详细分析。与原发性 PC 类似，化疗或放化疗适用于局部晚期或转移性 RPC[22, 24, 32, 53]。

二、总结

到目前为止，在 PC 术后监测期间，已经注意到局部复发或转移的发生。尽管大多数复发或转移病例发生在 PC 切除术后的 5 年内，但 RPC 可在手术后很长的时间内发生。外科医生应注意这种情况，并对因胰腺癌而进行部分胰腺切除的患者进行终身监测。

参考文献

[1] Siegel RL, Miller KD, Jemal A. Cancer statistics, 2020. CA Cancer J Clin. 2020;70:7-30.

[2] Rahib L, Smith BD, Aizenberg R, Rosenzweig AB, Fleshman JM, Matrisian LM. Projecting cancer incidence and deaths to 2030: the unexpected burden of thyroid, liver, and pancreas cancers in the United States. Cancer Res. 2014;74:2913-21.

[3] Conroy T, Hammel P, Hebbar M, Ben Abdelghani M, Wei AC, Raoul JL, et al. FOLFIRINOX or gemcitabine as adjuvant therapy for pancreatic cancer. N Engl J Med. 2018;379:2395-406.

[4] Oettle H, Post S, Neuhaus P, Gellert K, Langrehr J, Ridwelski K, et al. Adjuvant chemotherapy with gemcitabine vs observation in patients undergoing curative-intent resection of pancreatic cancer: a randomized controlled trial. JAMA. 2007;297:267-77.

[5] Uesaka K, Boku N, Fukutomi A, Okamura Y, Konishi M, Matsumoto I, et al. Adjuvant chemotherapy of S-1 versus gemcitabine for resected pancreatic cancer: a phase 3, open-label, randomised, non-inferiority trial (JASPAC 01). Lancet. 2016;388:248-57.

[6] Egawa S, Toma H, Ohigashi H, Okusaka T, Nakao A, Hatori T, et al. Japan pancreatic cancer registry; 30th year anniversary: Japan Pancreas Society. Pancreas. 2012;41:985-92.

[7] Akabori H, Shiomi H, Naka S, Murakami K, Murata S, Ishida M, et al. Resectable carcinoma developing in the remnant pancreas 7 years and 10 months after distal pancreatectomy for invasive ductal carcinoma of the pancreas: report of a case. World J Surg Oncol. 2014;12:224.

[8] Bauer TM, Dhir T, Strickland A, Thomsett H, Goetz AB, Cannaday S, et al. Genetic drivers of pancreatic cancer are identical between the primary tumor and a secondary lesion in a long-term (>5 years) survivor after a whipple procedure. J Pancreat Cancer. 2018;4:81-7.
[9] Dalla Valle R, Mancini C, Crafa P, Passalacqua R. Pancreatic carcinoma recurrence in the remnant pancreas after a pancreaticoduodenectomy. JOP. 2006;7:473-7.
[10] Eriguchi N, Aoyagi S, Imayama H, Okuda K, Hara M, Fukuda S, et al. Resectable carcinoma of the pancreatic head developing 7 years and 4 months after distal pancreatectomy for carcinoma of the pancreatic tail. J Hepato-Biliary-Pancreat Surg. 2000;7:316-20.
[11] Frei L, Stieger R, Bayerl C, Breitenstein S, Staerkle RF. Resectable adenocarcinoma developing in the remnant pancreas 7 years after partial pancreatoduodenectomy for invasive ductal adenocarcinoma of the pancreas: a case report. J Med Case Rep. 2017;11:194.
[12] Hamner JB, White M, Crowder C, Singh G. Resection of metachronous pancreatic cancer 4 years after pancreaticoduodenectomy for stage III pancreatic adenocarcinoma. World J Surg Oncol. 2015;13:290.
[13] Ikematsu Y, Tamura H, Nakata Y, Hayashi T, Kanai T, Hirayama K, et al. Metachronous multiple adenocarcinomas of the pancreas. Int J Clin Oncol. 2011;16:726-31.
[14] Kinoshita H, Yamade N, Nakai H, Sasaya T, Matsumura S, Kimura A, et al. Successful resection of pancreatic carcinoma recurrence in the remnant pancreas after a pancreaticoduodenectomy. Hepato-Gastroenterology. 2011;58:1406-8.
[15] Koizumi M, Sata N, Kasahara N, Morishima K, Sasanuma H, Sakuma Y, et al. Remnant pancreatectomy for recurrent or metachronous pancreatic carcinoma detected by FDG-PET: two case reports. JOP. 2010;11:36-40.
[16] Ogino T, Ueda J, Sato N, Takahata S, Mizumoto K, Nakamura M, et al. Repeated pancreatectomy for recurrent pancreatic carcinoma after pylorus-preserving pancreatoduodenectomy: report of two patients. Case Rep Gastroenterol. 2010;4:429-34.
[17] Shonaka T, Inagaki M, Akabane H, Yanagida N, Shomura H, Yanagawa N, et al. Total pancreatectomy for metachronous mixed acinar-ductal carcinoma in a remnant pancreas. World J Gastroenterol. 2014;20:11904-9.
[18] Tajima Y, Kuroki T, Ohno T, Furui J, Tsuneoka N, Adachi T, et al. Resectable carcinoma developing in the remnant pancreas 3 years after pylorus-preserving pancreaticoduodenectomy for invasive ductal carcinoma of the pancreas. Pancreas. 2008;36:324-7.
[19] Takamatsu S, Ban D, Irie T, Noguchi N, Kudoh A, Nakamura N, et al. Resection of a cancer developing in the remnant pancreas after a pancreaticoduodenectomy for pancreas head cancer. J Gastrointest Surg. 2005;9:263-9.
[20] Wada K, Takada T, Yasuda H, Amano H, Yoshida M. A repeated pancreatectomy in the remnant pancreas 22 months after pylorus-preserving pancreatoduodenectomy for pancreatic adenocarcinoma. J Hepato-Biliary-Pancreat Surg. 2001;8:174-8.
[21] Gotoh Y, Ohtsuka T, Nakamura S, Shindo K, Ohuchida K, Miyasaka Y, et al. Genetic assessment of recurrent pancreatic high-risk lesions in the remnant pancreas: metachronous multifocal lesion or local recurrence? Surgery. 2019;165:767-74.
[22] Hashimoto D, Chikamoto A, Ohmuraya M, Sakata K, Miyake K, Kuroki H, et al. Pancreatic cancer in the remnant pancreas following primary pancreatic resection. Surg Today. 2014;44:1313-20.
[23] Ikemoto J, Hanada K, Minami T, Okazaki A, Abe T, Amano H, et al. Prospective follow-up study of the recurrence of pancreatic cancer diagnosed at an early stage: the value of endoscopic ultrasonography for early diagnosis of recurrence in the remnant pancreas. Pancreas. 2018;47:482-8.
[24] Ishida J, Toyama H, Matsumoto I, Asari S, Goto T, Terai S, et al. Second primary pancreatic ductal carcinoma in the remnant pancreas after pancreatectomy for pancreatic ductal carcinoma: high cumulative incidence rates at 5 years after pancreatectomy. Pancreatology. 2016;16:615-20.
[25] Kanno A, Masamune A, Hanada K, Maguchi H, Shimizu Y, Ueki T, et al. Multicenter study of early pancreatic cancer in Japan. Pancreatology. 2018;18:61-7.
[26] Luchini C, Pea A, Yu J, He J, Salvia R, Riva G, et al. Pancreatic cancer arising in the remnant pancreas is not always a relapse of the preceding primary. Mod Pathol. 2019;32:659-65.
[27] Matsuda R, Miyasaka Y, Ohishi Y, Yamamoto T, Saeki K, Mochidome N, et al. Concomitant intraductal papillary mucinous neoplasm in pancreatic ductal adenocarcinoma is an independent predictive factor for the occurrence of new cancer in the remnant pancreas. Ann Surg. 2020;271:941-8.
[28] Miyasaka Y, Ohtsuka T, Kimura R, Matsuda R, Mori Y, Nakata K, et al. Is remnant pancreatic cancer after pancreatic resection more frequent in early-stage pancreatic cancer than in advanced-stage cancer? Ann Gastroenterol Surg. 2020;4:448-54.
[29] Miyazaki M, Yoshitomi H, Shimizu H, Ohtsuka M, Yoshidome H, Furukawa K, et al. Repeat pancreatectomy for pancreatic ductal cancer recurrence in the remnant pancreas after initial pancreatectomy: is it worthwhile? Surgery. 2014;155:58-66.
[30] Nakayama Y, Sugimoto M, Gotohda N, Konishi M, Takahashi S. Efficacy of completion pancreatectomy for recurrence of adenocarcinoma in the remnant pancreas. J Surg Res. 2018;221:15-23.
[31] Shima Y, Okabayashi T, Kozuki A, Sumiyoshi T, Tokumaru T, Saisaka Y, et al. Completion pancreatectomy for recurrent pancreatic cancer in the remnant pancreas: report of six cases and a review of the literature. Langenbeck's Arch Surg. 2015;400:973-8.
[32] Suzuki S, Furukawa T, Oshima N, Izumo W, Shimizu K, Yamamoto M. Original scientific reports: clinicopathological findings of remnant pancreatic cancers in survivors following curative resections of pancreatic cancers. World J Surg. 2016;40:974-81.
[33] Thomas RM, Truty MJ, Nogueras-Gonzalez GM, Fleming JB, Vauthey JN, Pisters PW, et al. Selective reoperation for locally recurrent or metastatic pancreatic ductal adenocarcinoma following primary pancreatic resection. J Gastrointest Surg. 2012;16:1696-704.
[34] Yamada S, Kobayashi A, Nakamori S, Baba H, Yamamoto

M, Yamaue H, et al. Resection for recurrent pancreatic cancer in the remnant pancreas after pancreatectomy is clinically promising: results of a project study for pancreatic surgery by the Japanese Society of Hepato-Biliary-Pancreatic Surgery. Surgery. 2018;164:1049-56.
[35] Okusaka T, Nakamura M, Yoshida M, Kitano M, Uesaka K, Ito Y, et al. Clinical practice guidelines for pancreatic cancer 2019 from the Japan pancreas society: a synopsis. Pancreas. 2020;49:326-35.
[36] Groot VP, Gemenetzis G, Blair AB, Ding D, Javed AA, Burkhart RA, et al. Implications of the pattern of disease recurrence on survival following pancreatectomy for pancreatic ductal adenocarcinoma. Ann Surg Oncol. 2018;25:2475-83.
[37] Sperti C, Pasquali C, Piccoli A, Pedrazzoli S. Recurrence after resection for ductal adenocarcinoma of the pancreas. World J Surg. 1997;21:195-200.
[38] Van den Broeck A, Sergeant G, Ectors N, Van Steenbergen W, Aerts R, Topal B. Patterns of recurrence after curative resection of pancreatic ductal adenocarcinoma. Eur J Surg Oncol. 2009;35:600-4.
[39] Nagai K, Mizukami Y, Omori Y, Kin T, Yane K, Takahashi K, et al. Metachronous intraductal papillary mucinous neoplasms disseminate via the pancreatic duct following resection. Mod Pathol. 2020;33:971-80.
[40] Pea A, Yu J, Rezaee N, Luchini C, He J, Dal Molin M et al. Targeted DNA sequencing reveals patterns of local progression in the pancreatic remnant following resection of Intraductal Papillary Mucinous Neoplasm (IPMN) of the pancreas. Ann Surg. 2016.
[41] Tamura K, Ohtsuka T, Ideno N, Aso T, Shindo K, Aishima S, et al. Treatment strategy for main duct intraductal papillary mucinous neoplasms of the pancreas based on the assessment of recurrence in the remnant pancreas after resection: a retrospective review. Ann Surg. 2014;259:360-8.
[42] Makohon-Moore AP, Matsukuma K, Zhang M, Reiter JG, Gerold JM, Jiao Y, et al. Precancerous neoplastic cells can move through the pancreatic ductal system. Nature. 2018;561:201-5.
[43] Launois B, Franci J, Bardaxoglou E, Ramee MP, Paul JL, Malledant Y, et al. Total pancreatectomy for ductal adenocarcinoma of the pancreas with special reference to resection of the portal vein and multicentric cancer. World J Surg. 1993;17:122-126; discussion 126-127.
[44] Tryka AF, Brooks JR. Histopathology in the evaluation of total pancreatectomy for ductal carcinoma. Ann Surg. 1979;190:373-81.
[45] Zhou Y, Song A, Wu L, Si X, Li Y. Second pancreatectomy for recurrent pancreatic ductal adenocarcinoma in the remnant pancreas: a pooled analysis. Pancreatology. 2016;16:1124-8.
[46] Crippa S, Tamburrino D, Partelli S, Salvia R, Germenia S, Bassi C, et al. Total pancreatectomy: indications, different timing, and perioperative and long-term outcomes. Surgery. 2011;149:79-86.
[47] Müller MW, Friess H, Kleeff J, Dahmen R, Wagner M, Hinz U et al. Is there still a role for total pancreatectomy? Ann Surg. 2007;246:966-974; discussion 974-965.
[48] Watanabe Y, Ohtsuka T, Matsunaga T, Kimura H, Tamura K, Ideno N, et al. Long-term outcomes after total pancreatectomy: special reference to survivors' living conditions and quality of life. World J Surg. 2015;39:1231-9.
[49] Hashimoto D, Chikamoto A, Taki K, Arima K, Yamashita Y, Ohmuraya M, et al. Residual total pancreatectomy: short- and long-term outcomes. Pancreatology. 2016;16:646-51.
[50] Kyaw PPP, Goh BKP. Robotic assisted laparoscopic completion pancreatectomy for recurrent intraductal papillary mucinous neoplasm after previous open pancreatoduodenectomy: a case report and literature review. Ann Hepatobiliary Pancreat Surg. 2019;23:206-9.
[51] Sahakyan MA, Yaqub S, Kazaryan AM, Villanger O, Berstad AE, Labori KJ, et al. Laparoscopic completion pancreatectomy for local recurrence in the pancreatic remnant after pancreaticoduodenectomy: case reports and review of the literature. J Gastrointest Cancer. 2016;47:509-13.
[52] Sunagawa H, Mayama Y, Orokawa T, Oshiro N. Laparoscopic total remnant pancreatectomy after laparoscopic pancreaticoduodenectomy. Asian J Endosc Surg. 2014;7:71-4.
[53] Groot VP, van Santvoort HC, Rombouts SJ, Hagendoorn J, Borel Rinkes IH, van Vulpen M, et al. Systematic review on the treatment of isolated local recurrence of pancreatic cancer after surgery; re-resection, chemoradiotherapy and SBRT. HPB (Oxford). 2017;19:83-92.

第 55 章　良性胆道疾病

Benign Biliary Diseases

Abdel Hadi S. Al Breizat　Salam S. Daradkeh　Ali A. Al-Sarira　著

摘要

大多数良性胆道疾病是胆石症及其治疗后的结果。减重干预增加了良性胆道疾病的发病率，增加了一类新的患者。胆道损伤和狭窄仍然是极具挑战的问题，并且由于肝移植胆道并发症而变得更具挑战性。胆道和血管解剖可采用多种诊断方法明确，包括术中彩色多普勒超声、术中造影及吲哚菁绿荧光显影。原发性硬化性胆管炎的治疗肝移植也越来越多地参与。胆囊结石和胆总管结石中一期采用腹腔镜治疗的增加，使经 Oddi 括约肌内镜治疗的应用减少，也降低了其引起并发症的可能性。成人胆总管囊肿行囊肿切除加胆管空肠吻合术已经过长期疗效的考验。成功治疗的关键在于，外科医生、放射科医生和内镜医生在内的多学科团队，在专科中心适时地使用不同的诊断和治疗模式。

大多数良性胆道疾病是胆石症及其治疗后的结果。减重干预增加了良性胆道疾病的发病率，也增加了新的患者种类。胆道损伤和狭窄仍然是极具挑战的情况，并且由于肝移植胆道并发症而变得更具挑战性。多种诊断方法可用于明确胆道和血管解剖，包括术中彩色多普勒超声、术中造影及吲哚菁绿荧光显影。肝移植越来越多地用于治疗原发性硬化性胆管炎。胆囊结石和胆总管结石的一期腹腔镜下手术，使经 Oddi 括约肌内镜治疗的应用减少，也降低了其引起并发症的可能性。成人的胆总管囊肿切除加肝管空肠吻合术远期效果经受住了考验。成功治疗的关键是，在专科中心包括外科、放射科和内镜医生在内的多学科团队管理下，适时使用不同的诊断和治疗模式。

一、先天性异常

（一）胆道闭锁

胆道闭锁（biliary atresia，BA）是一种新生儿疾病，伴有肝外胆管树的进行性梗阻性胆道病变及肝实质的纤维化，每 10 000 例新生儿中就有 1 例发生。尽管病因和发病机制尚不清楚，但有实验证据表明围产期感染及细胞和体液自身免疫与此相关。通常在新生儿早期表现为新生儿黄疸时间延长。Kasai 肝门空肠吻合术（hepatoportoenterostomy，HPE）可使 50%～70% 的婴儿修复胆管，具体情况取决于手术时的年龄。成功的 HPE 不能治愈 BA，但对于无移植生存是必要的 [1]。BA 仍然是小儿肝移植的主要适应证，占儿童肝移植的 32.3%。据报道，母体来源的肝移植结局更好[2]。

（二）胆总管囊肿

在西方国家，胆总管囊肿被认为是胆总管的先天性囊状扩张，发病率为 1/150 000，男女比例为 1∶4。CC 的发病机制尚不清楚。然而，胰胆管汇合异常（anomalous pancreaticobiliary junction，APBJ）导致慢性胰胆管反流可能是其原因，因为 70% 的 CC 患者同时患有 APBJ[3]。虽然儿童通常有症状和体征，但成年人往往没有症状。经典的三联症表现（黄疸、腹痛和肿块）很少同时出现，大多数病例仍然是偶然发现的。根据 Todani 分类法，Ⅰ型和Ⅳ型是最常见的，并且经常与 APBJ 相关，而Ⅱ型、Ⅲ型和Ⅴ型则较少[4]。

二、诊断

肝功能检查可能有助于诊断，但并不明确。腹部超声检查是一项有效的初步检查。超声内镜有助于区分胆总管囊肿和胰腺囊肿。CT 检测 CC 和相关的恶性肿瘤，其准确度＞90%。MRCP 是最灵敏和最特异（90%～100%）的无创检查方法[5]。ERCP 是金标准，但它只用于 MRCP 失败时明确胆道解剖结构或用于缓解胆道梗阻[5]。

三、并发症

成人患者可能会出现以下并发症：肝脓肿、肝硬化、门脉高压、复发性胰腺炎、胆囊结石、肝胆管结石和胆石症。CC 患者发生胆道恶性肿瘤的风险增加（10%～20%），并随着年龄的增加和 APBJ 的存在而显著增加[4, 6]。恶性肿瘤不仅发生在囊壁，也发生在肝、胆和胰管树的其余部分，胆囊癌的发病在 CC 患者中的报道更为频繁（67%）[4]。Ⅰ型和Ⅳ型 CC 的恶性风险较高，而其他类型的恶性肿瘤风险可以忽略不计[6]。

四、治疗

手术是主要手段，不仅因为存在恶性肿瘤的风险，而且还可以防止反复发作的并发症。完全切除肝外胆管树至胰胆管交界处，并进行胆囊切除术和 Roux-en-Y 肝管空肠吻合术，是Ⅰ型和Ⅳ型的标准疗法[6]。Ⅱ型 CC 则通过简单的囊肿切除和一期修复进行治疗。小的Ⅲ型 CC 可以通过内镜括约肌切开术进行有效治疗，而＞3cm 的病变需要手术切除。对于Ⅴ型，部分肝切除术适用于局限性 CC，如果整个肝内胆管树受累，则可进行肝移植。在没有恶性肿瘤的情况下，5 年总生存率在 90% 以上。但如果有恶性肿瘤存在，则预后不佳[6]。患者需要终身随访，因为胰胆管树的其余部分在切除术后 25 年仍有后续发生癌症的风险（约 11%），并且要及早发现可能的吻合口狭窄[7]。

胆囊结石

10%～20% 的成年白种人患有胆囊结石（gallstones，GS），GS 在世界各地的发病率不一。患病率最高的是北美印第安人，而在亚洲和撒哈拉以南非洲地区则最低。除了种族之外，女性、年龄增长和营养过剩是主要的风险因素。只有 1%～2% 的人会出现需要手术的 GS 相关并发症。总体患病率为男性 7.9%，女性 16.6%[8]。

五、发病机制

胆囊结石被分为主要在胆囊中形成的胆固醇结石（80%～85%）和胆色素结石。导致胆固醇胆囊结石形成的机制，包括胆固醇在胆汁中的过饱和、胆囊运动能力低下及由动力蛋白因子引起的胆汁不稳定[9]。胆囊中的胆汁淤积有利于结石的形成，如在妊娠、快速减重或全肠外营养期间形成结石。胆囊功能减退可能是由于胆囊壁吸收了过饱和胆汁中的胆固醇，使胆囊收缩功能瘫痪[9]。

黑的色素结石主要由聚合胆红素钙组成。过量未结合胆红素的最常见来源是溶血性贫血或无效的红细胞生成。另一条途径涉及回肠的疾病或切除导致胆盐流出到结肠，导致肠肝循环和胆汁分泌增加[9]。

褐色色素结石大多在胆管内形成，是细菌感染和细菌的 β- 葡萄糖醛酸酶水解胆红素的结果。肝内褐色色素结石与华支睾吸虫和蛔虫感染有关[9]。

六、胆囊结石的自然史

超过 80% 的 GS 是无症状的[9]。大约 30% 的无症状 GS 患者在其一生中需要进行手术治疗[10]。因此，不建议对这组无症状的患者行预防性胆囊切除术[8]。

胆道疼痛绞痛是指在上腹或右上腹持续 30min 以上钝痛，并向背部或右肩放射，可能伴有恶心和呕吐，但不伴有发热[11]。GS 也可引起非特异性的腹部症状[8]。腹部超声检查是首选的影像学方法，诊断 GS 的准确性超过 95%[8]。EUS 或 MRCP 可以发现微小结石[9]。

七、并发症

胆石症的并发症包括急性胆囊炎、Mirizzi 综合征、胆源性胰腺炎、急性逆行性胆管炎和胆石性肠梗阻。

八、胆管结石

据估计，10%～20% 的有症状的 GS 患者存在胆总管结石（common bile duct stones，CBDS）[11]。CBDS 的症状主要是上腹和（或）右上腹疼痛及阻塞性黄疸[9]。CBDS 通常以肝酶升高和胆总管直径扩张为特征。最可靠的诊断方法是 MRCP 或 EUS[11]。

九、治疗

有症状的 GBS 通过腹腔镜胆囊切除术（laparoscopic cholecystectomy，LC）进行治疗，这也是金标准。无症状的 GS 应纳入观察，到目前为止，还没有关于是否应该在普通人群中治疗无症状 GS 的随机对照试验[9]。

有症状的 CBDS 约占 10%[11]。尽管存在发生急性胰腺炎、出血和穿孔等并发症的风险，目前 ERCP 内镜下括约肌切开取石是治疗方法之一。当 ERCP 失败时，根据外科医生的经验，进行开腹或腹腔镜胆总管探查。目前文献中有强力的证据表明，腹腔镜一期手术治疗是 GBS 和 CBDS 的首选治疗方法[11]。

十、肝内胆管结石

该病在东南亚很普遍，但在西方很罕见，也是一个具有挑战性的疾病，因为它通常与胆道狭窄、复发性胆管炎、继发性胆汁性肝硬化有关，并可能发展为胆管癌。它的发病机制似乎有四个因素（淤胆、感染、胆道解剖变异和胆汁代谢缺陷）。肝切除是治疗单侧孤立性病变的理想方案。而弥漫性双侧疾病的理想治疗方法则可能是经皮或内镜碎石等微创手术[12]。

十一、妊娠期胆囊结石

胆囊炎被认为是妊娠期第二常见的外科急症，发病率为 0.05%～0.8%。保守治疗与 LC 相比，母亲和胎儿的并发症发病率和死亡率相同。LC 已经被证明其在妊娠的期间都是安全的，但如果可能，应在妊娠中期进行[13, 14]。

十二、胆囊结石和胆道恶性肿瘤

来自队列研究的证据表明，GS 患者的胆囊癌、肝内和肝外胆管癌的发病率增加，这种风险在胆囊切除术几年后会减少[15]。

良性胆管狭窄

良性胆管狭窄（benign biliary strictures，BBS）最常发生于术后或炎症性病因。手术相关的 BBS 最常见于 LC（0.4%～0.6%）、胆道手术和肝移植[16, 17]。约 80% 的 BBS 是医源性的，并且与 LC 相关，13%～21% 的 BBS 与慢性胰腺炎相关[18]。

十三、医源性胆道损伤

当外科医生在胆囊切除术中未能适当地避开胆总管（main bile duct，MBD）及保护其血供时，就会发生医源性胆道损伤[19]。它会导致显著的并发症发病率、死亡率，治疗往往复杂而昂贵[20, 21]。

人们普遍认为，充分解剖以达到 Strasberg 描述的安全临界点，将 Rouviere 沟作为第一个标志，并使用吲哚菁绿荧光对比，可以降低 LC 中 MBD 损伤的风险[22–24]。另外，LC 的适应证和存在解剖学上的变异也被认为是风险因素。常规使用术中胆道造影并不能防止 MBD 损伤，但可帮助在术中识别是否发生 MBD 损伤[25]。

重建的结果取决于损伤的类型、损伤的相关血管、解剖位置。Bismuth 和 Strasberg 分类法是最常使用的系统，用来描述医源性的胆管损伤[26, 27]。

只有大约 1/3 的患者和 70%～80% 的真正部分损伤或 MBD 横断的患者在术中被发现。如果看到或怀疑有多支胆管，以及如果观察到胆汁从肝门和肝十二指肠韧带区域渗漏，就应该考虑有损伤[28]。未被发现的损伤大多涉及胆囊管的胆瘘，很少涉及 Luschka 小胆管，并可能在术后早期出现胆瘘、胆汁性腹膜炎或黄疸的症状，但这些症状可能是不明确的，因而诊断具有一定挑战性。胆管结扎后早期会出现黄疸；然而，由于局部损伤、炎症或缺血性损伤导致狭窄形成，可能会导致晚期出现黄疸[28]。许多患者在转诊前会有延误，这种延误并非无关紧要，因为会导致失去早期修复的机会，愈合不佳[28, 29]。

对患者的检查取决于患者的状况。腹部超声可以检查是否存在积液。多普勒成像可以帮助诊断合并的血管损伤[30]。对于有弥漫性腹痛和压痛的患者，应行 CT 检查。MRCP 可以确认和诊断损伤近端和远端的解剖结构[31]。尽管 ERCP 只能评估损伤远端的胆管解剖，但在诊断同时可进行治疗[32]。与 MRCP 相比，肝胆亚胺基二乙酸（HIDA）扫描在显示持续的胆瘘方面具有更高的敏感性，尤其是在术后早期[33]。

首要的治疗目的是控制胆道损伤和相关败血症，可以通过以下方式实现：在 MBD 堵塞合并胆管炎的情况下进行经皮经肝胆管造影（percutaneous transhepatic cholangiography，PTC）引流；如果是腹腔内脓肿或胆汁瘤，应经皮引流；如果是胆汁性腹膜炎，应及时进行紧急手术探查。下一步是建立从胆管到消化道的胆汁通路。

谁、何时、何地来做？这些是决定修复结果的重要因素[34, 35]。应早期转诊到由多学科团队管理的三级医疗中心。修复的时间可能具有挑战性，并且仍然存在争议[35]。在同时伴随血管损伤数量有限的情况下，与中期修复相比，早期（72h 内）或晚期（6 周以上）进行的修复，其发生远期狭窄的概率明显降低[36]。如果是由肝胆专科医生完成的，晚期与中期修复的结局没有差别。然而，当低年资的外科医生进行早期修复时，所有损伤类别的结局都更差[35, 37]。

胆道损伤的非手术治疗，如经皮胆道引流和 ERCP 治疗，既可以作为根治性治疗，也可以作为临时治疗。ERCP、括约肌切开术、球囊扩张术和支架植入术等，在大约 82% 的胆管损伤但没有横断的患者和 80% 的胆囊切除术后 MBD 狭窄患者中，是一种成功的确定性治疗[32]。确定性的手术重建应在最佳条件下进行[21]。当存在 MBD 完全横断和闭塞且损伤无法通过 ERCP 治疗时，手术仍然是修复医源性胆道损伤的金标准。通过 T 管进行简单修复，适用于涉及小于 50%CBD 直径的非热损伤和小的侧壁损伤[38]。如果锐性横断损伤不累及肝管汇合部，也没有明显的组织丢失，一期端－端无张力吻合是可行的[39]。医源性 MBD 损伤的手术修复金标准采用 70cm 肠襻进行肝胆管空肠吻合术，以最大限度地降低反流的风险。降低肝门板可以更容易地识别左右肝管[40]。胆管空肠吻合术后吻合口狭窄发生率为 4%～38%，再次手术率为 20%～25%[19, 29]。可能需要进行肝切除和肝移植[29]。伴随的血管－胆道损伤和肝管汇合处近端病变是发生此类后遗症的重要危险因素[28]。

十四、Mirizzi 综合征

Mirizzi 综合征（Mirizzi syndrome，MS）是症状性胆结石的一种罕见并发症，这是由胆结石嵌顿漏斗部导致胆管受压和胆囊壁慢性炎症所致。Ⅰ型仅是胆管的外部压迫，而其他类型则与胆囊胆管瘘有关，最常见的症状是梗阻性黄疸或急性胆囊炎。ERCP 是诊断和治疗的金标准。由于最常在手术期间才被诊断出来，并且胆道损伤的风险很高（17%），因此转为开腹胆囊切除术仍然是标准治疗。对于Ⅰ型，推荐经典的开腹胆囊切除术或胆囊次全切除术。对于Ⅱ型和Ⅲ型，建议行次全切除，在胆囊瘘口处保留少量的胆囊壁。但如果缺损较大且为Ⅳ型，则建议行胆肠吻合术[41]。

十五、肝移植相关 BBS

肝移植后 BBS 的发生率为 10%～40%，最常见于吻合口[17]。吻合口狭窄通常是孤立性的狭窄，常与活体供肝有关。内镜治疗是一种有效的一线治疗方法，狭窄解决率高达 66.7%～100%。但迟发性狭窄（移植后≥6 个月）可能比移植后早期出现的狭窄更多需要内镜的干预[42]。

非吻合口狭窄定义为发生在吻合口近端≥5mm 处且与缺血事件相关的狭窄。它们的特点是多发性肝外和（或）肝内狭窄，伴有反复的结石形成。迟发性非吻合口狭窄（移植后≥1 年）比吻合口类型对内镜治疗效果更差，狭窄复发率更高[42]。

十六、原发性硬化性胆管炎

PSC 是一种进行性、免疫介导、肝内和肝外胆管的闭塞性炎症过程。患者年龄通常在 35—47 岁之间，以男性居多。它与炎症性肠病高度相关，被认为是肝胆和结直肠恶性肿瘤的癌前病变。诊断 PSC 的金标准是胆管造影，在正常和扩张的间隔段之间交替出现短环状狭窄，形成“串珠样”现象。MRCP 通常被推荐为影像学检查的首选，而 ERCP 则被推荐用于有可能需要干预的病例[43]。熊去氧胆酸用于治疗瘙痒症，与生化和组织学外观的改善有关。肝移植仍然是目前唯一的治愈性疗法[43]。

胆道运动障碍

胆道运动障碍是胆囊和 Oddi 括约肌的一种功能性疾病，又称为 Oddi 括约肌功能障碍（sphincter of Oddi，SOD）。由于它是一种排除性诊断，建议在诊断胆道疼痛患者时遵循 Rome Ⅳ共识标准，排除胆囊或胆管树内的结石或微小结石或任何其他结构性异常[44]。

诊断功能性胆囊疾病时，虽然不再需要胆囊闪烁扫描的低排泄分数（＜40%），但仍然是一个重要的支持标准。胆囊切除术是治疗的主要手段，据报道症状缓解率为 91%～98%。

功能性 SOD 机制尚不完全清楚。在目前的 Rome Ⅳ共识标准中，不再使用经典类型的 SOD（Ⅰ、Ⅱ和Ⅲ型）。以前的Ⅰ型（乳头狭窄）是一种纯粹的机械性梗阻。SOD 的诊断依赖于临床怀疑，排除功能性和器质性原因。在 EPISOD 试验中，被诊断为Ⅲ型 SOD（正常实验室结果、正常胆管）的患者没有从 ERCP 和括约肌切开术中获益。此外，在数量有限的Ⅱ型患者中没有观察到任何益处[45]。鉴于手术相关并发症和不令人满意的结果，ERCP 和括约肌切开术只能在专科中心为高度选择的患者中进行。

参考文献

[1] Shneider BL, Abel B, Haber B, et al. Portal hypertension in children and young adults with biliary atresia. J Pediatr Gastroenterol Nutr. 2012;55(5):567-73.

[2] Kim WR, Lake JR, Smith JM, et al. OPTN/SRTR 2016 annual data report: liver. Am J Transplant. 2018;18(Suppl 1):172-253.

[3] Japanese Study Group on Pancreaticobiliary Maljunction (JSPBM). Sum of registered cases. In: Komi N, Funabiki T (eds) Pancreaticobiliary maljunction. Its consensus and controversy (in Japanese). Igakutosho, Tokyo, 1997; pp 409-425.

[4] Todani T, Watanabe Y, Narusue M, Katsusuke T, Okajima K. Congenital bile duct cysts: classification, operative procedures, and review of thirty-seven cases including cancer arising from choledochal cyst. Am J Surg. 1977;134:263-9.

[5] Itoh S, Fukushima H, Takada A, et al. Assessment of anomalous pancreaticobiliary ductal junction with high-resolution multiplanar reformatted images in MDCT. Am J Roentgenol. 2006;187:668-75.

[6] Huang CS, Huang CC, Chen DF. Choledochal cysts: differences between pediatric and adult patients. J Gastrointest Surg. 2010;14:1105-10.

[7] Soares KC, Arnaoutakis DJ, Kamel I, et al. Choledochal cysts: presentation, clinical differentiation, and management. J Am Coll Surg. 2014;219(6):1167-80

[8] Ohashi T, Wakai T, Kubota M, et al. Risk of subsequent biliary malignancy in patients undergoing cyst excision for congenital choledochal cysts. J Gastroenterol Hepatol.

2013;28(2):243-7.

[9] Paumgartner G, Sauerbruch T. Gallstones: pathogenesis. Lancet. 1991;338:1117e1121.

[10] Grunhage F, Lammert F. Nature Reviews | Disease Primers, Best Practice & Research Clinical. Gastroenterology. 2006;20(6):997e1015.

[11] S.daradkeh: Laparoscopic cholecystectomy:analytical study of 1208 cases. Hepatogastroenterology 2005;52:1011-1014.

[12] Xi Ran, Baobing Yin, and Baojin Ma. Four major factors contributing to intrahepatic stones. Gastroenterol Res Pract Volume 2017, Article ID 7213043, 5 pages.

[13] Date RS, Kaushal M, Ramesh A. A review of the management of gallstone disease and its complications in pregnancy. Am J Surg. 2008;196:599-608.

[14] Daradkeh S, Sumrein I, Daoud F, et al. Management of gallbladder stones during pregnancy: conservative treatment or laparoscopic cholecystectomy? Hepato-Gastroenterology. 1999;46:3074-6.

[15] Nordenstedt H, et al. Gallstones and cholecystectomy in relation to risk of intra- and extrahepatic cholangiocarcinoma. Br J Cancer. 2012;106:1011-5.

[16] Fong ZV, Pitt HA, Strasberg SM, et al. Diminished survival in patients with bile leak and ductal injuries: management strategy and outcomes. J Am Coll Surg 2018; 226(4):568-76. e1.

[17] Chan CH, Donnellan F, Byrne MF, et al. Response to endoscopic therapy for biliary anastomotic strictures in deceased versus living donor liver transplantation. Hepatobiliary Pancreat Dis Int. 2013;12(5):488-93.

[18] Lévy P, Barthet M, Mollard BR, Amouretti M, Marion-Audibert AM, Dyard F. Estimation of the prevalence and incidence of chronic pancreatitis and its complications. Gastroentérol Clin Biol. 2006;30(6-7):838-44.

[19] Kholdebarin R, Boetto J, Harnish JL, et al. Risk factors for bile duct injury during laparoscopic cholecystectomy: a case-control study. Surg Innov. 2008;15(2):114-9.

[20] Halbert C, Altieri MS, Yang J, et al. Long-term outcomes of patients with common bile duct injury following laparoscopic cholecystectomy. Surg Endosc. 2016;30(10):4294-9.

[21] Sarno G, Al-Sarira AA, Ghaneh P, Fenwick SW, Malik HZ, Poston GJ. Cholecystectomy-related bile duct and vasculobiliary injuries. Br J Surg. 2012;99(8):1129-36.

[22] Pucher PH, Brunt LM, Fanelli RD, et al. SAGES expert Delphi consensus: critical factors for safe surgical practice in laparoscopic cholecystectomy. Surg Endosc. 2015;29(11):3074-8.

[23] Singh M, Prasad N. The anatomy of Rouviere's sulcus as seen during laparoscopic cholecystectomy: a proposed classification. J Minim Access Surg. 2017;13(2):89-95.

[24] Ankersmit M, van Dam DA, van Rijswijk AS, van den Heuvel B, Tuynman JB, Meijerink WJHJ. Fluorescent imaging with indocyanine green during laparoscopic cholecystectomy in patients at increased risk of bile duct injury. Surg Innov. 2017;24(3):245-52.

[25] Ragulin-Coyne E, Witkowski ER, Chau Z, et al. Is routine intraoperative cholangiogram necessary in the twenty-first century? a national view. J Gastrointest Surg. 2013;17(3):434-42.

[26] Bismuth H, Majno PE. Biliary strictures: classification based on the principles of surgical treatment. World J Surg. 2001;25:1241-4.

[27] Schmidt SC, Settmacher U, Langrehr JM, et al. Management and outcome of patients with combined bile duct and hepatic arterial injuries after laparoscopic cholecystectomy. Surgery. 2004;135(6):613-8.

[28] Li J, Frilling A, Nadalin S, et al. Timing and risk factors of hepatectomy in the management of complications following laparoscopic cholecystectomy. J Gastrointest Surg. 2011;16(4):815-20.

[29] Johnson SR, Koehler A, Pennington LK, Hanto DW. Long-term results of surgical repair of bile duct injuries following laparoscopic cholecystectomy. Surgery. 2000;128(4): 668-77.

[30] McPartland KJ, Pomposelli JJ. Iatrogenic biliary injuries: classification, identification, and management. Surg Clin North Am. 2008;88(6):1329-43.

[31] Ragozzino A, De Ritis R, Mosca A, et al. Value of MR cholangiography in patients with iatrogenic bile duct injury after cholecystectomy. AJR Am J Roentgenol. 2004;183(6):1567-72.

[32] Rainio M, Lindström O, Udd M, et al. Endoscopic therapy of biliary injury after cholecystectomy. Dig Dis Sci. 2017;63(2): 474-80.

[33] Bujanda L, Calvo MM, Cabriada JL, et al. MRCP in the diagnosis of iatrogenic bile duct injury. NMR Biomed. 2003;16(8):475-8.

[34] Fischer CP, Fahy BN, Aloia TA, et al. Timing of referral impacts surgical outcomes in patients undergoing repair of bile duct injuries. HPB (Oxford). 2009;11(1):32-7.

[35] Felekouras E, Petrou A, Neofytou K, et al. Early or delayed intervention for bile duct injuries following laparoscopic cholecystectomy? A dilemma looking for an answer. Gastroenterol Res Pract. 2015;1-10.

[36] Sahajpal AK, Chow SC, Dixon E, et al. Bile duct injuries associated with laparoscopic cholecystectomy: timing of repair and long-term outcomes. Arch Surg. 2010;145(8):757-63.

[37] Perera MTPR, Silva MA, Hegab B, et al. Specialist early and immediate repair of post laparoscopic cholecystectomy bile duct injuries is associated with an improved long-term outcome. Ann Surg. 2011;253(3):553-60.

[38] Brunicardi FC, Anderson DK, Billiar TR, et al. Schwartz's principles of surgery. 10th ed. New York: McGraw-Hill; 2015. p. 1332-4.

[39] Jablonska B. End-to-end ductal anastomosis in biliary reconstruction: indications and limitations. Can J Surg. 2014;57(4): 271-7.

[40] Moris D, Papalampros A, Vailas M, et al. The hepaticojejunostomy technique with intra-anastomotic stent in biliary diseases and its evolution throughout the years: a technical analysis. Gastroenterol Res Pract. 2016:1-7.

[41] Beltran MA, Csendes A, Cruces KS. The relationship of

Mirizzi syndrome and cholecystoenteric fistula: validation of a modified classification. World J Surg. 2008;32(10): 2237-43.

[42] Ryu CH, Lee SK. Biliary strictures after liver transplantation. Gut Liver. 2011;5(2):133-42.

[43] Chapman R, Fevery J, Kalloo A, et al. Diagnosis and management of primary sclerosing cholangitis. Hepatology. 2010;51(2): 660-78.

[44] Cotton PB, Elta GH, Carter CR, et al. Gallbladder and sphincter of Oddi disorders. Gastroenterology. 2016;150(6):1420-9. e2.

[45] Cotton PB, Durkalski V, Romagnuolo J, et al. Effect of endoscopic sphincterotomy for suspected sphincter of Oddi dysfunction on pain-related disability following cholecystectomy: the EPISOD randomized clinical trial. JAMA. 2014;311(20):2101-9.

第 56 章　肝门部胆管癌的大范围肝切除术

Major Hepatic Resection for Peri-hilar Biliary Cancers

Fabio Bagante　Marzia Tripepi　Alfredo Guglielmi　Calogero Iacono　Andrea Ruzzenente　著

摘要

- 手术切除是 pCC 唯一可能治愈的方法。但鉴于肿瘤的解剖位置和诊断时已为进展阶段，手术仍然是必需的，尽管术后并发症发生的风险很高，远期效果也不理想。
- 肝门部胆管癌患者术前处理包括胆道引流和调整未来肝脏体积，后者主要采用门静脉栓塞术进行。
- 根据 Bismuth-Corlette 分型，手术切除的类型与肿瘤的侵犯程度有关，大多数病例是联合尾状叶、相关肝外胆管的大范围肝切除术。此外，根治性手术亦要求进行充分的区域淋巴清扫术。
- 有人提出扩大肝脏切除范围（5 个以上的肝段），同时进行门静脉和（或）动脉切除，以增加手术的根治性并改善长期预后，但西方的学者仍在评估这种积极手术的效果。
- 在与远期预后相关的因素中，手术切缘和淋巴结状况具有较高的预后价值。
- pCC 手术的近期和远期效果是可接受的，加强患者的术前管理和改善手术切除的技术方面是目前的关注内容。

胆管癌是第二常见的原发性肝脏肿瘤。CCA 通常根据解剖位置分为肝内和肝外，可进一步分为肝门部（perihilar cholangiocarcinoma，pCC）和远端（distal cholangiocarcinoma，dCC）胆管癌[1]。pCC 包括从 U 点（门静脉左支的脐部）和 P 点（门静脉的右前、后支的分叉处）到胆囊管上方的肝总管发生的肿瘤，而 iCC 是包括沿肝内胆管更远端发生的肿瘤。相反，dCC 是位于从胆总管到 Vater 壶腹的肿瘤[2]。pCC 是最常见的胆管癌，占所有 CCA 的 60%～70%[3]。目前，手术切除仍然是 pCC 唯一可能治愈的方法，但考虑到肿瘤的解剖位置靠近肝门，大多数 pCCA 患者在确诊时已是晚期[4, 5]。尽管 pCCA 的手术具有较高的并发症发病率和 90 天死亡率，但细致的分期、围术期和多学科的管理及最佳的手术方法可以改善近期结果[6]。

一、术前评估

大多数 pCC 患者在术前有不同程度的营养不良，需要对营养状况进行精确评估[7]。此外，需要进行准确的术前影像学（CT、MRI）检查，以评估手术切除的适宜性，估计纵向和周围浸润范围，确定个体的解剖变异，以及制定最精确的手术入路[2, 8]。重要的是，准确估计未来剩余肝体积及其功能在pCC的管理中非常重要，应谨慎进行，以利于计划中的手术。

（一）术前胆道引流

绝大多数pCC患者在就诊时有黄疸，需要及时处理。特别是pCC引起的长期阻塞性黄疸可能会导致肝功能障碍，并增加接受大范围/扩大肝切除术的患者术后死亡的风险[9]。根据Farges等的报道，接受左侧肝切除术的患者可不进行术前胆道引流，但接受右侧大范围肝切除术的pCC患者应进行胆道引流，以减少术后并发症[10]。虽然对FLR的胆汁引流已有普遍共识，但最佳的胆道引流方式（即经皮经肝胆管引流或内镜下胆道引流）仍在争论中[11]。尽管东方学者报道PTBD可能会增加转移的发生率，推荐EBD为术前胆道引流的最佳方法，但几位西方作者在比较PTBD和EBD时没有发现任何差异[12, 13]。最近的一项随机临床试验比较了PTBD和EBD对可切除pCC患者的治疗，由于PTBD组的全因死亡率较高而提前停止[14]。有趣的是，两组的引流后并发症相似，表明需要更多的证据来确定pCC患者胆汁引流的最佳策略[14]。最后，尽管东方的外科医生建议对接受肝脏手术的pCC患者进行内镜鼻胆管引流（endoscopic nasobiliary drainage，ENBD），并且胆管炎发生率低，但目前ENBD在西方中心很少进行[15]。

（二）门静脉栓塞

pCC大范围/扩大肝切除后最常见的并发症是肝切除术后肝衰竭，这与FLR的体积密切相关。为了降低PHLF的风险，在肝脏正常的患者中，FLR的极限应该大于肝脏总体积（total liver volume，TLV）的30%。相反，在肝脏受损（如肝硬化、胆汁淤积症）的患者中，FLR应为TLV的30%～40%[16]。门静脉栓塞的目的是阻断待切除区域的门静脉循环，并在FLR引起代偿性肝肥大。肝门部胆管肿瘤协作组利用1667例患者的队列，进行了倾向性评分匹配，将98例接受PVE的与98例未接受PVE的相似特征的患者进行了比较[17]。根据该报道，与对照组相比，接受PVE的患者的PHLF（8% vs. 36%，$P<0.001$）、胆瘘（10% vs. 35%，$P<0.01$）、腹腔内脓肿（19% vs. 34%，$P=0.01$）和90天死亡率（7% vs. 18%，$P=0.03$）的发生率较低，表明PVE作为pCC外科治疗的基本流程的重要性[17]。ALPPS及Mini-ALPPS已被提出作为PVE的替代方案。目前，ALPPS技术在pCC治疗中的应用导致院内死亡率较高（高达48%），在高危的患者与标准扩大切除术相比表现不佳，而且最新的指南不推荐ALPPS用于pCC患者[18, 19]。有趣的是，杂交手术如经皮消融的肝脏分隔联合门静脉栓塞术（PRALPPS）和腹腔镜微创ALPPS（Mini-ALPPS）等的联合应用取得了令人鼓舞的结果，可能是比PVE更快实现FRL代偿性肥大的安全技术[20, 21]。

二、手术切除的原则

pCC的治愈性肝脏手术旨在获得无瘤的阴性切缘（R_0），通常需要切除胆管，并经常伴有大范围（≥3段）或扩大（≥5段）肝切除术，包括尾状叶（S1）的切除和区域淋巴结清扫[6, 19, 22]。

（一）大范围肝切除联合1段切除

几项研究已经探讨了实现pCC患者根治性（R_0）切除的最佳手术方法，包括左肝切除（left hepatectomy，LH）、左三叶切除（left trisectionectomy，LT）、右肝切除（right hepatectomy，RH）和右三叶切除（right trisectionectomy，RT）、1段及肝外胆管的切除（图56–1）[23]。

手术切除的类型取决于肿瘤的位置、肿瘤的横向和纵向侵袭范围、与血管肝门结构的关系、患者的胆道解剖和FLR[19]。目前，大范围肝切除是Bimuth Corlette（BC）Ⅲ型和Ⅳ型pCC的标准手术，而BC Ⅰ型和Ⅱ型pCC的肝切除类型仍然存在争议[24]。

最近，Chen等对BC Ⅰ型和Ⅱ型pCC的R_0切除率和长期生存结果进行了系统回顾和Meta分析，比较胆管切除和肝切除的R_0切除率和远期生存结果。作者发现，与单独的胆管切除相比，肝脏切除与R_0切除率增加（OR=4.15）及总

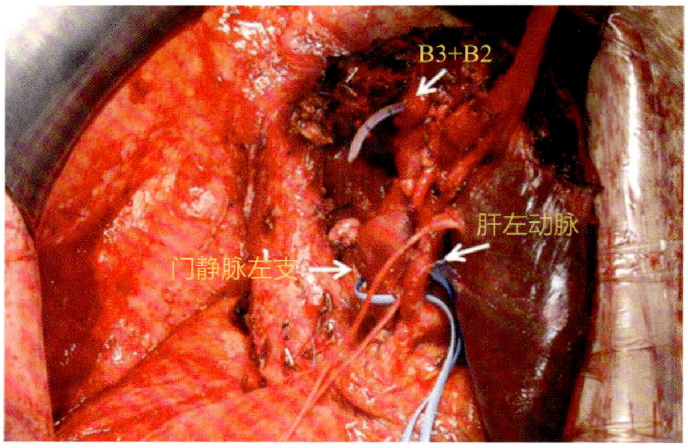

▲ 图 56–1　肝右三叶切除术

红色和蓝色血管彩带标识肝左动脉和门静脉左支。胆管内插入塑料管标记 2、3 段

生存期延长（HR=2.15）有关，这表明 BC Ⅰ型和Ⅱ型 pCC 患者即使在疾病范围有限的情况下，也可能从积极的手术方法中获益[25]。

对于 BC Ⅲ型和Ⅳ型 pCC 患者，大范围（≥3 段）和扩大（≥5 段）肝切除术是能够实现根治性切除（R_0）的最佳外科治疗。对于累及右侧胆管系统的 pCC（BC Ⅲ a 或Ⅳ），通常首选 RH/RT，而对于 BC Ⅲ b 或Ⅳ型且以左侧为主的 pCC，通常首选 RH/RT，而 RH/RT 通常被认为是 BC Ⅲ和Ⅳ型 pCC 的最佳治疗选择，因为肝右动脉和门静脉右支更常受累，并且更接近肿瘤[26, 27]。1990 年，最先由 Nimura 等提出，S1 胆管直接汇入胆管的汇合处，尾叶（S1）切除是 pCC 大范围肝切除术的重要组成部分，以增加 R_0 切除的可能性[28]。

（二）Hilar 无接触 En-bloc 技术

尽管采取了积极的手术，pCC 仍然有相当高的局部复发率，这对 pCC 患者的预后有很大影响[29]。基于这些考虑，Neuhaus 等建议肝门"整块"切除（En-bloc），包括 RT、肝外胆管切除、门静脉分叉、肝右动脉和 1 段、4～8 段，以尽可能避免在肝切除过程中肿瘤细胞溢出。他们报道的结果表明，50 例接受 RT 和肝门部 En-bloc 切除的患者与 50 例接受传统大范围 / 扩大肝切除术的患者相比，En-bloc 切除组的 5 年总生存率为 58%，而传统手术为 29%（P=0.021）[30]。尽管有这些令人鼓舞的结果，但有学者对门静脉切除术在没有肿瘤血管浸润的患者中的外科肿瘤学意义持怀疑态度[19, 31, 32]。

（三）血管切除

日本外科医生最早阐明，在 pCC 的手术治疗中，包括血管切除在内的积极手术有助于达到治愈性切除[32]。Chen 等对 1921 例 pCC 患者进行了系统回顾和 Meta 分析，结果表明，尽管门静脉切除的患者预后比未行门静脉切除的患者差（HR=1.90，P＜0.001），但门静脉切除的患者预后明显好于未行肝切除的患者（HR=0.33，P＜0.001）（图 56–2 和图 56–3）[33]。尽管最近的研究支持动脉切除术可能会挽救大量原本无法切除的局部晚期 pCC 患者，但肝动脉切除术在 pCC 治疗中的作用仍有争议[34]。

（四）切缘

对于手术切缘完全阴性（R_0 切除）的重要性已达成普遍共识，但术中胆管切缘的冰冻切片在 R_1 切缘情况下，进行额外切除的作用仍不清楚[35]。一些学者已经证明，与 R_1 手术切缘的患者相比，之前 R_1 的患者进行额外切除后具有比 R_0 的患者具有更好的长期生存[36]。相反，Shingu 等调查了 303 例接受 pCC 手术的患者，并报道即使可以实现阴性（R_0）切缘，阳性切缘后进行有限切除（＜5mm）也不能延长生存[37]。此外，pCC 手术边缘原位存在高度发育不良 / 癌的临床意义仍然存在争议，一些作者报道称，它对复发和总生存期没有临床意义[38–40]。最近，Shinohora 等研究发现，接受根治性切除 pCC 患者的放射状近端切缘状态，而非仅远端边缘状态影响预后。其报道称，在分析的 478 例患者中，放射状上部切缘阳性是 R_1 切除的最常见原因，放射状切缘状态会像远端切缘阳性一样影响 pCC 患者的预后[41]。在东方的系列报道中，一些学者证明了胰胆管远端 / 胰胆管内受累患者的肝胰十二指肠切除术的生存优势[42]。

（五）淋巴结清扫

尽管淋巴结状况已被报道为预测 pCC 行肝脏手术患者生存的最重要因素之一，但 pCC 手术中淋巴结清扫的作用仍有争议，东西方中心之间存在明显差异[43, 44]。最近，AJCC 第 8 版 pCC

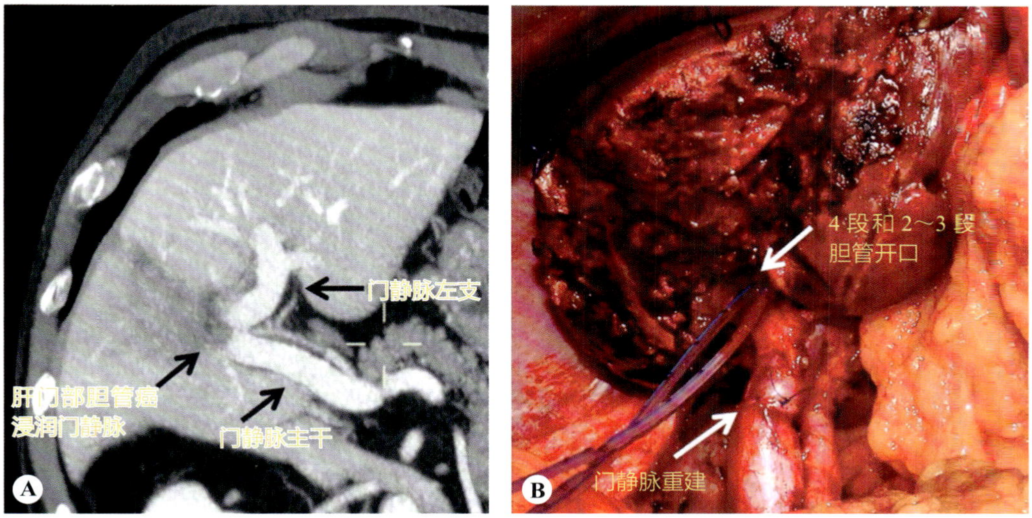

▲ 图 56-2　**A.** CT 检查显示肝门部胆管癌浸润了门静脉右支和门静脉左支起始处；**B.** 右半肝切除术伴门静脉重建。4 段和 2～3 段的胆管内置入塑料管

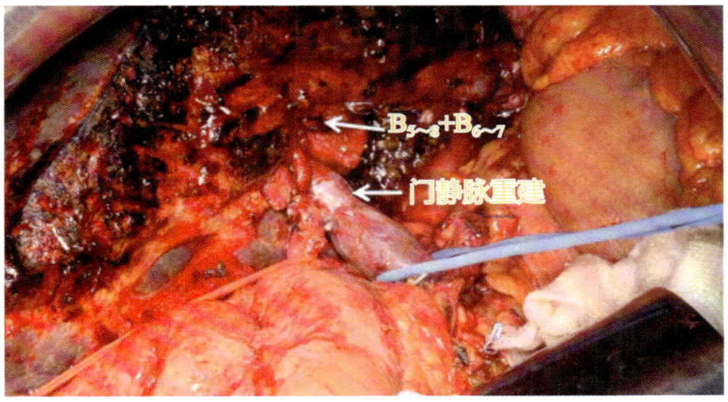

▲ 图 56-3　左肝切除术加门静脉重建

白箭表示右前区（B5～8）和右后区（B6～7）胆管残端

分期系统强调了 pCC 患者淋巴结状况的重要性，将 N_1 定义为有 1～3 个淋巴结转移的患者，N_2 定义为有>3 个淋巴结转移的患者[45]。Ruzzenente 等研究了 214 例在意大利两个主要肝胆中心（University of Verona 和 Catholic University of Rome）接受治愈性手术的患者的长期结果，报道 N_1 患者的 5 年 OS 为 33.5%。而 N_2 的患者在手术后 5 年 OS 为 0[46]。

（六）微创手术

尽管在过去 10 年中，包括腹腔镜和机器人辅助手术在内的微创手术，在恶性和良性肝病的外科治疗中发挥了关键作用，但关于这种手术方法在 pCC 患者中的应用数据较少[47]。在最近的一项研究中，Ratti 等分析了 15 例接受腹腔镜手术的 pCC 患者与一组采用开腹手术患者的结果。结果表明，腹腔镜切除术导致手术时间延长（360min vs. 275min，P=0.048），同时失血量减少（380 vs. 470，P=0.048），术中输血量减少（12.5% vs. 21.9%，P=0.032），住院时间缩短。在 R_0 切除率和切除的淋巴结数量方面没有发现差异[48]。腹腔镜手术治疗 pCC 仍处于初步阶段，需要进一步研究以验证这种手术方法在 pCC 患者中的效果。

三、短期结局

pCC 手术后的术后并发症和死亡率仍然很高。在最近的一项系统回顾和 Meta 分析中，Franken 等分析了 51 项研究中报道的共 4634 例 pCC 患者大范围肝切除术后的短期结果。作者报道的总发病率和严重并发症发病率分别为 57% 和 40%。有趣的是，西方研究报道的总并发症发病率（63%）显著高于东方（54%，P=0.048）[49]。此外，30 天和 90 天死亡率的合并发生率分别为 5% 和 9%。同样，西方研究报道的 30 天（8%）和 90 天（12%）死亡率显著高于东方研究（30 天：2%，P<0.001；90 天：3%，P<0.001）[49]。这些结果与 Bagante 等在调查美国国家外科手术质量改进计划（National Surgery Quality Improvement

Program，NSQIP）数据库，以确定肝脏手术的基准值的报道中的结果是相似的[50]。作者报道，在接受大范围 / 扩大肝切除和胆管切除的患者中，发生并发症的概率基准值为 72%[50]。

四、长期结局

Tang 等最近对可切除的胆管周围癌患者的预后进行了系统回顾和 Meta 分析，对东方和西方中心的长期结局进行了比较，发现有显著的差异[51]。虽然东方国家（74.9%）和西方国家（41.2%）的可切除率中位数有显著差异（P=0.025），但东方（70.7%）和西方（75.9%）中心的 R_0 切除率相当（P=0.98）[51]。东方国家的 5 年总生存率中位数为 33.0%，明显高于西方国家的 5 年 OS 中位数 25.5%（P=0.001）[51]。有趣的是，在最近的系统回顾和 Meta 分析中，Bird 等分析了 24 篇文章，包括 4599 例接受治愈性手术的 pCC 患者，以确定最重要的预后因素。在汇总分析中，年龄（HR=1.16）、AJCC T 分期（HR=1.49）、淋巴结阳性（HR=1.78）、微血管侵犯（HR=1.49）、周围神经侵犯（HR=1.54）和肿瘤分化（HR=1.54）都与患者的预后有关。

结论

根治性手术仍然是获得长期疗效的首选治疗方法，为了获得 R_0 切除，经常需要扩大肝切除，包括 S1 切除。尽管在术前胆道引流改善肝功能和 PVE 调节未来剩余肝体积方面，最新进展显著改善了结果，但 pCC 的手术仍然是一项要求很高的手术，与术后并发症发生率和死亡率高相关。

目前也在积极评估加强患者术前管理和改进手术切除技术的价值，可能有希望改善 pCC 手术的近期和远期效果。

参考文献

[1] Cholangiocarcinoma Working G: Italian Clinical Practice Guidelines on Cholangiocarcinoma - Part I: Classification, diagnosis and staging. Dig Liver Dis. 2020;52(11):1282-1293.

[2] Endo I, Matsuyama R, Mori R, Taniguchi K, Kumamoto T, Takeda K, Tanaka K, Kohn A, Schenk A. Imaging and surgical planning for perihilar cholangiocarcinoma. J Hepatobiliary Pancreat Sci. 2014;21(8):525-32.

[3] Khan SA, Thomas HC, Davidson BR, Taylor-Robinson SD. Cholangiocarcinoma. Lancet. 2005;366(9493):1303-14.

[4] Nagino M. Perihilar cholangiocarcinoma: a surgeon's viewpoint on current topics. J Gastroenterol. 2012; 47(11): 1165-76.

[5] Kimbrough CW, Cloyd JM, Pawlik TM. Surgical approaches for the treatment of perihilar cholangiocarcinoma. Expert Rev Anticancer Ther. 2018;18(7):673-83.

[6] Mizuno T, Ebata T, Nagino M. Advanced hilar cholangiocarcinoma: an aggressive surgical approach for the treatment of advanced hilar cholangiocarcinoma: perioperative management, extended procedures, and multidisciplinary approaches. Surg Oncol. 2020;33:201-6.

[7] Braga M, Gianotti L, Nespoli L, Radaelli G, Di Carlo V. Nutritional approach in malnourished surgical patients: a prospective randomized study. Arch Surg. 2002;137(2): 174-80.

[8] Lee DH, Kim B, Lee ES, Kim HJ, Min JH, Lee JM, Choi MH, Seo N, Choi SH, Kim SH, et al. Radiologic evaluation and structured reporting form for extrahepatic bile duct cancer: 2019 consensus recommendations from the Korean Society of abdominal radiology. Korean J Radiol. 2021;22(1):41-62.

[9] Nuzzo G, Giuliante F, Ardito F, Giovannini I, Aldrighetti L, Belli G, Bresadola F, Calise F, Dalla Valle R, D'Amico DF, et al. Improvement in perioperative and long-term outcome after surgical treatment of hilar cholangiocarcinoma: results of an Italian multicenter analysis of 440 patients. Arch Surg. 2012;147(1):26-34.

[10] Farges O, Regimbeau JM, Fuks D, Le Treut YP, Cherqui D, Bachellier P, Mabrut JY, Adham M, Pruvot FR, Gigot JF. Multicentre European study of preoperative biliary drainage for hilar cholangiocarcinoma. Br J Surg. 2013;100(2):274-83.

[11] Iacono C, Ruzzenente A, Campagnaro T, Bortolasi L, Valdegamberi A, Guglielmi A. Role of preoperative biliary drainage in jaundiced patients who are candidates for pancreatoduodenectomy or hepatic resection: highlights and drawbacks. Ann Surg. 2013;257(2):191-204.

[12] Komaya K, Ebata T, Yokoyama Y, Igami T, Sugawara G, Mizuno T, Yamaguchi J, Nagino M. Verification of the oncologic inferiority of percutaneous biliary drainage to endoscopic drainage: a propensity score matching analysis of resectable perihilar cholangiocarcinoma. Surgery. 2017;161(2):394-404.

[13] Wiggers JK, Groot Koerkamp B, Coelen RJ, Doussot A, van Dieren S, Rauws EA, Schattner MA, van Lienden KP, Brown KT, Besselink MG, et al. Percutaneous preoperative biliary drainage for resectable perihilar cholangiocarcinoma:

no association with survival and no increase in seeding metastases. Ann Surg Oncol. 2015;22(Suppl 3):S1156-63.
[14] Coelen RJS, Roos E, Wiggers JK, Besselink MG, Buis CI, Busch ORC, Dejong CHC, van Delden OM, van Eijck CHJ, Fockens P, et al. Endoscopic versus percutaneous biliary drainage in patients with resectable perihilar cholangiocarcinoma: a multicentre, randomised controlled trial. Lancet Gastroenterol Hepatol. 2018;3(10):681-90.
[15] Maeda T, Ebata T, Yokoyama Y, Mizuno T, Yamaguchi J, Onoe S, Watanabe N, Kawashima H, Nagino M. Preoperative course of patients undergoing endoscopic nasobiliary drainage during the management of resectable perihilar cholangiocarcinoma. J Hepatobiliary Pancreat Sci. 2019;26(8):341-7.
[16] Guglielmi A, Ruzzenente A, Conci S, Valdegamberi A, Iacono C. How much remnant is enough in liver resection? Dig Surg. 2012;29(1):6-17.
[17] Olthof PB, Aldrighetti L, Alikhanov R, Cescon M, Groot Koerkamp B, Jarnagin WR, Nadalin S, Pratschke J, Schmelze M, Sparrelid E, et al. Portal vein embolization is associated with reduced liver failure and mortality in high-risk resections for perihilar cholangiocarcinoma. Ann Surg Oncol. 2020;27(7):2311-8.
[18] Olthof PB, Coelen RJS, Wiggers JK, Groot Koerkamp B, Malago M, Hernandez-Alejandro R, Topp SA, Vivarelli M, Aldrighetti LA, Robles Campos R, et al. High mortality after ALPPS for perihilar cholangiocarcinoma: case-control analysis including the first series from the international ALPPS registry. HPB (Oxford). 2017;19(5):381-7.
[19] Cholangiocarcinoma Working G: Italian Clinical Practice Guidelines on Cholangiocarcinoma - Part II: Treatment. Dig Liver Dis. 2020;52(12):1430-1442.
[20] Melekhina O, Efanov M, Alikhanov R, Tsvirkun V, Kulezneva Y, Kazakov I, Vankovich A, Koroleva A, Khatkov I. Percutaneous radiofrequency-assisted liver partition versus portal vein embolization before hepatectomy for perihilar cholangiocarcinoma. BJS Open. 2020;4(1):101-8.
[21] de Santibanes E, Alvarez FA, Ardiles V, Pekolj J, de Santibanes M. Inverting the ALPPS paradigm by minimizing first stage impact: the Mini-ALPPS technique. Langenbeck's Arch Surg. 2016;401(4):557-63.
[22] Rassam F, Roos E, van Lienden KP, van Hooft JE, Klumpen HJ, van Tienhoven G, Bennink RJ, Engelbrecht MR, Schoorlemmer A, Beuers UHW, et al. Modern work-up and extended resection in perihilar cholangiocarcinoma: the AMC experience. Langenbeck's Arch Surg. 2018;403(3):289-307.
[23] Nagino M, Ebata T, Yokoyama Y, Igami T, Sugawara G, Takahashi Y, Nimura Y. Evolution of surgical treatment for perihilar cholangiocarcinoma: a single-center 34-year review of 574 consecutive resections. Ann Surg. 2013;258(1):129-40.
[24] Miyazaki M, Kimura F, Shimizu H, Yoshidome H, Otsuka M, Kato A, Hideyuki Y, Nozawa S, Furukawa K, Mituhashi N, et al. Extensive hilar bile duct resection using a transhepatic approach for patients with hepatic hilar bile duct diseases. Am J Surg. 2008;196(1):125-9.
[25] Chen RX, Li CX, Luo CH, Zhang H, Zhou T, Wu XF, Wang XH, Li XC. Surgical strategies for the treatment of bismuth type I and II Hilar cholangiocarcinoma: bile duct resection with or without hepatectomy? Ann Surg Oncol. 2020;27(9):3374-82.
[26] Uesaka K. Left hepatectomy or left trisectionectomy with resection of the caudate lobe and extrahepatic bile duct for hilar cholangiocarcinoma (with video). J Hepatobiliary Pancreat Sci. 2012;19(3):195-202.
[27] Bismuth H. Surgical anatomy and anatomical surgery of the liver. World J Surg. 1982;6(1):3-9.
[28] Nimura Y, Hayakawa N, Kamiya J, Kondo S, Shionoya S: Hepatic segmentectomy with caudate lobe resection for bile duct carcinoma of the hepatic hilus. World J Surg. 1990;14(4):535-543; discussion 544.
[29] Zhang XF, Beal EW, Chakedis J, Chen Q, Lv Y, Ethun CG, Salem A, Weber SM, Tran T, Poultsides G, et al. Defining early recurrence of hilar cholangiocarcinoma after curative-intent surgery: a multi-institutional study from the US extrahepatic biliary malignancy consortium. World J Surg. 2018;42(9):2919-29.
[30] Neuhaus P, Thelen A, Jonas S, Puhl G, Denecke T, Veltzke-Schlieker W, Seehofer D. Oncological superiority of hilar en bloc resection for the treatment of hilar cholangiocarcinoma. Ann Surg Oncol. 2012;19(5):1602-8.
[31] Tamoto E, Hirano S, Tsuchikawa T, Tanaka E, Miyamoto M, Matsumoto J, Kato K, Shichinohe T. Portal vein resection using the no-touch technique with a hepatectomy for hilar cholangiocarcinoma. HPB (Oxford). 2014;16(1):56-61.
[32] Nagino M. Fifty-year history of biliary surgery. Ann Gastroenterol Surg. 2019;3(6):598-605.
[33] Chen W, Ke K, Chen YL. Combined portal vein resection in the treatment of hilar cholangiocarcinoma: a systematic review and meta-analysis. Eur J Surg Oncol. 2014;40(5):489-95.
[34] Mizuno T, Ebata T, Yokoyama Y, Igami T, Yamaguchi J, Onoe S, Watanabe N, Kamei Y, Nagino M. Combined vascular resection for locally advanced perihilar cholangiocarcinoma. Ann Surg. 2020.
[35] Komaya K, Ebata T, Yokoyama Y, Igami T, Sugawara G, Mizuno T, Yamaguchi J, Nagino M. Recurrence after curative-intent resection of perihilar cholangiocarcinoma: analysis of a large cohort with a close postoperative follow-up approach. Surgery. 2018;163(4):732-8.
[36] Zhang XF, Squires MH 3rd, Bagante F, Ethun CG, Salem A, Weber SM, Tran T, Poultsides G, Son AY, Hatzaras I, et al. The impact of intraoperative re-resection of a positive bile duct margin on clinical outcomes for Hilar cholangiocarcinoma. Ann Surg Oncol. 2018;25(5):1140-9.
[37] Shingu Y, Ebata T, Nishio H, Igami T, Shimoyama Y, Nagino M. Clinical value of additional resection of a margin-positive proximal bile duct in hilar cholangiocarcinoma. Surgery. 2010;147(1):49-56.
[38] Matthaei H, Lingohr P, Strasser A, Dietrich D, Rostamzadeh B, Glees S, Roering M, Mohring P, Scheerbaum M, Stoffels B, et al. Biliary intraepithelial neoplasia (BilIN) is frequently found in surgical margins of biliary tract cancer resection specimens but has no clinical implications. Virchows Arch. 2015;466(2):133-41.
[39] Otsuka S, Ebata T, Yokoyama Y, Mizuno T, Tsukahara T, Shimoyama Y, Ando M, Nagino M. Clinical value of additional resection of a margin-positive distal bile duct

in perihilar cholangiocarcinoma. Br J Surg. 2019;106(6): 774-82.

[40] Sasaki R, Takeda Y, Funato O, Nitta H, Kawamura H, Uesugi N, Sugai T, Wakabayashi G, Ohkohchi N. Significance of ductal margin status in patients undergoing surgical resection for extrahepatic cholangiocarcinoma. World J Surg. 2007;31(9):1788-96.

[41] Shinohara K, Ebata T, Shimoyama Y, Mizuno T, Yokoyama Y, Yamaguchi J, Onoe S, Watanabe N, Nagino M. A study on radial margin status in resected perihilar cholangiocarcinoma. Ann Surg. 2021;273(3):572-8.

[42] Endo I, Hirahara N, Miyata H, Yamamoto H, Matsuyama R, Kumamoto T, Homma Y, Mori M, Yasuyuki S, Wakabayashi G et al. Mortality, morbidity and failure to rescue in hepatopancreatoduodenectomy: an analysis of 422 patients registered in the National Clinical Database in Japan. J Hepatobiliary Pancreat Sci. 2021.

[43] Guglielmi A, Ruzzenente A, Bertuzzo F, Iacono C. Assessment of nodal status for perihilar cholangiocarcinoma location, number, or ratio of involved nodes. Hepatobiliary Surg Nutr. 2013;2(5):281-3.

[44] Bagante F, Tran T, Spolverato G, Ruzzenente A, Buttner S, Ethun CG, Groot Koerkamp B, Conci S, Idrees K, Isom CA, et al. Perihilar cholangiocarcinoma: number of nodes examined and optimal lymph node prognostic scheme. J Am Coll Surg. 2016;222(5):750-759 e752.

[45] Chun YS, Pawlik TM, Vauthey JN. 8th Edition of the AJCC cancer staging manual: pancreas and hepatobiliary cancers. Ann Surg Oncol. 2018;25(4):845-7.

[46] Ruzzenente A, Bagante F, Ardito F, Campagnaro T, Scoleri I, Conci S, Iacono C, Giuliante F, Guglielmi A. Comparison of the 7th and 8th editions of the American Joint Committee on Cancer Staging Systems for perihilar cholangiocarcinoma. Surgery. 2018;164(2):244-50.

[47] Franken LC, van der Poel MJ, Latenstein AEJ, Zwart MJ, Roos E, Busch OR, Besselink MG, van Gulik TM. Minimally invasive surgery for perihilar cholangiocarcinoma: a systematic review. J Robot Surg. 2019;13(6):717-27.

[48] Ratti F, Fiorentini G, Cipriani F, Catena M, Paganelli M, Aldrighetti L. Perihilar cholangiocarcinoma: are we ready to step towards minimally invasiveness? Updat Surg. 2020;72(2):423-33.

[49] Franken LC, Schreuder AM, Roos E, van Dieren S, Busch OR, Besselink MG, van Gulik TM. Morbidity and mortality after major liver resection in patients with perihilar cholangiocarcinoma: a systematic review and meta-analysis. Surgery. 2019;165(5):918-28.

[50] Bagante F, Ruzzenente A, Beal EW, Campagnaro T, Merath K, Conci S, Akgul O, Alexandrescu S, Marques HP, Lam V, et al. Complications after liver surgery: a benchmark analysis. HPB (Oxford). 2019;21(9):1139-49.

[51] Tang Z, Yang Y, Zhao Z, Wei K, Meng W, Li X. The clinicopathological factors associated with prognosis of patients with resectable perihilar cholangiocarcinoma: a systematic review and meta-analysis. Medicine (Baltimore). 2018;97(34):e11999.

第 57 章　肝内胆管癌的外科治疗

Surgical Management of Intrahepatic Cholangiocarcinoma

Mohamed Abdel-Wahab　Ahmed Shehta　著

摘要

- 肝内胆管癌是第二常见的原发性肝癌，占原发性肝脏恶性肿瘤的 10%～15%。目前，肝切除仍然是肝内胆管癌患者获得足够的长期生存最有效的治疗方法，尽管由于肝内胆管癌独特的发病机制和临床病理特点，其总体疗效可能不如肝细胞癌患者。
- 充分的术前评估是至关重要的，主要集中在对于 ICC 的确诊，而不是来自其他原发肿瘤的转移性腺癌的诊断，以及评估患者和肿瘤是否适合手术。彻底的评估应包括详细的病史、体格检查、合并症评估、肝功能评估、肿瘤标记物检查，以及评估疾病程度的影像学检查。

肝内胆管癌是第二常见的原发性肝癌，占原发性肝脏恶性肿瘤的 10%～15%[1]。目前，肝切除仍然是 ICC 患者获得足够长期生存的最有效的治疗方法，尽管由于 ICC 独特的发病机制和临床病理特点，其总体疗效可能不如肝细胞癌患者[2]。

充分的术前评估是至关重要的，它主要集中在 ICC 的确诊，而不是其他转移性腺癌的诊断，以及评估患者和肿瘤是否适合手术。评估内容应包括详细的病史、体格检查、合并症、肝功能评估、肿瘤标记物检查，以及评估疾病程度的影像学检查[3]。

一、临床表现

ICC 通常表现为在体检或横断面影像检查中发现的无症状的肝脏肿块。腹痛是有症状的患者最常见的表现。大多数患者还出现非特异性症状，如体重减轻、食欲下降。位于中心的 ICC 压迫或侵犯胆道汇合部，可出现黄疸[4]。

二、血清肿瘤标志物

血清肿瘤标志物是诊断和监测 ICC 患者治疗反应的一种非常重要的方法。为了保证其有效性，标记物必须准确地诊断是恶性（敏感性）或确定是良性的（特异性）。

癌胚抗原是广泛应用的一个肿瘤指标，但只有 1/3 的 ICC 患者升高[5]。CA19-9 也广泛用于上消化道癌症的诊断，在胃癌、胰腺癌、胆囊癌及吸烟者、胆管炎和导致胆汁淤积的疾病中升高[6]。另一个常用的标记物是 IL-6。血清 IL-6 水平与 ICC 肿瘤负荷相关，但在肝细胞癌、转移性疾病和良性胆道病变中也升高[7]。

三、影像学检查

需要利用准确的横断面成像来诊断和对肿瘤进行分期，以及进行切除或其他可能的治疗方法的规划。大多数患者需通过多种检查方式进行成像。

有上腹痛、可触及的肿块或黄疸的患者经常使用腹部超声作为筛查。ICC 无特异性表现，多为肝脏低回声肿块。超声有助于明确卫星结节、淋巴结肿大及相关的胆管扩张或门静脉侵犯[8]。

增强 CT 是 ICC 诊断和分期最有效的检查。ICC 表现为边缘不规则的低密度病变，门静脉期有不同程度的延迟强化（图 57–1A）。CT 还可以发现肝内胆管扩张、门静脉或肝静脉受累及肝叶萎缩。CT 也有助于发现区域淋巴结、腹膜或肺部的转移性病灶。此外，CT 体积测量可以准确评估肝脏剩余体积和术后肝衰竭的风险[9]。

在 MRI 上，ICC 在 T_1 加权像上表现为低信号，在 T_2 加权像上表现为高信号，在延迟成像上表现为病灶内的对比剂集中。它还可以用于评估肿瘤累及动静脉和获得无创的胆胰管成像[10]。

四、治疗

由于 ICC 的罕见性，与其他肝内肿瘤相比，ICC 的治疗方案还处于发展阶段。手术切除是目前治疗 ICC 最有效的方法，但其切除率和治愈率仍然较低。肝移植也被应用于治疗 ICC，但较少见。目前，新辅助和辅助化疗（包括全身性和区域性）、适形放疗和消融疗法的作用正在研究之中。我们旨在回顾包括大范围肝切除在内的 ICC 外科治疗方法。

五、外科治疗

肝脏切除术

肝切除是目前治疗 ICC 最有效的方法，但其切除率和治愈率仍然很低。只有 20%～40% 的 ICC 患者在确诊时符合潜在根治性肝切除的条件。辅助化疗和（或）放疗未能改善大多数 ICC 患者的生存率[11]。

六、手术切除的目标

外科手术切除 ICC 的主要目标是在保留足够未来剩余肝脏的情况下达到 R_0 切除，这意味着剩余肝脏至少是两个或多个肝段且有足够的动脉和门静脉血流灌注、胆汁和静脉流出道[11]。与 HCC 不同的是，大多数 ICC 血供较差，肝硬化少见，因此常常需要扩大肝切除范围，包括切除肿瘤侵犯的血管、胆管和邻近组织。切除的范围应该根据病变的大小和位置及肿瘤的浸润程度来决定[2]。

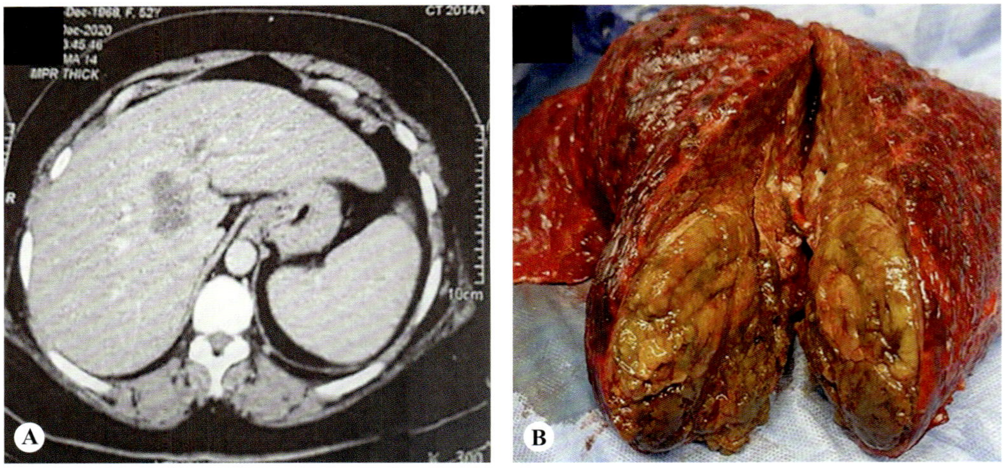

▲ 图 57–1　**A.** 腹部 CT 检查显示肝脏Ⅳ段低密度局灶性病变，并伴有胆管节段性扩张；**B.** 肝内胆管癌行左半肝切除术后的手术标本

七、手术切除的适应证

ICC 的 R_0 切除是最有效的治疗方式，也是唯一与改善生存结局相关的治疗方法。目前对于ICC 的手术适应证，尚无普遍共识。一般认为，对于单发肿瘤、淋巴结阴性、可切除肝脏安全边缘≥1cm 的患者，最好采用 R_0 切除。应用这些限制性标准，可获得良好的生存率，2 年和 5 年的总生存率分别为 100% 和 42%[12, 13]。另外，具有一个或多个不良预后因素的 ICC 患者将不允许接受手术，只接受姑息性和支持性治疗。很明显，手术切除 ICC 的确切适应证需要通过未来的研究进一步分析。

虽然肿瘤大小、多中心肿瘤和血管侵犯对预后有负面影响，但如果能达到阴性切缘，则不应被认为是绝对禁忌证。即使是晚期复杂肿瘤患者，需要进行广泛的肝脏切除和主要的血管和胆道重建，也应该考虑进行根治性手术 [14]。

八、改善未来剩余肝脏的策略

如前所述，外科手术切除 ICC 的主要目标是在保留足够的未来剩余肝脏的情况下进行 R_0 切除，这意味着剩余至少两个或多个连续肝段同时具备足够的动脉和门静脉灌注、胆汁静脉流出道 [11]。

对于没有基础肝病的患者，一般建议 FLR 大小至少为 20%。对于有基础肝脏脂肪变性的患者，FLR 的大小应该至少为 30%。对于肝功能代偿的肝硬化和肝纤维化患者（Child A 级患者），至少需要 40%，以避免术后发生肝功能障碍和衰竭的风险 [15]。对于预期 FLR 不足的患者，应采取措施改善 FLR。术前门静脉栓塞术通常用于诱导对侧肝脏肥大，以获得更大的 FLR 体积。它是在放射介入引导下，选择性地对门静脉分支进行栓塞。如果 PVE 的选择和管理得当，与无基础肝病的患者相比，Child A 级肝硬化患者可能获得类似的远期肿瘤学疗效 [16, 17]。据报道，术前 PVE 引起的 FLR 增加在 4～8 周后达 30%～50%；然而，它也可能增加高达 30% 的失去手术机会的风险 [18]。

最近引入的 ALPPS 有助于促进 FLR，而且比 PVE 能更快地增加肝再生（7 天内超过 60%）。它分两个阶段进行。第 1 阶段，通过前入路手术在计划的横断面上结扎合适的门静脉主支并进行肝脏分隔。第 2 阶段，对计划切除部分的剩余流入和流出管道进行离断。然而，ALPPS 对原发性肝肿瘤的治疗结果实际上是令人沮丧的。该手术具有较高的围术期并发症发病率和死亡率 [19, 20]。当需要改善 FLR 时，PVE 可能仍然是金标准 [21]。

九、腹腔镜分期和术中可切除性评估

在诊断时，ICC 患者经常被发现其实病负担超出了手术干预的限度。局部晚期单发肿瘤累及双侧肝脏流入或者流出道，肝内多发肿瘤，肝外转移包括区域淋巴结以外的淋巴结受累，如腹腔和主动脉旁淋巴结，都被认为是肝切除的禁忌证 [22, 23]。

腹腔镜探查分期有助于排除小的腹膜种植或远处的淋巴结转移。当与术中超声相结合时，它可以评估肝内病变的程度、血管侵犯和显示实质内转移的情况。因此，它在检查不可切除的病灶和避免不必要的开腹手术方面具有潜在重要意义，据报道，有 25%～36% 的患者会发生这种情况 [11, 24]。对于高危患者，尤其是疑似有多发病灶、腹膜种植或大血管侵犯的患者，以及术前肿瘤标志物较高的患者，腹腔镜探查分期是非常重要的。

此外，仔细评估肝实质的状况也很重要，尤其对于是否存在可能手术限制或禁忌的慢性肝病或肝硬化者 [25]。

十、手术切除

ICC 的手术治疗基于任何肝脏恶性肿瘤切除的手术原则。对于 ICC，如果有足够的功能性剩余肝脏和足够的静脉和胆道流出道，通常建议进行宽缘的解剖性肝切除术。

ICC 通常发生在非肝硬化肝的背景下；因此，扩大切除可以安全地进行（图 57-1B）。晚期肝细胞癌可以通过扩大切除至肝外胆管树、肝门及血管结构、肝静脉、下腔静脉和横膈来治疗[11, 26]。肝内胆管癌行手术切除的研究总结见表 57–1。

管内生长型 ICC 与管内瘤栓的生长有关。在这些患者中，在进行大范围肝切除后，应行术中冰冻切片评估胆管边缘情况，如果发现肿瘤侵犯胆管边缘，应扩大切除肝外胆管[40]。

肿块形成型 ICC 与卫星结节发生率高有关。为了确定是否存在转移性结节和阴性的横断面，进行术中超声检查是非常必要的[26]。

27%～85%的ICC患者可发现有血管侵犯[46]。以前的研究表明，接受手术切除的患者生存结果要好于未接受手术切除的患者[47]。血管切除联合

表 57–1　肝内胆管癌手术切除的近期和远期疗效

学　者	年　份	病例数	并发症发病率（%）	30 天死亡率（%）	中位生存期（个月）	生存率（%）		
						1 年	3 年	5 年
Cherqui 等[12]	1995	14	28	7	27	100		
Pichlmayr 等[27]	1995	32		10.5	12.8			
Casavilla 等[28]	1997	34				60	37	31
Madariaga 等[29]	1998	34	32	14	19	67	40	25
Chu 等[30]	1999	39	41.7	16.7	12.2	57.3	23.9	15.9
Weber 等[31]	2001	33			37			31
Kawarada 等[32]	2002	37	21.6	0	31.5	54.1	34	23.9
Ohtsuka 等[33]	2002	48	50	8		62	38	23
Lang 等[24]	2005	16	52	6	46	34	82	
Nakagawa 等[34]	2005	44	69	5.7	22	66		26
De Oliveira 等[35]	2007	34	35	4	28			63
Endo 等[2]	2008	82			36			
Guglielmi 等[36]	2009	62	32	3.8	41			26
Lang 等[37]	2009	83	58	7	26	71		21
Nathan 等[38]	2009	598			21			18
Shen 等[39]	2009	429			12	51		17
De Jong 等[40]	2011	449			27	78		31
Farges 等[41]	2011	212			28	77		28
Saiura 等[42]	2011	44	35	0	41	87	56	43
Sriputtha 等[43]	2013	73			12.4	52.1	21.7	11.2
Luo 等[44]	2014	1333	11.5	0.6	30	79.1	42.6	28.7
Ali 等[45]	2015	150			44	84		43
Tabrizian 等[3]	2015	82			16	60	24	16

肝切除不仅增加了手术切缘阴性的可能性，同时也增加了术后主要并发症的发生率。因此，在评估充分的病例中，可以考虑肝切除联合下腔静脉和门静脉部分切除加重建或肝动脉切除，以达到 R_0 切除。因此，血管浸润并不是手术切除的绝对禁忌证。

未经治疗的 IHCC 患者的中位生存期不到 12 个月。切缘阳性或有残留的病变，中位生存期为 1.8～3 个月，这表明减瘤术不能有效地延长生存期。相反，完全切除后的 5 年生存率为 13%～43%[26]。

十一、淋巴结清扫

尽管实现 R_0 切除的重要性是显而易见的，但常规淋巴清扫术的作用仍有争议。转移性淋巴结的存在和范围是重要的预后因素。目前的美国 NCCN（2012）指南建议，应考虑对患者进行区域淋巴结清扫，以提供分期信息，但对于肝门部有巨大淋巴结肿大的患者，应谨慎考虑是否手术[48]。

在分期方面，对于每个患者清扫的最佳淋巴结数量缺乏统一的意见。尽管对于肝门部胆管癌患者建议最多清扫 7 个淋巴结[49]，通常情况下，清扫 3 个或更少的淋巴结[40]。这导致 Guglielmi 及其同事提出，淋巴结比率（lymph node ratio，LNR）是一个重要的预后因素，LNR＞0.25 往往预后较差（19 个月，而 LNR 为 0 是 43 个月）[36]。

目前，对 ICC 行常规淋巴结清扫加肝切除术尚无明确的疗效报道。肝切除前应对所有腹腔内淋巴结进行彻底评估，并对可疑淋巴结活检以明确分期，以指导术后治疗。

ICC 的主要淋巴扩散途径有三条。第一，通过肝十二指肠韧带；第二，通过贲门旁动脉、胃小弯动脉和胃左动脉旁组；第三，经膈下动脉至腹主动脉旁组。因此，根治性淋巴清扫的范围应包括带肝动脉、肝十二指肠韧带、主动脉旁、胰腺后和胃左动脉旁的淋巴结[36, 50]。

十二、手术的预后

（一）术后并发症和死亡率

ICC 的手术切除是一个复杂的过程。尽管手术技术和围术期患者的管理有所改进，但扩大的肝切除术仍会导致明显的围术期并发症和死亡率。

如表 57–1 所示，ICC 术后并发症的发生率为 11.5%～58%。这一发生率与报道的非肝硬化患者肝切除后的发生率相当。与肝细胞癌患者的肝切除术相比，这类患者术后肝衰竭的发生率较低。其他并发症包括胆瘘、腹腔感染、门栓塞和呼吸道并发症[24, 43]。

术后并发症的发生率也与手术切除的程度有关。根据 Lang 等报道，与单纯的肝脏切除（45%）相比，接受扩大的肝脏切除术（包括血管和肝门部切除）的 ICC 患者术后并发症发生率更高（56%）[24]。

另外，ICC 术后的死亡率为 0%～16.7%（表 57–1）。术后死亡的最常见原因是肝衰竭、感染性休克和多器官功能障碍[40]。

（二）长期预后

ICC 手术切除后的预后仍不令人满意。如表 57–1 所示，手术切除 ICC 后的 5 年总生存率为 0%～43%。造成这些结果的主要原因是缺乏对特定症状或危险因素进行筛查而导致的延迟诊断，以及 ICC 通过肝内和淋巴转移扩散[2]。切缘阴性（R_0 切除）、淋巴结转移阴性的 ICC 患者生存率高达 63%[31, 51]。

有研究确定了 ICC 术后长期生存与预后因素。倾向性评分匹配分析表明，使用列线图是预测切除后生存率的较好方法。Wang 等建立了 ICC 列线图，包括 T 和 N 分期、肿瘤大小、肿瘤个数、术前血清肿瘤标志物水平和是否有血管侵犯[52]。

十三、复发

R_0 切除后的复发率为 38%～82%。大多数复发发生在术后早期，最常发生在手术切除后的前 2 年[3, 53]。局部复发是根治性手术切除后最常见的复发模式[54]，但也观察到其他模式，如淋巴结、腹壁和肝外远处复发[55]。一项利用国际数据库的研究调查了 563 例接受根治性切除的 ICC 患者，中位随访时间为 19 个月，发现最常见的复发部位为仅肝内（59.8%），仅肝外（14.5%），或肝内外兼有（25.7%）[56]。

复发的治疗在文献中尚未确立。这些患者中的大多数只接受姑息治疗。肝内复发的挽救手术或转移瘤切除术通常不适用，因为通常会导致进一步的快速复发[31, 57]。

肝移植

由于缺乏真正有效的辅助系统治疗方案，移植在 ICC 中的作用将仍然受到限制。与之不同的是，新近出现了肝门部胆管癌移植前行新辅助化疗的方案[58]。

关于肝移植治疗 ICC 的第一个重要的报道来自 Pichlmayr 等。在 1995 年。他们报道了 18 例接受肝移植治疗的患者的中位生存期为 5 个月，1 年存活率为 13.9%[59]。后来的几项研究证实了这些结论[60, 61]。Cherqui 等报道了 2 例长期存活者，并得出结论，因解剖学原因无法切除的肝内肿瘤且无肝外扩散的患者可能是肝移植的候选人[12]。最近的经验使生存率有所提高，据报道，23 例 IHCC 患者接受原位肝移植后，5 年和 10 年无病生存率分别为 27% 和 23%[62]。然而，肝移植仍然是一个有争议的问题，因为适应证仍有争议，以及成本效益比较低，这同样限制了它在 ICC 治疗中的应用。

参考文献

[1] Wang K, Zhang H, Xia Y, et al. Surgical options for intrahepatic cholangiocarcinoma. Hepatobil Surg Nutr. 2017;6(2):79.

[2] Endo I, Gonen M, Yopp AC, et al. Intrahepatic cholangiocarcinoma: rising frequency, improved survival, and determinants of outcome after resection. Ann Surg. 2008;248:84-96.

[3] Tabrizian P, Jibara G, Hechtman JF, et al. Outcomes following resection of intrahepatic cholangiocarcinoma. HPB (Oxford). 2015;17:344-51.

[4] Brown KM, Parmar AD, Geller DA, et al. Intrahepatic cholangiocarcinoma. Surg Oncol Clin N Am. 2014;23:231-46.

[5] Patel T, Singh P. Cholangiocarcinoma: emerging approaches to a challenging cancer. Curr Opin Gastroenterol. 2007; 23:317-23.

[6] Alvaro D. Serum and bile biomarkers for cholangiocarcinoma. Curr Opin Gastroenterol. 2009;25:279-84.

[7] Cheon YK, Cho YD, Moon JH, et al. Diagnostic utility of interleukin-6 (IL-6) for primary bile duct cancer and changes in serum IL-6 levels following photodynamic therapy. Am J Gastroenterol. 2007;102:2164-2170.

[8] Slattery JM, Sahani DV. What is the current state-of-the-art imaging for detection and staging of cholangiocarcinoma? Oncologist. 2006;11:913-22.

[9] Asayama Y, Yoshimitsu K, Irie H, et al. Delayed-phase dynamic CT enhancement as a prognostic factor for mass-forming intrahepatic cholangiocarcinoma. Radiology. 2006;238:150-5.

[10] Ringe KI, Wacker F. Radiological diagnosis in cholangiocarcinoma: application of computed tomography, magnetic resonance imaging, and positron emission tomography. Best Pract Res Clin Gastroenterol. 2015; 29:253-65.

[11] Weber SM, Ribero D, O'Reilly EM, et al. Intrahepatic cholangiocarcinoma: expert consensus statement. HPB (Oxford). 2015;17:669-80.

[12] Cherqui D, Tantawi B, Alon R, et al. Intrahepatic cholangiocarcinoma. Results of aggressive surgical management. Arch Surg. 1995;130(10):1073-8.

[13] Harrison LE, Fong Y, Klimstra DS, et al. Surgical treatment of 32 patients with peripheral intrahepatic cholangiocarcinoma. Br J Surg. 1998;85(5):1068-70.

[14] Waisberg DR, Pinheiro RS, Nacif LS, et al. Resection for intrahepatic cholangiocellular cancer: new advances. Transl Gastroenterol Hepatol. 2018;3(60).

[15] Thirunavukarasu P, Aloia TA. Preoperative assessment and optimization of the future liver remnant. Surg Clin North Am. 2016;96:197-205.

[16] Nagino M, Kamiya J, Nishio H, et al. Two hundred forty consecutive portal vein embolizations before extended hepatectomy for biliary cancer: surgical outcome and long-term follow-up. Ann Surg. 2006;243:364-72.

[17] Sulpice L, Rayar M, Boucher E, et al. Intrahepatic cholangiocarcinoma: impact of genetic hemochromatosis on outcome and overall survival after surgical resection. J Surg Res. 2013;180:56-61.

[18] Shindoh J, Vauthey JN, Zimmitti G, et al. Analysis of the efficacy of portal vein embolization for patients with extensive liver malignancy and very low future liver remnant volume, including a comparison with the associating liver partition with portal vein ligation for staged hepatectomy approach. J Am Coll Surg. 2013;217:126-33.

[19] Tanaka K, Matsuo K, Murakami T, et al. Associating liver partition and portal vein ligation for staged hepatectomy (ALPPS): short-term outcome, functional changes in the future liver remnant, and tumor growth activity. Eur J Surg Oncol. 2015;41:506-12.

[20] López-López V, Robles-Campos R, Brusadin R, et al. Tourniquet-ALPPS is a promising treatment for very large hepatocellular carcinoma and intrahepatic

cholangiocarcinoma. Oncotarget. 2018;9:28267-80.
[21] Aloia TA. Associating liver partition and portal vein ligation for staged hepatectomy: portal vein embolization should remain the gold standard. JAMA Surg. 2015;150:927-8.
[22] Squires MH, Cloyd JM, Dillhoff M, et al. Challenges of surgical management of intrahepatic cholangiocarcinoma. Expert Rev Gastroenterol Hepatol. 2018;12:671-81.
[23] Baron TH, Harewood GC, Rumalla A, et al. A prospective comparison of digital image analysis and routine cytology for the identification of malignancy in biliary tract strictures. Clin Gastroenterol Hepatol. 2004;2:214-9.
[24] Lang H, Sotiropoulos GC, Fruhauf NR. Extended hepatectomy for intrahepatic cholangiocarcinoma in 50 patients over a 5 year period. Ann Surg. 2005;241(1):134-43.
[25] Isaji S, Kawarada Y, Taoka H, et al. Clinicopathological features and outcomes of hepatic resection for intrahepatic cholangiocarcinoma Japan. J Hepato-Biliary-Pancreat Surg. 1999;6(2):108-16.
[26] Mavros MN, Economopoulos KP, Alexiou VG, et al. Treatment and prognosis for patients with intrahepatic cholangiocarcinoma: systematic review and meta-analysis. JAMA Surg. 2014;149:565-74.
[27] Pichlmayr R, Weimann A, Klempnauer J, et al. Surgical treatment in proximal bile duct cancer. A single-center experience. Ann Surg. 1996;224(5):628.
[28] Casavilla FA, Marsh JW, Iwatsuki S, et al. Hepatic resection and transplantation for peripheral cholangiocarcinoma. J Am Coll Surg. 1997;185(5):429-36.
[29] Madariaga JR, Iwatsuki S, Todo S, et al. Liver resection for hilar and peripheral cholangiocarcinomas: a study of 62 cases. Ann Surg. 1998;227(1):70.
[30] Chu KM, Fan ST. Intrahepatic cholangiocarcinoma in Hong Kong. J Hepato-Biliary-Pancreat Surg. 1999;6(2):149-53.
[31] Weber SM, Jarnagin WR, Klimstra D, et al. Intrahepatic cholangiocarcinoma: resectability, recurrence pattern and outcomes. J Am Coll Surg. 2001;193:384-91.
[32] Kawarada Y, Yamagiwa K, Das BC. Analysis of the relationships between clinicopathologic factors and survival time in intrahepatic cholangiocarcinoma. Am J Surg. 2002;183(6):679-85.
[33] Ohtsuka MH, Ito H, Kimura F, et al. Results of surgical treatment for intrahepatic cholangiocarcinoma and clinicopathological factors influencing survival. Br J Surg. 2002;89(12):1525-31.
[34] Nakagawa T, Kamiyama T, Kurauchi N, et al. Number of lymph node metastases is a significant prognostic factor in intrahepatic cholangiocarcinoma. World J Surg. 2005;29(6):728-33.
[35] DeOliveira ML, Cunningham SC, Cameron JL, Kamangar F, Winter JM, Lillemoe KD, Choti MA, Yeo CJ, Schulick RD. Cholangiocarcinoma: thirty-one-year experience with 564 patients at a single institution. Ann Surg. 2007;245(5):755.
[36] Guglielmi A, Ruzzenente A, Campagnaro T, et al. Intrahepatic cholangiocarcinoma: prognostic factors after surgical resection. World J Surg. 2009;33(6):1247-54.
[37] Lang H, Sotiropoulos GC, Sgourakis G, et al. Operations for intrahepatic cholangiocarcinoma: single-institution experience of 158 patients. J Am Coll Surg. 2009;208(2):218-28.
[38] Nathan H, Aloia TA, Vauthey JN, et al. A proposed staging system for intrahepatic cholangiocarcinoma. Ann Surg Oncol. 2009;16(1):14-22.
[39] Shen WF, Zhong W, Xu F, et al. Clinicopathological and prognostic analysis of 429 patients with intrahepatic cholangiocarcinoma. World J Gastroenterol: WJG. 2009;15(47):5976.
[40] de Jong MC, Nathan H, Sotiropoulos GC, et al. Intrahepatic cholangiocarcinoma: an international multi-institutional analysis of prognostic factors and lymph node assessment. J Clin Oncol. 2011;29:3140-5.
[41] Farges O, Fuks D, Le Treut YP, et al. AJCC 7th edition of TNM staging accurately discriminates outcomes of patients with resectable intrahepatic cholangiocarcinoma: by the AFC-IHCC-2009 study group. Cancer. 2011;117(10):2170-7.
[42] Saiura A, Yamamoto J, Kokudo N, et al. Intrahepatic cholangiocarcinoma: analysis of 44 consecutive resected cases including 5 cases with repeat resections. Am J Surg. 2011;201(2):203-8.
[43] Sriputtha S, Khuntikeo N, Promthet S, Kamsaard S. Survival rate of intrahepatic cholangiocarcinoma patients after surgical treatment in Thailand. Asian Pac J Cancer Prev. 2013;14(2):1107-10.
[44] Luo X, Yuan L, Wang Y, et al. Survival outcomes and prognostic factors of surgical therapy for all potentially resectable intrahepatic cholangiocarcinoma: a large single-center cohort study. J Gastrointest Surg. 2014;18(3):562-72.
[45] Ali SM, Clark CJ, Mounajjed T, et al. Model to predict survival after surgical resection of intrahepatic cholangiocarcinoma: The Mayo Clinic experience. HPB. 2015;17(3):244-50.
[46] Weinbren K, Mutum SS. Pathological aspects of cholangiocarcinoma. J Pathol. 1983;139(2):217-38.
[47] Inoue K, Makuuchi M, Takayama T, et al. Long-term survival and prognostic factors in the surgical treatment of mass-forming type cholangiocarcinoma. Surgery. 2000;127(5):498-505.
[48] National Comprehensive Cancer Network (NCCN) guidelines, V 2, 2012. http://www.nccn.org.
[49] Ito K, Ito H, Gonen M, Allen PJ, et al. Adequate lymph node assessment for extrahepatic bile duct cancer: do the data support the current AJCC recommendations?. J Clin Oncol. 2009;27(15_suppl):4576.
[50] Tsuji T, Hiraoka T, Kanemitsu K, et al. Lymphatic spreading pattern of intrahepatic cholangiocarcinoma. Surgery. 2001;129(4):401-7.
[51] Paik KY, Jung JC, Heo JS, et al. What prognostic factors are important for resected intrahepatic cholangiocarcinoma? J Gastroenterol Hepatol. 2008;23:766-70.
[52] Wang Y, Li J, Xia Y, et al. Prognostic nomogram for intrahepatic cholangiocarcinoma after partial hepatectomy. J Clin Oncol. 2013;31:1188-95.
[53] Huang JL, Biehl TR, Lee FT, et al. Outcomes after resection of cholangiocellular carcinoma. Am J Surg. 2004;187(5):612-7.
[54] Hasegawa S, Ikai I, Fujii H, et al. Surgical resection of hilar cholangiocarcinoma: analysis of survival and postoperative complications. World J Surg. 2007;31:1256-63
[55] Zhu AX, Knox JJ. Adjuvant therapy for intrahepatic

cholangiocarcinoma: the debate continues. Oncologist. 2012;17:1504-7.
[56] Spolverato G, Kim Y, Alexandrescu S, et al. Management and outcomes of patients with recurrent intrahepatic cholangiocarcinoma following previous curative-intent surgical resection. Ann Surg Oncol. 2016;23:235-43.
[57] Chu KM, Fan ST. Intrahepatic cholangiocarcinoma in Hong Kong. J Hepato-Biliary-Pancreat Surg. 1999;6(2):149-53.
[58] Fu B, Zhang T, Li H, et al. The role of liver transplantation for intrahepatic cholangiocarcinoma: a single-center experience. Eur Surg Res. 2011;47:218-21.
[59] Pichlmayl R, Lamesch P, Weimann A, et al. Surgical treatment of cholangiocellular carcinoma. World J Surg. 1995;19(1):83-8.
[60] Ismail T, Angrisani L, Gunson BK, et al. Primary hepatic malignancy: the role of liver transplantation. Br J Surg. 1990;77(9):983-7.
[61] O'Grady JG, Polson RJ, Rolles KE, et al. Liver transplantation for malignant disease. Results in 93 consecutive patients. Ann Surg. 1988;207(4):373.
[62] Robles R, Figueras J, Turrión VS, Margarit C, Moya A, Varo E, Calleja J, Valdivieso A, Valdecasas JC, López P, Gómez M. Spanish experience in liver transplantation for hilar and peripheral cholangiocarcinoma. Ann Surg. 2004;239(2):265.

第 58 章　肝胰十二指肠切除术治疗胆道恶性肿瘤

Hepatopancreatoduodenectomy (HPD) for Biliary Tract Cancers

Tomoki Ebata　Takashi Mizuno　Shunsuke Onoe　著

摘要

胆道恶性肿瘤表现出多种局部扩散方式，有些只能进行肝胰十二指肠切除术（hepatopancreatoduodenectomy，HPD），该手术被定义为切除整个肝外胆管及邻近的肝脏和胰十二指肠。早期 HPD 经常与肝衰竭和术后死亡相关。然而，随着手术技术和围术期护理的改进，HPD 后的死亡率已逐渐降低。最近对 HPD 的研究虽然有限，但已经证明在胆管癌中有良好的效果；而胆囊癌的生存率极低，因此存在争议。HPD 是治疗无法切除的局部播散型胆管癌的标准方法。

胆道恶性肿瘤（胆管癌和胆囊癌）通常表现为肿块较大且伴有广泛的沿胆管扩散，从肝门部浸润到扩散至胆管下段，可侵犯肝、胰腺和十二指肠，胰头周围可有明显的淋巴结转移[1, 2]。如此广泛的肿瘤扩散代表了一种局部侵袭性且切除困难，因此，包括肝切除术或胰十二指肠切除术在内的传统切除手术并不能实现 R_0 切除。然而，只有完全切除才有可能改善胆道恶性肿瘤的长期存活率[3–6]，理论上，肝胰十二指肠切除术被认为是可以治疗晚期胆道癌的确定性手术。然而，即使在今天，因为其罕见性、极高的风险性及生存获益的不确定性，HPD 治疗胆道恶性肿瘤仍然具有挑战性和争议性。

（一）与 HPD 相关的术语

HPD 是一种多脏器切除，定义为肝外胆管、肝脏、胰头和十二指肠的切除（图 58–1 和图 58–2）。HPD 在解剖学上的特点是完全切除整个肝外胆管系统，包括从 Vater 壶腹到肝门部胆管和胆囊，从而适合于胆道恶性肿瘤（图 58–3）。因此，大多数 HPD 包括半肝切除术或更广泛的肝切除术。有时，肝切除加胰十二指肠切除或肝切除加胰腺切除被用作 HPD 的同义词[7, 8]。例如，对于胰腺内分泌肿瘤合并肝转移[9–13]或胆囊癌合并胰周淋巴结转移[8, 14, 15]，行 PD 加肝部分切除。但作者强调，由于肝门部胆管保留在原位，不符合上述切除整个肝外胆管系统的要求（图 58–4），

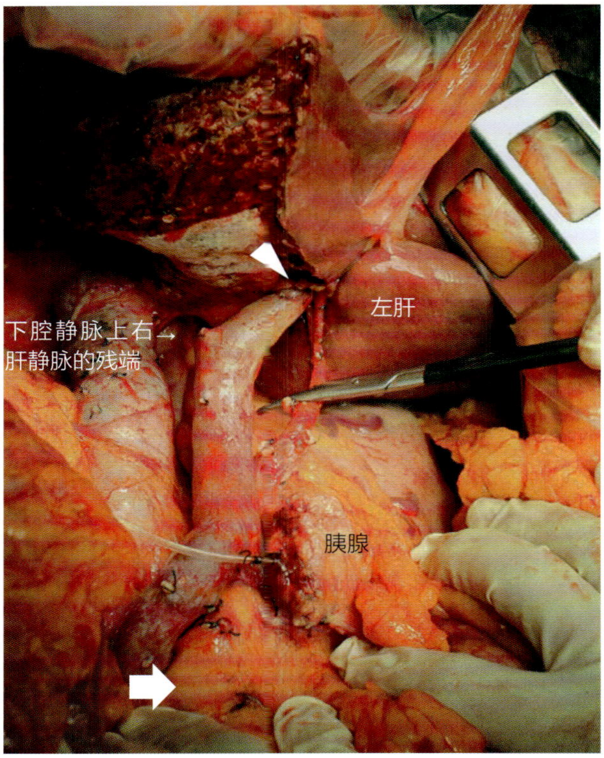

▲ **图 58-1　肝胰十二指肠切除术的术中照片**

对弥漫性浸润性胆管癌行右半肝切除、尾状叶切除和胰十二指肠切除术。完成了肝十二指肠韧带（剪刀所示）和肠系膜上动脉周围的区域淋巴结清扫（箭）。在门静脉左支右侧切断近端胆管（箭头）。IVC. 下腔静脉；RPV. 门静脉右支

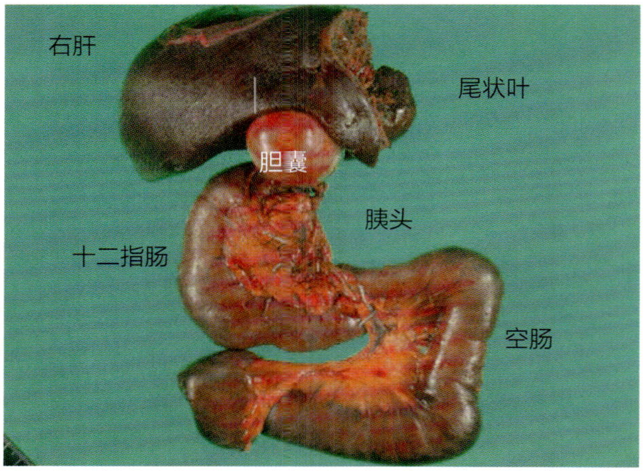

▲ **图 58-2　肝胰十二指肠切除术后的典型标本**

整块切除的右肝、尾状叶、肝外胆管、十二指肠及胰头

因此该手术不被称为 HPD（即使合并右肝切除）。真正的 HPD 试图切除整个肝外胆管系统及邻近的肝脏和胰腺十二指肠，这是肝胆领域最具挑战性的手术。

（二）外科技术

HPD 在肝切除和胰十二指肠切除方面有几种类型。在这里，我们描述的右半肝切除和保留次全胃的 PD，这是 HPD 的一个常见类型。通过右侧肋缘下切口及中线向上延伸进腹。当肉眼或术中冰冻切片病理检查证实腹膜种植、肝转移或腹主动脉周围转移（M_1）时，HPD 是绝对禁忌的。

HPD 基本上是通过以下步骤进行的。第一，仔细解剖并保留为未来剩余肝脏供血的肝总动脉、肝固有动脉及肝左动脉。向肝门部进一步解剖肝左动脉。当这些主要动脉不能被分离时，则确定为肿瘤超出切除范围，属于局部晚期。如果可以分离，则分离并结扎肝右动脉和胃十二指肠动脉。在幽门附近约 2cm 处离断胃，在胰腺颈部上方和下方显露肠系膜上静脉。

第二，在距离 Treitz 韧带远端 10～20cm 处离断空肠。沿肠系膜上动脉清扫淋巴结，沿第二空肠动脉原位切除空肠系膜。切线沿肠系膜上动脉左侧向上，分离出第一空肠动脉和胰十二指肠下动脉的根部。空肠上部和十二指肠第四部从肠系膜上血管的后方拉向术野的右侧。沿着肠系膜上动脉的右外侧边界，逐步分离介于钩突和肠系膜上动脉之间的胰腺神经丛（即腹膜后软组织切缘）。仔细分离细小的无名动脉。然后，用手术刀切断胰颈，止血后将胰管插入主胰管。分离剩余的胰后组织和胰十二指肠上后静脉。完成胰十二指肠切除术。

第三，继续向上清扫肝十二指肠韧带的淋巴结。用血管钳钳夹后离断门静脉右支，以血管线连续缝合。仔细分离门静脉大小不一的尾状叶分支，并从 Arantius 管的起源处分离到门静脉左支角部。由于右肝的入肝血流得到完全控制，通过分离肝右静脉和肝短静脉充分游离右肝和尾状叶。采用 Pringle 法沿缺血分界（主门静脉裂）开始横断肝脏实质，沿着横切面上的肝中静脉行进。当完成肝横断后，完全显露左肝管。将钳夹远端以减少胆汁溢出后，以剪刀离断肝内胆管。肝内胆管的残端位于门静脉左支角部的右侧。

第四，剩余胰腺、肝内胆管和胃按照顺序

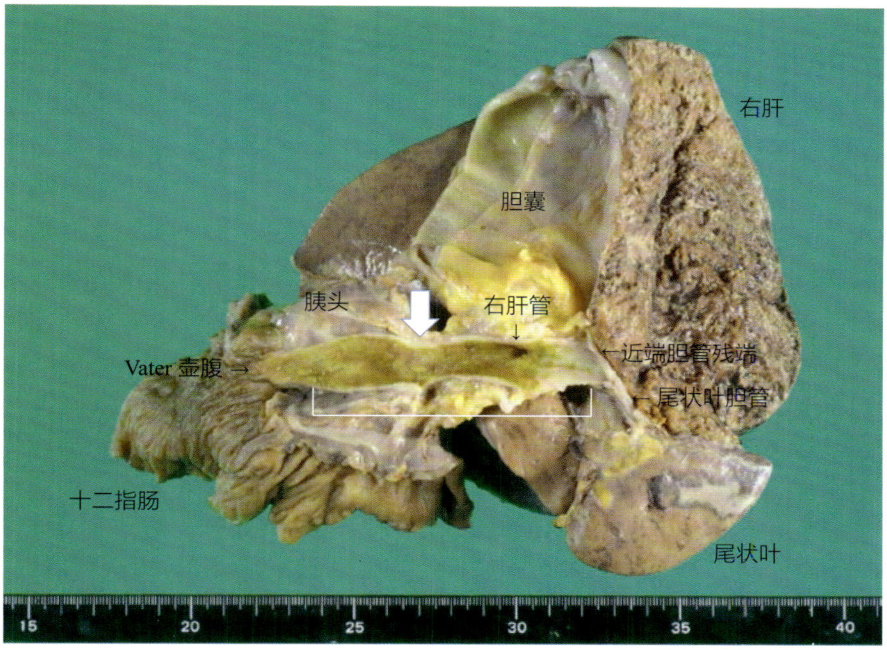

▲ **图 58-3　肝胰十二指肠切除术后的标本**

纵向打开胆管。虽然肿瘤主要位于胰管汇入处（箭），表明是远端胆管癌，但照片显示是侧向扩散的胆管癌（括号）

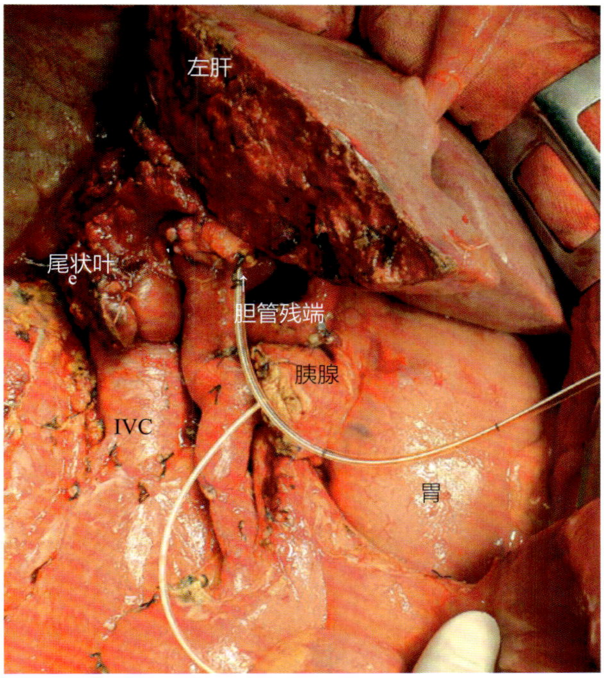

▲ **图 58-4　胰十二指肠切除联合肝切除术完成后的照片**

胰十二指肠切除术是针对有广泛淋巴结累及的胆囊癌进行的，同时针对肝细胞癌行右肝切除术。胆总管被分离，而肝门部胆管仍在原位。该手术不属于肝胰十二指肠切除术。IVC. 下腔静脉

（改良的 Child 方法）行 Roux-en-Y 吻合。我们通常先进行胰腺导管－空肠黏膜吻合，然后进行浆肌层包埋（Blumgart 法）的端－侧胰空肠吻合术，以及单层间断端－侧肝管－空肠吻合术。我们的围术期处理已经在前文描述过[16]。

（三）HPD 的先驱者

1976 年，Kasumi 等[17]在一篇文章中报道了一种晚期胆囊癌的手术策略，11 例患者中的 1 例接受了右肝切除、PD 和胆管切除。虽然没有给出这位患者的详细信息，但这是日本第一次成功进行 HPD。1980 年，Takasaki 等[18]详细报道了 5 例 HPD 治疗局部晚期胆囊癌的病例。这些患者都有直径 3～10cm 的巨大肿瘤，直接累及胰头或十二指肠，并有广泛的结节转移。为了实现治疗目的，所有患者都接受了 HPD，包括扩大的右肝切除术，1 例患者接受了联合门静脉切除和重建。不幸的是，5 例患者中有 3 例在术后 30 天内死亡，死亡率高达 60%；其余 2 例患者在手术后 5 个月和 16 个月仍无病生存。Takasaki 的报道清楚地表明了 HPD 的技术可行性；然而，当时 HPD 的最

佳适应证、安全性评估和生存获益仍不明确。因此，日本大约 40 年前开始了 HPD 治疗晚期胆囊癌，如果患者不手术，只接受最佳支持治疗，最终生存时间非常短，只有 4 个月。考虑到这些治疗的困难，HPD 并不令人满意。目前，后述超过 30 年的 HPD 历史 [19–21] 表明，这些患者未能从 HPD 中获得生存获益。

（四）HPD 术后结局

尽管病例数不多，但一些专科中心仍然对经选择的患者行 HPD。由于门静脉栓塞术已广泛应用于术前处理，接受 HPD 的患者肝衰竭的发生率逐渐降低 [22]。因此，在大的中心经常有几乎零死亡率的报道 [13, 23, 24]。尽管如此，少数作者报道了 13%～21% 的高死亡率 [25–27]，这表明了 HPD 的高风险性。

胆管癌的生存率较高。Kaneoka 等 [25] 和 Miwa 等 [28] 报道其 5 年生存率分别为 52%（n=9）和 64%（n=10）。此外，Ebata等 [16]报道了 1992—2011 年接受 HPD 治疗的 85 例胆管癌患者，5 年总生存率为 37%。这些结果表明，HPD 为经选择的胆管癌患者带来了生存获益。

对于胆囊癌，大多数研究 [25–29] 都显示其生存率很低。Mizuno 等最近观察到 38 例胆囊癌患者在 HPD 后的中位生存期仅为 10 个月，这相当于接受一线化疗的不能切除患者的生存时间 [30]。这一发现清楚地表明，胆囊癌患者前期 HPD 的肿瘤学价值降低。然而，他们发现胆囊管癌患者可能是潜在的获益者 [19]，这种疾病现在被归类为胆囊癌，但由于其解剖学上接近于胆总管，所以其表现类似于胆管癌。

（五）手术中的管理实践

HPD 适用于治疗符合以下扩散模式的胆管癌：①整个肝外胆管的弥漫性浸润性肿瘤；②表现为向下（远端）浅层扩散的肝门部肿瘤 [4, 31]，或反之；③表现为向上（近端）浅层扩散的远端胆管肿瘤；④中段胆管肿瘤同时浸润肝右动脉和胰头；⑤肝门周围肿瘤合并胰十二指肠区域的巨大淋巴结转移；⑥多发性胆管肿瘤。最近，Toyoda 等 [32] 对 100 例 HPD 患者进行了胆道造影检查，发现局限型（上述 2、3 型肿瘤）患者 5 年生存率为 59.0%，明显高于弥漫型患者（26.3%）。

在肝胆切除手术中，冰冻切片组织学检查经常会发现肿瘤累及远端胆管残端。在这种情况下的手术是有争议的，因为残留肿瘤的生物学侵袭性取决于其组织学（即浸润性癌与非浸润性癌）。浸润性癌累及切缘会显著降低生存率 [4, 33, 34]；因此，当浸润性癌累及远端胆管切缘时，只要其他手术切缘无肿瘤，就应进行 PD[35]。相反，对于胆管远端切缘呈阳性的非侵袭性癌症，可以采用几种实用的方案，因为残留的非侵袭性病灶进展缓慢，对生存的影响轻微 [36]。因此，在 $T_{1\sim2}N_0$ 疾病（早期疾病）的亚组中，它是一个重要的预后指标；而在晚期疾病亚组或整个切除的队列中，它却不是一个重要的预后指标 [4, 33, 34]。考虑到这些发现，首先建议单独切除胰腺内胆管 [37]。当附加胆管切除后切缘仍为阳性时，则应考虑 PD，除非患者有其他不良预后因素，包括淋巴结转移、胰腺侵犯或血管侵犯 [3, 5, 16, 38, 39]。

声明：无利益冲突。

参考文献

[1] Sakamoto E, Nimura Y, Hayakawa N, et al. The pattern of infiltration at the proximal border of hilar bile duct carcinoma: a histologic analysis of 62 resected cases. Ann Surg. 1998;227:405-11.

[2] Ebata T, Watanabe H, Ajioka Y, Oda K, Nimura Y. Pathological appraisal of lines of resection for bile duct carcinoma. Br J Surg. 2002 89:1260-7.

[3] Ebata T, Kamiya J, Nishio H, Nagasaka T, Nimura Y, Nagino M. The concept of perihilar cholangiocarcinoma is valid. Br J Surg. 2009;96:926-34.

[4] Igami T, Nagino M, Oda K, et al. Clinicopathologic study of cholangiocarcinoma with superficial spread. Ann Surg. 2009;249:296-302.

[5] Nagino M, Nimura Y, Nishio H, et al. Hepatectomy with simultaneous resection of the portal vein and hepatic artery for advanced perihilar cholangiocarcinoma: an audit of 50

consecutive cases. Ann Surg. 2010;252:115-23.
[6] Nagino M, Ebata T, Yokoyama Y, et al. Evolution of surgical treatment for perihilar cholangiocarcinoma: a single-center 34-year review of 574 consecutive resections. Ann Surg. 2013;258:129-40.
[7] Miyagawa S, Makuuchi M, Kawasaki S, et al. Outcome of major hepatectomy with pancreatoduodenectomy for advanced biliary malignancies. World J Surg. 1996;20:77-80.
[8] Shirai Y, Ohtani T, Tsukada K, Hatakeyama K. Combined pancreaticoduodenectomy and hepatectomy for patients with locally advanced gallbladder carcinoma: long term results. Cancer. 1997;80:1904-9.
[9] D'Angelica M, Martin RC 2nd, Jarnagin WR, Fong Y, DeMatteo RP, Blumgart LH. Major hepatectomy with simultaneous pancreatectomy for advanced hepatobiliary cancer. J Am Coll Surg. 2004;198:570-6.
[10] Gleisner AL, Assumpcao L, Cameron JL, et al. Is resection of periampullary or pancreatic adenocarcinoma with synchronous hepatic metastasis justified? Cancer. 2007;110:2484-92.
[11] McKay A, Sutherland FR, Bathe OF, Dixon E. Morbidity and mortality following multivisceral resections in complex hepatic and pancreatic surgery. J Gastrointest Surg. 2008;12:86-90.
[12] Hartwig W, Hackert T, Hinz U, et al. Multivisceral resection for pancreatic malignancies: risk-analysis and long-term outcome. Ann Surg. 2009;250:81-7.
[13] Hemming AW, Magliocca JF, Fujita S, et al. Combined resection of the liver and pancreas for malignancy. J Am Coll Surg. 2010;210(808-14):14-6.
[14] Nakamura S, Nishiyama R, Yokoi Y, et al. Hepatopancreatoduodenectomy for advanced gallbladder carcinoma. Arch Surg. 1994;129:625-9.
[15] Sasaki R, Takahashi M, Funato O, et al. Hepatopancreatoduodenectomy with wide lymph node dissection for locally advanced carcinoma of the gallbladder—long-term results. Hepato-Gastroenterology. 2002;49:912-5.
[16] Ebata T, Yokoyama Y, Igami T, et al. Hepatopancreatoduodenectomy for cholangiocarcinoma: a single-center review of 85 consecutive patients. Ann Surg. 2012;256:297-305.
[17] Kasumi F, Takagi K, Konishi T, Sakamoto G. Surgical treatment of carcinoma of the gallbladder, analysing its modes of spread (in Japanese). Jpn J Gatroenterol Surg. 1976;9:170-7.
[18] Takasaki K, Kobayashi S, Mutoh H, et al. Our experiences (5 cases) of extended right lobectomy combined with pancreato-duodenectomy for the carcinoma of the gall bladder (in Japanese). Tan to Sui. 1980;1:923-32.
[19] Mizuno T, Ebata T, Yokoyama Y, et al. Major hepatectomy with or without pancreatoduodenectomy for advanced gallbladder cancer. Br J Surg. 2019;106:626-35.
[20] Higuchi R, Ota T, Araida T, et al. Surgical approaches to advanced gallbladder cancer: a 40-year single-institution study of prognostic factors and resectability. Ann Surg Oncol. 2014;21:4308-16.
[21] Araida T, Yoshikawa T, Azuma T, Ota T, Takasaki K, Hanyu F. Indications for pancreatoduodenectomy in patients undergoing lymphadenectomy for advanced gallbladder carcinoma. J Hepato-Biliary-Pancreat Surg. 2004;11:45-9.
[22] Ebata T, Nagino M, Nishio H, Arai T, Nimura Y. Right hepatopancreatoduodenectomy: improvements over 23 years to attain acceptability. J Hepato-Biliary-Pancreat Surg. 2007;14:131-5.
[23] Kaneoka Y, Yamaguchi A, Isogai M, Kumada T. Survival benefit of hepatopancreatoduodenectomy for cholangiocarcinoma in comparison to hepatectomy or pancreatoduodenectomy. World J Surg. 2010;34:2662-70.
[24] Aoki T, Sakamoto Y, Kohno Y, et al. Hepatopancreaticoduodenectomy for biliary cancer: strategies for near-zero operative mortality and acceptable long-term outcome. Ann Surg. 2018;267:332-7.
[25] Kaneoka Y, Yamaguchi A, Isogai M. Hepatopancreatoduodenectomy: its suitability for bile duct cancer versus gallbladder cancer. J Hepato-Biliary-Pancreat Surg. 2007; 14: [illegible]-2-8.
[26] Lim CS, Jang JY, Lee SE, Kang MJ, Kim SW. Reappraisal of hepatopancreatoduodenectomy as a treatment modality for bile duct and gallbladder cancer. J Gastrointest Surg. 2012;16:1012-8.
[27] Wakai T, Shirai Y, Tsuchiya Y, Nomura T, Akazawa K, Hatakeyama K. Combined major hepatectomy and pancreaticoduodenectomy for locally advanced biliary carcinoma: long-term results. World J Surg. 2008;32:1067-74.
[28] Miwa S, Kobayashi A, Akahane Y, et al. Is major hepatectomy with pancreatoduodenectomy justified for advanced biliary malignancy? J Hepato-Biliary-Pancreat Surg. 2007;14:136-41.
[29] Sakamoto Y, Nara S, Kishi Y, et al. Is extended hemihepatectomy plus pancreaticoduodenectomy justified for advanced bile duct cancer and gallbladder cancer? Surgery. 2013;153:794-800.
[30] Valle J, Wasan H, Palmer DH, et al. Cisplatin plus gemcitabine versus gemcitabine for biliary tract cancer. N Engl J Med. 2010;362:1273-81.
[31] Nakamura S, Suzuki S, Serizawa A, et al. Hepatopancreatoduodenectomy for superficially spreading bile duct carcinoma: a report of two 5 year survivals. Hepato-Gastroenterology. 1996;43:138-42.
[32] Toyoda Y, Ebata T, Mizuno T, et al. Cholangiographic tumor classification for simple patient selection prior to hepatopancreatoduodenectomy for cholangiocarcinoma. Ann Surg Oncol. 2019;26:2971-9.
[33] Wakai T, Shirai Y, Moroda T, Yokoyama N, Hatakeyama K. Impact of ductal resection margin status on long-term survival in patients undergoing resection for extrahepatic cholangiocarcinoma. Cancer. 2005;103:1210-6.
[34] Shingu Y, Ebata T, Nishio H, Igami T, Shimoyama Y, Nagino M. Clinical value of additional resection of a margin-positive proximal bile duct in hilar cholangiocarcinoma. Surgery. 2010;147:49-56.
[35] Otsuka S, Ebata T, Yokoyama Y, et al. Clinical value of additional resection of a margin-positive distal bile duct in

perihilar cholangiocarcinoma. Br J Surg. 2019;106:774-82.
[36] Tsukahara T, Ebata T, Shimoyama Y, et al. Residual carcinoma in situ at the ductal stump has a negative survival effect: an analysis of early-stage cholangiocarcinomas. Ann Surg. 2017;266:126-32.
[37] Kondo S, Hirano S, Ambo Y, et al. Pancreas-preserving biliary amputation with pancreatic diversion: a new surgical technique for complete resection of the intrapancreatic biliary system. Hepato-Gastroenterology. 2004;51:1255-8.
[38] Ebata T, Nagino M, Kamiya J, Uesaka K, Nagasaka T, Nimura Y. Hepatectomy with portal vein resection for hilar cholangiocarcinoma: audit of 52 consecutive cases. Ann Surg. 2003;238:720-7.
[39] Aoba T, Ebata T, Yokoyama Y, et al. Assessment of nodal status for perihilar cholangiocarcinoma: location, number, or ratio of involved nodes. Ann Surg. 2013;257:718-25.

第 59 章　胆道损伤

Hepato-biliary Injuries

Ender Dulundu　著

摘要

- 由于设备、技术、围术期管理和外科技术的长足进步，肝胆手术变得更加安全。然而，肝胆外科并发症仍然是一个严重的问题。
- 腹腔镜胆囊切除术是世界上最常见的腹部外科手术之一，其并发症是术后会出现肝胆损伤。医源性肝胆损伤发生在各种类型的手术后，如手术、介入和内镜操作等，可能需要手术才能治疗。
- 这些损伤可以在手术过程中、之后或术后晚期出现，并可能导致相当的并发症发病率和死亡率。肝胆损伤分为血管、实质或胆道损伤，如动静脉瘘、出血、血肿、积液或脓肿、胆瘘或狭窄。这些损伤可以通过一些临床症状和实验室结果表现出来。
- 虽然超声、CT、MRI 和 DSA 等多种影像手段对于正确诊断和处理肝胆损伤是有帮助的，但对于外科医生来说，肝胆损伤（尤其是发生在胆囊切除这种简单手术后的胆管损伤）可能是最难克服的挑战之一。
- 随着新技术的出现（如荧光引导下的手术），医生必须关注这些技术的发展，并将其应用到日常实践中，以获得更安全的结果。有几种病理情况易导致肝胆损伤（如萎缩胆囊、Mirrizi 综合征、肝脏肿瘤、肥胖等），外科医生在术前应注意并考虑到所有这些情况。
- 多学科联合治疗策略和团队合作，特别是与介入放射科医生的合作，对这些并发症的治疗至关重要。

肝胆系统损伤是导致相关手术并发症发病率和死亡率上升的重要原因，在胆囊切除、肝切除、胰腺手术、胃肠道手术和某些非手术治疗（如 ERCP、PTHC 或经皮活检）等手术后都可能发生[1-3]。

这些损伤可以在手术中发现，也可以在手术后的早期、几个月甚至几年后表现出来。它们会导致再次手术、恢复时间漫长及多达 125% 的住院费用[4, 5]。

肝胆损伤应由多学科团队评估，包括肝胆外科和胃肠病科医生，最好还包括一位经验丰富的介入放射科医生[6]。

一、病因

胆囊切除术是医源性胆管损伤最常见的原因之一。胆管损伤（bile duct injury，BDI）的发生率有广泛报道，在腹腔镜胆囊切除术中为0.4%～0.6%，在开腹手术中为0.2%～0.3%[2, 5, 7–9]。

胆管树和胆囊壁的创伤一般是罕见的，通常为钝性创伤，而胆管树的损伤仅见于0.1%的创伤病例中[10]，特别是在肝门部肿瘤病例射频消融术后，胆管损伤的发生率为0.1%～12%[11]。

二、胆道损伤的危险因素

有许多风险因素使胆囊切除术变得更具有挑战性。这些因素可以是患者相关的，也可以是疾病相关的，或者是外部因素。

视觉因素在胆管损伤中起着重要作用。一项对腹腔镜胆囊切除术中胆道损伤的分析发现，97%的损伤是由视觉感知错觉或视野不清引起的[12]。

与疾病相关的危险因素包括感染、出血和脓肿的严重程度。急性胆囊炎、巨大结石嵌顿、Mirizzi综合征或邻近器官的瘘都会使标准的手术计划复杂化，使解剖变得疑虑和困难重重，有时甚至无法进行操作[13–17]。

患者相关因素包括男性、既往手术、肥胖、骨骼畸形、高龄和胆道解剖结构的变异[13, 18–20]。

尽管许多外科医生认为Luschka管是与胆囊（肝胆管）直接相连的小胆管，但根据最近的文献，将那些被认为在胆囊切除术后导致胆汁从胆囊床漏出的结构描述为胆囊下胆管更为正确，这是一个与肝胆管不同的实体[21–23]。

增加风险的外部因素包括设备故障、手术人员体力和培训水平不足[24]。胆总管的不慎热损伤可能不会立即造成损伤，但可能会导致延迟损伤[13]。

三、避免胆道损伤的策略

常规行术前MRCP及增强多层螺旋CT的胆管成像很有效，但同时也会增加费用，应该在特定的病例中使用[25, 26]。

预防损伤的理论表明，损伤的预防在解剖辨别和定位时及在分离前最为有效。

关键安全视野（critical view of safety，CVS）已被证明是获得安全解剖识别的一种好方法；一旦显露Calot三角和胆囊板以后，应确认除胆囊动脉和胆囊管外没有其他结构进入胆囊[27, 28]。如果不能安全地解剖胆囊漏斗部结构，可以停止手术，患者转给肝胆专科医生，或者可以行胆囊造瘘并推迟手术，或者可以行胆囊次全切除术[29, 30]。

如果胆管树已被横断，可以放置逆行导管，用于控制胆瘘，并行胆道造影，以便于在术后放置经皮经肝胆管穿刺引流[31]。此外，应在胆囊床放置闭式引流管，并将患者转诊至肝胆专科医生处。

分型

已经有学者提出了一些分类标准来描述胆道损伤。最早报道的是Bismuth分型（表59–1）[32]。这个分型是根据解剖学上的水平来分类，但不包括对腹腔镜胆囊切除术中常见的更复杂的损伤。

Strasberg提出扩大Bismuth分型标准（表59–2）[27]。该分型可以准确描述胆瘘位置、全部或部分横断及完全闭塞的位置。它的优点是可以根据损伤的程度指导手术修复，但不考虑同时存在的血管损伤。

在Stewart-way分型标准中，根据损伤的机制和解剖结构，将患者分为4类[12]。

Hanover分型考虑到了定义血管损伤和胆道

表 59–1　Bismuth 分型

分　型	标　准
Ⅰ	横断平面距离肝管汇合处>2cm
Ⅱ	横断平面距离肝管汇合处<2cm
Ⅲ	横断平面累及肝管汇合部且左右胆管保持通畅
Ⅳ	横断导致胆管汇合处破坏
Ⅴ	异常右肝管狭窄 ± 肝总管狭窄

表 59-2 Strasberg 分型

分 型	标 准
A	胆囊管或胆囊窝微小胆管漏
B	异常肝管闭塞
C	横断畸形的肝管（不伴有闭塞）
D	肝总管或胆总管壁的损伤，但未横断
E_1	横断平面距离肝管汇合处＞2cm
E_2	横断平面距离肝管汇合处＜2cm
E_3	横断面累及肝管汇合部且左右肝管保持通畅
E_4	横断导致肝管汇合部破坏
E_5	异常右肝管狭窄 ± 肝总管狭窄

损伤的程度，但是非常烦琐，正是由于其复杂性，很难在临床中使用[33]。

四、诊断

（一）临床表现

只有 1/3 的胆囊管或来自肝床的小胆管损伤在手术过程中被发现。另外，胆总管部分或全部横断中 70%～80% 的病例是在手术中观察到的[14, 19, 35]。

腹膜炎、腹痛、压痛和发热是大多数胆瘘患者最常见的主诉。此外，30%～50% 的患者因胆总管梗阻而出现胆管炎、高胆红素血症、高碱性磷酸酶和一过性肝酶升高。肝酶升高在伴有血管损伤时会更为明显[34, 36, 37]。

（二）影像学检查

最近的研究表明，常规使用术中胆道造影（IOC）的外科医生与那些只选择性使用 IOC 的外科医生相比，胆总管损伤率没有差异[38, 39]。

如果解剖结构不清晰（即严重的炎症或胆道解剖异常），或者怀疑有胆道损伤，外科医生应该毫不犹豫地进行 IOC[15, 30]。

胆管蓝色染料或注水试验、术中胆道镜检查可确定 BDI 的细节[40]。

一些中心采用术中超声检查来评估胆总管结石，其优点是费用低、失败率低、患者和工作人员不暴露于电离辐射、减少胆管损伤[41]。

为了减少术中的胆管损伤，目前正在研究的一种新技术即近红外胆道造影术，但是目前将其与 IOC 进行对比的资料还不够充分[30]。

（三）胆管损伤的评估

BDI 的术中诊断率为 15%～80%，以延迟出现的症状为渗漏或梗阻[42–44]。在术后，如果有广泛的腹膜炎和血流动力学不稳定，可能需要紧急手术探查。对于病情稳定的患者，首选的影像学检查可以是多普勒超声检查，可以有助于发现胆管梗阻、腹腔积液和伴随的肝动脉血管损伤[15, 19, 45]。增强 CT 可以用来确认超声检查的结果，显示胆汁瘤、腹水、脓肿、血管损伤[15, 19, 33]。当腹部超声和 CT 提示胆管损伤时，可以用 MRCP 和 HIDA 扫描确诊[46, 47]。

尽管 ERCP 有助于诊断，但它是一种侵入性的检查手段，应该优先考虑的是其治疗优势[19, 36, 46]。

对于有胆管炎和梗阻性黄疸的患者，经皮经肝胆管穿刺置管引流对于治疗和确定胆道解剖结构都具有重要意义[37]。

（四）胆管损伤的处理

肝胆外科医生对于胆管损伤修复成功率明显高于初级外科医生（79% vs. 27%）[42]。许多学者认为，术中识别 BDI 并由专业的肝胆外科医生立即修复可提供最好的疗效[44, 48]。

所有损伤首先必须根据损伤的位置、程度和伴发的血管损伤进行充分的了解。手术团队的经验、患者情况的稳定性、急性炎症的严重程度及血管胆管损伤的程度都是决定修复能否成功的重要因素[36, 49]。

如果患者情况不稳定，有败血症或有腹膜炎，则应推迟修复。最近的系统回顾和 Meta 分析表明，延迟 4～6 周的修复可以降低修复失败、狭窄和术后并发症的发生率[50, 51]。Strasberg 等一般在损伤后 3 个月再进行修复[52]。

胆管在汇合处的血供一般来自肝右动脉，很少来自肝左动脉。这些上部的分支在 3 点钟和 9

点钟位置下行，与来自胃十二指肠动脉的血供形成吻合。12%～61% 的胆道损伤病例会出现伴随性血管损伤，90% 的情况下会涉及肝右动脉或其分支[53, 54]。

尽管对于修复受损的肝动脉存在争议，但一些学者认为，这种修复可以避免潜在的肝实质缺血、坏死和萎缩，并可以降低重建胆管发生缺血性狭窄的风险[55]。

如果肝右动脉损伤没有影响到肝门，那么由于肝门部有分流和保留了门静脉血流，很少会出现明显的肝脏缺血[53]。

另外，它是肝总管的主要血供来源，其横断可能导致胆管缺血继发延迟性胆管狭窄。

轻微损伤，如来自胆囊管残端或来自＜3mm 的段肝管或副肝管的微小渗漏，均可结扎。小的侧面损伤（Strasberg D 型）可以通过 T 管或在胆囊管中插入一根细管代替 T 管来进行修复。小的侧方损伤也可以通过内镜或经皮经肝胆管引流来处理。如果损伤的胆管段较短（＜1cm），可在 T 管下方进行端 – 端吻合。然而，并不推荐使用端 – 端修复，因为它有 50% 的失败率和术后狭窄[56]。

更复杂的损伤，如 Strasberg E_4 型或 E_5 型损伤往往需要复杂的手术，应避免由缺乏经验的外科医生尝试修复，因为这会导致 80% 的失败率[30, 57]。

除此之外，伴发严重血管损伤的患者，或在有严重炎症的情况下，延迟修复往往是可取的。在接受早期修复的 Strasberg E 型损伤（图 59–1）的患者中，近 1/3 会出现吻合口狭窄[58]。

对于计划进行手术的患者，以无张力的方式进行 Roux-en-Y 吻合，黏膜对黏膜的方式进行吻合是非常重要的。由于胆管汇合处是血液供应最丰富的区域，应尽可能尝试在其近端进行吻合。

重建后的胆肠支架置入术存在争议，在目前的实践中，当胆管较小、组织受损或担心吻合可行性时，支架是首选。支架的潜在风险包括压力性坏死、瘢痕形成或动脉胆管瘘出血[59]。如果患者有 PTBD，这有助于胆管的可视化，实现更牢固的吻合，并有助于在术后获得胆管造影以评估吻合的完整性。对于一些 Strasberg E_4 和 Strasberg E_5 型损伤或肝实质内的主要肝管损伤，可能需要进行有限的 4B/5 段肝切除，以获得足够长度的胆管，并有足够的空间来建立胆肠吻合（图 59–2）。

如果损伤严重到需要与三级胆管吻合进行修复，那么解剖性肝切除术可能更可取，因为这些小吻合口的狭窄率非常高。如果患者同时有严重的血管损伤，导致肝脏实质坏死、延迟性狭窄或受损肝脏复发性脓肿，也可能需要进行切除[60]。在少数情况下，发生严重的血管 – 胆道损伤、急性暴发性肝衰竭或继发性胆汁性肝硬化的患者可能需要肝移植[61]。

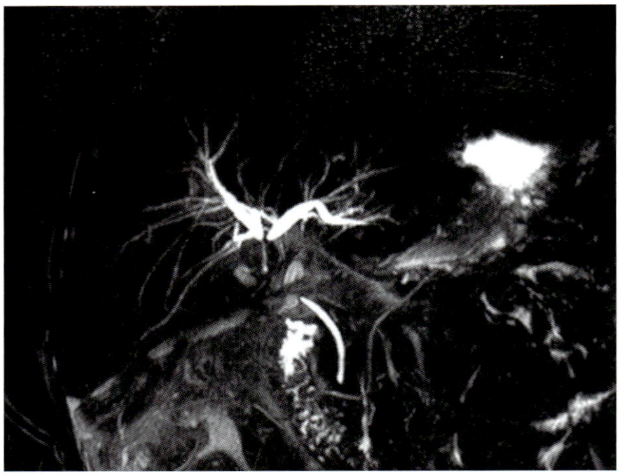

▲ 图 59–1　Strasberg E 型胆管损伤的 MRI 成像

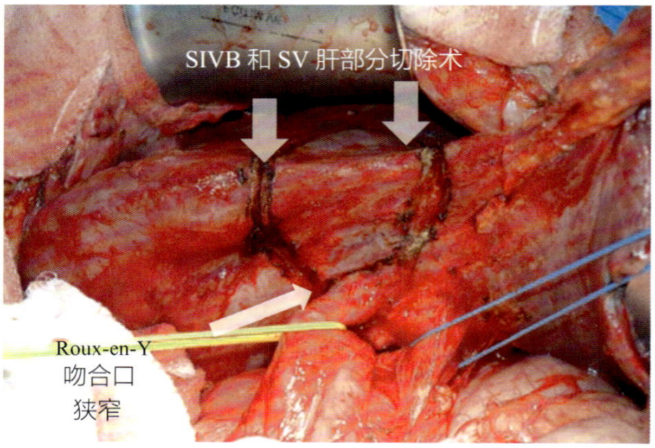

▲ 图 59–2　胆道损伤后 Roux-en-Y 吻合口狭窄

参考文献

[1] Dixon JA, Morgan KA, Adams DB. Management of common bile duct injury during partial gastrectomy. Am Surg. 2009;75(3):719-21.

[2] Fragulidis G, Marinis A, Polydorou A, et al. Managing injuries of hepatic duct confluence variants after major hepatobiliary surgery: an algorithmic approach. World J Gastroenterol. 2008;14(19):3049.

[3] Kholdebarin R, Boetto J, Harnish JL, et al. Risk factors for bile duct injury during laparoscopic cholecystectomy: a case-control study. Surg Innov. 2008;15(2):114-9.

[4] Melton GB, Lillemoe KD, Cameron JL, Sauter PA, Coleman J, Yeo CJ. Major bile duct injuries associated with laparoscopic cholecystectomy: effect of surgical repair on quality of life. Ann Surg. 2002;235:888-95.

[5] Fong ZV, Pitt HA, Strasberg SM, et al. Diminished survival in patients with bile leak and ductal injuries: management strategy and outcomes. J Am Coll Surg. 2018;226(4):568-76.

[6] Nuzzo G, Giuliante F, Giovannini I, et al. Advantages of multidisciplinary management of bile duct injuries occurring during cholecystectomy. Am J Surg. 2008;195(6):763-9.

[7] Murray AC. An observational study of the timing of surgery, use of laparoscopy and outcomes for acute cholecystitis in the USA and UK. Surg Endosc. 2018;32(7):3055-63.

[8] Roslyn JJ, Binns GS, Hughes EF, Saunders-Kirkwood K, Zinner MJ, Cates JA. Open cholecystectomy. A contemporary analysis of 42,474 patients. Ann Surg. 1993;218(2):129-37.

[9] Kohn JF, Trenk A, Kuchta K, et al. Characterization of common bile duct injury after laparoscopic cholecystectomy in a high-volume hospital system. Surg Endosc. 2018; 32(3): 1184-91.

[10] Thomson NK, Nardino B, Gumm K, et al. Management of blunt and penetrating biliary tract trauma. J Trauma Acute Care Surg. 2012;72:1620-5.

[11] Fonseca AZ, Santin S, Gomes LGL, Waisberg J, Ribeiro MAF Jr. Complications of radiofrequency ablation of hepatic tumors: frequency and risk factors. World J Hepatol. 2014;6(3):107-13.

[12] Way LW, Stewart L, Gantert W, et al. Causes and prevention of laparoscopic bile duct injuries: analysis of 252 cases from a human factors and cognitive psychology perspective. Ann Surg. 2003;273:460-9.

[13] Rose JB, Hawkins WG. Diagnosis and management of biliary injuries. Curr Probl Surg. 2017;54:406-35.

[14] Lillemoe KD, Martin SA, Cameron JL, et al. Major bile duct injuries during laparoscopic cholecystectomy. Ann Surg. 1997;225:459-71.

[15] McPartland KJ, Pomposelli JJ. Iatrogenic biliary injuries: classification, identification, and management. Surg Clin North Am. 2008;88(6):1329-43.

[16] Tornqvist B, Waage A, Zheng Z, et al. Severity of acute cholecystitis and risk of iatrogenic bile duct injury during cholecystectomy, a population-based case-control study. World J Surg. 2015;40(5):1060-7.

[17] Yokoe M, Hata J, Strasberg SM, et al. Tokyo Guidelines 2018: diagnostic criteria and severity grading of acute cholecystitis. J Hepatobiliary Pancreat Sci. 2018;25:41-54.

[18] Waage A, Nilsson M. Iatrogenic bile duct injury: a population based study of 152 776 cholecystectomies in the Swedish Inpatient Registry. Arch Surg. 2006;141(12): 1207-13.

[19] Jablonska B, Lampe P. Iatrogenic bile duct injuries: etiology, diagnosis and management. World J Gastroenterol. 2009;15(33):4097-104.

[20] Meyers WC, Peterseim DS, Pappas TN, et al. Low insertion of hepatic segmental duct VII-VIII is an important cause of majör biliary injury or misdiagnosis. Am J Surg 1996;171(1):187-91.

[21] Doumenc B, Boutros M, Dégremont R, Bouras AF. Biliary leakage from gallbladder bed after cholecystectomy: Luschka duct or hepaticocholecystic duct? Morphologie. 2016;100:36-40.

[22] Kocabiyik N, Yalcin B, Kilbas Z, Karadeniz SR, Kurt B, Comert A, et al. Anatomical assessment of bile ducts of Luschka in human fetuses. Surg Radiol Anat SRA. 2009;31:517-21.

[23] Schnelldorfer T, Sarr MG, Adams DB. What is the duct of Luschka? A systematic review. JOGS. 2012;16(3):656-62.

[24] Yaghoubian A, Saltmarsh G, Rosing DK, Lewis RJ, Stabile BE, de Virgilio C. Decreased bile duct injury rate during laparoscopic cholecystectomy in the era of the 80-hour resident work week. Arch Surg. 2008;143(9): 847-851. [discussion851].

[25] Chung YH, Kim DJ, Kim I-G, et al. Relationship between the risk of the bile duct injury during laparoscopic cholecystectomy and types of preoperative magnetic resonance cholangiopancreaticography. Korean J Hepato-Biliary-Pancreat Surg. 2012;16(1):17-23.

[26] Alibrahim E, Gibson RN, Vincent J, Speer T, Collier N, Jardine C. Spiral computed tomography-intravenous cholangiography with three-dimensional reconstructions for imaging the biliary tree. Australas Radiol. 2006;50(2):136-42.

[27] Strasberg SM, Hertl M, Soper NJ. An analysis of the problem of biliary injury during laparoscopic cholecystectomy. J Am Coll Surg. 1995;180:101-25.

[28] Izwashita Y, Hibi T, Ohyama T, Umezawa A, Takada T, Strasberg SM, et al. Delphi consensus on bile duct injuries duringlaparoscopic cholecystectomy: an evolutionary cul-de-sac or the birth pangs of a new technical framework? J Hepatobiliary Pancreat Sci. 2017;24:591-602.

[29] Strasberg SM, Pucci MJ, Brunt LM, Deziel DJ. Subtotal cholecystectomy-"Fenestrating" vs "reconstituting" subtypes and the prevention of bile duct injury: definition of the optimal procedure in difficult operative conditions. J Am Coll Surg. 2016;222(1):89-96.

[30] L. Michael Brunt, Y Daniel J. Deziel, Dana A. Telem, et al. safe cholecystectomy multi-society practice guideline and state of the art consensus conference on prevention of bile duct injury during cholecystectomy and the Prevention of Bile Duct Injury Consensus Work Group. Ann Surg. 2020;272(1):3-23.

[31] Mercado MA, Chan C, Jacinto JC, Sanchez N, Barajas A. Voluntary and involuntary ligature of the bile duct in iatrogenic injuries: a nonadvisable approach. J Gastrointest Surg. 2008;12:1029.
[32] Bismuth H. Postoperative strictures of the bile duct. In: Blumgart L, editor. The biliary tract. Edinburgh: Churchill Livingstone Inc; 1982. p. 209-18.
[33] Bektas H, Schrem H, Winny M, et al. Surgical treatment and outcome of iatrogenic bile duct lesions after cholecystectomy and the impact of different clinical classification systems. Br J Surg. 2007;94(9):1119-27.
[34] Maddah G, Mashhadi MTR, Mashhadi MP, et al. Iatrogenic injuries of the extrahepatic biliary system. J Surg Res. 2015;213:215-21.
[35] Tornqvist B, Stromberg C, Persson G, et al. Effect of intended intraoperative cholangiography and early detection of bile duct injury on survival after cholecystectomy: population based cohort study. BMJ. 2012;345(1):1-10.
[36] Sicklick JK, Camp MS, Lillemoe KD, et al. Surgical management of bile duct injuries sustained during laparoscopic cholecystectomy. Ann Surg. 2005;241(5):786-95.
[37] Cohen JT, Charpentier KP, Beard RE. An update on iatrogenic biliary injuries identification, classification, and management. Surg Clin N Am. 2019;99:283-99.
[38] Giger U, Ouaissi M, Schmitz SF, et al. Bile duct injury and use of cholangiography during laparoscopic cholecystectomy. Br J Surg. 2011;98:391-6.
[39] Ragulin-Coyne E, Witkowski ER, Chau Z, et al. Is routine intraoperative cholangiogram necessary in the twenty-first century? A national view. J Gastrointest Surg. 2013;17(3):434-42.
[40] Feng X, Dong J. Surgical management for bile duct injury. Biosci Trends. 2017;11(4):399-405.
[41] Jamal KN, Smith H, Ratnasingham K, Siddiqui MR, Mc Lachlan G, Belgaumkar AP. Meta-analysis of the diagnostic accuracy of laparoscopic ultrasonography and intraoperative cholangiography in detection of common bile duct stones. Ann R Coll Surg Engl. 2016;98:244-9.
[42] Carroll BJ, Birth M, Phillips EH. Common bile duct injuries during laparoscopic cholecystectomy that result in litigation. Surg Endosc. 1998;12(4):310-4.
[43] Lee CM, Stewart L, Way LW. Postcholecystectomy abdominal bile collections. Arch Surg. 2000;135(5):538-44.
[44] Silva M, Coldham C, Mayer A, et al. Specialist outreach service for on-table repair of iatrogenic bile duct injuries a new kind of “traveling surgeon”. Ann R Coll Surg Engl. 2008;90:243-6.
[45] Stewart L, Way LW. Bile duct injuries during laparoscopic cholecystectomy. Arch Surg. 1995;130:1123-9.
[46] Copelan A, Bahoura L, Tardy F, et al. Etiology, diagnosis, and management of bilomas: a current update. Tech Vasc Interv Radiol. 2015;18(4):236-43.
[47] Kalayci C, Aisen A, Canal D, et al. Magnetic resonance cholangiopancreatography documents bile leak site after cholecystectomy in patients with aberrant right hepatic duct where ERCP fails. Gastrointest Endosc. 2000;52(2):277-81.
[48] Pekolj J, Alvarez FA, Palavecino M, Claria RS, Mazza O, de Santibanes E. Intraoperative management and repair of bile duct injuries sustained during 10,123 laparoscopic cholecystectomies in a high-volume referral center. J Am Coll Surg. 2013;216(5):894-901.
[49] Bachellier P, Nakano H, Weber J-C, Lemarque P, Oussoultzoglou E, Candau C, et al. Surgical repair after bile duct and vascular injuries during laparoscopic cholecystectomy: when and how? World J Surg. 2001;25:1335-45.
[50] Xiang Wang, MD, Wen-Long Yu, MD, Xiao-Hui Fu, MD, Bin Zhu, MD, Teng Zhao, MD, and Yong-Jie Zhang. Early versus delayed surgical repair and referral for patients with bile duct injury a systematic review and meta-analysis. Ann Surg. 2020;271(3):449-459.
[51] Bismuth H, Majno PE. Biliary strictures: classification based on the principles of surgical treatment. World J Surg. 2001;25(10):1241-4.
[52] Strasberg SM, Picus DD, Drebin JA. Results of a new strategy for reconstruction of biliary injuries having an isolated right-sided component. J Gastrointest Surg. 2001;5:266-74.
[53] Strasberg SM, Helton WS. An analytical review of vasculobiliary injury in laparoscopic and open cholecystectomy. HPB. 2011;13:1-14.
[54] Koffron A, Ferrario M, Parsons W, Nemcek A, Saker M, Abecassis M. Failed primary management of iatrogenic biliary injury: incidence and significance of concomitant hepatic arterial disruption. Surgery. 2001;130(4):722-31.
[55] Schmidt SC, Settmacher U, JanM. Langrehr, and P. Neuhaus. Management and outcome of patients with combined bile duct and hepatic arterial injuries after laparoscopic cholecystectomy. Surgery. 2004;135:613-8.
[56] De Reuver PR, Busch ORC, Rauws EA, Lameris JS, Van Gulik TM, Gouma DJ. Long-term results of a primary end-to-end anastomosis in peroperative detected bile duct injury. JOGS. 2007;11(3):296-302.
[57] Stewart L, Way LW. Bile duct injuries during laparoscopic cholecystectomy. Arch Surg. 1995;130:1123-9.
[58] Stilling NM, Fristrup C, Wettergren A, et al. Long-term outcome after early repair of iatrogenic bile duct injury. A national Danish multicenter study. HPB. 2015:394-400.
[59] Mercado MA, Chan C, Orozco H, et al. To stent or not to stent bilioenteric anastomosis after iatrogenic injury: a dilemma not answered? Arch Surg. 2002;137(1):60-3.
[60] Perini MV, Herman P, Montagnini AL, et al. Liver resection for the treatment of post-cholecystectomy biliary stricture with vascular injury. World J Gastroenterol. 2015;21(7):2102-7.
[61] Thomson BNJ, Parks RW, Madhavan KK, Garden OJ. Liver resection and transplantation in the management of iatrogenic biliary injury. World J Surg. 2007;31(12):2363-9.

第 60 章　严重肝损伤的外科治疗

Surgical Treatment for Severe Liver Injuries

Florin Botea　Alexandru Barcu　Irinel Popescu　著

摘要

创伤是世界范围内的第三大死因，每年有超过 500 万人死亡。肝脏由于其位于腹部的前部位置和易损性，是腹部创伤中最常见的损伤器官之一。诊断和介入治疗的进步使得肝损伤的治疗方法逐步转向非手术治疗（non-operative management，NOM）。但在重度肝损伤中，手术治疗仍然是主要选择；尤其对于血流动力学不稳定的患者，手术治疗是强制性的；而在血流动力学稳定的患者中，手术治疗有争议：一些作者支持手术治疗，另一些作者支持 NOM。与任何创伤一样，为了获得最佳结果，急救中心和医疗服务运输及三级中心必须有效合作，才能最大限度地提高治疗效率。

一、背景

创伤是全世界第三大死因，每年有超过 500 万人死亡 [1]。钝性腹部创伤占所有急救事件的 13%，占腹部创伤的 80%[2]，其中 75% 与机动车相撞或汽车与行人事故有关 [3]，而殴打和摔倒分别占 15% 和 6%～9%[4]；家庭暴力和虐待儿童可能会发生隐匿性创伤。

肝和脾是最常受损伤的实质性器官 [3, 4]。肝损伤（liver injury，LI）患者常合并其他脏器损伤。LI 通常发生在上腹和下胸部的钝性损伤后，也可以发生在穿透性损伤中（第二大损伤器官）[5, 6]。LI 在年轻男性中更为常见，男女比例为 3∶1[1]。在钝性 LI 中，大约 80% 的病例中，脾、胰腺、肾、肺、心脏、肋骨、骨盆、脊椎和脊髓等器官受到损伤 [7, 8]。钝性 LI 通常是由机动车碰撞引起 [6]，右后叶（6 段和 7 段）是最常见的创伤部位 [9]。穿透性 LI 可累及下腔静脉、肝门（主胆管、门静脉、肝动脉）、肠系膜、结肠、膈肌、右肺、十二指肠、右肾、腹主动脉等结构。此外，应始终考虑各种潜在损害之间的关联。

随着诊断方法和治疗手段的进步，LI 的治疗逐渐转向非手术治疗。事实上，许多研究报道了保守治疗有更好的预后 [10, 11]。然而，在严重的 LI 中，手术治疗仍然是主要选择；尤其对于血流动力学不稳定的患者，必须采取手术治疗，而对于稳定的患者，则存在争议：一些学者支持手术治疗 [12]，另一些学者支持 NOM[13]。与其他任何创伤一样，为了获得最佳治疗效果，急救中心、紧急医疗服务运输和三级中心必须有效合作，以达到治疗效果最佳化。

二、诊断

对创伤患者的评估需考虑以下内容：病史（右上腹和中上腹、右肋骨或右侧的创伤）、损伤机制、院前生命体征及其波动、体检结果（因隔膜刺激而出现右上腹、右胸壁或右肩疼痛，伴有腹部压痛和腹膜炎体征）、急诊实验室检查（红细胞压积、碱剩余、乳酸和肝酶）、影像学检查（超声 ±CT 检查）及基础疾病[14]。病史和检查结果阴性并不能排除 LI。此外，由于相关的神经系统损伤和（或）中毒，或由于进行了镇静和插管，患者意识常常改变，因此在这些病例中往往无法评估病史、症状和体征[8]。

转氨酶升高可能提示有 LI，并可能是反应损伤严重程度的一个指标[15]。然而，患有酒精性肝病或肝炎等合并症的患者基线转氨酶水平就可能升高。所有外伤患者都必须进行快速超声检查［创伤超声聚焦评估（focused assessment with sonography for trauma，FAST）］。CT 检查是识别所有腹内损伤的主要方法[16]，具有较高的敏感性和特异性（分别为 97%～98% 和 97%～99%）[9]；在 CT 检查阴性的情况下，损伤漏诊率极低（＜0.06%）[9]。CT 检查只有在病情稳定和合作的患者（镇静）中进行（特别注意潜在的脊髓损伤），用以指导创伤处理。MRI 用于一部分血流动力学稳定的患者，或因患者无法进行 CT 检查（对放射对比剂过敏），或因肝外胆道损伤而必须进行 MRI 胆管成像。

美国创伤外科协会（American Association for the Surgery of Trauma，AAST）分级系统是基于 CT 检查的最为广泛接受的损伤分级标准（表 60–1）[6, 17]。世界急诊外科学会（World Society of Emergency Surgery，WSES）分级系统将 AAST 分级与患者的生理状态相关联，它既反映了 LI 的血流动力学状态，又反映了 LI 的解剖学分级[7, 18]（表 60–2）。根据 AAST 分级，大多数 LI 是低级别的，67% 的 LI 是Ⅰ～Ⅲ级[6]，此时 NOM 最有可能成功；较高级别的 LI（Ⅳ～Ⅴ）可通过 NOM 或手术来处理，具体取决于临床指标的动态变化；Ⅵ级 LI 的患者血流动力学很不稳定（失血性休克），在这种情况下必须进行手术；然而，由于常常伴随灾难性事件的发生，患者经常无法及时到达手术地点[8]。AAST 分级与

表 60–1　美国创伤外科协会的肝损伤分级

分　级	损伤类型	损伤状况
Ⅰ	血肿	包膜下血肿＜10% 肝脏表面积
	肝破裂	深度＜1cm
Ⅱ	血肿	包膜下血肿占肝脏表面 10%～50%，实质内血肿直径＜10cm
	肝破裂	深度 1～3cm，长度≤10cm
Ⅲ	血肿	被膜下 / 实质血肿＞50% 肝脏表面积；实质内血肿＞10cm
	撕裂伤	深度＞3cm，长度＞10cm；肝脏血管损伤；实质内有活动性出血
Ⅳ	肝破裂	实质破坏累及 25%～75% 的肝脏 /1～3 个 Couinaud 节段的实质结构破坏；肝脏活动性出血进入腹腔
Ⅴ	肝破裂	实质破坏累及＞75% 的肝脏 /＞3 个 Couinaud 段的实质结构破坏
	血管损伤	肝静脉损伤累及肝后腔静脉 / 肝中央大静脉
Ⅵ	血管损伤	肝脏撕脱

多发伤可提升一级，最高可至Ⅲ级

表 60-2　世界急诊外科学会对钝性 / 穿透性（刺伤 / 枪伤）肝损伤的分级和指南

LI 程度	WSES 分级	AAST 分级	血流动力学	是否行 CT 检查	治　疗
轻度	Ⅰ	Ⅰ～Ⅱ	稳定	是 / 否	NOM
中度	Ⅱ	Ⅲ	稳定	是 +LI 局部检查	NOM
重度	Ⅲ	Ⅳ～Ⅴ	稳定	是 +LI 局部检查	NOM
	Ⅳ	Ⅴ～Ⅵ	不稳定	否	手术

LI. 肝损伤；NOM. 非手术治疗；AAST. 美国创伤外科协会

患者的生理状态无关联性，故 AAST 分级应辅以血流动力学状态及相关损伤作为补充。因此，世界急诊外科学会提出的 LI 分级系统似乎更有用，它综合反映了 LI 的血流动力学状态和解剖分级 [7, 18]。根据我们的经验，世界急诊外科学会分类标准更具早期判断参考价值，因为血流动力学不稳定是决定选择手术而非 NOM 的主要标准，LI 分级则是次要的。

影像学检查（尤其是 CT 检查）的可及性、快速性和敏感性的提高，以及重症监护的发展，促使大多数血流动力学稳定的 LI 患者从手术治疗转向 NOM，显著降低了其并发症发病率和死亡率 [19–21]。

三、治疗

肝脏创伤对于外科医生一直是一项艰巨的挑战。自 17 世纪 Hildanus 首次为肝脏创伤患者施行肝切除手术以来，过去 20 年中，基于诊断、患者监测和介入治疗方面的重大进展，使得肝脏创伤的非手术治疗得到较大进步 [22]。图 60–1 描述了目前肝脏创伤处理中的非手术和手术治疗决策流程。

无论 LI 的分级如何，处理方法应由患者的血流动力学状态决定：血流动力学不稳定的患者必须紧急手术；而非手术方法虽然在 LI 高级别中有争议，但可用于血流动力学稳定的病例。高级别 LI 手术时死亡率亦可能较高 [23, 24]，目前尚无研究比较血流动力学稳定病例的手术和非手术方法的疗效有无差异 [25]。

高级创伤生命支持（advanced trauma life support，ATLS）当中描述，LI 的首要处理旨在快速稳定病情和识别危及生命的损伤。根据 ABCDE 模式进行初步评估：气道、呼吸、循环、失能（神经损伤）和暴露。

血流动力学不稳定，是手术的主要指征（图 60–2）。血流动力学不稳定患者的处理如下。

- 在 FAST 超声检查呈阳性的情况下，患者直接进入手术室进行紧急开腹手术。如果条件允许，可以使用主动脉血管内球囊反搏术提供血流动力学支持，直到用血管栓塞术或开腹手术进行止血为止。
- 在 FAST 检查不明确的情况下，诊断性腹腔灌洗并吸出 10ml 不凝血提示有明显出血，需要紧急剖腹手术。
- NOM 失败，继发血流动力学不稳定需要紧急手术。
- 如果没有腹腔内损伤的证据（FAST 检查和腹部 CT 阴性），应考虑其他部位的出血或其他非出血性休克的原因。

对于血流动力学稳定的患者，应考虑以下情况。

- 定时进行生命体征和实验室检查（化验），＜12h 的临床观察通常足以排除隐匿性腹腔内损伤 [5, 26, 27]。
- 生命体征正常，但实验室检查有异常（红细胞压积＜30%，AST/ALT＞130U/L，尿检血尿＞25 个红细胞 / 高倍视野）和（或）高危查体结果（如腹膜炎体征、腹胀、“安全带” 征）。出现以下情况，建议进行 CT 检查。
  - CT 检查未提示 LI：建议临床观察＜12h。

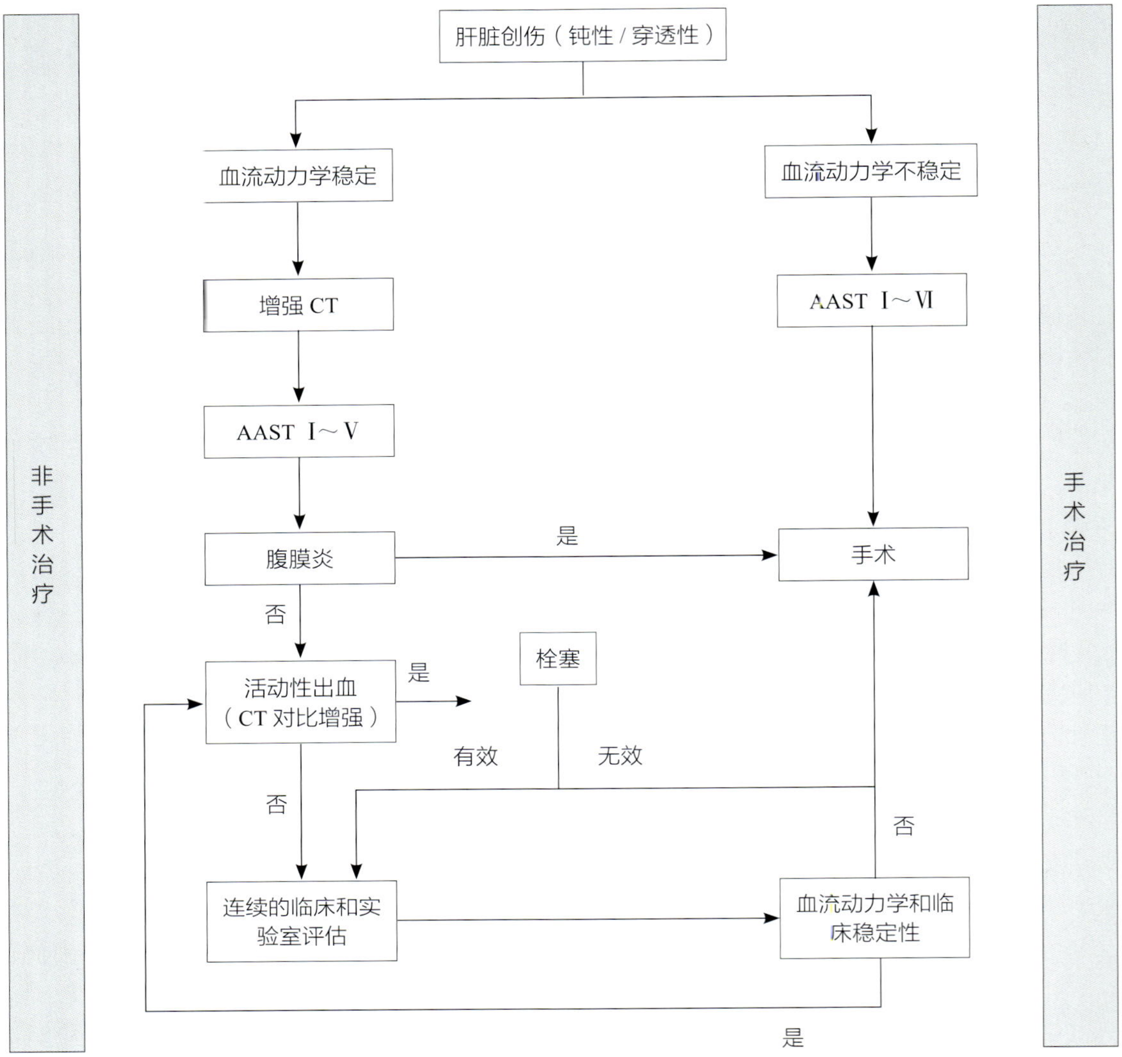

▲ 图 60-1　目前对肝脏外伤的非手术和手术治疗决策

– CT 检查提示 LI，但无活动性出血：建议 NOM。

– CT 检查提示 LI，并且有活动性出血：根据血流动力学状态是否稳定，建议采用 NOM 或立即手术。

对于血流动力学稳定的患者，在 AAST 标准Ⅰ～Ⅴ级损伤情况下，在没有其他腹部损伤时，建议对钝性或刺伤（但不是枪伤）穿透性 LI 进行 NOM。即使可能存在需要手术的腹腔外创伤（严重的头部创伤除外），仍然建议对 LI 进行 NOM。

满足以下条件必须行急诊开腹手术。

• FAST 超声检查呈阳性的血流动力学不稳定患者，无论 AAST 分级如何（Ⅰ～Ⅵ）。

• 血流动力学稳定的患者，伴有导致腹膜炎的腹腔内损伤（如腹膜刺激征、气腹征）和（或）膈肌破裂、持续严重的消化道出血。

• NOM 失败，尽管进行了积极的保守治疗，包括输血 ± 肝动脉栓塞，但病情仍不稳定。

• 持续性全身炎症反应（SIRS：肠梗阻、发热、心动过速、少尿）。

• 高度怀疑腹内创伤的患者出现不明原因的出血迹象。

幸运的是，LI 通常是轻微的，可以通过临床

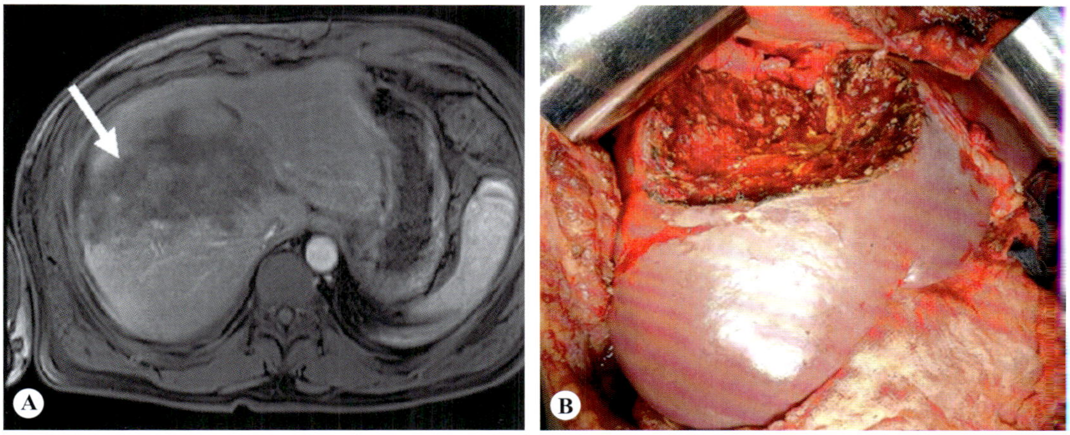

▲ **图 60-2　1 例 AAST Ⅳ级肝损伤**

34 岁男性，车祸致多发伤，血流动力学不稳定；CT 检查：4、5 和 8 段破裂，累及 3 个 Couinaud 段；曾在其他医院手术（肝修补和肝周填塞）；入院时病情稳定，肠梗阻，发热，心动过速，少尿，转氨酶升高，白细胞增多（22.000el/mm^3）；36h 后再次剖腹手术（超声引导下 4、5 和 8 段非解剖性肝切除），无严重并发症（小的胆瘘保守治疗）

观察、支持治疗和动脉栓塞[19]等成功治疗。只有＜15% 的病例需要手术，通常是血流动力学不稳定的患者或 NOM 失败的患者[6]。

（一）非手术治疗

对于血流动力学稳定的患者，NOM 是钝性和刺穿性 LI 的首选治疗方法，与损伤等级无关。NOM 失败需要立即进行手术治疗。NOM 包括临床观察、支持治疗，在某些情况下还包括肝动脉栓塞[28]，这需要选择最合适的患者和资源可及（ICU 床位、血库支持、急诊手术室可用性、经验丰富的放射介入科医生和外科医生）。

NOM 应用于超过 80% 的钝性 LI 中，成功率超过 90%[19, 21, 29, 30]（图 60-3）。与手术治疗相比，NOM 似乎可以改善总生存率，同时降低治疗费用[31]。重症监护管理的改进和介入放射学的应用可能对 NOM 的成功率提高有重要贡献[32]。

以下情况禁止使用 NOM[33]。

- 尽管进行了初步复苏，但血流动力学不稳定的患者。
- 血流动力学稳定的患者，但伴有以下情况。
  - 其他腹部手术指征（如腹膜炎）。
  - 枪伤是相对禁忌证，此时 NOM 失败的可能性很高（高达 30% 的病例）[34]，以及未被发现的相关腹腔内损伤。
  - 伴有严重的头部创伤。
  - 缺乏重症监护监测和治疗、动脉栓塞及在 NOM 失败时进行紧急腹部手术探查的设施和人员。

NOM 的缺点[35]包括以下方面。

- 胆道并发症［胆汁瘤和（或）持续性胆瘘］的风险增加，发生率高达 21%，表现为腹痛和（或）持续性 SIRS（发热、心动过速和白细胞增多）[36]。
- 漏诊腹内损伤的风险增加，尤其是空腔脏器损伤。
- 与输血相关的并发症：输血相关的循环超负荷（transfusion-associated circulatory overload，TACO）、输血相关的急性肺损伤（transfusion-related acute lung injury，TRALI）、体温过低、凝血障碍、免疫和过敏反应及与输血相关的免疫调节（transfusion-related immune modulation，TRIM）。
- 与动脉栓塞技术相关的并发症：缺血性并发症（肝坏死和脓肿、胆汁瘤和胆瘘）、动脉插管部位并发症（血肿或出血）、其他器官（如肠道、胰腺）的意外栓塞、对比剂诱发的肾病。

如果 NOM 失败，则须进行手术治疗，死亡率会增加[37, 38]，通常是由于[39, 40]以下情况。

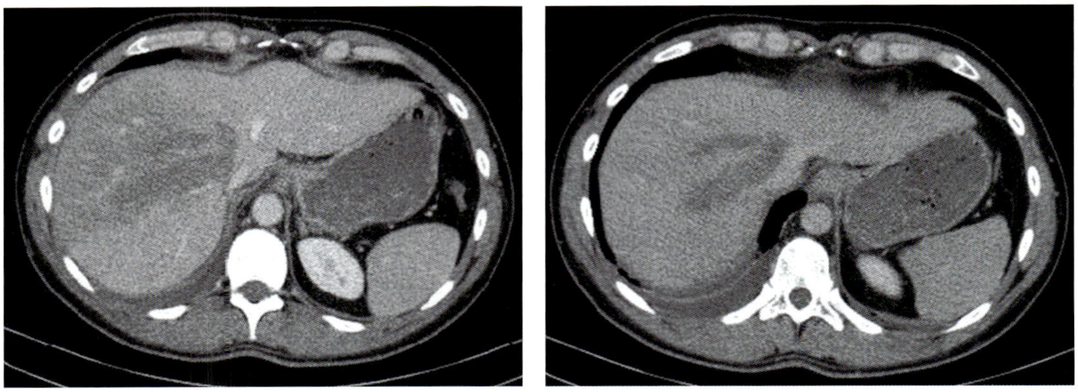

▲ 图 60-3　血流动力学稳定的 AAST Ⅳ级肝损伤患者，非手术治疗成功

- 持续或反复出血，表现为以下 3 个方面。
  - CT 检查。
  - 需要持续积极的液体复苏或输血>3U（与 LI 相关），这是手术干预的独立风险因素[38]。
  - 血流动力学不稳定。
- 相关的腹内损伤[41]。

（二）介入治疗

血管栓塞术已成为治疗出血的血流动力学稳定 LI 患者的金标准。此外，介入放射学在处理创伤后并发症方面起着至关重要的作用，如假性动脉瘤、肝内动静脉瘘、胆道出血（血管栓塞术）、有症状的胆汁瘤和脓肿（经皮引流）[42]。12%～28% 的手术患者[30]在持续肝出血或手术后再出血[43]的情况下，也可行术后血管栓塞。LI 的血管栓塞成功率可能高达 93%[35]，这取决于专科医生和设施。它可能对血流动力学稳定且 CT 显示活动性出血的患者最有效。当血管造影术中未见出血来源时，可在先前 CT 引导下进行经验性栓塞，以降低出血风险[44]。多达 5% 的 NOM 患者需要进行血管栓塞[30]。

（三）手术

大约 14% 的 LI 患者需要手术治疗[6]。在我们的经验中，这一比例要高得多（84.4%），因为我们只处理高级别的 LI，Ⅳ级和Ⅴ级 LI 占 82%，而且大多数患者在之前的手术后转院（67%）。低于 –6 的碱剩余与腹腔内出血及需要剖腹手术和输血有关[45]。

在过去 20 年里，手术方法也得到了发展。直接缝合 / 结扎实质内出血血管，肝周填塞，全肝血流阻断下静脉损伤修复，结合术前和（或）术后血管栓塞术是最初首选的方法，而如果上述方法无效，LR 仍是主要选择[46, 47]。

由于肝脏大小、肝实质状况（如脂肪变性、肝炎）、双重血供（门脉、肝动脉）、复杂的胆道系统、错综复杂及解剖困难的静脉回流系统，以及所有这些结构的频繁解剖变异，LI 的外科治疗即使对于有经验的外科医生也是具有挑战性的[48]。由于巨大血块的存在和大量血液进入腹腔，视野能见度下降，手术变得更加困难。此外，由于手术是在血流动力学不稳定的患者身上进行的，手术操作必须迅速，以实现快速止血，包括暂时控制出血，以便对患者进行有效的复苏[48]。随后是使用各种技术进行确定性止血，这些技术可以立即应用于血流动力学稳定的患者，或者在重症监护复苏后延迟应用于血流动力学不稳定的患者[48]。

手术是开腹进行的，大的切口可以且必须提供最好的入路；对于既往有正中切口的患者，如果 LI 累及右后叶，则可采用右侧横切切口，将切口转变为 J 形。快速并完全显露肝脏有利于顺利手术，否则 LI 可能无法获得有效治疗，或者手术不彻底，或者由于过度牵引导致创伤扩大。

保守的方法对肝表浅撕裂伤可能有效，如手法压迫、电外科技术（单极和双极电凝、氩气刀凝固、能量装置凝固）、局部止血药物，甚至在其他操作失败的情况下进行肝周填塞（术中或在第二次手术中取出）。深度撕裂和大量实质撕脱通常需要直接结扎出血血管、直接缝合肝脏、切除肝脏（清创切除或解剖性肝切除）、选择性肝动脉结扎（右或左）、加或不加肝周填塞，可吸收网片包裹也是一种选择[49]。当出血源于肝脏深而窄的裂伤（如穿透性伤口）时，球囊填塞可以控制出血。只要条件允许（在没有脓毒症或癌症的情况下），推荐可进行自体血液回收。

使用肝周填塞作为暂时止血的方法可以减少后续手术的范围。LI 越复杂，如果在患者稳定后由三级中心的专家团队进行的第二次手术期间进行确定性治疗（LR），治愈的机会就越大[48]。再次剖腹取出肝周填塞物的时机存在争议[50]。填塞后 24h 内取出有很高的再出血风险，而超过 48h 取出则有较高的脓毒症风险。因此，24～48h 的间隔通常是合适的。如果取出填塞物后发生出血，应考虑重新填塞，在 24～48h 后再次进行剖腹手术。

目前，由于 LR 的高并发症发病率和高死亡率，许多报道认为 LR 在肝损伤治疗中的作用微乎其微。然而，众所周知，手术量大的中心和外科医生与 LR 后的预后改善相关[51, 52]。事实上，在专门的肝脏手术 / 移植中心，重度 LI 的 LR 术后并发症发病率和死亡率分别低至 17%～30% 和 2%～9%[53, 54]。LR 用于严重损伤，主要的策略是尽可能多地保存肝实质。当需要 LR 时，通常采用钳夹法（Kelly-clasia）横断实质，这种方法通常更快。为减少出血，建议采用以 Pringle 手法为主的血管控制和阻断技术。

下腔静脉和（或）肝静脉的近肝静脉损伤（Ⅴ级）因出血严重和手术入路困难而难以控制，常采用全肝血管阻断术。在近肝静脉损伤中，填塞有时能有效控制出血，因此应首先尝试[55]；如果无效，则必须将损伤部位的血液分流（完全血管阻断、静脉 – 静脉转流或房腔分流术）[48]。重要的近肝静脉的血管（腔静脉、肝静脉主干、门静脉、肝动脉和胆总管）的相关损伤可能涉及各种血管和胆道重建技术[48]。应在术中探查并处理腹部其他器官并存的损伤。

当 LI 由于广泛的实质坏死而导致急性肝衰竭时，可以行肝移植，这是对严重 LI[56] 的补救选择，包括肝脏撕脱（Ⅴ级损伤）导致的急性肝衰竭。有报道称在某些病例中有良好的预后[57]。与非创伤肝移植受者相比，创伤后受者的再次移植比率显著更高，但长期存活率相似[58]。

持续性胆瘘的一线治疗方法是 ERCP 加支架置入术或经皮肝穿胆管引流术[59]。这些介入方法如果失败，通常需要手术切除有胆瘘的肝实质或行胆道重建。对于有明显胆汁性腹膜炎且介入性引流失败的病例，推荐采用腹腔镜探查加腹腔灌洗引流。同样，如果出现持续的大量腹腔积血，即使在没有活动性出血的情况下，也推荐手术治疗。脓肿通常可以用抗生素和经皮引流成功处理，但如果介入技术不能充分引流，则可能需要手术[60]。在肝脏坏死情况下（栓塞或肝缝合术后）的治疗包括：对局部的坏死进行手术清创，在大面积坏死的情况下进行一期肝切除（而不是重复清创）[35, 61]，甚至在大面积坏死导致急性肝衰竭的情况下进行肝移植。

（四）并发症和死亡率

是否产生并发症取决于 LI 的 AAST 分级[60]，Ⅰ级和Ⅱ级非常低，Ⅲ级为 5%，Ⅴ级＞50%[62]。AAST 高分级 LI 的死亡率会增加，但由于 NOM 和紧急肝周填塞[63]，特别是Ⅳ级和Ⅴ级 LI[31, 62, 64] 的死亡率随着时间的推移而降低。许多高级 LI 可以通过 NOM 成功治疗，总体死亡率为 0%～8%。根据我们的经验，NOM 后出现并发症的死亡率较高（16.6%），但在 NOM 期间死亡的 1 例病例并非死于 LI。无论是立即手术还是在 NOM 失败后手术，需要手术的高级别 LI 的死亡率都要高得多（30%～68%）[30]；此外，如果发生腔静脉和肝门损伤，死亡率会显著增加，高达 77%[65]。

总之，肝损伤的处理必须以损伤的解剖及其生理病理效应为基础。主要的方法是非手术治疗，包括在部分病例中进行血管栓塞术，而手术主要应用于状况不稳定的患者。必须持续主动监测所有创伤情况，以便能够及早发现和治疗与肝脏或其他伴随损伤的器官有关的任何并发症。肝切除、血管和胆道重建应在高度专业化的三级中心进行，以最大限度地降低并发症发病率和死亡率，并将肝移植作为挽救性治疗。为了达到最佳效果，急救中心、急救医疗服务运输和三级医疗中心必须有效配合。

参考文献

[1] Murray CJ, Lopez AD. Alternative projections of mortality and disability by cause 1990-2020: Global Burden of Disease Study. Lancet. 1997;349:1498-504.

[2] Nishijima DK, Simel DL, Wisner DH, Holmes JF. Does this adult patient have a blunt intra-abdominal injury? JAMA. 2012;307:1517.

[3] Isenhour JL, Marx J. Advances in abdominal trauma. Emerg Med Clin North Am. 2007;25:713.

[4] Davis JJ, Cohn I Jr, Nance FC. Diagnosis and management of blunt abdominal trauma. Ann Surg. 1976;183:672.

[5] Jones EL, Stovall RT, Jones TS, et al. Intra-abdominal injury following blunt trauma becomes clinically apparent within 9 hours. J Trauma Acute Care Surg. 2014;76:1020.

[6] Tinkoff G, Esposito TJ, Reed J, et al. American Association for the Surgery of Trauma Organ Injury Scale I: spleen, liver, and kidney, validation based on the National Trauma Data Bank. J Am Coll Surg. 2008;207:646.

[7] Coccolini F, Catena F, Moore EE, et al. WSES classification and guidelines for liver trauma. World J Emerg Surg. 2016; 11:50.

[8] Popescu I, Ciurea S. Traumatismele ficatului si cailor biliare. În "Tratat de chirurgie de urgenta" sub redactia lui Caloghera C., Editura Antib (Timisoara, Bucuresti, Cluj, Tg Mures) 2003, pag. 188-195.

[9] Holmes JF, McGahan JP, Wisner DH. Rate of tra-abdominal injury after a normal abdominal computed tomographic scan in adults with blunt trauma. Am J Emerg Med. 2012;30:574.

[10] Pachter HL, Hofstetter SR. The current status of nonoperative management of adult blunt hepatic injuries. Am J Surg. 1995;169:442-54.

[11] Pachter HL, Knudson MM, Esrig B, Ross S, Hoyt D, Cogbill T, et al. Status of nonoperative management of blunt hepatic injuries in 1995: a multicenter experience with 404 patients. J Trauma. 1996;40:31-8.

[12] Asensio JA, Demetriades D, Chahwan S, Gomez H, Hanpeter D, Velmahos G, et al. Approach to the management of complex hepatic injuries. J Trauma. 2000;48:66-9.

[13] Carrillo EH, Platz A, Miller FB, Richardson JD, Polk HC Jr. Non-operative treatment of blunt hepatic trauma. Br J Surg. 1998;85:461-8.

[14] Brasel KJ, Nirula R. What mechanism justifies abdominal evaluation in motor vehicle crashes? J Trauma. 2005; 59: 1057.

[15] Koyama T, Hamada H, Nishida M, et al. Defining the optimal cut-off values for liver enzymes in diagnosing blunt liver injury. BMC Res Notes. 2016;9:41.

[16] Soto JA, Anderson SW. Multidetector CT of blunt abdominal trauma. Radiology. 2012;265:678.

[17] Gaarder C, Gaski IA, Næss PA. Spleen and liver injuries: when to operate? Curr Opin Crit Care. 2017;23(6):520-6.

[18] Coccolini F, Montori G, Catena F, et al. Liver trauma: WSES position paper. World J Emerg Surg. 2015;10:39.

[19] Croce MA, Fabian TC, Menke PG, et al. Nonoperative management of blunt hepatic trauma is the treatment of choice for hemodynamically stable patients. Results of a prospective trial. Ann Surg. 1995;221(744).

[20] Sánchez-Bueno F, Fernández-Carrión J, Torres Salmerón G, et al. Changes in the diagnosis and therapeutic management of hepatic trauma. A retrospective study comparing 2 series of cases in different (1997-1984 vs. 2001-2008). Cir Esp. 2011;89:439.

[21] Petrowsky H, Raeder S, Zuercher L, et al. A quarter century experience in liver trauma: a plea for early computed tomography and conservative management for all hemodynamically stable patients. World J Surg. 2012;36:247.

[22] Popescu I (sub redactia). Chirurgia ficatului (2 vol)-ISBN: 973-7918-54-4. Editura Universitara "Carol Davila" Bucuresti, 2004.

[23] Lamb CA. Rupture of the liver. N Engl J Med. 1939; 221: 855-9.

[24] Gourgiotis S, Vougas V, Germanos S, Dimopoulos N, Bolanis I, Drakopoulos S, et al. Operative and nonoperative management of blunt hepatic trauma in adults: a single-center report. J Hepato-Biliary-Pancreat Surg. 2007;14: 387-91.

[25] Cirocchi R, Trastulli S, Pressi E, Farinella E, Avenia S, Morales Uribe CH, Botero AM, Barrera LM. Non-operative management versus operative management in high-grade blunt hepatic injury. Cochrane Database Syst Rev. 2015;8:CD010989.

[26] Kozar RA, Moore FA, Moore EE, et al. Western Trauma Association critical decisions in trauma: nonoperative management of adult blunt hepatic trauma. J Trauma. 2009;67:1144.

[27] Zafar SN, Rushing A, Haut ER, et al. Outcome of selective non-operative management of penetrating abdominal injuries from the North American National Trauma Database. Br J Surg. 2012;99(Suppl 1):155.

[28] Stassen NA, Bhullar I, Cheng JD, et al. Nonoperative management of blunt hepatic injury: an Eastern Association for the Surgery of Trauma practice management guideline. J Trauma Acute Care Surg. 2012;73:S288.

[29] Polanco PM, Brown JB, Puyana JC, et al. The swinging pendulum: a national perspective of nonoperative management in severe blunt liver injury. J Trauma Acute Care Surg. 2013;75:590.

[30] Melloul E, Denys A, Demartines N. Management of severe blunt hepatic injury in the era of computed tomography and transarterial embolization: a systematic review and critical appraisal of the literature. J Trauma Acute Care Surg.

2015;79:468.
[31] Pachter HL, Feliciano DV. Complex hepatic injuries. Surg Clin North Am. 1996;76:763.
[32] Shrestha B, Holcomb JB, Camp EA, et al. Damage-control resuscitation increases successful nonoperative management rates and survival after severe blunt liver injury. J Trauma Acute Care Surg. 2015;78:336.
[33] Badger SA, Barclay R, Campbell P, Mole DJ, Diamond T. Management of liver trauma. World J Surg. 2009;33:2522.
[34] Richardson JD. Changes in the management of injuries to the liver and spleen. J Am Coll Surg. 2005;200:648.
[35] Green CS, Bulger EM, Kwan SW. Outcomes and complications of angioembolization for hepatic trauma: a systematic review of the literature. J Trauma Acute Care Surg. 2016;80:529.
[36] Hommes M, Nicol AJ, Navsaria PH, et al. Management of biliary complications in 412 patients with liver injuries. J Trauma Acute Care Surg. 2014;77:448.
[37] van der Wilden GM, Velmahos GC, Emhoff T, et al. Successful nonoperative management of the most severe blunt liver injuries: a multicenter study of the research consortium of new England centers for trauma. Arch Surg. 2012;147:423.
[38] Huang YC, Wu SC, Fu CY, et al. Tomographic findings are not always predictive of failed nonoperative management in blunt hepatic injury. Am J Surg. 2012;203:448.
[39] Velmahos GC, Toutouzas KG, Radin R, Chan L, Demetriades D. Nonoperative treatment of blunt injury to solid abdominal organs: a prospective study. Arch Surg 2003;138:844-51.
[40] Malhotra AK, Fabian TC, Croce MA, Gavin TJ, Kudsk KA, Minard G, et al. Blunt hepatic injury: a paradigm shift from operative to nonoperative management in the 1990s. Ann Surg. 2000;231:804-13.
[41] Boese CK, Hackl M, Müller LP, et al. Nonoperative management of blunt hepatic trauma: a systematic review. J Trauma Acute Care Surg. 2015;79:654.
[42] Goffette PP, Laterre PF. Traumatic injuries: Imaging and intervention in posttraumatic complication (delayed intervention). Eur Radiol. 2002;12:994-1021.
[43] Letoublon C, Morra I, Chen Y, et al. Hepatic arterial embolization in the management of blunt hepatic trauma: indications and complications. J Trauma. 2011;70:1032.
[44] Alarhayem AQ, Myers JG, Dent D, Lamus D, Lopera J, Liao L, et al. "Blush at first sight": significance of computed tomographic and angiographic discrepancy in patients with blunt abdominal trauma. Am J Surg. 2015;210:1104.
[45] Mofidi M, Hasani A, Kianmehr N. Determining the accuracy of base deficit in diagnosis of intra-abdominal injury in patients with blunt abdominal trauma. Am J Emerg Med. 2010;28:933.
[46] Fang JF, Chen RJ, Lin BC, Hsu YB, Kao JL, Chen MF. Blunt hepatic injury: minimal intervention is the policy of treatment. J Trauma. 2000;49:722-8.
[47] Duane TM, Como JJ, Bochicchio GV, Scalea TM. Reevaluating the management and outcomes of severe blunt liver injury. J Trauma. 2004;57:494-500.
[48] Popescu I (sub redactia). Tratat de chirurgie hepato-bilio-pancreatica si transplant hepatic. ISBN 978-973-27-2592-4, Editura Academiei Romane, 2016.
[49] Søndenaa K, Tasdemir I, Andersen E, et al. Treatment of blunt injury of the spleen: is there a place for mesh wrapping? Eur J Surg. 1994;160:669.
[50] Nicol AJ, Hommes M, Primrose R, et al. Packing for control of hemorrhage in major liver trauma. World J Surg. 2007;31:569.
[51] Birkmeyer J, Siewers AE, Finlayson EV, Stukel TA, Lucas FL, Batista I, et al. High volume and surgical mortality in the United States. N Engl J Med. 2002;346:1128-37.
[52] Eppsteiner R, Csikesz NG, Simons JP, Tseng JF, Shah SA. 217 high volume surgery and outcome after liver resection: Surgeon or center? J Gastroenterol Surg. 2008;12:1709-16.
[53] Polanco P, Leon S, Pineda J, Puyana JC, Ochoa JB, Alarcon L, Harbrecht BG, Geller D, Peitzman AB. Hepatic resection in the management of complex injury to the liver. J Trauma. 2008;65(6):1264-1269; discussion 1269-70.
[54] Li Petri S, Gruttadauria S, Pagano D, Echeverri GJ, Di Francesco F, Cintorino D, Spada M, Gridelli B. Surgical management of complex liver trauma: a single liver transplant center experience. Am Surg. 2012 Jan;78(1):20-5.
[55] Liu PP, Chen CL, Cheng YF, et al. Use of a refined operative strategy in combination with the multidisciplinary approach to manage blunt juxtahepatic venous injuries. J Trauma. 2005;59:940.
[56] Popescu I, Ionescu M, Braşoveanu V, Hrehoreţ D, Copca N, Lupaşcu C, Botea F, Dorobanţu B, Alexandrescu S, Grigorie M, Matei E, Zamfir R, Lungu V, et al. The Romanian National Program for Liver Transplantation - 852 Procedures in 815 Patients over 17 Years (2000-2017): a continuous evolution to success. Chirurgia (Bucur). 2017 May-Jun;112(3):229-243.
[57] Heuer M, Kaiser GM, Lendemans S, et al. Transplantation after blunt trauma to the liver: a valuable option or just a "waste of organs"? Eur J Med Res. 2010;15:169.
[58] Kaltenborn A, Reichert B, Bourg CM, et al. Long-term outcome analysis of liver transplantation for severe hepatic trauma. J Trauma Acute Care Surg. 2013;75:864.
[59] Singh V, Narasimhan KL, Verma GR, Singh G. Endoscopic management of traumatic hepatobiliary injuries. J Gastroenterol Hepatol. 2007;22:1205.
[60] Kozar RA, Moore JB, Niles SE, et al. Complications of nonoperative management of high-grade blunt hepatic injuries. J Trauma. 2005;59:1066.
[61] Dabbs DN, Stein DM, Philosophe B, Scalea TM. Treatment of major hepatic necrosis: lobectomy versus serial debridement. J Trauma. 2010;69:562.
[62] Kozar RA, Moore FA, Cothren CC, et al. Risk factors for hepatic morbidity following nonoperative management: multicenter study. Arch Surg. 2006;141:451.
[63] Peitzman AB, Richardson JD. Surgical treatment of injuries to the solid abdominal organs: a 50-year perspective from the Journal of Trauma. J Trauma. 2010;69:1011.
[64] Sivrikoz E, Teixeira PG, Resnick S, et al. Angiointervention: an independent predictor of survival in high-grade blunt liver injuries. Am J Surg. 2015;209:742.
[65] Piper GL, Peitzman AB. Current management of hepatic trauma. Surg Clin North Am. 2010;90:775.

第 61 章　成人肝移植适应证：终末期肝病患者的选择

Indications for Liver Transplantation in Adults: Selection of Patients with End Stage Liver Diseases

Speranta Iacob　Liana Gheorghe　著

摘要

自 1963 年 Thomas Starlz 首次实施肝移植以来，肝移植已成为治疗终末期肝病和肝细胞癌的公认的治疗方法，具有良好的远期疗效。在过去的几年中，肝移植的主要适应证发生了变化，酒精性肝病、NAFLD 相关的肝硬化和肝细胞癌患者的移植比例增加，而与丙型病毒性肝炎或乙型病毒性肝炎相关的慢性肝衰竭的患者明显减少。本章对肝移植的适应证和禁忌证进行了概述。候选人的选择、时机和通过严格的选择程序进行器官分配，该程序涉及多学科方法，并同时兼顾紧迫性（个人需求）和实用性（生存获益），有助于获得最佳的移植效果。

一、历史概述

自 1963 年 3 月 1 日诞生以来，肝移植取得了显著的进展。Thomas Starzl 是世界上第一个进行肝移植的人，然后通过不断发展管理肝移植的程序和原则，为肝移植的发展做出了重大贡献。1990 年，他首次报道了使用他克莫司治疗在环孢素 / 硫唑嘌呤 / 皮质类固醇治疗下出现排斥反应的肝移植受者。如今，自第一次肝移植开始至今已超过 55 年，迄今为止，全球已进行了超过 450 000 次肝移植。由于手术技术、排斥反应治疗、感染风险控制、重症监护管理、供体选择和保存等方面的改善，肝移植患者在第 1 年内的存活率超过 80%～90%[1, 2]。然而，这种成功也带来了困难。肝移植目前面临的挑战包括供体器官短缺、移植时受者患有晚期疾病、对再移植的需求日益增加、长期免疫抑制相关的毒性和不良反应、肥胖、非酒精性脂肪性肝炎[3]。尽管实施肝移植的机构数量大幅增加，但仍需要患者以更好的状态进入移植中心，改进组织和移植系统，筛选适应证，确定优先顺序以更好地利用捐赠[4]。

二、肝移植的候选者

选择肝移植候选者的主要标准是：①因肝病进展而死亡的风险；②对生活质量的影响；③生存益处；④被视为 MELD 特殊适应证的一些

例外。

对于大多数失代偿性肝硬化和肝衰竭患者（>90%），肝移植的选择取决于因肝病进展而死亡的风险与因肝移植及相关免疫抑制而死亡的风险的比较。慢性肝衰竭的严重程度通常由综合的衰竭状态（黄疸、凝血障碍、低蛋白血症）和门脉高压的程度决定。它通常由两个评分系统来衡量：Child-Turcotte-Pugh（CTP）和 MELD。按照最低选择标准产生肝硬化患者肝移植等候名单，这包括 CTP 评分≥7 分和（或）MELD 评分≥10 分或出现肝硬化并发症（如腹水或静脉曲张出血）的患者[5–7]。MELD 评分≥15 分的患者最有可能从肝移植中获益。MELD 评分确实不利于那些有严重失代偿肝病但实验室检查结果轻微异常的患者，这些患者被列为 MELD 的例外。最近，血清钠被纳入 MELD 评分（MELD-Na），低钠血症被认为是失代偿期肝硬化患者死亡的独立预测因素，低血清钠水平可能是晚期门静脉高压症的替代指标[8]。

肝移植有 2 个主要目标：①显著提高生存率；②恢复晚期慢性肝病或暴发性肝衰竭患者的生活质量、社会和职业功能及生殖能力。

（一）肝移植的适应证

多年来，肝移植的适应证略有变化。总体而言，肝移植适用于急性肝衰竭、肝硬化导致的慢性肝衰竭、遗传性代谢性肝病。它也适用于肝细胞癌和其他肝癌，包括肝母细胞瘤、上皮样血管内皮瘤和肝门部胆管癌。目前肝移植的主要适应证列于表 61–1[9–13]。

1. 急性肝衰竭

急性肝衰竭（acute liver failure，ALF）是一种罕见的疾病（每年约 2000 例），但它是一种危及生命的危重疾病，是肝移植的重要适应证。尽管有相当一部分 ALF 患者可以自发恢复（45%），但其临床过程有不可预测性（30% 死亡），建议无论病因如何，尽早转诊到肝移植中心。如果 ALF 患者符合特定标准［器官共享联合网络（United Network for Organ Sharing，UNOS）1A］，则其器官分配具有最高优先级：在没有慢性肝病或肝硬化史的患者中，快速进行性（<8 周）改变的精神状态 / 脑病、凝血障碍（INR>2）和黄疸[11, 14]。肝豆状核变性是移植列表上唯一一种即使有已知的病史和肝硬化，仍被认为是 ALF 的疾病。ALF 最常见的病因仍然是对乙酰氨基酚引起的肝毒性（约 45%），其次是非甲至戊型肝炎、其他药物引起的肝损伤（包括“毒品”或可卡因）、病毒性肝炎、蘑菇中毒、急性 Budd-Chiari 综合征或肝豆状核变性、妊娠相关 ALF。在 10%～15% 的病例中，尽管进行了深入的研究，但 ALF 的原因仍然不明；这些病例通常伴随着亚急性症状，如果不进行肝移植，则存活率很低[15]。需要注意的是，自身免疫性肝炎可能占病因不确定病例的 30%，因为 25%～39% 的病例 ANA 阴性且 IgG 正常。如果没有肝移植，肝豆状核变性引起的 ALF 几乎是无法挽救的。

表 61–2 显示了扑热息痛（对乙酰氨基酚）和非扑热息痛 ALF 的临床特征，这些临床特征与不良结局和强制转诊相关[16]。颅内压、年龄、肝性脑病分级、APACHE 评分等参数均不能作为 ALF 患者行肝移植的指标。对止痛药物需求增加、脓毒症和严重呼吸衰竭被认为是肝移植的禁忌证[17]。ALF 患者进行肝移植后生存率最高的病因是肝豆状核变性，最低的是药物特异反应。

2. 慢性肝衰竭

在过去的几年中，肝硬化患者肝移植的主要适应证已经发生了重要变化。酒精相关性肝病（alcohol-related liver disease，ALD）、慢性乙型肝炎（chronic hepatitis B，CHB）和慢性丙型肝炎（chronic hepatitis C，CHC）是导致肝硬化和肝细胞癌的最常见原因[18]，这种情况也反映在需要肝移植的患者身上。自 2013—2014 年引入不含干扰素的抗病毒疗法以来，由于 CHC 治愈率明显提高，CHC 导致的慢性肝病（chronic liver disease，CLD）、肝脏相关死亡和肝移植等逐步下降。全球非酒精性脂肪性肝炎（non-alcoholic steatohepatitis，NASH）的患病率为 25%，这一疾病原因将在所有国家 / 地区肝移植的适应证中占据首位。Younoussi 等[19]最近的一项研究表明，NASH 是 2019 年继 ALD 之后第二大常见的非 HCC 的肝移植适应证。在患有 HCC 和 CLD 患

表 61–1　成人肝移植的适应证

急性肝衰竭	• 甲型 / 乙型 / 戊型病毒性肝炎 • 中毒（如扑热息痛、卤素、鹅膏菌） • 肝豆状核变性 • Budd-Chiari 综合征
慢性肝衰竭： 非胆汁淤积性肝硬化	• 乙型 / 丙型病毒性肝炎 • 自身免疫性肝炎 • 酒精性肝硬化
慢性肝衰竭： 胆汁淤积性肝硬化	• 原发性胆汁性肝硬化 • 原发性硬化性胆管炎 • 继发性胆汁性肝硬化
慢性肝衰竭： 代谢性疾病	• 肝豆状核变性 • 血色素沉着病 • α_1– 抗胰蛋白酶缺乏症 • 家族性淀粉样变性 • 囊性纤维化 • 酪氨酸血症
慢性肝衰竭：血管	Budd-Chiari 综合征
其他适应证	• 原发性草酸盐沉着症 • 糖原贮积症 • 家族性高胆固醇血症 • 多囊肝
恶性疾病	肝细胞癌 T_2 病变（直径至少 2cm） 在米兰标准之内（欧洲移植） • 单个肿瘤直径≤为 5cm，或 2 个或 3 个肿瘤各≤3cm • 无肝外受累，包括无门静脉受累 UNOS 第 4 区标准（得克萨斯州和俄克拉荷马州） • 单个肿瘤直径≤6cm，或者不超过 3 个，无 1 个>5cm，总直径<9cm • 无肝外受累，包括无门静脉受累 UCSF 标准（澳大利亚和新西兰） • 一个 HCC≤6.5cm • 最多三个 HCC 且均≤4.5cm • HCC 总直径≤8cm • 无肝外受累 • 没有血管侵犯 超米兰标准（美国以外接受此适应证的移植中心） • 纤维板层癌、肝母细胞瘤、上皮样血管内皮细胞瘤、胆管腺癌、神经内分泌瘤肝转移
肝脏良性肿瘤	腺瘤病

表 61–2 ALF 患者肝移植适应证

扑热息痛导致的 ALF	非扑热息痛导致的 ALF
• 动脉血 pH＜7.30 或 HCO_3^-＜18mmol/L • 第二天 INR＞3.0 或此后 INR＞4.0 • 少尿和（或）AKI • 意识改变 • 低血糖 • 动脉血乳酸升高（＞4mmol/L）对液体复苏无反应	• pH＜7.30 或 HCO_3^-＜18mmol/L • INR＞1.8 • 少尿 / 肾衰竭或钠 Na＜130mmol/L • 肝性脑病，低血糖或代谢性酸中毒 • 胆红素＞300μmol/L（17.6mg/dl）

AKI. 急性肾损伤；ALF. 急性肝衰竭；INR. 国际正常化比率

者中，尽管在过去 5 年中有明显的下降，但 CHC 仍然是最常见的 CLD 病因。然而，在西班牙裔患者中，NASH 现在是 HCC 患者最常见的移植指征（32%），超过了 CHC 和 ALD（26%～28%）。在女性患者中，NASH 与 CHC 接近（33% vs. 37%）。欧洲的情况也是如此，因 NASH 而进行的肝移植则明显增加（P＜0.0001），而因 HCV 相关肝病而进行的肝移植比例从干扰素 / 利巴韦林时代的 22.8% 下降到直接抗病毒药物（direct antiviral agents，DAA）时代的 17.4%。这种下降在 HCV 失代偿期肝硬化患者中（–58.0%）比 HCV 相关的 HCC 患者（–41.2%）更为明显[20]。尽管由于相关的合并症风险较高，但 NASH 的预后可能与其他有或没有 HCC 的疾病适应证相当［NASH84%vs. 非 NASH86%；HCC-NASH98% vs. HCC-non-NASH96%（1 年生存率）］。患有 NASH 的患者进行肝移植后患代谢性疾病的风险很高，包括糖尿病、高血压、高胆固醇血症及复发性 NAFLD/NASH（约 30%）。尽管肝移植后 NAFLD/NASH 进展缓慢，并且只有一小部分人群再次发展为肝硬化，但据报道，NASH 相关肝移植受者出现快速恶化进而发生纤维化的风险更高，可能需要密切关注[21]。与其他病因相比，患有 NASH 肝硬化的肝移植受者移植后心血管事件发生率更高，尤其是在术后不久[22]。因此，一些协会建议在肝移植评估过程中进行全面的心血管风险评估（包括结构和功能）和测试。与非 NASH 受者相比，NASH 患者因心血管疾病（OR=1.65，P=0.05）和败血症（OR=1.71，P=0.006）而导致死亡的概率更高，而移植失败率则较低（OR=0.21，P=0.03）[23]。肝移植评估过程应包括多学科团队方法，包括心脏病、心脏麻醉、肾脏病、内分泌和营养、肝病及移植科医生，以适当地对 NASH 患者进行风险分层和状况优化，从而改善移植后结局[24]。

在过去的几年中，在肝移植领域，HBV 的治疗没有明显的临床进展。相反，如前所述，在直接抗病毒药物出现后，HCV 感染患者的治疗发生了巨大变化。由于在获得持续病毒学应答、良好安全性和改善肝功能方面具有高效性，即使是对于失代偿期肝硬化患者，在美国和欧洲，与 HCV 相关的失代偿期肝硬化[25]患者和与 HCV 相关的肝细胞癌患者的肝移植需求都显著下降[20]。此外，由于对丙型病毒性肝炎复发的治疗，患有丙型病毒性肝炎相关肝病的肝移植受者的存活率亦明显提高，而不像之前是临床的棘手问题。

肝功能的改善并不总能达到消除和（或）改善门脉高压并发症（如脑病或顽固性腹水）的程度。尽管继续经历较差的生活质量和严重的肝硬化并发症，MELD 评分改善的患者在 MELD 分配系统（所谓的“临界或恶化 MELD”）下接受肝移植的可能性会降低[26]。

关于治疗肝移植等待名单中的 HCV 患者的最佳时机仍处于争论中。表 61–3 总结了国际肝移植协会目前对肝移植候选者的 HCV 治疗的建议[27]。

由于供体的持续短缺，以及可靠数据支持直接抗病毒药物治疗 LT 后复发性 HCV 感染的有效

表 61-3 国际肝移植协会对肝移植候选人丙型肝炎的治疗建议

患者群体	建议
MELD<20 的失代偿性肝硬化，无难治性门脉高压或其他更需要直接肝移植的情况	肝移植前治疗丙型病毒性肝炎
失代偿性肝硬化合并 MELD≥30 或预计在 3 个月内接受肝移植	肝移植后治疗丙型病毒性肝炎
代偿性肝硬化和 HCC	肝移植前治疗丙型病毒性肝炎
代偿性肝硬化和 HCC，预计 3～6 个月内不会接受肝移植	肝移植前治疗丙型病毒性肝炎
失代偿性肝硬化和 HCC，预计 3～6 个月内接受肝移植	肝移植后治疗丙型病毒性肝炎

性和安全性，导致目前考虑到，将 HCV 感染的移植物用于列为 LT 的 HCV 感染者，以及从病毒阳性供体移植到阴性受体[28]。

在美国和欧洲，酒精相关性肝病也正在成为肝移植的主要指征。2016 年，ALD 超过 HCV，成为美国肝移植候补名单新增的主要适应证[29]。大多数器官分配政策都设置了一段时间（6～18 个月）的禁酒期，以判别肝功能是否可以改善以避免肝移植。然而，这一时间间隔的设置反映了基于根深蒂固的酒精使用障碍仅仅是自我伤害行为的道德和社会观念。这段时间通常成为一个不切实际的障碍，因为急性酒精性肝炎患者的预后显示，当他们对肝移植以外的药物治疗无反应时，2 个月内的死亡率为 75%～90%[28]。Lee 等[30]的研究表明，肝移植可以作为难治性酒精性肝炎的一种挽救生命的选择，在没有任何禁酒期的情况下，3 年生存率（84%）和肝移植后的饮酒频率（17%）似乎是可以接受的。同一作者还表明，对某些重度酒精性肝炎进行早期肝移植，可以增加患者的生存期（比延迟肝移植的生存率高 4 倍）[31]。这一结果与 Mathurin 等在法国的具有里程碑意义的研究[32]一致。所有 UNOS 地区都存在这种生存获益，并且无论肝移植后饮酒的风险评估结果如何，这种优势都持续存在[31]。然而，与移植后戒酒的受者相比，移植后早期恢复持续饮酒的肝移植受者的预期寿命明显下降（预期寿命降低 67%）。

禁酒 6 个月规则作为长期戒酒预测指标的效用存在争议。戒酒少于 6 个月的 ALD 患者在移植后更有可能饮酒，但大多数关于肝移植后饮酒的数据来自使用 6 个月规则的研究。因此，禁酒 6 个月规则纳入了移植后会复发的患者，排除了移植后不会喝酒的患者。UNOS 不要求，2019 年 AASLD 指南也不提倡[33]，但它是欧洲移植协会的强制性规定[34]。建议由成瘾专家进行评估，将清醒程度与其他复发风险指标的评估相结合。酗酒复发的主要风险因素是缺乏对成瘾的洞察力、社会孤立（没有工作、独居、没有配偶或伴侣）、有多次失败的康复尝试、合并精神疾病。然而，对于酒精相关肝硬化失代偿期、Child-Pugh C 级或 MELD-Na≥21 的患者，应转诊并考虑进行肝移植。

（二）胆汁淤积性肝病和自身免疫性肝病

根据欧洲肝移植注册中心的数据，PBC 占肝移植的比例从 1986 年的 20% 下降到 2015 年的 4%[35]。目前的指南建议使用最近经过验证的预测模型，如多伦多标准或 GLOBAL-PBC 评分来确定哪些患者可能具有较高的肝脏相关并发症风险。2016 年以前，唯一的治疗方法是熊去氧胆酸（ursodeoxycholic acid，UDCA），但目前已批准一种名为奥贝胆酸（obeticholic acid，OCA）的二线治疗药物。OCA 是一种有效的 FXR 激动药，在动物模型中已被证明具有抗胆固醇、抗纤维化和抗炎的作用。OCA 亦有一定不良反应，如瘙痒，在失代偿期肝硬化中使用 OCA 需要调整剂量和密切随访；然而，在适当选择的患者中，OCA 是 UDCA 的安全有效的辅助或替代方案，可以延长非移植生存期[36]。然而，肝移植仍然是 PBC 的唯一根治性治疗方法。虽然肝移植术后 PBC 预后较好，但术后复发率为 9%～35%[37]。

原发性硬化性胆管炎是一种罕见的疾病，其特征是多灶性胆管狭窄和进行性肝病。目前尚无药物治疗被证明可以延缓 PSC 患者发展为肝硬化。关于 UDCA 的疗效存在广泛的争议，导致世界各地的处方实践不一致，从小剂量 13～15mg/（kg·d）到大剂量 28～30mg/（kg·d）[38, 39]。

肝移植在 PSC 中的适应证与其他肝病相似，大多数是在肝硬化患者的 MELD（或类似）评分达标的情况下进行移植。总体而言，在美国不到 5% 的移植是在有 PSC 的肝病基础上进行的，而在斯堪的纳维亚半岛约有 15% 的移植是在 PSC 的基础上进行的，这反映了临床实践和发病率的差异[40]。术后 5 年生存率为 85%，术后 5～10 年复发率为 20%～25%。

自身免疫性肝病（autoimmune hepatitis，AIH）肝移植的适应证与其他患有急性或亚急性肝衰竭、失代偿性肝硬化或肝细胞癌的慢性肝病患者的临床指征相同。AIH 约占北美所有肝移植的 6%。据报道，有 10%～50% 的 AIH 患者在肝移植后复发，随着肝移植后时间的延长，复发的频率也在增加；检查的频率也受到使用方案或临床指示的肝活检的影响。AIH 患者预后较好，5 年和 10 年生存率分别为 86% 和 73%[41]。

（三）MELD 例外

MELD 例外系统用以允许那些并发症发病率和死亡率比其 MELD 评分预测的风险高的人获得更高的优先权。

标准的 MELD 例外是指那些有足够的数据保证将自动例外优先分配给符合正式例外标准的患者（即肝细胞癌）的情况。

在过去 2 年中，HCC 已成为美国肝移植的主要病因，约占每年进行的所有肝移植的 25%。

早期肝细胞癌的肝移植是一个有争议的治疗选择，直到 Mazzaferro 等描述了一组限于单个肿瘤病灶＜5cm 或最多 3 个肿瘤病灶不大于 3cm 的 HCC 患者，4 年生存率为 75%[42]。此标准即米兰标准，已成为 HCC 的肝移植标准。自 1996 年以来，进行了许多旨在扩大米兰标准而不影响患者生存率或无复发生存率的研究。最近发表的最新研究集中在为 HCC 患者寻找肝移植的预测因子或新标准（表 61–4）。

在美国，目前只有 UNOS4 区（得克萨斯州和俄克拉荷马州）才允许扩大 LT 的肿瘤负荷。用局部区域疗法治疗一个或多个肿瘤可获得“降期”至可接受的肿瘤负荷并允许进行肝移植[51]。在欧洲，根据 ELTR 研究[53]，血管侵犯是 HCC 肝移植患者的一个重要预后因素，没有血管侵犯的患者，无论结节的大小和数量，其生存率与符合米兰标准和 Up-to-seven 的患者相当[4[illegible]]。此外，在没有微血管侵犯的情况下，超出这些标准的患者仍有较好的预后。将来，通过直接取样或非侵入性手段（即循环肿瘤细胞、cfDNA、DNA 甲基化模式等）验证更好的肿瘤生物学标志物，可能会更好地指导移植优先决策。

（四）其他标准化 MELD 例外评分

除了肝细胞癌，还有其他几种疾病被列为标准化 MELD 的例外评分情况[11]：肝肺综合征（呼吸空气时 PaO_2＜60mmHg），胆管癌（Ⅰ期或Ⅱ期，移植中心必须具有 UNOS 批准的方案），家族性淀粉样变多发性神经病变（familial amyloidotic polyneuropathy，FAP），囊性纤维化［1s 用力呼气量（forced expiratory volume in 1s，FEV1）＜40%］或多囊肝（polycystic liver disease，PCLD），门脉性肺动脉高压（portopulmonary hypertension，PPH）（接受治疗后的平均肺动脉压＜35mmHg），肝动脉血栓（移植后 14 天内，不符合 Ia 标准）。

非标准化 MELD 例外评分

非标准化例外评分是移植团队明确认为重要但死亡风险不明确的情况，因此需要逐案审查。这一类别包括范围广泛的症状，如低钠血症、顽固性腹水或静脉曲张破裂出血、肝性脑病、肌少症、复发性胆管炎、顽固性瘙痒，以及许多其他不太常见的病症。

ET 肝脏分配手册中列出了所有欧洲移植（Eurotransplant，ET）国家的特殊 MELD 标准和授予特殊 MELD 评分的情况[54]。

获得 MELD 例外评分的患者将获得初始 MELD 评分，范围从相当于 PCLD 或囊性纤维化形成 3 个月时 10% 的死亡率（20 分）到相当于 PPH3 个月时 25% 的死亡率（25 分）。大多数

表 61–4 肝细胞癌移植后复发的预测

作者	信息
Mazzaferro[43]	对于肝细胞癌患者，肝移植后 5 年肝癌特异性生存率为 70%，其 AFP 水平应＜200ng/ml，肿瘤数量和大小之和不应超过 7；如果 AFP 水平为 200～400ng/ml，则应≤5；如果他们的 AFP 水平为 400～1000ng/ml，则应≤4。在验证集中，该模型确定 LT 后存活 5 年的患者的准确率为 0.721
Mehta[44]	RETREAT 评分预测 LT 后 HCC 复发率。LT 后 3 年生存率：评分 0 分时为 91%，评分 3 分时为 80%，评分≥5 分时为 58%（P＜0.001）。LT 后 HCC 在 3 年内复发的概率从 RETREAT 评分 0 分的 1.6% 增加到评分≥5 分的 29%（P＜001）
Mano[45]	淋巴细胞 – 单核细胞比率低与预后不良有关，是一个独立的预后因素，尤其是在米兰标准以外的患者中。低 LMR 组 CD3 阳性细胞与 CD68 阳性细胞的比例显著降低
Kornberg[46]	使用 LT 前血清白蛋白和胆红素计算 ALBI 分级。ALBI1、ALBI2 和 ALBI3 级在移植后 HCC 复发率分别为 10.5%、15.9% 和 68.2%。ALBI1 级或 ALBI2 级与 AFP 和 CRP 为 RFS 的独立预测因子。ALBI3 级是最强的微血管侵袭指标
Shimamura[47]	5–5–500 规则（结节直径≤5cm，结节数≤5，AFP 值≤500ng/ml）：5 年复发率为 7.3%，超米兰标准的患者在数量上增加 19%
Firl[48]	肝细胞癌肝移植相关危险（HALTHCC）模型是如下计算的连续评分：[2.31 × lin（AFP）] +（1.33 × 肿瘤负荷评分）+（0.25 × MELD-Na）–（5.57 × Asia）。HALTHCC 评分预测了总生存率、复发率和血管侵袭，以及切除肝脏病理学上的低分化成分
Duvoux[49]	肿瘤状态用甲胎蛋白模型进行分级，包括肿瘤大小、数量和 AFP 水平。只有 HCC TNM 分期≥2（单个结节大小≥2cm 或＞1 个结节）且 AFP 评分≤2 且伴或不伴有治疗降期的患者才有资格获得 HCC 评分。因此，如果 AFP 评分≤2，米兰标准以外的患者可有资格接受移植
Meischl[50]	CRP＞1mg/dl 是 HCC 复发的独立危险因素，5 年复发率为 27.4% vs. 16.4%。CRP 水平正常和升高的患者的总生存率相似
Heimbach[51]	米兰标准外患者（或者在该地区名单，为 UNOS 第 4 区标准外患者）将与他们的生物 MELD 评分一起列出。AFP＞1000ng/ml 的患者最初不符合例外加分的条件，而局部治疗后 AFP＜500ng/ml 的病例符合例外加分。支持对所有肝细胞癌 LT 患者进行局部区域治疗，因为这种干预措施可显著减少等待退出的人数
Halazun[52]	无复发生存率差的独立预测因素为：NLR≥5（P＜0.0001，HR=6.2），AFP＞200ng/ml（P＜0.001，HR=3.8），大小＞3cm（P＜0.001，HR=3.2）。MORAL 前评分在 0（无因素）～13 分（所有 3 个因素）之间。MORAL 前风险最高的患者的 5 年 RFS 为 17.9%，而低风险组为 98.6%（P＜0.0001）。MORAL 后采用 HCC 病理 4 级（P＜0.0001，HR=5.6）、血管侵犯（P=0.019，HR=2.0）、大小＞3cm（P＜0.0001，HR=3.2）和数量＞3（P=0.048，HR=1.8）构建。MORAL 前和后评分在预测复发方面优于米兰标准

MELD 例外评分（HCC、家族性淀粉样变多发性神经病、肝肺综合征、遗传性出血性毛细血管扩张症、肝血管内皮瘤）在 3 个月（22 分）时最初获得相当于 15% 死亡率的特殊 MELD 评分。只要上述情况持续存在，上述情况的特殊 MELD 评分增加 2～3 分，相当于每 3 个月额外增加 10% 的死亡率[55, 56]。

（五）肝移植的禁忌证

肝移植的禁忌证也随着时间的推移、手术技术的进步、等待名单上患者的管理而演变。相对禁忌证通常与肝移植后的结果较差相关，并且在不同的移植中心之间差异很大。绝对禁忌说明肝移植后不太可能取得成功，因此不应进行（表61–5）[10, 57]。

三、对列入等候名单的患者管理

符合最低列入标准的患者在被列入等候名单之前，要接受多学科团队（肝/胃肠病学、心脏病学、神经病学、心理学/精神病学、移植外科、放射学、麻醉学）的全面评估。已经列入名单的患者也将由移植中心的多学科团队定期进行评估。表61–6总结了在这一人群中推荐的常规干预措施[11, 57]。

四、可用器官的分配

候选人的选择、时机和器官分配通过严格的选择程序进行，该程序涉及多学科方法，并同时符合紧急情况（个人需求）和实用程序（生存效益），有助于获得最佳的移植效果。

与移植相关的生存获益按移植后的预期寿命与未移植时的预期寿命之差计算。根据最高的存

表61–5 肝移植的绝对禁忌证

- 难以控制的脓毒血症
- 获得性免疫缺陷综合征
- 酒精或药物滥用
- 终末期心脏或肺部疾病
- 肝内胆管癌
- 肝血管肉瘤
- 肝细胞癌合并转移
- 肝外恶性肿瘤
- 不能进行肝移植的解剖异常
- 缺乏足够的社会支持
- 长期依从性差

表61–6 对LT等候名单患者的具体建议

临床干预	具体措施
胃底食管静脉曲张的监测	每1～3年对胃底食管静脉曲张进行1次上消化道内镜检查；间隔时间取决于静脉曲张的程度、CTP分级，以及进行性的肝损伤与静止性肝损伤
肝脏恶性肿瘤筛查	每3～6个月1次的HCC肝脏超声检查+AFP；随访期间至少进行1次对比增强多期CT或MRI
相应年龄的肝外恶性肿瘤筛查	结肠癌、乳腺癌、宫颈癌
SBP的一级预防	腹水蛋白<1.5g/dl，肾功能受损（肌酐≥1.2mg/dl、尿素≥25mg/dl或钠≤130mEq/L）或严重肝功能障碍（CTP≥9且胆红素≥3mg/dl）；肝硬化和胃肠道出血；因其他原因住院的肝硬化腹水蛋白<1g/dl患者
SBP的二级预防	有一次或多次SBP发作的患者，建议长期预防性使用抗生素
筛查骨密度异常	DEXA扫描
营养评估和支持	由营养师进行评估和咨询，以识别和治疗营养不良、肥胖和（或）特定的营养缺乏症（即胆汁淤积性疾病中的脂溶维生素缺乏）
免疫接种	如果对甲型和乙型肝炎病毒没有免疫力，则接种甲型和乙型肝炎疫苗；每3～5年接种1次肺炎球菌疫苗，每年接种1次流感疫苗；每10年接种1次白喉、百日咳和破伤风疫苗加强剂

AFP. 甲胎蛋白；CT. 计算机断层扫描；CTP. Child-Turcotte-Pugh；DEXA. 双能X线吸收仪；MRI. 磁共振成像；SBP. 自发性细菌性腹膜炎

活获益确定接受移植的资格和优先顺序，即基于最高紧迫性（即最高等待名单死亡率）或最高效能（即最高移植后存活率）进行优先排序的策略，因为基于最高的生存受益的优先排序可最大限度地延长所有需要肝移植的患者的总体预期寿命[58]。

MELD 评分是一种评分工具，通过预测 3 个月的死亡风险，以 83%～87% 的准确率对肝移植等待名单上的患者进行优先排序。等待名单死亡率与 MELD 评分成正比，其中 MELD 评分<9 分的患者死亡率为 2%，MELD 评分≥40 分的患者死亡率为 71%[59]。必须由一个多学科团队就 MELD 评分≥35 分的患者的移植结果的预测因素建立共识，以优化这些高风险患者的结果并防止无效的肝移植。个别国家器官分配系统的复杂性会使器官分配进一步复杂化[60]。

尽管 MELD 评分和米兰标准等预测模型为选择合适的肝移植候选人提供了有用的指导，但对每个患者的临床、社会、经济和行为状况进行个性化和全面的评估对于继续改善肝移植的结果是必要的。

为最合适的受者选择最合适的供体器官，从而带来最好的术后生存率，是具有挑战性的工作。然而，这可能是为受者提供最佳的移植后结局的最好方法。

参考文献

[1] Meirelles Júnior RF, Salvalaggio P, Rezende MB, et al. Liver transplantation: history, outcomes and perspectives. Einstein (Sao Paulo). 2015;13(1):149-52.
[2] Bodzin A, Baker T. Liver transplantation today: where we are now and where we are going. Liver Transpl. 2018; 24(10):1470-5.
[3] Zarrinpar A, Busuttil RW. Liver transplantation: past, present and future. Nat Rev Gastroenterol Hepatol. 2013;10(7):434-40.
[4] Song ATW, Avelino-Silva VI, Pecora RAA, et al. Liver transplantation: fifty years of experience. World J Gastroenterol. 2014;20(18):5363-74.
[5] Lucey MR, Brown KA, Everson GT, et al. Minimal criteria for placement of adults on liver transplant waiting list: a report of a national conference organized by the American Society of Transplant Physicians and the American Association for the Study of Liver Disease. Liver Transpl Surg. 1997;3:628-37.
[6] McCaughan GW, Crawford M, Sandroussi C, et al. Assessment of adult patients with chronic liver failure for liver transplantation in 2015: who and when? Intern Med J. 2016;46(4):404-12.
[7] Devlin J, O'Grady J. Indications for referral and assessment in adult liver transplantation: a clinical guideline. Gut. 1999;45:1-22.
[8] Kim WR, Biggins SW, Kremers WK, et al. Hyponatremia and mortality among patients on the liver-transplant waiting list. N Engl J Med. 2008;359(10):1018-26.
[9] European liver transplant registry. Available: http://www.eltr.org
[10] Ahmed A, Keeffe EB. Current indications and contraindications for liver transplantation. Clin Liver Dis. 2007;11:227-47.
[11] Carrion A, Martin P. When to refer for liver transplantation? Am J Gastroenterol. 2019;114(1):7-10.
[12] Millson C, Considine A, Cramp M, et al. Adult liver transplantation: a UK clinical guideline - Part 1: pre-operation. Frontl Gastroenterol. 2020;11:375-84.
[13] Farkas S, Hackl C, Schlitt HJ. Overview of the indications and contraindications for liver transplantation. Cold Spring Harb Perspect Med. 2014;4(5):a015602.
[14] Lee WM, Squires RH, Nyberg SL, Doo E, Hoofnagle J. Acute liver failure: summary of a workshop. Hepatology. 2008;47(4):1401-15.
[15] Bernal W, Wendon J. Acute liver failure. N Engl J Med. 2013;369(26):2525-34.
[16] Wendon J, Cordoba J, Dhawan A, et al. EASL clinical practical guidelines on the management of acute (fulminant) liver failure. J Hepatol. 2017;66:1047-81.
[17] O'Grady JG. Acute liver failure. In: Arroyo V, Sanchez-Fueyo A, Fernandez-Gomez J, Forns X, Gines P, Rodes J, editors. Advances in the therapy of liver diseases. Barcelona: Ars Medica; 2007. p. 543-50.
[18] Younossi ZM, Stepanova M, Younossi Y, et al. Epidemiology of chronic liver diseases in the USA in the past three decades. Gut. 2020;69(3):564-8.
[19] Younossi ZM, Stepanova M, Ong J, et al. Nonalcoholic steatohepatitis is the most rapidly increasing indication for liver transplantation in the United States. Clin Gastroenterol Hepatol. 2020;S1542-3565(20):30775-8.
[20] Belli LS, Perricone G, Adam R, et al. Impact of DAAs on liver transplantation: Major effects on the evolution of indications and results. An ELITA study based on the ELTR registry. J Hepatol. 2018;69(4):810-7.
[21] Saeed N, Glass L, Sharma P, et al. Incidence and risks for nonalcoholic fatty liver disease and steatohepatitis post-liver transplant: systematic review and meta-analysis. Transplantation. 2019;103(11):e345-54.
[22] Vanwagner LB, Bhave M, Te HS, et al. Patients transplanted for nonalcoholic steatohepatitis are at increased risk for postoperative cardiovascular events. Hepatology. 2012; 56:1741-50.
[23] Wang X, Li J, Riaz DR, et al. Outcomes of liver transplantation

for nonalcoholic steatohepatitis: a systematic review and meta-analysis. Clin Gastroenterol Hepatol. 2014;12:394-402.

[24] Gadiparthi G, Spatz M, Greenberg S, et al. NAFLD epidemiology, emerging pharmacotherapy, liver transplantation implications and the trends in the United States. J Clin Transl Hepatol. 2020;8(2):215-21.

[25] Flemming JA, Kim WR, Brosgart CL, Terrault NA. Reduction in liver transplant wait-listing in the era of direct-acting antiviral therapy. Hepatology. 2017;65(3):804-12.

[26] Carrion AF, Khaderi SA, Sussman NL. Model for end-stage liver disease limbo, model for end-stage liver disease purgatory, and the dilemma of treating hepatitis C in patients awaiting liver transplantation. Liver Transpl. 2016;22:279-80.

[27] Terrault NA, McCaughan GW, Curry MP, et al. International liver transplantation society consensus statement on hepatitis C management in liver transplant candidates. Transplantation. 2017;101:945-55.

[28] Ohira M, Tanimine N, Kobayashi T, Ohdan H. Essential updates 2018/2019: liver transplantation. Ann Gastroenterol Surg. 2020;4(3):195-207.

[29] Cholankeril G, Ahmed A. Alcoholic liver disease replaces hepatitis C virus infection as the leading indication for liver transplantation in the United States. Clin Gastroenterol Hepatol. 2018;16(8):1356-135.

[30] Lee BP, Mehta N, Platt L, et al. Outcomes of early liver transplantation for patients with severe alcoholic hepatitis. Gastroenterology. 2018;155(2):422-30.e1.

[31] Lee BP, Samur S, Dalgic OO, et al. Model to calculate harms and benefits of early vs delayed liver transplantation for patients with alcohol-associated hepatitis. Gastroenterology. 2019;157(2):472-80.e5.

[32] Mathurin P, Moreno C, Samuel D, et al. Early liver transplantation for severe alcoholic hepatitis. N Engl J Med. 2011;365(19):1790-800.

[33] Crabb DW, Im GY, Szabo G, Mellinger JL, Lucey MR. Diagnosis and treatment of alcohol-associated liver diseases: 2019 practice guidance from the American association for the study of liver diseases. Hepatology. 2020;71(1):306-33.

[34] Tacke F, Kroy DC, Barreiros AP, Neumann UP. Liver transplantation in Germany. Liver Transpl. 2016;22(8):1136-42.

[35] Harms MH, Janssen QP, Adam R, et al. Trends in liver transplantation for primary biliary cholangitis in Europe over the past three decades. Aliment Pharmacol Ther. 2019;49(3):285-95.

[36] Manne V, Kowdley K. Obeticholic acid in primary biliary cholangitis: where we stand. Curr Opin Gastroenterol. 2019;35:191-6.

[37] Silveira MG, Talwalkar JA, Lindor KD, Wiesner RH. Recurrent primary biliary cirrhosis after liver transplantation. Am J Transplant. 2010;10(4):720-6.

[38] European Association for the Study of the Liver. EASL Clinical Practice Guidelines: Management of cholestatic liver diseases. J Hepatol. 2009;51:237-67.

[39] Chapman R, Fevery J, Kalloo A, et al. Diagnosis and management of primary sclerosing cholangitis. Hepatology. 2010;51:660-78.

[40] Karlsen TH, Folseraas T, Thorburn D, Vesterhus M. Primary sclerosing cholangitis - a comprehensive review. J Hepatol. 2017;67(6):1298-323.

[41] Stirnimann G, Ebadi M, Czaja AJ, Montano-Loza AJ. Recurrent and De Novo autoimmune hepatitis. Liver Transpl. 2019;25(1):152-66.

[42] Mazzaferro V, Regalia E, Doci R, et al. Liver transplantation for the treatment of small hepatocellular carcinomas in patients with cirrhosis. N Engl J Med. 1996;334(11):693-9.

[43] Mazzaferro V, Sposito C, Zhou J, et al. Metroticket 2.0 model for analysis of competing risks of death after liver transplantation for hepatocellular carcinoma. Gastroenterology. 2018;154(1):128-39.

[44] Mehta N, Dodge JL, Roberts JP, Yao FY. Validation of the prognostic power of the RETREAT score for hepatocellular carcinoma recurrence using the UNOS database. Am J Transplant. 2018;18(5):1206-13.

[45] Mano Y, Yoshizumi T, Yugawa K, et al. Lymphocyte-to-monocyte ratio is a predictor of survival after liver transplantation for hepatocellular carcinoma. Liver Transpl. 2018;24(11):1603-11.

[46] Kornberg A, Witt U, Schernhammer M, Kornberg J, Müller K, Friess H, et al. The role of preoperative albumin-bilirubin grade for oncological risk stratification in liver transplant patients with hepatocellular carcinoma. J Surg Oncol. 2019;120(7):1126-36.

[47] Shimamura T, Akamatsu N, Fujiyoshi M, et al. Expanded living-donor liver transplantation criteria for patients with hepatocellular carcinoma based on the Japanese nationwide survey: the 5-5-500 rule—a retrospective study. Transpl Int. 2019;32(4):356-68.

[48] Firl DJ, Sasaki K, Agopian VG, et al. Charting the path forward for risk prediction in liver transplant for hepatocellular carcinoma: international validation of HALTHCC among 4,089 patients. Hepatology. 2020;71(2):569-82.

[49] Duvoux C, Roudot-Thoraval F, Decaens T, et al. for Liver Transplantation French Study Group. Liver transplantation for hepatocellular carcinoma: a model including alpha-fetoprotein improves the performance of Milan criteria. Gastroenterology. 2012;143:986-994.

[50] Meischl T, Rasoul-Rockenschaub S, Györi G, et al. C-reactive protein is an independent predictor for hepatocellular carcinoma recurrence after liver transplantation. PLoS One 2019;14(5):e0216677.

[51] Heimbach JK, Kulik LM, Finn RS, et al. AASLD guidelines for the treatment of hepatocellular carcinoma. Hepatology 2018;67:358-80.

[52] Halazun KJ, Najjar M, Abdelmessih RM, et al. Recurrence after liver transplantation for hepatocellular carcinoma: a new MORAL to the story. Ann Surg. 2017;265(3):557-64.

[53] Pommergaard HC, Rostved AA, Adam R, et al. Vascular invasion and survival after liver transplantation for hepatocellular carcinoma: a study from the European Liver Transplant Registry. HPB (Oxford). 2018;20(8):768-75.

[54] Eurotransplant. Eurotransplant manual. Leiden, the Netherlands: Eurotransplant International Foundation; 2016. https://www.eurotransplant.org/cms/index.php?page5et_manual.

[55] Umgelter A, Hapfelmeier A, Kopp W, et al. Disparities

in Eurotransplant liver transplantation wait-list outcome between patients with and without model for end-stage liver disease exceptions. Liver Transpl. 2017;23(10):1256-65.

[56] Goldberg DS, Makar G, Bittermann T, French B. Center variation in the use of nonstandardized model for end-stage liver disease exception points. Liver Transpl. 2013;19(12):1330-42.

[57] Martin P, DiMartini A, Feng S, et al. Evaluation for liver transplantation in adults: 2013 practice guideline by the American Association for the Study of Liver Diseases and the American Society of Transplantation. Hepatology. 2014;59:1144-65.

[58] Ioannou G. Transplant-related survival benefit should influence prioritization for liver transplantation especially in patients with hepatocellular carcinoma. Liver Transpl. 2017;23:652-62.

[59] Wiesner R, Edwards E, Freeman R, et al. Model for end-stage liver disease (MELD) and allocation of donor livers. Gastroenterology. 2003;124(1):91-6.

[60] Bleszynski MS, Kim P. Liver transplantation. In: R. S. Rahimi (ed.), The critically Ill cirrhotic patient. Springer Nature Switzerland AG, 2020.

第 62 章　急性肝衰竭肝移植的适应证

Indications for Liver Transplantation in Acute Liver Failure

Dana Tomescu　Mihai Popescu　著

摘要

- 急性肝衰竭是一种威胁生命的疾病，其特点是没有慢性肝病的情况下突然出现严重的肝功能障碍和神经系统损伤。由于与急性肝衰竭（ALF）相关的死亡率仍然很高，这类患者需要进行紧急评估和进一步治疗，使肝衰竭缓解或为肝移植进行桥接治疗。目前为止，没有一个普遍接受的评分系统来解决 ALF 中的肝移植（LT）的问题。大多数有经验的中心制订了自己的 LT 标准和适应证。然而，由于患者评估和管理的复杂性，能否进行肝移植应根据患者具体情况，由经验丰富的移植外科医生、麻醉医师和胃肠病学专家组成的多学科团队逐个进行评估决定，以提供最佳的治疗方案。
- 最近研究聚焦在 ALF 患者的综合治疗，成功地为这些患者进行 LT 搭建了桥梁。然而，尽管患者治疗水平有了相当大的改善，但 LT 仍然是重度 ALF 患者生存率最高的治疗方法。本章将重点介绍此类患者的评估和早期管理的最新证据、LT 的适应证及重症监护管理的最新进展。

一、ALF 的定义

ALF 主要是指肝功能迅速恶化，表现为 INR≥1.5，以及无肝病史的患者在出现黄疸的 26 周内患肝性脑病[1]。尽管普遍认为 ALF 出现在以前肝功能正常的患者身上，但 Wilson 病、母婴垂直获得性 HBV 肝炎、Budd-Chiari 综合征和自身免疫性肝炎的患者也可能被纳入这一范围，这些患者可能有潜在肝硬化的证据，但其急性表现、临床过程及结果与一般 ALF 人群类似[2, 3]。

目前 ALF 的定义有一些局限性，对患者进行评估时必须加以考虑。首先，尽管肝功能严重损害，但一些患者患肝性脑病（hepatic encephalopathy，HE）的可能很小。由于大多数中心使用 West-Haven 标准（表 62-1），1 级 HE 的诊断易被忽略，患者被误诊为没有 HE，因此不能诊断 ALF。为避免这种情况，对急性肝功能障碍的患者应进行彻底的临床检查，并寻求专家的帮助。在一些患者中，等待 HE 的发生可能会延迟早期治疗方案的启动，从而降低自发恢复的可能[5]。其次，INR 的制订不是为了评估凝血的病理生理学，而是为了指导抗凝治疗。由于 INR 的轻微升高可能出现在其他许多临床情况下，而

表 62-1　肝性脑病的 West-Haven 标准 [4]

等　级	临床表现	神经系统表现
1 级	• 轻度认知障碍 • 注意力减弱	• 计算能力障碍 • 轻微扑翼样震颤或震颤
2 级	• 嗜睡 • 定向障碍 • 行为与性格变化	• 明显扑翼样震颤 • 言语不清
3 级	• 昏睡可唤醒 • 严重定向障碍 • 行为怪异	• 肌肉僵硬和挛缩 • 反射亢进
4 级	昏迷	去大脑僵直

且在儿童中可以是生理性的 [6]，因此，在 ALF 确诊或排除之前，应对处于临界值的患者进行强化监测，并将其视为“ALF 前期”。

根据黄疸和 HE 之间的时间间隔，将 ALF 分为超急性（<7 天）、急性（7～21 天）和亚急性（>21 天和<26 周）。然而，因为研究未能证明 ALF 的快速发作与死亡率的增加之间存在关联，这种分类方法已不再被推荐使用。服用对乙酰氨基酚过量的患者，尽管疾病的表现更为严重，但其自发恢复率较高，并迅速向临床改善或死亡进展 [7]。如果黄疸和 HE 之间延迟超过 7 天，那么结果较差，在病因不明时尤其明显。因为其他疾病也可出现肝功能障碍，鉴别诊断应在病程早期进行，以便尽早开始具体治疗（表 62-2）。

二、ALF 的病因

在不同地理区域，ALF 的流行病学和病因学存在很大的差异。各国报道的发病率为：德国 11.3/ 百万人年，美国 5.5/ 百万人口，亚太地区 80.2/ 百万人年 [8, 9]。在西方世界，ALF 最常见的病因是药物引起的肝损伤。然而，由于疫苗接种率低导致的人群免疫力低，病毒性肝炎在一些国家仍然是一个常见病因 [10]。

对乙酰氨基酚过量是西方国家 ALF 的主要原因 [11]。对乙酰氨基酚剂量一般超过 150mg/kg 会出现 ALF 的情况，也有个案报道在通常的处方剂量为 3～4g/d 出现 ALF[12]。患者一般是自愿或意外摄入大剂量的对乙酰氨基酚。在临床上，前 24h 的症状可能不明显，主要包括恶心和呕吐。症状通常在 24～48h 出现，为一般的胃肠道症状和易疲劳。体格检查显示右上腹疼痛和肝脏肿大。临床检验显示血清转氨酶升高，血清胆红素和 INR 可能只是轻微升高。ALF 一般在 72～96h 出现，其特点是血清转氨酶严重升高、代谢性酸中毒、凝血功能障碍和胆红素水平升高。神经系统功能紊乱一般很快就会出现。在病情严重的情况下，摄入后的第 3～7 天会导致死亡。但高达 70% 的患者在 2 周内会出现自发缓解 [13]。

蘑菇中毒在农村地区经常发生，尤其是在春季和秋季。在前一天吃了野生蘑菇后，患者一般会出现以下胃肠道症状：恶心、呕吐、腹泻和腹痛。如果不仔细了解病史，通常会被误诊。24h 后，胃肠道症状通常会消失，24～48h 内会出现

表 62-2　急性肝衰竭的鉴别诊断

疾　病	诊断原则
慢性肝衰竭急性发作	除 Wilson 病，Budd-Chiari 综合征和自身免疫性肝炎外，有已知的慢性肝病或肝硬化的放射学特征
子痫前期及子痫	妊娠中晚期合并高血压、蛋白尿和癫痫大发作
脓毒症	潜在的感染和相关的器官功能紊乱
休克	心脏输出量不足或组织供氧不足
肝转移性疾病	腹部影像学检查存在肝转移

明显的恢复期。ALF 是在摄入蘑菇 48～72h 后出现的，其特点是血清转氨酶和胆红素水平升高，严重的凝血功能障碍、HE、急性肾衰竭和代谢性酸中毒。提示与存活率低有关的主要因素是在第 3～10 天时，凝血酶原指数下降到低于或等于正常值的 25%，并且血清肌酐增加超过 1.2mg/dl[14]。

药物性肝损伤（drug-induced liver injury，DILI）已经成为全世界最常遇到的 ALF 的病因之一。在临床上，ALF 有亚急性的表现，潜伏期为 30～90 天。病例报道中最常见的药物是抗生素，包括抗结核药物、非甾体抗炎药物、草药和膳食补充剂。由于用药时间和症状之间的时间跨度较长，诊断具有挑战性，需要全面了解病史。在临床上，患者表现为血清转氨酶轻度升高、低级别 HE、中度黄疸和 INR 升高。大约 25% 的患者会自动恢复，肝移植在对乙酰氨基酚过量后经常有需求[15]。女性、老年患者、亚裔、血小板减少症和慢性肝病史的患者结局较差。

自世界范围内实行乙肝免疫以来，急性病毒性肝炎的发病率已显著下降。如今甲型和戊型肝炎占全球大多数病例，但东欧的乙型病毒性肝炎的发病率也很高[16]。甲型肝炎病毒（hepatitis A virus，HAV）感染的临床表现从无症状的患者到有 ALF 全部症状的患者各不相同。在大多数情况下，患者表现为厌食、恶心、呕吐、低热（38～39℃）、肌痛和轻度呼吸道症状。黄疸通常出现在感染后 1～2 周，并伴有右上腹痛。肝外受累很少见，50% 以上的患者可自行恢复。HBV 感染可表现为新发感染或慢性感染患者的发作。初次感染的患者通常没有症状，但在少数情况下可进展为 ALF，其特征是胃肠道症状、易疲劳、低热和黄疸。HE 是常见症状并迅速进展为昏迷。除 LT 外，其他治疗预后很差，无移植生存率为 25%～53%[17]。戊型肝炎病毒（hepatitis E virus，HEV）的潜伏期为 3～8 周，随后是短暂的前驱期，之后很快出现黄疸。HE 的发病率很低，在所有 ALF 的病因中其无移植生存率也是最高者之一。

Wilson 病是 ALF 的罕见病因，主要影响 5—35 岁的女性。Kayser-Fleischer 环是主要的诊断标志之一，在 90% 以上有神经系统受累的患者和几乎一半没有神经系统受累的患者中可以看到。最常见的神经系统症状是共济失调、震颤和肌张力障碍。临床症状还包括黄疸、腹痛和慢性肝病症状。尽管其发病率较低，但 Wilson 病占 ALF 肝移植的 10% 以上[18]。

自身免疫性肝炎表现为慢性坏死性肝病，主要影响女性，可发展为 ALF。临床表现通常是亚急性，伴有非特异性的症状，包括恶心、黄疸、易疲劳和腹痛。诊断主要基于组织病理学结果，以及临床和辅助检查标准，包括血清球蛋白水平异常和自身抗体的存在。

HELLP 综合征是一种威及生命的妊娠并发症，其特点是溶血、血清转氨酶升高和血小板减少。HELLP 综合征占所有妊娠中的 0.5%～0.9%，但据报道，先兆子痫患者的发病率更高（10%～20%）[19]。大多数女性在妊娠 27～37 周时出现腹痛、恶心和呕吐。溶血通常继发于微血管病性溶血性贫血。与最坏结果相关的因素是低龄、头痛、胆红素＞2.0mg/dl 和低血小板（＜50000/mm^3）[20]。目前有两个评分系统用于 HELLP 综合征的诊断和分类（表 62-3）。

Budd-Chiari 综合征是由急性或慢性肝静脉狭窄形成导致的肝静脉流出道阻塞。病理生理学表现为肝血流量减少和毛细血管前门静脉高压。在其慢性形式中，患者表现为失代偿性的慢性肝衰竭、腹水和门体静脉侧支形成。在急性表现中，由于门静脉循环无法形成侧支，患者表现为以 HE、黄疸和肝功能不全为特征的 ALF。半数以上的患者需要经颈静脉肝内门静脉分流术或 LT[21]。

三、患者评估

患者在病房或急诊被诊断 ALF 后，需要接受彻底的临床检查，并需要密切监测辅助检查，以评估肝功能不全和相关器官衰竭的严重程度，及时开始适当的治疗；同时评估患者是否适合接受紧急 LT，这类患者最好在高度专业的消化科病房进行管理，或者像严重的 ALF 那样，在重症监护室（intensive care unit，ICU）进行管理。尽管

表 62-3　HELLP 综合征诊断标准

严重程度	田纳西分类	密西西比分类
1	• 血小板计数＜100 000/mm³ • AST＞70U/L • LDH＞600U/L	• 血小板计数＜50 000/mm³ • AST 或 ALT＞70U/L • LDH＞600U/L
2		• 血小板计数：50 000～100 000/mm³ • AST 或 ALT＞70U/L • LDH＞600U/L
3		• 血小板计数：100 000～150 000/mm³ • AST 或 ALT＞70U/L • LDH＞600U/L

AST. 天冬氨酸转氨酶；ALT. 丙氨酸转氨酶；LDH. 乳酸脱氢酶

在重症监护室治疗这些患者费用会增加，但具备某些优势。重症监护管理可以在多学科 ALF 团队的关键参与者之间提供充分的沟通，在标准治疗期间提供 24h 的高级监控，维持器官功能，并为器官恢复或肝移植的过渡提供专业护理。

患者初步评估应包括神经系统检查和患者病史，以评估 HE 程度和诊断需要特殊治疗的病因，如对乙酰氨基酚过量。应排除酒精性肝病和恶性疾病肝脏转移，因为它们是紧急 LT 的禁忌证。此外，还应积极寻找是否存在肝硬化，因为慢性肝衰竭急性恶化是 ALF 最常见的需鉴别诊断的原因。

腹部超声是 ALF 患者首选初始影像学检查，因为它可以评估肝脏解剖，识别肝硬化和肝病并发症，诊断 Budd-Chiari 综合征，并且易在床边进行。如初始超声检查不确定，高度怀疑肝恶性肿瘤或需量化 Budd-Chiari 综合征肝静脉血栓形成的程度，也可以行 CT 检查，尤其是增强 CT。如果患者是活体供体 LT 的候选人，则可能需要其他先进的成像技术，如 MRI，来详细评估肝脏解剖结构。

心输出量低或处于休克状态的患者可因缺血性肝炎和继发于脑灌注减少的神经系统损害而表现为 ALF 症状。经胸超声心动图可显示左心室功能受损伴每搏输出量减少和左心室衰竭。作为鉴别诊断的一部分，重度 ALF 患者应常规进行经胸超声心动图检查，同时也应评估患者的心脏状态和是否适合 LT。由于 Budd-Chiari 综合征患者的病程可能是亚急性的，还必须评估下腔静脉血栓形成与否，因为它可以在右心房延伸，对 LT 的血管吻合有重要影响（图 62-1）。

在重度 HE 患者中，提倡超声检查视神经鞘直径以预测脑水肿的严重程度。双侧神经鞘直径增加超过 5mm，则颅内压升高超过 20mmHg。然而，由于视盘和视神经水肿可能需要数天才能形成，所以视神经直径正常并不能排除颅内高压[22]。

临床检查应重点评估病因（表 62-4）和肝衰竭的严重程度及相关器官功能障碍（表 62-5）。早期检查应包括全血细胞计数、凝血指标、常规

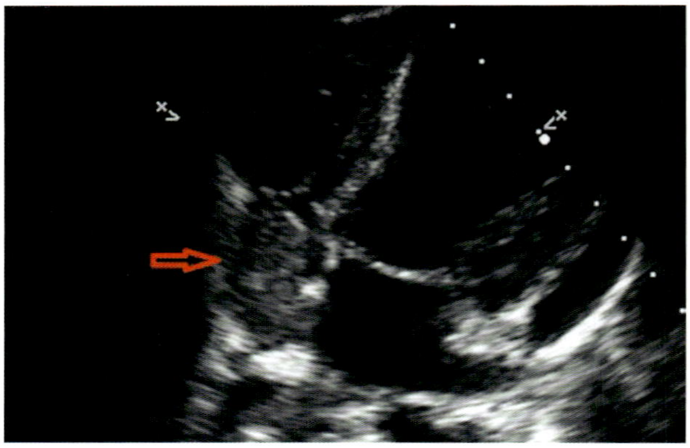

▲ 图 62-1　一名 18 岁亚急性 Budd-Chiari 综合征患者的广泛右心房血栓（红箭）

表 62-4 ALF 病因学诊断的常用辅助检查

病因	临床检查	
对乙酰氨基酚过量	血浆对乙酰氨基酚水平	
病毒性肝炎	HAV	HAV IgM 抗体
	HBV	• HBsAg • anti-HBc IgM • PCR 检测 HBV DNA
	HEV	• HEV IgM 抗体 • PCR 检测 HEV RNA
Wilson 病	• 肝脏铜含量、尿液铜含量、血铜蓝蛋白 • 眼科检查（Keiser-Fleischer 环）	
DILI	毒理学检测	
自身免疫性肝炎	ANA、ASMA、免疫球蛋白	
HELLP 综合征	血小板计数、AST、LDH、肝脏活检	
Budd-Chiari 综合征	• 腹部超声 / 造影 • CT 检查 • 血栓形成倾向试验	
其他罕见的肝脏病毒	HCV 抗体、PCR HCV RNA、单纯疱疹 IgM 抗体、水痘 – 带状疱疹病毒 IgM 抗体、巨细胞病毒 IgM 抗体和 EB 病毒 IgM 抗体	

HAV. 甲型肝炎病毒；HBV. 乙型肝炎病毒；HEV. 戊型肝炎病毒；IgM. 免疫球蛋白 M；PCR. 聚合酶链反应；DNA. 脱氧核糖核酸；RNA. 核糖核酸；ANA. 抗核抗体；ASMA. 抗平滑肌抗体；AST. 天冬氨酸氨基转移酶；LDH. 乳酸脱氢酶

生化检测、酸碱状态、血氨水平和特定检查，以确定 ALF 的诱因。

在对乙酰氨基酚过量的患者中，通常需要测定血浆对乙酰氨基酚浓度。然而，阴性结果并不能排除对乙酰氨基酚过量，因为超过一半的患者无法追踪血浆中的对乙酰氨基酚，这取决于摄入的时间和剂量[23]。详细的病史和与朋友或亲属面谈通常可以确定近期摄入对乙酰氨基酚。由于经常遇到与阿片类药物、滥用药物和酒精等其他滥用物质重叠的情况，因此应对疑似自愿或意外摄入对乙酰氨基酚的患者进行完整的毒理学筛查[24]。

几十年来，ALF 患者一直被认为有后天严重的凝血功能障碍，出血性并发症的风险增加。目前的研究表明，这类患者的凝血功能尽管没有达到慢性肝衰竭急性恶化的程度，但却是平衡的。在最近的一项大型观察研究中，尽管标准凝血试验发生了改变，但只有 11% 的患者出现严重的出血并发症，包括自发和术后的失血[25]。现在普遍认为，尽管标准凝血试验是 ALF 的诊断标准，但它高估了 ALF 中凝血紊乱的严重程度，血栓性并发症可能与出血一样频繁[26]。不再建议对标准凝血试验结果进行常规纠正，特定因子的检测可以指导对特定因子缺少的患者有针对性的纠正。此外，使用黏弹性测试，如血栓弹性测定和血栓弹力图，可以更好地了解凝血过程，目前已经有具体的方案来指导 ALF 患者的凝血管理。

当常用的辅助检查不能确定 ALF 的病因时，或者当影像学检查结果不能确定为慢性肝病时，需要进行肝活检。首选经颈静脉途径，因其并发

表 62–5　入院辅助检查

器官系统	推荐检查
肝脏	血清转氨酶、胆红素、乳酸脱氢酶、肌酸激酶、血氨
凝血	• 凝血酶原时间、INR、纤维蛋白原、凝血因子Ⅴ • 血栓弹性测定 / 血栓弹力图
血细胞	白细胞（包括比例）、血红蛋白、红细胞压积、血小板计数
肾脏	尿素、肌酐
代谢	血糖、乳酸、甘油三酯
胰腺	淀粉酶、脂肪酶
酸碱状况	pH、HCO_3^-，动脉的 CO_2 和 O_2 分压
电解质	Na^+、K^+、Cl^-、阴离子间隙

INR. 国际标准化比值

症最少。对于怀疑患有 Wilson 病、DILI 或自身免疫性肝炎的患者，也可以进行肝脏活检。

高达 5% 的患者无法确定 ALF 的明确病因。可能因为这些患者并没有经过全面的评估或最初的检查不够全面。粗略的病史可能忽略了先前的诊疗，包括草药治疗，而将病因误诊为不明确。

ALF 的进展很快且难以预测，所有具有明显肝损伤的患者都应该由经验丰富的 ALF 团队进行检查，以评估紧急 LT 的潜在获益。由于经验的增加与无移植存活率增高和 ALF 的等待死亡率降低有关，因此在病程早期应考虑转诊到专门的肝脏 ICU。欧洲肝病学会提出的标准[27]见表 62–6。

患者转运应遵循与其他危重患者相同的准则，在适当时机使用有经验的转运小组。转移前应进行仔细的评估，并进行液体复苏，使用血管升压药以维持稳定的血流动力学，以及纠正代谢和酸碱紊乱。建议采用最快的转运途径，通常是空中运输，并监测神经系统状况和瞳孔直径（图 62–2）及器官功能。对于 HE 患者，应考虑 HE 的严重程度和进展至昏迷的速度，根据具体情况决定是否气管插管和机械通气。在超声引导下放置中心静脉导管以尽量减少并发症，并建议进行有创血压监测，以提供有针对性的血管收缩剂支持和血流动力学监测。

四、预后因素

几十年来，研究的重点是确定与无移植生存率下降或紧急肝移植后的不利结果有关的因素。大多数评分系统是围绕 4 个决定因素建立的：病因、黄疸和 HE 间的间隔、年龄、肝功能测试。一些预后标准是在大型患者队列的基础上制定的，但没有一个标准具有足够的特异性和敏感性而可以普遍应用。HE 的严重程度被认为与较差的预后有关，在进行紧急 LT 之前，应常规检查

表 62–6　患者转诊至肝移植中心的 EASL 标准

对乙酰氨基酚和超急性病因	非对乙酰氨基酚病因
动脉 pH＜7.30 或 HCO_3^-＜18	动脉 pH＜7.30 或 HCO_3^-＜18
第 2 天的 INR＞3 或之后的 IRN＞4	INR＞1.8
少尿和（或）肌酐升高	少尿 / 肾衰竭或 Na^+＜130mmol/L
意识水平改变	肝性脑病、低血糖症或代谢性酸中毒
低血糖	胆红素＞17.6mg/dl
乳酸升高，对液体复苏无反应	肝脏体积缩小

INR. 国际标准化比值

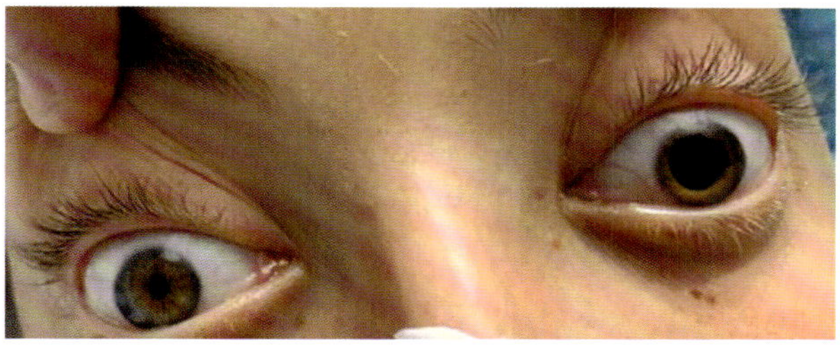

▲ 图 62-2 急性肝衰竭患者在空运过程中出现瞳孔大小不等

患者是否有不可逆的脑损伤。

MELD 是目前最常用的晚期肝病器官分配的评分系统。一些研究已经证明了它可以预测 ALF 的死亡率。MELD 评分超过 30 分与较差的结果有关[28]。然而，MELD 评分的主要缺点是它只评估了肝损伤，而没有考虑到相关器官的功能障碍。年龄不仅与 ALF 的死亡率相关，也与 LT 后的死亡率相关。在国王学院进行的一项研究中[29]，年龄超过 45 岁与 LT 后的生存率下降有关，特别是在接受大剂量血管收缩剂的患者中。然而，不应将年龄本身视为 LT 的禁忌证。与较差结局相关的其他危险因素包括黄疸至 HE 之间的时间超过 7 天，存在脑水肿，凝血酶原时间＞35s 和肌酐＞1.5mg/dl。

在不同的病因中已经确定了死亡率增加的具体预后因素。摄入蘑菇后 3～10 天，凝血酶原时间和肌酐水平增加，可观察到此类患者的生存率下降，一些中心提出凝血因子 V 下降 20% 以上是急诊 LT 的指征[30]。Wilson 病急性表现为 HE 的患者死亡率几乎为 100%。主要危险因素是白细胞计数、胆红素、INR、血清转氨酶升高和血清白蛋白降低。已经制订了一个修改后的国王学院评分，用于早期对 Wilson 病的患者进行 LT[31]。临界值为 11 分，灵敏度为 93%，特异度为 98%（表 62-7）。

对乙酰氨基酚过量患者的死亡率与其他病因相比较低。然而，在高浓度的对乙酰氨基酚中毒患者中观察到生存率降低。早期使用乙酰半胱氨酸可以使高剂量对乙酰氨基酚中毒的生存率增加。病毒性肝炎通常会自发缓解，特别是在 HAV 和 HEV 患者中。

乳酸升高已被提议作为评估 ALF 严重程度的标志。由于肝脏衰竭或组织灌注不足导致代谢降低，所以乳酸水平升高的患者死亡率增加。应密切监测乳酸动力学，尤其是在 LT 的围术期。序贯器官衰竭评估（Sequential Organ Failure Assessment，SOFA）评分及其衍生的 CLIF-SOFA 评分（用于慢性肝衰竭急性发作患者）已用于评估 ALF 患者的预后。它们可能优于经典 MELD 评分，因为它们能更好地反映相关器官的功能障碍。然而，仍然缺乏指导进行肝移植或无效治疗的确切截断值。

在 ALF 中最常用的 LT 标准是国王学院标准和 Clichy 标准（表 62-8）。尽管在大量的患者中得到了验证，但它们的灵敏度和特异度并不理想，因此应考虑谨慎使用，应采取逐个患者处理的方法决定是否进行 LT。

最近有报道 US-ALF 研究小组指数[32]。作者确定 HE 等级、ALF 病因、血管收缩剂支持、胆红素的对数水平和 INR 是与无移植生存率相关的重要预后因素。基于上述结论，他们构建了一个预测模型。在验证队列中，US-ALF 研究组指数预测了 22 天的无 LT 生存期，C 值为 0.84。然而，这个预测模型必须由更大规模的多中心研究来验证。

在过去的几年里，其他的病因学特异性评分系统也得到了研究。来自国王学院的研究小组开发并验证了一个新的模型，用于预测对乙酰氨基酚引起的 ALF 患者的生存率[33]。在他们的两天模型中，纳入了包括年龄、心血管衰竭、Glasgow 昏迷量表、动脉 pH、肌酐、INR 和动脉乳酸，以及动脉乳酸和 INR 在第 1～2 天的动态变化。这个动态模型预测了 91% 的患者的 30 天生存率。ALFA（Hepatitis A-ALF）评分[34]是韩国开发的用于预测急性 HAV 肝炎患者的长期或 30 天的死亡。ALFA 评分包含在 ALF 诊断当天获得的临床数据：年龄、INR、胆红素、氨、肌酐和血红蛋白。这个评分可以准确地预测 87% 的患者在 30 天内的 LT 风险或死亡。

最近由 35 位 LT 领域的专家达成的一项国际共识确定了无效性的阈值标准[35]。严重虚弱，

表 62–7 修改后的 Wilson 病的国王学院标准

分 值	胆红素（mg/dl）	INR	AST（U/L）	WBC（10^9/L）	白蛋白（g/L）
0	0～5.8	0～1.29	0～100	0～6.7	＞45
1	5.9～8.7	1.3～1.6	101～150	6.8～8.3	34～44
2	8.8～11.7	1.7～1.9	151～300	8.4～10.3	25～35
3	11.8～14.7	2.0～2.4	301～400	10.4～15.3	21～24
4	＞14.8	＞2.5	＞401	＞15.4	＜20

INR. 国际标准化比值；AST. 天冬氨酸氨基转移酶；WBC. 白细胞

表 62–8 国王学院和 Clichy 的急性肝衰竭的肝移植的标准

国王学院标准	
对乙酰氨基酚过量	非对乙酰氨基酚过量
服用液体药物后动脉 pH＜7.30 或具备以下所有条件 • 凝血酶原时间＞100s（INR＞6.5） • 血清肌酐＞3.4mg/dl • 3 级或 4 级 HE	凝血酶原时间＞100s（INR＞6.5） 或以下任意 3 项 • 非甲型、非乙型病毒性肝炎、DILI 或病因不明 • 从黄疸到 HE 的时间＞7 天 • 年龄＜10 岁或＞40 岁 • 凝血酶原时间＞50s（INR＞3.5） • 血清胆红素＞17.4mg/dl
Clichy 标准	
存在 HE 和 年龄＜30 岁的患者，因子Ⅴ水平＜20%。 或 年龄＞30 岁的患者，因子Ⅴ水平＜30%。	

INR. 国际标准化比值；DILI. 药物性肝损伤；HE. 肝性脑病

以及经抗生素治疗后仍持续发热或适当的抗菌治疗时间少于 72h 的脓毒症患者，都是推迟 LT 的合理标准。大多数专家认为，以下任何一项都是 LT 的禁忌证：PaO_2/FiO_2＜150，需要超过 1μg/（kg・min）的血管收缩剂支持，以及血清乳酸水平＞9mmol/L。

五、患者肝移植的桥接治疗

ALF 患者在 ICU 中可得到最好的管理。然而，进入 ICU 在不同的中心有不同的确切标准，这取决于个人经验、ICU 床位及早期在普通病房是否接受了恰当治疗。然而，应经常监测患者的 HE、器官功能障碍或其他危及生命情况的严重程度。通常建议进行高级血流动力学监测，因为大多数患者血容量不足。应进行充分的液体复苏，但过于积极的输液治疗可能会加重脑水肿。可以放置动脉和中心静脉导管，以便获得动脉血压和中心静脉压的准确数值，同时应采取措施避免血液感染。应经常进行液体反应的动态评估，以更好地指导液体复苏。应避免使用低渗溶液，如乳酸林格液，因为它们会增加脑水肿和 HE 进展的风险。乳酸水平在 ALF 患者中很难解释，因为乳酸高可能是由于组织灌注不足或肝脏的代谢减少。在低级别的 HE 中，首选口服途径，但如果 HE 进展，患者紧急插管情况下，首选鼻胃管。

如果没有禁忌证（严重休克、胃肠道功能紊乱或肠梗阻），应及时开始肠内营养，因为肌肉萎缩和胃肠道细菌转移是营养不良状态下的常见现象，会导致结局恶化。低血糖在严重的 ALF 患者中很常见，这是因为葡萄糖异生障碍、高胰岛素血症和糖原储存耗尽。应经常监测血糖，如果发生低血糖，应开始连续输注葡萄糖。但由于高血糖会增加颅内压，应严格控制血糖，目标血糖水平为 150～180mg/dl[27]。

应立即开始针对特殊病因的治疗，以增加自发缓解的可能（表 62-9）。N- 乙酰半胱氨酸（N-acetylcysteine，NAC）被证明也可以改善非对乙酰氨基酚 ALF 的预后。在最近发表的一项试验中[36]，在 1h 内使用 150mg/kg 剂量加入 100ml 5% 葡萄糖，然后在 20h 内使用 70mg/kg 剂量，接着在 24h 内连续输注 150mg/kg 剂量，可降低死亡率和移植需求。此外，早期服用 NAC 可降低 HE 的严重程度、住院时间、ICU 入院需求和器官衰竭的发生率。

肝性脑病是最严重的器官功能障碍之一，与 ALF 患者的死亡率增加有关。虽然病理生理机制不明，但肝脏毒素的积累和全身性炎症是导致脑水肿和颅内高压（intracranial hypertension，ICH）的关键因素。颅内压（intracranial pressure，ICP）监测一直被提倡用来指导具体的治疗，但由于颅内出血和感染等并发症的发生率高，并没有被普遍接受。在一项国际调查中[37]，只有 55% 的中心使用有创 ICP 监测。主要的适应证是视盘异常、肾衰竭、氨水平升高和心血管不稳定。新型非侵入性技术，经颅多普勒正变得越来越流行，但其使用需要专业知识。测量时，ICP 高于 20mmHg 需要紧急治疗，目的是降低 ICP 并保持脑灌注压力高于 50mmHg，以使脑缺血程

表 62-9　ALF 的病因治疗

病　因	具体治疗
对乙酰氨基酚过量	• 洗胃和活性炭 • NAC：负荷剂量为在 15min 内 150mg/kg 加入 5% 的葡萄糖中；维持剂量为 50mg/kg，在 4h 内给予，然后再给予 6mg/kg，持续 72h
HBV	恩替卡韦或替诺福韦的抗病毒治疗
自身免疫性肝病	泼尼松 40～60mg/d
Wilson 病	持续的肾脏替代治疗 血浆置换
Budd-Chiari 综合征	• 经颈静脉肝内门静脉分流或外科门体分流 • 全身抗凝治疗
蘑菇中毒	• 洗胃和活性炭 • 高剂量青霉素 G 300 000～1 000 000U/（kg · d） • 水飞蓟素 30～40mg/（kg · d） • 白蛋白透析
HELLP 综合征	胎儿分娩
单纯疱疹病毒	阿昔洛韦 5～10mg/kg，q8h

NAC. N- 乙酰半胱氨酸；HBV. 乙型肝炎病毒；HELLP. 溶血、肝酶升高和血小板减少

度最低。为降低颅内压而采取的一般措施包括保持头部正中位置，并以 20° 的角度抬起头部，以促进静脉回流。不建议对癫痫发作进行预防性治疗，但如果确诊，应及时进行治疗。渗透性利尿剂长期以来被用于降低脑水肿。甘露醇静脉注射剂量为 0.5～1g/kg，可将 ICP 从＞60mmHg 降至 20mmHg。然而，其效果是短暂的，而且可能发生严重的并发症。应密切监测血浆渗透压，如果血浆渗透压超过 320mOsm/L，应停止使用甘露醇。甘露醇治疗的常见不良反应包括高钠血症、高渗透压和肾衰竭患者的体液超负荷。二氧化碳动脉压（$PaCO_2$）降低到 25～30mmHg 与脑血管收缩导致的脑血流量和 ICP 的下降有关。在机械通气和镇静的患者中，可以通过增加分钟容积来获得这种效果。然而，超过 72h 的低 $PaCO_2$ 与较差的神经系统结果有关[38]。高渗盐水，其目标是血浆钠为 145～155mEq/L，已被用于预防和治疗 ICH。应经常监测血钠水平，并指导治疗，即 24h 内钠的增加不超过 16mEq/L，以避免脑桥脱髓鞘。低温治疗在历史上被用来降低脑代谢率。在有 ICH 高风险的 ALF 患者中，将身体核心温度降低到 33～34℃并没有带来生存率的提高或降低 ICH 的发生率[39]。不推荐常规降温，但应采用温度管理来维持正常体温，特别是避免发热。镇静剂也被用于降低脑代谢率或促进插管患者的机械通气。由于丙泊酚起效迅速，对环境敏感的半衰期短，并能降低癫痫活动的风险，因此经常被使用。然而，应谨慎滴定剂量并缩短疗程，以避免丙泊酚输注综合征。为了评估 HE 的严重程度，应为患者提供镇静休息，以便进行神经系统检查。

ALF 相关的心血管变化与败血症的变化相似。患者血流动力学为高动力的模式，其特点是心输出量增加和全身血管阻力降低。由于这些变化，平均动脉压下降，这使患者容易出现组织灌注不足。患者常见心律失常，范围从室上性心动过速、室上性或室性期前收缩到心房颤动。这主要是由于胆红素和胆盐的积累、病毒性心肌炎或酸碱和电解质的异常。心电图 ST 段可能会变化，但很少具有病理意义。应该对患者进行常规的基础心脏疾病检查，特别是那些需要心血管支持的患者。在 ICU 中应保持正常的血容量，动态评估体液反应性（每搏输出量变异率、脉压变化）以指导体液管理。为保证脑和肾的灌注，推荐使用去甲肾上腺素作为首选的血管收缩剂，保持平均血压＞75mmHg。

呼吸功能障碍常见于重度 HE 患者。不推荐无创通气，首选气管插管以保护气道免受吸入性肺炎的侵害。机械通气应遵循肺保护的策略，即使对于非 ARDS 患者也是如此。吸气压力和呼吸频率应以获得每理想体重 6ml/kg 的潮气量为标准，并保持正常的动脉二氧化碳和氧气分压。应始终避免高碳酸血症，因为它增加了脑血流量，而低碳酸血症仅适用于严重 ICH 的短暂时期。在非急性阻塞性肺病患者中应采用低水平的 PEEP，以免影响通过上腔静脉的静脉回流。应注意呼吸机相关的肺炎预防，应适当使用物理治疗，并且进行患者情况的进一步评估。

感染在 ALF 中很常见，患者常有发生败血症和脓毒症休克的风险。严重的感染是 LT 的禁忌证，因此患者需要接受常规的细菌学检查。严重的全身炎症使在这些患者脓毒症的诊断变得困难。非感染性 ALF 患者的一个常见标志物是白细胞计数升高。C 反应蛋白是由肝细胞合成的，在严重肝衰竭的感染者中可能会减少。对严重进展的 HE 患者应保持高度怀疑，并进行细菌培养[40]。预防性抗生素不应常规使用，因为它们会增加多药耐药菌的风险。对于进展中的Ⅲ级或Ⅳ级 HE、需要使用血管收缩剂的低血压和至少符合 2 个 SIRS 标准的患者，可以进行经验性抗生素治疗。广谱抗生素一般用于覆盖革兰阳性和革兰阴性细菌。

急性肾损伤（acute kidney injury，AKI）是 ALF 患者中最常见的肝外器官功能障碍之一，并与较差的预后有关。在大多数情况下，肾脏灌注不足、药物直接引起的肾毒性和全身性炎症是导致肾功能迅速下降的原因。维持肾功能对 ALF 患者来说至关重要。应保持足够的肾脏灌注压、早期治疗感染和避免使用肾毒性药物。对于 AKI 患者，应考虑紧急治疗和早期启动肾脏替代疗法，因为体液过多、酸碱和电解质紊乱可能会加重 HE 和 ALF。持续的肾脏替代治疗比间歇性透析更受欢迎，因为它避免了间歇性透析所带来的快速代谢和血流动力学变化。在 AKI 之外，使用高容量血液滤过与增加氨的清除和改善神经功能障碍有关，并且可以应用于标准措施治疗失败的 ICP 升高的患者[41]。

在过去几年中，对肝病患者的凝血管理进行了广泛的研究。尽管标准的凝血实验仍然被用于诊断 ALF，但它们并不能准确反映凝血情况。血栓弹力计量的研究表明，一般来说，ALF 患者的凝血是保持平衡的，促凝血因子的合成减少被凝血因子Ⅷ的增加和抗凝血因子的减少代偿[26]。在没有出血的情况下，不建议用新鲜冰冻血浆来校正标准凝血试验。然而，如果计划进行侵入性操作或手术，并在血栓弹性检测结果的指导下，应纠正特定因子的不足。一般推荐使用特定因子浓缩物，如纤维蛋白原和凝血酶原复合物，因为它们可以避免新鲜冷冻血浆的并发症，如体液过量和输血相关的急性肺损伤。建议在侵入性手术前输注血小板，以保持血小板水平在 50 000～70 000/μl。尽管没有被普遍接受，但在出血的患者中，血小板计数应保持在 50 000/μl 以上。可以使用纤维蛋白原浓缩液来维持纤维蛋白原水平为 150～200mg/dl[42]。

六、体外肝脏支持系统

理想情况下，体外肝脏支持系统（extracorporeal liver support systems，ECLS）应具有 3 个主要的肝脏功能：解毒、生物合成和调节。迄今为止，没有任何系统能够成功地实现这一目标。两种类型的 ECLS 已被引入临床实践：人工肝支持系统和生物人工肝支持系统。人工 ECLS 是基于吸附和过滤的原理，旨在通过使用不同孔径的膜和吸附剂柱来清除循环中的毒素。生物人工 ECLS 是混合系统，将人类或猪的肝细胞纳入一个生物活性平台中。它们的主要目的是改善解毒和支持肝脏的合成。ECLS 已被用于不同的临床情况，结果不一（表 62-10）。

表 62-10 体外肝脏支持系统的主要适应证

急性肝衰竭
慢性肝衰竭合并有下列情况之一 • 肝性脑病 • 严重的黄疸 • 急性肾脏损伤 • 严重的瘙痒
急性中毒（如蘑菇中毒、对乙酰氨基酚过量）
肝切除术后的肝衰竭
肝移植术后原发性移植物无功能

临床中最常用的人工 ECLS 是分子吸附再循环系统（molecular adsorbent recirculating system，MARS）和分层血浆分离和吸附。

在 MARS 透析中，血液与含有白蛋白的溶液进行循环。透析器包含一个具有小孔径（＜50kDa）的高通量膜。毒素通过扩散与白蛋白透析液结合被清除。最初的研究表明，透析对胆红素、胆汁酸、肌酐和尿素有明显的清除能力[43]，并能改善 HE。一项大型的多中心研究未能证明 MARS 对 ALF 患者的生存率有所提高。然而，使用 MARS 的患者接受肝移植的机会较高[44]。一项包括 4 项随机试验的 Meta 分析表明，MARS 与标准药物治疗相比，ALF 患者的生存率略有提高[45]。在 Prometheus 系统中，血浆通过一个截断值为 250kDa 的白蛋白可渗透的滤器进行分馏。白蛋白和血浆蛋白穿过膜并通过两个柱子，即一个阴离子交换柱和一个中性树脂吸附柱，然后血浆回输至血路，再进行传统的高通量血液透析。在临床研究中，使用 Prometheus 与肝功能的改善有关。然而，一项大型多中心研究未能证明慢性肝衰竭急性发作患者的生存率有所提高[46]。基于这些证据，目前的指南不建议 ALF 患者常规使用 ECSL[27]。

ALF 患者中使用血浆置换（plasma-exchange，PE）具有一些理论上的获益：与 ECSL 相比，分子的去除率更高，替代的血浆产品包括凝血因子，血流动力学参数和相关器官功能障碍的改善[47]，以及特定患者人群的恢复能力增强[48]。

在最近的一项大型开放随机对照试验中，使用高容量 PE 与无移植存活率增加有关。这可能因为先天性免疫激活的减弱和多器官功能障碍的改善[49]。目前的指南表明，如果在病程的早期和紧急 LT 中获益的患者中使用 PE，可能会对患者产生更大的好处[27]。

七、肝移植的时机

长期以来，人们一直在争论 LT 的最佳时机，但没有达成国际共识。在缺乏证据指导 LT 最佳时机的情况下，应由经验丰富的团队根据具体情况做出决定，应考虑到肝功能不全和相关器官衰竭的严重程度、HE 进展、严重程度评分、无效性和并存疾病、器官可及性。如前所述，这类患者最好在专门的 LT 中心处理，早期转诊对决策有很大的帮助。

符合当前移植标准的患者应被列入紧急 LT，如果有合适的器官移植，再进行重新评估。在现有标准的基础上，应尽快制定一个算法，以正确处理 ALF 患者的 LT 时机。符合移植标准且有多种预后不良相关因素的患者，以及 HE 进展迅速的患者应接受急诊 LT。如前所述，临床评估了并发症、ALF 和肝外器官衰竭的严重程度及其预后，再决定是否继续 LT。在自杀中摄入肝毒素的患者，患者的家属及精神科医生也应参与治疗。对于在标准治疗下表现出改善迹象的患者，以及对乙酰氨基酚过量而没有 HE 的患者，“等待和观察”的方法更适合。对于这类患者，建议使用良好的肝脏进行移植，以及活体捐赠的 LT；除严重的 ALF 之外，很少进行 ABO 不相容的 LT。患有不可逆的脑损伤、败血症、伴有胰腺炎和血管收缩剂支持的患者很少适合做 LT。

在 ALF 患者中已经报道了 3 种类型的 LT：尸体供体 LT（deceased-donor LT，DDLT）、活体捐赠 LT（living-donor LT，LDLT）和辅助性 LT。辅助肝移植自 30 多年前开始使用，其依据是如果提供足够的时间，用部分肝移植在原位进行移植，原肝脏也可能会再生。辅助肝脏维持了部分肝脏功能，确保了生存，直到原肝脏再生完成。当原肝脏再生后，免疫抑制会逐渐减少，而后将导致移植物萎缩。该手术在技术上具有挑战性，应在有经验的中心进行。目前的数据亦只限于少数病例。最近一项研究报道了 13 例受辅助性 LT 的青少年的数据，显示 100% 的存活率，其中 10 例患者不再接受免疫抑制治疗[50]。较早的研究显示生存率为 63%～85%，因免疫抑制药停用率不同而异[51]。儿童和青年因其肝脏有很好的再生潜力，适合做辅助性 LT。此外，对于与导致快速肝脏再生有关的病因，如对乙酰氨基酚过量、HAV、HEV 和蘑菇中毒，应考虑使用辅助性 LT。

在 ALF 患者中，全肝移植是首选，尤其是那些有严重肝脏和相关器官功能障碍的患者。然而，由于 LT 的紧迫性和器官捐赠者数量的减少，以及移植肝质量的下降，许多中心正在进行更多的 LDLT，而不利于 DDLT。使用年龄较大的供体和晚期肝脂肪变性者的边缘肝移植物，对 LT 后的生存率和围术期并发症有负面影响[29]。也有人主张使用 ABO 不相容的肝移植。这类患者需要进行广泛的移植前准备，并制订了预案[52]。然而，来自 ELTR 登记处的数据显示，ABO 不相容的移植患者的移植物和受体存活率更差[53]，因此，这种选择应保留在需要紧急 LT 和没有其他移植肝的极端情况下。如前所述，LDLT 在亚洲以外的欧洲和美国得到了广泛的应用。然而，这种技术有重大的伦理问题，由于近亲可能会经历捐赠的情感压力，所以应该始终有心理学家参与。患者预后良好，生存率与选择性 LDLT 相似[54]。

在过去的几年里，实践的改变和早期将这类患者转诊到专门的肝脏 ICU 已经显著地改善了临床结果。苏格兰的一项调查显示，由于对乙酰氨基酚和非对乙酰氨基酚病因导致的 ALF 的自发生存率随着时间的推移不断提高[55]。即使在符合国王学院标准的最严重的患者和接受 LT 的患者中也观察到这种改善。ALF LT 后的主要死亡原因是感染和败血症、进行性器官衰竭和移植肝功能障碍或失败。

结论

总而言之，ALF 是一种罕见但威胁生命的器官功能障碍，如果不紧急采取适当的措施，会增加死亡率和并发症发病率。这类患者最好在专门的肝脏重症监护室由经验丰富的多学科团队进行管理，在疾病的早期应寻求专家咨询。为了明确病因和相关的器官功能障碍并开始适当的治疗，需要早期评估。在过去的几年里，ALF 患者的管理有了明显的改善，经常会不需要 LT 而自愈。然而，LT 的标准和进行 LT 的最佳时间仍在争论之中，到目前为止，没有一个评分系统足够准确和精确地预测患者的结果。在 ALF 的早期，患者应被列为紧急 LT，当有合适的肝移植物时，应根据疾病的严重程度和进展情况，个体化决定是否进行 LT。

参考文献

[1] Lee WM, Stravitz RT, Larson AM. Introduction to the revised American Association for the Study of Liver Diseases Position Paper on acute liver failure 2011. Hepatology. 2012;55:965-7.

[2] European Association for the Study of the Liver. EASL clinical practice guidelines: Wilson's disease. J Hepatol. 2012;56(3):671-85.

[3] Parekh J, Matei VM, Canas-Coto A, Friedman D, Lee WM. Acute Liver Failure Study Group. Budd-chiari syndrome causing acute liver failure: a multicenter case series. Liver Transpl. 2017;23(2):135-42.

[4] Atterbury CE, Maddrey WC, Conn HO. Neomycin-sorbitol and lactulose in the treatment of acute portal-systemic encephalopathy. Am J Dig Dis. 1978;23(5):398-406.

[5] Kakisaka K, Suzuki Y, Kataoka K, Okada Y, Miyamoto Y, Kuroda H, Takikawa Y. Predictive formula of coma onset and prothrombin time to distinguish patients who recover from acute liver injury. J Gastroenterol Hepatol. 2018;33(1):277-82.

[6] Di Giorgio A, D'Antiga L. Acute liver failure in children: is it time to revise the diagnostic criteria? Liver Transpl. 2020;26(2):184-6.

[7] MacDonald AJ, Speiser JL, Ganger DR, Nilles KM, Orandi BJ, Larson AM, Lee WM, Karvellas CJ, United States Acute Liver Failure Study Group. Clinical and neurological outcomes in acetaminophen-induced acute liver failure: a twenty-one-year multicenter cohort study. Clin Gastroenterol Hepatol. 2020; https://doi. org/10.1016/j.cgh.2020.09.016.

[8] Weiler N, Schlotmann A, Schnitzbauer AA, Zeuzem S, Welker MW. The epidemiology of acute liver failure: results of a population-based study including 25 million state-insured individuals. Dtsch Ärztebl Int. 2020;117(4):43.

[9] Bower WA, Johns M, Margolis HS, Williams IT, Bell BP. Population-based surveillance for acute liver failure. Am J Gastroenterol. 2007;102:2459-63.

[10] Khuroo MS, Kamili S. Aetiology and prognostic factors in acute liver failure in India. J Viral Hepat. 2003;10:224-31.

[11] Jayaraman T, Lee YY, Chan WK, Mahadeva S. Epidemiological differences of common liver conditions between Asia and the West. JGH Open. 2020;4(3):332-9.

[12] Larson AM, Polson J, Fontana RJ, Davern TJ, Lalani E, Hynan LS, Reisch JS, Schiødt FV, Ostapowicz G, Shakil AO, Lee WM. Acetaminophen-induced acute liver failure: results of a United States multicenter, prospective study. Hepatology. 2005;42(6):1364-72.

[13] Craig DG, Bates CM, Davidson JS, Martin KG, Hayes PC, Simpson KJ. Overdose pattern and outcome in paracetamolinduced acute severe hepatotoxicity. Br J Clin Pharmacol. 2011;71(2):273-82.

[14] Ganzert M, Felgenhauer N, Zilker T. Indication of liver transplantation following amatoxin intoxication. J Hepatol. 2005;42(2):202-9.

[15] Tujios SR, Lee WM. Acute liver failure induced by idiosyncratic reaction to drugs: challenges in diagnosis and therapy. Liver Int. 2018;38(1):6-14.

[16] Bernal W, Wendon J. Acute liver failure. N Engl J Med. 2013;369:2525-34.

[17] Manka P, Verheyen J, Gerken G, Canbay A. Liver failure due to acute viral hepatitis (AE). Visc Med. 2016;32(2):80-5.

[18] Eisenbach C, Sieg O, Stremmel W, Encke J, Merle U. Diagnostic criteria for acute liver failure due to Wilson disease. World J Gastroenterol. 2007;13(11):17[illegible]

[19] Kongwattanakul K, Saksiriwuttho P, Chaiyarach S, Thepsuthammarat K. Incidence, characteristics, maternal complications, and perinatal outcomes associated with preeclampsia with severe features and HELLP syndrome. Int J Women's Health. 2018;10:371.

[20] Erkılınç S, Eyi EG. Factors contributing to adverse maternal outcomes in patients with HELLP syndrome. J Matern Fetal Neonat Med. 2018;31(21):2870-6.

[21] Parekh J, Matei VM, Canas-Coto A, Friedman D, Lee WM, Acute Liver Failure Study Group. Budd-chiari syndrome causing acute liver failure: a multicenter case series. Liver Transpl. 2017;23(2):135-42

[22] Rajajee V, Williamson CA, Fontana RJ, Courey AJ, Patil PG. Noninvasive intracranial pressure assessment in acute liver failure. Neurocrit Care. 2018;29(2):280-90.

[23] Leventhal TM, Gottfried M, Olson JC, Subramanian RM, Hameed B, Lee WM, Acute Liver Failure Study Group. Acetaminophen is undetectable in plasma from more than half of patients believed to have acute liver failure due to overdose. Clin Gastroenterol Hepatol. 2019;17(10):2110-6.

[24] Serper M, Wolf MS, Parikh NA, Tillman H, Lee WM, Ganger DR. Risk factors, clinical presentation, and outcomes in overdose with acetaminophen alone or with combination products: results from the acute liver failure study group. J Clin Gastroenterol. 2016;50(1):85

[25] Stravitz RT, Ellerbe C, Durkalski V, Schilsky M, Fontana

RJ, Peterseim C, Lee WM, Acute Liver Failure Study Group. Bleeding complications in acute liver failure. Hepatology. 2018;67(5):1931-42.
[26] Stravitz RT, Lisman T, Luketic VA, Sterling RK, Puri P, Fuchs M, Ibrahim A, Lee WM, Sanyal AJ. Minimal effects of acute liver injury/acute liver failure on hemostasis as assessed by thromboelastography. J Hepatol. 2012; 56(1):129-36.
[27] Wendon J, Cordoba J, Dhawan A, Larsen FS, Manns M, Nevens F, Samuel D, Simpson KJ, Yaron I, Bernardi M. EASL clinical practical guidelines on the management of acute (fulminant) liver failure. J Hepatol. 2017;66(5): 1047-81.
[28] Dhiman RK, Jain S, Maheshwari U, Bhalla A, Sharma N, Ahluwalia J, Duseja A, Chawla Y. Early indicators of prognosis in fulminant hepatic failure: an assessment of the Model for End-Stage Liver Disease (MELD) and King's College Hospital criteria. Liver Transpl. 2007;13(6):814-21.
[29] Bernal W, Cross TJ, Auzinger G, Sizer E, Heneghan MA, Bowles M, Muiesan P, Rela M, Heaton N, Wendon J, O'Grady JG. Outcome after wait-listing for emergency liver transplantation in acute liver failure: a single centre experience. J Hepatol. 2009;50(2):306-13.
[30] Enjalbert F, Rapior S, Nouguier-Soulé J, Guillon S, Amouroux N, Cabot C. Treatment of amatoxin poisoning: 20-year retrospective analysis. J Toxicol Clin Toxicol. 2002;40(6):715-57.
[31] Dhawan A, Taylor RM, Cheeseman P, De Silva P, Katsiyiannakis L, Mieli-Vergani G. Wilson's disease in children: 37-year experience and revised King's score for liver transplantation. Liver Transpl. 2005;11(4):441-8.
[32] Koch DG, Tillman H, Durkalski V, Lee WM, Reuben A. Development of a model to predict transplant-free survival of patients with acute liver failure. Clin Gastroenterol Hepatol. 2016;14(8):1199-206.
[33] Bernal W, Wang Y, Maggs J, Willars C, Sizer E, Auzinger G, Murphy N, Harding D, Elsharkawy A, Simpson K, Larsen FS. Development and validation of a dynamic outcome prediction model for paracetamol-induced acute liver failure: a cohort study. Lancet Gastroenterol Hepatol. 2016;1(3):217-25.
[34] Kim JD, Cho EJ, Ahn C, Park SK, Choi JY, Lee HC, Kim DY, Choi MS, Wang HJ, Kim IH, Yeon JE. A model to predict 1-month risk of transplant or death in hepatitis a - related acute liver failure. Hepatology. 2019;70(2):621-9.
[35] Weiss E, Saner F, Asrani SK, Biancofiore G, Blasi A, Lerut J, Durand F, Fernandez J, Findlay JY, Fondevila C, Francoz C. When is a critically ill cirrhotic patient too sick to transplant? Development of consensus criteria by a multidisciplinary panel of 35 international experts. Transplantation. 2020. https://doi.org/10.1097/ TP.0000000000002858.
[36] Darweesh SK, Ibrahim MF, El-Tahawy MA. Effect of N-acetylcysteine on mortality and liver transplantation rate in non-acetaminophen-induced acute liver failure: a multicenter study. Clin Drug Investig. 2017;37(5):473-82.
[37] Rabinowich L, Wendon J, Bernal W, Shibolet O. Clinical management of acute liver failure: results of an international multi-center survey. W J Gastroenterol. 2016;22(33):7595.
[38] Mohsenin V. Assessment and management of cerebral edema and intracranial hypertension in acute liver failure. J Crit Care. 2013;28(5):783-91.
[39] Bernal W, Murphy N, Brown S, Whitehouse T, Bjerring PN, Hauerberg J, Frederiksen HJ, Auzinger G, Wendon J, Larsen FS. A multicentre randomized controlled trial of moderate hypothermia to prevent intracranial hypertension in acute liver failure. J Hepatol. 2016;65(2):273-9.
[40] Donnelly MC, Hayes PC, Simpson KJ. Role of inflammation and infection in the pathogenesis of human acute liver failure: clinical implications for monitoring and therapy. W J Gastroenterol. 2016;22(26):5958.
[41] Fujiwara K, Abe R, Yasui S, Yokosuka O, Kato N, Oda S. High recovery rate of consciousness by high-volume filtrate hemodiafiltration for fulminant hepatitis. Hepatol Res. 2019;49(2):224-31.
[42] Kozek-Langenecker SA, Ahmed AB, Afshari A, Albaladejo P, Aldecoa C, Barauskas G, De Robertis E, Faraoni D, Filipescu DC, Fries D, Haas T. Management of severe perioperative bleeding: guidelines from the European Society of Anaesthesiology: first update 2016. Eur J Anaesthesiol. 2017;34(6):332-95.
[43] Sponholz C, Matthes K, Rupp D, Backaus W, Klammt S, Karailieva D, Bauschke A, Settmacher U, Kohl M, Clemens MG, Mitzner S. Molecular adsorbent recirculating system and single-pass albumin dialysis in liver failure - a prospective, randomised crossover study. Crit Care. 2016;20(1):2.
[44] Saliba F, Camus C, Durand F, Mathurin P, Letierce A, Delafosse B, Barange K, Perrigault PF, Belnard M, Ichaï P, Samuel D. Albumin dialysis with a noncell artificial liver support device in patients with acute liver failure: a randomized, controlled trial. Ann Intern Med. 2013;159(8):522-31.
[45] He GL, Feng L, Duan CY, Hu X, Zhou CJ, Cheng Y, Pan MX, Gao Y. Meta-analysis of survival with the molecular adsorbent recirculating system for liver failure. Int J Clin Exp Med. 2015;8(10):17046.
[46] Kribben A, Gerken G, Haag S, Herget-Rosenthal S, Treichel U, Betz C, Sarrazin C, Hoste E, Van Vlierberghe H, Escorsell À, Hafer C. Effects of fractionated plasma separation and adsorption on survival in patients with acute-on-chronic liver failure. Gastroenterology. 2012;142(4): 782-9.
[47] Stahl K, Hadem J, Schneider A, Manns MP, Wiesner O, Schmidt BM, Hoeper MM, Busch M, David S. Therapeutic plasma exchange in acute liver failure. J Clin Apher. 2019;34(5):589-97.
[48] Kido J, Matsumoto S, Momosaki K, Sakamoto R, Mitsubuchi H, Inomata Y, Endo F, Nakamura K. Plasma exchange and chelator therapy rescues acute liver failure in Wilson disease without liver transplantation. Hepatol Res. 2017;47(4):359-63.
[49] Larsen FS, Schmidt LE, Bernsmeier C, Rasmussen A, Isoniemi H, Patel VC, Triantafyllou E, Bernal W, Auzinger G, Shawcross D, Eefsen M. High-volume plasma exchange in patients with acute liver failure: an open randomised controlled trial. J Hepatol. 2016;64(1):69-78.
[50] Weiner J, Griesemer A, Island E, Lobritto S, Martinez M, Selvaggi G, Lefkowitch J, Velasco M, Tryphonopoulos P, Emond J, Tzakis A. Longterm outcomes of auxiliary

partial orthotopic liver transplantation in preadolescent children with fulminant hepatic failure. Liver Transpl. 2016;22(4):485-94.

[51] Rela M, Kaliamoorthy I, Reddy MS. Current status of auxiliary partial orthotopic liver transplantation for acute liver failure. Liver Transpl. 2016;22(9):1265-74.

[52] Kim SH, Lee EC, Shim JR, Park SJ. A simplified protocol using rituximab and immunoglobulin for ABO-incompatible low-titre living donor liver transplantation. Liver Int. 2018;38(5):932-9.

[53] Germani G, Theocharidou E, Adam R, Karam V, Wendon J, O'Grady J, Burra P, Senzolo M, Mirza D, Castaing D, Klempnauer J. Liver transplantation for acute liver failure in Europe: outcomes over 20 years from the ELTR database. J Hepatol. 2012;57(2):288-96.

[54] Pamecha V, Vagadiya A, Sinha PK, Sandhyav R, Parthasarathy K, Sasturkar S, Mohapatra N, Choudhury A, Maiwal R, Khanna R, Alam S. Living donor liver transplantation for acute liver failure: donor safety and recipient outcome. Liver Transpl. 2019;25(9):1408-21.

[55] Donnelly MC, Davidson JS, Martin K, Baird A, Hayes PC, Simpson KJ. Acute liver failure in Scotland: changes in aetiology and outcomes over time (the Scottish Look-Back Study). Alim Pharmacol Ther. 2017;45(6):833-43.

第63章 死亡供体的肝移植获取

Liver Graft Retrieval in Deceased Donors

Florin Botea　Genadyi Vatachki Roumenov　Radu Zamfir　Vladislav Brasoveanu　Irinel Popescu　著

摘要

肝移植是目前终末期肝病的治疗方法，并且由于免疫抑制药、标准化手术技术和扩大供体库策略的进步，肝移植已经变得很普遍。然而，保证合适的移植物质量仍然是器官获取的首要目标。这一目标是通过适当的器官灌注来实现的，以减少再灌注损伤，并通过手术规则来尽量减少无意中的移植物损伤。不断增多的等待名单使移植中心要扩大供体库，并重新考虑可接受移植的标准。这导致越来越多的移植手术使用扩展标准捐献（extended criteria donors，ECD）、活体捐献（living donors，LD），以及最近在少数国家使用循环死亡捐献（donors after circulatory death，DCD）。通过改变国家的捐赠政策，进一步扩大了捐赠者队伍。然而，到目前为止，脑死亡捐献（donation after brain death，DBD）仍然是移植器官的主要来源。成功获取的关键点是最佳的获取技术，彻底冲洗移植物，以及最短的冷热缺血时间。

肝移植是目前终末期肝病的治疗方法，由于免疫抑制的改进、标准化的手术技术和扩大供体库的策略等进展，肝移植已经变得很普遍。然而，保证合适的移植物质量仍然是器官获取的首要目标。这一目标是通过适当的器官灌注来实现的，以减少再灌注损伤，并通过手术规范来减少移植物的意外损伤[1]。

不断增多的等待名单使移植中心要扩大供体库，并重新考虑可接受移植的标准。这导致越来越多的移植手术使用ECD、LD，以及最近在少数国家使用DCD。通过改变国家的捐赠政策，进一步扩大了捐赠者队伍（图63-1）。然而，到目前为止，DBD仍然是移植器官的主要来源（图63-2）[4]。

一、脑死亡捐献

脑死亡捐献是指大脑所有功能（包括脑干）不可逆丧失的患者。DBD中必须具备的3个关键要素：昏迷、脑干反射缺失和呼吸暂停。诊断脑死亡（brain death，BD）包括在捐献者的病史中确定BD的原因，排除类似BD的情况（低温、巴比妥酸盐中毒等），并进行神经检查[5]。

由于等待名单上的患者越来越多，在紧急情况下，接受ECD（表63-1）[6, 7]，即“边缘捐献供体”，是许多中心的现行做法。最频繁使用的ECD移植物是那些肝脏脂肪变性＞30%的人，这表明在某些情况下，移植物原发性无功能率可能

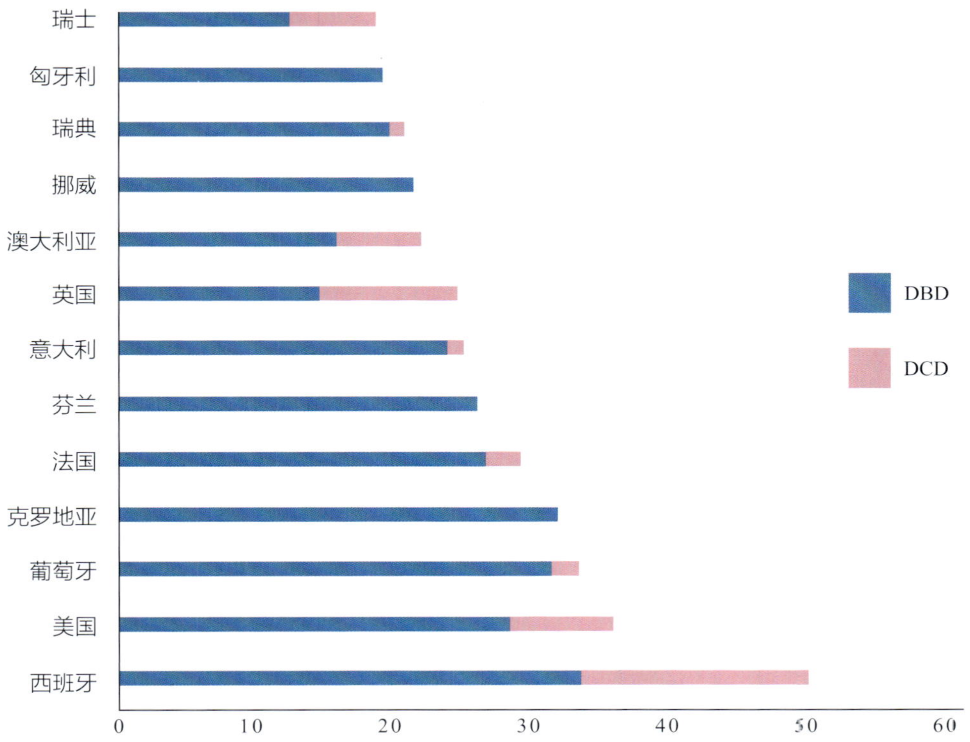

*. 实际已故器官捐献者至少已有一个器官用于移植，与已利用捐献者相反，已利用捐献者是从实际捐献者中至少移植了一个器官。因此，已利用捐献者的数量低于或等于实际捐献者的数量。

▲ 图 63-1　**2019 年欧洲、澳大利亚和美国的实际 DBD 和 DCD 器官捐赠率** [2, 3]

较低，甚至可以逆转脂肪变性[8]。

扩展的标准捐助者定义如下[7]。

二、循环死亡捐献

DCD 的定义是心搏骤停后心肺功能的不可逆丧失，因此不能或不应该进行复苏。“非心脏跳动捐献者”（non-heart beating donor，NHBT）这一术语被弃用。同时，“器官摘取”（organ harvesting）一词也被放弃，取而代之的是“器官取回或获取”（organ retrieval or procurement）[4]。根据 Maastricht 分类法，DCD 捐献者被分为四类；后两类称为“受控”组，经常被用作肝移植的捐献者，而前两类称为“不受控”组，由于缺血时间过长，移植物经常被弃用（图 63-3）[4]。

DCD 供体提供的移植物质量较低，并且需要复杂的基础设备，因此在许多国家不是首选来源。

由于缺血时间较长（与 DBD 相比），DCD 获取的主要目标是器官灌注，因此有 3 种技术。

- 快速剖腹探查和主动脉插管，随后进行器官分离。
- 股血管导管插管，然后剖腹探查和解剖。
- 根据最近研究，NRP——股血管插管和局部灌注也可能提高肝移植质量[22]。

后两种方法无须手术室，可由训练有素的人员在紧急情况下进行。这些方法可以更好地缩短 DCD 诊断和取肝团队到达之间的时间延迟，通过早期器官灌注减少热缺血时间。

从技术上讲，没有对主动脉横断钳闭，而是等效地将主动脉插管，用保存液冲洗器官。获取肝脏必须在心搏骤停后 35min 内进行，以保证较好结局[23]。

用保存液对器官进行原位灌注是心搏骤停供体的获取技术之一。

- 通过股动脉途径将导管插入主动脉。通过该导管向器官注入生理盐水，然后再注入保存液。

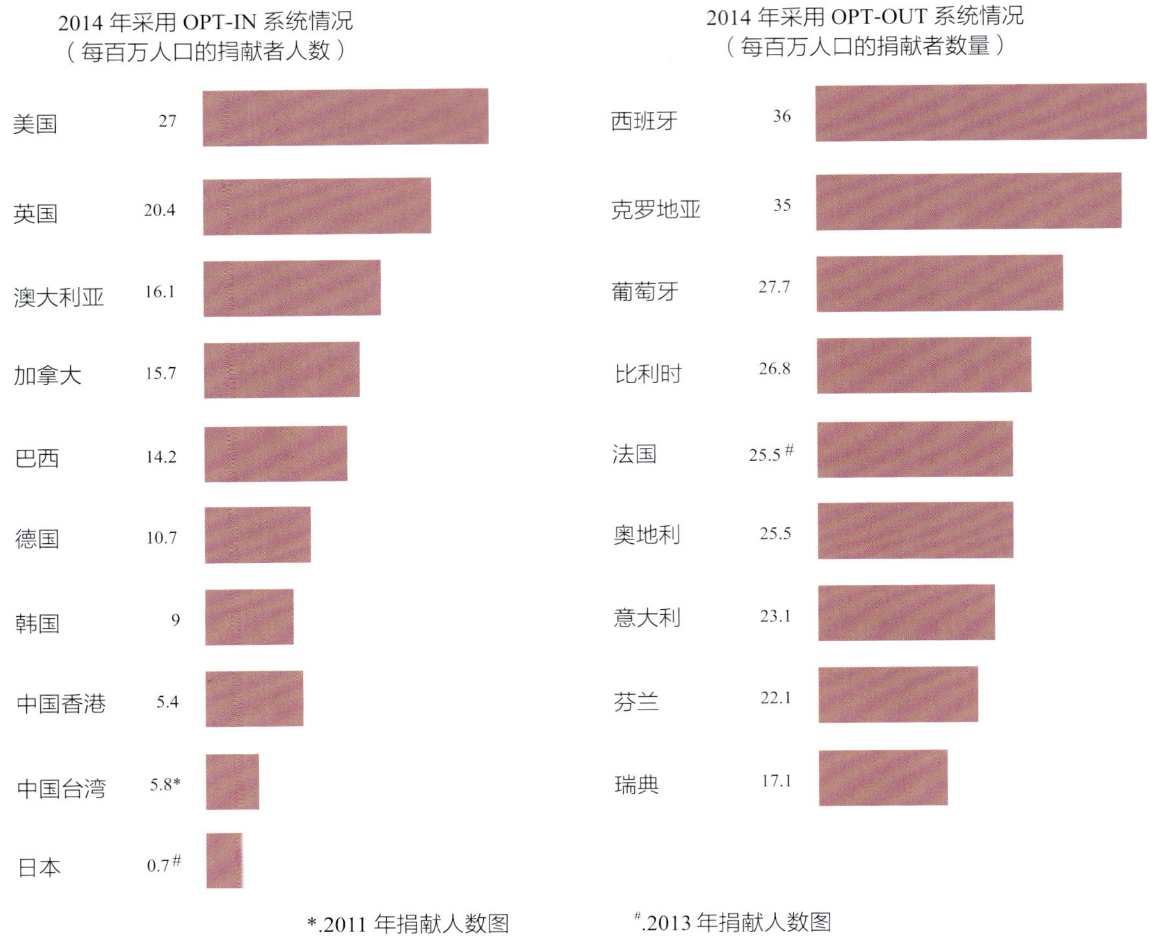

▲ **图 63-2　不同国家和地区的 DBD 捐赠率** [3]

2010 年新加坡的器官捐献率，同时有选择加入和选择退出系统，5.1/ 百万

导管的两个球囊在腹腔干上和腹腔干下主动脉中充气，以实现器官的隔离灌注，这相当于原位横断钳闭。建议对导管位置进行放射学引导。

- 另一根导管通过股静脉插入下腔静脉，以实现灌注液的流出。
- 通过经皮导管输注冷盐水冷却腹腔。
- 尽可能快地进行取出器官，并用保存液“离体”灌注器官 [24]。

这种技术的另一个选择是快速开腹手术，只在膈肌下水平进行主动脉插管和夹闭，如果进行胸骨切开术，则在主动脉交叉处进行插管和夹闭。

DCD 的主要关注点是由热缺血时间的延长引起的全身性炎症，这对移植质量有很大影响，这种情况在 DCD 中很难控制 [3]，而在 DBD 供体中却很容易控制，这使得后者成为大多数中心使用最频繁和一致接受的供体来源。然而，如今 DCD 在扩大供体库方面提供了有希望的结果。最近的研究显示，在移植物存活率、术后并发症和再入院率方面有可比性（图 63-4）[26, 27]。

DCD 移植物质量可以通过插入充氧常温或低温机械灌注来改善。该装置通过使用保存液灌注和冷却器官，在心搏骤停和器官取回之间起到桥接作用。

三、低温充氧灌注

最近关于体外机器充氧灌注的研究证明，在 DBD 和 DCD 移植物中，可以显著减少缺血再灌

表 63-1 扩展标准捐献的指标 [6, 7]

供体特点	• 年龄>65 岁 • BMI>30kg/m²
ICU 相关因素	• ICU 住院和呼吸支持>7 天 • 低血压和肌力支持（使用≥2 个升压药，高剂量多巴胺或肾上腺素） • 复苏的心搏骤停
肝脂肪变性	大量脂肪变性（>30% 但≤60%）
生物化指标紊乱	• 高钠血症（血清 Na 峰值>165mEq/L） • 肝功能障碍（AST/ALT>3 倍；总胆红素>3mg/dl）
冷缺血时间	>12h
病毒感染	• HBV 肝炎的血清学检查呈阳性 • AgHBs（+） • AgHbc（+） • HCV 肝炎的血清学阳性
败血症相关因素	• 血培养阳性败血症 • 脑膜炎
恶性肿瘤风险因素	肝外恶性肿瘤史

分类Ⅰ 不可控	发现死亡 ⅠA 院外 ⅠB 院内	突发意外心搏骤停，并且未经医疗团队进行任何生命复苏尝试；应根据当地的国家生命建议考虑热缺血时间（WIT）；参考院内或院外（IH-OH）环境
分类Ⅱ 不可控	目击心搏骤停 ⅡA. 院外 ⅡB. 院内	突发不可逆性心搏骤停，并且医疗团队未能成功实施生命复苏；参考院内或院外（IH-OH）环境
分类Ⅲ 可控	停止生命维持治疗	计划停止维持生命治疗 *；预期发生心搏骤停
分类Ⅳ 不可控的可控	脑死亡时心搏骤停	在捐献者生命管理期间、但在器官移植前被诊断为脑死亡后突发心搏骤停

*. 此分类主要考虑了撤除生命支持治疗的决定。一些国家立法允许安乐死（医疗辅助的心搏骤停者），并且随后进行器官捐献被归为第Ⅴ类

▲ 图 63-3 修改后的 Maastricht DCD 分类 [4]

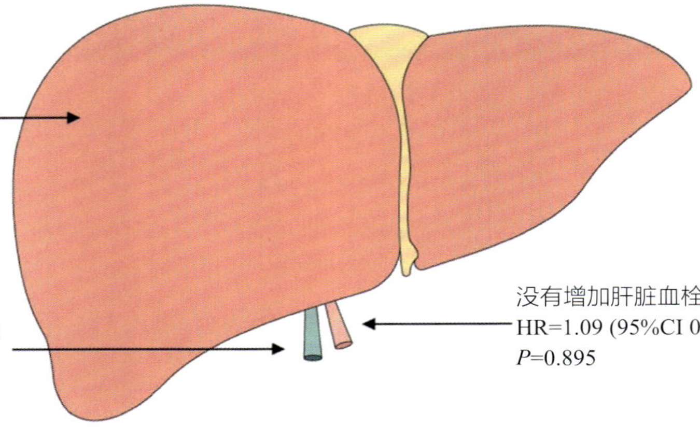

▲ **图 63-4　高度选择患者的 DCD 与 DBD 肝移植**[25]

注损伤和胆道损伤，使得高达 7/10 因其他原因被排斥的肝脏可适合移植，进一步扩大了供体池[9]。与肾移植中低温氧合机械灌注已成为常规应用不同，肝移植中低温氧合机械灌注的使用仍处于早期临床经验阶段（图 63-5）。

（一）外科技术

任何取材过程中最重要的操作是主动脉阻断，其次是用保存液冲洗器官。器官解剖可以在之前和（或）之后进行，因此取回过程可以描述为两个主要阶段：热缺血和冷缺血期解剖。

最初，热缺血期解剖是首选，因为它降低了器官复温的风险，并可进行更充分的解剖[10]。然而，在此阶段如发生动脉损伤，则可能对移植物造成损害，为此，引入了一种快速技术，旨在早期对血管控制并进行插管，然后进行冷缺血期解剖，从而缩短手术时间，减少器官损伤[11]。这项技术对术者要求很高，因为灌注后识别血管结构对术者要求更高，因此，外科医生可根据自己的经验，对两个阶段的解剖过程进行平衡[12]。整肝取出也可降低器官损伤的风险，常用于儿科供体，其次常见于俯卧位的器官分离。无论采用何种技术，外科医生都必须确保以最小的风险快速移除移植物[10, 12]。

腹部手术后，检查和触诊肝脏，通过游离右半肝显露裸区。在肝脏外观和一致性方面的主要

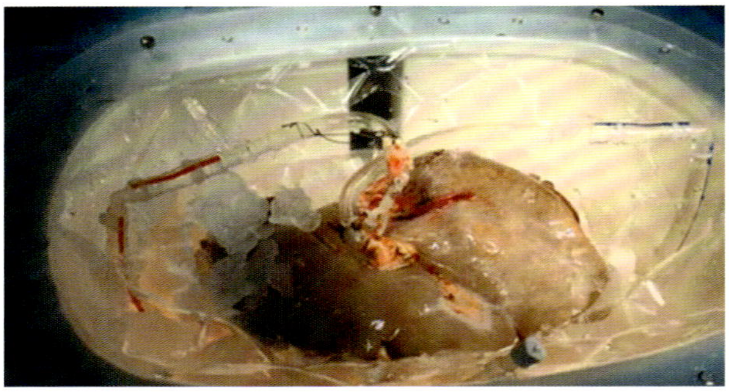

▲ **图 63-5　肝动脉和门静脉低温氧合机械灌注（双 HOPE）处理晚期脂肪变性肝脏（35%）。移植成功，无并发症**

关注点包括以下方面。

- 由于过度灌注而密度增加，通常见于输液较多的低血压患者。
- 细小、颗粒状的外观可能提示肝脏病变；如果是这样，需要行活检和冰冻切片检查。
- 肝脏颜色深常提示低血压状态，甚至可以预测心搏骤停。
- 肝脏呈黄色提示肝脏脂肪变性（需要冰冻切片活检）（图 63-6）。
- 肝局灶性病变（需要冰冻切片检查活检）。

脂肪性肝病的移植可增加原发性无功能（primary non-function，PNF）的风险。脂肪变性在 10%～30% 之间是可以接受的边缘移植物，一

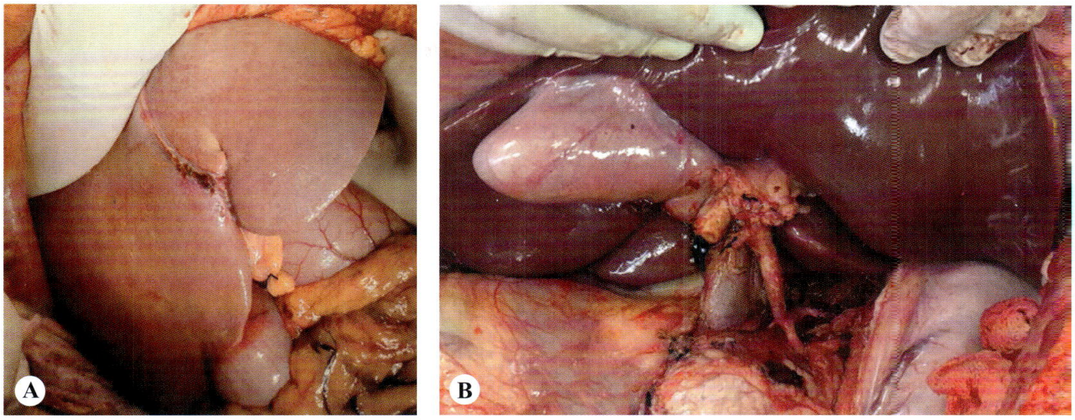

▲ **图 63-6 肝脏脂肪变性的大体观（A），正常肝（B）**

引自 the photo collection of Genadyi Vatachki Roumenov

些中心甚至可以接受高达 60%[13] 的脂肪变性。

接下来检查结肠、直肠、肾脏和盆腔器官（女性捐献者）是否有恶性肿瘤。任何异常发现都应记录并报告给移植中心，包括活检结果。

检查完成后，外科医生可以进行胸骨切开术。然后，打开心包，适当显露心包下腔静脉；即使没有行心脏获取，这一步对于监测心脏运动和采取适当措施以防心搏骤停也是必不可少的。

触诊小网膜囊以检查是否存在迷走肝左动脉（aberrant left hepatic artery，ALHA）（图 63-7A），然后切开小网膜囊，如果有动脉，则保留动脉。触诊肝门右侧，判断是否存在迷走肝右动脉（aberrant right hepatic artery，ARHA）。

Varotti 等对该部位可能的动脉变异进行了很好的分类 [14]。

- 1 型：从腹腔干出现的单一肝动脉。
- 2a 型：HA，来自腹腔干并产生左右两支 HA；副肝左动脉从胃左动脉发出。
- 2b 型：HA，来自腹腔干，只产生右侧 HA；肝左动脉起源于 LGA（替代的肝左动脉）。
- 3a 型：HA，来自腹腔干，产生左右两支 HA；自肠系膜上动脉出现副肝右动脉。
- 3b 型：起自 SMA 的肝右动脉和起自 LGA 的肝左动脉。
- 4a 型：HA 来自腹腔干，两个副 HA 分别为来自 SMA 的副肝右动脉和来自 LGA 的副肝左动脉。
- 4b 型：HA 起源于 SMA，同时分化出左右 HA；副肝左动脉起源于 LGA。
- 5 型：起源于 SMA 的单一 HA（图 63-7B）[15]。

根据一项 Meta 分析，55%～60% 的病例中可见到普通的 HA 从腹腔干发出的典型分支，而 40%～45% 的病例中观察到肝动脉解剖结构的变化。

从左侧经小网膜囊可触摸到第一肝门，其后部搏动感的存在提示肝右动脉起源于 SMA，位于十二指肠右侧后方，起源于 SMA，其空间位置相对于胰头有几种变化：在矢状面 – 胰头后方或穿过胰头；在额面 – 门静脉和脾肠系膜汇合处分别位于更外侧或更内侧；在这一区域，应考虑起源于腹主动脉干甚至是主动脉的 HA（图 63-7C 和 D）。

尽早正确甄别肝动脉的解剖结构是安全取肝的关键。例如，来自正常 HA 的低分叉的肝右动脉可能与来自 SMA 的迷走肝右动脉混淆。迷走肝右动脉存在一种头 – 尾轨迹，在低分叉的情况下，肝右动脉自内侧到外侧存在夹角，呈现上升的状态。如果不能正确识别这两种变化，则在成角处易造成损害。6% 的病例可能出现于胃十二指肠动脉下段出现 HA 分叉（图 63-8）。

通过在疑似异常的动脉上放置精细的动脉夹，术者可以区分迷走肝右动脉和胆总管的动脉：夹住迷走肝右动脉可造成肝实质的缺血线。同样的方法可以识别从 LGA 中出现的副肝左动

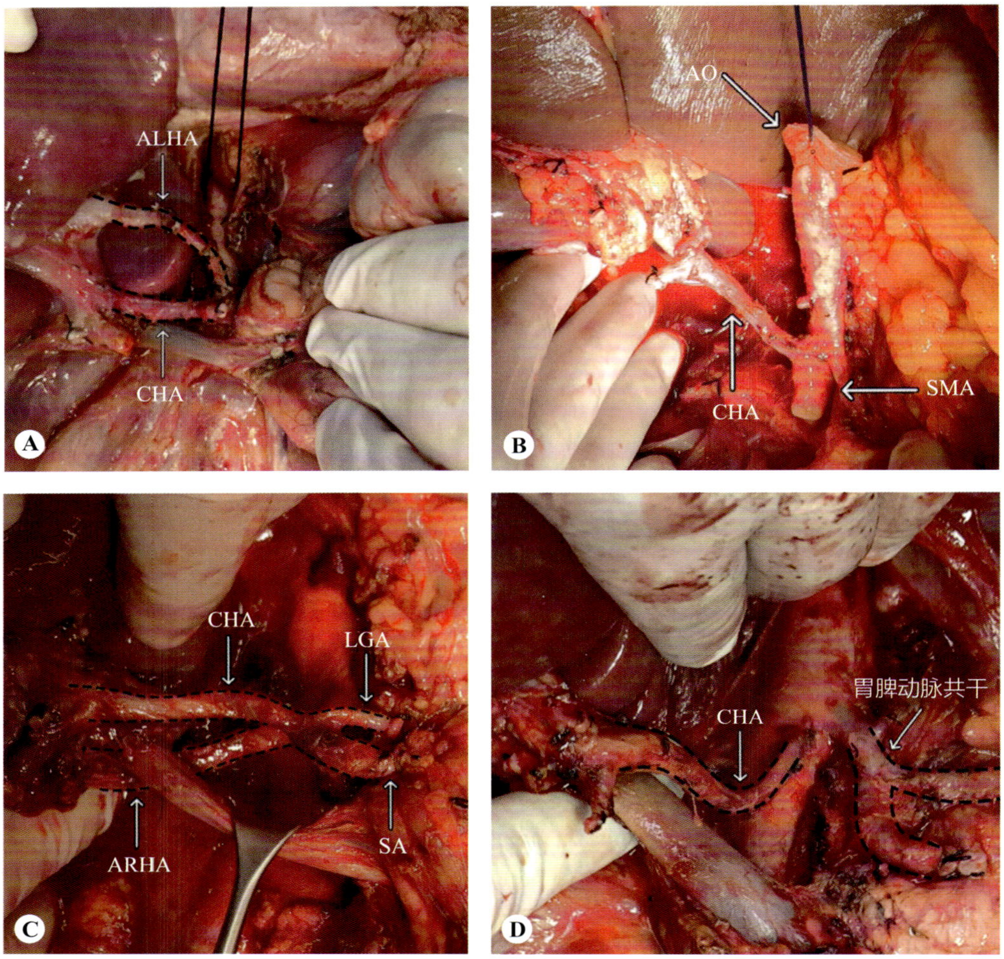

▲ 图 63-7　**A. 异常的肝左动脉起源于胃左动脉；B. 起源于 SMA 的 HA；C. 来源于腹腔干的 ARHA；D. 直接发源于主动脉的肝总动脉**
引自 the photo collection of Genadyi Vatachki Roumenov

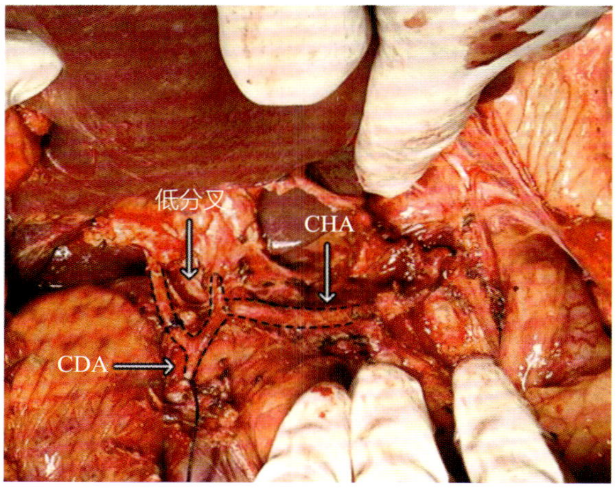

▲ 图 63-8　**移开胰头后显露肝总动脉的低分叉**
引自 the photo collection of Genadyi Vatachki Roumenov

脉：在血管夹的异常 HA 远端存在搏动，表明在肝门部有动脉吻合侧支。

切开 Told 线，从腹膜后完全游离结肠和小肠（Cattell-Braasch 手法），向下显露下腔静脉，朝向左肾静脉和主动脉，直至显露 SMA 起源（图 63-9）[16]。从髂右动脉向门静脉侧继续剥离，完全游离胰头部。最后，术者将食指穿过肝门后方的网膜孔，显露并切开 SMA 起始处的结缔组织，完成切除手术 [1]。

如果供肝血流动力学不稳定，术者可以在此时进行主动脉插管，并在冷缺血期完成游离。

胆囊造瘘术后，确定胆总管的位置，在胰头上方尽可能远距离结扎，切开胆囊壁，经胆囊冲

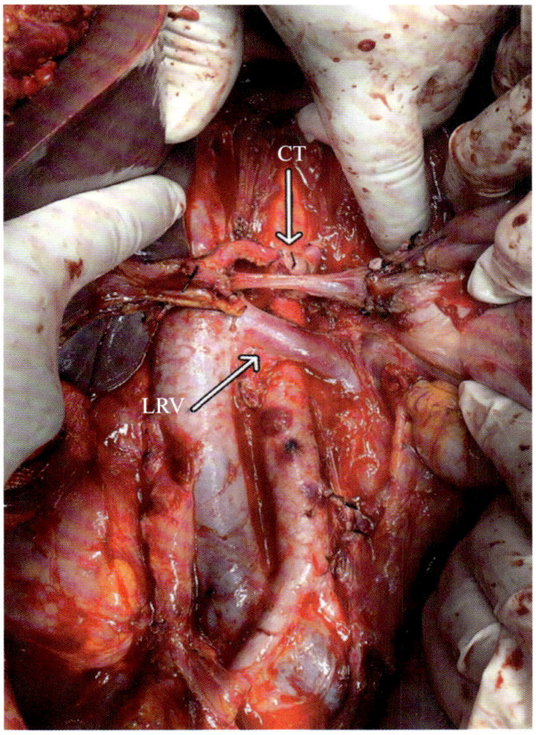

▲ 图 63-9　**Cattell-Braasch** 手法显露腹膜后主要的血管
引自 the photo collection of Genadyi Vatachki Roumenov

洗胆管，然后行胆囊切除术。确定幽门位置及胃十二指肠动脉并结扎；如果可能，建议保留胃十二指肠动脉残端，以便于受者评估 HA 的血流，甚至取栓。沿轴线解剖肝总动脉，辨认并结扎肝动脉和脾动脉，保留 5～10mm 的残端，显露腹腔干。腹腔干的分离必须非常谨慎，避免损伤起源于腹腔干的根部的膈动脉。横切右侧膈脚，显露膈下主动脉，在此水平以一丝线或者吊带绕过主动脉（图 63-10）。

还有一种方法是通过切开左肺韧带的下部来悬吊横膈上方的主动脉，称为经心包经胸膜入路。在这个水平上进行主动脉环周游离最好在手指控制下进行，以防止损伤椎动脉。

在 Treitz 韧带处切开肠系膜下静脉并插管；插入后，将门静脉插管置于门静脉（PV）中，或者将套管直接放置于 PV 中（图 63-11）。此操作后应结扎紧，尽量减少门静脉血流不足。亦可置管于门静脉（位于十二指肠后面的部分，或者通过肠系膜上静脉），通过回抽以确认门静脉置管的通畅，然后向管内注入肝素化盐水。

通过结扎和切断肠系膜下动脉，在髂总动脉分叉处上方进行主动脉夹闭，并于此水平将主动脉结扎并插管。通过回抽检查主动脉插管的通畅性，然后注入肝素化盐水。主动脉插管平面的出血可能源于腰部动脉，必须识别并缝合。

下腔静脉也必须在同一水平进行解剖。静脉注射肝素（300U/kg），等待 3min 以完成全身性的循环。

（二）交叉夹闭

该操作包括几个步骤，将腹部器官主动脉和门静脉通路封闭在同一个闭合回路中，并保存液

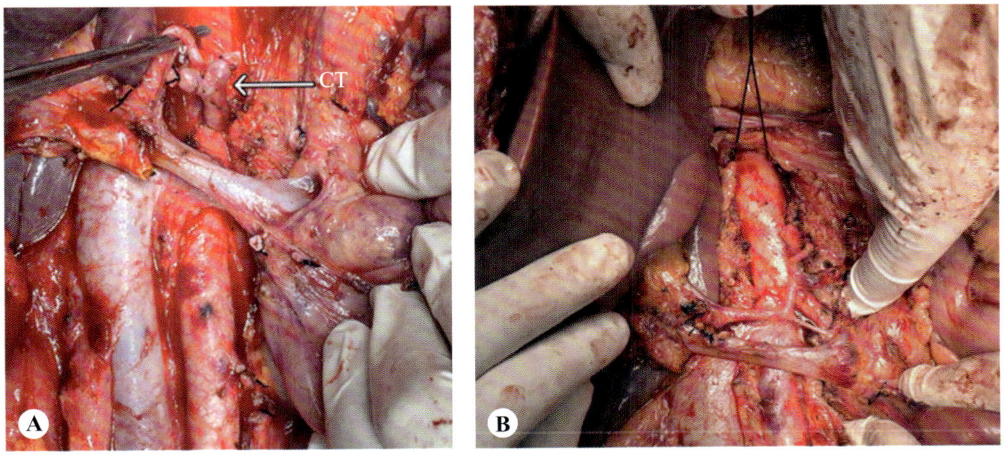

▲ 图 63-10　环周解剖腹腔干（**A**），主动脉吊带标记交叉夹闭之处（**B**）
引自 the photo collection of Genadyi Vatachki Roumenov

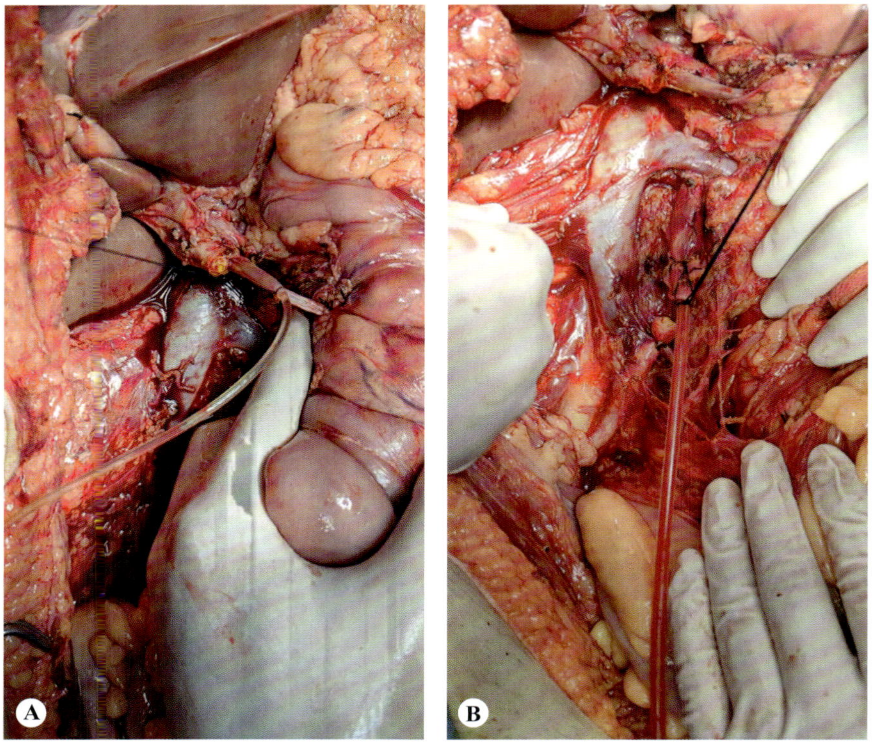

▲ 图 63-11　门静脉（A）和主动脉（B）插管
引自 the photo collection of Genadyi Vatachki Roumenov

冲洗并通过下腔静脉排空。

- 通过结扎闭合膈下的腹主动脉。
- 用冷的保存液通过放置在 PV（肝组织 1ml/g，或者 2L）和主动脉（肝组织 3ml/g，或者 5L）的插管灌洗腹部器官。
- 于右心房下方，髂静脉上方切开下腔静脉。
- 使用无菌冰块填充腹部使得腹部器官局部冷却。
- 可于肠系膜根部夹闭，将肠道排除在灌注回路之外。

交替夹闭后，连同部分横膈膜将供肝整块切取。肝后下腔静脉在肾静脉开口上方切开。门静脉位于胰头上方，如果胰腺同时取走，须在远端留下 1cm 的残端。腹主动脉在腹腔干的上方和下方切断，并与其后部附着组织完全分离。至此，供肝已经从供体移除。

（三）技术变革

1. 劈离式肝获取

劈离式肝获取常应用于 2 例患者，并对供肝进行分离。劈离可以在Ⅱ～Ⅲ段和剩余肝脏部分（儿童和成人），或者Ⅱ～Ⅳ段和剩余肝脏部分（成人和成人）间进行。由于存在不同的血管和胆道变异，劈离往往很困难。但值得一提的是，某些动脉解剖变异有利于劈离，如 Varotti 分类中的 2b 型和 3b 型。

原位劈离需要在交叉夹闭前分离肝脏。供体必须符合以下标准：最佳的肝脏质量，中等至大体积的供肝，稳定的供体。体内原位劈离比体外原位劈离的优点包括以下方面。

- 肝脏切面止血效果最佳，尤其是在使用超声刀进行劈离时。
- 可分别评估两个供肝的活力。
- 对直径＞5mm 的静脉（需要重建）及异常的血管和胆管解剖进行细致的横断。

在体外原位劈离式取肝术中，取肝后在“备台”上劈离肝脏。而体外原位劈离术的优点在于缩短了手术时间，减少了对条件件的需求。

2. 肝胰整体获取

两个器官的同时取出需要切取包括腹主动脉

干和 SMA 在内的主动脉补片（图 63-12）。在游离器官和交叉夹闭后，供体被获取并游离。胰腺取出时，不结扎 GDA 和脾动脉。两个器官可以同时移植，作为一种“集群”移植，这种移植的适应证很少。在这种类型的器官摘取过程中，对胰腺使用“无接触技术”，通过使用脾作为“把手”（随后在备台上切除）来间接地游离胰腺。

3. 肝肠整体获取

这种类型的移植术前需行肠道准备和经鼻空肠营养管灌洗生理盐水和抗生素溶液。在接近 Treitz 韧带处用切割闭合器将空肠离断，并用缝线标记该区域。将胰腺与门静脉和肠系膜上静脉分离，然后在胰腺颈部水平横断。在供体不稳定的情况下，也可以在备台上进行胰腺游离。尽可能晚地缝合回肠，以便肠道内容物完全排入结肠。肝和肠移植物与腹腔干、SMA 和主动脉补片（Carell 补片）一起被取出，这些组织可以连同回肠于备台上修剪准备[17]。一些作者建议对肝门进行“在体”解剖，通过早期识别解剖变异来减少备台上的器官准备时间[18]。

（四）备台

供肝通过 PV 和 HA 灌注保存液（图 63-13）。冲洗胆总管以避免在冷缺血期残余胆汁的作用下胆道上皮自溶导致缺血。可通过观察肝脏的均匀变色情况和清澈的保存液通过肝静脉流出证明供肝得到了适当的冲洗[17, 19]。附着在供肝上的多余的结缔组织和隔膜部分应予以剔除。

根据受体的移植技术，下腔静脉吻合可行以下准备：受体和供体下腔静脉之间的端-端（T-T）吻合，供体下腔静脉和受体下腔静脉行端-侧（T-L）吻合，即采用背驮式技术，或者侧-侧吻合（L-L）（Belghiti 技术），或者使用三角形技术的 L-L 吻合（三角形是通过在受体的下腔静脉的前壁上横向切开形成的，联合肝静脉吻合口，结合纵向切开）。

肝蒂组织进行准备用以吻合。再次检查门静脉和肝动脉，通过相对压力注入无菌盐水，同时确保所有分支都被正确封闭。

如果存在动脉变异，则重建动脉并为植入做

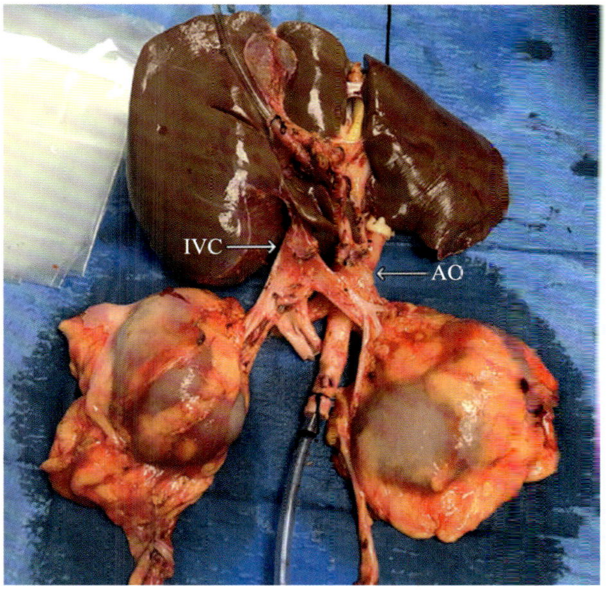

▲ 图 63-12 小儿供体整块肝、肾获取
引自 the photo collection of Genadyi Vatachki Roumenov

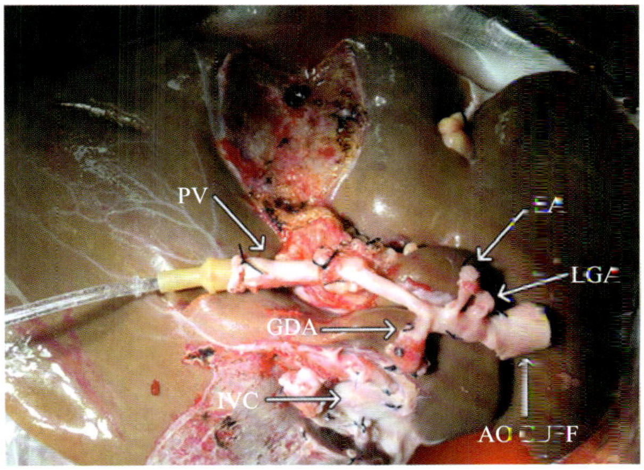

▲ 图 63-13 备台上的解剖和灌注
引自 the photo collection of Genadyi Vatachki Roumenov

准备（图 63-14）。动脉解剖变异的常见做法是将吻合口缩减为口径方便的单一动脉路径。当右 HA 起源于 SMA 时，将腹主动脉干和 SMA 主动脉补片缝合在一起。SMA 的远端部分吻合到受体的 HA。肝右动脉也可 T-T 吻合于 GDA 或脾动脉残端；在这种情况下，受体 HA 的吻合端是与腹腔干相对应的主动脉补片。如果肝左动脉起源于 LGA，则不需要动脉重建。

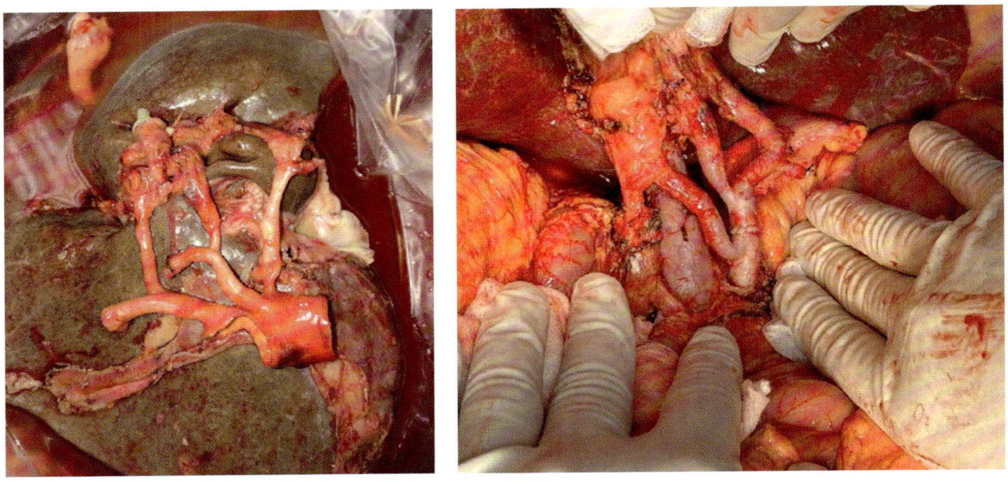

▲ 图 63-14　**Varotti 4a 型动脉在备台和受体上的重建**
引自 the photo collection of Genadyi Vatachki Roumenov

如果受体的 HA 没有达到最低要求的血供，可以通过动脉移植物（供者的髂动脉）移植或将移植物的腹主动脉补片直接植入肾静脉起始处远端的主动脉上，对肝脏进行血供重建。

在移植准备完成后，肝脏被包装在 3 个单独的灭菌袋中，每个袋子之间都有生理盐水，以在运输过程中提供额外的保护。

建议冷缺血时间（从交叉夹闭到完成腔静脉和门静脉吻合术到随后解除阻断之间的间隔）< 12h，超过此期限肝移植手术质量会下降[19]。

严重事件：意外情况

在多器官联合移植中，由于供体不稳定、联合移植器官之间共享供体血管而带来的问题、未能识别解剖血管变异导致的血管损伤或与移植后相关的问题，可能会出现一系列不可预见的情况（图 63-15）。

在取肝过程中，如果供体不稳定，甚至心搏骤停，应遵循以下步骤。

- 全身肝素给药 300U/kg。
- 仅进行主动脉插管（门静脉插管和灌注在“备台”上进行）。
- 尽可能快地交叉夹闭，以避免延长器官缺血时间。
- 冷灌注期行血管游离，然后摘除供肝[18, 20]。

如果发生心搏骤停，供体状态变为Ⅳ型心搏骤停的供体（根据 Maastricht 分类）。DBD 供体心搏骤停后，切开下腔静脉（排气），主动脉插管，灌注冷保存液，然后夹闭主动脉，无菌冰块冷却，门静脉插管，摘取供肝。

在下腔静脉损伤或长度不够的情况下，可通过髂静脉移植物的重建进行挽救。

在取肝过程中，如果起源于 SMA 的副肝右动脉损伤，处理取决于损伤发生的时间，即交叉夹闭前或交叉夹闭后。

- 交叉夹闭前：通过细导管对受伤的血管进行交叉夹闭及单独输注，使得供肝均匀灌洗。供肝取出后，备台上将损伤的分支重新吻合到 GDA 或脾动脉残端。
- 交叉夹闭后：上述血管重建将在备台上进行。

有时由于器官运送的原因，必须缩短供肝获取时间。为缩短获取时间，术者也可完全剔除在备台上时间，直接在移植中心进行获取[12, 21]。

全程必须遵循所有捐赠者相关利益。

总之，最佳的取肝技术、彻底的移植物灌洗和最短的冷、热缺血时间是取肝成功的关键。

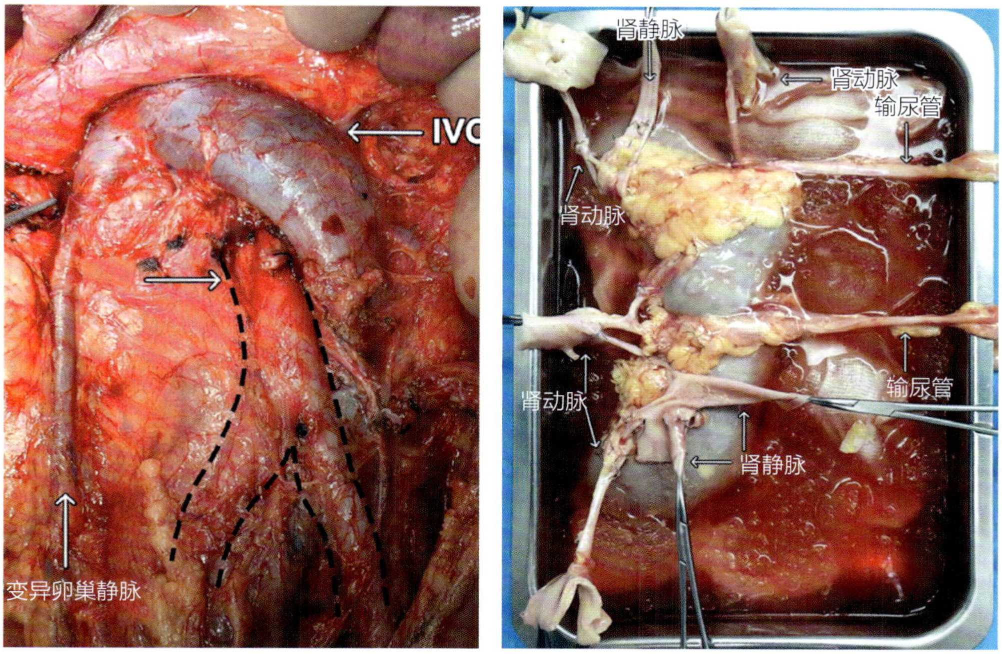

▲ **图 63-15**　下腔静脉异常走行（左）。在 **Cattell-Braasch** 手法时发现的一个令人惊讶的变异：马蹄肾（有 **4** 条动脉、**3** 条静脉和 **2** 条尿道），位于主动脉和下腔静脉的前方（右）

引自 the photo collection of Genadyi Vatachki Roumenov

参考文献

[1] Busuttil RW, Klintmalm GBG. Transplantation of the liver. 3rd ed. Philadelphia: Elsevier; 2013., ISBN978-1-4557-0268-8. https://doi.org/10.1016/C2010-0-66347-4.

[2] Stewart C. Rate of deceased organ donors including both donation after brain death (DBD) and donation after cardiac death (DCD) in Europe from 2018 to 2019, by country(per million population). https://www.statista.com/statistics/537908/deceased-organ-donor-rate-in-europe/.

[3] https://www.odt.nhs.uk/deceased-donation/best-practice-guidance/donation-after-circulatory-death/.

[4] Thuong M, Ruiz A, Evrard P, et al. New classification of donation after circulatory death donors definitions and terminology. Transpl Int. 2016;29:749-59. https://doi.org/10.1111/tri.12776.

[5] Goila AK, Pawar M. The diagnosis of brain death. Indian J Crit Care Med. 2009;13(1):7-11. https://doi.org/10.4103/0972-5229.53108.

[6] Spitzer AL, Lao OB, Dick AA, et al. The biopsied donor liver: incorporating macrosteatosis into high-risk donor assessment. Liver Transpl. 2010;16:874-84.

[7] Jiménez-Castro MB, Elias-Miró M, Peralta C. Expanding the donor pool in liver transplantation: influence of ischemia-reperfusion. In: Organ donation and organ donors. Hauppauge, NY., ISBN: 978-1-62618-853-2: Nova Science Publishers; 2013.

[8] Nair A, Hashimoto K. Extended criteria donors in liver transplantation-from marginality to mainstream. Hepatobiliary Surg Nutr. 2018;7(5):386-8. https://doi.org/10.21037/hbsn.2018.06.08.

[9] Mergental H, Laing RW, Kirkham AJ, et al. Transplantation of discarded livers following viability testing with normothermic machine perfusion. Nat Commun. 2020;11:2939. https://doi.org/10.1038/s41467-020-16251-3.

[10] Imagawa DK, Olthoff KM, Yersiz H, et al. Rapid en bloc technique for pancreas-liver procurement. Improved early liver function. Transplantation. 1996;61(11):1605-9. https://doi. org/10.1097/00007890-199606150-00010

[11] Starzl TE, Miller C, Broznick B, Makowka L. An improved technique for multiple organ harvesting. Surg Gynecol Obstet. 1987;165(4):343-8.

[12] Oniscu GC, Forsythe JL, Fung J, editors. Abdominal organ retrieval and transplantation bench surgery. Chichester: Wiley, First published:3 April 2013; Print ISBN: 9780470657867. Online ISBN:9781118513125. https://doi.org/10.1002/9781118513125.

[13] McCormack L, Petrowsky H, Jochum W, et al. Use of severely steatotic grafts in liver transplantation: a matched case-control study. Ann Surg. 2007;246(6):940-6. discussion 946-8. https://doi. org/10.1097/SLA.0b013e31815c2a3f

[14] Varotti G, Gondolesi GE, Goldman J, et al. Anatomic

variations in right liver living donors. J Am Coll Surg. 2004;198(4):577-82. https://doi.org/10.1016/j.jamcollsurg.2003.11.014.
[15] Couinaud C. Controlled hepatectomies and exposure of the intrahepatic bile ducts - anatomical and technical study. Paris: C. Couinaud; 1981. p. 16-8.
[16] Cattell RB, Braasch JW. A technique for the exposure of the third and fourth potions of the duodenum. Surg Gynecol Obstet. 1960;111:378-9.
[17] Azoulay D, Samuel D, Adam R, et al. Paul Brousse liver transplantation: the first 1,500 cases. Clin Transpl. 2000;24:273-80.
[18] Di BF, De RN, Masetti M, et al. Hepatic hilum management in 250 liver-multivisceral procurements. Transplant Proc. 2006;38(4):1068.
[19] Jiménez-Romero C, Caso Maestro O, Cambra Molero F, et al. Using old liver grafts for liver transplantation: where are the limits? World J Gastroenterol. 2014;20(31):10691-702. https://doi. org/10.3748/wjg.v20.i31.10691.
[20] Brockmann JG, Vaidya A, Reddy S, Friend PJ. Retrieval of abdominal organs for transplantation. Br J Surg. 2006;93(2):133-46.
[21] Tector AJ, Mangus RS, Chestovich P, et al. Use of extended criteria livers decreases wait time for liver transplantation without adversely impacting posttransplant survival. Ann Surg. 2006;244(3):439-50.
[22] Watson CJE, Hunt F, Messer S, et al. In situ normothermic perfusion of livers in controlled circulatory death donation may prevent ischemic cholangiopathy and improve graft survival. Am J Transplant. 2019;19(6):1745-58. https://doi.org/10.1111/ajt.15241.
[23] Forsythe JLR. Transplantation. 4th ed. Edinburgh: Elsevier; 2009. p. 102-3.
[24] Wigmore SJ. Similar liver transplantation survival with selected cardiac death donors and brain death donors (Br J Surg 2010; 97: 744-753). Br J Surg. 2010;97(5):753.
[25] Trivedi PJ, Scalera I, Slaney E, et al. Clinical outcomes of donation after circulatory death liver transplantation in primary sclerosing cholangitis. J Hepatol. 2017;67(5):957-65. Epub 2017/07/12. https://doi.org/10.1016/j.jhep.2.
[26] Eren EA, Latchana N, Beal E, et al. Donations after circulatory death in liver transplant. Exp Clin Transplant. 2016;14(5):463-70.
[27] Kimura F, Miyazaki M, Suwa T, et al. Reduced hepatic acutephase response after simultaneous resection for gastrointestinal cancer with synchronous liver metastases. Br J Surg. 1996;83(7):1002-6.

第64章　尸体供肝移植：愿景与信念的摇摆

Deceased Donor Liver Transplantation: The Pendulum of Visions and Ideas

Jan Lerut　Quirino Lai　著

摘要

在20世纪下半叶，肝移植成为临床上的现实。要使这项努力取得成功，需要克服许多技术、医学、生理和免疫方面的障碍。Starzl在1989年已经说过："肝移植在概念上的吸引力将变得如此之大，以至于它应该成为几乎所有患有致命肝病患者的最后一种手段。"手术技术的完善和80年代选择性免疫抑制药物环孢素和他克莫司的引入使肝移植成为常规手术。从那以后，肝移植得到惊人的进展。目前，用于50多种不同的良性和恶性肝病的手术数量呈指数级增长，已达到40万例。

本章涉及这一医学上的风险手术的不同方面，如在尸体供体肝移植经验的背景下的发展。本章的概念是基于愿景和心念的"摇摆"。事实上，Starzl在他1969年的经典教科书*Experience in Hepatic Transplantation*中所做的几乎所有历史观察和描述，在几十年后都得到了证实。在每一节的开头，我们将回顾Starzl富有远见的引言（Starzl，Experience in liver transplantation. WB Saunders Company, Philadelphia, 1969），然后结合肝移植的现状，以突出这一"闭环概念"。

有明确的迹象表明，同种肝移植将是未来肝病治疗的一种有价值的方法，否则他们的预后将变得无望。

（Th. E. Starzl, Experience in Hepatic Transplantation 前言）

肝移植从梦想变成了现实。1955年，St. Welch在*Journal of Plastic and reconstruction Surgery*的增刊*Transplantation Bulletin*上发表了一页简短的信，介绍了首次犬类移植的尝试。那时候还没有移植杂志。后来，人们发现是米兰外科医生V. Staudacher在1952年进行了第一次移植实验。Starzl的大型动物经验最后孕育了1963年3月26日的"第一次人体肝移植实验"[1]。20年后，美国国立卫生研究院（National Institute of Health，NIH）共识发展会议基于在丹佛－匹兹堡、汉若威、剑桥和格罗宁完成的 540 次肝移植，得出结论：肝移植是“在几种严重肝病的晚期治疗中，一种有前途的替代疗法”。此外，委员会宣布 LT 有可能成为一种“临床治疗手段”，而不是一种实验性程序。这次共识会议的结果使得 LT 作为许多肝脏和肝脏相关疾病的治愈性治疗手段，并成为其快速发展的起点[1-4]。1960—1990 年，LT 相关知识的积累几乎完全基于死亡后捐赠的移植经验。从 1990 年开始，活体肝移植进一步扩展了外科技术、生理学和围术期护理的范畴。LDLT 的经验无疑将促进所有其他 LT 技术变革的充分发展，这些改进是克服同种异体移植的器官短缺和优化受者的手术和医疗护理所亟须的[5]。

一、历史的变迁

起初，肝移植的临床试验结果令人沮丧。早期失败的结果没有导致失败和后退，而是演变出解决方案。

（丹佛外科主任 W. R. Waddell，*Experience in Hepatic Transplantation* 序）

Starzl 设计 LT 治疗不可切除的原发性和继发性肝胆肿瘤。毫无疑问，这一想法也受到了科罗拉多州（肾脏病学）的不利医学环境的影响，这种环境对以高并发症发病率和高死亡率为特征的手术伦理正当性表示怀疑。要么移植接受者在几天或几周后死亡，要么罕见的幸存者肾脏被肾毒性、钙调神经磷酸酶抑制的免疫抑制（immunosuppression，IS）而破坏。因此丹佛团队开始了一个充满不确定性的项目，关于手术技术、器官保存、异体移植物功能障碍和免疫抑制药的使用。此外，器官获得方式的争论非常激烈，仍然缺乏脑死亡的定义[6]。第 10 次也是第 1 次“成功”的肝移植发生在 1967 年 9 月 2 日，一名 1 岁半的胆道闭锁并患有巨大的肝细胞癌婴儿进行的肝移植手术获得成功。大量的药物和手术努力（包括 7 次大的干预！）使他获得了 13 个月的“生存”，孩子最终死于肿瘤全身复发[7]。

尽管这种在治疗上的顽固态度在今天会受到每个机构伦理审查委员会的谴责，但这一“永不放弃”的案例为现代医学最非凡的发展之一铺平了道路。这一非凡的事件伴随着另一次非凡的探险，即第一次登月！为了改进和阐明肝脏获取和移植、器官保存、同种异体移植功能障碍和免疫抑制策略等外科技术，有必要进行长达 20 年的大型动物实验。它从“未完成”演变为“已完成”作品[1]。最关键的进展是关于异体移植物功能障碍原因的鉴定。很明显，黄疸不再等同于排斥反应，可能是因为良性胆汁淤积、（新生或复发）病毒性肝炎、同种异体移植物的疾病复发、移植物质量、感染、药物毒性和胆道并发症。正确的鉴别诊断使 IS 的使用更加恰当。因此，致命感染变得不那么频繁，而受者的生活质量也得到了改善。当然，这些外科和医学进步，与 20 世纪 80 年代的“神药”环孢素和他克莫司的发现是同步的[8, 9]。

最终，LT 已经转变为肝病患者的临床治疗手段，1 年和 5 年生存率上升到 90% 和 75% 就是例证。1983 年的共识会议指出，在这种情况下，肝移植有可能将手术限制在精选的符合 10 种绝对禁忌证和 5 种相对禁忌证的患者中（表 64–1）[10]。外科、麻醉学、重症监护医学、病理学和传染病治疗的进步使得除一种禁忌证（肝胆系统外的活动性脓毒症）外，所有这些禁忌证都已取消，从而将 LT 带入常规医学治疗手段的状态！

二、适应证的变化

LT 的明确适应证最初被认为是不能用传统的肝脏次全切除技术治疗的原发性恶性肿瘤。

（Th. E. Starzl）

这句话是由第一个进行了左右半肝扩大切除术的外科医师所说的，无论是否切除下腔静脉！虽然 LT 的适应证在这本教科书中已经被广泛讨论，但基于长期的个人经验和最近的发展，我们提出了一些一般性的补充意见。

LT 适用于四种主要肝脏疾病：慢性实质性和胆汁淤积性（自身免疫性）肝病（75%），良性和恶性肝胆肿瘤（10%～20%），急性肝衰竭（10%），遗传性肝脏代谢疾病（5%）（表 64–2）。最近，

表 64-1 1983 年 NIH 共识会议和 2020 年实际状况：肝移植的适应证和禁忌证

适应证	1983 年的禁忌证		2020 年的禁忌证
	绝对禁忌证	相对禁忌证	
1. 年龄＜50 岁	1. 年龄＞55 岁	1. 年龄＞50 岁	无
2. 无病毒感染	2. HBsAg-HBeAg 阳性状态	2.HBsAg 阳性状态	无
3. 无酒精药物依赖	3. 活跃的酒精依赖	3. 戒酒患者的晚期酒精性肝病	无
4. 接受并理解全部过程	4. 不能接受或理解全部过程		无
5. 接受代价	5. 严重低氧血症（右向左分流）		无
6. 正常血管状态	6. 门静脉血栓形成		无
7. 无心脏及肾脏疾病	7. 晚期心肺或肾脏疾病		无
8. 无感染	8. 肝胆系统外脓毒症	4. 肝内或胆道脓毒症	是
9. 无（晚期）恶性肿瘤	9. 肝胆系统外原发恶性肿瘤		是（血管内皮瘤除外）
10. 未接受过腹部手术	10. 肝胆系统转移性肿瘤	5. 经历过腹部手术	否

肝病学、肿瘤学、分子生物学和社会行为方面取得的进展极大地改变了这些适应证的比例[11]。不可切除的肝癌作为肝移植的最初概念被摒弃了，因其复发率非常高且早，同时由于良性慢性肝病而出现终末期衰竭的患者在等待名单上的死亡率不断上升。1996 年，米兰标准（Milan Criteria，MC）成为肝细胞癌患者同种异体移植的“金标准”，因为移植显著提高了 5 年无病生存率，达到 85%[12]。这一标准将这些肿瘤患者进入等候名单的机会从 50% 减少到 10%。最近的研究，许多基于 LDLT 经验，揭示高达 60% 的 HCC 患者在坚持这一限制性米兰标准[13]时被不公正地排除在潜在的治愈性 LT 之外。在 MC 之外的一些受者中，亦有意想之外的良好效果，因此引发了一场改革，即在不严重影响肿瘤结局的情况下，东西半球 LT 的纳入标准再次进行了扩展[14-16]。这些扩展仅仅是由结合“动态”的肿瘤形态（数量和直径与基于 m-RECIST 标准的放射反应评估或局部区域治疗的降期效果）[17]和生物学指标（甲胎蛋白、异常凝血酶原、中性粒细胞或血小板与淋巴细胞比率等的进展）[18]及其相关的肿瘤学原理的合理应用所驱动。减少免疫抑制药负荷、无类固醇和基于 mTOR 抑制药的 IS 的使用将在肝脏肿瘤移植适应证再拓展中发挥重要作用[19, 20]。事实上，如果严格的标准和新辅助放化疗（Mayo 诊所方案）符合这一发展趋势[21]，不可切除的肝门部和肝内胆管癌（cholangiocellular cancer，CCC）现在也被认为是可适用于 LT。相反，由于混合型 HCC、肝内 HCC 或肉瘤样 HCC 的高复发率，肝移植的适应证仍存在很大问题。

在原发性肝胆恶性肿瘤有适应证的情况下，LT 的显著成功也引发了其治疗不可切除的继发性肝脏肿瘤的新讨论[22]。米兰研究小组证明，肝移植可以治愈不可切除的胃肠道 NET 肝转移患者，同样，要遵守严格的纳入标准，包括年龄（＜55 岁）、增殖指数较低（Ki＜5%）、原发肿瘤 R0 切除与肝移植之间超过 6 个月、肿瘤位于门静脉供应区域、避免同时进行腹部大型手术和给予有效的新辅助化疗。IS 合并辅助化疗可能会进一步改善结果[23]，化疗、肝脏手术（如二步、再手术和 ALPPS 手术）和影像学方面令人印象深刻的改进，都在移植领域对治疗不可切除的结直肠癌肝转移（colorectal liver metastases，CRLM）中发挥了作用。历史悠久的 Vienna 系列实验和最近欧

表 64-2　2020 年肝移植适应证
（有问题的适应证以斜体表示）

急性肝衰竭
- 对乙酰氨基酚
- 自身免疫性肝炎
- Budd-Chiari 综合征
- 隐源性
- 脂肪浸润：妊娠期急性脂肪性肝病
- HAV/HBV/HCV/HDV/HEV 感染
- 药物性肝损伤
- 手术后
- 创伤后
- Reye 综合征
- Wilson 病

慢性肝衰竭
- 酒精性肝病
- 自身免疫性肝病
- 慢　性 HAV/HBV-HCV/HDV/HEV 感染
- 药物相关肝硬化
- 病毒相关（其他病毒）肝硬化
- 隐源性肝病
- 非酒精性脂肪性肝病

胆汁淤积性肝病

Alagille 综合征
- Byler 病
- Caroli 病（
- 胆总管囊肿
- 先天性胆管纤维化
- 肝外胆道闭锁
- 原发性胆管炎
- 原发性硬化性胆管炎
- 继发性胆汁性肝硬化

血管性肝病
- Budd-Chiari 综合征
- 遗传性出血毛细血管扩张症
- 静脉闭塞性疾病

代谢性肝病
- α_1-抗胰蛋白酶缺乏症
- 先天性糖基化障碍 I b 型
- Crigler-Najjar 综合征
- 囊性纤维化
- *家族性纯合子高胆固醇血症*
- *半乳糖血症*
- *糖原贮积症 I 型和Ⅳ型*
- *血友病 A 和血友病 B*
- *遗传性血色沉着症*
- *遗传性甲状腺素淀粉样变（FAP）*
- *溶酶体贮积病*
- *枫浆糖尿病*
- 甲基丙二酸血症
- 其他类型的卟啉症
- 原发性高草酸尿症
- 丙酸血症
- *原卟啉病*
- *酪氨酸血症*
- 尿素循环病
- *Wilson 病*

良性肝肿瘤
- *腺瘤*
- *腺瘤病*
- *局灶性结节性增生*
- *巨大血管瘤*
- 结节性再生性增生

肝恶性肿瘤
- 肝门部胆管癌
- 肝内胆管癌
- 上皮样血管内皮瘤
- 肝硬化发生肝细胞癌
- 无肝硬化 / 无肝纤维化的肝细胞癌
- 肝母细胞瘤
- 神经内分泌肿瘤肝转移
- 结直肠癌转移
- *混合性肝癌*
- *肉瘤样肿瘤*

其他疾病
- 泡状棘球
- 蚴病囊型包虫病
- 肝损伤
- 多囊肝
- 血吸虫病

Oslo 试验表明，精心选择的手术对象可以有超过 50% 的 5 年总生存率 [24, 25]。更大的前瞻性、多中心研究，如正在进行的欧洲 Transmet、Toronto 和 Oslo 试验，将进一步改变 LT 在 CRLM 治疗中的地位 [25, 26]。观察到 1/3 的复发患者可以通过积极的 LT 后再手术（主要是胸外科）得到无病生存；非免疫抑制和免疫抑制患者肝外转移的生长速度和辅助化疗的耐受性相似，均表明 LT 在 CRLM 的治疗中将发挥更突出的作用 [26, 27]。

原发性和继发性肝脏肿瘤的移植适应证经历摇摆后的回归，是基于合理的肿瘤学原理，即将手术（如 R_0 全肝切除术）和新药治疗和辅助药物治疗相结合。

关于肝硬化失代偿期 LT 的适应证，人们观察到一个相反现象。在所有移植手术上升到 60% 后，适应证随着时间的推移都发生了巨大的变化：酒精性肝硬化（25%～40%）、原发性胆管炎（primary biliary cholangitis，PBC）（50%～10%）和 HBV/HCV 相关肝硬化（20%～50%）[11]。在过去 20 年中，由于有效的药物治疗（如熊去氧胆酸）[28, 29] 和直接抗病毒药物 [30] 的发展，PBC 和 HBV/HCV 相关肝硬化的 LT 确实减少很多。现在的 DAA 甚至允许将患者从 LT 等候名单中移除，因为他们的肝功能得到了显著改善。HBV 核苷类似物药物，如拉米夫定、阿德福韦和替诺福韦，即使在病毒活跃复制的情况下，也能获得良好的 LT 结果。这些药物的疗效也挑战了抗 HBs 免疫球蛋白（anti-HBs immuno-globulins，HBIg）终身静脉或静脉注射抗 HBIg 以防止移植物再感染的教条 [31-33]。DAA 几乎消除了普遍的 HCV 移植物再感染，导致快速发展为同种异体移植物肝硬化的这一问题 [34]。所有这些药物对于减少同种异体移植物疾病的复发，从而降低再次移植的发生率。具有讽刺意味的是，许多肝移植医生以前反对肝移植治疗 HCC，现在却支持肝移植治疗，因为几乎从等待名单中消除了 HBV/HCV 患者！此外，等待名单上的这一空缺现在被两种“社会行为”疾病填补了：酒精性肝硬化和非酒精性脂肪性肝病。在整个欧洲和美国，酒精性肝病成为第一和第二最常见的肝移植指征，与肥胖、代谢综合征和HCC相关的非酒精性脂肪性肝病和非酒精性脂肪性肝炎已经是美国肝移植的第三大适应证（11%的受者），也是需要肝移植的HCC的第二大病因[35, 36]。总体5年生存率与其他指征相似。然而，由于心血管事件和感染的存在，这些患者有更高的肝移植后死亡率[36]。为了减少这些与肥胖相关的风险，在LT期间或之后进行减重手术，具有良好的安全性和有效性[37]。

LT在治疗（亚）急性肝衰竭和遗传性肝脏代谢性疾病中的作用已经降低，这是由于肝病专科提供了更好的治疗，特别是抗感染，以及分子生物学的发展。ALF主要由药物毒性和急性病毒感染引起。在扑热息痛中毒和病毒性肝炎的情况下，修订后的国王学院和Clichy标准仍然经受住了时间的考验，证明了接受LT的合理性和时机[38, 39]。不幸的是，肝脏辅助设备（人工肝），如分子吸附再循环系统（Gambro，Lund，Sweden）和分级血浆分离和吸附系统（Fractionated Plasma Separation and Adsorption system，FPSA）（Prometheus，Fresenius Care，Bad Homburg，Germany）还没有达到预期效果[40]，再生医学仍处于发展阶段[41]。辅助部分原位肝移植（auxiliary partial LT，APOLT）作为一种更好的治疗ALF患者的方法，应在此背景下进行了更广泛的探索，因为它具有在病变肝脏[42]恢复后允许逐渐停用IS的巨大优势。

长期以来，LT是对几种遗传性、肝脏为基础的代谢疾病的重要治疗手段，最常见的是酪氨酸血症、卟啉症、丙酸血症（propionic acidaemia，PA）、甲基丙二酸血症（methylmalonic acidaemia，MMA）、原发性高草尿酸症（primary hyperoxaluria，PH）、遗传性转甲状腺素淀粉样变［ATTRv淀粉样变（或家族性淀粉样）多发性神经病变］、先天性Ⅰb型糖基化障碍及Wilson、尿素循环（urea cycle，UCD）、枫糖尿病（maple syrup urine，MSUD）、溶酶体和糖原储存（glycogen storage diseases，GSD）病（表64-2）。尽管有早期饮食措施、酪氨酸分解代谢抑制、铜螯合、酶替代疗法和RNA干扰（导致基因沉默）等治疗手段，但在UCD、GSD、PH和PA/MMA及终末期慢性肝病、HCC或CCC发展时，LT仍然存在价值。在PH和PA/MMA中，通常需要同时或顺序进行肝－肾移植。LT被认为是延缓或治愈与TTRv（FAP）相关的致残性神经病变的优先治疗方法，最近引入的TTR动力学稳定剂（减缓疾病进展）和基因沉默药物（抑制突变TTR蛋白的产生）也对相关疾病提出了挑战。因此，等待名单上ATTRv患者数量显著减少，从而几乎消除了相关LT患者[43]。

当存在无法控制的代谢性疾病的情况下，LT、APOLT和LDLT应在适当时机进行应用，以避免有毒代谢物积累[44]相关的不可逆器官损害。由于这些疾病大多不存在门静脉高压，因此小体积的活体供肝移植（左肝移植）是应对这些疾病的一种极好的手段[27]。

三、肝移植技术的变化

“技术上完美的移植是绝对必要的……这使得从免疫抑制和改善同种异体移植物中获得更多的益处”，“至少在一个重要方面，从动物实验中得出的关于成功的人体移植技术必要条件是使用体外静脉旁路，是一个错误结论”。“证明在人类受体中不需要旁路，是一个重大进步……”

（Th. E. Starzl）

近半个世纪以来，肝切除术切除肝后下腔静脉和主动应用肝素涂层化的静脉－静脉旁路转流术（veno-venous bypass，VVB）是受体手术的基石。保留下腔静脉的肝切除术，最初由E. Calne于1968年提出，自20世纪90年代以来被大多数中心接受为标准的肝移植手术。下腔静脉的保留促进了背驮式和腔静脉植入技术的发展。这些技术在劈离式、多米诺式、辅助全尺寸和部分LT的发展中也发挥了重要作用[45–48]。

四、器官获取和保存的变化

“死亡的最终定义是心跳停止。”“在没有循环的情况下，另一种更完整的措施是用心肺机进行尸体灌注。”“一些捐赠者的年龄……高达 79 岁，在所有的同源移植物中都有组织学变化……”

（Th. E. Starzl）

丹佛的前 19 例病例（几乎！）是用心脏死亡捐赠者完成的。在此期间，脑死亡的概念首先由 G. Alexandre 在 Louvain 大学提出并应用，后来由哈佛大学委员会[49]对其进行了更精确的定义。终末期捐赠者的护理不影响同种异体移植物的质量。使用平衡电解质溶液快速冷却（如由 T. L. Marchioro 于 1963 年，P. Mikaeloff 和 P. J. Kestens 于 1965 年在 Lyon 和 Louvain 发明的）进一步提高了从“活尸体”中获得的同种异体移植物的质量。Brettschneider（合乎逻辑的）更进一步，在 1967 年（！）开发了一种使用低温、高压氧和灌注稀释的、与 ABO 相符合的血液保存装置。扩大标准的捐赠者（如年龄高达 79 岁！）和复苏治疗的捐赠者（如多达 18 次！）开始频现；还有三个肝脏在体外灌注 24h 后成功移植。脑死亡捐献、器官捐赠者管理和威斯康星大学（Belzer）溶液（UW 液）的出现，使复杂的原位和体外器官灌注显得“多余”。心脏死亡的捐赠者逐渐消失，缺血时间的延长使肝移植成为半紧急手术。然而，这一策略并没有取得很好的回报，表现为无功能、严重功能障碍和缺血型胆道损伤导致同种异体移植物失效的发生率很高。“钟摆”式的变化走得太远，肝脏捐赠必须遵守越来越严格的标准，这一策略导致了 LT 的活跃度显著减少[50, 51]。

随着对拓展脑死亡捐献者标准，以及最近对心源性死亡捐献者、Maastricht 2 级（非受控）和 3 级（受控）DCD 的重新关注，器官获取策略再次发生了变化。不幸的是，这些策略导致移植物失活和胆道并发症的发生率处于高位[52]。最近重新制定了有血或者无血低温、亚常温和常温灌注策略，以解决这些问题。专门的“器官恢复”单位来探索扩展供体标准的边界，并在形态学上调节肝移植（如脂肪变性肝脏的脱脂或刺激纤维化部分或全尺寸肝移植物的再生），甚至于免疫学也将在这一进展中发挥重要作用[53]。

五、捐赠 – 接受者匹配的变化

肝移植是否可行，取决于能否获得具有适当体积大小和抗原的肝脏，并且尚未受到无法在新宿主中维持生命的严重损伤（如经历复苏）。

（Th. E. Starzl）

除了对捐赠者和患者进行完美的手术外，供体（D）和受体（R）的良好匹配对于结果达到最优很重要。不幸的是，尽管 Starzl 团队在 20 世纪 60 年代就已经描述过了，许多错误仍然在重复，如体重、年龄、性别、免疫状态（供者特异性抗体）、病毒（巨细胞病毒、HBV 和 HCV）状态、血型、供者状况、受者疾病状况和手术史的匹配皆会影响预后。其中一些指标，如供体体重、年龄、HBV/HCV 感染状况和血型，是很容易预测的。其他如 CMV 状态、交叉配型、性别等，由于实际原因不能检测[54, 55]。

LT 的“机械可行性”应基于对 D 和 R 仔细体检的基础上。D/R 受体体重匹配在 LT 中仍然是一个被低估的特征。太大的移植物会使移植变得困难甚至危险。同时，移植物过小，定义为移植物与体重之比≤0.5，可导致肝功能不全或小肝综合征，导致严重的胆汁淤积、凝血障碍、腹水形成、感染并最终死亡。D/R 重量差异应在有利于接受者的 20% 范围内[56, 57]。

在肝肿大的情况下，如在胆汁淤积性或多囊肝和大肿瘤中所见，这一规则不适用。Chaib 等开发的易于使用的床边肝体积计算法是一个方便的工具，用于评估肝体积，特别是在午夜和周末的接到电话[58]情况下。移植物的选择还应考虑到可用的右上腹间隙，在肝脏萎缩的情况下，右上腹空间可能（明显）缩小，反之，在严重腹水的情况下，右上腹空间可能会增加[56]。

优质的 DBD 同种异体移植物应分配给病情晚期且较重的受者（如 MELD 评分很高或肌少症的）、血管情况复杂的受者（如肝移植前局部区域性化疗导致的大范围内脏静脉血栓形成或动脉树受损），特别是胆道损伤的患者（如原发性硬化性胆管炎或缺血性胆道病变）。移植物的低质量（如严重的脂肪变性，缺血时间长）和明显的疾病状态相叠加，意味着不良的结局[59]。

如果预料到手术中会出现问题（如血管受损、冰冻腹、既往复杂腹部手术或延迟的再次LT），则供体和受体充足的手术时间是至关重要的。

供体年龄在决定同种异体移植物质量中的作用是不可预测的，因为肝脏是所有器官中发生衰老最少的器官[60]。年龄错配在儿科LT中起着更重要的作用。的确，年龄错配越显著，对同种异体移植物存活的影响就越大[61]。

在性别不匹配的情况下（如女性与男性的匹配），据报道排斥反应的发生率较高[62, 63]。不匹配但相容的LT血型常导致溶血性移植物抗宿主综合征。这种抗原刺激应该通过将血液制品转换为移植物的血型来减少。ABO不相容的肝移植显然只能在特定的受体制备后进行，包括血浆置换以降低自然抗体滴度和抗CD20抗体来进行B细胞治疗中和抗体形成[64]。

病毒状态是另一个重要的D/R特征。6%～9%的器官捐赠者是HBcAb阳性；理想情况下，这种同种异体移植物应直接用于需要HBV保护的HBV阳性受体。如果接受者是HBV阴性，抗病毒进行HBV预防是必要的，因为病毒感染的风险为20%[33, 65]。如果供体的血清和组织活检为HBV DNA阴性，这种预防性抗病毒治疗可以在之后停止。

HCV阳性移植应优先用于HCV阳性受者，因为他们需要DAA治疗[66-69]。CMV D/R匹配也是必不可少的；如果D阳性/R阴性，CMV传播风险约为60%，如果D/R阳性，CMV传播风险约为25%。在这些情况下，预防性更昔洛韦治疗是强制性的[54]。

六、免疫抑制的变化

几乎可以肯定的是，在接受免疫抑制治疗的宿主体内持续存在移植器官，往往会导致对同种移植物抗原的选择性丧失反应（耐受性）。“即使是最小剂量的免疫抑制也成为过量的”。

（Th. E. Starzl）

为阐明异体肝移植物功能障碍的不同原因，需要对未改良和改良（如免疫抑制）的大型动物的排斥反应进行研究。第一个丹佛系列中的免疫抑制由“秘密鸡尾酒BW322”组成，含有泼尼松和硫唑嘌呤。后来加入异体抗淋巴细胞球蛋白（antilymphocyte globulins，ALG）。其中一些患者在没有任何IS的情况下存活了20多年！不幸的是，采取措施不惜一切代价防止同种异体移植物“耐受”已成为普遍现象[70]。这一理念导致了过度免疫抑制策略，进而导致致命感染、心血管并发症和新发肿瘤。选择性钙调磷酸酶抑制药环孢素和他克莫司的引入，允许向最小化和耐受性IS方案的相反概念进化。不幸的是，过去的许多教训被遗忘了。大量（主要是行业驱动的）研究仍然主要着眼于消除同种异体移植排斥反应的生理过程或保留肾功能。Starzl在1993年发现的基于移植物接受的全器官移植后的细胞迁移和嵌合现象明确证实了Starzl在1969年的声明[9]。移植物接受是一个动态过程，克隆缺失和衰竭是其中的关键因素。以任何代价破坏这种免疫的供-受体相互作用都会破坏移植物接受的途径（在很少或根本没有IS的情况下）[71, 72]。使用更有效的钙调神经磷酸酶抑制药他克莫司，可以更容易地达到这种状态[73]。从一开始，就观察到一些大型动物在短期低剂量IS治疗后保留了正常的异体移植物功能。连同最近的最小化经验，这些开创性的观察应该激励移植界设计更多的研究者发起的研究[74]，这样做的原因是多方面的：减少致命的心血管、感染和肿瘤学的不良反应，避免代谢综合征和肾衰竭，改善生活质量，最后但并非最不重要的是，适当借助肝移植的免疫特权状态（如排斥和嵌合获益）。为了取得成功，此类试验需要建立在坚实的免疫学和病理学（“活检是移植科学”）基础上，这意味着从IS停用开始到长期随访的受者状态的完整记录[75]。最近的多中心研究表明，IS可以减少甚至停止，而不会有移植物排斥的（很大）风险[76]。

七、移植后随访的变化

随着经验的积累，除了排斥反应和肿瘤复发

外，其他重要的致病因素，如病毒性肝炎、药物毒性、胆管炎等也很重要。

（Th. E. Starzl）

器官移植是一项涉及所有器官系统的复杂工作。长期使用 IS 药物会产生严重（最终致命）的不良反应。10% 的长期幸存者发生心血管和新生肿瘤，（晚期）感染性并发症的发生率没有很好的记录。20% 和 40% 的长期幸存者会发展为肾衰竭和代谢综合征。所有这些并发症都是导致患者移植物功能丧失的主要原因[77]。多学科但集中的护理和随访是必要的，不断调整免疫抑制负荷以适应同种异体移植物和受体状况的演变。在因自身免疫性（胆汁淤积）疾病而移植的患者中，应特别注意肝外疾病表现的演变，如多发性关节炎、结肠炎、硬皮病、血管炎和其他情况（如甲状腺炎）。所有这些都可能严重影响他们的生活质量。不幸的是，许多这些表现需要强化 IS 或使用类固醇。

临床随访应以精心设计的方式进行，最好与（常规）病理随访结合。在早期（≤3 个月）LT 后随访的临床判断需要与积极的影像学检查（重复的多普勒超声扫描及介入内镜和影像学检查）相结合，后期对移植物的病理监测将发挥更为突出的作用。

早期随访主要为原发性无功能（<1%）或严重的异体移植物功能障碍、技术问题（5%～10%）、急性细胞排斥反应（5%～30%）和抗体介导的排斥反应（<1%）。30% 的受者会出现胆道并发症；这些问题只能通过介入放射学来解决，但也可能需要重新做胆道手术。肝动脉和静脉并发症（门静脉和肝静脉）分别为 1%～5% 和 1%，最可怕的并发症为肝动脉血栓形成，多数导致紧急再次移植。在晚期随访中，主要表现为胆道并发症（10%～30%，发病率取决于诊断的积极性）、复发性同种异体移植物疾病和慢性排斥反应（5%）[78]。在缺乏预防性治疗的情况下，复发性病毒性疾病几乎是普遍的。幸运的是，自从免疫预防和 DAA 的引入以来，这种同种异体移植物丢失的原因几乎被消除了[30, 79]。原发性胆管炎、原发性硬化性胆管炎和自身免疫性肝炎的复发性同种异体移植物疾病的发生率分别约 20%、40% 和 40%。这些受者中的许多人将需要延迟的再次 LT。在非酒精性脂肪性肝炎患者中也观察到类似的趋势。

尽管存在很大争议，但良好的随访应包括同种异体移植物的组织学记录[75, 80]。现在更常见的诊断为“新生肝炎”和（开始）慢性排斥反应（也称为胆管消失综合征，仅仅是由于不匹配）很好地说明了肝移植活检的重要性。新生肝炎可能是慢性排斥反应的一种形式[81]。如果确诊，则需要活检指导下的 IS 调整。最近有关供体特异性抗体（donor-specific antibodies，DSA）对移植结果影响的研究结果也必须在延迟免疫性的移植物丢失背景下进行解释[82]。

八、肝移植与其他器官联合移植的变化

“联合移植有可能在临床上偶尔应用，如在肠梗死的情况下……”“该手术的技术要求并不比标准肝移植更困难，因为只涉及三个大口径血管吻合”。

（Th. E. Starzl）[83]

• 肝肾联合移植（combined kidney-liver transplant，CKLT）、肝肠联合移植（combined liver-intestinal，CLIT）和多脏器移植

高达 20% 的肝脏病变患者还伴有肝肾综合征或潜在的形态学肾脏疾病导致的肾功能障碍[84]。2012 年的 UNOS 共识会议明确了 CKLT 的指导方针，以避免徒劳的肾移植[85]。CKLT 的一个重要方面与肝脏异体移植物的免疫保护能力有关，如果两个器官，特别是如果来自同一个供体，要同时移植。在肝肠联合移植中也有同样的观察结果。肝和小肠移植物可作为复合或非复合同种异体移植物移植。在复合移植的情况下，供体胰腺和十二指肠与肝脏一起移植以保存胆道[86]。在非复合移植中，肝脏和小肠分别移植。这种方法可以调整显著的供体－受体大小差异，在“问题腹部”的情况下是有价值的。已有研究表明肝肠联合移植比单独移植效果更好[86]。肠道移植仍然是

一项具有挑战性和耗资较大的工作。近年来，通过引入不那么激进的IS疗法，结果有所改善，但要达到在其他类型的器官移植中获得的结果，还有很长的路要走。

- 心–肝联合移植（combined heart-liver transplantation，CHLT）、肺–肝联合移植（combined lung-liver transplantation，CLuLT）、心–肺–肝联合移植（combined heart-lung-liver transplantation，CHLuLT）

肝病有时可能导致心力衰竭。TTRv（或家族性淀粉样变性多发性神经病）和血色沉着症是CHLT最常见的指征。此类患者的5年生存率可达到70%～75%，与单独移植HT或LT的结果相似[87]。

囊性纤维化和α_1–抗胰蛋白酶缺乏症（导致终末期继发性肝硬化）患者及特发性肺纤维化和门脉性–肺动脉高压患者的治疗得到了改善。接受CLuLT的患者5年生存率达到50%[88]。

值得特别注意的是门脉性肺动脉高压（portopulmonary hypertension，POPH）和肝肺综合征（hepatopulmonary syndrome，HPS），6%和10%的门静脉高压症患者有这种诊断[89]。通常，单独的LT会在6～12个月内导致HPS消失或明显消退。相反，单独的肝移植治疗POPH的结果较差（一些系列的5年生存率仅为28%）[90]。由于这些患者单独肝移植的死亡率过高，因此提出CLuLT（可能包括心脏）[89]。CLuLT的长期生存率达到85.7%。最近，通过更好地了解这些疾病的病理生理学，实施针对内皮受体的积极药物治疗（如使用血管扩张药），以及改进潜在受体的选择，HPS特别是POPH的管理得到了改善。心–肺–肝联合移植可用于晚期肝病合并终末期呼吸衰竭或晚期肺病合并终末期肝衰竭患者。这种联合手术方法的主要原因是囊性纤维化或血管扩张药难治的POPH[91]。

九、肝移植中的伦理问题变化

1963—1980年是LT验证可行性的时期。毫不奇怪，肝移植仅用于晚期、原发性和继发性肝胆肿瘤和病情严重的患者。经过不懈的努力，从成功和失败中汲取经验，手术从不可能终于成为可能。移植手术迅速成功但又反受其累，因为需求（患者）和供给（可用的同种异体移植物）之间的差距逐渐扩大。最初，根据等待时间安排患者进行移植，随后采用Child-Turcotte-Pugh分类。然而，这两个参数都不能客观地反映疾病严重程度或等待名单上的死亡率。建立一个基于疾病严重程度和及时移植需求参数的评分系统是必要的。MELD评分基于客观医学特征（胆红素、肌酐和INR值），于2002年在美国由UNOS实施，2003年在欧洲移植地区实施。MELD不仅确保了肝脏同种异体移植的公平分配（公正和公平原则）和反映疾病预后（在等待名单上估计3个月的死亡率），而且还引入了最小清单标准的概念（效用原则）[92]。同样，PELD评分是为儿童肝移植人群开发的。MELD评分需要适用于，（通常）表现为代偿性慢性肝病的HCC患者、肝母细胞瘤、代谢紊乱、多囊肝病，以及一些特殊适应证，如肝肺综合征、门静脉性肺动脉高压和遗传性出血性毛细血管扩张症。在lab-MELD评分的基础上，还需要额外的赋值，以使这些患者能够及时接受移植。MELD评分不仅可以有效地根据疾病严重程度对等待名单上的患者进行排名，而且还可以降低等待名单上的死亡率。为了进一步调整异体移植物分配系统，不同的器官分配组织提出了一些改良，如MELD-Na评分。在英国，国家卫生服务体系通过引入移植效益评分进一步阐述了效用概念。未来的挑战将是尽可能地尊重正义、公平和实用的伦理原则，并不断调整评分，以适应未来将在肝脏病学和肿瘤学方面取得的进展[93]。

第一个伦理问题与旨在通过推广所有不同形式的肝移植改良方式，以及（再次）更广泛地引入心脏死亡捐献概念来扩大器官库的努力有关。劈离式、辅助和多米诺LT只占所有LT的5%。几项研究表明，15%的肝移植可以提供劈离式移植，只要遵循简单、容易获得的标准，如肝功能检查正常、供体年龄≤50岁和体重≥50kg。意大利实行强制劈离政策，其好处是显而易见的。在经验丰富的中心，劈离式LT和全尺寸LT的结果相似，儿童的等待时间几乎可以忽略不计（大约3周），因此甚至可以消除本组患者的等待肝移植需求。劈离式 LT 的使用不足可以从技术、后勤和财务方面的考虑来解释。当这些问题得不到解决时，移植界不能继续抱怨同种异体移植物不足。这同样适用于 DCD 执行不充分的情况。需要统一有关 DCD 本身的立法（例如，在比利时和荷兰合法化，但在德国禁止）或某些类型的 DCD（例如，Maastricht Ⅴ类或安乐死后的捐赠），以扩大肝移植物库。建立“器官中心”，允许所有不同类型的区域和机器灌注模式，也应该成为一种“道德义务”。显然，卫生当局的财政支持对于促进和成功进行劈离式 LT、DCD-LT 及原位 / 非原位机器灌注是必要的，后者在 Maastricht Ⅰ类和Ⅱ类 DCD 中尤其重要 [94–97]。

第二个伦理问题涉及晚期肝胆癌症和因（自杀性）药物或酒精中毒引起的自残疾病的适应证。几项研究表明，当坚持动态地结合肿瘤形态学和生物学考量时，肝细胞癌的 LT 适应证可以扩大，而不会严重影响结局（例如，因肿瘤复发而死亡）[98]。

就公众对患者对自己造成的肝病负有责任的态度而言，酒精性肝病也是一个有争议的指征。关于这一适应证的讨论仍然有些困难，因为尽管进行了充分的移植前心理辅导和严格的移植后随访，移植后酗酒复发仍不能排除。在大多数移植中心被认为是“安全带”的 6 个月禁酒“规则”是一个不可靠的选择标准。证明 LT 的最佳选择参数仍然是患者在他 / 她的家庭、职业和社会环境中的融合度。关于肝移植和酒精性肝病的“社会辩论”最近被 Lille 小组推动，他们建议即使在严重的酒精性肝炎对药物治疗没有反应的情况下也要进行肝移植。虽然 LT 是失代偿性酒精性肝硬化和肝炎的最佳治疗方法，但戒酒是必需的，这样才能将患者依从性和公众信心联系在一起 [99]。

第三个伦理问题涉及重症患者移植和再次肝移植的正当性。器官供应不足，应不惜一切代价避免“徒劳移植”。移植效益评分（或效用）的概念在这里是极其重要的。考虑到肺和肾功能的不同研究允许制定评分来确定哪些患者应该被排除在移植之外 [59, 100, 101]。

结论

医学史是这样的：昨天难以想象、今天几乎无法实现的事情，明天可成为常规。

（Th. E. Starzl）

毫无疑问，移植使肝病和肝胆肿瘤的现代医学实践发生了革命性的变化。在过去 40 年中，医学实践取得了惊人的进展。大多数禁忌证已经一个接一个地消除，今天只有肝外活动性脓毒症仍然是该手术的绝对禁忌证。长期存活十分常见，因此移植界的注意力需要转移到长期随访上，最好有异体移植物病理学记录，并优化受者的生活质量。面对越来越频繁诊断肾衰竭，以及在不断老化的移植人群中观察到的许多致命的新发肿瘤、心血管和感染事件，更多的临床和免疫学研究将必须使这些长期幸存者“免于免疫抑制”。在免疫抑制处理和联合器官衰竭护理方面的最新进展将促进更频繁的联合移植手术。为了应对日益严重的同种异体肝移植短缺，除进一步发展已故捐献者肝移植外，劈离式供体肝移植和活体供肝肝移植等技术改良也是必要的。毫无疑问，肝移植将进一步钟摆样地不断变化……

参考文献

[1] Starzl TE. Experience in liver transplantation. Philadelphia: WB Saunders Company; 1969. p. 9.
[2] Starzl TE, Marchioro TL, Vonkaulla KN, Hermann G, Brittain RS, Waddell WR. Homotransplantation of the liver in humans. Surg Gynecol Obstet. 1963;117:659-76.
[3] Starzl TE, Demetris AJ. Liver transplantation: a 31-year perspective (current problems in surgery classic). Chicago, IL: Year Book Medical Publishers; 1990. p. 224.
[4] http://www.transplant-observatory. org/ Accessed 25 Nov 2020.
[5] Lee SG. A complete treatment of adult living donor liver transplantation: a review of surgical technique and current challenges to expand indication of patients. Am J Transplant. 2015;15:17-38.

[6] Manara AR. All human death is brain death: the legacy of the Harvard criteria. Resuscitation. 2019;138:210-2.
[7] Starzl TE, Groth CG, Brettschneider L, Penn I, Fulginiti VA, Moon JB, Blanchard H, Martin AJ Jr, Porter KA. Orthotopic homotransplantation of the human liver. Ann Surg. 1968; 168:392-415.
[8] Calne RY, Rolles K, White DJ, Thiru S, Evans DB, McMaster P, Dunn DC, Craddock GN, Henderson RG, Aziz S, Lewis P. Cyclosporin a initially as the only immunosuppressant in 34 recipients of cadaveric organs: 32 kidneys, 2 pancreases, and 2 livers. Lancet. 1979;2:1033-6.
[9] Starzl TE, Todo S, Fung J, Demetris AJ, Venkataramman R, Jain A. FK 506 for liver, kidney, and pancreas transplantation. Lancet. 1989;2:1000-4.
[10] National Institutes of Health Consensus Development Conference Statement: liver transplantation June 20-23, 1983. Hepatology 1983; Suppl: 107S-110S.
[11] Adam R, Karam V, Cailliez VO, Grady JG, Mirza D, Cherqui D, Klempnauer J, Salizzoni M, Pratschke J, Jamieson N, Hidalgo E, Paul A, Andujar RL, Lerut J, Fisher L, Boudjema K, Fondevila C, Soubrane O, Bachellier P, Pinna AD, Berlakovich G, Bennet W, Pinzani M, Schemmer P, Zieniewicz K, Romero CJ, De Simone P, Ericzon BG, Schneeberger S, Wigmore SJ, Prous JF, Colledan M, Porte RJ, Yilmaz S, Azoulay D, Pirenne J, Line PD, Trunecka P, Navarro F, Lopez AV, De Carlis L, Pena SR, Kochs E, Duvoux C, all the other 126 contributing centers (www. eltr. org), the European Liver and Intestine Transplant Association (ELITA). Annual report of the European liver transplant registry (ELTR) - 50-year evolution of liver transplantation. Transpl Int. 2018;2018(31):1293-317.
[12] Mazzaferro V, Regalia E, Doci R, Andreola S, Pulvirenti A, Bozzetti F, Montalto F, Ammatuna M, Morabito A, Gennari L. Liver transplantation for the treatment of small hepatocellular carcinomas in patients with cirrhosis. N Engl J Med. 1996;334:693-9.
[13] Lerut J, Foguenne M, Lai Q. Hepatocellular cancer scores and liver transplantation: from the tower of babel to an ideal comprehensive score? A systematic review. Transpl Int. 2020; (submitted).
[14] Yao FY, Ferrell L, Bass NM, Watson JJ, Bacchetti P, Venook A, Ascher NL, Roberts JP. Liver transplantation for hepatocellular carcinoma: expansion of the tumor size limits does not adversely impact survival. Hepatology. 2001;33:1394-403.
[15] Mazzaferro V, Llovet JM, Miceli R, Bhoori S, Schiavo M, Mariani L, Camerini T, Roayaie S, Schwartz ME, Grazi GL, Adam R, Neuhaus P, Salizzoni M, Bruix J, Forner A, De Carlis L, Cillo U, Burroughs AK, Troisi R, Rossi M, Gerunda GE, Lerut J, Belghiti J, Boin I, Gugenheim J, Rochling F, Van Hoek B, Majno P. Metroticket investigator study group. Predicting survival after liver transplantation in patients with hepatocellular carcinoma beyond the Milan criteria: a retrospective, exploratory analysis. Lancet Oncol. 2009;10:35-43.
[16] Mazzaferro V, Sposito C, Zhou J, Pinna AD, De Carlis L, Fan J, Cescon M, Di Sandro S, Yi-Feng H, Lauterio A, Bongini M, Cucchetti A. Metroticket 2.0 model for analysis of competing risks of death after liver transplantation for hepatocellular carcinoma. Gastroenterology. 2018;154:128-39.
[17] Lai Q, Avolio AW, Graziadei I, Otto G, Rossi M, Tisone G, Goffette P, Vogel W, Pitton MB, Lerut J, European Hepatocellular Cancer Liver Transplant Study Group. Alpha-fetoprotein and modified response evaluation criteria in solid tumors progression after locoregional therapy as predictors of hepatocellular cancer recurrence and death after transplantation. Liver Transpl. 2013;19:1108-18.
[18] Lai Q, Nicolini D, Inostroza Nunez M, Iesari S, Goffette P, Agostini A, Giovagnoni A, Vivarelli M, Lerut J. A novel prognostic index in patients with hepatocellular cancer waiting for liver transplantation: time-radiological-response-alpha-fetoprotein-INflammation (TRAIN) score. Ann Surg. 2016;264:787-96.
[19] Vivarelli M, Dazzi A, Zanello M, Cucchetti A, Cescon M, Ravaioli M, Del Gaudio M, Lauro A, Grazi GL, Pinna AD. Effect of different immunosuppressive schedules on recurrence-free survival after liver transplantation for hepatocellular carcinoma. Transplantation. 2010;89:227-31.
[20] Schnitzbauer AA, Filmann N, Adam R, Bachellier P, Bechstein WO, Becker T, Bhoori S, Bilbao I, Brockmann J, Burra P, Chazoullières O, Cillo U, Colledan M, Duvoux C, Ganten TM, Gugenheim J, Heise M, van Hoek B, Jamieson N, de Jong KP, Klein CG, Klempnauer J, Kneteman N, Lerut J, Mäkisalo H, Mazzaferro V, Mirza DF, Nadalin S, Neuhaus P, Pageaux GP, Pinna AD, Pirenne J, Pratschke J, Powel J, Rentsch M, Rizell M, Rossi G, Rostaing L, Roy A, Scholz T, Settmacher U, Soliman T, Strasser S, Söderdahl G, Troisi RI, Turrión VS, Schlitt HJ, Geissler EK. mTOR inhibition is most beneficial after liver transplantation for hepatocellular carcinoma in patients with active tumors. Ann Surg. 2020;272:855-62.
[21] Azad AI, Rosen CB, Taner T, Heimbach JK, Gores GJ. Selected patients with unresectable perihilar cholangiocarcinoma (pCCA) derive long-term benefit from liver transplantation. Cancers (Basel). 2020;12:E 3157.
[22] Le Treut YP, Grégoire E, Klempnauer J, Belghiti J, Jouve E, Lerut J, Castaing D, Soubrane O, Boillot O, Mantion G, Homayounfar K, Bustamante M, Azoulay D, Wolf P, Krawczyk M, Pascher A, Suc B, Chiche L, de Urbina JO, Mejzlik V, Pascual M, Lodge JP, Gruttadauria S, Paye F, Pruvot FR, Thorban S, Foss A, Adam R, For ELITA. Liver transplantation for neuroendocrine tumors in Europe-results and trends in patient selection: a 213-case European liver transplant registry study. Ann Surg. 2013;257:807-15.
[23] Mazzaferro V, Pulvirenti A, Coppa J. Neuroendocrine tumors metastatic to the liver: how to select patients for liver transplantation? J Hepatol. 2007;47:460-6.
[24] Hagness M, Foss A, Line PD, Scholz T, Jørgensen PF, Fosby B, Boberg KM, Mathisen O, Gladhaug IP, Egge TS, Solberg S, Hausken J, Dueland S. Liver transplantation for nonresectable liver metastases from colorectal cancer. Ann Surg. 2013;257:800-6.
[25] Mühlbacher F, Huk I, Steininger R, Gnant M, Götzinger P, Wamser P, Banhegyi C, Piza F. Is orthotopic liver transplantation a feasible treatment for secondary cancer of the liver? Transplant Proc. 1991;23:1567-8.
[26] Line PD, Dueland S. Liver transplantation for secondary

liver tumours: the difficult balance between survival and recurrence. J Hepatol. 2020;73:1557-62.

[27] Lerut J, Iesari S, Vandeplas G, Fabbrizio T, Ackenine K, Núñez MEI, Komuta M, Coubeau L, Ciccarelli O, Bonaccorsi-Riani E. Secondary non-resectable liver tumors: a single-center living-donor and deceased-donor liver transplantation case series. Hepatobiliary Pancreat Dis Int. 2019;18:412-22.

[28] Montano-Loza AJ, Hansen BE, Corpechot C, Roccarina D, Thorburn D, Trivedi P, Hirschfield G, McDowell P, Poupon R, Dumortier J, Bosch A, Giostria E, Conti F, Parés A, Reig A, Floreani A, Russo FP, Goet JC, Harms MH, van Buuren H, Van den Ende N, Nevens F, Verhelst X, Donato MF, Malinverno F, Ebadi M, Mason AL, Global PBC Study Group. Factors associated with recurrence of primary biliary cholangitis after liver transplantation and effects on graft and patient survival. Gastroenterology. 2019;156:96-107.

[29] Nevens F, Andreone P, Mazzella G, Strasser SI, Bowlus C, Invernizzi P, Drenth JP, Pockros PJ, Regula J, Beuers U, Trauner M, Jones DE, Floreani A, Hohenester S, Luketic V, Shiffman M, van Erpecum KJ, Vargas V, Vincent C, Hirschfield GM, Shah H, Hansen B, Lindor KD, Marschall HU, Kowdley KV, Hooshmand-Rad R, Marmon T, Sheeron S, Pencek R, Mac Conell L, Pruzanski M, Shapiro D, POISE Study Group. A placebo-controlled trial of Obeticholic acid in primary biliary cholangitis. N Engl J Med. 2016;375:631-43.

[30] Belli LS, Perricone G, Adam R, Cortesi PA, Strazzabosco M, Facchetti R, Karam V, Salizzoni M, Andujar RL, Fondevila C, De Simone P, Morelli C, Fabregat-Prous J, Samuel D, Agarwaal K, Moreno Gonzales E, Charco R, Zieniewicz K, De Carlis L, Duvoux C, all the contributing centers (www.eltr.org), and the European Liver and Intestine Transplant Association (ELITA). Impact of DAAs on liver transplantation: major effects on the evolution of indications and results. An ELITA study based on the ELTR registry. J Hepatol. 2018;69:810-7.

[31] Samuel D, Muller R, Alexander G, Fassati L, Ducot B, Benhamou JP, Bismuth H. Liver transplantation in European patients with the hepatitis B surface antigen. N Engl J Med. 1993;329:1842-7.

[32] Lerut JP, Donataccio M, Ciccarelli O, Roggen F, Jamart J, Laterre PF, Cornu C, Mazza D, Hanique G, Rahier J, Geubel AP, Otte JB. Liver transplantation and HBsAg-positive postnecrotic cirrhosis: adequate immunoprophylaxis and delta virus co-infection as the significant determinants of long-term prognosis. J Hepatol. 1999;30:706-14.

[33] Samuel D, Bismuth A, Mathieu D, Arulnaden JL, Reynes M, Benhamou JP, Brechot C, Bismuth H. Passive immunoprophylaxis after liver transplantation in HBsAg-positive patients. Lancet. 1991;337:813-5.

[34] Curry MP, Forns X, Chung RT, Terrault NA, Brown R Jr, Fenkel JM, Gordon F, O'Leary J, Kuo A, Schiano T, Everson G, Schiff E, Befeler A, Gane E, Saab S, McHutchison JG, Subramanian GM, Symonds WT, Denning J, McNair L, Arterburn S, Svarovskaia E, Moonka D, Afdhal N. Sofosbuvir and ribavirin prevent recurrence of HCV infection after liver transplantation: an open-label study. Gastroenterology. 2015;148:100-7.

[35] Shirazi F, Wang J, Wong RJ. Nonalcoholic steatohepatitis becomes the leading indication for liver transplant registrants among us adults born between 1945 and 1965. J Clin Exp Hepatol. 2020;10:30-6.

[36] Wong RJ, Aguilar M, Cheung R, Perumpail RB, Harrison SA, Younossi ZM, Ahmed A. Nonalcoholic steatohepatitis is the second leading etiology of liver disease among adults awaiting liver transplantation in the United States. Gastroenterology. 2015;148:547-55.

[37] Diwan TS, Lee TC, Nagai S, Benedetti E, Posselt A, Bumgardner G, Noria S, Whitson BA, Ratner L, Mason D, Friedman J, Woodside KJ, Heimbach J. Obesity, transplantation, and bariatric surgery: an evolving solution for a growing epidemic. Am J Transplant. 2020;20:2143-55.

[38] Germani G, Theocharidou E, Adam R, Karam V, Wendon J, O'Grady J, Burra P, Senzolo M, Mirza D, Castaing D, Klempnauer J, Pollard S, Paul A, Belghiti J, Tsochatzis E, Burroughs AK. Liver transplantation for acute liver failure in Europe: outcomes over 20 years from the ELTR database. J Hepatol. 2012;57:288-96.

[39] Renner EL. How to decide when to list a patient with acute liver failure for liver transplantation? Clichy or King's College criteria, or something else? J Hepatol. 2007;46:554-7.

[40] Demetriou AA, Brown RS Jr, Busuttil RW, Fair J, McGuire BM, Rosenthal P, Am Esch JS 2nd, Lerut J, Nyberg SL, Salizzoni M, Fagan EA, de Hemptinne B, Broelsch CE, Muraca M, Salmeron JM, Rabkin JM, Metselaar HJ, Pratt D, De La Mata M, LP MC, Everson GT, Lavin PT, Stevens AC, Pitkin Z, Solomon BA. Prospective, randomized, multicenter, controlled trial of a bioartificial liver in treating acute liver failure. Ann Surg. 2004;239:660-7.

[41] Edgar L, Pu T, Porter B, Aziz JM, La Pointe C, Asthana A, Orlando G. Regenerative medicine, organ bioengineering and transplantation. Br J Surg. 2020;107:793-800.

[42] Shrivastav M, Rammohan A, Reddy MS, Rela M. Auxiliary partial orthotopic liver transplantation for acute liver failure. Ann R Coll Surg Engl. 2019;101:e71-2.

[43] Suhr OB, Larsson M, Ericzon BG, Wilczek HE, FAPWTR's Investigators. Survival after transplantation in patients with mutations other than Val 30Met: extracts from the FAP world transplant registry. Transplantation. 2016;100:373-81.

[44] Schielke A, Conti F, Goumarda C, Perdigaoa F, Calmus Y, Scatton O. Liver transplantation using grafts with rare metabolic disorders. Dig Liver Dis. 2015;47:261-70.

[45] Calne RY, Williams R. Liver transplantation in man. BMJ. 1968;4:535-40.

[46] Lerut J, Tzakis AG, Bron K, Gordon RD, Iwatsuki S, Esquivel CO, Makowka L, Todo S, Starzl TE. Complications of venous reconstruction in human orthotopic liver transplantation. Ann Surg. 1987;205:404-14.

[47] Lerut J, Ciccarelli O, Roggen F, Laterre PF, Danse E, Goffette P, Aunac S, Carlier M, De Kock M, Van Obbergh L, Veyckemans F, Guerrieri C, Reding R, Otte JB. Cavocaval adult liver transplantation and retransplantation without venovenous bypass and without portocaval shunting: a prospective feasibility study in adult liver transplantation. Transplantation. 2003;75:1740-5.

[48] Belghiti J, Noun R, Sauvanet A. Temporary portocaval anastomosis with preservation of caval flow during

orthotopic liver transplantation. Am J Surg. 1995;169:277-9.

[49] Machado C. The first organ transplant from a brain-dead donor. Neurology. 2005;64:1938-42.

[50] Schlegel A, Muller X, Dutkowski P. Machine perfusion strategies in liver transplantation. Hepato Biliary Surg Nutr. 2019;8:490-50.

[51] Ghinolfi D, Lai Q, Dondossola D, De Carlis R, Zanierato M, Patrono D, Baroni S, Bassi D, Ferla F, Lauterio A, Lazzeri C, Magistri P, Melandro F, Pagano D, Pezzati D, Ravaioli M, Rreka E, Toti L, Zanella A, Burra P, Petta S, Rossi M, Dutkowski P, Jassem W, Muiesan P, Quintini C, Selzner M, Cillo U. Machine perfusions in liver transplantation: the evidence-based position paper of the Italian society of organ and tissue transplantation. Liver Transpl. 2020;26:1298-315.

[52] Croome KP, Taner CB. The changing landscapes in DCD liver transplantation. Curr Transplant Rep. 2020;13:1-11.

[53] Yeung JC, Cypel M, Keshavjee S. Ex-vivo lung perfusion: the model for the organ reconditioning hub. Curr Opin Organ Transplant. 2017;22:287-9.

[54] Fishman JA, Rubin RH. Infection in organ-transplant recipients. N Engl J Med. 1998;338:1741-51.

[55] Starzl TE, Iwatsuki S, Shaw BW Jr, Gordon RD, Esquivel CO. Immunosuppression and other nonsurgical factors in the improved results of liver transplantation. Semin Liver Dis. 1985;5:334-43.

[56] Adam R, Castaing D, Bismuth H. Transplantation of small donor livers in adult recipients. Transplant Proc. 1993;25:1105-6.

[57] Croome KP, Lee DD, Saucedo-Crespo H, Burns JM, Nguyen JH, Perry DK, Taner CB. A novel objective method for deceased donor and recipient size matching in liver transplantation. Liver Transpl. 2015;21:1471-7.

[58] Chaib E, Morales MM, Bordalo MB, Antonio LG, Feijo LF, Ishida RY, Lima Júnior J, Nunes PA. Predicting the donor liver lobe weight from body weight for split-liver transplantation. Braz J Med Biol Res. 1995;28:759-60.

[59] Petrowsky H, Rana A, Kaldas FM, Sharma A, Hong JC, Agopian VG, Durazo F, Honda H, Gornbein J, Wu V, Farmer DG, Hiatt JR, Busuttil RW. Liver transplantation in highest acuity recipients: identifying factors to avoid futility. Ann Surg. 2014;259:1186-94.

[60] Ghinolfi D, Lai Q, Pezzati D, De Simone P, Rreka E, Filipponi F. Use of elderly donors in liver transplantation: a paired-match analysis at a single center. Ann Surg. 2018;268:325-31.

[61] Bittermann T, Goldberg DS. Quantifying the effect of transplanting older donor livers into younger recipients: the need for donor-recipient age matching. Transplantation. 2018;102:2033-7.

[62] Brooks BK, Levy MF, Jennings LW, Abbasoglu O, Vodapally M, Goldstein RM, Husberg BS, Gonwa TA, Klintmalm GB. Influence of donor and recipient gender on the outcome of liver transplantation. Transplantation. 1996;62:1784-7.

[63] Lai Q, Giovanardi F, Melandro F, Larghi Laureiro Z, Merli M, Lattanzi B, Hassan R, Rossi M, Mennini G. Donor-to-recipient gender match in liver transplantation: a systematic review and meta-analysis. World J Gastroenterol. 2018;24:2203-10.

[64] Egawa H, Teramukai S, Haga H, Tanabe M, Fukushima M, Shimazu M. Present status of ABO-incompatible living donor liver transplantation in Japan. Hepatology. 2008;47:143-52.

[65] Donataccio D, Roggen F, De Reyck C, Verbaanderd C, Bodeus M, Lerut J. Use of anti-HBc positive allografts in adult liver transplantation: toward a safer way to expand the donor pool. Transpl Int. 2006;19:38-43.

[66] Weinfurtner K, Reddy KR. Hepatitis C viremic organs in solid organ transplantation. J Hepatol. 2020;S0168-8278:33767-3.

[67] Smith DM, Agura E, Netto G, Collins R, Levy M, Goldstein R, Christensen L, Baker J, Altrabulsi B, Osowski L, McCormack J, Fichtel L, Dawson DB, Domiati-Saad R, Stone M, Klintmalm G. Liver transplant-associated graft-versus-host disease. Transplantation. 2003;75:118-26.

[68] Kwong AJ, Wall A, Melcher M, Wang U, Ahmed A, Subramanian A, Kwo PY. Liver transplantation for hepatitis C virus (HCV) non-viremic recipients with HCV viremic donors. Am J Transplant. 2019;19:1380-7.

[69] Cotter TG, Paul S, Sandıkçı B, Couri T, Bodzin AS, Little EC, Sundaram V, Charlton M. Increasing utilization and excellent initial outcomes following liver transplant of Hepatitis C Virus (HCV)-viremic donors into HCV-negative recipients: outcomes following liver transplant of HCV-viremic donors. Hepatology. 2019;69:2381-95.

[70] Starzl TE, Porter KA, Andres G, Halgrimson CG, Hurwitz R, Giles G, Terasaki PI, Penn I, Schroter GT, Lilly J, Starkie SJ, Putnam CW. Long-term survival after renal transplantation in humans: (with special reference to histocompatibility matching, thymectomy, homograft glomerulonephritis, heterologous ALG, and recipient malignancy). Ann Surg. 1970;172:437-72.

[71] Starzl TE, Zinkernagel RM. Antigen localization and migration in immunity and tolerance. N Engl J Med. 1998;339:1905-13.

[72] Iesari S, Ackenine K, Foguenne M, De Reyck C, Komuta M, Bonaccorsi Riani E, Ciccarelli O, Coubeau L, Lai Q, Gianello P, Lerut J. Tacrolimus and single intraoperative high-dose of anti-T-lymphocyte globulins versus tacrolimus monotherapy in adult liver transplantation: one-year results of an investigator-driven randomized controlled trial. Ann Surg. 2018;268:776-83.

[73] O'Grady JG, Burroughs A, Hardy P, Elbourne D, Truesdale A, UK and Republic of Ireland Liver Transplant Study Group. Tacrolimus versus microemulsified ciclosporin in liver transplantation: the TMC randomised controlled trial. Lancet. 2002;360:1119-25.

[74] Lerut JP, Pinheiro RS, Lai Q, Stouffs V, Orlando G, Juri JM, Ciccarelli O, Sempoux C, Roggen FM, De Reyck C, Latinne D, Gianello P. Is minimal, [almost] steroid-free immunosuppression a safe approach in adult liver transplantation? Long-term outcome of a prospective, double blind, placebo-controlled, randomized, investigator-driven study. Ann Surg. 2014;260:886-91.

[75] Demetris AJ. Longterm outcome of the liver graft: the pathologist's perspective. Liver Transpl. 2017;S1:S70-5.

[76] Shaked A, Des Marais MR, Kopetskie H, Feng S, Punch JD, Levitsky J, Reyes J, Klintmalm GB, Demetris AJ,

Burrell BE, Priore A, Bridges ND, Sayre PH. Outcomes of immunosuppression minimization and withdrawal early after liver transplantation. Am J Transplant. 2019;19:1397-409.
[77] Watt KD. Keys to long-term care of the liver transplant recipient. Nat Rev Gastroenterol Hepatol. 2015;12:639-48.
[78] Kotlyar DS, Campbell MS, Reddy KR. Recurrence of diseases following orthotopic liver transplantation. Am J Gastroenterol. 2006;101:1370-8.
[79] Fung J, Wong T, Chok K, Chan A, Cheung TT, Dai JW, Sin SL, Ma KW, Ng K, Ng KT, Seto WK, Lai CL, Yuen MF, Lo CM. Long-term outcomes of entecavir monotherapy for chronic hepatitis B after liver transplantation: results up to 8 years. Hepatology. 2017;66:1036-44.
[80] Berenguer M, Rayón JM, Prieto M, Aguilera V, Nicolás D, Ortiz V, Carrasco D, López-Andujar R, Mir J, Berenguer J. Are posttransplantation protocol liver biopsies useful in the long term? Liver Transpl. 2001;7:790-6.
[81] Sebagh M, Castillo-Rama M, Azoulay D, Coilly A, Delvart V, Allard MA, Dos Santos A, Johanet C, Roque-Afonso AM, Saliba F, Duclos-Vallée JC, Samuel D, Demetris AJ. Histologic findings predictive of a diagnosis of de novo autoimmune hepatitis after liver transplantation in adults. Transplantation. 2013;96:670-8.
[82] O'Leary JG, Demetris AJ, Friedman LS, Gebel HM, Halloran PF, Kirk AD, Knechtle SJ, McDiarmid SV, Shaked A, Terasaki PI, Tinckam KJ, Tomlanovich SJ, Wood KJ, Woodle ES, Zachary AA, Klintmalm GB. The role of donor-specific HLA alloantibodies in liver transplantation. Am J Transplant. 2014;14:779-87.
[83] Starzl TE, Kaupp HA Jr. Mass homotransplantation of abdominal organs in dogs. Surg Forum. 1960;11:28-30.
[84] Angeli P, Garcia-Tsao G, Nadim MK, Parikh CR. News in pathophysiology, definition and classification of hepatorenal syndrome: a step beyond the International Club of Ascites (ICA) consensus document. J Hepatol. 2019;71:811-22.
[85] Nadim MK, Sung RS, Davis CL, Andreoni KA, Biggins SW, Danovitch GM, Feng S, Friedewald JJ, Hong JC, Kellum JA, Kim WR, Lake JR, Melton LB, Pomfret EA, Saab S, Genyk YS. Simultaneous liver-kidney transplantation summit: current state and future directions. Am J Transplant. 2012;12:2901-8.
[86] Abu-Elmagd KM. Intestinal transplantation for short bowel syndrome and gastrointestinal failure: current consensus, rewarding outcomes, and practical guidelines. Gastroenterology. 2006;130:S132-7.
[87] Cannon RM, Hughes MG, Jones CM, Eng M, Marvin MR. A review of the United States experience with combined heart-liver transplantation. Transpl Int. 2012;25:1223-8.
[88] Corno V, Dezza MC, Lucianetti A, Codazzi D, Carrara B, Pinelli D, Parigi PC, Guizzetti M, Strazzabosco M, Melzi ML, Gaffuri G, Sonzogni V, Rossi A, Fagiuoli S, Colledan M. Combined double lung-liver transplantation for cystic fibrosis without cardio-pulmonary by-pass. Am J Transplant. 2007;7:2433-8.
[89] Krowka MJ. Hepatopulmonary syndrome and portopulmonary hypertension: the pulmonary vascular enigmas of liver disease. Clin Liver Dis. 2020;15(Suppl 1):S13-24.
[90] Aldenkortt F, Aldenkortt M, Caviezel L, Waeber JL, Weber A, Schiffer E. Portopulmonary hypertension and hepatopulmonary syndrome. World J Gastroenterol. 2014;20:8072-81.
[91] Scouras NE, Matsusaki T, Boucek CD, Wells C, Cooper EA, Planinsic RM, Sullivan EA, Bermudez CA, Toyoda Y, Sakai T. Portopulmonary hypertension as an indication for combined heart, lung, and liver or lung and liver transplantation: literature review and case presentation. Liver Transpl. 2011;17:137-43.
[92] Wiesner R, Edwards E, Freeman R, Harper A, Kim R, Kamath P, Kremers W, Lake J, Howard T, Merion RM, Wolfe RA, Krom R. United network for organ sharing liver disease severity score committee. Model for end-stage liver disease (MELD) and allocation of donor livers. Gastroenterology. 2003;124:91-6.
[93] Malik AK, Masson S, Allen E, Akyol M, Bathgate A, Davies M, Hidalgo E, Hudson M, Powell J, Taylor R, Zarankaite A, Manas DM, UK Northern Liver Alliance. Impact of regional organ sharing and allocation in the UK northern liver alliance on waiting time to liver transplantation and waitlist survival. Transplantation. 2019;103:2304-11.
[94] Broering DC, Schulte Am Esch J, Fischer L, Rogiers X. Split liver transplantation. HPB (Oxford). 2004;6:76-82.
[95] Sebagh M, Yilmaz F, Karam V, Falissard B, Ichaï P, Roche B, Castaing D, Guettier C, Samuel D, Azoulay D. Cadaveric full-size liver transplantation and the graft alternatives in adults: a comparative study from a single Centre. J Hepatol. 2006;44:118-25.
[96] Fondevila C, Hessheimer AJ, Flores E, Ruiz A, Mestres N, Calatayud D, Paredes D, Rodríguez C, Fuster J, Navasa M, Rimola A, Taurá P, García-Valdecasas JC. Applicability and results of Maastricht type 2 donation after cardiac death liver transplantation. Am J Transplant. 2012;12:162-70.
[97] van Reeven M, Gilbo N, Monbaliu D, van Leeuwen OB, Porte RJ, Ysebaert D, van Hoek B, Alwayn IPJ, Meurisse N, Detry O, Coubeau L, Cicarelli O, Berrevoet F, Vanlander A, Ijzermans JNM, Polak WG. Evaluation of liver graft donation after euthanasia. JAMA Surg. 2020;155:917-24.
[98] Lai Q, Vitale A, Iesari S, Finkenstedt A, Mennini G, Spoletini G, Hoppe-Lotichius M, Vennarecci G, Manzia TM, Nicolini D, Avolio AW, Frigo AC, Graziadei I, Rossi M, Tsochatzis E, Otto G, Ettorre GM, Tisone G, Vivarelli M, Agnes S, Cillo U, Lerut J, European Hepatocellular Cancer Liver Transplant Study Group. Intention-to-treat survival benefit of liver transplantation in patients with hepatocellular cancer. Hepatology. 2017;66:1910-9.
[99] Louvet A, Wartel F, Castel H, Dharancy S, Hollebecque A, Canva-Delcambre V, Deltenre P, Mathurin P. Infection in patients with severe alcoholic hepatitis treated with steroids: early response to therapy is the key factor. Gastroenterology. 2009;137:541-8.
[100] Linecker M, Krones T, Berg T, Niemann CU, Steadman RH, Dutkowski P, Clavien PA, Busuttil RW, Truog RD, Petrowsky H. Potentially inappropriate liver transplantation in the era of the "sickest first" policy - a search for the upper limits. J Hepatol. 2018;68:798-813.
[101] Kim HJ, Larson JJ, Lim YS, Kim WR, Pedersen RA, Therneau TM, Rosen CB. Impact of MELD on waitlist outcome of retransplant candidates. Am J Transplant. 2010;10:2652-7.

第 65 章　活体肝移植

Living Donor Liver Transplantation

Nobuhisa Akamatsu　Kiyoshi Hasegawa　Norihiro Kokudo　Masatoshi Makuuchi　著

摘要

活体肝移植在过去 30 年中得到了极大的发展。最初，主要是左肝移植，尤其是在小儿肝移植中；然而，成人肝移植中右肝移植是最受欢迎的术式。为了增加供肝的数量，还引入了各种不同的移植类型，如右后区移植、左三区移植、右前区移植和双供肝移植。此外，ABO 血型不相容的 LDLT 也已被确立为标准程序。在过去 20 年里，肝胆恶性肿瘤进行肝移植的适应证不断扩大，尤其是晚期肝细胞癌进行肝移植一直是一个备受争论的问题。目前 HCC 进行肝移植的各种扩大标准已经建立，而对于结直肠癌转移、神经内分泌肿瘤转移和胆管癌的 LT 适应证最近也进行了积极的研究。

自从活体肝移植开始用于小儿胆道闭锁患者以来，已经过去了 30 年。1993 年，Makuuchi 等报道了第一例成功的原发性胆管炎成人患者的 LDLT[1]，此后，活体肝移植得到了蓬勃发展，并被确立为终末期肝病患者的标准治疗方法。目前，LDLT 的治疗效果与尸体供体全肝移植相当，甚至更好[2]。以前，LDLT 主要是在亚洲发展起来的，那里的尸体供体数量极其稀少，然而在西方国家，它是广泛接受的治疗方案，弥补了尸体供体肝移植的器官短缺[3]。

本章我们讨论了成人对成人 LDLT 中供体库的扩大，LDLT 的技术改进，以及 LDLT 治疗肝 – 胰 – 胆恶性肿瘤，并特别提到了肝细胞癌患者移植标准的扩大。

一、增加成人 LDLT 的供体库：多种移植类型

在 LDLT 过程中，维护捐赠者的安全是重中之重。最近的全球调查显示，目前活体肝脏捐赠后的并发症发病率和死亡率分别为 24% 和 0.2%[4]。因此，捐赠者被迫接受的风险虽然很低，但仍然存在，在讨论增加 LDLT 的捐赠者时，必须根据结构化的协议和中心的年手术量及经验严格选择，这是捐赠者安全性的决定性因素。

（一）供肝大小

要实现 LDLT 中供体范围的扩大，主要策略之一是允许获取小体积的移植物，如此反而也会降低供体的风险。在 LDLT 中，部分肝移植的本

积最低限一直是一个争论不休的问题，而且仍然是成人 LDLT 中尚未解决的问题。在讨论供肝大小时，有两个概念，即供肝与受体重量比（graft to recipient weight ratio，GRWR）[5]，以及供肝与标准肝脏体积比（standard liver volume，SLV）[6]。在成人 LDLT 的初期，GRWR 的供肝重量下限为 1.0%，SLV 为 40%，但随着手术技术和术后管理的进步，这些下限已经降低，现在一些中心已经分别降低到 0.6%[7] 和 30%[8]。成人 LDLT 存在固有的小尺寸供肝问题，即小肝综合征（small-for size graft syndrome，SFSS），其特点是早期肝功能障碍，出现长时间的胆汁淤积，凝血酶原时间延长，大量腹水，有时还出现脑病。实际上，除供肝体积的大小外，其他因素如术前受体状况、捐赠者年龄、供肝质量（脂肪变性或纤维化）、门静脉血流变化和流出物的大小都与 SFSS 的发生有复杂的关系，因此今天已经公认 SFSS 不是一个简单的供肝体积大小问题[9]。

在成人 LDLT 开始时，首选的是左肝移植，然而，自 1994 年京都小组提出后，右肝移植很快取代了左肝移植成为主要的移植类型[10]。中国香港小组提出了包括肝中静脉在内扩展的右肝移植的安全性和有效性[11]。就移植物的大小而言，右肝移植无疑比左肝移植要好。右肝移植极大地扩大了 LDLT 的供体库，也扩大了各种不同程度疾病的成年患者的适应证。现在，全世界范围内成人 LDLT 广泛采用的是首选右肝移植。与此相反，许多日本中心则是倾向于“左”侧，如果左肝移植满足机构规定的移植体积下限，则将其作为首选，认为移植体积越小，对供体越安全。事实上，大多数捐献者的死亡率是在那些取自右肝的人中报道的[4]，在日本唯一的捐献者死亡便是右肝移植[12]

（二）左肝供体

如前所述，Makuuchi 等报道了在成人 LDLT 中首次成功的左肝移植。此后，我们提出了一些技术建议，以最大限度地提高左肝移植的质量和数量。Miyagawa 等报道了用左尾状叶 + 左肝移植，这使移植的重量增加了 8%～12%[13]。左肝移植的其他技术革新是重建尾状肝静脉，并借助低温保存的同源静脉制作左肝和肝中静脉的宽开口[14]。由于左肝本身较小，血流重建后更容易出现门静脉过度灌注，也就是说 SFSS 的风险比右肝移植要高。为了克服这一缺点，我们认为，最重要的是使流出口尽可能大，特别是在左肝移植的 LDLT 中。由于这些技术上的改进，我们可以在成人 LDLT 中安全地进行左肝移植，并且证实 LDLT 后 12 个月肝脏功能 / 再生恢复的结果与右肝移植相似[15]。图 65-1 显示了我们在手术中对左肝活体移植的静脉成形术。

（三）右肝移植

右肝移植是目前成人 LDLT 中最常用的移植。为了保证供体安全，在右肝移植中，剩余的左肝应占总肝脏体积的 30% 以上[16]。虽然中国香

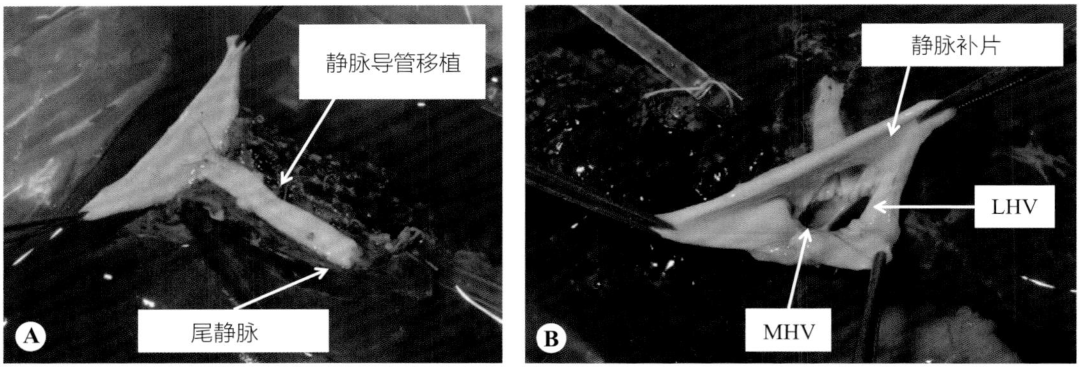

▲ 图 65-1　左肝移植

左肝、肝中静脉流出口用静脉补片扩大。尾静脉通过静脉导管移植与肝左、肝中静脉吻合。LHV. 肝左静脉；MHV. 肝中静脉

港小组曾经提出过包括 MHV 在内的扩展的右肝移植，但考虑到供体的安全性，没有 MHV 的右肝移植已经成为成人 LDLT 最广泛使用的移植类型[17]。然而，当利用这种类型的移植时，对于是否有必要重建 5、8 段的肝静脉以避免右肝腔旁区（正中旁区）充血，促进肝脏再生，并改善移植肝脏功能，一直存在着争议。尽管一些中心倾向于根据具体情况决定是否重建这些静脉，但其他中心建议，如果静脉直径超过 5mm，所有分支都应该重建[18]。我们报道了重建 MHV 分支对右侧腔旁区再生的重要性，并根据计算机模拟的术前容积分析，提出了重建标准，以保证无瘀血的肝体积超过受体的下限[19]。除了 MHV 分支外，右后下肝静脉的重建对于保证供体的充分静脉回流也很重要[20]。图 65–2 展示了我们在手术中为右肝活体移植所做的 MHV 分支的静脉成形术及静脉重建的完成情况。

（四）右后区肝移植

我们在 2000 年首次进行了右后区移植[21]，这是增加 LDLT 供体库的另一个重要选择。如果供体的右肝大于肝脏总体积的 70%，意味着左右肝移植都不可行，那么考虑右后叶的移植就更有价值。这种类型的移植可以由有经验的肝脏外科医生安全地施行，受者的结果与右肝移植相当，但是应该注意供体手术中的胆道解剖结构和受者的胆道并发症[22]。图 65–3 显示了带 IRHV 的右后区移植。

（五）双供肝移植

韩国峨山医疗中心的 Lee 等成功地进行了“双供肝”成人对成人 LDLT 技术，其中来自不同活体捐赠者的两个供肝联合起来，为单一受体提供充足和安全的供肝容积[23]。使用这种新方法，作者能够将活体捐赠库扩大 12%，然而，这种技术在韩国以外的其他地区并不流行，这可能是由于伦理考虑和社会 / 文化背景的不同。

（六）ABO 血型不相容的移植

ABO 血型不相容（ABO incompatible，ABOi）移植是增加 LDLT 供体库的另一个重要策略。最初使用 ABOi 移植物的经验较为复杂，与 ABO 兼容移植物的结果相比，ABOi 移植物的复发率、肝动脉血栓形成和弥漫性肝内胆汁淤积发生率增加，导致结果不佳。随着以利妥昔单抗为基础的脱敏方案的进展，结合血浆净化、局部输注前列腺素、静脉注射免疫球蛋白或脾切除，ABOi 移植物的 LDLT 结果已大大改善，与 ABO 兼容 LDLT 的生存率相似[24, 25]。

二、HCC 的 LDLT：扩大适应证的范围

基于肝移植的供体和受体双方面原因，使其对 HCC 患者的资格比其他肝胰胆恶性肿瘤的治疗更加复杂。米兰标准，即直径为 5cm 以下或最多三个不超过 3cm 的 HCC，没有血管侵犯或肝外转移，一直是西方国家 DDLT 中 HCC 患者肝移植适应证的金标准[26]。米兰标准在肝移植后

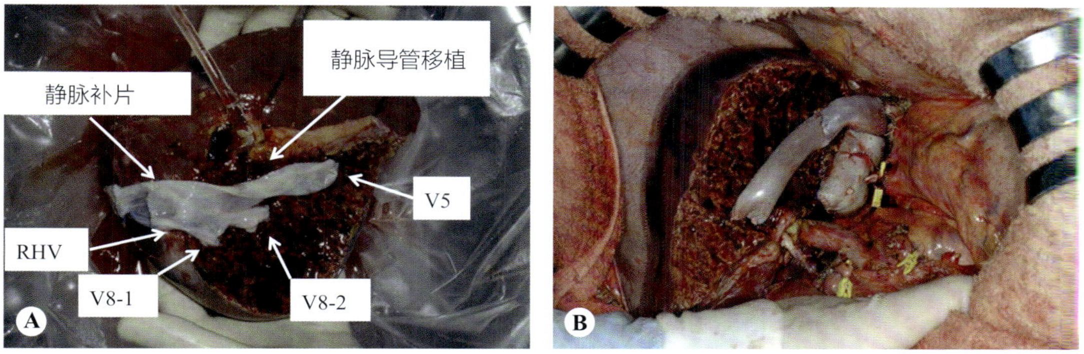

▲ 图 65–2　右肝移植

该右肝供肝有三条肝中静脉分支（即 V5、V8-1 和 V8-2），所有这些分支都用静脉移植物重建，并与肝右静脉形成一个大开口。RHV. 肝右静脉；V5 和 V8. 肝中静脉分支引流供肝的 5 段和 8 段

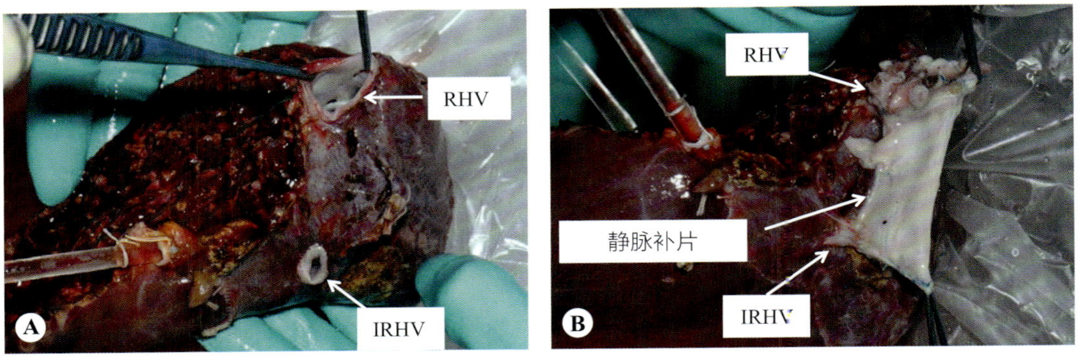

▲ 图 65-3 右后区供肝

供肝有肝右静脉和右后下肝静脉。在离体手术中，将其与静脉移植物吻合，形成新的下腔静脉。RHV. 肝右静脉；IRHV. 右后下肝静脉

的复发率和患者生存率方面过于严格已经成为共识，然而，在扩大标准时，我们必须考虑 HCC 患者的额外赋值，这些额外赋值应与其他肝移植候选人平衡。米兰标准的扩大招募了更多无法通过局部治疗的 HCC 患者，并且由于肿瘤的负担而被传统标准排除在等待名单之外。另外，在等待 DDLT 的名单上，越来越多的 HCC 患者肯定会降低在有限的供体库下没有恶性诊断的名单上等候者的肝移植机会。与 DDLT 肝脏是公共资源不同的是，LDLT 供肝是私人资源，标准的扩大可能更容易被采纳和接受。事实上，对患有 HCC 的患者进行降期和桥接治疗，使其保持在米兰标准之内，是 DDLT 的主要策略，而在 LDLT 中，标准的扩展一直在被积极讨论[27, 28]。表 65-1 总结了在米兰标准之外选择 HCC 患者进行肝移植的各种标准[27, 29-38]。大多数标准的 5 年生存率超过 70%，甚至 80%，表明这些扩展是可以接受的。

（一）大小和数量的扩展

扩大米兰标准最初是通过简单地扩大HCC结节的最大直径和数量来实现的。UCSF 标准，即单发肿瘤直径≤65mm，或者 2 个或 3 个肿瘤，每个直径≤45mm，肿瘤总直径≤80mm，是最著名的扩展标准[29]。其他还有，我们小组的“东京标准”（肿瘤个数≤5 个，肿瘤最大直径≤5cm）[27]，韩国的“峨山标准”（肿瘤数目≤6 个，肿瘤最大直径≤5cm）[30]，以及“Up-to-7 标准”（肿瘤个数与最大肿瘤直径之和不超过 7）[31]。

（二）用生物标志物进行扩展

最近，越来越多的学者报道了将代表肿瘤生物学行为的生物标志物纳入选择标准的重要性。关于纳入扩大标准的生物标志物，虽然许多研究者已经调查了肿瘤标志物，如 AFP 和去 γ-羧基凝血酶原（des-gamma-carboxy prothrombin，DCP），但最近还增加了其他标志物［如中性粒细胞 – 淋巴细胞比率[39]、血小板 – 淋巴细胞比率（platelet-lymphocyte ratio，PLR）］及 ^{18}F-FDG-PET[40] 被报道对选择复发的高危人群和预测复发有帮助[41]。京都标准将肿瘤的数量扩大到 10 个，以及最大直径≤5cm，DCP 水平≤400mAU/ml[36]。而九州小组进一步扩大了标准，即肿瘤直径≤5cm，血清 DCP 水平<300mAU/ml，而不限制肿瘤数量[37]。然而，AFP 是扩展标准中最常用的生物标志物。许多研究人员已经调查了 AFP 在预测肝移植后复发方面的作用，AFP 被纳入一些选择和预后模型中。由法国肝移植研究小组开发的 AFP 模型，结合了血清 AFP 水平、肿瘤大小和肿瘤数量[34]。一个著名的预后模型是 RETREAT 评分，它将微血管侵犯、肿瘤直径、肿瘤数目和 AFP 值作为预后变量[42]。另一个预后模型 TRAIN 评分包含 AFP 斜率，定义为［（最终 AFP）–（初始 AFP）］/ 时间[43]。Toso 等利用美国移植受体科学登记处 6478 例患者的数据，提出了新的标准，即肿瘤总体积≤115cm^3，AFP 水平≤

表 65-1 全球的肝细胞癌肝移植标准

扩大标准	作者（年）	国家	适应证	结果
UCSF	Yao 等（2001）[29]	美国	单个肿瘤≤6.5cm 或 3 个肿瘤均≤4.5cm 且有 TTD≤8cm	DFS：90.9%（5年） OS：80.9%（5年）
Asan medical center	Lee 等（2008）[30]	韩国	肿瘤大小≤5cm，肿瘤数量≤6 个	DFS：79.9%（5年） OS：73.2%（5年）
Up-to seven	Mazzaferro 等（2009）[31]	意大利	肿瘤数量和最大直径之和≤7（cm）	DFS：91%（5年） OS：71%（5年）
Extended Toronto	Goldaracena 等（2019）[32]	加拿大	没有大小和数量的限制，最大的肿瘤的活组织检查没有分化不良	DFS：78%（5年） OS：79%（5年）
University of Hong Kong	Wong 等（2019）[33]	中国	大小和数量没有限制	DFS：83.1%（5年） OS：80%（5年）
French AFP model	Duvoux 等（2012）[34]	法国	大小和数量不限，模型结合 log10 AFP、肿瘤大小和肿瘤数量，分数>2 或≤2	DFS：86%（5年） OS：70%（5年）
Hangzhou	Chen 等（2014）[35]	中国	TTD≤8cm；或 TTD>8cm，组织病理学Ⅰ级或Ⅱ级，术前 AFP≤400ng/ml	DFS：80.3%（5年） OS：87.7%（5年）
Tokyo	Akamatsu 等（2014）[27]	日本	肿瘤大小≤5cm，肿瘤数量≤5 个	DFS：86%（5年） OS：80%（5年）
Kyoto	Kaido 等（2013）[36]	日本	肿瘤大小≤5cm，肿瘤数量≤5 个	DFS：83%（5年） OS：82%（5年）
Kyushu	Uchiyama 等（2017）[37]	日本	数量不限，肿瘤大小≤5cm，DCP≤300mAU/ml	DFS：80.4%（5年） OS：82.1%（5年）
5-5-500	Shimamura 等（2019）[38]	日本	肿瘤大小≤5cm，肿瘤数量≤5，AFP≤500ng/ml	DFS：73.2%（5年） OS：85.8%（5年）

400ng/ml[44]。Metroticket 研究组更新了“Up-to-7 标准”，即增加了 AFP 值[45]。韩国开发了一个新的预后模型，即 MoRAL（预测 LDLT 后肿瘤复发的模型）评分，只使用血清中的 AFP 和 DCP 水平，该模型在预测肝移植后复发方面比米兰标准更有效[46]。在日本，5-5-500 标准（肿瘤直径≤5cm，肿瘤数量≤5 个，AFP 值≤500ng/ml）是由我们的同事根据日本肝移植登记处的回顾性数据分析确定的[38]。这一扩大的标准被批准为新的 HCC 肝移植候选人国家选择标准，并在 2019 年 8 月开始运行。现在，日本新的适应证标准采纳了米兰和 5-5-500 的双重标准，用于 DDLT 和 LDLT 的 HCC 患者。

（三）LDLT 与 DDLT 治疗复发 HCC

最初一些研究显示，活体移植的患者复发率较高，研究者推测是部分移植肝脏的快速再生过程和细胞因子的释放诱发了潜在的微小 HCC 的早期复发。另一种解释是，LDLT 的快速通道特征和肝移植前的观察期短暂都可能会掩盖 HCC 的侵袭性，从而导致更高的复发[47]。然而，最近的 Meta 分析[48-50]和意向性治疗分析[32, 33, 51]显示，LDLT 在患者生存率和无病生存率方面与 DDLT 相当，甚至更好。现在已经形成共识，如果 HCC 患者有合适的活体供肝，符合适应证标准和超出局部治疗适应证的患者将受益于 LDLT。最近的研究支持超米兰标准的 HCC 行 LDLT 治疗，而且随着新的研究进展，将有助于预测长期的肿瘤学结果，谨慎地平衡对健康捐赠者的伤害风险。韩国的研究小组正在对即使是那些有大血管侵犯的患者，挑战性地进行 LDLT[53]。扩大 LDLT 治疗 HCC 的适应证，将为那些原本治疗选择有限的患者提供一个潜在的可治愈的机会。

三、除 HCC 以外的肝胆胰恶性肿瘤的 LDLT 治疗

除 HCC 外，其他肝胰胆恶性肿瘤的肝移植由于最初效果不佳而被禁止，然而，随着近年来化疗 / 放疗、免疫抑制药和移植技术的进步，一些研究人员已经发表了结直肠癌肝转移、神经内分泌肿瘤肝转移、肝内胆管癌和肝门部胆管癌肝移植的良好结果 [54, 55]。对这些无法切除的肝胰胆恶性肿瘤进行肝移植，需要移植医学和肿瘤学的多个学科，包括移植和肝胆外科医生、内科和放射肿瘤科医生、肝病科医生和胃肠病科医生、免疫学家等，最大限度地努力照顾和治愈癌症患者 [56]。考虑到世界上捐赠者的短缺和临床试验的性质，LDLT 的实践将对这种多学科的方法有帮助。

关于肝门部胆管癌，Mayo 诊所制定的肝移植方案包括目标剂量为 45Gy 的外照射治疗，结合氟尿嘧啶或口服卡培他滨，然后用 ^{192}Ir 进行近距离治疗，目标剂量为 20～30Gy，最后进行分期开腹手术 [57]。基于这一方案，美国多中心研究 [58] 和 Mayo 诊所 [59] 的 74 例 LDLT 病例中，5 年无病生存率分别为 65% 和 66.5%。然而，“不可切除的疾病” 的定义并没有普适性，一些中心可能会切除其他机构认为不可切除的患者。从这个意义上说，肝门部胆管癌的肝移植应该在组间的多学科会诊中进行论证，特别是在 LDLT 中平衡受体和供体的风险 / 效益。肝内胆管癌的肝移植应限于非常早期的肝硬化患者（单个肿瘤和直径不超过 2cm）[60]。随着手术技术的进步和化疗效果的提高，最初无法切除的结直肠癌肝转移患者的预后一直在改善。挪威小组报道了一种被称为 RAPID 概念的方法（切除和 2、3 段肝移植，延期的全肝切除），该方法结合了联合肝脏隔离和门静脉结扎的二步肝切除术（ALPPS 手术），与 2、3 段的 LDLT 相结合，然后再进行全肝切除 [61]。该小组最近报道，在化疗下病情控制良好的不可切除的结直肠癌肝转移瘤中，5 年生存率为 83%[62]。然而，目前切除策略的进展迅速和化疗亦不断发展，结直肠癌肝转移患者的肝移植是非常有限的。而鉴于疾病的罕见性和缓慢增长的性质，对神经内分泌肝转移的肝移植争议性更大。Mazzaferro 等制订了米兰神经内分泌肿瘤肝转移标准：确认组织学为 G_1 或 G_2 肿瘤，原发肿瘤由门静脉系统引流，肝脏受累范围＜50%，完全切除原发肿瘤和所有肝外疾病稳定，或对治疗有良好反应至少 6 个月，并且年龄＜60 岁。在他们对 42 名经过严格筛选的患者的前瞻性研究中，5 年和 10 年的生存率分别为 97% 和 89%[63]。最后，这些恶性肿瘤的肝移植目前仍然是在临床试验的基础上进行的，未来尚有待进一步的证据来论证。

参考文献

[1] Hashikura Y, Makuuchi M, Kawasaki S, Matsunami H, Ikegami T, Nakazawa Y, et al. Successful living-related partial liver transplantation to an adult patient. Lancet. 1994; 343(8907):1233-4.

[2] Chen CL, Kabiling CS, Concejero AM. Why does living donor liver transplantation flourish in Asia? Nat Rev Gastroenterol Hepatol. 2013;10(12):746-51.

[3] Humar A, Ganesh S, Jorgensen D, Tevar A, Ganoza A, Molinari M, et al. Adult living donor versus deceased donor liver transplant (LDLT versus DDLT) at a single center: time to change our paradigm for liver transplant. Ann Surg. 2019;270(3):444-51.

[4] Cheah YL, Simpson MA, Pomposelli JJ, Pomfret EA. Incidence of death and potentially life-threatening near-miss events in living donor hepatic lobectomy: a world-wide survey. Liver Transpl. 2013;19(5):499-506.

[5] Kiuchi T, Kasahara M, Uryuhara K, Inomata Y, Uemoto S, Asonuma K, et al. Impact of graft size mismatching on

graft prognosis in liver transplantation from living donors. Transplantation. 1999;67(2):321-7.

[6] Urata K, Kawasaki S, Matsunami H, Hashikura Y, Ikegami T, Ishizone S, et al. Calculation of child and adult standard liver volume for liver transplantation. Hepatology. 1995; 21(5): 1317-21.

[7] Wong TC, Fung JYY, Cui TYS, Sin SL, Ma KW, She BWH, et al. The risk of going small: lowering GRWR and overcoming small-for-size syndrome in adult living donor liver transplantation. Ann Surg. 2020;274(6):e1260-8.

[8] Ikegami T, Yoshizumi T, Sakata K, Uchiyama H, Harimoto N, Harada N, et al. Left lobe living donor liver transplantation in adults: what is the safety limit? Liver Transpl. 2016; 22(12): 1666-75.

[9] Goldaracena N, Echeverri J, Selzner M. Small-for-size syndrome in live donor liver transplantation-pathways of injury and therapeutic strategies. Clin Transpl. 2017;31(2):e12885. https://doi. org/10.1111/ctr.12885.

[10] Yamaoka Y, Washida M, Honda K, Tanaka K, Mori K, Shimahara Y, et al. Liver transplantation using a right lobe graft from a living related donor. Transplantation. 1994;57(7):1127-30.

[11] Lo CM, Fan ST, Liu CL, Wei WI, Lo RJ, Lai CL, et al. Adult-to-adult living donor liver transplantation using extended right lobe grafts. Ann Surg. 1997;226(3):261-9. discussion 9-70.

[12] Akabayashi A, Slingsby BT, Fujita M. The first donor death after living-related liver transplantation in Japan. Transplantation. 2004;77(4):634.

[13] Miyagawa S, Hashikura Y, Miwa S, Ikegami T, Urata K, Terada M, et al. Concomitant caudate lobe resection as an option for donor hepatectomy in adult living related liver transplantation. Transplantation. 1998;66(5):661-3.

[14] Takemura N, Sugawara Y, Hashimoto T, Akamatsu N, Kishi Y, Tamura S, et al. New hepatic vein reconstruction in left liver graft. Liver Transpl. 2005;11(3):356-60.

[15] Akamatsu N, Sugawara Y, Tamura S, Imamura H, Kokudo N, Makuuchi M. Regeneration and function of hemiliver graft: right versus left. Surgery. 2006;139(6):765-72.

[16] Miller CM, Durand F, Heimbach JK, Kim-Schluger L, Lee SG, Lerut J, et al. The international liver transplant society guideline on living liver donation. Transplantation. 2016;100(6):1238-43.

[17] Lee SG. A complete treatment of adult living donor liver transplantation: a review of surgical technique and current challenges to expand indication of patients. Am J Transplant. 2015;15(1):17-38.

[18] Miller CM, Quintini C, Dhawan A, Durand F, Heimbach JK, Kim-Schluger HL, et al. The international liver transplantation society living donor liver transplant recipient guideline. Transplantation. 2017;101(5):938-44.

[19] Akamatsu N, Sugawara Y, Nagata R, Kaneko J, Aoki T, Sakamoto Y, et al. Adult right living-donor liver transplantation with special reference to reconstruction of the middle hepatic vein. Am J Transplant. 2014;14(12): 2777-87.

[20] Ito K, Akamatsu N, Tani K, Ito D, Kaneko J, Arita J, et al. The reconstruction of hepatic venous tributary in right liver living-donor liver transplantation: the importance of the inferior right hepatic vein. Liver Transpl. 20[illegible];22([illegible]): 410-9.

[21] Sugawara Y, Makuuchi M, Takayama T, Imamura H, Kaneko J. Right lateral sector graft in adult living-related liver transplantation. Transplantation. 2002;73(1):1[illegible]4.

[22] Kokudo T, Hasegawa K, Arita J, Yamamoto S, Kaneko J, Akamatsu N, et al. Use of a right lateral sector graft in living donor liver transplantation is feasible, but special caution is needed in respect of the liver anatomy. Am J Transplant 2015;16(4):1258-65.

[23] Song GW, Lee SG, Moon DB, Ahn CS, Hwang S, Kim KH et al. Dual-graft adult living donor liver transplantation an innovative surgical procedure for live liver donor pool expansion. Ann Surg. 2017;266(1):10-8.

[24] Egawa H, Teramukai S, Haga H, Tanabe M, Mori A, Ikegami T, et al. Impact of rituximab desensitization on blood-type incompatible adult living donor liver transplantation: Japanese multicenter study. Am J Transplant. 20[illegible] 14 1[illegible] 102-14.

[25] Oh J, Kim JM. Immunologic strategies and outcomes in ABO-incompatible living donor liver transplantation. Clin Mol Hepatol. 2020;26(1):1-6.

[26] Mazzaferro V, Regalia E, Doci R, Andreola S, Pulvirenti A, Bozzetti F, et al. Liver transplantation for the treatment of small hepatocellular carcinomas in patients with cirrhosis. N Engl J Med. 1996;334(11):693-9.

[27] Akamatsu N, Sugawara Y, Kokudo N. Living donor liver transplantation for patients with hepatocellular carcinoma. Liver Cancer. 2014;3(2):108-18.

[28] Mehta N, Bhangui P, Yao FY, Mazzaferro V, Toso C, Akamatsu N, et al. Liver transplantation for hepatocellular carcinoma. Working group report from the ILTS transplant oncology consensus conference. Transplantation. 2020; 104(6): 1136-42.

[29] Yao FY, Ferrell L, Bass NM, Watson JJ, Bacchetti P, Venook A, et al. Liver transplantation for hepatocellular carcinoma: expansion of the tumor size limits does not adversely impact survival. Hepatology. 2001;33(6):1394-403.

[30] Lee SG, Hwang S, Moon DB, Ahn CS, Kim KH, Sung KB, et al. Expanded indication criteria of living donor liver transplantation for hepatocellular carcinoma at one large-volume center. Liver Transpl. 2008;14(7):935-45.

[31] Mazzaferro V, Llovet JM, Miceli R, Bhoori S, Schiavo M, Mariani L, et al. Predicting survival after liver transplantation in patients with hepatocellular carcinoma beyond the Milan criteria: a retrospective, exploratory analysis. Lancet Oncol. 2009;10(1):35-43.

[32] Goldaracena N, Gorgen A, Doyle A, Hansen BE, Tomiyama K, Zhang W, et al. Live donor liver transplantation for patients with hepatocellular carcinoma offers increased survival vs. deceased donation. J Hepatol. 2019;70([illegible]): 666-73.

[33] Wong TCL, Ng KKC, Fung JYY, Chan AAC, Cheung TT, Chok KSH, et al. Long-term survival outcome between living donor and deceased donor liver transplant for hepatocellular carcinoma: intention-to-treat and propensity score matching analyses. Ann Surg Oncol. 2019;26([illegible]): 1454-62.

[34] Duvoux C, Roudot-Thoraval F, Decaens T, Pessione

F, Badran H, Piardi T, et al. Liver transplantation for hepatocellular carcinoma: a model including alpha-fetoprotein improves the performance of Milan criteria. Gastroenterology. 2012;143(4):986-94.e3. quiz e14-5
[35] Chen J, Xu X, Wu J, Ling Q, Wang K, Wang W, et al. The stratifying value of Hangzhou criteria in liver transplantation for hepatocellular carcinoma. PLoS One. 2014;9(3):e93128.
[36] Kaido T, Ogawa K, Mori A, Fujimoto Y, Ito T, Tomiyama K, et al. Usefulness of the Kyoto criteria as expanded selection criteria for liver transplantation for hepatocellular carcinoma. Surgery. 2013;154(5):1053-60.
[37] Uchiyama H, Itoh S, Yoshizumi T, Ikegami T, Harimoto N, Soejima Y, et al. Living donor liver transplantation for hepatocellular carcinoma: results of prospective patient selection by Kyushu University criteria in 7 years. HPB. 2017;19(12):1082-90.
[38] Shimamura T, Akamatsu N, Fujiyoshi M, Kawaguchi A, Morita S, Kawasaki S, et al. Expanded living-donor liver transplantation criteria for patients with hepatocellular carcinoma based on the Japanese nationwide survey: the 5-5-500 rule - a retrospective study. Transpl Int. 2019;32(4):356-68.
[39] Halazun KJ, Najjar M, Abdelmessih RM, Samstein B, Griesemer AD, Guarrera JV, et al. Recurrence after liver transplantation for hepatocellular carcinoma: a new MORAL to the story. Ann Surg. 2017;265(3):557-64.
[40] Hong G, Suh KS, Suh SW, Yoo T, Kim H, Park MS, et al. Alpha-fetoprotein and (18) F-FDG positron emission tomography predict tumor recurrence better than Milan criteria in living donor liver transplantation. J Hepatol. 2016;64(4):852-9.
[41] Citores MJ, Lucena JL, de la Fuente S, Cuervas-Mons V. Serum biomarkers and risk of hepatocellular carcinoma recurrence after liver transplantation. World J Hepatol. 2019;11(1):50-64.
[42] Mehta N, Heimbach J, Harnois DM, Sapisochin G, Dodge JL, Lee D, et al. Validation of a risk estimation of tumor recurrence after transplant (RETREAT) score for hepatocellular carcinoma recurrence after liver transplant. JAMA Oncol. 2017;3(4):493-500.
[43] Lai Q, Nicolini D, Inostroza Nunez M, Iesari S, Goffette P, Agostini A, et al. A novel prognostic index in patients with hepatocellular cancer waiting for liver transplantation: time-radiological-response-alpha-fetoprotein-INflammation (TRAIN) score. Ann Surg. 2016;264(5):787-96.
[44] Toso C, Asthana S, Bigam DL, Shapiro AM, Kneteman NM. Reassessing selection criteria prior to liver transplantation for hepatocellular carcinoma utilizing the scientific registry of transplant recipients database. Hepatology. 2009;49(3):832-8.
[45] Mazzaferro V, Sposito C, Zhou J, Pinna AD, De Carlis L, Fan J, et al. Metroticket 2.0 model for analysis of competing risks of death after liver transplantation for hepatocellular carcinoma. Gastroenterology. 2018;154(1):128-39.
[46] Lee JH, Cho Y, Kim HY, Cho EJ, Lee DH, Yu SJ, et al. Serum tumor markers provide refined prognostication in selecting liver transplantation candidate for hepatocellular carcinoma patients beyond the Milan criteria. Ann Surg. 2016;263(5):842-50.
[47] Akamatsu N, Kokudo N. Liver transplantation for hepatocellular carcinoma from living-donor vs. deceased donor. Hepatobiliary Surg Nutr. 2016;5(5):422-8.
[48] Liang W, Wu L, Ling X, Schroder PM, Ju W, Wang D, et al. Living donor liver transplantation versus deceased donor liver transplantation for hepatocellular carcinoma: a meta-analysis. Liver Transpl. 2012;18(10):1226-36.
[49] Grant RC, Sandhu L, Dixon PR, Greig PD, Grant DR, McGilvray ID. Living vs. deceased donor liver transplantation for hepatocellular carcinoma: a systematic review and meta-analysis. Clin Transpl. 2013;27(1):140-7.
[50] Zhu B, Wang J, Li H, Chen X, Zeng Y. Living or deceased organ donors in liver transplantation for hepatocellular carcinoma: a systematic review and meta-analysis. HPB (Oxford). 2019;21(2):133-47.
[51] Bhangui P, Vibert E, Majno P, Salloum C, Andreani P, Zocrato J, et al. Intention-to-treat analysis of liver transplantation for hepatocellular carcinoma: living versus deceased donor transplantation. Hepatology. 2011;53(5):1570-9.
[52] Azoulay D, Audureau E, Bhangui P, Belghiti J, Boillot O, Andreani P, et al. Living or brain-dead donor liver transplantation for hepatocellular carcinoma: a Multicenter, Western, intent-to-treat cohort study. Ann Surg. 2017;266(6):1035-44.
[53] Lee KW, Suh SW, Choi Y, Jeong J, Yi NJ, Kim H, et al. Macrovascular invasion is not an absolute contraindication for living donor liver transplantation. Liver Transpl. 2017;23(1):19-27.
[54] Hibi T, Rela M, Eason JD, Line PD, Fung J, Sakamoto S, et al. Liver transplantation for colorectal and neuroendocrine liver metastases and hepatoblastoma. Working group report from the ILTS transplant oncology consensus conference. Transplantation. 2020;104(6):1131-5.
[55] Sapisochin G, Javle M, Lerut J, Ohtsuka M, Ghobrial M, Hibi T, et al. Liver transplantation for cholangiocarcinoma and mixed hepatocellular cholangiocarcinoma: working group report from the ILTS transplant oncology consensus conference. Transplantation. 2020;104(6):1125-30.
[56] Hibi T, Sapisochin G. What is transplant oncology? Surgery. 2019;165(2):281-5.
[57] Rea DJ, Heimbach JK, Rosen CB, Haddock MG, Alberts SR, Kremers WK, et al. Liver transplantation with neoadjuvant chemoradiation is more effective than resection for hilar cholangiocarcinoma. Ann Surg. 2005;242(3):451-8. discussion 8-61
[58] Darwish Murad S, Kim WR, Harnois DM, Douglas DD, Burton J, Kulik LM, et al. Efficacy of neoadjuvant chemoradiation, followed by liver transplantation, for perihilar cholangiocarcinoma at 12 US centers. Gastroenterology. 2012;143(1):88-98.e3. quiz e14
[59] Tan EK, Rosen CB, Heimbach JK, Gores GJ, Zamora-Valdes D, Taner T. Living donor liver transplantation for perihilar cholangiocarcinoma: outcomes and complications. J Am Coll Surg. 2020;231(1):98-110.
[60] Sapisochin G, Facciuto M, Rubbia-Brandt L, Marti J, Mehta N, Yao FY, et al. Liver transplantation for "very early" intrahepatic cholangiocarcinoma: international retrospective study supporting a prospective assessment. Hepatology.

2016;64(4):1178-88.
[61] Line PD, Hagness M, Berstad AE, Foss A, Dueland S. A novel concept for partial liver transplantation in nonresectable colorectal liver metastases: the RAPID concept. Ann Surg. 2015;262(1):e5-9.
[62] Dueland S, Syversveen T, Solheim JM, Solberg S, Grut H, Bjørnbeth BA, et al. Survival following liver transplantation for patients with nonresectable liver-only colorectal metastases. Ann Surg. 2020;271(2):212-8.
[63] Mazzaferro V, Pulvirenti A, Coppa J. Neuroendocrine tumors metastatic to the liver: how to select patients for liver transplantation? J Hepatol. 2007;47(4):460-6.

第 66 章 细菌性肝脓肿

Pyogenic Liver Abscess

Kai Siang Chan Vishal Shelat 著

摘要

细菌性肝脓肿（pyogenic liver abscess，PLA）是最常见的肝脓肿类型，占所有内脏脓肿的 48%，占腹腔内脓肿的 13%，尽管医疗水平不断提高，但死亡率仍高达 10%～40%。PLA 的危险因素包括男性、质子泵抑制药、肝胆或胰腺疾病、糖尿病、人类免疫缺陷病毒（human immunodeficiency virus，HIV）、免疫抑制药物和肝硬化。原发性 PLA 是指病原体直接进入胆道系统，如胆道梗阻引起的肝胆系统感染，还有较少见的结肠来源或系统性感染的血源性传播。继发性 PLA 是指由于基础病变（如肝细胞癌）或干预措施（如经动脉化疗栓塞、射频消融或胆道内镜手术）引起的并发症。PLA 的临床表现是非特异性的，炎症指标升高和肝酶失调的血清生化结果也是非特异性的。诊断通常是通过影像学来实现的。超声检查和 CT 是一线确诊方式。PLA 治疗的原则亦需符合败血症生存指南。经验性抗生素应以当地抗生素谱为指导。常见的抗生素方案包括第三代头孢菌素和甲硝唑的组合，或者阿莫西林－克拉维酸和一次剂量的庆大霉素。以临床和放射学检查病因的控制情况，进而指导抗生素使用的持续时间。PLA 的引流可以尝试经皮、内镜或手术（开放或腹腔镜）的方式进行。对于＜4cm 的脓肿，经皮引流（percutaneous drainage，PD）与单纯使用抗生素相比具有更佳效果，但巨大的 PLA（直径≥10cm）、多发、气体形成和患者的合并症预示着 PD 的不良结果和失败风险。对于特定患者，需要手术干预。在治疗急性 PLA 后，谨慎的做法是通过重复拍片来随访，以排除任何腹部病变。特别是对肺炎克雷伯菌性 PLA 患者应进行结肠镜筛查。为进行多模式治疗和改善 PLA 的结果，建议采用 PLA 外科组合式医疗照护，包括引流的护理及介入放射学和微生物学团队（包括过渡到门诊抗生素治疗）。

一、背景

肝脓肿被定义为肝实质内被纤维组织层包围的化脓性物质的局灶性聚集[1]。通常根据病因（阿米巴或寄生虫，以及细菌或化脓性）、数量（单发或多发）、大小（小、大或巨大）或气体含量（产气或不产气）来分类。细菌性肝脓肿是最常见的肝脓肿类型，占所有内脏脓肿的 48%，占腹腔内脓肿的 13%[1]。尽管如此，PLA 在全球范围内仍然相对不常见，在欧洲的发病率为每 10 万人中有 1.1 人，亚洲的发病率相应较高，每 10

万人中有 17.6 人[2]。历史上，PLA 主要发生在年轻男性身上，原因是继发于阑尾炎的门静脉炎[3]。胆道疾病，如胆道的结石、狭窄、恶性肿瘤或先天性畸形，现在占了大多数的 PLA 病因。近几十年来，随着射频消融、微波消融（microwave ablation，MWA）和经动脉化疗栓塞等微创肝胆介入技术的发展，这些技术已经成为导致 PLA 的重要原因[4, 5]。研究表明，根据 PLA 的数量、大小或气体存在等影像学标志可以进行风险分层[6]，从而可以进行早期干预并改善临床结果[7-10]。随着医学和外科管理的进步，20 世纪传统上高达 80% 的死亡率今天已经明显改善为 10%～40%，并已向非手术治疗转变[11]。本章对 PLA 的循证研究文献进行了概述。

二、危险因素和致病机制

PLA 的危险因素包括男性[3]、质子泵抑制药[12]、肝胆或胰腺疾病[11]，或者免疫功能受损，包括糖尿病[2]、人类免疫缺陷病毒[13]、肝硬化和肝移植[14-16]。

PLA 的发病机制可分为原发性和继发性。原发性 PLA 包括病原体直接进入胆道系统。这包括胆道、结肠、血源性或隐源性败血症。原发性 PLA 最常见的原因是肝胆系感染（发病率为 30%～50%）[17]。胆道结石、狭窄、恶性肿瘤或先天性胆道异常导致胆道梗阻、胆道内压升高、胆管反流，导致内毒素血症，通常来自革兰阴性菌。图 66-1 显示了一名急性胆囊炎毗邻 PLA 患者的 CT 图像。门静脉系统播散是第二大常见原因，占原发性 PLA 的 20%。肠道黏膜损伤或其他腹腔内器官的感染，如阑尾炎，会导致门静脉炎，从而形成 PLA[18, 19]。血源性传播虽然不太常见，但可能发生于全身感染、外伤或静脉用药[20]。比较少见的是，在 2019 年冠状病毒大流行期间，有报道称严重的牙周病引起的血源性播散[21]。隐源性 PLA 的诊断是在排除了其他 PLA 的原因后做出的，在广泛的检查中不能确定病因，包括恶性肿瘤。

继发性 PLA 是指由潜在的病理因素或干预发生并发症引起的 PLA。恶性肿瘤，如肝细胞癌，

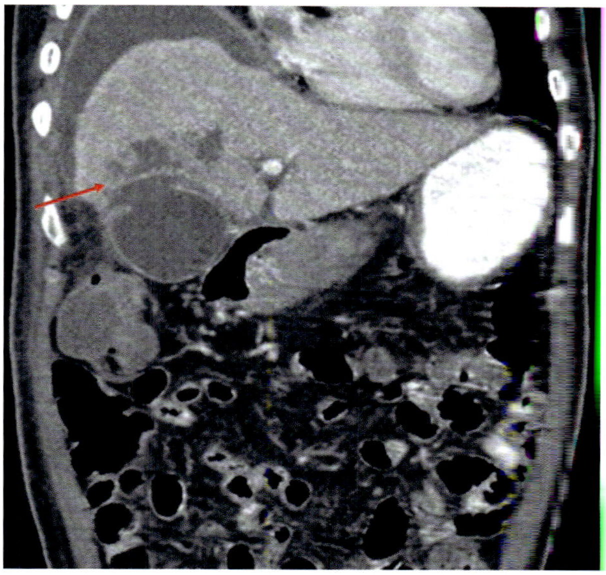

▲ **图 66-1**　**一名 81 岁男性的 CT 检查，其表现为持续几天的腹痛：急性胆囊炎伴临近的细菌性肝脓肿（红箭）**

虽然罕见，但也有报道称最初表现为 PLA[22]。我们曾根据两种影像学表现对一名疑似 HCC 的患者进行肝脏切除手术，结果发现术中诊断为 PLA，这可能是由于肿瘤血栓引起了自发性肿瘤坏死和胆道梗阻，叠加细菌感染，导致 HCC 表现为 PLA[23]。微创治疗，如 RFA、MWA 和 TACE 成为越来越常见的 PLA 原因，因为它们越来越多地被用于 HCC 的治疗，据报道 MWA 和 RFA 的导致 PLA 的发病率分别为 1.6% 和 1.3%[24]。RFA、MWA 和 TACE 导致肿瘤坏死，减轻了肿瘤负荷，但也创造了感染的条件[4, 5, 25, 26]。图 66-2 显示了 MWA 后 PLA 的存在。对接受 RFA 和 TACE 的患者要进行预防性抗生素治疗。在 TACE 当天使用预防性抗生素单药治疗，可将 PLA 的发生率降低 65%[27]。

内镜胆道手术如胆道支架和括约肌切开术，或手术如胰十二指肠切除术，也可能导致 PLA，因为都可能因为 Oddi 括约肌被破坏，允许细菌在胆道树定植，增加了 PLA 形成的风险[28, 29]。其他较罕见的 PLA 原因包括胆囊切除术和肝移植术后的 PLA[30, 31]。图 66-3 显示了一位在胆囊切除术后 6 年出现急性 PLA 的患者，并发肝中静脉血栓。

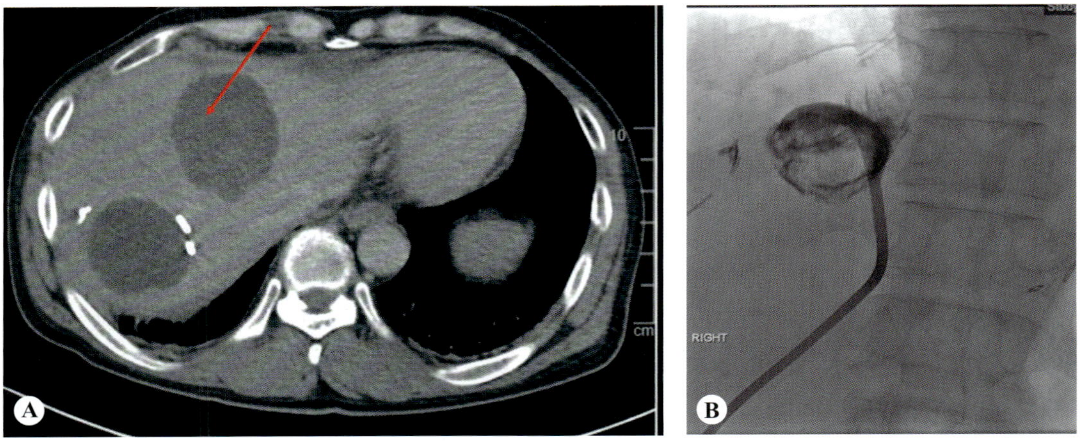

▲ 图 66-2 一名 56 岁男性的 CT 检查，该男性被诊断为Ⅳ期直肠乙状结肠腺癌，伴有多个双叶肝转移，接受了多处肝楔形切除和术中微波消融，导致化脓（A），即手术后 6 周的肝脓肿（红箭）和经皮引流显示一个大的空腔（B），排出 50ml 脓液，培养为多耐药的大肠杆菌

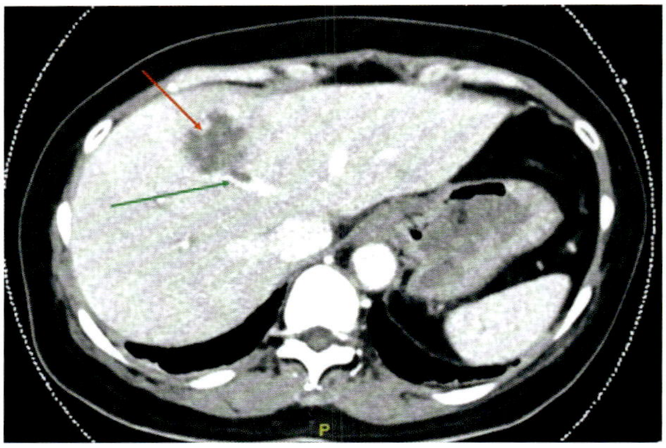

▲ 图 66-3 一名 65 岁女性的 CT 检查，其表现为急性右上腹疼痛，6 年前曾行胆囊切除术；CT 检查显示 3.5cm 的细菌性肝脓肿（红箭）伴肝中静脉血栓形成（绿箭）。血培养为变异的克雷伯菌

三、临床表现

PLA 的临床表现是非特异性的；患者表现为发热、右上腹疼痛或不适、黄疸、恶心和呕吐，以及萎靡不振、体重减轻、厌食和嗜睡等体征 [3, 11, 17, 32]。发热、右上腹疼痛和黄疸的典型三联症在 PLA 患者中很少见 [33]。体格检查可表现为右上腹压痛（发生率<40%）、肝脏肿大或黄疸，但同样是非特异性的 [34]。鉴别诊断包括胆囊炎、原发性或继发性肝肿瘤、肝囊肿、憩室炎和消化性溃疡病。罕见的但可能有生命危险的是，PLA 可能会破裂并表现为急腹症，其症状和体征提示为脓毒性休克 [35]。这些患者需要及时抢救和影像学检查，以确定腹痛的病因，指导治疗。

四、血生化

与 PLA 的临床表现相似，PLA 的血清生化指标也是非特异性的。其中包括白细胞增多，中性粒细胞增多，C 反应蛋白和降钙素原升高，低白蛋白血症（<30g/L），肝酶紊乱，高胆红素血症 [28, 36–39]。CRP 是一种主要在肝脏合成的急性期蛋白，受细胞因子释放的刺激，特别是 IL-6，在 PLA 患者中会升高 [40, 41]。CRP 被用来确定抗生素治疗的时间。大约 70% 的患者有肝酶失调，但不表现为“肝病”或“胆汁淤积”模式 [28, 36, 37, 40]。然而，据观察，在 2/3 的 PLA 患者中，ALP 普遍升高而血清胆红素正常 [42, 43]。肿瘤标志物如 CA19-9 在诊断 PLA 或区分 PLA 与恶性肝病方面没有作用 [44]。

五、微生物学

PLA 可分为单菌型和多菌型，多菌型 PLA 常见于混合了肠道动力菌和厌氧菌的物种 [11]。常见的细菌（按发病率递减的顺序）包括肺炎克雷伯菌、大肠埃希菌、肠球菌属、链球菌属和葡萄球菌属。在过去 30 年里，微生物的检出逐渐从大肠杆菌转向肺炎克雷伯菌，特别是在亚洲国家[7, 8, 11]。肺炎克雷伯菌已成为全球社区和医院获得性感染的重要原因。单一的肺炎克雷伯菌的检出应立即考虑到排除潜在结直肠恶性肿瘤的可能性[45–47]。我们的策略是向所有 PLA 患者推荐择期的结肠镜检查，根据我们的经验，结直肠恶性肿瘤的发病率是低的。葡萄球菌属的存在表明皮肤或呼吸道感染的血源性传播，这在免疫功能低下的患者中更常见[13]。极少数情况下，继发于牙周病的 PLA 中可能存在口腔共生菌，如具核梭杆菌[21]。

据报道，继发于 PLA 的脓毒症患者中 15%～80% 的人血培养呈阴性[48–51]。由于未能遵守脓毒症指南、缺乏先进的微生物检测技术及临床症状改善的患者避免了经皮抽液或引流（导致缺乏液体培养），培养可能呈阴性[52]。在这种培养阴性的 PLA（culture-negative PLA，CNPLA）人群中，用抗生素和经皮引流进行经验性治疗的结果与肺炎克雷伯菌 PLA 相似[10]。在有胆道介入诊疗史的患者中，多菌种或多药耐药菌引起 PLA 时，治疗应遵循当地抗生素图谱和抗生素管理指南。

六、放射成像

PLA 诊断主要依赖 3 种成像方式：①超声检查；② CT；③ MRI。超声和 CT 检查对 PLA 的诊断都很敏感，但 CT 灵敏度更高（超声灵敏度为 85%，CT 灵敏度为 95%）[53, 54]。PLA 的超声特征是可变的，微脓肿（＜2cm）表现为低回声结节或肝脏回声变形的不明确区域[55]，更大的脓肿则因增厚的隔膜和碎屑表现为不同的回声[56, 57]。含有气体的 PLA（gas-forming PLA，GFPLA）超声表现为高回声[58]。PLA 在彩色多普勒下显示为没有中心血流灌注，可将其与局灶性良性和恶性病变区分开来。使用对比剂增强超声检查（contrast-enhanced US，CE-US）显示动脉期边缘壁增强，门静脉期和晚期渐进性低增强。PLA 最突出的特点是液化坏死区缺乏增强[59]。超声检查提供了肝实质和胆道树的实时成像，没有辐射，适合作为出现右上腹疼痛患者的初始腹部成像。使用超声检查的另一个好处是，它对诊断胆结石的灵敏度更强（超声的灵敏度为 87%，CT 的灵敏度为 60%）[60]。急诊科（emergency department，ED）已经广泛地使用超声检查。由于 PLA 的非特异性表现，急诊医生利用床旁超声（point-of-care US，POCUS）作为一线成像方式来支持 PLA 的早期诊断，其中使用床旁超声检查可以使急诊科正确且较高比例地诊断 PLA 患者（使用床旁超声：34.4%；不使用床旁超声 3.3%）[61]。然而，超声检查的准确性取决于操作人员，床旁超声检查的诊断准确性尚不明确。

在我们的中心，CT 检查被更广泛地用作急腹症患者的一线放射学检查。它可以在急诊使用，提供详细的腹痛评估，并避免延误诊断和治疗。CT 特征包括典型的圆形病灶，边缘强化，中心低衰减[55, 56]。其他特征包括内部分隔、气液水平、多房性或多灶性病变。典型但不太常见的是，可能会出现“双靶”征，即内层高衰减（脓性包膜）被外层低衰减（肝实质水肿）所包围[56]。CT 检查也有助于对潜在的病因进行诊断。超声和 CT 检查对于经皮穿刺抽吸或引流至关重要。MRI 成像较少用于评估急腹症或专门评估 PLA。然而，当 CT 显示 PLA 与肝脏恶性肿瘤难以区分不明确时，可以进行 MRI 进一步评估。PLA 的 MRI 特征包括 T_1 加权像的中心低密度和 T_2 加权像的高信号[62, 63]。高信号通常见于弥散加权成像[64]。

其他成像形式包括核成像，如锝（^{99m}Tc）闪烁成像，而镓闪烁成像由于其 50%～80% 的低灵敏度，在很大程度上已被现今的 CT 和 MRI 成像所取代[49, 65]。然而，使用 ^{99m}Tc 闪烁成像对 PLA 的成像将显示放射性物质摄取减少的焦点区域，而镓闪烁成像将显示 PLA 的大量摄取[55, 56]。成像检查不仅有助于诊断，而且有助于治疗。我们定义＜4cm 的 PLA 为小 PLA，＞10cm 的 PLA 为巨大 PLA[9]。

七、初步治疗

PLA 的管理包括对症支持治疗，以及败血症和控制病因的治疗。在急性情况下，患者应按照败血症生存指南进行管理[67]。应采取支持性措施，如液体复苏、给氧和镇痛。在获得微生物学样本后，使用经验性抗生素。控制 PLA 感染的方法主要有 3 种：①抗生素；②经皮抽液或引流；③手术引流。手术引流通常适用于抗生素和经皮肝穿刺引流都失败的 PLA 患者及巨大的 PLA[38, 68]。

（一）抗生素

抗生素使用对 PLA 的治疗至关重要[69]。抗生素的选择以 PLA 的微生物学为指导，应覆盖链球菌、肠道革兰阴性杆菌和厌氧菌。典型的治疗方案包括使用第三代头孢菌素（静脉注射头孢曲松 2g，每天 1 次）和甲硝唑（口服甲硝唑 400mg，每 12 小时 1 次）[68]。本地政策是静脉注射阿莫西林 – 克拉维酸和基于本地抗生素谱的庆大霉素的固定剂量。将根据培养和敏感性结果进行调整。对于有青霉素过敏史的患者，环丙沙星可用作头孢菌素的替代品。

肠外抗生素使用的持续时间，或从肠外抗生素转为口服抗生素的使用通常由临床和影像学结果决定。据报道，出院后口服抗生素的使用是 30 天再入院的独立预测因素（口服抗生素的 30 天再住院发生率为 39.6%，非肠道抗生素为 17.6%）[70]。生物标记物已用于指导 PLA 的抗生素治疗。CRP 是诊断 PLA 的生物标志物，也可以判断治疗效果，CRP 的每周趋势可预测抗生素的效果[71]。CRP 的合成在 PLA 发病后迅速开始，约 6h 血清浓度超过正常范围，如果感染过程得到控制，则在 48h 左右达到峰值。第 3 周的 CRP 比值（定义为特定周的 CRP 值与诊断第 1 周的 CRP 数值相比）≤0.278 是 5 周或更短时间内抗生素治疗充分性的标志（灵敏度为 0.786；特异度 0.714）[72]。第 3 周 CRP 比值＞0.57 可预测较高的死亡率或治疗失败的可能性。这些结果需要验证。在本地，如果患者血流动力学稳定且临床症状改善，我们会尽早改用口服制剂，这有助于缩短住院时间。在特殊情况下，在咨询传染病专科医生后，考虑门诊非肠道抗生素治疗。

（二）经皮穿刺抽吸

对局部治疗而言，经皮穿刺抽吸脓液（也称为针抽吸）很少或从未进行过，因为其临床结果差于 PD，并且失败率高，需要重复经皮穿刺或最终 PD。Cai 等最近的 Meta 分析回顾了 5 项随机对照试验中的 306 例患者，与经皮穿刺抽吸的成功率 77.8%（n=119/153）相比，PD 的成功率为 96.1%（n=147/153）[73]。然而，在资源有限的情况下，多次间歇性经皮穿刺抽吸值得考虑。Yu 等的一项随机试验表明，间歇性经皮抽吸和 PD 的成功率相当[74]。小的 PLA 可通过抗生素和经皮穿刺抽吸治疗。

（三）经皮穿刺引流

经皮抽吸和引流实现病因的控制，并为微生物培养分离提供脓液。PD 对患者更不方便，但提供了彻底的病因控制，尤其是在大的或多发的 PLA 患者中。研究表明，对于某些患者，PD 联合治疗可能优于单独使用抗生素[68]：①脓肿＞4cm；②临床和放射学特征提示即将穿孔；③在 48～72h 的治疗后持续发热。还建议年龄大的患者（≥55 岁）和有恶性肿瘤可能的 PLA 患者进行早期 PD[75]。其他疾病，如急性胆囊炎的早期 PD 也被证明可以提高生存率，在引流后 48h 内脓毒症得到临床缓解[76]。对于考虑 PD 的最佳大小截断值，人们目前仍有争议。利用球体体积的数学原理，我们提出 PLA 引流的分界线为 4cm[8]。这在阑尾脓肿的引流中也得到了验证[77]。

巨大的 PLA 不太常见，在不同的中心，手术干预可能被认为是一线管理，因为 PLA 的大小是 PD 失败的预测因素。由于巨大 PLA 的发病率低（约 10%），比较 PD 和手术引流的研究非常少[38]。确保 PD 成功至关重要，因为失败可能会导致无法控制的败血症、破裂或最终死亡。具有多种合并症的高风险患者可能需要手术引流。在本地，我们已经证明了巨大 PLA 中 PD 的安全性，报道成功率（定义为 PD，无须二次干预）为 92.3%，39 例患者的总并发症发病率为 25%[9]。PD 的高成功率是通过实施“肝脓肿治疗组合”实现的：除了标准治疗方案（如启动广谱非肠道抗生素、早期成像确认诊断、获取组织培养或血液培养）外，还需整合外科和护理、介入放射学和微生物学团队[38]。手术和护理包括严格的引流管理，加强引流通畅、冲洗和负压吸引、良好的肝胆专科职业护理的支持和护理人员培训。介入放射学的支持包括 24h 保障的可及性、大口径引流和引流主动调整策略。微生物学服务包括传染病医生咨询适当的当地抗生素管理计划，并方便过渡到门诊抗生素治疗。

（四）手术引流

手术引流（surgical drainage，SD）传统上用于治疗难治性 PLA、多发 PLA、巨大 PLA 和脓肿的自发破裂。最初显示，对于较大的 PLA，SD 优于 PD。Bertel 等在 1986 年对 39 例 PLA＞5cm 患者的研究表明，两种方法的并发症发病率相似，但 SD 的二次手术较少[78]。Tan 等的另一项研究对 80 例 PLA＞5cm 的患者（36 例 PD 患者，44 例 SD 患者）进行了回顾性分析，结果表明，在治疗成功率、二次手术和住院时间方面，SD 患者的临床疗效优于其他治疗方式，而并发症发病率和死亡率相当[36]。Ali 等最近在 2019 年对 238 例 PLA＞5cm 的患者（119 例 PD 患者，119 例 SD 患者）进行的随机对照试验表明，SD 的成功率为 85%，而 PD 的成功率为 70%[79]。PLA＞10cm 的亚组分析也显示 SD 优于 PD［n=78/89（85.7%）vs. n=55/77（71.4%），P=0.0091］。在上述所有研究中，证明 SD 可能会带来更好的结果。Tan 等和 Ali 等的两项研究中，80% 的病例出现多发脓肿[36, 79]。众所周知，多房性 PLA 是 PD 失败的一个预测因素，因为脓肿的分隔导致引流不理想，并且可能是 SD 中观察到的优良结果的混杂因素[80]。Ahmed 等的研究表明，巨大 PLA 的成功率为 92.3%，其中 55% 的患者出现多房性脓肿[9]。目前尚不清楚是否单发直径＞10cm 是 PD 的绝对禁忌证。在我们中心，手术的唯一绝对指征是自发破裂。对于伴有腹腔内病变的患者，如急性胆囊炎，SD 仍应被视为一线治疗，因为急性胆囊炎允许胆囊切除术和同时引流 PLA，以控制败血症的源头。在特殊情况下，如肝移植后的 PLA，初始处理保持不变，包括复苏、肠外抗生素和 PD。然而，对保守措施无效的 PLA 或肝动脉血栓形成和缺血性胆道疾病合并的 PLA 应进行再移植[31]。

（五）腹腔镜引流术

腹腔镜引流术（laparoscopic drainage，LD）是开放手术引流的替代方案。然而，关于其安全性和有效性的证据很少。Aydin 等在 2010 年的一项综述显示，53 例腹腔镜治疗脓肿的平均成功率为 90.5%（85%～100%），均没有中转开放手术[81]。与开放引流相比，LD 的益处包括手术时间更短、住院时间更短、手术部位感染更少[82]。2013 年，Tan 等对 85 例患者（67 例 PD，18 例 LD）进行的一项单中心研究表明，PD 组的失败率高于 LD 组［n=27/67（40.3%），n=2/18（11.1%），P=0.020］，PD 组和 LD 组的平均脓肿大小分别为 7.6 ± 2.4cm 和 7.6 ± 3.3cm[83]。然而，＞94% 的脓肿存在多房性，这可能是 PD 失败率较高的混杂因素。据报道，微创视频辅助清创术对于难治性 PLA 和 PD 是安全可行的。Klink 等对 10 例脓肿中位直径为 7.8cm（4.0～11.5cm）的患者进行的一项研究表明，无死亡或任何严重并发症[84]。

（六）超声内镜引导下的引流术

EUS 引导引流是传统 PD 或手术的替代方案。近年来 EUS 技术的进步使其与外科干预相比处于更有利的地位。Seewald 等于 2005 年首次描述了 EUS 引导的 PLA 引流[85]。它可以在肝脏的左侧或中央部分接触 PLA。EUS 引导还可以清晰地显示 PLA，最大限度地减少意外并发症。据报道，EUS 引导 PLA 引流的技术成功率和临床成功率分别为 88.9%～100% 和 71.4%～100%[86]。EUS 引导的引流需要高水平的专业技术，而左肝叶很难进入。然而，这是一种很有前途的技术，可以被视为 SD、LD 或者存在 PD 禁忌证的患者的替代方法。

八、后续管理

PLA 急性发作后的管理主要是由潜在的病因学决定。继发于胆石症或急性胆囊炎的 PLA 患者，如果没有进行入院胆囊切除术，应该接受延期胆囊切除术，以减少复发性胆道事件的发生[87]。应为肺炎克雷伯杆菌肝脓肿（KPPLA）、隐匿性 PLA 或东亚血统的 PLA 患者提供择期结肠镜检查，以排除结肠癌。与大肠癌相关的 PLA 在东亚更常见（80%），肺炎克雷伯菌是最常见的病原体[88]。结肠镜检查还可检测憩室病和腺瘤性息肉。隐匿性 PLA 患结直肠癌的相关风险是其他的 7 倍[89]。肝移植术后 PLA 患者需要严格随访；据报道，首次发作后 1 年复发率高达 42.9%[90]。复发性 PLA 和胆道缺血性表现的患者应考虑早期的再移植，晚期再移植的并发症发病率和死亡率较高[91]。

九、预后

PLA 的临床结果由疾病因素和患者自身因素的相互作用决定[75]。疾病因素包括大小、脓肿到肝包膜的距离[92]、脓肿数量、多房性病变[93]和气体形成[92, 94]。患者因素包括伴随的病理和潜在的共患病。研究表明，潜在的高血压、高胆红素血症、东部协作肿瘤组（Eastern Cooperative Oncology Group，ECOG）评分≥2 分，以及急性生理－慢性健康（Acute Physiology and Chronic Health Evaluation，APACHE）Ⅱ评分≥15 分可预测 PD 失败的可能性[75, 95, 96]。APACHE Ⅱ≥15 分还可预测住院死亡风险增加[97]。PLA 的主要并发症包括自发破裂和邻近结构的波及。破裂的危险因素包括直径超过 6cm、肝硬化和气体存在[98]。

（一）脓肿的大小

直径是预测 PLA 预后的影像学指标。PLA 可以按大小分为小型、大型或巨大型。然而，对于大型或巨型 PLA 的定义没有明确的共识，文献中使用的定义各不相同；在本章中，巨大的 PLA 被定义为＞10cm。直径越大，治疗和 PD 失败的风险越高。＞6cm 的 PLA 也具有更高的破裂风险（OR=10.9）[98]，而 CT 检查中＞7.3cm 的 PLA 据报道预测着 PD 的失败（AUC0.72）[92]。

（二）产生气体的 PLA

7%～24% 的 PLA 发生气体形成，传统上与高死亡率有关[99]。一项对 PLA 进行的回顾性研究表明，GFPLA 的平均死亡率为 30.3%，明显高于无 GFPLA 的 9%[94]。气体的形成也与较大的脓肿有关[100]。在临床实践中整合多模式的“肝脓肿的组合式医疗照护”，许多作者报道了相当的并发症发病率和死亡率，无论是否存在气体形成[8, 9, 51, 94]。然而，仅根据气体形成对 PD 与 SD 的临床结果进行比较的证据很少。

（三）多房性脓肿

多房性脓肿预示着药物治疗和 PD 的失败，因为用一根引流管完全引流多房脓肿是不可行的[42]。多房性脓肿通常用 SD 处理。然而，多房型 PLA 并不是 PD 的绝对禁忌证。特殊情况下，如存在小而浅的脓肿，可能允许安全的 PD。Liu 等对 109 名患者的研究表明，单个和多个脓肿、单个多房和多个多房脓肿的 PD 成功率和住院时间没有统计学上的显著差异[101]。

（四）微生物学

传统上认为，与肺炎克雷伯菌相比，大肠杆菌继发的 PLA 的结果较差[102]。在本地，据报道，随着多模式“肝脓肿组合式医疗照护”的实施，大肠杆菌 PLA 和肺炎克雷伯菌 PLA（Klebsiella pneumoniae PLA，KPPLA）的发病率和死亡率相当[8]。然而，肺炎克雷伯菌仍然是眼内炎的重要原因，在最近的 Meta 分析中，发病率为 1/22[103]。在没有肺炎克雷伯菌菌血症的患者（n=4/37，16.3%）中也报道了内源性眼内炎。应在 KPPLA 中进行眼科筛查，并及时进行局部指导治疗，以改善视力结果[103]。

（五）特殊情况：肝移植

肝移植并发 PLA 的预后较差，复发率高达 42.9%[90]。各种研究中也报道了 10%～40% 的高死亡率[104, 105]。因此，在这一亚组患者中及时诊断和管理 PLA 需谨慎。保守治疗失败应早期手术干预，同时考虑早期再移植[91]。

结论

PLA 是一种主要的肝胆感染性疾病，尽管医疗水平取得了进步，但估计其死亡率仍有 10%～40%。快速诊断 PLA 需要临床指标和影像学检查高度支持，然后采取感染的复苏治疗，开始使用非肠道抗生素和 PD。手术引流通常用于抗生素和 PD 均失败、自发破裂、多房脓肿或巨大 PLA 的患者。PLA 的预后由疾病和患者因素的相互作用决定。医疗机构应考虑采用肝脓肿组合式照护，并提供多模式治疗以改善患者预后。

参考文献

[1] Altemeier W, Culbertson W, Fullen W, Shook CD. Intra-abdominal abscesses. Am J Surg. 1973;125(1):70–9.

[2] Tian LT, Yao K, Zhang XY, Zhang ZD, Liang YJ, Yin DL, Lee L, Jiang HC, Liu LX. Liver abscesses in adult patients with and without diabetes mellitus: an analysis of the clinical characteristics, features of the causative pathogens, outcomes and predictors of fatality: a report based on a large population, retrospective study in China. Clin Microbiol Infect. 2012;18(9):E314–30. https://doi. org/10.1111/j.1469-0691.2012.03912. x.

[3] Ochsner A, DeBakey M, Murray S. Pyogenic abscess of the liver: II. An analysis of forty-seven cases with review of the literature. Am J Surg. 1938;40(1):292–319.

[4] Huang S-F, Ko C-W, Chang C-S, Chen G-H. Liver abscess formation after transarterial chemoembolization for malignant hepatic tumor. Hepato-Gastroenterology. 2003;50(52):1115–8.

[5] Iida H, Aihara T, Ikuta S, Yamanaka N. Risk of abscess formation after liver tumor radiofrequency ablation: a review of 8 cases wtih a history of enterobiliary anastomosis. Hepato-Gastroenterology. 2014;61(135):1867–70.

[6] Danson Y, Yuan TM, Shelat VG. Pyogenic liver abscess. Abdominal sepsis. Cham: Springer; 2018. p. 83–93.

[7] Branum GD, Tyson GS, Branum MA, Meyers WC, Hepatic abscess. Changes in etiology, diagnosis, and management. Ann Surg. 1990;212(6):655.

[8] Shelat VG, Chia CLK, Yeo CSW, Qiao W, Woon W, Junnarkar SP. Pyogenic liver abscess: does *Escherichia coli* cause more adverse outcomes than klebsiella pneumoniae? World J Surg. 2015;39(10):2535–42. https://doi.org/10.1007/s00268-015-3126-1.

[9] Ahmed S, Chia CLK, Junnarkar SP, Woon W, Shelat VG. Percutaneous drainage for giant pyogenic liver abscess—is it safe and sufficient? Am J Surg. 2016;211(1):95–101. https://doi. org/10.1016/j.amjsurg.2015.03.002.

[10] Shelat VG, Wang Q, Chia CL, Wang Z, Low JK, Woon WW. Patients with culture negative pyogenic liver abscess have the same outcomes compared to those with Klebsiella pneumoniae pyogenic liver abscess. Hepatobiliary Pancreat Dis Int. 2016;15(5):504-11. https://doi.org/10.1016/s1499-3872(16)60127-3.

[11] Huang C-J, Pitt HA, Lipsett PA, Osterman FAJ, Lillemoe KD, Cameron JL, Zuidema GD. Pyogenic hepatic abscess: changing trends over 42 years. Ann Surg. 1996;223(5):600-9.

[12] Wang YP, Liu CJ, Chen TJ, Lin YT, Fung CP. Proton pump inhibitor use significantly increases the risk of cryptogenic liver abscess: a population-based study. Aliment Pharmacol Ther. 2015;41(11):1175-81.

[13] Zhang W, Yu H, Luo N, Hu Z. Clinical characteristics and treatment outcomes in human immunodeficiency virus (HIV)-infected patients with liver abscess: a retrospective study of 53 patients. Med Sci Monit. 2020;26:e923761.

[14] Mølle I, Thulstrup A, Vilstrup H, Sørensen H. Increased risk and case fatality rate of pyogenic liver abscess in patients with liver cirrhosis: a nationwide study in Denmark. Gut. 2001;48(2):260-3.

[15] Morii K, Kashihara A, Miura S, Okuhin H, Watanabe T, Sato S, Uesaka K, Yuasa S. Successful hepatectomy for intraperitoneal rupture of pyogenic liver abscess caused by Klebsiella pneumoniae. Clin J Gastroenterol. 2012;5(2):136-40.

[16] Kaplan GG, Gregson DB, Laupland KB. Population-based study of the epidemiology of and the risk factors for pyogenic liver abscess. Clin Gastroenterol Hepatol. 2004;2(11):1032-8.

[17] Lardière-Deguelte S, Ragot E, Amroun K, Piardi T, Dokmak S, Bruno O, Appere F, Sibert A, Hoeffel C, Sommacale D, Kianmanesh R. Hepatic abscess: diagnosis and management. J Visc Surg. 2015;152(4):231-43. https://doi.org/10.1016/j.jviscsurg.2015.01.013.

[18] Murarka S, Pranav F, Dandavate V. Pyogenic liver abscess secondary to disseminated streptococcus anginosus from sigmoid diverticulitis. J Global Infect Dis. 2011;3(1):79.

[19] Lim HE, Cheong HJ, Woo HJ, Kim WJ, Kim MJ, Lee SE, Park SC. Pylephlebitis associated with appendicitis. Korean J Intern Med. 1999;14(1):73.

[20] Seeto RK, Rockey DC. Pyogenic liver abscess changes in etiology, management, and outcome. Medicine. 1996;75(2):99-113.

[21] Collins L, Diamond T. Fusobacterium nucleatum causing a pyogenic liver abscess: a rare complication of periodontal disease that occurred during the COVID-19 pandemic. BMJ Case Reports CP. 2021;14(1):e240080.

[22] Lin Y-T, Liu C-J, Chen T-J, Chen T-L, Yeh Y-C, Wu HS, Tseng C-P, Wang F-D, Tzeng C-H, Fung C-P. Pyogenic liver abscess as the initial manifestation of underlying hepatocellular carcinoma. Am J Med. 2011;124(12):1158-64.

[23] Yeh T-S, Jan Y-Y, Jeng L-B, Chen T-C, Hwang T-L, Chen M-F. Hepatocellular carcinoma presenting as pyogenic liver abscess: characteristics, diagnosis, and management. Rev Infect Dis. 1998;26(5):1224-6.

[24] Su X-F, Li N, Chen X-F, Zhang L, Yan M. Incidence and risk factors for liver abscess after thermal ablation of liver neoplasm. Hepat Mon. 2016;16(7):e34588. https://doi. org/10.5812/ hepatmon.34588.

[25] Shin JU, Kim KM, Shin SW, Min SY, Park SU, Sinn DH, Gwak GY, Choi MS, Lee JH, Paik SW. A prediction model for liver abscess developing after transarterial chemoembolization in patients with hepatocellular carcinoma. Dig Liver Dis. 2014;46(9):813-7.

[26] Elias D, Di Pietroantonio D, Gachot B, M[illegible], Hakime A, De Baere T. Liver abscess after radiofrequency ablation of tumors in patients with a biliary tract procedure. Gastroenterol Clin Biol. 2006;30(6-7):823-7.

[27] Yoshihara S, Yamana H, Akahane M, Kishimoto M, Nishioka Y, Noda T, Matsui H, Fushimi K, Yasunaga H, Kasahara K, Imamura T. Association between prophylactic antibiotic use for transarterial chemoembolization and occurrence of liver abscess: a retrospective cohort study. Clin Microbiol Infect. 2021;27(10):1514.e5-1514.e10. https://doi.org/10.1016/j. cmi.2021.01.014.

[28] Wong W-M, Wong BCY, Hui CK, Ng M, Lai KC, Tso WK, Lam SK, Lai CL. Pyogenic liver abscess: retrospective analysis of 80 cases over a 10-year period. J Gastroenterol Hepatol. 2002;17(9):1001-7. https://doi. org/10.1046/j.1440-1746.2002.02787. x.

[29] Zhang KK, Mayody M, Shah RP, Vakiani E, Getrajdman GI, Brody LA, Solomon SB. Asymptomatic liver abscesses mimicking metastases in patients after Whipple surgery: infectious complications following percutaneous biopsy—a report of two cases. Case Rep Hepatol. 2012;2012:817314. https://doi. org/10.1155/2012/817314.

[30] Ch'ng JK, Ng SY, Goh BKP. An unusual cause of sepsis after laparoscopic cholecystectomy. Gastroenterology. 2012;143(6):e1-2. https://doi.org/10.1053/j.gastro. 2012. 05.040.

[32] Justo I, Jiménez-Romero C, Manrique A, Caso O, Calvo J, Cambra F, Marcacuzco A. Management and outcome of liver abscesses after liver transplantation. World J Surg. 2018;42(10):3341-9. https://doi.org/10.1007/s00268-018-4622-x.

[32] Alkofer B, Dufay C, Parienti JJ, Lepennec V, Dargere S, Chiche L. Are pyogenic liver abscesses still a surgical concern? A Western experience. HPB Surg. 2012;2012:316013. https://doi. org/10.1155/2012/316013.

[33] Berg GM, Vasquez DG, Hale LS, Nyberg SM, Moran DA. Evaluation of process variations in noncompliance in the implementation of evidence-based sepsis care. J Healthc Qual. 2013;35(1):60-9.

[34] Rubin RH, Swartz MN, Malt R. Hepatic abscess: changes in clinical, bacteriologic and therapeutic aspects. Am J Med. 1974;57(4):601-10. https://doi. org/10.1016/0002-9343(74)90012-6.

[35] Chou F-F, Sheen-Chen S-M, Lee T-Y. Rupture of pyogenic liver abscess. Am J Gastroenterol. 1995;90(5):767-70.

[36] Tan Y-M, Chung AY-F, Chow PK-H, Cheow P-C, Wong W-K, Ooi LL, Soo K-C. An appraisal of surgical and percutaneous drainage for pyogenic liver abscesses larger than 5 cm. Ann Surg. 2005;241(3):485-90. https://doi. org/10.1097/01. sla.0000154265.14006.47.

[37] Foo N-P, Chen K-T, Lin H-J, Guo H-R. Characteristics of pyogenic liver abscess patients with and without diabetes mellitus. Am J Gastroenterol. 2010;105(2):328.

[38] Alvarez Pérez JA, González JJ, Baldonedo RF, Sanz L, Carreño G, Junco A, Rodríguez JI, Martínez MaD, Jorge JI. Clinical course, treatment, and multivariate analysis of risk factors for pyogenic liver abscess. Am J Surg. 2001;181(2):177-86. https://doi.org/10.1016/S0002-9610(00)00564-X.

[39] Li W, Chen H, Wu S, Peng J. A comparison of pyogenic liver abscess in patients with or without diabetes: a retrospective study of 246 cases. BMC Gastroenterol. 2018;18(1):144. https://doi. org/10.1186/s12876-018-0875-y.

[40] Pang TCY, Fung T, Samra J, Hugh TJ, Smith RC. Pyogenic liver abscess: an audit of 10 years' experience. World J Gastroenterol. 2011;17(12):1622-30. https://doi. org/10.3748/wjg.v17.i12.1622.

[41] Chan KS, Chen CM, Cheng KC, Hou CC, Lin HJ, Yu WL. Pyogenic liver abscess: a retrospective analysis of 107 patients during a 3-year period. Jpn J Infect Dis. 2005;58(6):366-8.

[42] Liew KV, Lau TC, Ho CH, Cheng TK, Ong YS, Chia SC, Tan CC. Pyogenic liver abscess - a tropical centre's experience in management with review of current literature. Singap Med J. 2000;41(10):489-92.

[43] Stain SC, Yellin AE, Donovan AJ, Brien HW. Pyogenic liver abscess: modern treatment. Arch Surg. 1991;126(8):991-6. https://doi.org/10.1001/archsurg.1991.01410320077010.

[44] Lee T, Teng TZJ, Shelat VG. Carbohydrate antigen 19-9-tumor marker: past, present, and future. World J Gastrointest Surg. 2020;12(12):468-90. https://doi. org/10.4240/wjgs.v12. i12.468.

[45] Kao WY, Hwang CY, Chang YT, Su CW, Hou MC, Lin HC, Lee FY, Lee SD, Wu JC. Cancer risk in patients with pyogenic liver abscess: a nationwide cohort study. Aliment Pharmacol Ther. 2012;36(5):467-76.

[46] Huang WK, Chang JC, See LC, Tu HT, Chen JS, Liaw CC, Lin YC, Yang TS. Higher rate of colorectal cancer among patients with pyogenic liver abscess with Klebsiella pneumoniae than those without: an 11-year follow-up study. Color Dis. 2012;14(12):e794-801.

[47] Lai HC, Lin CC, Cheng KS, Kao JT, Chou JW, Peng CY, Lai SW, Chen PC, Sung FC. Increased incidence of gastrointestinal cancers among patients with pyogenic liver abscess: a population-based cohort study. Gastroenterology. 2014;146(1):129-137.e121.

[48] Meddings L, Myers RP, Hubbard J, Shaheen AA, Laupland KB, Dixon E, Coffin C, Kaplan GG. A population-based study of pyogenic liver abscesses in the United States: incidence, mortality, and temporal trends. Am J Gastroenterol. 2010;105(1):117.

[49] Zibari GB, Maguire S, Aultman DF, McMillan RW, McDonald JC. Pyogenic liver abscess. Surg Infect. 2000;1(1):15-21.

[50] Mangukiya DO, Darshan JR, Kanani VK, Gupta ST. A prospective series case study of pyogenic liver abscess: recent trands in etiology and management. Indian J Surg. 2012;74(5):385-90.

[51] Chan KS, Thng CB, Chan Y-H, Shelat VG. Outcomes of gas-forming pyogenic liver abscess are comparable to nongas-forming pyogenic liver abscess in the era of multimodal care: a propensity score matched study. Surg Infect. 2020;21(10):884-90.

[52] Pletz MW, Wellinghausen N, Welte T. Will polymerase chain reaction (PCR)-based diagnostics improve outcome in septic patients? A clinical view. Intensive Care Med. 2011;37(7):1069-76.

[53] Halvorsen RA, Korobkin M, Foster WL, Silverman PM, Thompson WM. The variable CT appearance of hepatic abscesses. AJR Am J Roentgenol. 1984;142(5):941-6. https://doi.org/10.2214/ ajr.142.5.941.

[54] Lin AC, Yeh D, Hsu Y, Wu C, Chang H, Jang T, Huang C. Diagnosis of pyogenic liver abscess by abdominal ultrasonography in the emergency department. Emerg Med J. 2009;26(4):273-5.

[55] Mortelé KJ, Segatto E, Ros PR. The infected liver: radiologic-pathologic correlation. Radiographics. 2004;24(4):937-55.

[56] Bächler P, Baladron MJ, Menias C, Beddings I, Loch R, Zalaquett E, Vargas M, Connolly S, Bhalla S, Huete Á.

Multimodality imaging of liver infections: differential diagnosis and potential pitfalls. Radiographics. 2016; 36(4):1001-23.

[57] Benedetti NJ, Desser TS, Jeffrey RB. Imaging of Hepatic infections. Ultrasound Q. 2008;24(4):267-78. https://doi.org/10.1097/RUQ.0b013e31818e5981.

[58] Kuligowska E, Connors SK, Shapiro JH. Liver abscess: sonography in diagnosis and treatment. Am J Roentgenol. 1982;138(2):253-7. https://doi.org/10.2214/ajr.138.2.253.

[59] Chen L-D, Xu H-X, Xie X-Y, Xie X-H, Xu Z-F, Liu G-J, Wang Z, Lin M-X, Lu M-D. Intrahepatic cholangiocarcinoma and hepatocellular carcinoma: differential diagnosis with contrast-enhanced ultrasound. Eur Radiol. 2010;20(3):743-53.

[60] Fagenholz PJ, Fuentes E, Kaafarani H, Cropano C, King D, de Moya M, Butler K, Velmahos G, Chang Y, Yeh DD. Computed tomography is more sensitive than ultrasound for the diagnosis of acute cholecystitis. Surg Infect. 2015;16(5):509-12.

[61] Chia DWJ, Kuan WS, Ho WH, Sim TB, Chua MT. Early predictors for the diagnosis of liver abscess in the emergency department. Intern Emerg Med. 2019;14(5):783-91. https://doi.org/10.1007/s11739-019-02061-z.

[62] Mendez RJ, Schiebler ML, Outwater EK, Kressel HY. Hepatic abscesses: MR imaging findings. Radiology. 1994;190(2):431-6.

[63] Balci NC, Semelka RC, Noone TC, Siegelman ES, de Beeck BO, Brown JJ, Lee M-G. Pyogenic hepatic abscesses: MRI findings on T_1- and T_2-weighted and serial gadolinium-enhanced gradient-echo images. J Magn Reson Imaging. 1999;9(2):285-90. https://doi.org/10.1002/(SICI)1522-2586(199902)9:2<285::AID-JMRI20>3.0.CO;2-S.

[64] Chan J, Tsui E, Luk S, Fung A, Yuen M, Szeto M, Cheung Y, Wong K. Diffusion-weighted MR imaging of the liver: distinguishing hepatic abscess from cystic or necrotic tumor. Abdom Imaging. 2001;26(2):161-5.

[65] Rubinson HA, Isikoff M, Hill M. Diagnostic imaging of hepatic abscesses: a retrospective analysis. Am J Roentgenol. 1980;135(4):735-45.

[66] Chauhan U, Prabhu SM, Shetty GS, Solanki RS, Udiya AK, Singh A. Emphysematous hepatitis - a fatal infection in diabetic patients: case report. Clin Res Hepatol Gastroenterol. 2012;36(6):e114-6. https://doi.org/10.1016/j.clinre.2012.05.018.

[67] Singer M, Deutschman CS, Seymour CW, Shankar-Hari M, Annane D, Bauer M, Bellomo R, Bernard GR, Chiche J-D, Coopersmith CM, Hotchkiss RS, Levy MM, Marshall JC, Martin GS, Opal SM, Rubenfeld GD, van der Poll T, Vincent J-L, Angus DC. The third international consensus definitions for sepsis and septic shock (Sepsis-3). JAMA. 2016;315(8):801-10. https://doi. org/10.1001/jama.2016.0287.

[68] Heneghan HM, Healy NA, Martin ST, Ryan RS, Nolan N, Traynor O, Waldron R. Modern management of pyogenic hepatic abscess: a case series and review of the literature. BMC Res Notes. 2011;4(1):80. https://doi.org/10.1186/1756-0500-4-80.

[69] Sartelli M, Weber DG, Ruppé E, Bassetti M, Wright BJ, Ansaloni L, Catena F, Coccolini F, Abu-Zidan FM, Coimbra R, Moore EE, Moore FA, Maier RV, De Waele JJ, Kirkpatrick AW, Griffiths EA, Eckmann C, Brink AJ, Mazuski JE, May AK, Sawyer RG, Mertz D, Montravers P, Kumar A, Roberts JA, Vincent J-L, Watkins RR, Lowman W, Spellberg B, Abbott IJ, Adesunkanmi AK, Al-Dahir S, Al-Hasan MN, Agresta F, Althani AA, Ansari S, Ansumana R, Augustin G, Bala M, Balogh ZJ, Baraket O, Bhangu A, Beltrán MA, Bernhard M, Biffl WL, Boermeester MA, Brecher SM, Cherry-Bukowiec JR, Buyne OR, Cainzos MA, Cairns KA, Camacho-Ortiz A, Chandy SJ, Che Jusoh A, Chichom-Mefire A, Colijn C, Corcione F, Cui Y, Curcio D, Delibegovic S, Demetrashvili Z, De Simone B, Dhingra S, Diaz JJ, Di Carlo I, Dillip A, Di Saverio S, Doyle MP, Dorj G, Dogjani A, Dupont H, Eachempati SR, Enani MA, Egiev VN, Elmangory MM, Ferrada P, Fitchett JR, Fraga GP, Guessennd N, Giamarellou H, Ghnnam W, Gkiokas G, Goldberg SR, Gomes CA, Gomi H, Guzmán-Blanco M, Haque M, Hansen S, Hecker A, Heizmann WR, Herzog T, Hodonou AM, Hong S-K, Kafka-Ritsch R, Kaplan LJ, Kapoor G, Karamarkovic A, Kees MG, Kenig J, Kiguba R, Kim PK, Kluger Y, Khokha V, Koike K, Kok KYY, Kong V, Knox MC, Inaba K, Isik A, Iskandar K, Ivatury RR, Labbate M, Labricciosa FM, Laterre P-F, Latifi R, Lee JG, Lee YR, Leone M, Leppaniemi A, Li Y, Liang SY, Loho T, Maegele M, Malama S, Marei HE, Martin-Loeches I, Marwah S, Massele A, McFarlane M, Melo RB, Negoi I, Nicolau DP, Nord CE, Ofori-Asenso R, Omari AH, Ordonez CA, Ouadii M, Pereira Júnior GA, Piazza D, Pupelis G, Rawson TM, Rems M, Rizoli S, Rocha C, Sakakushev B, Sanchez-Garcia M, Sato N, Segovia Lohse HA, Sganga G, Siribumrungwong B, Shelat VG, Soreide K, Soto R, Talving P, Tilsed JV, Timsit J-F, Trueba G, Trung NT, Ulrych J, van Goor H, Vereczkei A, Vohra RS, Wani I, Uhl W, Xiao Y, Yuan K-C, Zachariah SK, Zahar J-R, Zakrison TL, Corcione A, Melotti RM, Viscoli C, Viale P. Antimicrobials: a global alliance for optimizing their rational use in intra-abdominal infections (AGORA). World J Emerg Surg. 2016;11(1):33. https://doi.org/10.1186/s13017-016-0089-y.

[70] Giangiuli SE, Mueller SW, Jeffres MN. Transition to oral versus continued intravenous antibiotics for patients with pyogenic liver abscesses: a retrospective analysis. Pharmacotherapy. 2019;39(7):734-40. https://doi.org/10.1002/phar.2296.

[71] Cox ML, Rudd AG, Gallimore R, Hodkinson HM, Pepys MB. Real-time measurement of serum C-reactive protein in the management of infection in the elderly. Age Ageing. 1986;15(5):257-66. https://doi.org/10.1093/ageing/15.5.257.

[72] Law S-T, Li KK. Role of C-reactive protein in response-guided therapy of pyogenic liver abscess. Eur J Gastroenterol Hepatol. 2014;26(2):179-86. https://doi.org/10.1097/ MEG.0b013e328365a3b7.

[73] Cai Y-L, Xiong X-Z, Lu J, Cheng Y, Yang C, Lin Y-X, Zhang J, Cheng N-S. Percutaneous needle aspiration versus catheter drainage in the management of liver abscess: a systematic review and meta-analysis. HPB. 2015;17(3):195-201. https://doi. org/10.1111/hpb.12332.

[74] Yu SCH, Ho SSM, Lau WY, Yeung DTK, Yuen EHY, Lee PSF, Metreweli C. Treatment of pyogenic liver abscess: prospective randomized comparison of catheter drainage

and needle aspiration. Hepatology. 2004;39(4):932-8. https://doi.org/10.1002/hep.20133.

[75] Lo JZW, Leow JJJ, Ng PLF, Lee HQ, Mohd Noor NA, Low JK, Junnarkar SP, Woon WWL. Predictors of therapy failure in a series of 741 adult pyogenic liver abscesses. J Hepatobiliary Pancreat Sci. 2015;22(2):156-65. https://doi.org/10.1002/jhbp.174.

[76] Yeo CSW, Tay VWY, Low JK, Woon WWL, Punamiya SJ, Shelat VG. Outcomes of percutaneous cholecystostomy and predictors of eventual cholecystectomy. J Hepatobiliary Pancreat Sci. 2016;23(1):65-73. https://doi.org/10.1002/jhbp.304.

[77] Shelat VG. Letter regarding: "intra-abdominal abscess after appendectomy-are drains necessary in all patients?". J Surg Res. 2020;256:700. https://doi.org/10.1016/j.jss. 2020.07.080.

[78] Bertel CK, van Heerden JA, Sheedy PF II. Treatment of pyogenic hepatic abscesses: surgical vs percutaneous drainage. Arch Surg. 1986;121(5):554-8. https://doi.org/10.1001/archsurg.1986.01400050072009.

[79] Ali M, Imran A, Ismail M, Khan S, Ibrahim M. Comparison of effectiveness of open drainage and percutaneous needle drainage of pyogenic liver abscess. Pak J Surg. 2019;35(2):125-31.

[80] Chou FF, Sheen-Chen SM, Chen YS, Chen MC, Chen FC, Tai DI. Prognostic factors for pyogenic abscess of the liver. J Am Coll Surg. 1994;179(6):727-32.

[81] Aydin C, Piskin T, Sumer F, Barut B, Kayaalp C. Laparoscopic drainage of pyogenic liver abscess. JSLS. 2010;14(3):418-20. https://doi.org/10.4293/108680810X12924466006567.

[82] Wang W, Lee W-J, Wei P-L, Chen T-C, Huang M-T. Laparoscopic drainage of pyogenic liver abscesses. Surg Today. 2004;34(4):323-5. https://doi.org/10.1007/s00595-003-2709-x.

[83] Tan L, Zhou HJ, Hartman M, Ganpathi IS, Madhavan K, Chang S. Laparoscopic drainage of cryptogenic liver abscess. Surg Endosc. 2013;27(9):3308-14. https://doi.org/10.1007/ s00464-013-2910-y.

[84] Klink CD, Binnebösel M, Schmeding M, van Dam RM, Dejong CH, Junge K, Neumann UP. Video-assisted hepatic abscess debridement. HPB. 2015;17(8):732-5. https://doi.org/10.1111/hpb.12445.

[85] Seewald S, Imazu H, Omar S, Groth S, Seitz U, Brand B, Zhong Y, Sikka S, Thonke F, Soehendra N. EUS-guided drainage of hepatic abscess. Gastrointest Endosc. 2005;61(3):495-8. https://doi.org/10.1016/S0016-5107(04)02848-2.

[86] Chin YK, Asokkumar R. Endoscopic ultrasound-guided drainage of difficult-to-access liver abscesses. SAGE Open Med. 2020;8:2050312120921273. https://doi.org/10.1177/2050312120921273.

[87] Costi R, Le Bian A, Cauchy F, Diop PS, Carloni A, Catherine L, Smadja C. Synchronous pyogenic liver abscess and acute cholecystitis: how to recognize it and what to do (emergency cholecystostomy followed by delayed laparoscopic cholecystectomy). Surg Endosc. 2012;26(1):205-13. https://doi.org/10.1007/s00464-011-1856-1.

[88] Qu K, Liu C, Wang Z-X, Tian F, Wei J-C, Tai M-H, Zhou L, Meng F-D, Wang R-T, Xu X-S. Pyogenic liver abscesses associated with nonmetastatic colorectal cancers: an increasing problem in eastern Asia. World J Gastroenterol. 2012;18(23):2948-55. https://doi. org/10.3748/wjg.v18.i23.2948.

[89] Mohan BP, Meyyur Aravamudan V, Khan SR, Chandan S, Ponnada S, Asokkumar R, Navaneethan U, Adler DG. Prevalence of colorectal cancer in cryptogenic pyogenic liver abscess patients. Do they need screening colonoscopy? A systematic review and meta-analysis. Dig Liver Dis. 2019;51(12):1641-5. https://doi. org/10.1016/j.dld.2019.08.016.

[90] Lafont E, Roux O, de Lastours V, Dokmak S, Leflon V, Fantin B, Lefort A. Pyogenic liver abscess in liver transplant recipient: a warning signal for the risk of recurrence and retransplantation. Transpl Infect Dis. 2020;22(6):e13360. https://doi.org/10.1111/tid.13360.

[91] Dominguez Bastante M, Molina Raya A, Vilchez Rabelo A, Villar del Moral J, Exposito Ruiz M, Fundora Suarez Y. Analysis of ischemic cholangiopathy after treatment of arterial thrombosis in liver transplantation in our series. Transplant Proc. 2018;50(2):628-30. https://doi.org/10.1016/j.transproceed.2017.11.062.

[92] Liao W-I, Tsai S-H, Yu C-Y, Huang G-S, Lin Y-Y, Hsu C-W, Hsu H-H, Chang W-C. Pyogenic liver abscess treated by percutaneous catheter drainage: MDCT measurement for treatment outcome. Eur J Radiol. 2012;81(4):609-15.

[93] Barakate MS, Stephen MS, Waugh RC, Gallagher PJ, Solomon MJ, Storey DW, Sheldon DM. Pyogenic liver abscess: a review of 10 years' experience in management. Aust N Z J Surg. 1999;69(3):205-9. https://doi. org/10.1046/j.1440-1622.1999.01523. x.

[94] Thng CB, Tan YP, Shelat VG. Gas-forming pyogenic liver abscess: a world review. Ann Hepatobiliary Pancreat Surg. 2018;22(1):11-8.

[95] Hope WW, Vrochides DV, Newcomb WL, Mayo-Smith WW, Iannitti DA. Optimal treatment of hepatic abscess. Am Surg. 2008;74(2):178-82.

[96] Hsieh H-F, Chen T-W, Yu C-Y, Wang N-C, Chu H-C, Shih M-L, Yu J-C, Hsieh C-B. Aggressive hepatic resection for patients with pyogenic liver abscess and APACHE II score ≥15. Am J Surg. 2008;196(3):346-50. https://doi.org/10.1016/j. amjsurg.2007.09.051.

[97] Hsieh CB, Tzao C, Yu CY, Chen CJ, Chang WK, Chu CH, Chou SJ, Tung HJ, Yu JC. APACHE II score and primary liver cancer history had risk of hospital mortality in patients with pyogenic liver abscess. Dig Liver Dis. 2006;38(7):498-502. https://doi. org/10.1016/j.dld.2006.03.020.

[98] Jun CH, Yoon JH, Wi JW, Park SY, Lee WS, Jung SI, Park CH, Joo YE, Kim HS, Choi SK, Rew JS. Risk factors and clinical outcomes for spontaneous rupture of pyogenic liver abscess. J Dig Dis. 2015;16(1):31-6. https://doi.org/10.1111/1751-2980.12209.

[99] Lee H-L, Lee H-C, Guo H-R, Ko W-C, Chen K-W. Clinical significance and mechanism of gas formation of pyogenic liver abscess due to Klebsiella pneumoniae. J Clin Microbiol. 2004;42(6):2783-5.

[100] Chou F-F, Sheen-Chen S-M, Chen Y-S, Lee T-Y. The

comparison of clinical course and results of treatment between gas-forming and non-gas-forming pyogenic liver abscess. Arch Surg. 1995;130(4):401-5.

[101] Liu C-H, Gervais DA, Hahn PF, Arellano RS, Uppot RN, Mueller PR. Percutaneous Hepatic abscess drainage: do multiple abscesses or multiloculated abscesses preclude drainage or affect outcome? J Vasc Interv Radiol. 2009;20(8):1059-65. https://doi. org/10.1016/j.jvir.2009.04.062.

[102] Yang C-C, Yen C-H, Ho M-W, Wang J-H. Comparison of pyogenic liver abscess caused by non-Klebsiella pneumoniae and Klebsiella pneumoniae. J Microbiol Immunol Infect. 2004;37(3):176-84.

[103] Hussain I, Ishrat S, Ho DCW, Khan SR, Veeraraghavan MA, Palraj BR, Molton JS, Abid MB. Endogenous endophthalmitis in Klebsiella pneumoniae pyogenic liver abscess: systematic review and meta-analysis. Int J Infect Dis. 2020;101:259-68. https://doi. org/10.1016/j.ijid.2020.09.1485.

[104] Whiting JF, Rossi SJ, Hanto DW. Infectious complications after OKT3 induction in liver transplantation. Liver Transpl Surg. 1997;3(6):563-70. https://doi.org/10.1002/lt.500030602.

[105] Tachopoulou OA, Vogt DP, Henderson JM, Baker M, Zeyn TF. Hepatic abscess after liver transplantation: 1990-2000. Transplantation. 2003;75(1):79-83.

第 67 章　肝移植治疗结直肠和神经内分泌肿瘤肝转移及肝母细胞瘤

Liver Transplantation for Colorectal and Neuroendocrine Liver Metastases and Hepatoblastoma

Taizo Hibi　著

摘要

肝移植长期以来被认为是不可切除结直肠癌肝转移的绝对禁忌证，因为 20 世纪 80 年代和 90 年代报道的预后并不佳。2013 年，奥斯陆大学小组报道，对于不可切除的纯肝转移患者，经过≥6 周的新辅助化疗后，肝移植术后的 5 年生存率为 60%，并根据 4 个预后因素（SECA-Ⅰ试验）制定了奥斯陆评分。对于不可切除的神经内分泌肿瘤肝转移，Mazzaferro 等在 2016 年报道，符合米兰标准的通过肝移植实现了 97% 和 89% 的 5 年和 10 年生存率。这些标准为美国和欧洲所采用。对于不可切除和边缘可切除的肝母细胞瘤，如果病变得到控制，肝外转移的患者甚至是可以首选肝移植。肝胆恶性肿瘤肝移植安全性的基础是基于移植肿瘤学原理，并有望重新定义癌症治疗和研究。“可切除性”不再是一个排他性的技术上论证；相反，无论是切除还是移植，都应在多学科协作中讨论“肿瘤可消除性”，以实现治疗和治愈急需帮助的患者。

1967 年，Starzl 等报道了对 1 例 19 月龄的肝癌女孩成功进行了肝移植 [1]。1968 年以后，脑死亡的概念被广泛接受 [2]，显著增加了高质量移植肝脏的可及性。Calne 等在 1979 年引入了环孢素（钙调磷酸酶抑制药）[3]。由于这些标志性的事件，加上手术技术和受者围术期管理的突破性进展，LT 被认为是终末期肝病的最后手段 [4]。1996 年，Mazzaferro 等提出了不可切除的肝细胞癌的 LT 适应证，即米兰标准，并成为金标准 [5]。对于其他不可切除的肝胆类恶性肿瘤，移植的适应证也得到了充分的扩展，由此产生了移植肿瘤学的新时代 [6]。移植肿瘤学由以下 4 个方面（4 个 E）组成：①进展（evolution），通过纳入 LT，实现多学科治疗的演变；②扩展（extension），通过采用 LT 技术，扩大传统手术切除的限度；③阐明（elucidation），通过将肿瘤免疫学和移植免疫学联系起来，阐明自我和非自我识别系统；④探究（exploration），通过将手术标本进行癌症基因组学研究，探索疾病机制，如果没有 LT 技术，则无法获得这些标本 [7, 8]。在首次成功移植半个多世纪后，2019 年召开了第一次国际移植肿瘤学共识会议，讨论了不断发展的新的肿瘤学适应证[9, 10]。

一、结直肠癌肝转移

采用门静脉栓塞、分期肝切除术或 ALPPS 进行积极肝脏切除术，大大改善了可切除结直肠癌肝转移患者的预后，切除后的 5 年生存率为 40%～50%[11–13]。然而，大约 80% 的 CRLM 患者在诊断时患有不可切除的疾病，其 5 年生存率可能仅为 5%～20%。对不可切除的 CRLM 引入 LT 的积极努力是徒劳的，因为其结果（5 年生存率）很差。在早期的经验中，存活率低于 20%[14]。尽管如此，2006 年在奥斯陆大学医院启动了 SECA-Ⅰ（二次癌症）试验，在挪威的优越条件下，可以较好地获得死亡器官，完成 LT 的中位等待时间为 6 周。SECA-Ⅰ试验 2013 年发表了里程碑式的结果。21 名仅有肝脏、无法切除的 CRLM 患者在接受至少 6 周的新辅助化疗后接受了 LT 治疗，其 5 年总生存率达到了 60%[15]。肿瘤直径＞5.5cm，癌胚抗原水平＞80μg/L，从原发肿瘤切除到 LT 的时间间隔＜2 年，以及化疗过程中转移性疾病的进展为不良的预后指标。奥斯陆评分（危险因素的数量）有效地将患者的预后分为 3 组（0～1、2～3 和 4），具有 4 个因素的患者都没有存活到 5 年。由于复发率较高（19/21 例患者出现复发），该研究受到了批评；然而，作者发现，与包括肝移植在内的多个转移部位相比，仅肺部转移则与预后良好有关[16]。SECA-Ⅰ试验对 LT 在治疗不可切除的 CRLM 中的作用进行了重新评估。同一小组进行了 SECA-Ⅱ试验，通过对不可切除的单纯肝脏 CRLM 采用更严格的患者标准（对化疗至少有 10% 的反应，从诊断 CRLM 到 LT 至少间隔 1 年，化疗前病灶大小不超过 10cm，对于有 30 个以上肿瘤的患者，所有病灶应＜5cm，对化疗至少有 30% 的反应），获得了 15 例患者的 5 年生存率超过 80%[17]。该小组还报道，在 SECA-Ⅰ和 SECA-Ⅱ试验中，13 例 Oslo 评分为 0～2 分的患者比 6 例 Oslo 评分为 3～4 分的患者有更好的 5 年总生存率（67% vs. 17%，P=0.004），其中位随访时间为 85 个月[18]。该小组声称，无病生存率不是衡量治疗成功的适当指标，因为仅肺部复发对生存结果的影响不大[18]。相反，Compagnons Hépato-Biliaires 的研究表明，如果在患者接受了肿瘤 / 手术联合治疗后，将 LT 作为一个特殊的程序来实施，可以实现长期的无病生存（12 例患者中有 5 例存活且 LT 术后的无瘤生存分别为 7 个月、43 个月、47 个月、48 个月和 108 个月[19]）。最近，“RAPID 概念”（切除和 2、3 段肝移植延期的全肝切除），将 ALPPS 诱导的剩余肝脏肥大加速作用纳入了尸体和活体供体 LT，并获得了成功[20, 21]。截至 2021，来自 9 个国家的 1[illegible]项前瞻性研究已在 ClinicalTrials.gov 上注册（表 67–1）。目前正在进行五项随机对照试验。关于移植肿瘤学的第一次国际共识会议提出了“适度建议”，即“LT 可作为仅涉及肝脏的高度选择的、不可切除 CRLM 患者的可行选择”[10]。对于不可切除的 CRLM，LT 后结果的显著改善主要归因于高效的化疗。然而，尚未解决的问题包括但不限于标准化的成像流程、雷帕霉素抑制药作为移植后免疫抑制药和最佳辅助治疗的使用、不可切除性的定义[22] 和基因组特征（如 *KRAS* 和 *BRAF* 突变）[23]。不可切除 CRLM 的 LT 只能在多学科团队协作的背景下进行。正在进行的试验结果正在等待中，以确定 CRLM 行 LT 的通用适应证。此外，建立国际规则应该是积累世界范围内 CRLM 进行 LT 经验和证据的关键[10]。

二、神经内分泌肿瘤的肝转移

据估计，50%～90% 的神经内分泌肿瘤患者可能会出现神经内分泌肿瘤肝转移（neuroendocrine tumor liver metastases，NETLM），其表现形式多种多样，从小肿瘤的类癌综合征，到没有症状的静态病变几乎完全占据了肝脏[24]。尽管 NETLM 的首选治疗方法是肝脏切除[24–26]，5 年总生存率为 60%～70%，但只有不到一半的 NETLM 患者符合切除条件[14]。对于无法切除的 NETLM，全身化疗、经导管动脉化疗栓塞等是可行的选择。

表 67–1 在 ClinicalTrials. gov 注册的正在进行的肝移植治疗结直肠癌肝转移研究

年 份	ClinicalTrials. gov 状态	机构（国家）	标 题	入组人数和研究设计	主要研究终点
2012	NCT01479608 招募	Oslo University Hospital（Norway）	一项随机对照临床试验，旨在评估肝移植治疗结肠直肠癌（SECA-Ⅱ）肝转移选定患者的获益和疗效	25（RCT）：肝脏切除与 LT（用于可切除的 CRLM）；需要 NACTx（≥6 周）	10 年 OS
2014	NCT02215889 招募	Oslo University Hospital（Norway）	评估肝切除和 2/3 段移植与延期全肝切除治疗部分结直肠癌肝转移患者的获益和效果的Ⅰ/Ⅱ期临床试验（RAPID）	20（单臂）NACTx（≥8 周）+ 肝切除 + LT（2/3 段），然后延期全肝切除	移植患者行 2/3 段 LT4 周内接受二步肝切除术的百分比
2015	NCT02597348 招募	Paul Brousse Hospital，multicenter（France）	通过化疗治疗的明确不可切除结直肠癌肝转移患者肝移植的疗效：一项前瞻性多中心随机试验（TRANSMET）	90（RCT）：NACTx（≥3 个月）+LT 与标准化疗相比	5 年 OS
2016	NCT02864485 招募	University Health Network，Toronto（Canada）	使用新辅助化疗加活体肝移植联合治疗结直肠癌不可切除肝转移的方案评估	20（单臂）NACTx（≥3 个月）+LDLT	5 年 OS 和 RFS
2016	NCT03494946 招募	Oslo University Hospital（Norway）	一项随机临床试验，比较通过肝移植或化疗（SECA-Ⅲ）治疗的结肠直肠癌肝转移选定患者的总生存期	30（RCT）：NACTx（进展性疾病或对一线 CTx 不耐受）+LT 与标准 CTx 对比	2 年 OS
2018	NCT03488953 招募	Jena University Hospital，University Hospital Tübingen（Germany）	活体肝移植联合二步肝切除术用于孤立的、不可切除的结直肠癌肝转移［LIVER-T（W）O-HEAL］	40（单臂）新辅助化疗（≥8 周）+LDLT（左叶）+ 二步肝切除术	3 年 OS
2019	NCT03803436 招募	Fondazione IRCCS Istituto Nazionale dei Tumori，Milano，Italy（multicenter）	肝移植治疗提高不可切除结直肠癌肝转移选定患者的预后：一项前瞻性平行试验（COLT）	22（非随机比较）：NACTx（≥4 个月）+ LT vs. 三联 CTx+ 抗 EGFR	5 年 OS
2019	NCT04161092 招募	Sahlgrenska University Hospital and Karolinska University Hospital，Sweden	一项随机对照、开放标签、多中心研究评估肝移植与未用于批准适应证的扩展标准供体的肝移植是否能提高不可切除的孤立性结直肠癌肝转移，与最佳替代治疗（SOULMATE）进行比较	45（RCT）：NACTx（≥2 个月）+LT 与最佳替代治疗相比	5 年 OS

（续表）

年 份	ClinicalTrials.gov 状态	机构（国家）	标 题	入组人数和研究设计	主要研究终点
2020	NCT04616495 招募	Hospital Universitario La Fe，Spain	肝移植治疗不可切除的结直肠癌肝转移患者（TRASMETIR）	30（单臂）：新辅助治疗化疗 +LDLT	5 年 OS
2021	NCT04874259 尚未招募	Seoul National University Hospital（South Korea）	肝移植治疗不可切除的结直肠癌肝转移的有效性试验研究	20（单臂）：LDLT 用于初治的患者	1 年 OS
2021	NCT04865471 招募	Azienda Ospedaliera di Padova（Italy）	切除和部分肝段移植联合延期的全肝切除术作为不可切除结直肠癌肝转移可切除结直肠癌肝转移（RAPID-Padova）的特定患者的治疗	18（单臂）：NACTx（≥3 个月）+LT（2/3 段），然后延期全肝切除术	移植患者行 2/3 段 LT4 周内接受二步全肝切除术的百分比
2021	NCT04870879 招募	Azienda Ospedaliera di Padova（Italy）	结直肠癌肝转移和尸体捐献者器官肝移植（MELODIC）	18（非随机，平行分配）：NACTx（≥3 个月）+DDLT vs. 单独 CTx	3 年 OS
2021	NCT04898504 招募	Oslo University Hospital（Norway）	HAI-floxuridine，或肝移植 –Tx，联合二线化疗与单独二线化疗治疗结直肠癌肝转移和重度肿瘤负荷患者（EXCALIBUR1+2）	45（RCT）：二线 CTx+HAI-floxuridine 与二线 CTx+LT 与二线 CTx 单独对比	2 年 OS
2021	NCT04742621 招募	Weill Medical College of Cornell University（U.S.）	肝移植治疗不可切除的局限性结直肠癌肝转移	20（单臂）：NACTx（≥6 个月）+LDLT	制定登记表

LT. 肝移植；CRLM. 结直肠癌肝转移；NACTx. 新辅助化疗；RFS. 无复发生存率；OS. 总生存率；LDLT. 活体供肝移植；EGFR. 表皮生长因子受体；DDLT. 尸体供肝移植

但成功率不一致。自 20 世纪 80 年代以来，对经过严格筛选的患者开始进行 LT 治疗，两篇系统综述报道称，来自胰腺原发灶（*n*=89）和来自胰腺、胃肠道、支气管及其他原发灶（*n*=1120）的不可切除的 NELTM 在 LT 后的 5 年生存率分别为 44%[27] 和 63%[28]。在最大的关于 NETLM 的 LT 的系统回顾中，复发率为 31.3%～56.8%，几个预后因素，包括＞50% 的肝脏受累，高 Ki-67 指数，胰腺的而不是胃肠道 NET 肿瘤位置，与较差的长期生存率有关[28]。Mazzaferro 等在 2007 年提出，应该“重新考虑对 NETLM 进行 LT 治疗，这不仅是一种简单的缓解措施，而且是一种很有潜力的治疗方法，不仅可以延长生存期，而且可以追求治愈的目的”[29]。LT 的适应证（NETLM 的米兰标准）定义如下：①经组织学确认为低级别 NET，伴有或不伴有综合征；②原发肿瘤由门静脉系统（胰腺和中间的肠道，从远端胃到乙状结肠）引流，并通过与移植不同的手术程序进行了治愈性切除（移植前切除所有肝外肿瘤）；③转移性病灶≤50% 肝实质；④在移植前至少 6 个月内反应良好或病情稳定；⑤年龄＜55 岁（后来修改为＜60 岁）。在 1995—2010 年的前瞻性研究中，符合这些标准的 88 例连续患者中，42 例接受了 LT，并取得了出色的 5 年和 10 年生存率，分别为 97% 和 89%[30]。其余 46 例肿瘤负荷相似的患者，由于不符合标准、患者拒绝和无法进入移植名单而无法接受 LT，他们的 5 年和 10 年生存率分别为 51% 和 22%，明显差于接受 LT 的患者（$P<0.001$）。5 年和 10 年时，LT 与非 LT 相比的调整后生存获益分别为 38.4 和 6.8 个月。基于这些良好的结果，美国的 UNOS 采用了这些标准，作为未切除的 NETLM 患者的终末期疾病例外名单[31]。上述国际共识会议提出了“强烈建议”，即“LT 应被视为不可切除 NETLM 患者的潜在治疗选择”[10]。争议和未来研究的领域包括但不限于以下方面：①如何将 LT 与非手术方式相结合，如肽受体放射性核素治疗和分子靶向药物；②评估 LT 候选人的标准化成像流程；③雷帕霉素抑制药哺乳动物靶点作为移植后免疫抑制药和（或）辅助治疗的用途；④不可切除性的定义。不可切除 NETLM 的 LT 诊断应在多学科协作诊疗下，由参与移植医学和肿瘤学的专家在个案基础上进行彻底讨论[7, 8, 14]。

三、肝母细胞瘤

肝母细胞瘤是儿童最常见的原发性肝癌，其发病率在过去几十年中持续上升。以治愈为目的的手术切除结合化疗是治疗的首选。LT 是无法切除的 HB 最终选择，其 5 年总生存率为 60%～80%。化疗的重大改进使得即使是肝外病变的患者，当病变被化疗或手术切除所控制时，也有资格接受 LT 治疗[32, 33]。交界可切除的 HB 患者也是 LT 的候选者，因为挽救性 LT 的结果并不令人满意[32, 34, 35]。治疗前和治疗后的疾病（分别为 PRETEXT 和 POST-TEXT）分级系统被用来确定治疗策略[36, 37]。吲哚菁绿能有效识别原发和转移性疾病[38]，在吲哚菁绿导航下实现肿瘤的完全切除，对复发 HB 的再 LT 可能对高度选择的患者是合理的[39]。等待时间较长是 LT 后复发的风险因素，接受化疗的患者应优先考虑尸体供体分配，以优化 LT 的时间[40]。活体供体是肝移植的宝贵来源，因为它们能够在化疗期间进行快速肝移植[10, 34]。正在进行的儿童肿瘤小组的儿童肝癌国际研究 AHEP-1531：儿童肝癌国际治疗试验（NCT03533582）是一项部分随机的Ⅱ/Ⅲ期试验，旨在评估以顺铂为基础的化疗结合手术治疗儿童和年轻人乙型肝炎和肝细胞癌的疗效。这项研究采用了一种新的风险分级算法，该算法由儿童肝脏肿瘤国际协作组定义[35, 37]。风险分层的依据为是否存在阳性因素：肿瘤长入腔静脉或所有 3 支肝静脉（V）、门静脉右/左支或分叉（P）、邻近器官（E），多发性肿瘤（F），或诊断前肿瘤破裂（R）、年龄（PRETEXT Ⅲ 为＜8 岁或≥8 岁，PRETEXT Ⅳ 为＜3 岁或≥3 岁）和甲胎蛋白水平[37]。上述国际共识会议强烈建议，即“单灶性的术后Ⅳ期肿瘤和（或）术后Ⅲ期或Ⅳ期肿瘤伴有持续广泛的多发性病灶或主要血管受累是 LT 的明确标志”[10]。该指南还强烈建议将“PRETEXT Ⅳ、年龄＞3 岁、肝外转移、甲胎蛋白水平＜100ng/ml 和主要的双侧血管受累”视为高危因素，具有这些危险因素的患者应及早转诊到具有丰富的复杂肝脏手术或 LT 经验的专科中心[10]。最近，儿科专家报道了包括原位肝切除、ALPPS 和体外肝切除并自体肝移植在内的积极肝切除手术[41–44]；因此，不可切除性的定义并不普适。此外，对 HB 中癌症基因组的进一步研究（如 Wnt/β-catenin 信号通路）有望建立精准医学策略[45]。

结论

移植肿瘤学为 CRLM、NETLM 和 HB 的治疗带来了模式上的转变。无论是手术切除还是 LT，我们应该确定疾病的肿瘤学根治性。快速发展的癌症免疫基因组学有望极大地提高疾病复发的可预测性。由于其准确性接近 100%，无论是切除术还是 LT 都可能实现肿瘤学上的消除，即约 100% 的癌症特异性存活率（图 67-1）。这也是移植肿瘤学的最终目标。

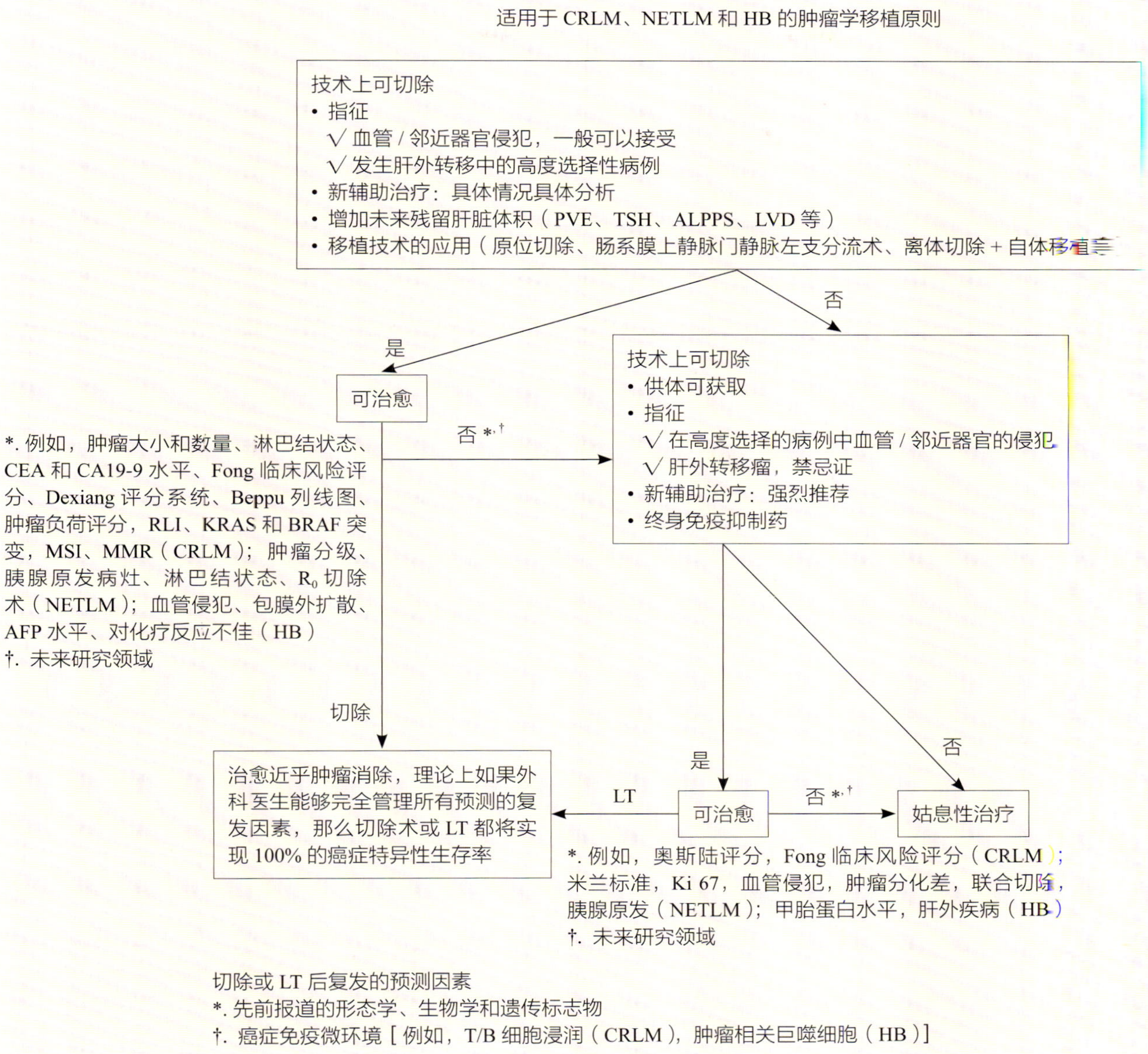

▲ 图 67-1 CRLM、NETLM 和 HB 的移植肿瘤学原理概念流程图

如果我们完全控制了决定疾病复发的因素，切除或 LT 将实现肿瘤学消除，导致约 100% 的癌症特异性生存率。CRLM. 结直肠癌肝转移；NETLM. 神经内分泌肿瘤肝转移；HB. 肝母细胞瘤；Tx. 治疗；PVE. 门静脉栓塞；TSH. 二步肝切除术；ALPPS. 联合肝脏分隔和门静脉结扎的二步肝切除术；LVD. 肝静脉剥夺；CEA. 癌胚抗原；CA19-9. 糖类抗原 19-9；RLI. 残余肝[illegible]；MSI. 微卫星不稳定；MMR. 错配修复；AFP. 甲胎蛋白；LT. 肝移植

参考文献

[1] Starzl TE, Groth CG, Brettschneider L, et al. Orthotopic homotransplantation of the human liver. Ann Surg. 1968;168(3):392-415.

[2] Beecher HK. Ethical problems created by the hopelessly unconscious patient. N Engl J Med. 1968;278(26):1425-30.

[3] Calne RY, Rolles K, White DJ, et al. Cyclosporin A initially as the only immunosuppressant in 34 recipients of cadaveric organs: 32 kidneys, 2 pancreases, and 2 livers. Lancet. 1979;2(8151):1033-6.

[4] National Institutes of Health Consensus Development

Conference Statement: liver transplantation-June 20-23, 1983. Hepatology 1984;4(1 Suppl):107S-110S.
[5] Mazzaferro V, Regalia E, Doci R, et al. Liver transplantation for the treatment of small hepatocellular carcinomas in patients with cirrhosis. N Engl J Med. 1996;334(11):693-9.
[6] Hibi T, Itano O, Shinoda M, et al. Liver transplantation for hepatobiliary malignancies: a new era of "transplant oncology" has begun. Surg Today. 2017;47(4):403-15.
[7] Hibi T, Sapisochin G. What is transplant oncology? Surgery. 2019;165(2):281-5.
[8] Sapisochin G, Hibi T, Toso C, et al. Transplant oncology in primary and metastatic liver tumor: principles, evidence and opportunities. Ann Surg. 2020; https://doi.org/10.1097/SLA.0000000000004071. Epub ahead of print.
[9] Sapisochin G, Hibi T, Ghobrial M, et al. The ILTS consensus conference on transplant oncology: setting the stage. Transplantation. 2020;104(6):1119-20.
[10] Hibi T, Rela M, Eason JD, et al. Liver transplantation for colorectal and neuroendocrine liver metastases and hepatoblastoma. Working Group Report from the ILTS Transplant Oncology Consensus Conference. Transplantation. 2020;104(6):1131-5.
[11] Shindoh J, Tzeng CW, Aloia TA, et al. Portal vein embolization improves rate of resection of extensive colorectal liver metastases without worsening survival. Br J Surg. 2013;100(13):1777-83.
[12] Wicherts DA, Miller R, de Haas RJ, et al. Long-term results of two-stage hepatectomy for irresectable colorectal cancer liver metastases. Ann Surg. 2008;248(6):994-1005.
[13] Petrowsky H, Linecker M, Raptis DA, et al. First longterm oncologic results of the ALPPS procedure in a large cohort of patients with colorectal liver metastases. Ann Surg. 2020;272(5):793-800.
[14] Moeckli B, Ivanics T, Claasen M, et al. Recent developments and ongoing trials in transplant oncology. Liver Int. 2020;40(10):2326-44.
[15] Hagness M, Foss A, Line PD, et al. Liver transplantation for nonresectable liver metastases from colorectal cancer. Ann Surg. 2013;257:800-6.
[16] Hagness M, Foss A, Egge TS, et al. Patterns of recurrence after liver transplantation for nonresectable liver metastases from colorectal cancer. Ann Surg Oncol. 2014;21:1323-9.
[17] Dueland S, Syversveen T, Solheim JM, et al. Survival following liver transplantation for patients with nonresectable liver-only colorectal metastases. Ann Surg. 2020;271(2):212-8.
[18] Dueland S, Grut H, Syversveen T, et al. Selection criteria related to long term survival following liver transplantation for colorectal liver metastasis. Am J Transplant. 2020; 20(2): 530-7.
[19] Toso C, Pinto Marques H, Andres A, Compagnons Hépato-Biliaires Group, et al. Liver transplantation for colorectal liver metastasis: survival without recurrence can be achieved. Liver Transpl. 2017;23:1073-6.
[20] Line PD, Hagness M, Berstad AE, et al. A novel concept for partial liver transplantation in nonresectable colorectal liver metastases: the RAPID concept. Ann Surg. 2015;262(1): e5-9.
[21] Königsrainer A, Templin S, Capobianco I, et al. Paradigm shift in the management of irresectable colorectal liver metastases: living donor auxiliary partial orthotopic liver transplantation in combination with two-stage hepatectomy (LD-RAPID). Ann Surg. 2019;270(2):327-32.
[22] Imai K, Adam R, Baba H. How to increase the resectability of initially unresectable colorectal liver metastases: a surgical perspective. Ann Gastroenterol Surg. 2019;3: 476-86.
[23] Line PD, Dueland S. Liver transplantation for secondary liver tumours: the difficult balance between survival and recurrence. J Hepatol. 2020;73(6):1557-62.
[24] Hibi T, Sano T, Sakamoto Y, et al. Surgery for hepatic neuroendocrine tumors: a single institutional experience in Japan. Jpn J Clin Oncol. 2007;37(2):102-7.
[25] Wakabayashi T, Hibi T, Yoneda G, et al. Predictive model for survival after liver resection for noncolorectal liver metastases in the modern era: a Japanese multicenter analysis. J Hepatobiliary Pancreat Sci. 2019;26(10):441-8.
[26] Yamamoto M, Yoshida M, Furuse J, et al. Clinical practice guidelines for the management of liver metastases from extrahepatic primary cancers 2021. J Hepatobiliary Pancreat Sci. 2020; https://doi. org/10.1002/jhbp.868. Epub ahead of print
[27] Máthé Z, Tagkalos E, Paul A, et al. Liver transplantation for hepatic metastases of neuroendocrine pancreatic tumors: a survival-based analysis. Transplantation. 2011;91(5):575-82.
[28] Moris D, Tsilimigras DI, Ntanasis-Stathopoulos I, et al. Liver transplantation in patients with liver metastases from neuroendocrine tumors: a systematic review. Surgery. 2017;162(3):525-36.
[29] Mazzaferro V, Pulvirenti A, Coppa J. Neuroendocrine tumors metastatic to the liver: how to select patients for liver transplantation? J Hepatol. 2007;47:460-6.
[30] Mazzaferro V, Sposito C, Coppa J, et al. The long-term benefit of liver transplantation for hepatic metastases from neuroendocrine tumors. Am J Transplant. 2016;16: 2892-902.
[31] US Department of Health & Human Service Web site. Guidance to Liver Transplant Programs and the National Liver Review Board for: Adult MELD Exception Review. https://optnpilot.unos.org/media/2847/liver_guidance_adult_meld_201706.pdf. Accessed 20 Dec 2020.
[32] Cruz RJ Jr, Ranganathan S, Mazariegos G, et al. Analysis of national and single-center incidence and survival after liver transplantation for hepatoblastoma: new trends and future opportunities. Surgery. 2013;153:150-9.
[33] O'Neill AF, Towbin AJ, Krailo MD, et al. Characterization of pulmonary metastases in children with hepatoblastoma treated on Children's Oncology Group protocol AHEP0731 (the treatment of children with all stages of hepatoblastoma): a report from the Children's Oncology Group. J Clin Oncol. 2017;35:3465-73.
[34] Sakamoto S, Kasahara M, Mizuta K, Japanese Liver Transplantation Society, et al. Nationwide survey of the outcomes of living donor liver transplantation for hepatoblastoma in Japan. Liver Transpl. 2014;20:333-46.
[35] Lim IIP, Bondoc AJ, Geller JI, et al. Hepatoblastoma-the evolution of biology, surgery, and transplantation. Children (Basel). 2018;6(1): .

[36] Towbin AJ, Meyers RL, Woodley H, et al. 2017 PRETEXT: radiologic staging system for primary hepatic malignancies of childhood revised for the paediatric hepatic international tumour trial (PHITT). Pediatr Radiol. 2018;48:536-54.
[37] Meyers RL, Maibach R, Hiyama E, et al. Risk-stratified staging in paediatric hepatoblastoma: a unified analysis from the children's hepatic tumors international collaboration. Lancet Oncol. 2017;18(1):122-31.
[38] Souzaki R, Kawakubo N, Matsuura T, et al. Navigation surgery using indocyanine green fluorescent imaging for hepatoblastoma patients. Pediatr Surg Int. 2019;35(5):551-7.
[39] Takahashi N, Yamada Y, Hoshino K, et al. Living donor liver re-transplantation for recurrent hepatoblastoma in the liver graft following complete eradication of peritoneal metastases under Indocyanine green fluorescence imaging. Cancers (Basel). 2019;11(5):730.
[40] Pham TA, Gallo AM, Concepcion W, et al. Effect of liver transplant on long-term disease-free survival in children with hepatoblastoma and hepatocellular cancer. JAMA Surg. 2015;150:1150-8.
[41] Fuchs J, Cavdar S, Blumenstock G, et al. POST-TEXT III and IV hepatoblastoma: extended hepatic resection avoids liver transplantation in selected cases. Ann Surg. 2017;266(2):318-23.
[42] Angelico R, Passariello A, Pilato M, et al. Ante situm liver resection with inferior vena cava replacement under hypothermic cardiopolmunary bypass for hepatoblastoma: report of a case and review of the literature. Int J Surg Case Rep. 2017;37:90-6.
[43] Hong JC, Kim J, Browning M, et al. Modified associating liver partition and portal vein ligation for staged hepatectomy for hepatoblastoma in a small infant: how far can we push the envelope? Ann Surg. 2017;266(2):e16-7.
[44] Shi SJ, Wang DL, Hu W, et al. Ex vivo liver resection and autotransplantation with cardiopulmonary bypass for hepatoblastoma in children: a case report. Pediatr Transplant. 2018;22(7):e13268.
[45] Mavila N, Thundimadathil J. The emerging roles of cancer stem cells and Wnt/Beta-catenin signaling in hepatoblastoma. Cancers (Basel). 2019;11(10):1406.

第68章　肝移植技术变革：劈离式、双供肝和辅助肝移植

Technical Variant Liver Transplantation: Split, Dual Graft, and Auxiliary Transplantation

Vladislav Brasoveanu　Doina Hrehoret　Florin Botea　Florin Ichim　Irinel Popescu　著

摘要

由于尸体捐献者的短缺，催生了其他技术，如部分肝移植技术，因此这些技术的发展与器官短缺息息相关。例如，减体积肝移植（reduced size liver transplantation，RSLT），其结果与全肝移植的结果相当。然而，这种技术在使儿科患者受益的同时，减少了成人捐肝的库存，亦未有效地利用现有的成人捐赠肝脏。在劈离式肝移植（split liver transplantation，SPLTx）中，全肝劈开被用于两个受体。其效果与RSLTx相当。SPLTx的问题主要有，它是一项要求非常高的技术，只适用于在肝脏切除和减体积方面有丰富经验的中心。活体肝移植（living related liver transplantation，LRLTx）能产生很好的效果。然而，它可能使原本健康的人处于风险之中。多米诺肝移植（domino liver transplant，DLT）已经成为增加供肝数量的一种方法：来自代谢性疾病供体的形态正常的肝脏可以用于肝细胞癌的受体（通常在米兰标准之外）。家族性淀粉样变多发性神经病变是DLT最常见的适应证。对于符合标准的急性肝衰竭患者，肝移植是唯一可以替代肝脏代谢和分泌功能的有效方法。辅助部分原位肝移植之所以被开发出来，是因为在符合移植标准的ALF患者中，有一少部分人的肝脏可以在形态和功能上完全恢复。

第一个技术性变革肝移植（technical variant liver transplantation，TVLT）是由Pichlmayer和Bismuth等在20世纪80年代末进行的劈离技术[1, 2]。之后的技术是在小儿肝移植中使用减体积移植物，包括将整个移植物缩小为左半肝或左外区（叶）（left lateral section，LLS）[3]。通过这种方式，可以移植给体型小的儿童（体重＜10kg）；但是，这种方法减少了成人受体可用的移植物的数量。这导致了20世纪80年代末活体捐赠的发展[4, 5]，带来了供肝的替代来源，并促进了劈离式LT（split-liver transplantation，SLT）的发展，即通过从一个尸体捐赠供肝那里为两个受体提供移植物，解决器官的短缺问题[6]。起初，与LH或LLS相比，在儿童患者中，使用右半肝的SLT

的结果要差得多。这一点被活体移植技术所克服并得益于该技术，采用原位和非原位 SLT，改善了 SLT 手术的结果[7, 8]。现在，SLT 可能具有与 LDLT 类似的结果[9]。最近推出的另一种 TVLT 是部分肝切除术后的辅助部分原位肝移植[10]，在体重低于 5kg 的受体中使用单个肝段移植需要进一步评估。

在大的中心（每年 40 次以上的移植手术），儿科人群中的 LDLT、SLT、减体积或全肝移植后的生存率相似。然而，在 SPLIT[7]、UNOS[11] 和 ELTR[8] 等系列报道中，也包括来自经验不足的中心的数据，与 SLT 相比，LDLT 或尸体供体 LT 的结果更好。

一、劈离式肝移植

有一种 TVLT 可以增加肝移植的数量，同时降低等待名单上的死亡率，那就是将尸体捐献的肝脏分成两个移植物。然后，移植到两个受体中（劈离式 LT）。通过这种方式，一个完整的成人肝脏可以被分成两个正常的移植物。劈离式肝移植是一个有吸引力的活体捐赠的替代方案。然而，它涉及复杂的机制，在技术上要求很高，需要额外的后勤和人员支持。

手术并发症在 SLT（相对于全肝移植）受者中更常见，这与肝脏的断面、吻合血管较小和胆道重建更复杂有关。

在一个大的 106 例 SLT 系列中，成人受者的 1 年、5 年和 10 年存活率分别为 93%、77% 和 73%，供肝存活率分别为 89%、76% 和 65%。小儿受者的 1 年、5 年和 10 年生存率分别为 84%、75% 和 69%，供肝生存率分别为 77%、63% 和 57%[12]。

（一）供受体匹配

谨慎选择供体和受体对手术的成功是至关重要的。应仔细选择供体，以尽量减少原发性无功能风险，特别是对 LH 受体而言。应该选择年轻、血流动力学稳定、肝功能正常、住院时间较短的供体。这样一来，受体的原发性无功能现象应不常见。

适合做 SLT 的供体需血流动力学稳定，并且符合以下标准：年龄在 55 岁以下，肝脏脂肪变性低于 30%，在 ICU 住院时间不超过 5 天，Na＜160mmol/L，血清 ALT＜60U/L，γ- 谷氨酰转肽酶＜50U/L。体重超过 70kg 的捐献者的器官，可能适合进行全右 / 全左肝劈离，从而为两个成人受者提供移植。在这种情况下，对器官质量的要求更加严格：年龄在 40 岁以下，肝脏脂肪变性在 10% 以下，在 ICU 住院时间不超过 3 天[13]。供肝质量是否适合劈离的最终决定，是根据对供肝的宏观评估做出的，最好是基于肝脏活检，常规的肝脏活检将有助于更有把握地进行体外劈离供肝。

一项对 407 名尸体捐赠者的大型系列研究表明，大约 15% 的捐赠者符合劈离肝手术的条件。大约 9% 的捐赠者有资格成为两个成年人的捐赠者。乐观地估计，多达 13% 的捐赠者有资格为两个成年人进行劈离肝移植手术[13]。但很难估计成人 SLT 对供体库的影响有多大。在美国所有尸体捐赠者中，大约 25% 的人年龄为 15—35 岁。如果这些肝脏中的许多可以用于分割，那么肝移植的数量就有可能增加 20%～25%。此外，随着保存技术的提高，更多的肝脏可能适合劈离。

正确的受体选择也是确保良好效果的关键。如果成人 SLT 要取得成功，就需要对目前器官分配方法采取行政措施，以确保供受体的最佳组合。在选择合适的受体时，接近 0.8% 的 GW/RW 比例可能应该是最低限度。此外，由于并发症的风险很高，受体选择过程的一个重要方面是充分告知其劈离过程并获得知情同意。

至关重要的是，需要更多的数据来更好地确定供受体的选择标准。

（二）供体的获取

SLT 通常应用于没有专门设备的常规供体获取过程中，与额外的器官（心、肺、肾）获取同时进行，只要捐助小组之间进行了充分的沟通。这一程序虽然需要额外的时间，但并不会成为过度负担。移植界目前面临的挑战是如何促进公共政策的实施，以使得严重有限的捐赠者库发挥巨大潜力。

在进行 SLT 之前，应完成腹腔器官获取的标准程序，包括腹腔干上和肾静脉下的腹主动脉切开及肠系膜下静脉插管。如果捐赠者不稳定，可以中止 SLT，迅速进行主动脉插管、交叉夹闭和低温灌注处理。

原位与非原位劈离的比较

所有 SLT 供体的缺血时间应尽可能地短。即使劈离是在 UW 液的冷水浴中进行，但在备台上进行劈离（非原位）也可能会增加 2～3h 的冷缺血，因此，最好是在原位（供体内）进行实质的横断，这样更有可能保持肝脏温度。在原位进行劈离还有其他好处，例如，当器官重新恢复血液灌注时，出血量会明显减少。此外，两部分肝脏可以在实质横断后和血管离断前立即在供体中进行评估，以确保充分的灌注和活力。尽管原位劈离肝脏在移植质量和受者的手术和过程方面有一定的优势，但在选定的患者中，环境条件可能有利于非原位的肝脏劈离。

（三）成人及儿童受体

绝大多数 SLT 都是在成人和儿童受体之间进行的。儿童受体的好处是巨大的，等待时间和死亡率都大大降低。将成人肝脏分给儿科的儿童受体，对成人捐赠库没有负面影响，但也没有增加其使用率。

技术特点

该技术为幼儿受体创造了约 250ml 的 LLS 供肝，为成人受体创造了约 1000ml 的右三区供肝（Ⅰ、Ⅳ～Ⅷ）。原位手术流程描述如下（图 68-1）。

LLS 供肝获取的从圆韧带底部的肝脏解剖开始，分离肝左动脉和门静脉左支。肝左动脉被 360° 分离，并沿其全程进行解剖。特别注意保留 4 段的实质内动脉。结扎 4 段的 PV 分支，并在脐裂的外侧进行分离，以游离左 PV。然而，需保留 1 段的 PV 分支而不是左 PV，因为它们起源于门脉主干。在控制 LLS 的全部血管后，在 LLS 和 4 段之间也就是在脐裂的左肝管上方 1cm 处进行横断，缝合结扎实质内小的血管和胆管。用剪刀在接近表面的地方横断剩余的左肝板和 HD，以保留 4 段的胆汁引流。可在术中进行胆囊造影，以更好地确定胆道解剖结构。肝实质分离完成后，LLS 通过自己的血管蒂和静脉引流与剩余的部分连接。器官获取继续进行，对供肝进行灌注和冷却。灌注后，离断左 HA、左 PV 和 LHV，在冷保存液中储存，左 HD 移植前用保存液冲洗。右三区供肝以常规的方式取出，并储存在冷的保存液中。

LLS 移植需要保留原下腔静脉。缝合 IVC 的肝右静脉和较小的附属 HV 入口。分离左、中、右三条 HV 通往 IVC 的开口的隔膜，形成一个大

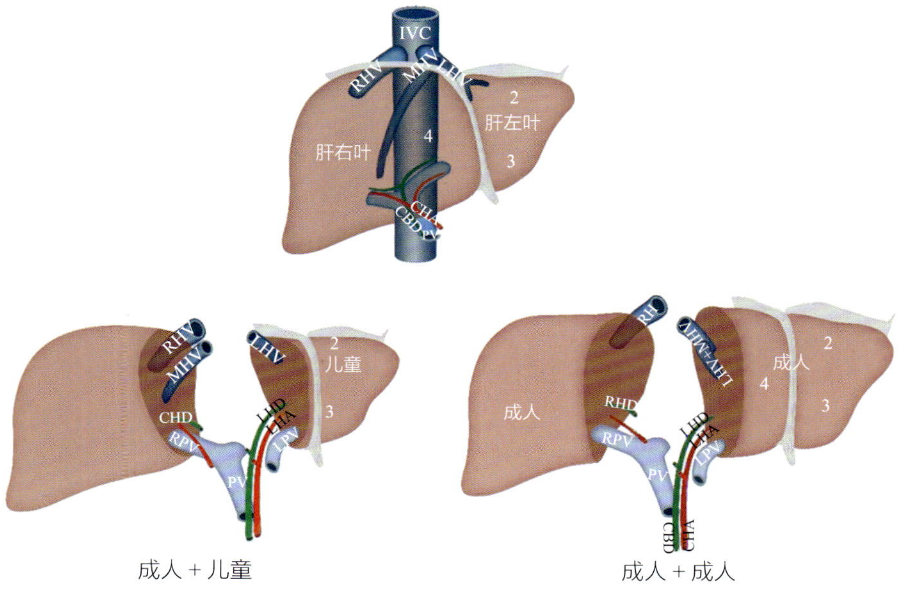

▲ **图 68-1　成人和儿童，以及成人和成人 SLT**

的主干用于LHV吻合。左侧PV是以端–端或端–侧的方式吻合的，而左侧HA则是与肝总HA吻合，或者肝左动脉与肾下主动脉通过髂动脉自体移植完成吻合。胆汁引流是通过胆管–胆管或肝管–空肠Roux-en-Y吻合术实现。

扩大的右肝供肝的移植是通过标准技术完成的。

（四）成人和成人受体

使用成人和成年受体的SLT最重要的优势是增加了成人捐赠者的数量。如今，成人占受者名单上死亡患者的96%，而在1988年，他们只占70%。

在肝脏中央进行横断，将整个供肝分为解剖学上的右肝（60%的肝脏）和左肝（40%的肝脏），通常产生的供肝有足够的大小供两个成年受体使用。SLT后维持生命所需的最小肝脏质量尚不清楚。LDLT的经验表明，移植物重量与受体重量（GW/RW）的比例为0.8%是最低要求。然而，在尸体捐赠者中，最小的肝脏质量也受到捐赠者血流动力学稳定性和冷缺血时间等因素的影响，所以这个比例有时可能不够。

技术问题

在供体手术中需要讨论几个技术问题，这与从活体捐赠那里获取LH非常相似。肝中静脉应该与LH一起保存，以确保Ⅳ段不发生瘀血。Ⅳ肝中静脉的缺失通常不会对LH移植中的Ⅴ和Ⅷ段的引流产生明显的影响，因为这些段通常通过右段HV引流。因此，横断面应在肝中静脉的右侧，肝中静脉被保留在LH供肝中。关于肝脏解剖，我们倾向于在LH移植中保留全长的肝门结构，因为右侧的肝门结构通常比左侧的大。因此，在左肝移植中保持主要血管的完整，会使移植更容易。

受体手术的一个关键技术点是确保供肝有足够的静脉流出道以防止瘀血。LH移植物保留IVC有助于通过保留肝短静脉来最大限度地增加流出量（图68–2）。另外，也可以对大的Ⅴ和Ⅷ段到肝中静脉的分支（直径>5mm）进行离体重建（图68–3）。

分离镰状韧带和肝左韧带，游离肝脏。左侧和肝中静脉的共干以脐带线悬吊，从而将LH（包括肝叶）与IVC完全分开。解剖出右HA和右PV并游离右肝（在切除胆囊之后）。降低左侧肝门板，在肝外解剖左肝管环周并悬吊。在左侧PV和右侧HA起始部，以及左HD和肝总管的交界处进行横断。在肝中静脉的走行路线的右边画一条实质横断线。将绕过LH的脐带线并向上悬吊。在原位进行肝脏横断，完成后检查两半肝脏以确保没有明显的血管损伤。再按常规方式用冷保存液冲洗器官。

最后分离供肝的过程是离体进行的。为了完全分离LH和RH，需要分割以下结构：肝中静脉和肝左静脉的交界处，左侧HD与右肝管交界处，右HA，以及靠近其起源的右PV。获取

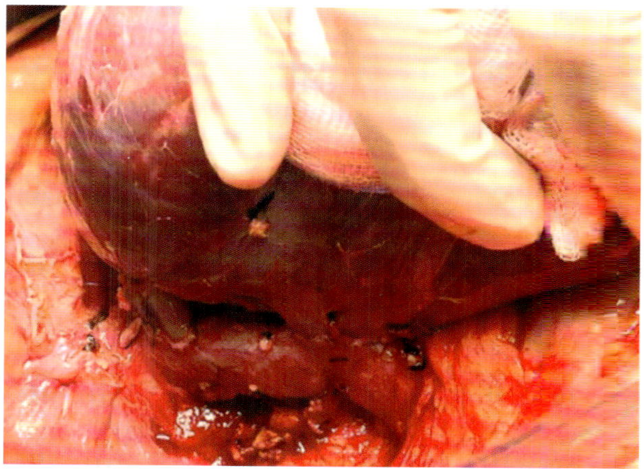

▲ 图68–2 保留IVC及右后下HV，获取右侧半肝

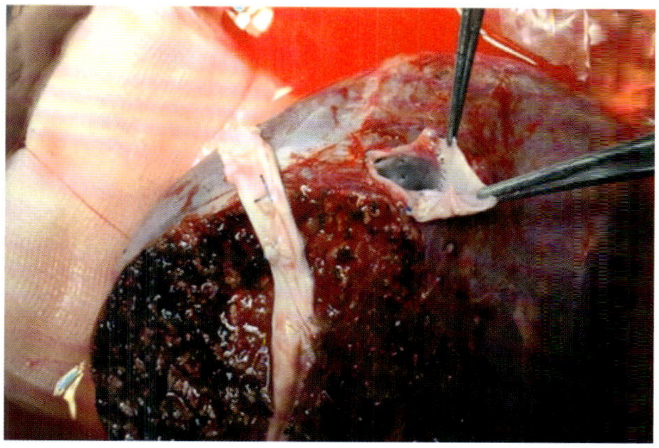

▲ 图68–3 大的Ⅴ和Ⅷ静脉的重建

LH 移植物，右 PV 和右 HA 的血管残端需缝合；移植物的流出道为肝中静脉与肝左静脉的联合通道。

二、双供肝肝移植

因为尸体肝脏捐献的短缺，活体肝移植的比率正在升高。然而，小肝综合征和剩余肝过小是 LDLT 的两种不常见但可能致命的并发症。

（一）小肝综合征

以前的研究表明，至少 50% 的受体肝脏体积是足够的肝功能所必需的[14]。当 GRWR 小于 0.8 时，就会发生小肝综合征。代谢需求的增加和肝脏再生之间存在不平衡，会导致严重的移植物功能障碍。在临床上，SFSS 表现为难治的腹水、凝血功能障碍和黄疸。目前公认的病理生理机制是移植物过度灌注[15]。最近，由于非酒精性脂肪性肝炎相关的终末期肝病的发生率增高，接受 LT 治疗的病态肥胖患者数量正在增加，这进一步增加了 SFSS 的风险。

（二）理论依据

为了克服 SFSS 的风险，Lee SG 等在 2000 年首次使用 LH 和 LLS 移植物成功进行了双供肝移植 LT[16]（图 68–4）。2017 年，Lee SG 等报道了 400 例此类手术[17]。迄今为止，全世界都有双供肝移植的病例报道，包括来自我们中心的病例[18]。目前对双供肝肝移植的适应证和禁忌证知之甚少，也没有双供肝肝移植的供体和受体的选择标准。

相对较小的捐赠者的肝脏不能满足较大受体的代谢需求。替代方案是获取占肝脏总体积 60%～70% 的 RH，或将双供肝移植到一个受者体内。获取供体的 RH 并不总是安全的，主要取决于剩余 LH 的体积[19]。当供体 RH 后剩余的 LH 不足时，可能的安全的选择是用两个供体的 LH 或 LLS 进行双供肝 LT，这样可以避免 SFSS，同时最大限度地提高供体的安全性[16]。如果受体需要的肝脏体积大于两个潜在的 LH 移植物的总体积，那么使用 RH 和 LH 的双供肝 LT 是避免 SFSS 的最佳选择，前提是 RH 获取是安全的[17]。

双供肝 LT 的另一个指征可能是在边缘性供体的情况下。众所周知，捐赠者的剩余肝脏应超过捐赠者标准肝脏体积的 35%；但是，如果捐赠的肝脏质量不高，则应增加供肝大小。然而，目前还没有关于边缘性肝脏供体的标准。Moon 等[20]将双供肝肝移植的适应证扩展到脂肪性肝病等边缘性供体；事实证明，双供肝 LT 后 2 周内移植物脂肪变性得到迅速改善。因此，推荐增加边缘供体的体积，并通过形成双供肝移植 LDLT 是可

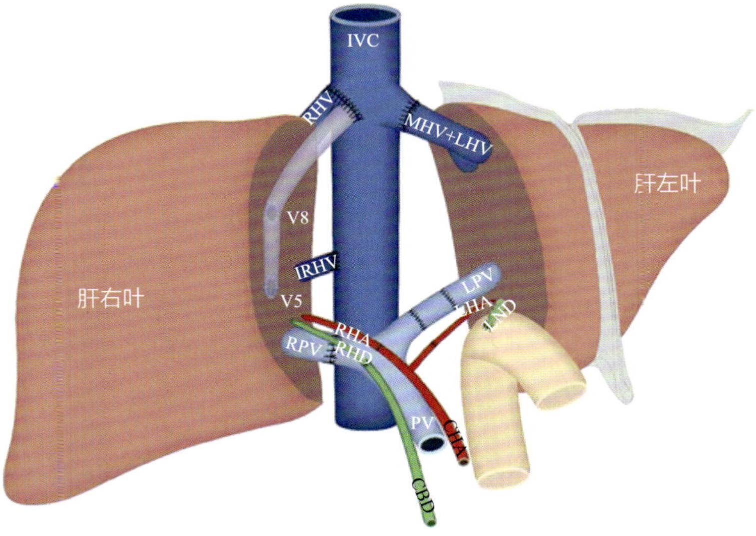

▲ 图 68–4　双供肝肝移植

行的。

在活体捐赠过程中，平衡两个捐赠者的安全与受捐者的良好结果是一个关键问题。为了一个受者而让两个捐赠者同时面临风险，这一伦理问题值得商榷。捐赠者的总体死亡率为0.15%～0.20%[21]，而对于LSS，估计约为0.1%[22]，对于RH为0.4%～0.5%[23]。因此，在使用LH和LLS移植物的双供肝移植的LDLT中，即使涉及两个供体，供体风险也相对较低。尽管将两个捐赠者为了一个患者而置于风险中会有持续的伦理问题，但我们相信双供肝移植LDLT可以为那些希望挽救自己家庭成员的家庭提供一个有效和安全的治疗选择。

当两个移植物存在排斥反应时，免疫微环境可能会更加复杂化。不仅在两个移植物和受体之间存在排斥风险，而且在移植物之间也存在排斥风险。Lee SG等报道，在原位移植和异位移植中，通过活检可以发现同时有急性排斥反应[24]。

（三）技术特点

如果是双供肝移植的LDLT，使用两个LH或者一个肝LH和一个LLS[16]，第二个供肝需要旋转180°，并在右上象限定位。第一个肝移植是以原位方式植入的。在PV和HV吻合之前，HD通过胆管–胆管的吻合进行重建，因为它在PV和HA的后面。这使得一旦完成PV吻合，第二个供肝的肝管空肠吻合就很难进行。经常需要用尸体的髂静脉来进行节段性静脉移植，以弥补受体的右侧HV和供肝的肝静脉末端之间的差距。

右侧异位植入的LH或LLS显示出特殊的血流动力学特征，两个移植物之间可能存在一些血液供应的竞争。Lee等报道了两个右侧异位供肝发生萎缩，这被认为是门静脉血流偏向左侧原位移植物的结果[24]。

关于RH和LH的供肝移植（图68–5），供体和受体在空间位置上的匹配使手术相对容易。在技术方面，RH和LH双供肝的组合可能是双供肝LT的理想选择。

三、辅助性部分肝移植术

急性肝衰竭导致患者接受肝移植的主要原因是急性病毒性肝炎（包括HBV感染），以及药物或毒素引起的肝损伤（包括扑热息痛的过量使用）。既往肝脏健康的患者可以从ALF中恢复，在大多数情况下没有后遗症。然而，有些患者会发展成严重的情况，进展到多系统衰竭，包括脑水肿，导致在几小时或几天内死亡。在这些患者中，LT是唯一能够替代肝功能的有效方法。LT适用于有严重脑病（意识模糊或昏迷）的病人或是与凝血因子的重要损害有关的情况（因子V＜20%），1年生存率为60%～70%。

（一）理论依据

然而，在符合移植标准的ALF患者中，有相当一部分人如果不接受LT，其原生肝脏的形态和功能可能会完全恢复。这些现象导致了辅助部分原位肝移植的概念的产生，其基础是原生肝脏的自发再生潜力和最终可停用辅助移植的免疫抑制药物[25]。

在选定的年轻受体（40岁以下）和血液动力

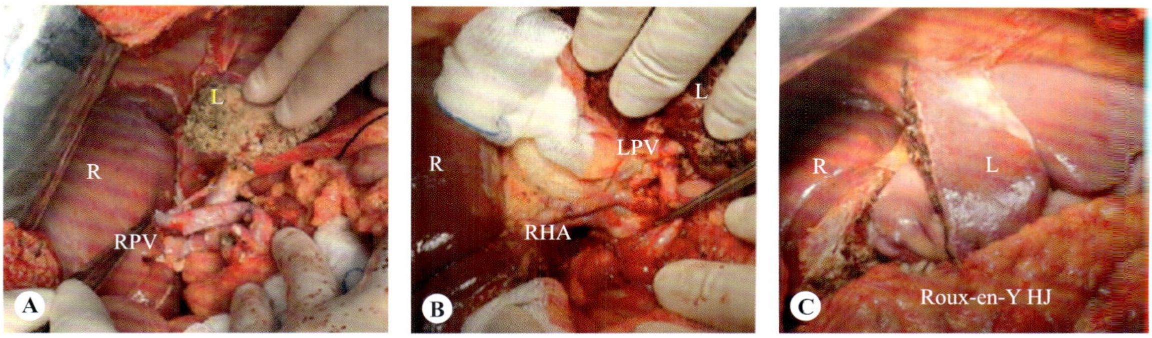

▲ 图68–5　使用左右供肝的双供肝活体肝移植

R. 右肝；L. 左肝；LPV. 门静脉左支；RPV. 门静脉右支；RHA. 肝右动脉

学稳定的情况下，使用 ABO 兼容的从年轻的供体（活体或尸体）获取的非脂肪性肝辅助部分移植物，肝功能正常，可以恢复肝功能，并可防止发生不可逆转的脑损伤[26]。移植物的大小必须与受者脑病的严重程度相适应。当使用尸体捐献者的供肝时，一个重要的决定是，是否将其他部分供肝或作为 SLT 用于另一个受者；由于捐献器官的缺乏，后一种选择显然是最好的。然而，应该注意的是，与减体积移植的技术相比，劈离手术增加了离体手术的时间，如果出现严重的脑病而需要紧急移植，这对受体可能是不利的。此外，劈离式手术减少了门静脉和动脉血管的大小和长度，使 APOLT 的技术要求更高，导致手术时间延长，并发症的风险增加。因此，从另一个受体的角度来看，不应该使 APOLT 受体的风险增加[26]。

在使用标准的肝移植免疫抑制药后，通过活检、肝胆闪烁和 CT 检查来评估原生肝脏的恢复情况。在超过 50% 的受体中，组织学、闪烁成像和形态学数据显示原生肝脏有足够的再生能力，患者可以撤销免疫抑制药[27]。因此，在特定的患者中，APOLT 的优点似乎超过了它的缺点[26]。

（二）技术特点

辅助性 LT 包括在部分肝脏切除后，异位或原位植入健康的部分肝移植物，并保留部分原生肝脏。早期在原生肝脏下方异位放置移植物的经验令人失望，技术上的失败率很高，可能是由于移植物的门静脉灌注不充分，以及在低压区域的肝血流回流不足。在欧洲系列报道中，使用部分肝切除后辅助部分原位肝移植的良好结果，以及从 SLT 和 LDLT 中获得的专业知识，使这种方法重新受到关注（图 68-6）。

APOLT 要求供体和受体的肝脏体积都要减小。因此，在移植后，患者的总肝脏体积大致正常。通常会对原生肝脏进行冰冻切片活检，以评估是否存在纤维化（否则将表明原生肝脏的再生能力差），以及是否存在有活力的肝细胞。准备一个足够大的空间，分别容纳右或左肝移植物[26, 28]，对原生肝脏进行右或左肝切除 / 左外叶侧切除。在大多数情况下，辅助供肝是右侧供肝，肝移植在受者进行右肝切除术后，采用原位法。在暴发性肝衰竭患者中，由于肝脏通常是萎缩的，所以实质横断往往更容易；然而，这可以在间歇性血流阻断下进行。

部分肝脏的移植物是提前准备好的，其大小必须适合受者在切除部分肝脏后形成的植入部位。有两种类型的辅助移植物可用于 APOLT：右肝（Ⅴ～Ⅷ段）或左肝（Ⅰ～Ⅳ段）。

之后，原位植入部分肝移植物，使得供体和原生肝脏的断面面对面。供体稍作滚动，以便在其 HV 残端和受者的 IVC 之间完成端 – 侧吻合。在胰头上方横向夹住受体 PV 的吻合侧并打开。在供体和受者的静脉之间进行端 – 侧吻合，随后对供体进行血管重建。供体的腹腔干与受者的脾动脉或肾下主动脉进行端 – 侧吻合。通过 Roux-en-Y 肝 – 空肠吻合术恢复胆汁引流。必须行术中超声以评估所有血管吻合的通畅性。一期关腹几

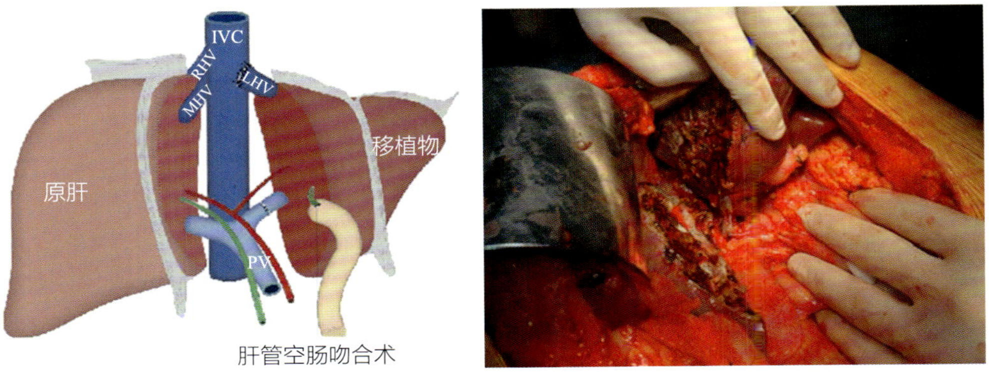

▲ 图 68-6　辅助部分原位肝移植

乎总是常规的。然而，在移植物可能受压的情况下，先将可吸收的网片缝合在肌肉筋膜壁上后仅关闭皮肤层；全腹关闭在几天或几周后进行。应该注意的是，在关腹时，左肝移植物的实质或血管受压的风险更大。可以在受体的胆囊管置管引流，以便监测原生肝脏的胆汁。具备准确的专业知识，APOLT 便可以提供与传统 LT 相当的短期和长期效果 [29, 30]。

总之，手术技术的改进使得多种类型的肝移植成为可能，其效果与传统的 LT 相当，有助于增加供体库，降低等待移植患者的死亡率，或为紧急 LT 提供治疗选择。当然，其手术指征、供体与受体的匹配，并进一步增加此类手术的数量，需要进一步验证。

参考文献

[1] Pichlmayr R, Ringe B, Gubernatis G, Hauss J, Bunzendahl H. Transplantation einer Spenderleber auf zwei Empfa¨nger: Eine neue Methode in der Weiterentwicklung der Lebersegmenttransplantation. Langembecks Arch Chir. 1988;373:127-30.

[2] Bismuth H, Morino M, Castaing D, et al. Emergency orthotopic liver transplantation of two patients using one donor liver. Br J Surg. 1989;76:722-4.

[3] Otte JB, Ville de Goyet JH, Sokal E. Size reduction of the donor liver as a safe way to alleviate the shortage of donor organs in pediatric liver transplantation. Ann Surg. 1990;211:146-57.

[4] Broelsch CE, Emond JC, Whitington PF, et al. Application of reduced-size liver transplants as split grafts, auxiliary orthotopic grafts and livingrelated segmental transplants. Ann Surg. 1990;214:368-74.

[5] Broelsch CE, Burdelski M, Rogiers X, et al. Living donor for liver transplantation. Hepatology. 1994;20:49S-555.

[6] Emond JC, Whitington PF, Thistlethwaite JR, et al. Transplantation of two patients with one liver: analysis of a preliminary experience with 'split-liver' grafting. Ann Surg. 1990;212:14-9.

[7] The SPLIT Research Group, Martin SR, Atkinson P, Lindblad AS. Studies of pediatric liver transplantation 2002: patient and graft survival and rejection in pediatric recipients of a first transplant in the United States and Canada. Pediatr Transplant. 2004;8:273-83.

[8] ELTR. ELTR report, 2002 including data until 12.2002.

[9] Lee WC, Chan KM, Chou HS, et al. Feasibility of split liver transplantation for 2 adults in the model of end-stage liver disease era. Ann Surg. 2013;258(2):306-11. https://doi.org/10.1097/SLA.0b013e3182754b8e.

[10] Belghiti J, Zinzindohoue F, Durand F, et al. Auxiliary liver transplantation for fulminant liver failure: limits of an attractive concept. Hepatology. 1995;22:153a.

[11] Sindhi R, Rosendale J, Mundy D, et al. Impact of segmental grafts on pediatric liver transplantation: review of the united network for organ sharing scientific registry data (1990-1996). J Pediatr Surg. 1999;34:107-10.

[12] Vagefi PA, Parekh J, Ascher NL, et al. Outcomes with split liver transplantation in 106 recipients: the University of California, San Francisco, experience from 1993 to 2010. Arch Surg. 2011;146(9):1052-9.

[13] Toso C, Ris F, Mentha G, Oberholzer J, et al. Potential impact of in situ liver splitting on the number of available grafts. Transplantation. 2002;74(2):222-6. https://doi.org/10.1097/00007890-200207270-00013.

[14] Fan ST, Lo CM, Liu CL, et al. Safety of donors in live donor liver transplantation using right lobe grafts. Arch Surg. 2000;135(3):336-40. https://doi.org/10.1001/archsurg.135.3.336.

[15] Kiuchi T, Kasahara M, Uryuhara K, et al. Impact of graft size mismatching on graft prognosis in liver transplantation from living donors. Transplantation. 1999;67(2):321-7

[16] Lee S, Hwang S, Park K, et al. An adult-to-adult living donor liver transplant using dual left lobe grafts. Surgery. 2001;129(5):647-50. https://doi.org/10.1067/msy.2001.114218.

[17] Song GW, Lee SG, Moon DB, et al. Dual-graft adult living donor liver transplantation: an innovative surgical procedure for live liver donor pool expansion. Ann Surg. 2017;266(1):10-8.

[18] Botea F, Braşoveanu V, Constantinescu A, Ionescu M, Matei E, Popescu I. Living donor liver transplantation with dual grafts – a case report. Chirurgia (Bucur). 2013;108(4):547-52.

[19] Kawasaki S, Makuuchi M, Matsunami H, et al. Living related liver transplantation in adults. Ann Surg. 1998;227(2):269-74. https://doi.org/10.1097/00000658-199802000-00017.

[20] Moon D, Lee S, Hwang S, et al. Resolution of severe graft steatosis following dual-graft living donor liver transplantation. Liver Transpl. 2006;12(7):1156-60. https://doi.org/10.1002/lt.20814.

[21] Trotter JF, Adam R, Lo CM, Kenison J. Documented deaths of hepatic lobe donors for living donor liver transplantation. Liver Transpl. 2006;12(10):1485-8. https://doi.org/10.1002/lt.20875.

[22] Otte JB. Donor complications and outcomes in live-liver transplantation. Transplantation. 2003;75(10):1625-6. https://doi. org/10.1097/01.tp.0000065020.55959.4a.

[23] Hwang S, Lee SG, Lee YJ, et al. Lessons learned from 1,000 living donor liver transplantations in a single center: how to make living donations safe. Liver Transpl. 2006;12(6):920-7. https://doi. org/10.1002/lt.20734.

[24] Lee SG, Hwang S, Park KM, et al. Seventeen adult-to-

adult living donor liver transplantations using dual grafts. Transplant Proc. 2001;33(7-8):3461-3.

[25] Chenard-Neu MP, Boudjema K, Bernuau J, et al. Auxiliary liver transplantation: regeneration of the native liver and outcome in 30 patients with fulminant hepatic failure--a multicenter European study. Hepatology. 1996;23(5):1119-27. https://doi.org/10.1002/hep.510230528.

[26] Belghiti J, Sommacale D, Dondéro F, et al. Auxiliary liver transplantation for acute liver failure. HPB (Oxford). 2004;6(2):83-7. https://doi.org/10.1080/13651820310020783.

[27] Buyck D, Bonnin F, Bernuau J, Belghiti J, Bok B. Auxiliary liver transplantation in patients with fulminant hepatic failure: hepatobiliary scintigraphic follow-up. Eur J Nucl Med. 1997;24(2):138-42. https://doi.org/10.1007/BF02439545.

[28] Boudjema K, Cherqui D, Jaeck D, et al. Auxiliary liver transplantation for fulminant and subfulminant hepatic failure. Transplantation. 1995;59:218-23.

[29] Azoulay D, Samuel D, Ichai P, et al. Auxiliary partial orthotopic versus standard orthotopic whole liver transplantation for acute liver failure: a reappraisal from a single center by a case-control study. Ann Surg. 2001;234(6):723-31. https://doi.org/10.1097/00000658-200112000-00003.

[30] Weiner J, Griesemer A, Island E, et al. Longterm outcomes of auxiliary partial orthotopic liver transplantation in preadolescent children with fulminant hepatic failure. Liver Transpl. 2016;22(4):485-94. https://doi.org/10.1002/lt.24361.

第 69 章　多米诺肝移植

Domino Liver Transplantation

Irinel Popescu　Vladislav Brasoveanu　Doina Hrehoret　Florin Botea　Simona Dima　Florin Ichim　著

摘要

多米诺肝移植是一种扩大肝脏供体库的外科策略，以解决器官短缺的问题，适用于那些本来没有机会从肝移植中获益的特定患者。在这个意义上，DLT 将形态正常的肝脏从患有某些代谢性疾病（家族性淀粉样多发性神经病变、原发性高草酸尿症、急性间歇性卟啉症、枫糖尿症和同型家族性高胆固醇血症）的捐献者身上移植到特定的受者身上，通常是肝细胞癌患者。然而，扩大供体库的好处必须与代谢性疾病带来的风险相平衡。尽管有一些典型的技术挑战，但 DLT 可能是一个安全和合理的选择。

一、背景

肝移植是一系列急性和慢性肝病患者的既定治疗方案。然而，捐赠的供体库并不能满足等待名单上的患者持续增长的需求。

移植策略的主要缺陷在于，有限的器官供应和因肝硬化或肿瘤进展而从等待名单中退出的比例较大。由于这些缺点使得并非所有最初符合移植条件的患者都能最终受益[1]。因此，为了解决器官短缺的问题，我们探索了新的战略，如使用边缘性供体、活体肝移植、尸体供体的劈离式肝移植，以及来自代谢性肝病患者的多米诺肝移植。

在这些情况下，多米诺肝移植已成为扩大肝移植供体库的一种策略[2]。其依据是某些代谢性疾病，如家族性淀粉样多发性神经病变、原发性高草酸尿症、急性间歇性卟啉症、枫糖尿病和纯合子家族性高胆固醇血症，可以通过肝移植来改善，而切下来的肝是一个功能良好的肝脏，可以用于另一个受体[3, 4]。

DLT 是由 Furtado A. 等在 1995 年提出的，它包括一个患者行肝移植，然后将其肝脏捐赠给另一个受体[5]。DLT 使用一般是来自代谢紊乱供体的形态正常的肝脏，也同时是受体（多米诺供体）。用于选定的受体（多米诺受体），一般是患有肝细胞癌。接受这些多米诺供体的通常是晚期肝癌患者[6]，他们在等待名单上优先级较低或不可能存活到标准 LT，或为无肿瘤的肝硬化多米诺受体，以及代谢性暴发性肝衰竭的零星病例[3]和再移植者[7, 8]。

这种手术提出了伦理和外科问题。最重要的伦理原则涉及多米诺受体和捐赠者的知情同意，强调受体可能会患上多米诺捐赠者的遗传疾病。

此外，多米诺捐献者必须得到保证，在这个过程中，要求肝切除术的技术在这种情况下不会使其面临任何额外的风险。

为了尽可能多地收集关于 DLT 的信息，在 1999 年建立了一个国际注册中心（多米诺肝移植注册中心），作为已经存在的家族性淀粉样多发性神经病变世界移植注册中心的扩展。

二、多米诺捐献者的适应证

在过去的几十年里，DLT 已经在 1000 多例患者身上得到验证，主要是使用从家族性淀粉样多发性神经病变患者身上获得的多米诺肝脏。其他不太常见的多米诺肝移植的适应证，有纤维蛋白基因 Aα 链淀粉样变性、同型家族性高胆固醇血症（homozygous familial hypercholesterolemia，HFHC）、枫糖尿病、急性间歇性卟啉症（acute intermittent porphyria，AIP）、原发性高草酸尿症；另外，非常罕见的适应证有血色病、Wilson 病、甲基丙二酸血症、高同型半胱氨酸血症和鸟氨酸转氨酶缺乏症 [9]。然而，关于这些罕见的代谢性疾病患者的肝脏的使用，目前没有足够的数据证实。原发性高草尿酸症（PH）不是一个很好的 DLT 适应证，因为 PH 肝脏的接受者会出现高草酸尿症和早期急性肾衰竭。AIP 似乎也是一个值得商榷的 DLT 适应证，因为 AIP 肝脏接受者的神经毒性发展迅速。然而，HFHC 和 MSUD 肝移植的 DLT 结果（包括这些遗传性疾病的重新发展的风险）是有可接受的。对于这些罕见的代谢性肝病，要确立为 DLT 的适应证，还需要更多的报道和研究。

除了产生一种异常的蛋白质或酶，多米诺捐赠者的肝脏在形态上是正常的，而且功能齐全。此外，供体的代谢紊乱通常在 DLT 受体中不应产生长期的症状。对于许多肝脏的先天性代谢紊乱患者来说，LT 是一个越来越受欢迎的治疗方案。那么这些被切除的代谢紊乱的肝脏，通过 DLT 创造了新的潜在捐赠者和受者。

（一）家族性淀粉样变性多神经病变

FAP 是一种常染色体显性遗传病，与转甲状腺素（transthyretin，TTR）基因的突变有关，其特征是 TTR 淀粉样纤维的细胞外沉积，特别是在周围神经系统。FAP 的临床症状需要 20～30 年才会出现，再过 10～14 年才会变得致命。由于 95% 以上的盘状 TTR 是在肝脏中产生的。因此，LT 是治疗这种疾病的一种有效方法 [10]。纤维蛋白原 Aa 链（Afib）基因的突变是导致遗传性肾淀粉样变的主要原因。对于此类肾功能受损的患者，已经进行了肝 – 肾联合移植。Stangou 等报道了 Afib 患者的移植物的 DLT[11]。

多米诺 FAP 移植用的是结构上和功能上的正常肝脏（除了产生变异的转甲状腺素蛋白），通常来自年轻的捐赠者。尽管多米诺移植的受体在不同时间段内出现了新的 FAP，但 FAP 是其最常见的指征。1995 年 10 月，Furtado 等 [5] 在葡萄牙首次用 FAP 患者的肝脏进行 DLT[12-14]，随后不久又进行了其他 DLT。截至 2017 年底，在 FAP 世界移植注册中心（http://www.fapwtr.org）共注册了 1254 例多米诺移植。FAP 是 DLT 最常见的适应证，在这种疾病发病率较高的地区（葡萄牙、瑞典和日本）的实施更为频繁。在世界范围内，许多中心已经报道了 FAP 肝移植的成功案例。

扩大 DLT 适应证的一个原因是，这种手术的移植物功能障碍和围术期出血明显减少有关，可能是因为 DLT 中缺血时间短的保护作用和供体的年轻化。然而，在 FAP 肝脏 DLT 受体的不同时间（2～9 年）内，已经描述了有新发的 FAP[15]。

（二）家族性高胆固醇血症

家族性高胆固醇血症是一种由于低密度脂蛋白基因的突变引起的常染色体共显性代谢疾病，导致细胞膜上功能性低密度脂蛋白受体（low-density lipoprotein receptors，LDLR）的数量减少。同时在 FHC 患者中脂蛋白 B 和前蛋白转化酶枯草杆菌蛋白酶 /kexin9 型的基因缺陷。在家族性高胆固醇血症的纯合子病例中，没有或很少有 LDLR；该病从出生起就存在，血清胆红素水平往往超过 1000mg/dl。因此，患者会出现严重的全身动脉硬化，并在 20 岁之前死于心肌梗死 [16]。

HFHC 患者必须接受门静脉分流术或 LT。低密度脂蛋白透析术是这些患者的另一种治疗办法，但它有多种并发症（例如，长期维持血管通路的困难和重复手术导致的生活质量较差）。

1984 年，Starzl 等将 LT 作为 HFHC 的一种治疗方法，它是基于大量的 LDLR（50%～75%）是肝脏中合成的。在出现严重的动脉粥样硬化和冠心病之前，HFHC 必须尽早进行 LT 治疗；否则，须行心脏和肝脏联合移植[16]。Maiorana 等的研究表明，在心血管疾病发生前进行的预防性 LT 可能是这种疾病的唯一明确疗法[17]。

用 HFHC 患者的移植物进行 DLT 的适应证很少，第一次是由 Popescu I. 等在我们中心进行的[18]，第二次是由 Liu C. 等在中国台湾进行[19]；事实上，已经公布的此类病例很少。在土耳其至少还有 4 个案例（Y. Tokat，未发表的数据，2011）。第一个报道的手术是由 Popescu 等在我们中心完成的：2001 年，1 例 25 岁的 HFHC 患者的肝脏被移植到 1 例 46 岁的 HCC 患者身上（直径 5cm 的结节，甲胎蛋白值高达 500ng/ml，反复化疗栓塞无反应），其合并与 HBV 相关的肝硬化（图 69–1）。术后的过程并不顺利。术后 3 年，为了更好地控制患者的高胆固醇血症，进行了自体 CD34 细胞移植[16]。到目前为止，DLT 治疗后 20 年，患者仍然没有患病，没有 HCC 复发或与 HFHC 有关的并发症（I. Popescu，未发表的数据）。

这些患者的积极结果可以用肝外 LDLR 的活性来解释。因此，最好对每个候选患者进行肝外受体活性的筛查；但在现实中，这很难做到，也不现实。使用药物（如 3– 羟基 –3 甲基戊二酰辅酶 A 还原酶抑制药和胆固醇吸收抑制药），以及在 DLT 后适当地改变饮食也很重要[16]。

（三）枫糖尿病

枫糖尿病是一种常染色体隐性代谢病，其特点是支链 α 酮酸脱氢酶复合物的活性受损，从而导致支链 L 氨基酸（BCAA）和 α 酮酸的积累。临床过程以发作性酮症酸中毒和神经毒性为特征。治疗方法包括补充硫胺素，对大多数患者来说，要严格控制饮食，减少蛋白质和支链氨基酸的摄入。然而，即使在这些条件下，它的并发症也经常有报道，如脑损伤和死亡。MSUD 的血清

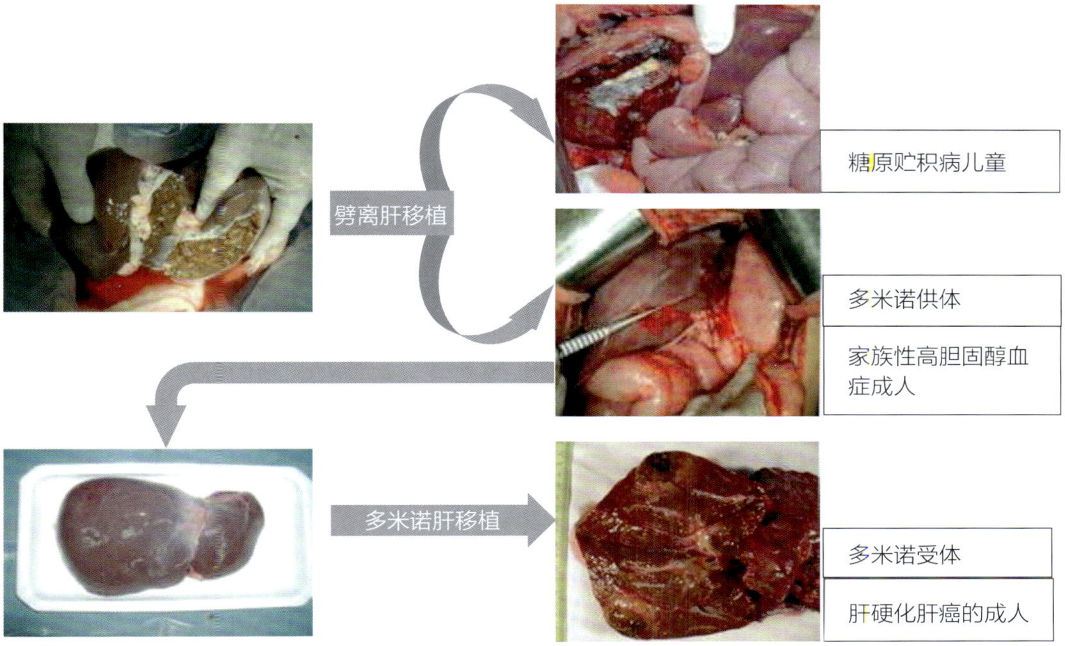

▲ 图 69–1　**DLT 取自 1 例 25 岁的 HFHC 患者（多米诺移植供者）的肝脏，移植到 1 例 46 岁的肝癌和 HBV 相关性肝硬化（多米诺移植受体）患者体内。多米诺移植捐献者接受了已故捐赠者的劈离式供肝（4～8 段）**

标志物是异亮氨酸，它也被用于治疗对照指标。

已对一些 MSUD 患者进行了 LT 治疗。LT 改善了 BCAA 水平，消除了代谢危机，并改善了 MSUD 患者的长期结果。受者的血浆氨基酸水平几乎保持正常，表明没有这种疾病发生。这一现象可以解释为他们保持了正常的肝外氧化亮氨酸。因为支链 α 酮酸脱氢酶是在肝外组织中表达，用 MSUD 患者切除的肝脏进行 DLT 是可行的，但还需要更多的研究[20]。

（四）原发性高草酸尿症

原发性高草酸尿症是一种罕见的常染色体隐性代谢疾病，其特征是丙氨酸乙醛酸氨基转移酶（alanine-glyoxylate aminotransferase，AGT）的缺陷，该基因仅在肝脏中表达。这种缺陷导致肝脏草酸盐分泌过多、高草酸尿症、草酸钙沉积、肾钙质沉着和末期肾衰竭。50% 的患者在 25 岁时达到终末期肾病，对于这些患者，传统的透析是无效的，因为它不能清除足够数量的草酸盐。对这些患者的治疗通常是肝肾联合移植。PH 是欧洲移植中器官分配的 MELD 例外项。Saner 等在欧洲移植地区发表了一个小系列（5 例）PH 肝脏的 DLT，尽管肝功能良好，但所有多米诺受体都出现透析依赖性肾衰竭[21]。还应仔细考虑供体的高草酸尿症，因为多米诺受体的肝外 AGT 不足以解毒来自 PH1 型肝脏的新生成的乙醛酸[21]。由于这些缺点，该适应证仍有争议。

（五）急性间歇性卟啉症

急性间歇性卟啉症是最常见的肝脏卟啉症。AIP 是一种血红素生物合成途径中第三种酶的常染色体显性疾病，是由羟基甲基硅烷合成酶 / 卟啉原脱氨酶的部分缺失导致的。肝脏是亚铁血红素前体氨基乙酰丙酸的来源，这是 AIP 神经系统发作的主要原因。

LT 代表了一种潜在的有效治疗方法，适用于那些尽管使用人血红蛋白进行最佳治疗，但仍反复出现危及生命的神经系统发作的严重患者。研究结果显示，来自 AIP 供体的肝脏在移植到没有卟啉症的受体身上时具有神经毒性，而急性发作可能是由肝脏产生的神经毒素造成的[22]，因此这一适应证实际上已经被放弃了。

三、多米诺受体的指征

当 DLT 首次开始使用时，多米诺受体指征是原发性肝细胞癌，胆管癌甚至继发性肝转移瘤很罕见。由于移植经验的积累，HCC 仍然是 DLT 受体的主要肝脏恶性肿瘤，特别是那些超米兰标准的受体[22]。如今，多米诺捐献者的移植物也被用于酒精和病毒相关的肝硬化患者。典型的候选者是在等待名单上很长时间等待移植的老年患者（55—60 岁），其预期寿命短于多米诺捐赠者疾病症状发展所需的时间。还有一种趋势是将这些移植物（类似于劈离式移植物）作为新生儿的桥接疗法；这使他们能够成长，直到他们能够接受一个正常和尺寸相匹配的肝。

不同国家对 DLT 受体的适应证不同，必须考虑到包括年龄、潜在危险、复发概率、预后和移植等待名单中的优先次序等因素。许多中心为 DLT 选择年龄较大和较边缘的移植候选人[23]。多米诺受体的主要适应证包括原发性肝脏恶性肿瘤（41.4%）、酒精性肝硬化（19%）、继发于乙型病毒性肝炎和（或）丙型病毒性肝炎的肝硬化（17%）、转移性肝脏恶性肿瘤（2.3%）和再次移植（5.3%）（http://www.fapwtr.org）。

四、技术方面的考虑

多米诺受体的肝切除术要求特别高，因为它不是普通的肝切除术，而是为随后进行植入的多米诺受体而进行的移植物获取。对于 FAP 多米诺受体，如果决定将下腔静脉和肝脏一起切除，就需要进行静脉旁路术，因为 FAP 患者对腔静脉夹闭后的血流动力学变化特别敏感。Marques 等[24]所描述的“双背驮式”技术，允许保存供体的下腔静脉可以用来消除腔静脉夹闭或旁路术的需要。

此外，在 FAP 多米诺捐献者中，要避免不必要的游离，因为这可能会导致短时间的热缺血。对肝门进行最小限度地解剖，并在其中间处分离胆总管。如果夹闭导致部分肝脏充血，则保留直径＞5mm 的副肝静脉。分离肝右静脉及肝中静脉和肝左静脉的共干。解剖后，在胃十二指肠动脉和肝总动脉的分叉处分出肝固有动脉，在其分叉处下方 1cm 处分出门静脉。使用血管闭合器在靠近肝实质的地方横断 RHV。游离的 MLHV 共干双侧夹住，然后在靠近肝脏表面的地方离断肝静脉，完成全肝切除。通过门静脉和肝动脉对获取的移植物灌注保存液[24]。

为了克服血管残端过短的问题，已经报道了许多多米诺移植的流出物重建技术。创建“新”肝上 IVC 的移植方案包括使用尸体 IVC，带或不带肾静脉、髂静脉和肺动脉等。这种重建将使外科医生能够以标准的背驮式进行多米诺肝移植[22, 25, 26]。

多米诺捐献者使用标准技术从已故捐献者那里接受全肝或劈离的供肝，或从活体捐献者那里接受部分供肝。

多米诺受体接受从多米诺供体获得的整个供肝，该供肝可能需要技术要求更高的血管重建，主要用于肝静脉吻合，但也用于动脉和门静脉吻合，特别是在解剖变异的情况下。

五、长期结果

与尸体供肝肝移植相比，DLT 不应该使受体或捐赠者面临任何重大的额外手术风险。多米诺受体的存活率应与 DDLT 一样好，而多米诺供体的并发症发病率和死亡率必须保持在最低水平。

DLT 与供体的高并发症发病率或死亡率没有关系。虽然 DLT 的风险是独特的，但几项研究显示，与 DDLT 相比，其存活率相似。在多米诺移植世界注册中心，DLT 受体的 1 年、5 年和 8 年总体移植生存率分别为 79.9%、65.3% 和 61.6%。此外，一些研究发现，急性排斥反应、围术期出血、血管并发症或胆道并发症的发生率没有差异[27-28]。

然而，在 FAP 为多米诺捐赠者的情况下，受者有可能患上“新的”FAP[10]。人们认为这种失调疾病在 DLT 后 25 年或 30 年才会在临床上显现。然而，有人担心受体的年龄和免疫抑制对潜在的生物机制的影响，导致多米诺受体较早出现症状[29]，因为 FAP 症状出现的时间比预期的早，即 DLT 后仅 5 年，这些担心就被证实了[30-32]。多米诺受体应进行长期随访，当诊断出淀粉样神经病变和系统性淀粉样变时，如果治疗方案有限，应考虑用非多米诺肝脏进行再移植。然而，由于患者的复杂性，再移植的手术风险亦很高[30]。

总之，DLT 的结果取决于多米诺捐赠者的基础疾病。每种代谢性疾病的风险必须根据每个受者的情况来评估调整。DLT 是可行的，但需要选择合适的受体，并仔细计划肝移植的手术程序。

鉴于已知的 FAP 发作的风险，如果有必要进行再移植，多米诺受体的选择必须考虑到患者在 LT 后 7～8 年的状况。虽然到目前为止，DLT 的使用是有限的，但来自 HFHC 患者的移植物可以为合适的受体提供满意结果。DLT 在 HFHC 和 MSUD 的结果（包括这些遗传疾病的重新发展的风险）是令人满意的。而来自 PH 和 AIP 患者的 DLT 结果仍有争议，有人建议 PH 肝脏仅作为 LT 的桥接，或用于被排除在常规分配之外的特定受体。这种限制的原因是 PH 或 AIP 肝移植的 DLT 患者，与 HFHC 或 MSUD 肝移植的患者相比，他们代谢性疾病发生得更早。要将罕见的代谢性肝病确立为 DLT 的适应证，必须对更多的患者进行长期跟踪研究。在此之前，使用这种方法的决定仍将是个性化和以中心为导向的。

参考文献

[1] Sotiropoulos GC, Paul A, Molmenti E, et al. Liver transplantation for hepatocellular carcinoma in cirrhosis within the Eurotransplant area: an additional option with “livers that nobody wants”. Transplantation. 2005;7:897.

[2] Carrera MT, Bogue EH, Schiano TD. Domino liver transplantation: a practical option in the face of the organ shortage. Prog Transplant. 2003;13(2):151-3. https://doi.org/10.7182/prtr.13.2.y7750570q8t50891.

[3] Wilczek HE, Larsson M, Yamamoto S, et al. Domino liver transplantation. J Hepato-Biliary-Pancreat Surg. [illegible]

[4] Celik N, Squires JE, Soltys K, et al. Domino liver transplantation for select metabolic disorders: expanding the living donor pool. JIMD Rep. 2019;48(1):83-9. https://doi.org/10.1002/jmd2.12053.

[5] Furtado A, Tome L, Oliveira FJ, et al. Sequential liver transplantation. Transplant Proc. 1997;2:467.
[6] Nishizaki T, Kishikawa K, Yoshizumi T, et al. Domino liver transplantation from a living related donor. Transplantation. 2000;8:1236.
[7] Ericzon BG, Larsson M, Wilczek HE. Domino liver transplantation: risks and benefits. Transplant Proc. 2008; 4:1130.
[8] Nunes F, Valente M, Pereira R, et al. Domino liver transplant: influence on the number of donors and transplant coordination. Transplant Proc. 2004;4:916.
[9] Marques HP, Barros I, Li J, Murad SD, di Benedetto F. Current update in domino liver transplantation. Int J Surg. 2020;82S:163-8. https://doi.org/10.1016/j.ijsu.2020.03.017.
[10] Ericzon BG. Domino transplantation using livers from patients with familial amyloidotic polyneuropathy: should we halt? Liver Transpl. 2007;13(2):185-7. https://doi.org/10.1002/lt.21073.
[11] Stangou AJ, Banner NR, Hendry BM, Benson MD, et al. Hereditary fibrinogen a alpha-chain amyloidosis: phenotypic characterization of a systemic disease and the role of liver transplan-tation. Blood. 2010;115(15):2998-3007. https://doi.org/10.1182/blood-2009-06-223792.
[12] Hesse UJ, Troisi R, Mortier E, et al. Die sequentielle orthotope Lebertransplantation--Dominotransplantation [sequential orthotopic liver transplantation--domino transplantation]. Chirurg. 1997;68(10):1011-3.
[13] Stangou AJ, Heaton ND, Rela M, et al. Domino hepatic transplantation using the liver from a patient with familial amyloid polyneuropathy. Transplantation. 1998;65(11):1496-8. https://doi. org/10.1097/00007890-199806150-00016.
[14] Ando Y, Ericzon BG, Suhr OB, Tashima K, Ando M. Reuse of a Japanese familial amyloidotic polyneuropathy patient's liver for a cancer patient: the domino liver transplantation procedure. Intern Med. 1997;36(11):847. https://doi.org/10.2169/internalmedicine.36.847.
[15] Stangou AJ, Heaton ND, Hawkins PN. Transmission of systemic transthyretin amyloidosis by means of domino liver transplantation. N Engl J Med. 2005;352(22):2356. https://doi.org/10.1056/NEJM200506023522219.
[16] Popescu I, Habib N, Dima S, et al. Domino liver transplantation using a graft from a donor with familial hypercholesterolemia: seven-yr follow-up. Clin Transpl. 2009;23(4):565-70.
[17] Maiorana A, Nobili V, Calandra S, et al. Preemptive liver transplantation in a child with familial hypercholesterolemia. Pediatr Transplant. 2011;15(2):E25-9.
[18] Popescu I, Simionescu M, Tulbure D, et al. Homozygous familial hypercholesterolemia: specific indication for domino liver transplantation. Transplantation. 2003;76(9):1345-50.
[19] Liu C, Niu DM, Loong CC, et al. Domino liver graft from a patient with homozygous familial hypercholesterolemia. Pediatr Transplant. 2010;14(3):E30-3. https://doi.org/10.1111/j.1399-3046.2009.01133. x.
[20] Spada M, Angelico R, Dionisi-Vici C. Maple syrup urine disease and domino liver transplantation: when and how? Liver Transpl. 2019;25(6):827-8. https://doi.org/10.1002/lt.25481.
[21] Saner FH, Treckmann J, Pratschke J, et al. Early renal failure after domino liver transplantation using organs from donors with primary hyperoxaluria type 1. Transplantation. 2010;90(7):782-5.
[22] Popescu I, Dima SO. Domino liver transplantation: how far can we push the paradigm? Liver Transpl. 2012;18(1):22-8. https://doi. org/10.1002/lt.22443.
[23] Kitchens WH. Domino liver transplantation: indications, techniques, and outcomes. Transplant Rev (Orlando). 2011;25(4):167-77. https://doi.org/10.1016/j.trre.2011.04.002. Epub 2011 Jul 30
[24] Marques HP, Ribeiro V, Almeida T, et al. Long-term results of domino liver transplantation for hepatocellular carcinoma using the "double piggy-back" technique: a 13-year experience. Ann Surg. 2015;262(5):749-56.; discussion 756. https://doi.org/10.1097/SLA.0000000000001446.
[25] Qu W, Zhu ZJ, Wei L, et al. Reconstruction of the outflow tract in cross-auxiliary double-domino donor liver transplantation. Transplant Proc. 2016;48(8):2738-41. https://doi.org/10.1016/j. transproceed.2016.07.031.
[26] Cepeda-Franco C, Marín-Gómez LM, Bernal-Bellido C, et al. Alternative outflow reconstruction in domino liver transplantation. Liver Transpl. 2017;23(9):1226-8. https://doi.org/10.1002/lt.24816.
[27] Bispo M, Marcelino P, Marques HP, et al. Domino versus deceased donor liver transplantation: association with early graft function and perioperative bleeding. Liver Transpl. 2011;17(3):270-8.
[28] Geyer ED, Burrier C, Tumin D, et al. Outcomes of domino liver transplantation compared to deceased donor liver transplantation: a propensity-matching approach. Transpl Int. 2018;31(11):1200-6.
[29] Banerjee D, Roeker LE, Grogan M, et al. Outcomes of patients with familial transthyretin amyloidosis after liver transplantation. Prog Transplant. 2017;27(3):246-50. https://doi. org/10.1177/1526924817715463.
[30] Yamamoto S, Wilczek HE, Iwata T, et al. Long-term consequences of domino liver transplantation using familial amyloidotic polyneuropathy grafts. Transpl Int. 2007;20(11):926-33.
[31] Adams D, Lacroix C, Antonini T, et al. Symptomatic and proven de novo amyloid polyneuropathy in familial amyloid polyneuropathy domino liver recipients. Amyloid. 2011;18(Suppl 1):174-7.
[32] Lladó L, Baliellas C, Casasnovas C, et al. Risk of transmission of systemic transthyretin amyloidosis after domino liver transplantation. Liver Transpl. 2010; 16(12): 1386-92.

第 70 章　细胞移植：同种异体和自体胰岛移植

Cell Transplantation: Allogeneic and Autologous Pancreatic Islet Cell Transplantation

Takayuki Anazawa　Takashi Ito　Koichiro Hata　Toshihiko Masui　Kojiro Taura　著

摘要

在肝胆胰疾病治疗中，胰岛移植（pancreatic islet transplantation，PIT）是临床上最成功的细胞移植。同种异体（异基因）PIT 可有效治疗 1 型糖尿病并伴有顽固性低血糖意识受损和严重低血糖的患者。这种治疗的适应证已经通过多个临床试验进行了广泛的研究，预计会有进一步的发展。进行全胰切除术的疼痛性慢性胰腺炎患者可接受全胰切除并进行自体胰岛移植，以预防外科糖尿病。这种治疗方法已越来越多地应用到临床；因此，确定其适应证和评估其可行性是很有必要的。在本章中，我们概述了同种异体和自体 PIT，并介绍了可能改善临床结果的改进方法。

在肝胆疾病治疗领域，目前已经开发了几种细胞移植手术，包括胰岛移植[1]和肝细胞移植[2]，以降低手术的侵袭性。在这些手术中，PIT 被广泛应用于临床，有两种方法，即同种异体的 PIT 作为 1 型糖尿病的根治性治疗和全胰腺切除加胰岛自体移植（total pancreatectomy with islet autotransplantation，TPIAT）作为缓解疼痛的慢性胰腺炎的治疗。

同种异体 PIT 是一种细胞移植方法，仅移植脑死亡或心脏死亡后捐赠者捐赠的胰腺中分离的胰岛，从而恢复血糖稳定，并防止出现严重低血糖（severe hypoglycemia events，SHE）。然而，为类似患者进行胰腺移植具有很强的治疗效果，但侵袭性较大，患者有较高发生并发症的风险。相反，同种异体 PIT 是微创和安全的，其胰岛是在局部麻醉下简单地输注到门静脉。

随着胰岛移植在胰岛素非依赖性、免疫抑制、成本和可用性方面不断改善和发展，实体胰腺移植可能最终会转向胰岛移植。同样，随着异基因 PIT 的持续发展，考虑到与增强免疫相关的不依赖胰岛素比率的提高，胰腺移植可能会最终转向异基因 PIT。例如，表 70-1 显示了日本同种异体 PIT 的当前适应证。

TPIAT 是另一种治疗方法，可以缓解失能性疼痛，并尽可能保持 B 细胞质量和胰岛素分泌能力，以预防或尽量减少不可避免的胰腺切除后糖

表 70-1　日本同种异体胰岛移植适应证

糖尿病的患者，缺乏内源性胰岛素分泌能力，在强化糖尿病管理的情况下，血糖亦高度不稳定，严重低血糖事件导致无法实现良好的血糖控制
纳入标准
1. 1 型糖尿病，持续时间＞5 年
2. 年龄：20—75 岁
3. 尽管存在以下情况，但仍存在顽固性低血糖
(1) 有适当监测的强化胰岛素或胰岛素泵
(2) 糖尿病医生或内分泌医生的监督
4. 空腹 C 肽水平＜0.2ng/ml
排除标准
1. BMI＞30kg/m^2
2. 存在严重的心脏病
3. 严重的肝功能障碍
4. 肾小球滤过率＜30ml/（min·1.73m^2）（肾移植术后单独评估）
5. 未经治疗的增殖性糖尿病视网膜病变
6. 已知的主动地酗酒或药物滥用
7. 有移植后免疫抑制可能加重的活动性和（或）潜伏性感染
8. 活动性足部溃疡或坏疽
9. 近期恶性肿瘤病史
10. 据医生所说，其他任何会影响移植安全的疾病

尿病[3]。在这个过程中，胰腺被完全切除，以去除内脏疼痛源；然后，将胰岛移植回患者体内，最典型的是通过注入门静脉。在北美、欧洲和澳大利亚，TPIAT 越来越多地用于治疗有疼痛的 CP 患者。然而，胰岛产量可能因病例而异；因此，他们仍然必须接受缓解可能的疼痛同时患糖尿病。TPIAT 最初没有关于谁是合适的候选人、何时干预或治疗效果如何的既定指南，但随着近年来进行的病例数量的增加，已经达成了某种共识。

在本章中，我们概述了异基因 PIT 和 TPIAT，并介绍了旨在改善临床结果的改进措施。

一、异基因 PIT

为了在同种异体 PIT 上获得更好的功能，外科医生需要移植足够数量活的胰岛。在 PIT 之前，应执行简单的胰岛分离方法（图 70-1）。最初，用冷胶原酶和蛋白酶溶液通过胰管灌入，使得冷藏的获取的胰腺扩张。这样用半自动的方法消化胰腺[4]。在低温条件下通过连续密度梯度纯化胰腺消化物。如果符合释放标准［胰岛质量≥5000IE/kg（受体体重），胰岛纯度≥30%，包膜完整存活率≥70%，填充组织体积＜10ml，革兰染色阴性，内毒素含量≤5U/kg（受体体重）］，分离的胰岛将可用来移植。在胰岛分离过程中，胰岛肯定会受到缺氧、热缺血和腺泡细胞释放的活化蛋白水解酶的损伤。因此，胰腺细胞和非细胞成分会受到严重损害。因此，需建立一种能够减轻这些损害因素的方法[5]。

2000 年，加拿大埃德蒙顿阿尔伯塔大学报道了“Edmonton 方案”[6] 的成功，同种异体 PIT 被认为是一种有临床意义的治疗方法。随着免疫抑制治疗的进展，临床结果正在改善。根据一份基于国际胰岛移植合作注册中心（Collaborative islet transplant Registry）注册的报道，移植后 3 年的胰岛素独立比率从早期的 27%（1999—2002 年）提高到中期的 37%（2003—2006 年），到最近的 44%（2007—2010 年）[7]。此外，即使在没有保持胰岛素独立的情况下，也可以持续预防 SHE。胰岛素独立的比例提高主要是由于最初的 T 细胞耗竭疗法和 TNF-α 的抑制。这些研究正在Ⅲ期试验中取得进展，以从 FDA 获得胰岛产品生物许可证的申请（CIT-07：单独胰岛许可研究）。在本试验的免疫抑制治疗中，诱导 T 细胞耗竭治疗和 TNF-α 抑制，同时维持钙调磷酸酶抑制药与 mTOR 抑制药或霉酚酸酯的联合作用。主要结果包括第 365 天 HbA1c＜7.0%（53mmol/mol）和第 28～365 天无 SHE，在第 1 年和第 2 年，分别有 87.5% 和 71% 的患者达到这两点。在 1 年和 2 年时，HbA1c 中位数为 5.6%（38mmol/mol）。这项试验的结论是，对于 1 型糖尿病患者，如果其他微创治疗对预防 SHE 无效，应考虑同种异体 PIT[8]。此外，在接受由美国 NIH 赞助的肾移植后的 1 型糖尿病患者中，进行了另一项Ⅲ期试验（CIT06）。同样，同种异体 PIT 是有效的，62.5% 的患者在移植后第 1 年达到无 SHE 和 HbA1c 的主要终点，或者降低 1 个百分点。这些实验结果

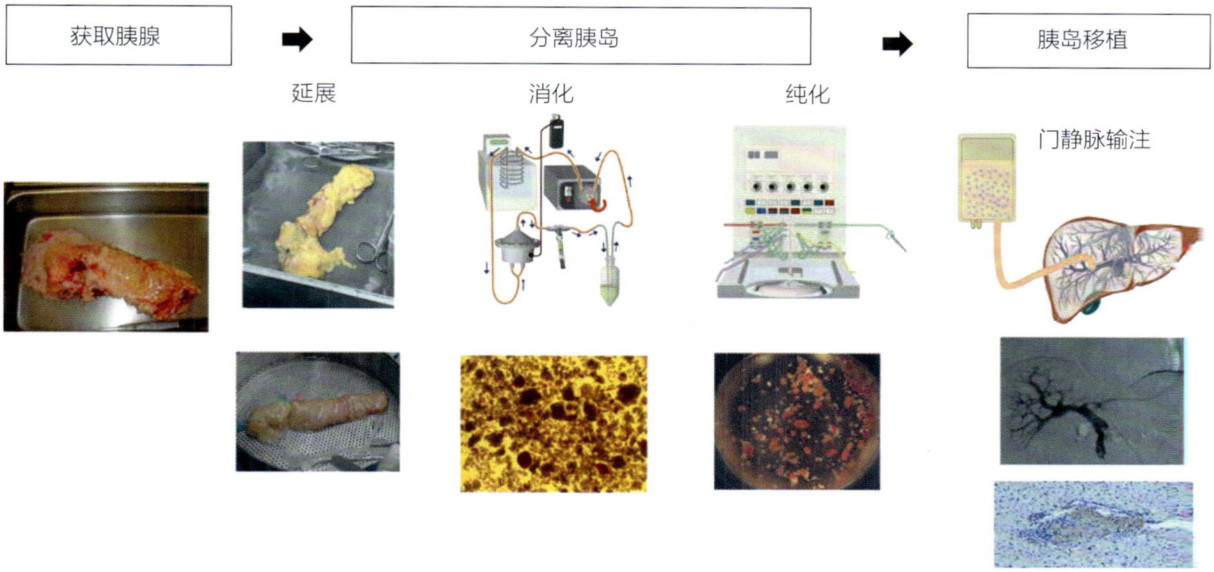

▲ 图 70-1　胰岛分离和移植的示意图

获取供体后，运送至胰岛处理室，胰管插管，然后使用压力控制泵系统将冷胰岛分离酶灌入使其膨胀。膨胀的胰腺被放置在 Ricordi 室中，用半自动方法消化。当大多数胰岛没有外分泌组织时，消化阶段转换为稀释阶段。所有稀释和离心的颗粒在冷保存溶液中重新组合。然后，消化的组织在 COBE 2991 细胞分离器上通过连续碘克沙醇密度梯度纯化后，将其置于培养基中，临床移植时通过经皮经肝门静脉输注将胰岛制剂注入

为肾移植后异基因 PIT 的适应证提供了支持[9]。此外，TRIMECO 试验是 PIT 领域的第一个随机对照试验，与胰岛素治疗相比，肾移植后 1 型糖尿病患者和不稳定型 1 型糖尿病患者的同种异体 PIT 有效地获得了最佳的血糖控制[10]。尽管 PIT 相对于胰岛素泵治疗等新的医学技术重要性尚需进一步证实，但同种异体 PIT 已被确立为治疗伴有血糖不稳定的 1 型糖尿病的有效方法。图 70-2 显示了胰岛移植前后 1 个月的持续血糖监测（continuous glucose monitoring，CGM）结果，显示了血糖控制和血糖波动的改善。

二、同种异体 PIT 的问题和解决方案

异基因 PIT 的胰岛素独立通常需要多次移植，因为分离所有胰岛是很困难的。许多胰岛也因瞬时血液介导的炎症反应（instant blood-mediated inflammatory reaction，IBMIR）而失活，其特点是血小板活化、凝血和补体系统，当胰岛移植到门静脉时，当胰岛暴露于 ABO 血型兼容的血液时，这些系统会触发血小板活化、凝固和补体系统[11]。尽管包括低分子量硫酸葡聚糖[12]和胰岛表面肝素化[13]在内的几种方法在预防 IBMIR 方面是有价值的，但次优的植入肝脏这种途径仍然限制了 PIT。尽管如此，目前正在探索替代移植位点以建立更有效的植入。已经进行了一些临床试验来验证替代移植部位的有效性，如网膜（ClinicalTrials.gov，NCT02213003、NCT02803905）、皮下间隙（NCT01652911）和胃黏膜下层（NCT02402439）。此外，包括网膜在内的许多研究已经研究了肝外部位，但门脉内途径在临床中仍为优选。

一种似乎可以改善 PIT 植入的方法是确定调节移植后有害炎症反应的途径。炎性细胞因子，包括 TNF-α 和 IL-1 被认为是改善胰岛移植的治疗靶点。目前，TNF-α 受体抗体依那西普被纳入许多胰岛移植方案[7, 14]。Anakinra 是一种 IL-1 受体拮抗药，也被应用，而依那西普和 Anakinra 联合使用边缘剂量移植模型改善了胰岛植入[15]。CXCL1-CXCR1/2 轴也是改善植入的治疗靶点。移植后使用 CXCR1/2 趋化因子受体抑制剂可显著减少多形核白细胞和 NKT 细胞的募集[16]。采用 3 期、多中心、随机、双盲对照研究方法，随

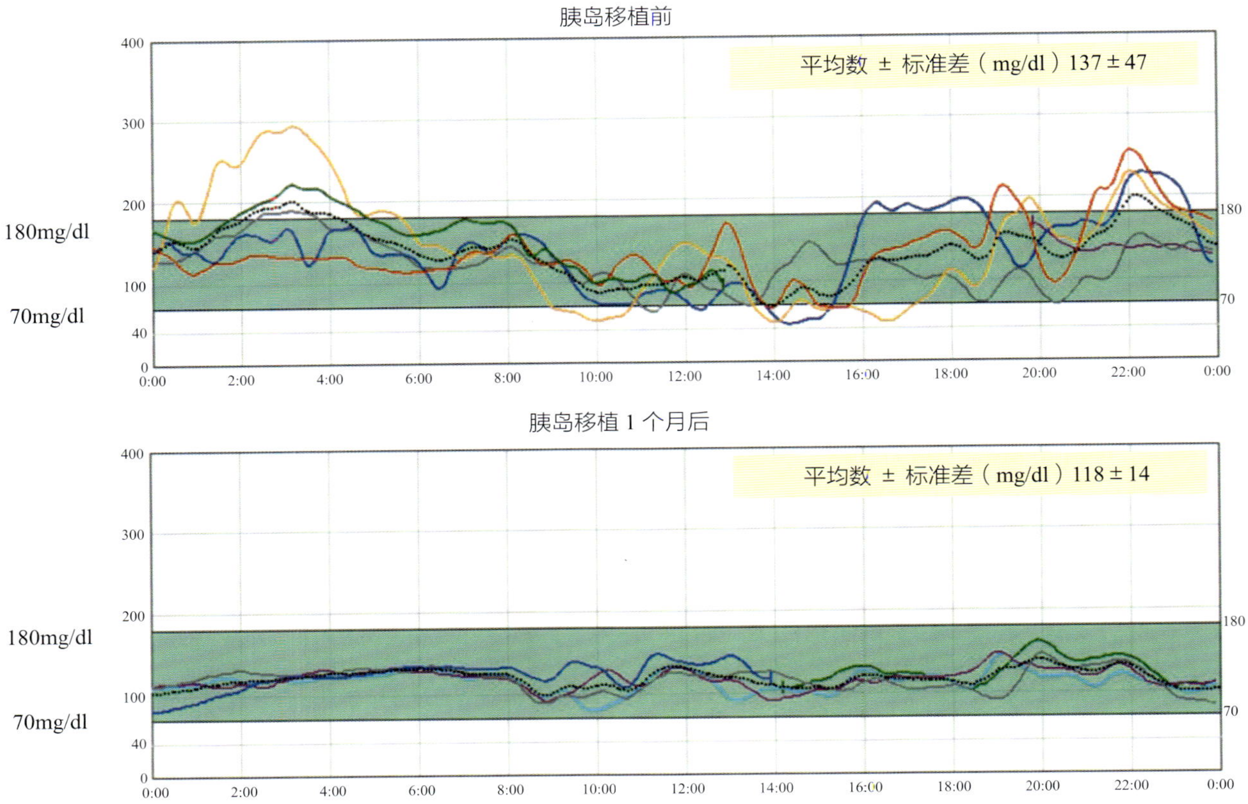

▲ 图 70-2　胰岛移植前后 1 个月的连续血糖监测图

CGM 数据显示血糖控制和血糖波动的改善：PIT 前 8 个月为 137 ± 47mg/dl，PIT 后 1 个月为 118 ± 14mg/dl

机选择同种异基因 PIT 患者接受 Reparixin 治疗（Reparixin 是一种 CXCR1/2 趋化因子受体抑制药），或安慰剂治疗加免疫抑制治疗。不幸的是，PIT 后的 C 肽的 AUC 没有发现显著差异，Reparixin 不能阻止胰岛炎症介导的损伤[17]。然而，在目前正在进行以胰岛移植为重点的高质量临床试验，随着证据的积累，治疗结果有望在未来得到改善。

在移植领域已经追求对同种异体移植物的免疫耐受。在非人灵长类动物（nonhuman primate，NHP）模型中，诱导凋亡供体白细胞导致胰岛同种异体移植物的长期耐受。抗 CD40 抗体、雷帕霉素、可溶性肿瘤坏死因子受体和抗 IL-6 受体抗体短期免疫治疗下的凋亡供体白细胞，对非致敏、MHC Ⅰ类异基因猕猴和 1 只 MHC Ⅱ类 DRB 等位基因匹配的恒河猴胰岛移植的耐受性均超过 1 年。注入凋亡的供体白细胞是一种重要的诱导抗原特异性耐受性的方法，属于细胞、非嵌合和可译的方法[18]。

三、TPIAT

CP 是一种进行性的炎症性疾病，不可逆地破坏胰腺组织，导致胰腺外分泌和内分泌功能下降。患者伴有难治性腹痛，可通过胰管引流术缓解，目前通常通过内镜或部分切除术进行；然而，这些手术对某些患者无效[19]，并且会导致生活质量显著降低。全胰切除术是控制长期疼痛的唯一方法，但不幸的是会不可避免地导致手术后胰岛素依赖型糖尿病的发展，从而对疾病的预后有显著影响；至少约 20% 的患者患有糖尿病血管并发症[20]。在 TPIAT 中，患者自身的胰岛从完全切除的胰腺中分离出来，并在没有任何免疫抑制药的情况下输入肝脏。TPIAT 的主要目的是减轻 CP 引起的失能性疼痛，通过胰岛自体移植（islet autotransplantation，IAT）预防脆性胰岛素依赖型糖尿病。TPIAT于1977年首次进行[21]，已应用于减轻CP患者的衰弱性疼痛，并取得了减少阿片类药物需求和改善生活质量的良好效果[22, 23]。尽管实施TPIAT需要先进的技术，但在北美、欧洲和澳大利亚，TPIAT已经越来越多地得到应用；根据CITR 2017年的报告，截至2015年7月，819例患者接受了TPIAT治疗（https://citregistry.org/system/files/1st_AR_Auto.pdf）。

全胰切除术一般包括在保留幽门的同时切除带有十二指肠段的胰腺。对于切除后的重建，进行十二指肠－十二指肠吻合术或十二指肠空肠吻合术和胆肠吻合术、近端或远端的肠肠吻合术。尽可能保留胰腺的血液供应，以尽量减少热缺血时间；因此，胰腺切除术的最后，再行脾动脉起源处及末端的脾静脉的结扎和分离。切除的胰腺放入冷的保存液中，然后运送到细胞处理实验室。在IAT之前进行简短的胰岛分离程序[24]，首先，冷的酶溶液通过胰管灌入胰腺使其膨胀。然后，将膨胀的胰腺置于Ricordi室中，随后消化。其次，当颗粒体积超过15～20ml时，在COBE 2991细胞分离器上用连续的碘克沙醇密度梯度对消化组织进行纯化[25]。最后，将胰岛收集在移植袋中，送到手术室，并通过脾静脉或门静脉注入肝脏。

判断TPIAT适应证非常困难，考虑到许多手术相关的风险，如出血、伤口和腹腔内感染、吻合口瘘、胃排空延迟和门静脉血栓形成，需要多方面的检查[26, 27]。TPIAT后，患者终身外分泌功能不全，大多数患者即使在IAT后也需要一些永久性的外源性胰岛素。在一些接受TPIAT的患者中，疼痛甚至是持续性的[28]。

为评估TPIAT的效用，提出全球性建议是必要的。因此，作为慢性胰腺炎国际共识指南的一部分，TPIAT工作组与美国胰腺协会、国际胰腺病学协会、欧洲胰腺俱乐部和日本胰腺协会一直在共同努力[29]。虽然证据不足，但是通过这个工作组已经报道了关于TPIAT适应证和结果的几项建议。表70-2总结了TPIAT工作组商定的问题和声明。以下是一些达成一致的声明。通过TPIAT实施，减少阿片类药物的使用和减轻顽固性的疼痛是有可能的，并且强烈建议通过此方案改善QOL。在TPIAT治疗后，阿片类药物的平均剂量在1年、2年和5年分别减少了71%、69%和67%[30]。正如几项研究所证实，CP患者的健康相关生活质量在接受TPIAT后有所改善。大多数研究使用经过验证的SF36和SF12，个人分量表评分在TPIAT后1年和2年增加，并持续5年[30, 31]。TPIAT主要用于胰腺炎相关的降低患者QOL的衰弱性疼痛。相反，它的主要禁忌证包括活动性酒精中毒、胰腺癌、晚期系统性疾病，以及妨碍手术和术后护理的精神或社会经济状况。此外，与单独TP相比，TPIAT能够更好地控制血糖[29]。在一个中心对97例患者进行的研究中，与单独使用TP相比，TPIAT获得了更高的胰岛素非依赖率（胰岛素非依赖率18% vs. 0%）和更低的胰岛素用量（22U/d vs. 35U/d），但两者疼痛情况都有相似的改善。胰岛移植功能和胰岛素独立最一致的预测值是移植的胰岛质量。TPIAT后实现胰岛素独立的能力与移植的胰岛产量相关[32, 33]。既往的胰腺手术[34]、酒精性胰腺炎[35]、晚期胰腺疾病（包括萎缩和钙化）[36, 37]可能对胰岛产量产生不利影响。因为长期的疾病可能对胰岛产量产生负面影响，何时进行TPIAT也很重要。TPIAT对所有类型CP的作用仍未确定，这一点达成了共识。因此，需要进行包括TPIAT与其他治疗方案（如内科、内镜或其他手术形式）的头对头比较的研究。在多次内镜检查尝试之前和神经性疼痛回路激活之前进行早期手术可能会获得更好的结果[29]。

四、同种异体PIT和TPIAT的未来方向

（一）胰岛移植的替代细胞来源

供体短缺是同种异体PIT中的一个主要问题，因为这个过程需要2～3次移植来实现胰岛素独立。尽管如此，利用异种（猪）胰岛移植和干细胞衍生的B细胞是可能克服供体短缺并实现按需供应细胞。

猪胰岛有几个优势，如无限制、无按需供应及道德伦理问题[38]。异种胰岛移植的临床应用面临的主要困难是异种免疫反应难以控制，如

表 70-2　TPIAT 工作组共识摘要[29]

问题 1. TPIAT 对 CP 患者的治疗效果如何？
回答：
1.1 CP 患者接受 TPIAT 治疗后生活质量得到改善。
1.2 TPIAT 后 CP 患者的胰腺疼痛和阿片类药物使用显著降低。
1.3 TPIAT 疗效可能与术后药物使用减少有关；然而，目前有关 TPIAT 术后医疗保健利用率的证据有限。
问题 2. 与其他治疗形式（如持续医疗护理、内镜治疗、其他手术，包括胰头切除或引流）相比，何时应考虑 TPIAT 治疗？
回答：
2.1 TPIAT 在所有形式的 CP 治疗中的真实地位仍未确定。没有 TPIAT 与其他治疗方案（如内科、内镜或其他手术形式）头对头比较的研究。
问题 3. TPIAT 与单独的 TP 相比有什么独特的好处？
回答：
3.1 TPIAT 提供了胰岛素独立的可能性，在血糖控制和长期糖尿病预后方面似乎优于单独使用 TP。TPIAT 应被视为一种选择，并提供给需要 TP 的 CP 患者。
问题 4. TPIAT 的适应证和禁忌证有哪些？
回答：
4.1 主要用于治疗慢性胰腺炎或反复发作的胰腺炎引起的疼痛，这些疼痛降低了患者的生活质量。
4.2 主要的禁忌证包括但不限于以下情况：活动性酒精中毒、胰腺癌、晚期系统性疾病、妨碍安全进行手术和术后护理的精神或社会经济状况。
问题 5. 哪些因素与 TPIAT 治疗 CP 后的有利或不良疼痛结局有关？
回答：
5.1 可考虑将 TPIAT 用于对明确定义的选定 CP 患者队列进行有效管理。早期手术，即在年轻时、多次内镜检查之前和神经性疼痛回路激活之前，可能会获得更好的疼痛治疗结果。
问题 6. 哪些因素与糖尿病进展结果的好坏有关？
回答：
6.1 移植胰岛的质量是多项研究中最一致地预测胰岛移植功能和胰岛素独立性的因素。既往胰腺手术史、晚期胰腺疾病（包括钙化）、酒精性胰腺炎及可能的长期疾病可能会对胰岛质量或胰岛素独立性的机会产生不利影响。

超急性排斥反应和猪内源性逆转录病毒（porcine endogenous retrovirus，PERV）人畜共患病的可能性。因此，已经提出了几种解决方案，有一种是在以前的研究中给予 NHP 的多种免疫抑制药[39]。其他方法，包括基因工程[40]和封闭装置[41]等亦有研究。大洋洲和南美洲进行了应用微囊化技术进行腹腔内猪胰岛移植的临床试验，实验结果表明，异种胰岛移植对治疗 1 型糖尿病相对有益[42]。PERV 传播一直是一个主要的安全问题，但这可以通过未来基因编辑技术来解决[43]。

胚胎干细胞（embryonic stem，ES）/iPS 细胞来源的胰岛 B 细胞（胰岛素生成细胞）移植可能在小动物身上治愈糖尿病[44, 45]。产生 ES/iPS 细胞来源的胰岛 B 细胞用于 1 型糖尿病治疗的方法在北美已经进入临床试验阶段。实验中在内分泌祖细胞的分化阶段植入人 ESC，已经进行了 2 期或 3 期试验（NCT02239354）。进行这项试验的研究人员采用了一种皮下植入的方法，使用一种微囊化装置，以减轻肿瘤形成的风险，并保护细胞免受同种异体免疫和自身免疫的作用[46]。

（二）TPIAT 扩大适应证

同种异体 PIT 技术，特别是胰岛分离技术和胰岛植入方法的改进将直接导致 IAT 的发展。在 IAT 的未来发展中，扩大其适应证似乎很重要。一些研究中心主张扩大 IAT 适应证，以包括因 CP 以外的原因接受胰腺切除术的患者。非肿瘤性疾病包括胰腺动静脉血管畸形[47]和胰腺损伤[48]。然而，考虑到病例数量很少，需要进一步的研究，但是如果这些疾病需要广泛的胰腺切除，IAT 可能是一种选择。

同时，必须谨慎地扩大肿瘤性疾病的适应证。一般来说，肿瘤是 IAT 的禁忌证，因为担心通过输注胰岛传播恶性细胞，即使在纯化后，胰岛仍含有一些腺泡细胞和胰腺导管细胞。有报道显示，对无恶性潜能或恶性潜能较低的肿瘤（如胰腺神经内分泌肿瘤）进行了胰腺切除联合 IAT[49]。因此，低度恶性潜在肿瘤，包括导管内乳头状黏液性肿瘤、浆液性囊性肿瘤、胰腺神经内分泌肿瘤、转移性肿瘤和黏液性囊性肿瘤，有可能未来适用于 IAT 治疗。如果建立了检测胰岛制剂中恶性细胞污染或新的循环肿瘤标志物的方法，IAT 对肿瘤的适应证可能会扩大。

结论

本章综述了细胞移植治疗胰岛素依赖型糖尿病的现状和前景。近年来，随着再生医学的发展，胰岛素治疗也取得了显著的进展。因此，移植医学所扮演的角色可能会发生变化。未来，胰岛素依赖型糖尿病的治疗新策略将确立，充分发挥各种治疗方法的优势并相互补。

参考文献

[1] Shapiro AM, Pokrywczynska M, Ricordi C. Clinical pancreatic islet transplantation. Nat Rev Endocrinol. 2017;13(5):268-77.
[2] Iansante V, Mitry RR, Filippi C, Fitzpatrick E, Dhawan A. Human hepatocyte transplantation for liver disease: current status and future perspectives. Pediatr Res. 2018;83(1-2):232-40.
[3] Wahoff D, Papalois B, Najarian J, Kendall D, Farney A, Leone J, et al. Autologous islet transplantation to prevent diabetes after pancreatic resection. Ann Surg. 1995;222(4):562-75. discussion 75-9
[4] Ricordi C, Lacy P, Scharp D. Automated islet isolation from human pancreas. Diabetes. 1989;38(Suppl 1):140-2.
[5] Anazawa T, Okajima H, Masui T, Uemoto S. Current state and future evolution of pancreatic islet transplantation. Ann Gastroenterol Surg. 2019;3(1):34-42.
[6] Shapiro AM, Lakey JR, Ryan EA, Korbutt GS, Toth E, Warnock GL, et al. Islet transplantation in seven patients with type 1 diabetes mellitus using a glucocorticoid-free immunosuppressive regimen. N Engl J Med. 2000; 343(4):230-8.
[7] Barton FB, Rickels MR, Alejandro R, Hering BJ, Wease S, Naziruddin B, et al. Improvement in outcomes of clinical islet transplantation: 1999-2010. Diabetes Care. 2012;35(7):1436-45.
[8] Hering BJ, Clarke WR, Bridges ND, Eggerman TL, Alejandro R, Bellin MD, et al. Phase 3 trial of transplantation of human islets in type 1 diabetes complicated by severe hypoglycemia. Diabetes Care. 2016;39(7):1230-40.
[9] Markmann JF, Rickels MR, Eggerman TL, Bridges ND, Lafontant DE, Qidwai J, et al. Phase 3 trial of human islet-after-kidney transplantation in type 1 diabetes. Am J Transplant. 2020;21(4):1477-92.
[10] Lablanche S, Vantyghem MC, Kessler L, Wojtusciszyn A, Borot S, Thivolet C, et al. Islet transplantation versus insulin therapy in patients with type 1 diabetes with severe hypoglycaemia or poorly controlled glycaemia after kidney transplantation (TRIMECO): a multicentre, randomised controlled trial. Lancet Diabetes Endocrinol. 2018;6(7):527-37.
[11] Bennet W, Groth CG, Larsson R, Nilsson B, Korsgren O. Isolated human islets trigger an instant blood mediated inflammatory reaction: implications for intraportal islet transplantation as a treatment for patients with type diabetes. Ups J Med Sci. 2000;105(2):125-33.
[12] Johansson H, Goto M, Dufrane D, Siegbahn A, Elgue G, Gianello P, et al. Low molecular weight dextran sulfate a strong candidate drug to block IBMIR in clinical islet transplantation. Am J Transplant. 2006;6(2):305-12.
[13] Cabric S, Sanchez J, Lundgren T, Foss A, Felldin M, Källen R, et al. Islet surface heparinization prevents the instant blood-mediated inflammatory reaction in islet transplantation. Diabetes. 2007;56(8):2008-15.
[14] Hering B, Kandaswamy R, Ansite J, Eckman P, Nakano M, Sawada T, et al. Single-donor, marginal-dose islet transplantation in patients with type 1 diabetes. JAMA. 2005;293(7):830-5.
[15] McCall M, Pawlick R, Kin T, Shapiro AM. Anakinra potentiates the protective effects of etanercept in transplantation of marginal mass human islets in immunodeficient mice. Am J Transplant. 2012;12(2):322-9.
[16] Citro A, Cantarelli E, Maffi P, Nano R, Melzi R, Mercalli A, et al. CXCR1/2 inhibition enhances pancreatic islet survival after transplantation. J Clin Invest. 2012;122(10):3647-5[illegible]
[17] Maffi P, Lundgren T, Tufveson G, Rafael E, Shaw JAM, Liew A, et al. Targeting CXCR1/2 does not improve insulin secretion after pancreatic islet transplantation: a phase 3 double-blind, randomized, placebo-controlled trial in type diabetes. Diabetes Care. 2020;43(4):710-8.
[18] Singh A, Ramachandran S, Graham ML, Daneshmand S, Heller D, Suarez-Pinzon WL, et al. Long-term tolerance of islet allografts in nonhuman primates induced by apoptotic donor leukocytes. Nat Commun. 2019;10(1):3495.
[19] Schnelldorfer T, Lewin D, Adams D. Operative management of chronic pancreatitis: longterm results in 372 patients. J Am Coll Surg. 2007;204(5):1039-45. discussion 45-7
[20] Gruessner R, Sutherland D, Dunn D, Najarian J, Jie T, Hering B, et al. Transplant options for patients undergoing

total pancreatectomy for chronic pancreatitis. J Am Coll Surg. 2004;198(4):559- 67. discussion 68-9
[21] Sutherland D, Matas A, Najarian J. Pancreatic islet cell transplantation. Surg Clin North Am. 1978;58(2):365-82.
[22] Ahmad S, Lowy A, Wray C, D'Alessio D, Choe K, James L, et al. Factors associated with insulin and narcotic independence after islet autotransplantation in patients with severe chronic pancreatitis. J Am Coll Surg. 2005;201(5):680-7.
[23] Blondet J, Carlson A, Kobayashi T, Jie T, Bellin M, Hering B, et al. The role of total pancreatectomy and islet autotransplantation for chronic pancreatitis. Surg Clin North Am. 2007;87(6):1477-501 x.
[24] Anazawa T, Balamurugan A, Bellin M, Zhang H, Matsumoto S, Yonekawa Y, et al. Human islet isolation for autologous transplantation: comparison of yield and function using SERVA/Nordmark versus Roche enzymes. Am J Transplant. 2009;9(10):2383-91.
[25] Anazawa T, Matsumoto S, Yonekawa Y, Loganathan G, Wilhelm JJ, Soltani SM et al. Prediction of pancreatic tissue densities by an analytical test gradient system before purification maximizes human islet recovery for islet autotransplantation/allotransplantation. Transplantation. 2011;91(5):508-14.
[26] John GK, Singh VK, Pasricha PJ, Sinha A, Afghani E, Warren D, et al. Delayed gastric emptying (DGE) following total pancreatectomy with islet auto transplantation in patients with chronic pancreatitis. J Gastrointest Surg. 2015;19(7):1256-61.
[27] Shahbazov R, Naziruddin B, Salam O, Saracino G, Levy MF, Beecherl E, et al. The impact of surgical complications on the outcome of total pancreatectomy with islet autotransplantation. Am J Surg. 2020;219(1):99-105.
[28] Bellin MD, Freeman ML, Gelrud A, Slivka A, Clavel A, Humar A, et al. Total pancreatectomy and islet autotransplantation in chronic pancreatitis: recommendations from pancreas fest. Pancreatology. 2014;14(1):27-35.
[29] Abu-El-Haija M, Anazawa T, Beilman GJ, Besselink MG, Del Chiaro M, Demir IE, et al. The role of total pancreatectomy with islet autotransplantation in the treatment of chronic pancreatitis: a report from the international consensus guidelines in chronic pancreatitis. Pancreatology. 2020;20(4):762-71.
[30] Morgan KA, Lancaster WP, Owczarski SM, Wang H, Borckardt J, Adams DB. Patient selection for total pancreatectomy with islet autotransplantation in the surgical management of chronic pancreatitis. J Am Coll Surg. 2018;226(4):446-51.
[31] Wilson GC, Sutton JM, Abbott DE, Smith MT, Lowy AM, Matthews JB, et al. Long-term outcomes after total pancreatectomy and islet cell autotransplantation: is it a durable operation? Ann Surg. 2014;260(4):659-65. discussion 65-7
[32] Garcea G, Pollard CA, Illouz S, Webb M, Metcalfe MS, Dennison AR. Patient satisfaction and cost-effectiveness following total pancreatectomy with islet cell transplantation for chronic pancreatitis. Pancreas. 2013;42(2):322-8.
[33] Sutherland D, Gruessner A, Carlson A, Blondet J, Balamurugan A, Reigstad K, et al. Islet autotransplant outcomes after total pancreatectomy: a contrast to islet allograft outcomes. Transplantation. 2008;86(12):1799-802.
[34] Sutherland DE, Radosevich DM, Bellin MD, Hering BJ, Beilman GJ, Dunn TB, et al. Total pancreatectomy and islet autotransplantation for chronic pancreatitis. J Am Coll Surg. 2012;214(4):409-24. discussion 24-6.
[35] Dunderdale J, McAuliffe JC, McNeal SF, Bryant SM, Yancey BD, Flowers G, et al. Should pancreatectomy with islet cell autotransplantation in patients with chronic alcoholic pancreatitis be abandoned? J Am Coll Surg. 2013;216(4):591-6. discussion 6-8.
[36] Johnston PC, Lin YK, Walsh RM, Bottino R, Stevens TK, Trucco M, et al. Factors associated with islet yield and insulin independence after total pancreatectomy and islet cell autotransplantation in patients with chronic pancreatitis utilizing off-site islet isolation: Cleveland Clinic experience. J Clin Endocrinol Metab. 2015;100(5):1765-70.
[37] Khan KM, Desai CS, Kalb B, Patel C, Grigsby BM, Jie T, et al. MRI prediction of islet yield for autologous transplantation after total pancreatectomy for chronic pancreatitis. Dig Dis Sci. 2013;58(4):1116-24.
[38] Schuetz C, Anazawa T, Cross SE, Labriola L, Meier RPH, Redfield RR, et al. β cell replacement therapy: the next 10 years. Transplantation. 2018;102(2):215-29.
[39] Hering B, Wijkstrom M, Graham M, Hårdstedt M, Aasheim T, Jie T, et al. Prolonged diabetes reversal after intraportal xenotransplantation of wild-type porcine islets in immunosuppressed nonhuman primates. Nat Med. 2006;12(3):301-3.
[40] Bottino R, Wijkstrom M, van der Windt DJ, Hara H, Ezzelarab M, Murase N, et al. Pig-to-monkey islet xenotransplantation using multi-transgenic pigs. Am J Transplant. 2014;14(10):2275-87.
[41] Dufrane D, Goebbels RM, Gianello P. Alginate macroencapsulation of pig islets allows correction of streptozotocin-induced diabetes in primates up to 6 months without immunosuppression. Transplantation. 2010;90(10):1054-62.
[42] Matsumoto S, Abalovich A, Wechsler C, Wynyard S, Elliott RB. Clinical benefit of islet xenotransplantation for the treatment of type 1 diabetes. EBioMedicine. 2016;12:255-62.
[43] Yang L, Güell M, Niu D, George H, Lesha E, Grishin D, et al. Genome-wide inactivation of porcine endogenous retroviruses (PERVs). Science. 2015;350(6264):1101-4.
[44] Pagliuca FW, Millman JR, Gürtler M, Segel M, Van Dervort A, Ryu JH, et al. Generation of functional human pancreatic β cells in vitro. Cell. 2014;159(2):428-39.
[45] Rezania A, Bruin JE, Arora P, Rubin A, Batushansky I, Asadi A, et al. Reversal of diabetes with insulin-producing cells derived in vitro from human pluripotent stem cells. Nat Biotechnol. 2014;32(11):1121-33.
[46] Agulnick AD, Ambruzs DM, Moorman MA, Bhoumik A, Cesario RM, Payne JK, et al. Insulin-producing endocrine cells differentiated in vitro from human embryonic stem cells function in macroencapsulation devices in vivo. Stem Cells Transl Med. 2015;4(10):1214-22.
[47] Sakata N, Goto M, Motoi F, Hayashi H, Nakagawa K, Mizuma M, et al. Clinical experiences in the treatment of pancreatic arteriovenous malformation by total pancreatectomy with islet autotransplantation. Transplantation. 2013;96(5):e38-40.
[48] Jindal RM, Ricordi C, Shriver CD. Autologous pancreatic islet transplantation for severe trauma. N Engl J Med. 2010;362(16):1550.
[49] Oberholzer J, Mathe Z, Bucher P, Triponez F, Bosco D, Fournier B, et al. Islet autotransplantation after left pancreatectomy for non-enucleable insulinoma. Am J Transplant. 2003;3(10):1302-7.